Gesundheit und Pflege

Basiskompetenzen

von
StD Thorsten Berkefeld, Dipl. Gesundheitslehrer,
Dipl. Pflegelehrer, Fachleiter für Pflege

StD Georg Frie, Lehrer für Gesundheitsfachberufe

7., aktualisierte Auflage

Dr. Felix Büchner • Handwerk und Technik • Hamburg

ISBN 978-3-582-53551-1 Best.-Nr. 4580

Verlag Dr. Felix Büchner GmbH & Co. KG – Handwerk und Technik GmbH,
Lademannbogen 135, 22339 Hamburg; Postfach 63 05 00, 22331 Hamburg – 2021
E-Mail: info@handwerk-technik.de – Internet: www.handwerk-technik.de

Satz und Layout: PER MEDIEN & MARKETING GmbH, 38102 Braunschweig
Umschlagmotiv: Umschlagmotiv: v. l. n. r. iStockfoto, Berlin, © KatarzynaBialasiewicz; iStockfoto, Berlin, © FreshSplash; iStockfoto, Berlin, © SeventyFour

Druck: Firmengruppe Appl
aprinta druck GmbH, 86650 Wemding

Vorwort

... für Schülerinnen und Schüler

Dieses Buch soll Ihnen helfen, grundlegende Kenntnisse und Fertigkeiten für Berufe im Gesundheitswesen zu erlangen. Dazu ist das Buch in 20 überschaubare Bereiche unterteilt. Viele Abbildungen, Tabellen, Erklärungen und farbig unterlegte Beispiele aus dem Alltagsleben sollen Ihnen helfen, die nötigen theoretischen und praktischen Fähigkeiten zu erlangen. Die kurzen Zusammenfassungen *„Unterm Strich"* sowie die *„Aufgaben"* am Ende eines jeden Kapitels unterstützen Sie bei der Vorbereitung von Lernkontrollen. Anschließend können Sie sich im *„Forum"* mit weiterführenden Themen intensiver beschäftigen.

Wir, die Autoren und der Verlag, würden uns freuen, wenn Sie lernen, fachlich korrekt und gleichzeitig einfühlsam mit Menschen zu arbeiten. Nutzen Sie daher jede Gelegenheit, in einem Bereich des Gesundheitswesens, der Sie besonders interessiert, ein Praktikum zu absolvieren. Dies hilft Ihnen bei der Entscheidung für einen Beruf mehr als Bücher und Unterricht. Aus diesem Grund haben wir zur Vorbereitung, Durchführung und Nachbereitung von Praktika ein eigenes Kapitel geschrieben.

Für die kommende Zeit wünschen wir Ihnen viel Erfolg!

... für Lehrerinnen und Lehrer

Mit **Gesundheit und Pflege** Basiskompetenzen bieten wir Ihnen ein Buch für praxisorientierten Unterricht. Es berücksichtigt aktuelle Entwicklungen der Gesundheits- und Pflegewissenschaften, der Gesellschaft und des Gesundheitssystems sowie die sich verändernden Interessen und Lernbedürfnisse seiner Leser. Ein zeitgemäßes Layout, zahlreiche neue Abbildungen und die aktualisierten Inhalte der 7. Auflage tragen hierzu bei.

Das vorliegende Buch fördert den Erwerb von Kompetenzen, die für Tätigkeiten im Gesundheitswesen wichtig sind. Es erleichtert das Unterrichten in Lernfeldern bzw. -bereichen, indem es 20 Basiskompetenzen zur Erarbeitung anbietet. Diese können den jeweiligen Lernfeldern zugeordnet werden. Breit angelegte Eingangsfälle eröffnen den Zugang zu jedem Kompetenzbereich. Informationen zu Bau und Funktion des menschlichen Körpers sowie Erläuterungen zu ausgewählten Krankheitsbildern befähigen zur Lösung gesundheitsfördernder und pflegerischer Aufgaben. Dabei werden die unterschiedlichen Bedürfnisse sowohl kranker und alter Menschen als auch von Säuglingen und Kleinkindern sowie von Menschen mit Behinderungen durchgängig berücksichtigt. Theoretische und fachpraktische Inhalte werden in schülergerechter Sprache und mit verständlichen Abbildungen vermittelt. Zusammenfassungen wesentlicher Inhalte am Ende eines jeden Kapitels kommen dem Bedürfnis der Lernenden nach Überblickswissen nach und erleichtern die Vorbereitung von Lernkontrollen. Die praxisorientierten Aufgaben *„Für die Praxis"* bieten den Schülerinnen und Schülern Anregungen zur Umsetzung des Gelernten in ihren Praktika und im schulischen Fachpraxisunterricht. Zur Berücksichtigung individueller Lernvoraussetzungen sind im Aufgabenteil grundlegende, auf den Text bezogene, von weiterführend-aktivierenden Aufgaben unterschieden. Letztere sind mit einem Kästchen ■ gekennzeichnet. Die Foren am Kapitelende regen dazu an, verschiedene Themen aus ungewohntem Blickwinkel zu betrachten.

Wir hoffen, dass das Konzept des Buches weiterhin Freude am Lernen und Lehren macht und damit in vielen Schülerinnen und Schülern das Interesse an einem Beruf im Gesundheitswesen weckt.

In diesem Buch ist oft von Patienten, Kranken, Mitschülern, Kollegen usw. die Rede. Dabei sind immer weibliche und männliche Menschen gemeint. Zugunsten der besseren Lesbarkeit bitten wir hierfür um Ihr Verständnis.

Bezeichnungen wie „Bewohner", „Kunde", „Klient" u. a. haben wir vermieden, da das Buch nicht die Ausbildung bestimmter Berufe zum Ziel hat, in denen diese Begriffe verwendet werden.

Wenn Ihnen an diesem Buch etwas nicht gefällt oder besonders gut gefällt, schreiben Sie an den Verlag Handwerk und Technik in Hamburg. Wir sind Ihnen dankbar für Ihre Kritik.

Die Autoren Thorsten Berkefeld und Georg Frie
sowie der Verlag Handwerk und Technik

Inhaltsverzeichnis

1 Im Gesundheitswesen arbeiten

Benny und Tine treffen sich nach der Schule im Café, um über ihre Berufspläne zu plaudern. Tine berichtet, dass sie sich für eine Ausbildung als Pflegefachfrau interessiert. „Ich möchte später viel mit Leuten zu tun haben. Außerdem ist es doch toll, wenn man anderen Menschen helfen kann.“ Benny ist von diesem Gedanken wenig begeistert. „Andere Menschen waschen, sie füttern und vielleicht sogar noch aufwischen, wenn sie es nicht zur Toilette geschafft haben? Das wäre nichts für mich. Da arbeite ich lieber in einem Bereich, wo ich es mit weniger pflegebedürftigen Menschen zu tun habe!“ Tine versteht das nicht. „Du bist bestimmt auch schon mal gepflegt worden, weil du dich nicht selbst versorgen konntest, oder?“ „Quatsch, ich war noch nie so krank, dass ich ins Krankenhaus musste. Nein, Pflege – das wäre nichts für mich. Außerdem ist das Frauenarbeit. Aber ein anderer Beruf im Gesundheitswesen wäre schon interessant.“

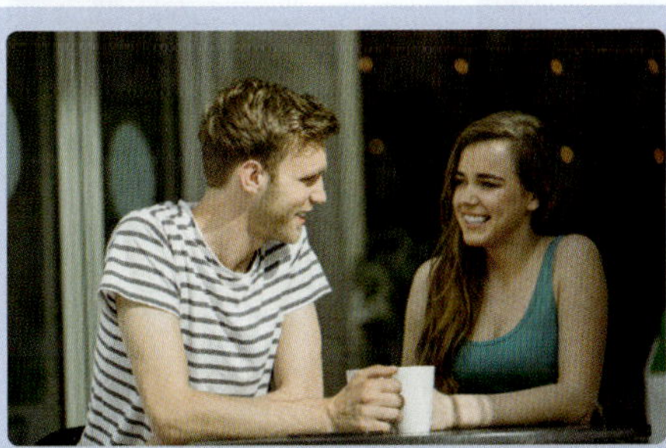

1. In welchen Einrichtungen kümmern sich Menschen um die Gesundheit oder Pflege von Patienten?
2. Nennen Sie möglichst viele Berufe, die sich auch außerhalb des Krankenhauses mit der Gesundheit oder der Pflege von Menschen befassen, und beschreiben Sie deren Aufgabenbereich.
3. Aus welchen Gründen möchten Sie sich mit Gesundheit und Pflege beschäftigen und vielleicht später einen Beruf im Gesundheitswesen erlernen?
4. Wie kommt Benny wohl darauf, dass Pflege „Frauenarbeit“ sei?

1.1 Gliederung und Einrichtungen des Gesundheitswesens

Die Gesundheit der Bevölkerung ist ein wichtiges Anliegen der Gesellschaft. Der Staat als Vertreter der Gesellschaft trägt dabei die Verantwortung für die Sicherung:

- des Zugangs der Bevölkerung zu medizinischer Versorgung zu jeder Zeit
- der Qualität der medizinischen Versorgung
- der Finanzierung des Gesundheitswesens

Das **Gesundheitswesen** umfasst alle Personen, Organisationen und Einrichtungen, deren Aufgabe die Förderung und Erhaltung der Gesundheit sowie die Vorbeugung und Behandlung von Krankheiten ist. Es gliedert sich in die ambulante und die stationäre Versorgung sowie den öffentlichen Gesundheitsdienst. Daneben hat sich in den letzten Jahren ein wachsender Gesundheitsmarkt für Fitness, Wellness, Schönheitsoperationen und alternative Heilverfahren entwickelt.

Ambulante Versorgung

Die **ambulante medizinische Versorgung** der Bevölkerung wird vor allem durch niedergelassene Ärzte und Zahnärzte sichergestellt. An Wochenenden und nachts sind die Notdienstzentralen besetzt. Auch Krankenhäuser besitzen Ambulanzen, in denen Notfallpatienten und Personen mit besonderen Krankheiten von Fachärzten des Krankenhauses in Zusammenarbeit mit den niedergelassenen Ärzten betreut werden.

Die **ambulante pflegerische Betreuung** wird von ambulanten Pflegediensten durchgeführt. Die ambulante Versorgung ermöglicht es, dass Patienten und Pflegebedürftige in ihrem häuslichen Umfeld bleiben können und nicht stationär im Krankenhaus oder Pflegeheim versorgt werden müssen (Bild 1.1).

www.bpb.de/politik/innenpolitik/gesundheitspolitik/72547/gesundheitswesen-im-ueberblick

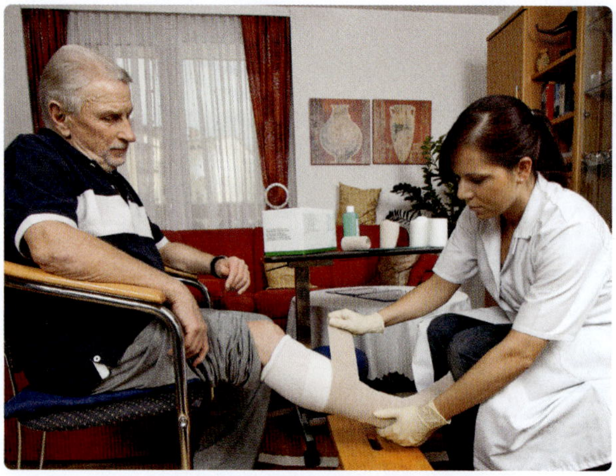

Bild 1.1 Ambulanter Pflegedienst

Stationäre Versorgung

www.bzga.de

In stationären Einrichtungen können die Patienten für längere Zeit aufgenommen werden, um sie intensiv zu untersuchen, zu behandeln oder zu pflegen. Zu ihnen gehören Krankenhäuser, Pflegeheime, aber auch Rehabilitations- und Kureinrichtungen. Krankenhäuser der Grundversorgung verfügen über die wichtigsten Fachgebiete (innere Medizin, Chirurgie und Geburtshilfe).

Kleinere Fachgebiete wie Augenheilkunde oder HNO-Medizin werden durch Belegärzte abgedeckt. Diese Ärzte betreiben eine Praxis und haben gleichzeitig die Möglichkeit, Betten im Krankenhaus mit ihren Patienten zu belegen, wenn eine stationäre Behandlung notwendig wird.

In größeren Krankenhäusern und Universitätskliniken gibt es unterschiedlichste Fach- und Spezialabteilungen, in denen auch Patienten mit seltenen Krankheiten behandelt werden können.

Öffentlicher Gesundheitsdienst

Der öffentliche Gesundheitsdienst ist ein Oberbegriff für alle Gesundheitsbehörden und -institute auf Bundes-, Landes- und Bezirksebene. Sie unterstützen, steuern und überwachen das gesamte Gesundheitswesen.

Die oberste Gesundheitsbehörde ist das Bundesgesundheitsministerium. Ihm sind weitere Bundesstellen wie z. B. die Bundeszentrale für gesundheitliche Aufklärung (BZgA) in Köln, die Gesundheitsinformationen für die Bevölkerung erstellt und herausgibt, zugeordnet.

Auf Landesebene wird der öffentliche Gesundheitsdienst von der Gesundheitsabteilung des jeweiligen Innenministeriums oder vom Ministerium für Arbeit, Gesundheit und Soziales geleitet.

In den Kreisen und Städten nimmt ein **Gesundheitsamt** unter Leitung eines Amtsarztes die umfangreichen Aufgaben des öffentlichen Gesundheitsdienstes wahr. Die Gesundheitsämter:

- überwachen örtliche Gesundheits- und Pflegeeinrichtungen
- erstellen amtsärztliche Zeugnisse
- organisieren öffentliche Impfungen und führen sie durch
- führen Statistiken
- bieten Gesundheitsberatung an (z. B. bei psychischen Erkrankungen)
- fördern die Gesundheitserziehung (z. B. in Kindergärten und Schulen)
- informieren die Bevölkerung über wichtige Gesundheitsthemen

Weltgesundheitsorganisation

Die Weltgesundheitsorganisation (World Health Organization = WHO) ist eine Einrichtung der Vereinten Nationen (UN).

Sie bearbeitet auf internationaler Ebene Fragen des Gesundheitswesens. Sie koordiniert

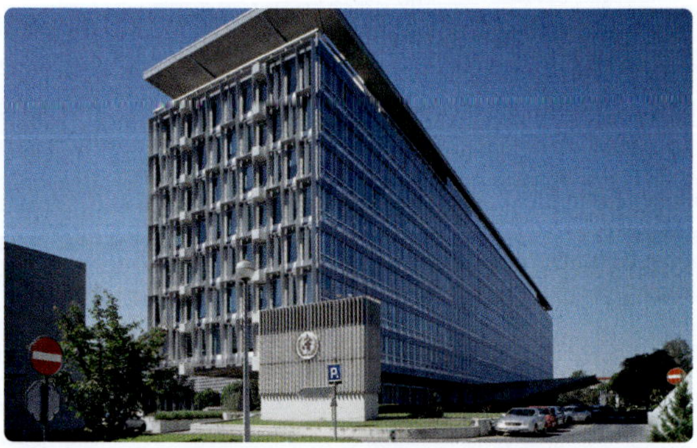

Bild 1.2 Sitz der Weltgesundheitsorganisation (WHO) in Genf

die Bekämpfung von Volkskrankheiten und Seuchenkatastrophen, ist an der Vereinheitlichung von Heilmitteln beteiligt und führt internationale Gesundheitsprogramme durch.

Ein Schwerpunkt der Tätigkeit der WHO ist die gesundheitliche Hilfe in den Entwicklungsländern, indem beispielsweise die Ausbildung von einheimischen Pflegekräften gefördert wird oder Schutzimpfungen organisiert werden.

1.2 Herausforderungen an das Gesundheitswesen

In den vergangenen 100 Jahren haben sich einschneidende Veränderungen in der Gesundheitssituation der Bevölkerung ergeben, die das Gesundheitswesen vor neue Herausforderungen stellen.

1.2.1 Veränderung der Gesundheitssituation

Noch im 19. Jahrhundert verliefen zahlreiche Infektionskrankheiten wie Lungenentzündung, Tuberkulose oder auch Kinderkrankheiten wie Diphtherie und Masern tödlich. Es standen keine geeigneten Medikamente oder Impfungen zu deren Bekämpfung zur Verfügung. Auch Operationen waren mit einem hohen Risiko verbunden. Für Schwerverletzte gab es außer Verbänden und Amputationen kaum lebensrettende Hilfe. Oft standen die Ärzte dem Tod hilflos gegenüber. Hinzu kam die zeitweise schlechte Ernährungssituation vor allem der Landbevölkerung: Einseitige Kost und harte körperliche Arbeit zehrten den Körper aus und ließen ihn oft vorzeitig altern. Die damalige Lebenserwartung betrug im Durchschnitt kaum mehr als 45 Jahre.

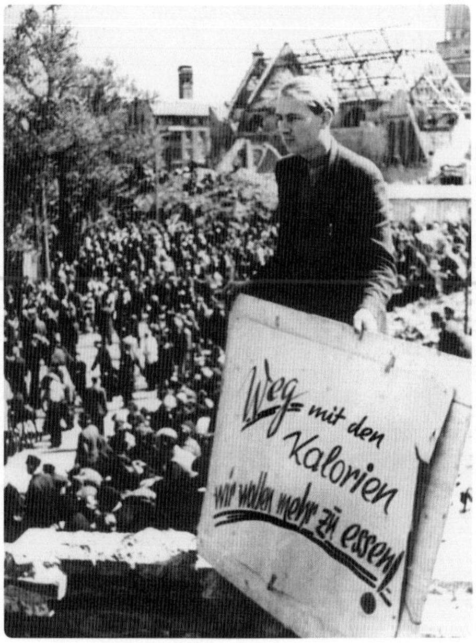

Bild 1.3 Versorgungslage vergangener Zeiten

Zum Glück sind diese Zeiten zumindest in Deutschland und anderen hoch entwickelten Ländern vorbei. Heute können die meisten Infektionskrankheiten behandelt werden, wir müssen keine Hungersnöte mehr fürchten und zahlreiche Maschinen nehmen uns schwere körperliche Arbeiten ab.

Und doch scheinen diese positiven Entwicklungen auch neue gesundheitliche Risiken mit sich zu bringen. Durch Fernreisen können Erreger über weite Strecken verbreitet werden und sich so zu großflächigen Seuchen entwickeln. Das überreiche Nahrungsangebot und die veränderten Ernährungsgewohnheiten bergen die Gefahr von Übergewicht. Der bewegungsarme Lebenswandel mit wenig körperlicher Betätigung begünstigt dieses Problem zusätzlich. Die Fabriken, die uns mit ihren Produkten ein angenehmes Leben verschaffen, verschmutzen mit ihren Abwässern und Abgasen die Umwelt. Hinzu kommen die seelischen Belastungen des Menschen durch die immer höher werdenden Anforderungen, die durch den rasanten Fortschritt an ihn gestellt werden.

Die beschriebenen Entwicklungen haben die Krankheitslandschaft deutlich verändert. Übergewicht, Stress und Bewegungsmangel gelten als Risikofaktoren für Herz-Kreislauf-Erkrankungen, Stoffwechselleiden wie die Zuckerkrankheit, Krebs und Erkrankungen des Bewegungsapparates. Sie betreffen in Deutschland große Teile der Bevölkerung und werden deshalb auch oft als **Volkskrankheiten** bezeichnet. Ihre Behandlung verursacht hohe Kosten für das Gesundheitssystem. Zudem zählen Herz-Kreislauf- und Krebserkrankungen zu den häufigsten Todesursachen in Deutschland.

1.2.2 Veränderung der Bevölkerung (demografischer Wandel)

Durch den medizinischen Fortschritt und die verbesserten Lebensbedingungen der Bevölkerung ist die **Lebenserwartung** der Menschen deutlich gestiegen.

Als Folge der verlängerten Lebenszeit der Menschen wird aber auch die Gruppe der alten Menschen immer größer. Experten schätzen, dass sich in Deutschland die Zahl der über 65-Jährigen bis zum Jahr 2050 verdoppelt und die Zahl der über 85-Jährigen sogar verdreifacht haben wird, sodass dann jeder zehnte Bundesbürger zu dieser Altersgruppe gehört (Bild 1.4). Viele der heute geborenen Kinder werden über 95 Jahre alt werden, wenn die derzeitige Entwicklung anhält.

Gleichzeitig sinkt die **Geburtenrate**. Immer weniger junge Erwachsene können sich ein Leben mit Kindern vorstellen. Waren in Deutschland noch vor hundert Jahren kinderreiche Familien mit bis zu acht Kindern die Regel, so bringt jede Frau hierzulande heute nur noch durchschnittlich 1,5 Kinder zur Welt. Auf diese Weise stehen immer weniger junge Menschen der wachsenden Gruppe von alten Menschen gegenüber (Bild 1.5).

Mit der verbesserten medizinischen Versorgung und den günstigen Lebensbedingungen

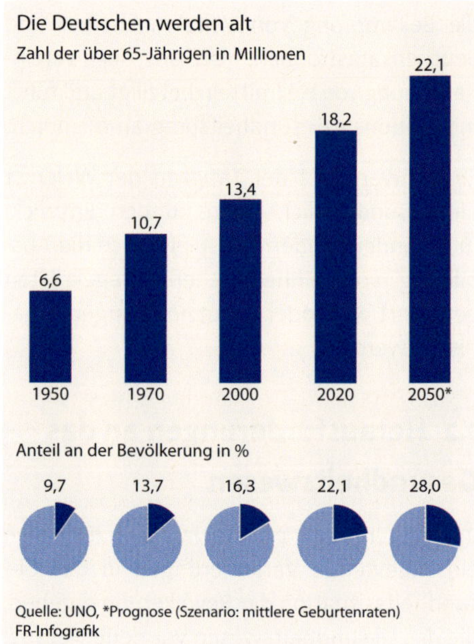

Bild 1.4 Die Deutschen werden alt

steigt auch die körperliche und geistige Lebenskraft im Alter. Viele ältere Menschen nutzen das Internet und einige beginnen nach ihrem Berufsleben sogar noch ein Studium an einer Universität. Das heutige Bild vom Altsein hat sich entsprechend gewandelt. Alte Menschen schätzen sich überwiegend als aktiv und lebensbejahend ein. Sie reisen, gehen ihren Hobbys nach und engagieren sich ehrenamtlich.

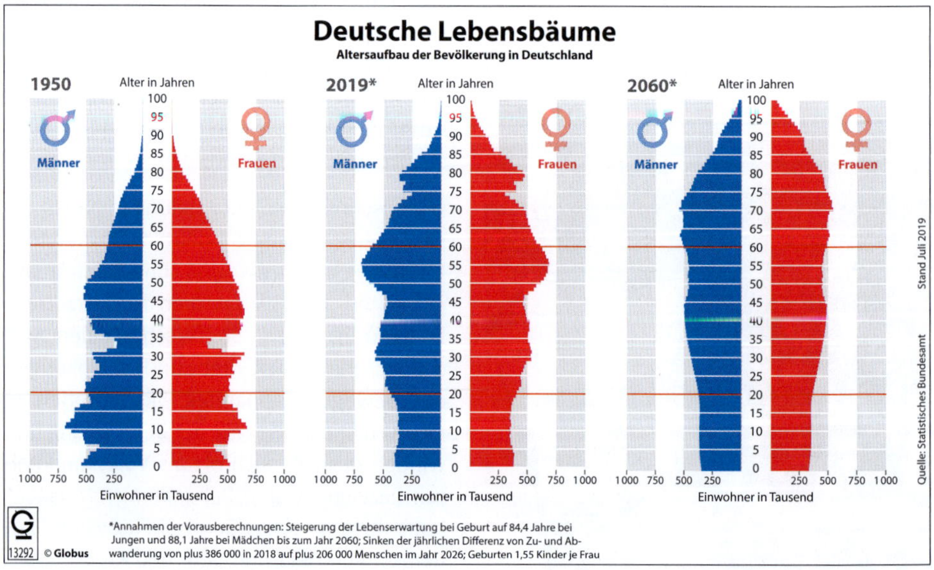

Bild 1.5 Bevölkerungsentwicklung in Deutschland

Mit der verlängerten Lebenszeit steigt jedoch auch das Risiko chronischer Krankheiten und altersbedingter Abbauerscheinungen des Körpers. Der Medizin gelingt es häufig, den Ausbruch dieser Erkrankungen hinauszuzögern, was dann zu einem gehäuften Auftreten im höheren Alter führt. So leiden viele Menschen im höheren Alter an mehreren Krankheiten gleichzeitig (Bild 1.6). Als Folge davon sind sie manchmal so erheblich eingeschränkt, dass sie pflegebedürftig sind. Mit steigendem Alter nimmt entsprechend auch die Schwere der Pflegebedürftigkeit zu. Aufgrund der Bevölkerungsentwicklung wird sich das Pflege- und Gesundheitssystem immer stärker auf die Versorgung und Betreuung vorwiegend alter Menschen einstellen müssen.

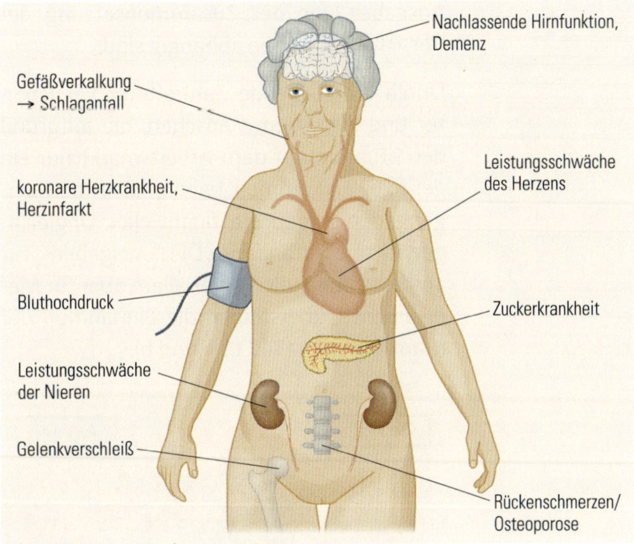

Bild 1.6 Gesundheitsstörungen im Alter

1.3 Finanzierung von Gesundheit und Pflege

Im Fall einer Krankheit können für die medizinische Behandlung, die Unterbringung im Krankenhaus und für die Pflegeleistungen schnell Kosten von mehreren Tausend Euro zusammenkommen. Kaum jemand wird diese Beträge von seinem Ersparten begleichen können. Deshalb werden Gesundheits- und Behandlungsleistungen überwiegend durch die Krankenversicherungen finanziert.

1.3.1 Die Krankenversicherung

Gesetzliche Krankenversicherung

Etwa 90 % der Bevölkerung sind in der gesetzlichen Krankenversicherung (GKV) versichert. Aufgrund der unter Umständen sehr hohen Kosten im Krankheitsfall hat der Staat für Arbeitnehmer bis zu einer festgelegten Einkommensgrenze von monatlich 5 362,50 Euro (Stand 2021) eine **Versicherungspflicht** in der gesetzlichen Krankenversicherung eingeführt.

Die Versicherung folgt dem Prinzip einer **Solidargemeinschaft**: In einer Notlage hilft die Gemeinschaft dem Einzelnen, wobei jeder nach seinen finanziellen Möglichkeiten mitwirkt. Das heißt: Je mehr jemand verdient, umso mehr trägt er bei. Die Versicherungsbeiträge werden anteilig von Arbeitnehmern und Arbeitgebern geleistet, wobei die Beitragshöhe von der Höhe des Einkommens abhängt. Familienmitglieder sind unter bestimmten Bedingungen beim Beitragszahler beitragsfrei mitversichert.

Jeder Versicherte erhält von seiner Versicherung eine **elektronische Gesundheitskarte** (eGK), mit der er sich als Mitglied der GKV ausweisen kann. Außerdem sind auf dem Chip der Karte alle wichtigen Verwaltungsdaten des Patienten gespeichert. Auch Notfalldaten können hier für den behandelnden Arzt hinterlegt werden.

Der **Leistungsanspruch** des Versicherten ist unabhängig von der Höhe der gezahlten Beiträge. Gesetzlich Versicherte haben Anspruch auf Maßnahmen der Gesundheitsförderung und Prävention sowie auf Behandlung von Krankheiten. Bei Berufskrankheiten oder Arbeitsunfällen sind die Berufsgenossenschaften als Träger der gesetzlichen Unfallversicherung leistungspflichtig.

Im Interesse der Solidargemeinschaft werden allerdings nur solche Leistungen unterstützt, die notwendig, zweckmäßig und ausreichend sind und dem anerkannten Stand der Medizin entsprechen.

Die Einnahmen einer gesetzlichen Krankenkasse sind von der Anzahl der beitragsstarken Mitglieder abhängig, während die

Ausgaben von der Zusammensetzung der Versichertengruppe abhängig sind.

Durch die steigende Zahl älterer Versicherter und die vielen Menschen, die aufgrund der Situation auf dem Arbeitsmarkt nur ein geringes Einkommen haben, ist in den vergangenen Jahren ein finanzielles Ungleichgewicht entstanden: Die Ausgaben für ärztliche Behandlung, vor allem aber für Medikamente, übersteigen die Einnahmen der Krankenkassen (Bild 1.7 a und b).

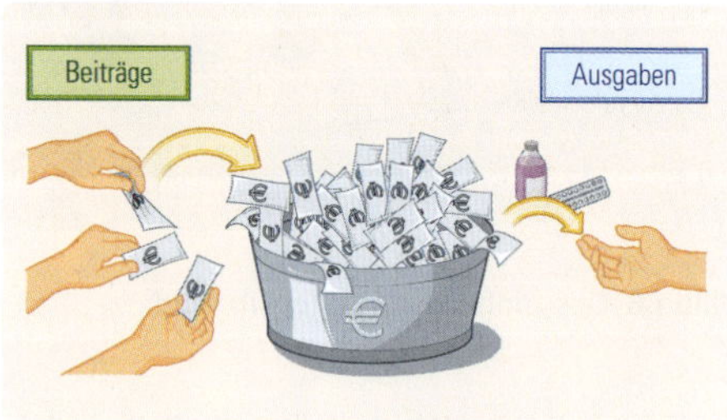

Bild 1.7 a) Gesicherte Finanzierung der Gesundheitsversorgung

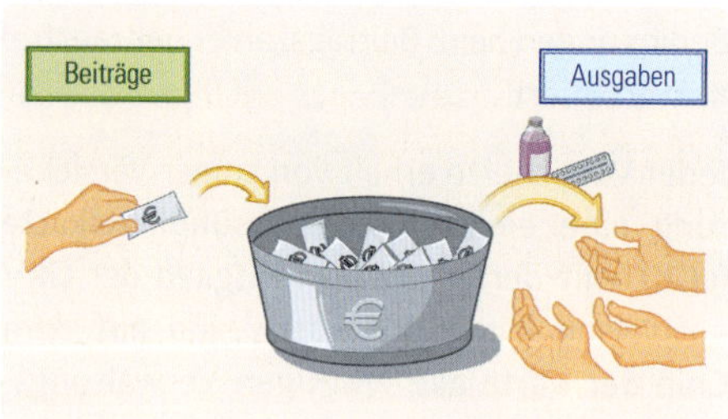

Bild 1.7 b) Ungleichgewicht von Beiträgen und Ausgaben der GKV

Aus diesem Grund wurde die eigene Verantwortung der erwachsenen Versicherten für ihre Gesundheit stärker berücksichtigt. Sie müssen Zuzahlungen und Eigenanteile für bestimmte Leistungen wie Medikamente, Hilfsmittel (z. B. Brillen) oder Zahnersatz leisten.

Trotz der Eigenleistungen sind die Krankenkassenbeiträge in der Vergangenheit stetig gestiegen. Mit der 2007 verabschiedeten **Gesundheitsreform** sollten die gesetzlichen Krankenkassen daher gezwungen werden, möglichst effektiv zu wirtschaften.

Heute wird ein einheitlicher Beitragssatz zur GKV von 14,6 % (Stand 2021) erhoben. Die Versicherungsbeiträge fließen zusammen mit Steuermitteln in einen gemeinsamen **Gesundheitsfonds**.

Die Krankenkassen erhalten daraus für jeden ihrer Versicherten einen bestimmten Betrag, mit dem sie auskommen müssen. Kassen, denen das nicht gelingt, dürfen von ihren Versicherten einen monatlichen Zusatzbeitrag erheben. Auch dieser Beitrag berechnet sich in Prozent vom Einkommen: Wer mehr verdient, zahlt also auch einen höheren Zusatzbeitrag.

Private Krankenversicherung

Seit 2009 gilt für alle Personen eine allgemeine Krankenversicherungspflicht in Deutschland. Selbstständige Unternehmer, Beamte, Ruheständler sowie für Arbeitnehmer mit einem Einkommen, das eine festgelegte Höhe überschreitet (Versicherungspflichtgrenze → S. 5), gilt keine gesetzliche Pflicht zur Krankenversicherung. Sie haben die Möglichkeit, als freiwillige Mitglieder in der gesetzlichen Krankenversicherung zu sein oder müssen sich privat versichern.

Bei der privaten Krankenversicherung (PKV) wird ein **Versicherungsvertrag** zwischen dem Versicherungsunternehmen und dem Versicherten geschlossen. Die monatlichen Beiträge (Prämien) für den Schutz im Krankheitsfall werden von der Versicherung je nach vereinbartem Leistungsumfang festgelegt. Je nach Gesundheitszustand, Geschlecht und Eintrittsalter des Versicherten, können zusätzliche Risikozuschläge erhoben werden. Zusätzlich besteht die Möglichkeit, einen PKV-Basistarif in Anspruch zu nehmen, der sich an den Leistungen der gesetzlichen Krankenkassen orientiert. Wird der Versicherte medizinisch behandelt, bekommt er eine Rechnung vom Arzt oder dem Krankenhaus, die er zunächst selbst bezahlen muss. Die Rechnung reicht er seiner Versicherungsgesellschaft ein, die ihm nach Prüfung den Betrag rückerstattet.

Sonstige Versicherte

Bundeswehrangehörige oder Empfänger von Arbeitslosengeld II (ALG II) sind über besondere staatliche Einrichtungen versichert. Sie erhalten von ihrem Kostenträger einen Behandlungsschein, über den die Leistungen abgerechnet werden.

1.3.2 Die Pflegeversicherung

Durch den steigenden Anteil pflegebedürftiger Personen wurde die Pflegeversicherung im Jahr 1995 als weitere Säule der **gesetzlichen Sozialversicherung** eingeführt (Bild 1.8). Seither ist sie immer wieder an die stetig wachsenden Pflege- und Betreuungsbedürfnisse der Menschen in unserer Gesellschaft angepasst worden (Bild 1.9). Neben einer Vereinfachung der Antragswege soll damit insbesondere die häusliche Pflege durch Angehörige und ambulante Pflegedienste gestärkt und eine Verbesserung der Pflegesituation in Pflegeeinrichtungen erreicht werden.

Als pflegebedürftig gelten Personen mit eingeschränkter Alltagskompetenz, die wegen einer Erkrankung oder Behinderung auf Dauer, mindestens aber für sechs Monate, auf Hilfe anderer angewiesen sind.

Die **Leistungen der Pflegeversicherung** stellen vor allem die Unterstützung in der Gestaltung des Alltags in Form von Pflegedienstleistungen (z.B. bei der Körperpflege, Nahrungszubereitung, Essen und Trinken), Betreuungsleistungen und Hilfe bei der Haushaltsführung sicher. Das beinhaltet auch:

- Tages- und Nachtpflege
- Unterbringung in einem Pflegeheim
- Vorübergehende Kurzzeitpflege (bis zu vier Wochen im Jahr zur Entlastung der pflegenden Angehörigen)
- Verhinderungspflege bei Abwesenheit der Pflegeperson z. B. durch Krankheit oder Urlaub (bis zu 6 Wochen im Jahr, auch kombiniert mit Kurzzeitpflege)

Zudem übernimmt die Pflegeversicherung:

- Kosten für Hilfsmittel, die zur Pflege benötigt werden (z. B. Pflegebett)
- Kosten für Wohnraumanpassungen
- Unterstützung der nicht beruflich pflegenden Personen (kostenlose Schulungen, Beratung, Beiträge zur gesetzlichen Rentenversicherung)

Bei kurzfristig notwendiger und vorübergehender Pflege eines Angehörigen können Berufstätige eine bis zu zehntägige bezahlte Auszeit vom Beruf nehmen. Von der Pflegeversicherung wird dann ein Pflegeunterstützungsgeld gezahlt. Zudem wurden ortsnahe

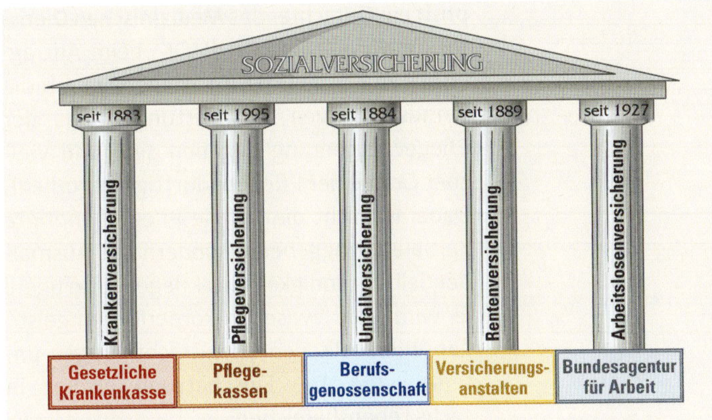

Bild 1.8 Säulen der gesetzlichen Sozialversicherung

Pflegestützpunkte eingerichtet, um die ambulanten Pflegeleistungen besser aufeinander abstimmen zu können. Außerdem haben alle Pflegebedürftigen Anspruch auf zusätzliche „niederschwellige" Betreuungsleistungen, wodurch insbesondere die pflegenden Angehörigen entlastet werden sollen. Neben Angeboten wie Tagesgruppen (z.B. zur Betreuung von Demenzerkrankten) umfassen diese Leistungen vor allem die Hilfe bei der hauswirtschaftlichen und pflegebedingten Versorgung sowie die Unterstützung bei der Organisation von Hilfeleistungen.

Um Leistungen aus der Pflegeversicherung beziehen zu können, muss der Pflegebedürftige oder sein Vertreter einen Antrag bei der Pflegekasse des Versicherten stellen. Danach

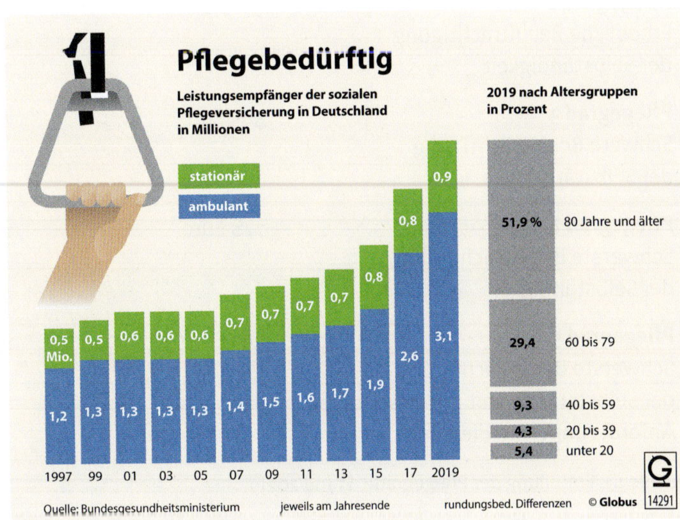

Bild 1.9 Wachsende Kosten für Pflegeleistungen

prüft ein Gutachter des **Medizinischen Dienstes der Krankenkassen** (MDK) beim Antragsteller zu Hause oder im Pflegeheim, ob die Voraussetzungen für Leistungen aus der Pflegeversicherung gegeben sind und welcher Grad einer Pflegebedürftigkeit vorliegt. Dabei ist nicht die für die Pflege benötigte Zeit ausschlaggebend, sondern das Ausmaß der Selbstständigkeit des Pflegebedürftigen. Es wird nicht zwischen körperlichen, geistigen und seelischen Beeinträchtigungen unterschieden. Die Einschätzung erfolgt in sechs Lebensbereichen:

- **Mobilität** (z. B. aufrechtes Sitzen, Gehen oder Lagewechsel im Bett)
- **Geistige und kommunikative Fähigkeiten** (z. B. Treffen von Entscheidungen, Orientierung, Durchführung komplexer Handlungen)
- **Verhaltensweisen und psychische Problemlagen** (z. B. Aggression, Ängste, Depressionen)
- **Selbstversorgung** (z. B. Körperpflege, An- und Auskleiden, Ernährung)
- **Krankheits-/therapiebedingte Anforderungen** (selbstständiges Einnehmen von Medikamenten, notwendige Unterstützung bei Verbandwechsel)
- **Alltagsleben und soziale Kontakte** (z. B. selbstständige Gestaltung des Tagesablaufs, Anpassung an eventuelle Veränderungen, Kontakte mit anderen Menschen)

Der festgestellte Grad der Selbstständigkeit wird schließlich in einem Punktwert ausgedrückt, mit dem der Pflegebedürftige einem von fünf Pflegegraden zugeordnet wird. Dabei ist die Selbstversorgung im Alltag das wichtigste Beurteilungsmerkmal. Demgegenüber werden geistige und kommunikative Fähigkeiten sowie psychische Beeinträchtigungen weniger stark berücksichtigt.

Leistungen aus der Pflegeversicherung können vom Pflegebedürftigen sowohl für die Pflege durch Laien (Pflegegeld) als auch für die Versorgung durch ambulante Pflegedienste oder die Betreuung in Tagespflegeeinrichtungen (Pflegesachleistungen) bezogen werden.

Pflegegrad	**Geldleistung** (bei ambulanter Pflege durch Angehörige)	**Sachleistung** (bei ambulanter Pflege durch Pflegedienste)	**Leistungsbetrag**
(bei vollstationärer Pflege)			
Pflegegrad 1 Geringe Beeinträchtigung der Selbständigkeit	–	–	125 Euro
Pflegegrad 2 Erhebliche Beeinträchtigung der Selbständigkeit	316 Euro	689 Euro	770 Euro
Pflegegrad 3 Schwere Beeinträchtigung der Selbständigkeit	545 Euro	1298 Euro	1262 Euro
Pflegegrad 4 Schwerste Beeinträchtigung der Selbständigkeit	728 Euro	1612 Euro	1775 Euro
Pflegegrad 5 Schwerste Beeinträchtigung der Selbstständigkeit mit besonderen Anforderungen an die Pflege	901 Euro	1995 Euro	2005 Euro

Tabelle 1.1 Einteilung der Pflegegrade, Stand 2021

Pflegebedürftige, die in einem Heim leben, erhalten ebenfalls je nach Pflegegrad entsprechende Leistungen aus der Pflegeversicherung (Tabelle 1.1).

Pflegebedürftige aller Pflegegrade (1 bis 5), die zu Hause gepflegt werden und zusätzliche Betreuungs- und Entlastungsleistungen in Anspruch nehmen, können hierfür einen Entlastungsbeitrag als finanzielle Unterstützung aus der Pflegeversicherung bis zu 125 Euro monatlich (Stand 2021) erhalten.

1.4 Aufgabenbereiche im Gesundheitssystem

Durch die rasanten Fortschritte in der Medizin, der Medizintechnik und der Gesundheitsversorgung sowie durch gesellschaftliche Veränderungen ist eine bestmögliche Versorgung der Patienten nur möglich, wenn es Spezialisten für einzelne Aufgabengebiete gibt. Deshalb arbeiten heute sehr unterschiedliche Berufsgruppen mit ihrem speziellen Fachwissen im Team zusammen (Bild 1.10).

1.4.1 Heilberufliche Aufgaben

Ärzte und **Ärztinnen** haben die Aufgabe, Krankheiten vorzubeugen, zu erkennen und sie zu behandeln. Viele von ihnen sind auf einem medizinischen Fachgebiet spezialisiert (z. B. Innere Medizin, Chirurgie, HNO-Medizin, Pädiatrie, Gynäkologie, Neurologie, Orthopädie).

Die Zahnmedizin befasst sich mit der Vorbeugung, Erkennung und Behandlung von Erkrankungen des Zahn-, Mund- und Kieferbereichs. Dazu gehört auch die Versorgung des Patienten mit Zahnersatz (Prothetik). Kieferorthopäden sind ebenfalls **Zahnärzte** und **-ärztinnen**, die auf diesem Gebiet weitergebildet sind.

Apotheker und **Apothekerinnen** tragen Verantwortung für die Abgabe von Arzneimitteln sowie für die Herstellung von Rezepturen. Arzneimittel werden geprüft, damit nur einwandfreie Medikamente an den Patienten abgegeben werden. Außerdem berät der Apotheker oder die Apothekerin die Kunden in alltäglichen Gesundheitsfragen und erteilt Informationen zur Linderung von kleineren Beschwerden.

1.4.2 Praxisorganisation und medizinische Assistenz

Die Aufgaben in den Arzt- und Zahnarztpraxen sind durch die rasante Weiterentwicklung der Medizin und die wachsende Bedeutung der Dokumentation und Abrechnung von Leistungen sehr vielfältig und fachlich anspruchsvoll geworden. **Medizinische** und **zahnmedizinische Fachangestellte** übernehmen hier sowohl Aufgaben in der medizinischen Assistenz als auch zahlreiche kaufmännische Tätigkeiten, ohne die eine moderne Praxis nicht bestehen könnte. Sie organisieren den Praxisbetrieb, indem sie Termine vereinbaren, Patienten empfangen und für einen reibungslosen Ablauf der Sprechstunde sorgen. Außerdem erledigen sie die umfangreichen Verwaltungs- und Abrechnungsarbeiten, füllen Formulare aus, führen Patientenkarten und verfassen Briefe.

www.ausbildung.de/berufe/themen/gesundheitswesen

www.planet-beruf.de/schuelerinnen/mein-beruf/berufe-von-a-z

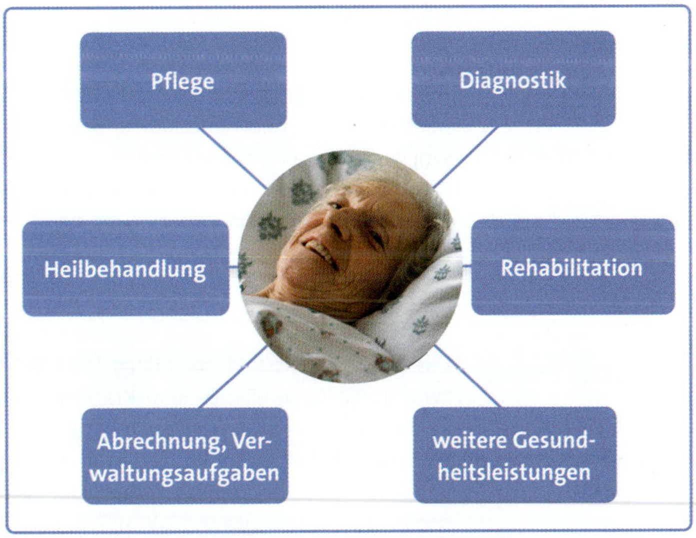

Bild 1.10 Aufgabenbereiche bei der Versorgung des Kranken

Medizinische und zahnmedizinische Fachangestellte unterstützen den (Zahn-)Arzt bei Untersuchungen, Behandlungen und kleineren Eingriffen (Bild 1.11). Nach den Behandlungen versorgen sie die gebrauchten Instrumente, indem sie sie desinfizieren, pflegen und sterilisieren, und sorgen für die Einhaltung der Praxishygiene. Auch Arbeiten im Praxislabor gehören zu ihrem Tätigkeitsfeld.

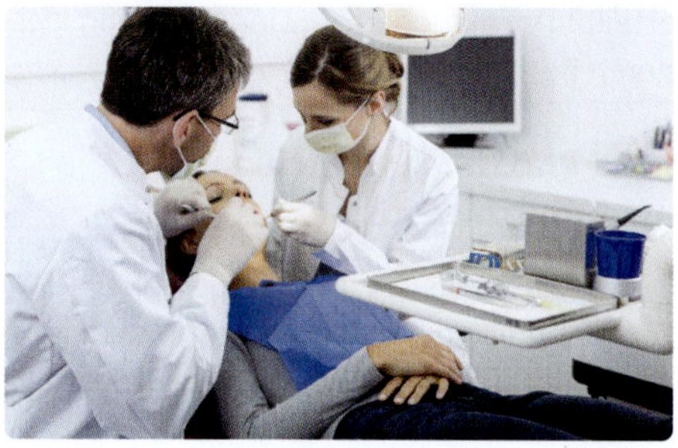

Bild 1.11 Zahnmedizinische Fachangestellte

Operationstechnische Assistenten und **Assistentinnen (OTA)** sind speziell für die Unterstützung des Arztes bei chirurgischen Eingriffen ausgebildet. Im Operationssaal bereiten sie den bereits narkotisierten Patienten für die Operation vor und richten die benötigten Instrumente. Während des Eingriffs reichen sie dem Operateur die gewünschten Instrumente an. Nach der Operation sind sie für die hygienische Aufbereitung der Instrumente durch Desinfektion und Sterilisation verantwortlich.

1.4.3 Pflege

In der Pflege geht es längst nicht mehr nur um die Versorgung von kranken oder alten Menschen. Die Gesunderhaltung des Menschen nimmt einen zunehmend breiteren Raum in ihrem vielfältigen Arbeitsbereich ein. Die **Pflegefachpersonen** informieren und beraten die Pflegebedürftigen und fördern den erkrankten oder alten Menschen in seiner Selbstständigkeit.

Das große Arbeitsfeld der Pflege lässt sich zwar in die Gesundheits- und Krankenpflege und den sozialpflegerischen Aufgabenbereich unterteilen, dennoch gibt es in diesen Bereichen viele Gemeinsamkeiten. Die Gesundheits- und Krankenpflege, die Gesundheits- und Kinderkrankenpflege und die Altenpflege wurden deshalb zu einem neuen, gemeinsamen Pflegefachberuf mit entsprechender Schwerpunktbildung zusammengeführt.

Gesundheits- und Krankenpflege

Erkrankte Menschen werden in stationären Einrichtungen oder im ambulanten Bereich von Pflegefachpersonen gepflegt, betreut und beobachtet, die im Bereich der Gesundheits- und Krankenpflege spezialisiert sind.

Auch die Verrichtung ärztlicher Anordnungen und die Assistenz bei ärztlichen Untersuchungen und Eingriffen gehören zu den Aufgaben der Pflegefachpersonen in diesem Tätigkeitsfeld. Sie werden dabei von **Gesundheits- und Krankenpflegehelferinnen** und **-helfern** unterstützt.

Die Gesundheits- und Kinderkrankenpflege ist speziell auf die Pflegebedürfnisse von Säuglingen, Kindern und Jugendlichen ausgerichtet. Dabei ist die psychologische Betreuung bei Angst vor Untersuchungen und Behandlungen und bei Schmerzen besonders wichtig. Außerdem beschäftigen sich Pflegefachpersonen mit den Kindern, fördern deren Entwicklung und vertreiben die Langeweile bei Krankenhausaufenthalten. Darüber hinaus halten sie Kontakt zu den Eltern und erledigen anfallende Verwaltungsaufgaben.

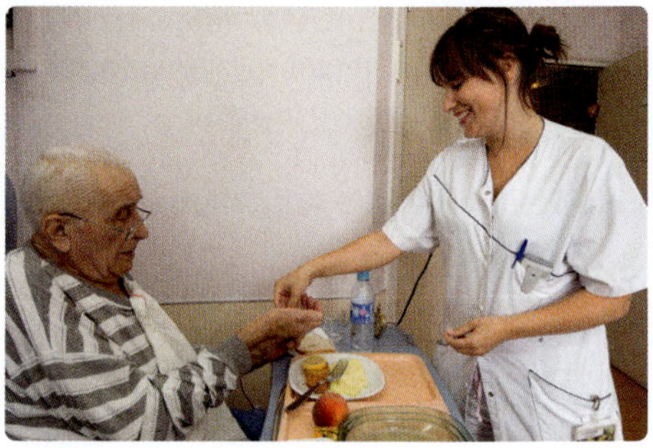

Bild 1.12 Pflegefachfrau

Sozialpflege

Zum Bereich der Sozialpflege gehören neben der **Altenpflege** auch die **Heilerziehungspflege**, die sich mit der Betreuung und Versorgung von Menschen mit Behinderungen befasst (Bild 1.13 → S. 11). Anders als in der Gesundheits- und Krankenpflege, die in der Regel auf die Pflege kranker Menschen in ihrer besonderen Situation ausgerichtet ist, legt die Sozialpflege ihr Augenmerk eher auf die Betreuung, Unterstützung und Förderung des Menschen in seinem normalen sozialen Lebensumfeld.

Zu den Aufgaben der in diesem Schwerpunkt ausgebildeten Pflegefachpersonen gehört sowohl die Hilfe bei alltäglichen Verrichtungen (z. B. Körperpflege) als auch die Gestaltung von

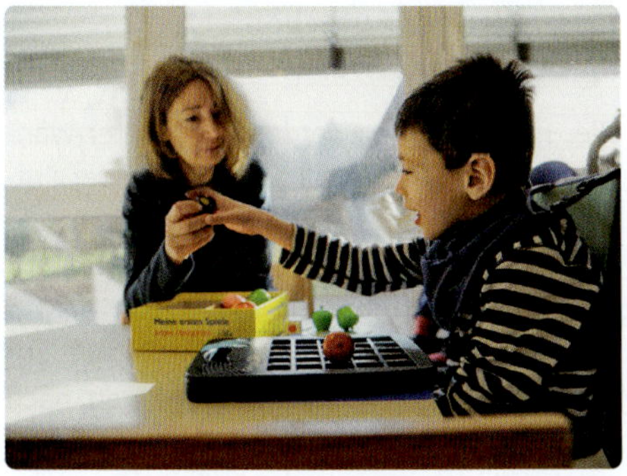

Bild 1.13 Heilerziehungspflegerin

Freizeit- und Beschäftigungsprogrammen. Zudem beraten sie die pflegebedürftigen Menschen, wenn es um persönliche Anliegen geht oder wenn Fragen in sozialen Angelegenheiten auftreten. Sie begleiten bei Behördengängen und Arztbesuchen und tragen damit zu einer selbstständigen Lebensführung bei.

Auch die medizinisch-pflegerische Betreuung der pflegebedürftigen Menschen gehört zum Aufgabenbereich der Pflegefachpersonen in sozialpflegerischen Einrichtungen. Bei Bedarf führt das Pflegefachpersonal ärztliche Verordnungen (z.B. das Anlegen von Verbänden) durch und verabreicht Medikamente. Im Rahmen der ambulanten Pflege arbeiten die Pflegefachpersonen mit den Familienangehörigen und ehrenamtlichen Helfern zusammen und leiten diese in der häuslichen Pflege an.

1.4.4 Technisch-diagnostische Aufgaben

Bei der Erkennung und Behandlung von Krankheiten kommen heute immer häufiger moderne technische Geräte zum Einsatz.

In medizinischen Laboren arbeiten **medizinisch-technische Laboratoriumsassistenten** und **-assistentinnen**, die mithilfe von Mess- und Laborgeräten Untersuchungen mit Blut, Körperflüssigkeiten, Ausscheidungen und Gewebe durchführen (→ S. 38). Die dabei ermittelten Ergebnisse sind unter anderem die Basis für die ärztliche Diagnose.

In der Röntgenabteilung fertigen **medizinisch-technische Radiologieassistenten** und **-assistentinnen** (Bild 1.14) die vom Arzt angeforderten Röntgenbilder an. Außerdem wirken sie auch bei der Strahlentherapie von Tumorpatienten mit, indem sie die Bestrahlung der Patienten nach einem vom Arzt genau vorgegebenen Bestrahlungsplan durchführen.

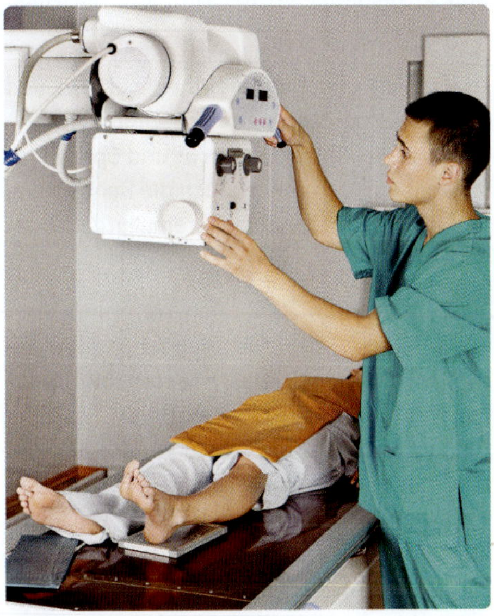

Bild 1.14 Radiologieassistent

1.4.5 Therapeutisch-rehabilitative Aufgaben

Die rehabilitative Behandlung soll den Gesundheitszustand des durch Krankheit oder Behinderung eingeschränkten Patienten fördern und möglichst dauerhaft stabilisieren. Dazu gehört auch die Beratung des Patienten hinsichtlich geeigneter Hilfsmittel sowie bei Bedarf der behindertengerechten und barrierefreien Gestaltung des Arbeitsplatzes und der Wohnung. Oft werden auch Angehörige mit in die Arbeit einbezogen, damit sie dem Betroffenen später Hilfestellung geben können.

Physiotherapeuten und **Physiotherapeutinnen** behandeln vor allem Menschen, deren körperliche Bewegungsmöglichkeiten eingeschränkt sind. Neben gezielten Bewegungsübungen gehören auch Behandlungen wie Atemtherapie, Massage, Elektrotherapie sowie Wärme- oder Wasseranwendungen in das Aufgabengebiet der Physiotherapie. Für gesunde Menschen führen sie Fortbildungen durch, z.B. zu rückenschonendem Arbeiten.

Ergotherapeuten und **-therapeutinnen** fördern mit gezielten Übungen Fertigkeiten, die der beeinträchtigte Patient zur selbstständigen Bewältigung seines Alltags benötigt. Dazu gehören Essen und Trinken, Waschen und Ankleiden, oder der Umgang mit Hilfsmitteln.

Logopäden und **Logopädinnen** beraten und behandeln bei Störungen der Sprachentwicklung und bei Stimm-, Sprach- und Sprechstörungen. Vielfach gehört auch die Behandlung von Schluckstörungen zu ihrem Aufgabengebiet.

Einige Patienten benötigen aufgrund ihrer Erkrankung spezielle Diäten oder Sondernahrungen, die von **Diätassistenten** und **Diätassistentinnen** zusammengestellt werden. Diese informieren auch über gesunde Ernährung oder erarbeiten zusammen mit den Betroffenen die Umsetzung verordneter Diäten im Alltag. Dazu erstellen sie Ernährungspläne, geben Anregungen für Rezepte und üben die praktische Umsetzung im Alltag.

1.4.6 Weitere Aufgabenfelder im Gesundheitswesen

Die Betreuung der werdenden Mutter während der Schwangerschaft und bei der Entbindung wird von **Hebammen** geleistet. Zu ihren Aufgaben gehört die Durchführung von Vorsorgeuntersuchungen sowie von Kursen zur Geburtsvorbereitung und zur Säuglingspflege. In den ersten Tagen nach der Entbindung betreuen sie das Neugeborene und sind Ansprechpartner bei Fragen der Eltern zur Säuglingspflege und -ernährung.
Notfallsanitäter und **-sanitäterinnen** sind oft die ersten medizinischen Fachkräfte am Notfallort. Sie versorgen den Patienten bis zur Behandlung durch einen Arzt, indem sie alle notwendigen lebensrettenden Maßnahmen einleiten. Wird ein Notarzt hinzugerufen, assistieren sie ihm bei der Versorgung des Patienten. Außerdem betreuen sie den Patienten beim Transport im Rettungswagen. Neben den Rettungseinsätzen gehört auch die fachgerechte Betreuung von Patienten bei Krankentransporten, z. B. bei Verlegung in ein anderes Krankenhaus, zu ihren Aufgaben.

Unterm Strich

- Das Gesundheitswesen gliedert sich in die ambulante und die stationäre Versorgung sowie den öffentlichen Gesundheitsdienst.
- Die ambulante Versorgung betreut und unterstützt Menschen in ihrem häuslichen Umfeld (z. B. in Arzt- und Zahnarztpraxen und durch ambulante Pflegedienste).
- Die stationäre Versorgung umfasst die Aufnahme von Menschen und deren umfassende Unterstützung (z. B. in Krankenhäusern oder Pflegeeinrichtungen).
- Der öffentliche Gesundheitsdienst beinhaltet die Behörden und Verwaltungsorgane zur Steuerung und Kontrolle des Gesundheitswesens.
- Durch die Fortschritte der Medizin und durch den wachsenden Wohlstand in unserer Gesellschaft kommt es heute vermehrt zu Volkskrankheiten wie Krebs, Zuckerkrankheit und Übergewicht sowie zu Herz-Kreislauf-Erkrankungen. Außerdem steigt durch die höhere Lebenserwartung der Menschen das Risiko für altersbedingte und chronische Leiden.
- Die gesetzliche Krankenversicherung beruht als Pflichtversicherung für alle Arbeitnehmer auf dem Solidaritätsprinzip (Einer für alle – alle für einen!). Bei einer privaten Krankenversicherung schließt der Versicherte einen Vertrag über bestimmte Versorgungsleistungen ab.
- Die für alle Bürger verpflichtende Pflegeversicherung sichert die Versorgung im Falle einer Pflegebedürftigkeit.
- Im Gesundheitssystem arbeiten verschiedene Berufsgruppen zusammen, die jeweils unterschiedliche Aufgabenbereiche abdecken: Heilbehandlung, medizinische Assistenz, Pflege, Rehabilitation, Diagnostik, Verwaltung und Abrechnung.

Für die Praxis

1. Stellen Sie den organisatorischen Aufbau Ihrer Praktikumseinrichtung mithilfe einer Fotocollage anschaulich dar: Welche Berufsgruppen sind in der Einrichtung an der Versorgung der Patienten/Bewohner beteiligt und in welcher Beziehung stehen sie zueinander?

2. a) Begleiten und beobachten Sie wenn möglich einige Vertreter dieser Gesundheits- und Pflegeberufe einen Tag lang bei deren Arbeit. Führen Sie mit diesen Personen ein Berufsinterview, in dem Sie Informationen erfragen zu:
   - ihrer Ausbildung
   - ihren täglichen Aufgaben
   - den Ansprüchen im Beruf
   - den besonderen Herausforderungen in diesem Tätigkeitsfeld

   b) Stellen Sie anschließend Ihre Ergebnisse ansprechend dar, z. B. in Form eines Steckbriefs.

Aufgaben

1. In welche Bereiche gliedert sich das deutsche Gesundheitswesen?
2. Welche Aufgaben erfüllen die Gesundheitsämter?
3. Vergleichen Sie die Gesundheitssituation vor ca. 150 Jahren mit der heutigen und begründen Sie die Veränderungen.
4. ■ Beschreiben Sie anhand der Abbildungen 1.4 und 1.5 (→ S. 4), wie sich die Zahl der 20- und 60-Jährigen von 1950 bis 2019 verändert hat bzw. bis 2060 verändern wird. Begründen Sie diesen Bevölkerungswandel.
5. Was versteht man unter dem Begriff Solidargemeinschaft?
6. Welche Leistungen werden von der gesetzlichen Krankenversicherung getragen?
7. Für welche Leistungen kommt die Pflegeversicherung auf?
8. a) Nennen Sie Berufe aus den unterschiedlichen Aufgabenbereichen des Gesundheitswesens.

   b) ■ Informieren Sie sich im Berufsinformationszentrum (BIZ) Ihrer Agentur für Arbeit über:
   - das jeweilige Berufsbild (Aufgaben und Tätigkeiten)
   - die jeweiligen Zugangsvoraussetzungen
   - Einrichtungen, die in Ihrer Nähe Ausbildungsplätze anbieten
   - Fort- und Weiterbildungsmöglichkeiten nach abgeschlossener Berufsausbildung
9. Frau Schmitt hat vor wenigen Tagen einen Schlaganfall erlitten. Seither kann sie ihre linke Körperhälfte nicht mehr bewegen und ist bettlägerig. Auch das Schlucken macht der Patientin Probleme, sodass sie sich oft verschluckt.

   a) Welche Berufsgruppen sollten bei der Versorgung der Patientin zusammenarbeiten?

   b) Erläutern Sie die jeweiligen Aufgaben der Fachkräfte.
10. ■ Besuchen Sie das örtliche Gesundheitsamt und informieren Sie sich über dessen Angebote.
11. ■ Informieren Sie sich im Internet bei der Bundeszentrale für gesundheitliche Aufklärung (www.bzga.de) über das Angebot an derzeit verfügbaren Informationsbroschüren. Viele von diesen Informationsschriften können dort kostenlos bestellt oder heruntergeladen werden.

Pflegeverständnis im Wandel

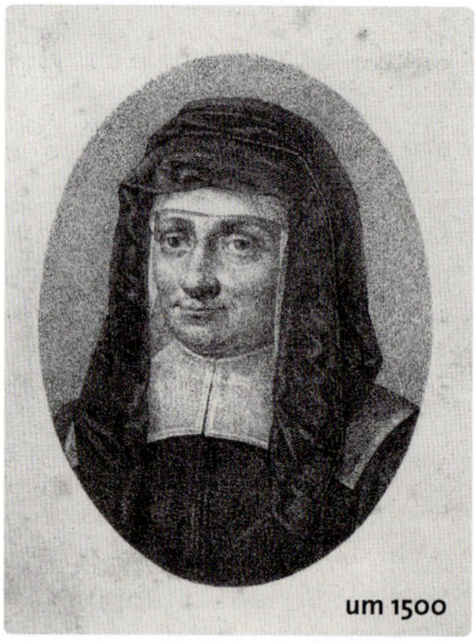

um 1500

Ich heiße Schwester Caritas und gehöre zum Orden der Benediktinerinnen. Die Pflege hat eine lange christliche Tradition. So geben wir uns in der Nächstenliebe ganz dem Dienst am Bedürftigen hin. Der Dank des Patienten und das Wissen, Gutes getan zu haben, sind uns Lohn genug.

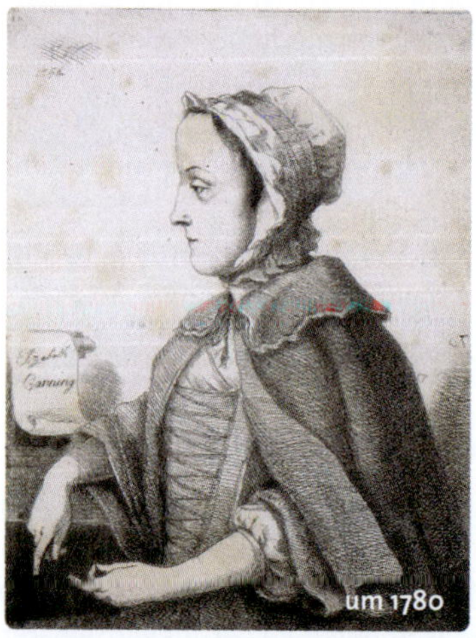

um 1780

Ich bin Sarah, eine Tochter aus gutbürgerlichem Haus, und ich arbeite in einem der neu gegründeten Krankenhäuser. Von meinen strengen Eltern zu Frömmigkeit, Gehorsam und Sanftmut erzogen, bin ich als Frau für die Betreuung von Kranken berufen. Der Mann ist hingegen für die Wissenschaft und den Beruf des Arztes geschaffen. Also sagt der Arzt mir, wie ich den Kranken pflegen soll und was für seine Gesundung notwendig ist. Meine Aufgabe ist es, seine Anweisungen auszuführen, Verbände und Umschläge zu machen oder die verordneten Medikamente zu verabreichen. Selbst wenn ich manchmal anderer Meinung als der Arzt bin – ein Widerspruch gehört sich für eine Frau nicht.

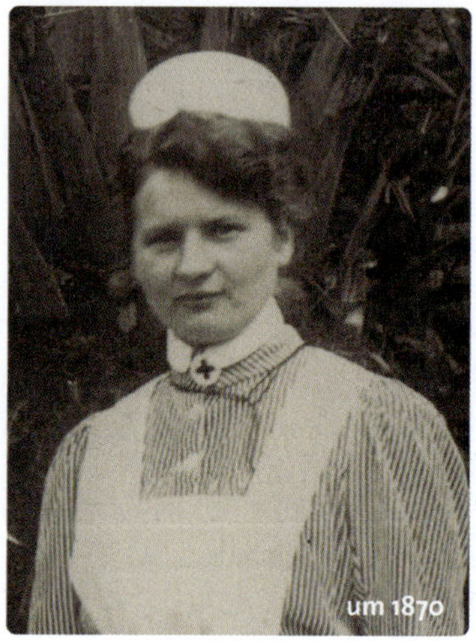

um 1870

Ich bin Agnes und gehöre zu jenen modernen Frauen, denen ein selbstloses Leben in Gehorsam und frommer Gesinnung einfach zu eng ist. Andererseits ist eine freie berufliche Tätigkeit für eine Frau noch völlig undenkbar. Also habe ich mich entschlossen, in einen der neuen Schwesternverbände einzutreten und freie, das heißt eine nicht religiös gebundene Krankenschwester zu werden. Der Schwesternverband handelt für uns Arbeitsverträge mit Krankenhäusern aus und sorgt für die Versorgung im Alter. Trotzdem arbeiten wir täglich etwa 14 Stunden bei einer Bezahlung, von der man kaum leben kann. Aus diesem Grund steigen viele Frauen schon nach kurzer Zeit wieder aus dem Beruf aus.

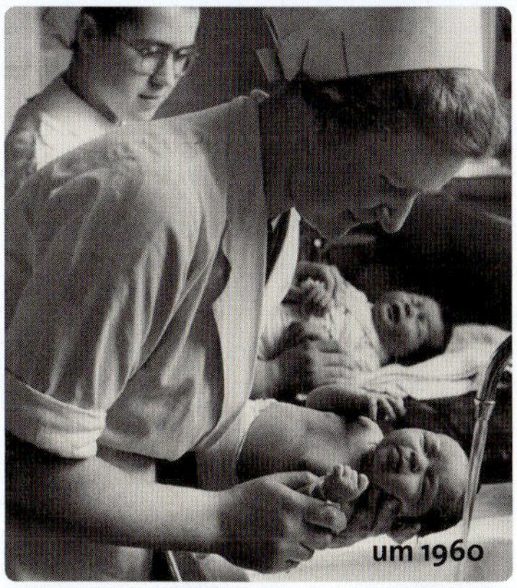

um 1960

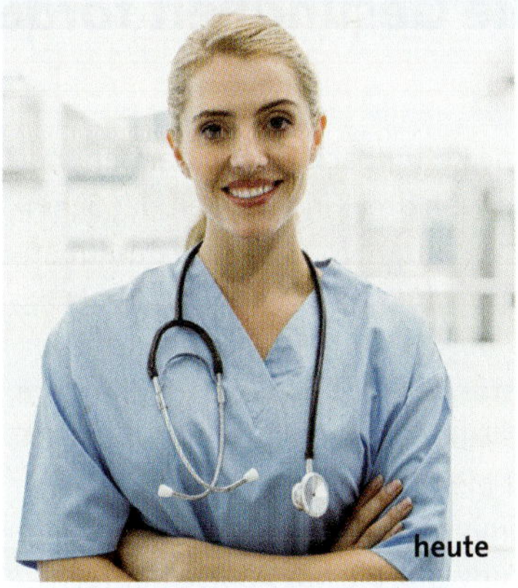

heute

Hallo, ich bin Klara und betreue als Kindergesundheits- und Krankenpflegerin die Säuglinge auf einer Intensivstation. Diese Spezialisierung gibt es erst seit 1957. Hätte ich im Mittelalter gelebt, wäre ich als Pflegerin ebenso für Findelkinder, Kranke und gebrechliche alte Menschen zuständig gewesen wie für Reisende, Arbeitslose und gesellschaftlich Ausgestoßene. Aber Kinder sind nun einmal keine kleinen Erwachsenen und ihre Pflege braucht andere Kenntnisse. Mit dem Fortschritt der Medizin stiegen auch die fachlichen Anforderungen. Inzwischen gibt es auch in der Pflege viele Spezialgebiete. Für mich war die Weiterbildung zur Fachpflegekraft für Intensivpflege eine tolle Möglichkeit nach meinen ersten Berufsjahren auf einer Kinderstation. Der Umgang mit der Technik und vor allem die Chance, in wirklich schweren Fällen helfen zu können, bieten ständig neue Herausforderungen.

Hallo, ich bin Rita und habe nach meiner Ausbildung in der Pflege das Fach Pflegewissenschaften studiert. Heute verstehen wir unter moderner, professioneller Pflege die qualifizierte Ausführung einer beruflichen Tätigkeit. Es geht um eine nachweisbare Qualität, die von Angehörigen der Pflegeberufe geleistet wird. Meine Aufgabe ist es, zu forschen und Erkenntnisse zur Verbesserung der Pflege zu gewinnen. Nach der Einführung erster Studiengänge für einzelne Spezialgebiete der Pflege wurden in den letzten Jahren in einigen Bundesländern auch Pflegekammern als eigenständige Berufsorganisationen der Pflegenden eingerichtet.

Aufgaben

1. Beschreiben Sie aufgrund der Aussagen, wie sich das Verständnis für den Pflegeberuf in der Gesellschaft und bei den Pflegekräften im Lauf der Geschichte entwickelt hat.
2. Welche Folgen hat das jeweils vorherrschende Berufsverständnis für die Wertschätzung des Pflegeberufs in der Gesellschaft gehabt?
3. Sammeln Sie Informationen zur Geschichte der Pflegeberufe. Nutzen Sie dazu verschiedene Quellen (Internet, Chroniken der Medizin, Lehrbücher der Pflege).
4. Benny (→ S. 1) behauptet, „Pflege sei Frauenarbeit“. Erläutern Sie aufgrund der Geschichte der Pflege, warum sich diese Ansicht zum Teil bis heute hält.
5. Entwickeln Sie eine eigene Berufsvorstellung. Welche Aspekte sind Ihnen persönlich an einem Beruf wichtig, damit er für Sie auch in Zukunft attraktiv ist?

2 Die Gesundheit fördern

Simone Keltenbach ist alleinerziehende Mutter von drei Kindern. Seit der Scheidung von ihrem Mann ist sie darauf angewiesen, im nahen Supermarkt als Verkäuferin zu arbeiten. Oft macht sie Überstunden, um sich und den Kindern etwas Luxus bieten zu können. Für sich selbst bleibt ihr dabei wenig Zeit.
Seit einigen Tagen fühlt sich Frau Keltenbach unwohl. Sie hat Kopfschmerzen, Halsweh und die Nase läuft. Trotz der Beschwerden geht sie weiterhin zur Arbeit. Als ihre Kollegin ihr fiebriges Gesicht sieht, drängt sie die junge Frau zum Arztbesuch.
Nach der Untersuchung verordnet der Arzt Bettruhe. Wenn sie in Zukunft nicht besser auf sich achte, würde ihre Gesundheit darunter leiden. Frau Keltenbach lehnt entrüstet ab: Schließlich sei sie gesund und könne wegen einer solchen Kleinigkeit nicht einfach „krankmachen". Sie möchte nur etwas gegen die lästigen Beschwerden haben.

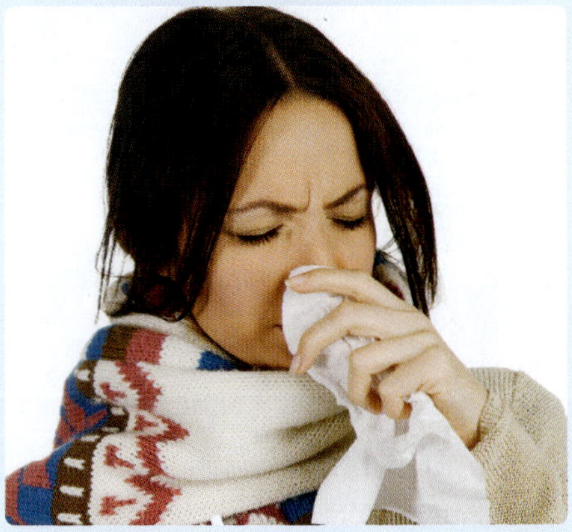

1. Wie beurteilen Sie das Verhalten der Patientin?
2. Was versteht Frau Keltenbach vermutlich unter Gesundheit bzw. unter Krankheit?
3. Wie lassen sich ihr Verhalten und ihre Einstellung zu den Beschwerden begründen?
4. Versuchen Sie, aus Ihrer Sicht die Begriffe Gesundheit und Krankheit zu bestimmen.

2.1 Gesundheit und Krankheit

Die Weltgesundheitsorganisation (WHO) definiert **Gesundheit** als einen Zustand des völligen körperlichen, geistigen, seelischen und sozialen Wohlbefindens. Der Mensch muss sich rundum wohl fühlen. Ist auch nur einer der Bereiche gestört, ist die Gesundheit gefährdet. Gesundheit ist also mehr als nur das Fehlen von Krankheit.

Wie wohl sich jemand fühlt, ist jedoch immer vom Erleben der Person abhängig und nicht direkt messbar. Das persönliche Wohlbefinden beruht auf der Wahrnehmung und der Deutung von Signalen des Körpers und der Umwelt. Medizinische **Befunde** beziehen sich dagegen auf die objektiv messbaren Funktionen (bzw. Funktionsstörungen) des Körpers. So können sich Menschen krank fühlen, obwohl die medizinische Untersuchung keinen krankhaften Befund ergibt. Umgekehrt kann sich ein Patient auch trotz krankhafter Befunde noch recht gesund fühlen.

Jeder Mensch besitzt eine Vorstellung von dem, was für ihn persönlich Krankheit bedeutet. Diese Ansicht ist abhängig von:
- seinem medizinischen Wissen
- seinen bisherigen Erfahrungen mit Krankheit („Ein Schnupfen geht bald vorbei")
- seiner Erziehung (z. B. „Echte Kerle kennen keinen Schmerz!")
- seinem Lebensumfeld (z. B. Angst um den Arbeitsplatz)

Entsprechend werden (Krankheits-)Signale als wichtig oder unwichtig gedeutet und beeinflussen damit das Verhalten (z. B. die Entscheidung, zum Arzt zu gehen).

Krankheit wird in der Regel als Gegenteil von Gesundheit gedeutet. Sie entsteht aus der Reaktion des Körpers auf eine Schädigung oder eine Störung des Wohlbefindens. Dabei sind Gesundheit und Krankheit die Endpunkte einer langen Strecke, zwischen denen sich der Mensch bewegt – mal mehr in Richtung der Gesundheit, mal mehr hin zur Krankheit (Bild 2.1).

Behinderung bezeichnet eine körperliche, geistige oder seelische Störung, die über mindestens sechs Monate oder sogar lebenslang anhält. Sie beinhaltet eine Schädigung, eine daraus entstehende Funktionsstörung und die Beeinträchtigung der Teilnahme am alltäglichen Leben. Manchmal ist es nur schwer möglich, zwischen Behinderung und Krankheit zu unterscheiden.

2.2 Grundbegriffe der Krankheitslehre

Krankheitsursachen

Bei einem gesunden Menschen befinden sich Körper, Geist, Seele und soziales Wohlbefinden im Einklang.

Verschiedene Einflüsse können dieses ausgewogene System in Unruhe und aus dem Gleichgewicht bringen – der Mensch wird krank. Dabei wird niemals nur ein Bereich isoliert beeinträchtigt. Jede Störung überträgt sich auf den ganzen Menschen. Man kann sich dieses Zusammenspiel leicht an einem Mobile verdeutlichen: Auch wenn man nur ein Einzelteil bewegt, gerät das ganze Mobile in Bewegung (Bild 2.2).

Neben den in Bild 2.2 gezeigten Einflüssen, die von außen auf den Menschen störend einwirken, können bei genetischen Defekten Krankheiten direkt verursacht oder bei entsprechender Veranlagung (Disposition) begünstigt werden. Auch angeborene Fehlbildungen und natürliche Alterungsprozesse können Erkrankungen hervorrufen. Diese inneren Krankheitsursachen lassen sich im Gegensatz zu den äußeren Faktoren nicht beeinflussen.

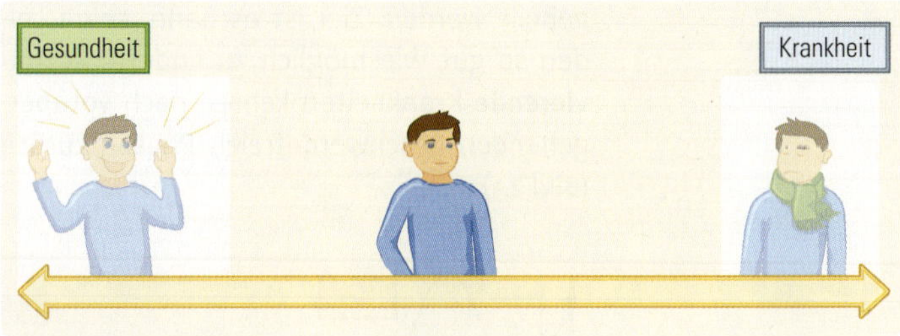

Bild 2.1 Leben zwischen Gesundheit und Krankheit

Symptome

Die Zeichen, durch die sich eine Krankheit bemerkbar macht, werden als Symptome bezeichnet. Sie können allgemein sein (z. B. Kopfschmerzen) oder aber sehr typisch auf eine ganz bestimmte Erkrankung hinweisen (z. B. Nackensteife bei Hirnhautentzündung). Ein **Syndrom** bezeichnet eine Gruppe von bestimmten Symptomen, deren gemeinsames Auftreten für die Erkrankung typisch ist.

Krankheitsverläufe

Als Krankheitsverlauf bezeichnet man die Art und Weise, wie sich eine Erkrankung über einen bestimmten Zeitraum entwickelt.

Akute Erkrankungen beginnen rasch und schreiten schnell fort. Sie bewirken heftige Symptome und sind meist mit einem starken Krankheitsgefühl verbunden. Dennoch sind sie oft leichter zu behandeln als **chronische** Leiden, die sich langsam über Wochen, Monate und Jahre entwickeln.

Sie können aus akuten Erkrankungen entstehen oder bereits von Beginn an chronischer Natur sein. Die Behandlung ist meist lang und schwierig. Oft kann der Patient nicht

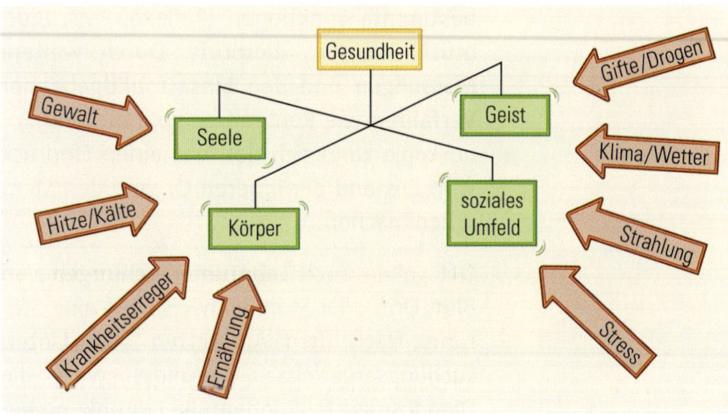

Bild 2.2 Störungen der Gesundheit

geheilt werden. Ziel ist es dann, seine Leiden so gut wie möglich zu lindern. **Rezidivierende** Krankheiten kehren nach vorübergehenden beschwerdefreien Phasen zurück (Bild 2.3).

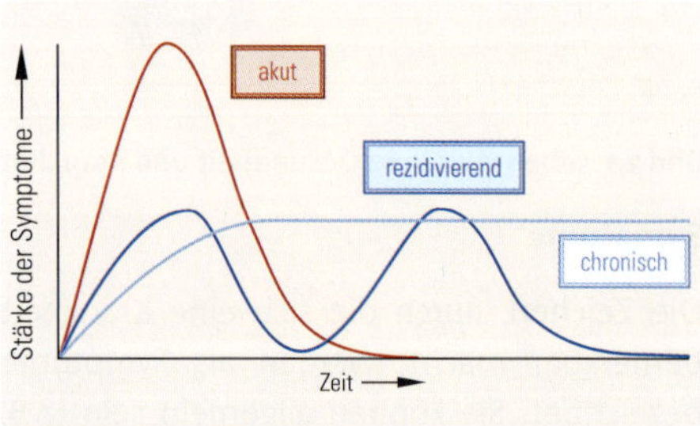

Bild 2.3 Krankheitsverläufe

Anamnese

Als Anamnese wird die **Krankengeschichte** des Patienten bezeichnet. Der Arzt oder das medizinische Personal informieren sich dazu über:

- aktuelle Beschwerden des Patienten
- frühere und bestehende Krankheiten des Patienten (auch Infektionskrankheiten und Allergien)
- frühere Behandlungen und vorhandene ärztliche Befunde
- Erkrankungen naher Angehöriger
- das soziale Umfeld des Patienten (Beruf, Freizeit etc.)

Diagnose

Zunächst versucht der Arzt, alle erkennbaren Zeichen der Erkrankung zu ermitteln. Bei der **körperlichen Untersuchung** wird der Patient betrachtet, abgetastet und abgeklopft oder mit dem Stethoskop abgehorcht. Auch bestimmte Funktionen (Reflexe, Puls, Blutdruck) werden überprüft. Durch weitere **Messungen** und den **Einsatz bildgebender Verfahren** wie Röntgen, Sonografie und Endoskopie kann sich der Arzt einen Eindruck vom Zustand der inneren Organe des Menschen machen.

Oft geben auch **Laboruntersuchungen** von Blut, Urin oder Stuhl Hinweise auf eine Störung. Nach dem Auswerten aller Untersuchungsergebnisse (Befunde) wird die Diagnose gestellt, indem die Erkrankung benannt wird.

Therapie

Die Behandlung einer Erkrankung kann **nichtoperativ** (= konservativ) durch Medikamente oder verschiedene Anwendungen erfolgen. In einigen Fällen lässt sich jedoch ein **chirurgischer Eingriff** in den Körper des Patienten nicht umgehen. Dabei wird heute oft minimalinvasiv (= wenig eingreifend) gearbeitet, wobei der Chirurg seine Instrumente durch wenige kleine Hautschnitte in den Körper einführt und wie durch ein Schlüsselloch operiert (Bild 2.4).

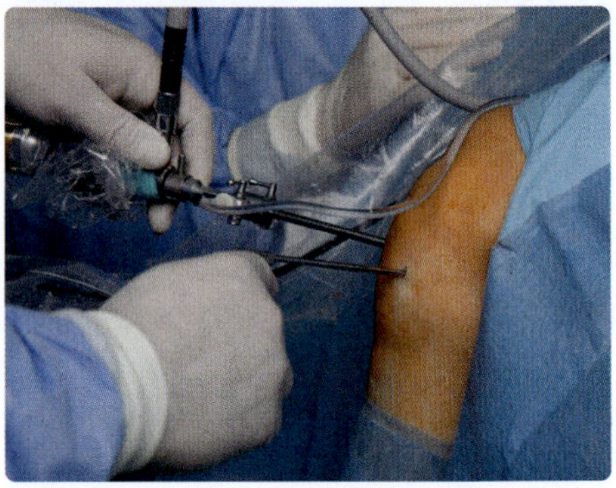

Bild 2.4 Minimalinvasive Operation am Knie

Alternative Heilverfahren

Während die naturwissenschaftliche Schulmedizin in erster Linie Störungen einzelner Organfunktionen behandelt, steht in den alternativen Heilverfahren die **ganzheitliche Betrachtung des kranken Menschen** im Mittelpunkt. Zu ihnen gehören u. a. die traditionelle chinesische Medizin, das indische Ayurveda sowie die Homöopathie und die Bachblüten-Therapie. Aus Sicht dieser Heilverfahren entsteht Krankheit durch die Störung des Gleichgewichts verschiedener Kräfte und Energien im Menschen.

Viele dieser Heilverfahren beruhen auf jahrhundertealten Erfahrungen und/oder philosophisch-religiösen Vorstellungen, die sich häufig nicht mit naturwissenschaftlichen Methoden erklären oder beweisen lassen.

Ziel der alternativen Heilverfahren ist die Wiederherstellung des inneren Gleichgewichts. Durch die meist **naturheilkundliche Behandlung** sollen die in jedem Menschen vorhandenen Selbstheilungskräfte aktiviert und gefördert werden. Dabei kommen pflanzliche Arzneimittel, physikalische Reize (Licht, Luft, Wärme/Kälte, Bewegung/Ruhe), spezielle Ernährungsformen sowie ausführliche Beratungsgespräche zu Fragen der Lebensführung zum Einsatz. Die alternativen Heilverfahren können eine wertvolle Ergänzung zur schulmedizinischen Medikamententherapie sein. Einige der naturheilkundlichen Verfahren, wie z. B. die aus China stammende Akupunktur, werden inzwischen auch von Vertretern der Schulmedizin anerkannt und zum Wohl des Patienten eingesetzt. Voraussetzung für den Erfolg der Behandlung ist die **aktive Mitarbeit** des Patienten und seine Bereitschaft, bisherige (krank machende) Lebensgewohnheiten zu verändern. Als Maß für die Heilung des Patienten dienen daher auch nicht einzelne Befunde oder Laborwerte, sondern das allgemeine Wohlbefinden des Menschen.

Prognose

Ein wichtiges Anliegen des Patienten ist die Vorhersage (Prognose) des weiteren Verlaufs und die **Heilungsaussicht** einer Erkrankung. Glücklicherweise heilen viele Krankheiten und die Gesundheit des Patienten wird wieder vollständig hergestellt. Manchmal wird dazu aber eine längere Genesungs- und Erholungsphase (Rekonvaleszenz) benötigt. Bleiben nach einer überstandenen Erkrankung Schäden wie Narben zurück, spricht man von einer Defektheilung. Leider nehmen einige Krankheiten auch einen tödlichen (letalen) Ausgang.

2.3 Häufige Krankheitsformen

Krankheiten lassen sich in Gruppen einteilen, die, obwohl sie unterschiedliche Organe befallen, viele Gemeinsamkeiten aufweisen. Oft laufen sie nach einem ähnlichen Muster ab. Die meisten Erkrankungen kann man einer der folgenden Gruppen zuordnen:

- angeborene Fehl- und Missbildungen (z. B. Trisomie 21)
- Entzündungen (z. B. Lungenentzündung)
- gutartige und bösartige Neubildungen (z. B. Tumoren)
- Stoffwechselerkrankungen (z. B. Zuckerkrankheit → S. 222)
- Erkrankungen durch Alterung oder Verschleiß (z. B. Arthrose → S. 262)
- psychische Erkrankungen (z. B. Depression, Suchterkrankungen)

2.3.1 Fehlbildungen

Als Fehlbildungen werden angeborene Abweichungen vom normalen Körperbau bezeichnet. In Deutschland werden etwa 2–3 % der Kinder mit solchen Störungen geboren. Dabei können Organanlagen völlig fehlen oder nur fehlerhaft ausgebildet sein. Oft ist auch nur die Funktion des Organs beeinträchtigt.

Fehlbildungen sind auf Störungen der vorgeburtlichen Entwicklung des Menschen zurückzuführen. Einige dieser Störungen können durch **Veränderung der Erbinformation** verursacht sein. Ein Beispiel hierfür ist Trisomie 21 (Down-Syndrom), bei der das Chromosom 21 dreifach statt zweifach vorhanden ist (→ S. 312). Als Folge dieser Trisomie treten vor allem Störungen in der geistigen Entwicklung und ein typisches Aussehen der Patienten auf (Bild 2.5). In vielen Fällen kommen weitere Erkrankungen wie Stoffwechselstörungen und Herzfehler hinzu.

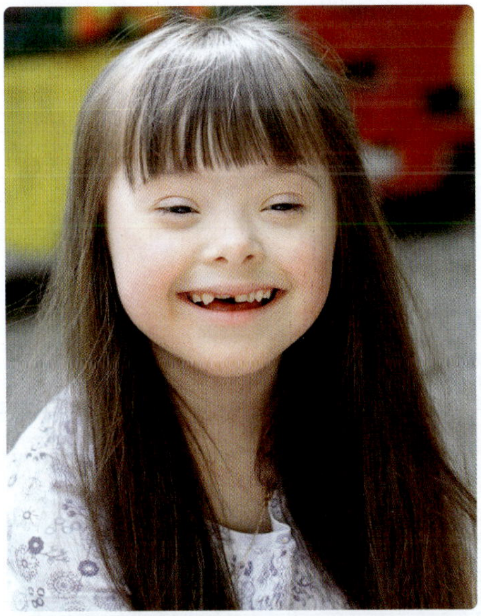

Bild 2.5 Mädchen mit Trisomie 21

Andere Fehlbildungen werden durch schädigende Einflüsse während der Schwangerschaft erworben.

Häufige Ursachen sind:

- Sauerstoffmangel des Kindes während der Schwangerschaft
- chemische Einflüsse (z. B. Alkohol oder Medikamente)
- Röntgenstrahlung und radioaktive Strahlen
- Infektionen der werdenden Mutter (z. B. Röteln oder Toxoplasmose)

Bei vielen Fehl- und Missbildungen kann nicht genau festgestellt werden, ob die Ursache in Gendefekten oder in Störungen während der Schwangerschaft liegt. Man geht davon aus, dass in den meisten Fällen sowohl genetische Einflüsse als auch Umwelteinflüsse eine Rolle bei der Entstehung spielen.

2.3.2 Entzündungen

Entzündungen sind Abwehrreaktionen des Körpers. Auslöser für Entzündungen sind abgestorbene Zellen und Zelltrümmer sowie Infektionen mit Bakterien, Viren oder Pilzen. Aber auch das Eindringen von Fremdkörpern (z. B. Holzsplitter) in den Organismus, Gifte und allergieauslösende Stoffe können diese Schutzreaktion auslösen. In seltenen Fällen kann auch körpereigenes Gewebe eine Entzündung auslösen. Man spricht dann von einer **Autoimmunreaktion** (auto = selbst).

Entzündungszeichen

Bei örtlichen Entzündungen lassen sich häufig typische Entzündungszeichen beobachten (Bild 2.6).

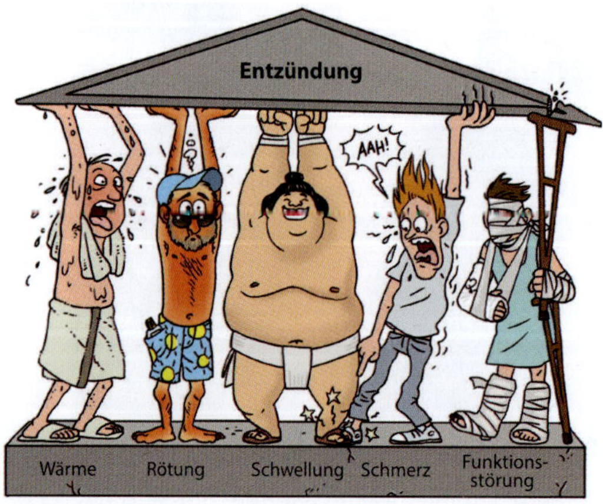

Bild 2.6 Lokale Entzündungszeichen

Bei einem Insektenstich auf der Haut lassen sich z. B. die folgenden Leitsymptome gut erkennen:

- Schmerz
- Rötung
- Überwärmung
- Schwellung
- gestörte Funktion

Durch die Schädigung von Zellen wird die Funktion des betroffenen Gewebes eingeschränkt. Als Warnung und um eine weitere Schädigung zu verhindern, melden die Nerven dem Gehirn Schmerzsignale. Zugleich werden Botenstoffe freigesetzt, die nun die Abwehrreaktion im Gewebe einleiten.

Der Ort der Schädigung wird besonders gut mit Blut versorgt, weil zur Abwehr vermehrt Sauerstoff und Abwehrzellen benötigt werden. Die gute Durchblutung erkennt man an der feurigen Rötung und der brennenden Wärme – die Region ist „entzündet". Aus den Blutgefäßen tritt Flüssigkeit mit Abwehrzellen ins geschädigte Gewebe über. Die dadurch verursachte Schwellung verstärkt die Schmerzen und die Funktionseinschränkung noch weiter.

Die Bildung von **Eiter** ist ein weiteres Zeichen einer Entzündung, das aber fast nur bei Infektionen mit Bakterien auftritt, nicht bei Viren. In schweren Fällen kann die Reaktion den ganzen Körper in Mitleidenschaft ziehen. Es kommt zu **Fieber**, allgemeiner Leistungsschwäche und Krankheitsgefühl sowie zu einem zahlenmäßigen Anstieg der weißen Blutkörperchen, die für die körpereigene Abwehr zuständig sind.

2.3.3 Tumorerkrankungen

Einteilung von Tumoren

Bei den Tumoren lassen sich gutartige und bösartige Tumoren unterscheiden (Tabelle 2.1). **Gutartige Tumoren** (Bild 2.7a → S. 21) können zwar durch ihre zunehmende Größe umgebende Gewebe verdrängen und dadurch schädigen (besonders bei Hirntumoren), wachsen jedoch nicht in andere Gewebe hinein. Sie werden meist chirurgisch entfernt und damit geheilt.

Merkmale gutartiger Tumoren	Merkmale bösartiger Tumoren
• langsames Wachstum • scharfe Ränder • verdrängen umliegende Gewebe • bilden keine Metastasen • normale Zellen	• schnelles Wachstum • unscharfe Ränder • wachsen in andere Gewebe ein • bilden Metastasen • entartete Zellen

Tabelle 2.1 Merkmale gutartiger und bösartiger Tumoren

Bösartige Tumoren (Bild 2.7 b) werden in der Regel als Krebs bezeichnet. Sie greifen auf benachbarte Gewebe über, die dabei zerstört werden. Über das Gefäßsystem können sich die Krebszellen im ganzen Körper verbreiten – es kommt zur Bildung von Tochtergeschwülsten (**Metastasen**).

Je nach befallenem Gewebe unterscheidet man:

- Karzinome = bösartige Tumoren der Haut und der Schleimhäute
- Sarkome = bösartige Tumoren des Stütz- und Bindegewebes sowie des Muskelgewebes
- Leukämien = bösartige Entartung der weißen Blutzellen („Blutkrebs“)
- Lymphome = bösartige Entartung des lymphatischen Systems („Lymphdrüsenkrebs“)

Entstehung von Tumoren

Der erste Schritt einer Krebsentstehung kann eine Veränderung der Erbinformation von Zellen durch einen schädigenden und krebsauslösenden Einfluss sein. Solche Zellveränderungen können entstehen durch:

- Chemikalien (z. B. im Zigarettenrauch)
- Strahlung (z. B. UV-Strahlung der Sonne, Röntgenstrahlung, Radioaktivität)
- Virusinfektionen
- hormonelle Einflüsse

In den allermeisten Fällen werden entartete Zellen durch den Organismus selbst repariert oder aber durch ein zelleigenes **Abwehrprogramm** abgetötet. Erst wenn dieses Schutzsystem überlastet oder geschwächt ist, können sich entartete Zellen unter dem Einfluss krebsfördernder Faktoren hemmungslos weiter vermehren. Dabei dauert es oft Jahre, bis sich die Krankheit voll entwickelt hat und aus entarteten Zellen – Krebszellen – eine bösartige Geschwulst gewachsen ist (Bild 2.8).

Mit zunehmendem Alter nimmt daher das Erkrankungsrisiko zu. Einige Tumorerkrankungen treten fast ausschließlich im Alter auf. Einige wenige Krebsarten werden vererbt. Andere Krebsarten treten ebenfalls familiär gehäuft auf, was eine erbliche Veranlagung für bestimmte Tumoren (z. B. Brustkrebs) vermuten lässt. Auch die seelische Verfassung einer Person hat einen nicht unwesentlichen Anteil am Funktionieren der körpereigenen Abwehrmechanismen.

www.krebshilfe.de/informieren/ueber-krebs/was-ist-krebs.html

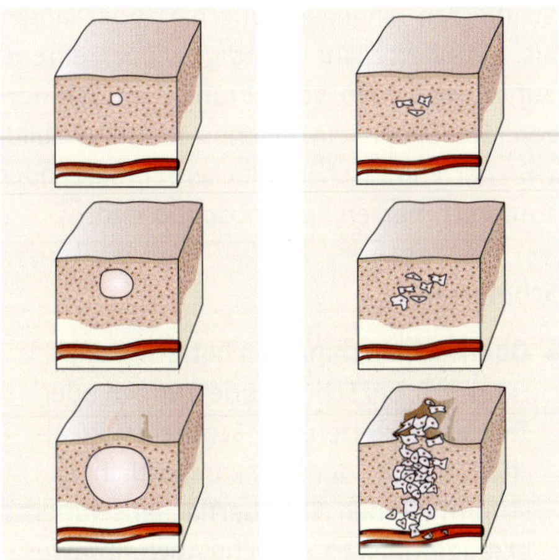

Bild 2.7 a) Gutartiger und **b)** Bösartiger Tumor

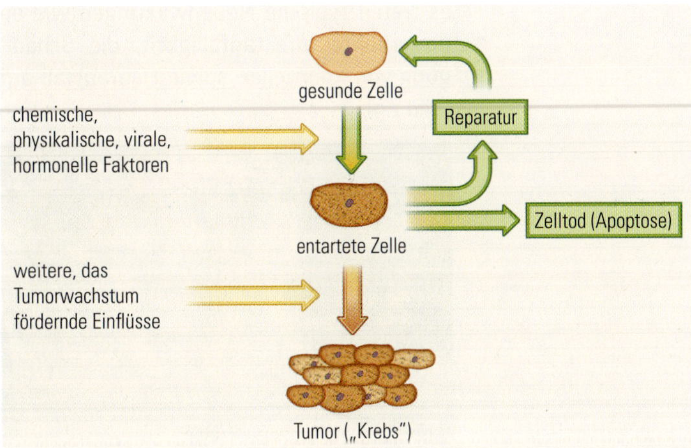

Bild 2.8 Entstehung von Tumoren

Die ganzheitliche Medizin versucht daher, das Auftreten bestimmter Krebsarten mit vorliegenden Ängsten oder psychischen Spannungen der erkrankten Person in Verbindung zu bringen. Fortwährende und häufig auftretende Entzündungen machen das Auftreten von Krebs ebenfalls wahrscheinlicher. So liegt das Erkrankungsrisiko für Darmkrebs bei Patienten mit chronischen Entzündungen des Darms um 20 bis 30 % über dem der Normalbevölkerung.

Krebstherapie

Jede Krebsbehandlung zielt darauf ab, eine bösartige Geschwulst vollständig zu entfernen oder zu vernichten. Bei der **Operation** wird die gesamte bösartige Geschwulst aus dem Körper herausgeschnitten. Um sicherzugehen, dass alle Krebszellen herausgeschnitten werden, ist es oft notwendig, auch umliegendes gesundes Gewebe einschließlich der benachbarten Lymphknoten zu entfernen.

Bei der **Strahlentherapie** wird versucht, die Krebszellen zu schädigen, indem energiereiche Strahlung gezielt auf den Tumor gerichtet wird. Besonders bei Tumoren, deren Behandlung durch eine Operation nicht möglich ist, kann durch eine Bestrahlung ein Rückgang des Tumors oder sogar eine Heilung erreicht werden.

Bei der **Chemotherapie** werden die Tumorzellen durch aggressive Medikamente (Zytostatika) zerstört oder am Wachstum gehindert. Leider lässt sich die Schädigung auch gesunder Zellen nicht ganz vermeiden und es treten typische Nebenwirkungen wie eine erhöhte Infektanfälligkeit, die Schädigung von Keimzellen sowie Haarausfall auf (Bild 2.9).

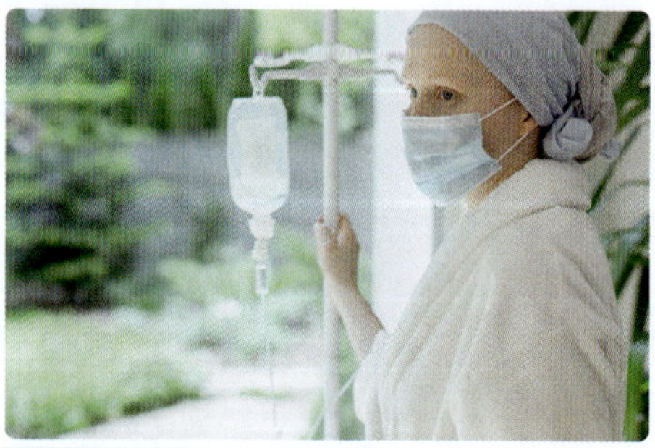

Bild 2.9 Folgen der Chemotherapie

Die Chemotherapie wird vor allem bei Patienten eingesetzt, bei denen eine Operation nicht möglich ist oder eine Bestrahlung allein nicht ausreicht. Dies gilt besonders bei Blutkrebs und bei bereits verbreiteten Metastasen.

Durch **Gabe von Hormonen** können einige Tumoren in ihrem Wachstum gebremst werden. Besonders Geschwülste der Geschlechtsorgane lassen sich durch Hormone beeinflussen. Die **Immuntherapie** wird als unterstützende Therapie eingesetzt. Dabei wird versucht, durch eine Art Impfung die Abwehr des krebskranken Körpers gezielt zu aktivieren, damit er sich intensiver gegen Tumorzellen wehren kann.

Bei den meisten **alternativen Therapiemethoden** gegen Krebs wird versucht, durch Gabe von Medikamenten (z. B. Mistelextrakt) oder andere Verfahren (z. B. Eigenbluttherapie) das körpereigene Abwehrsystem (Immunsystem) insgesamt anzuregen. Inzwischen wird eine **Impfung** gegen das Humane Papillomavirus, das an der Entstehung von Gebärmutterhals- bzw. Genitalkrebs beteiligt ist, für Jungen und Mädchen empfohlen.

2.3.4 Schmerz

Der Schmerz ist selbst keine Krankheit. Er ist aber ein wichtiges **Warnsignal** zum Selbstschutz des Körpers, das auftritt, wenn Gewebe geschädigt wird. Diese akuten Schmerzen sind von begrenzter Dauer und klingen nach Beseitigung der Schmerzursache ab. Treten Schmerzen hingegen dauerhaft oder länger als ein Vierteljahr ständig wiederkehrend auf, spricht man von **chronischen Schmerzen**. Sie bilden ein eigenes Krankheitsbild, z. B. bei chronischem Rückenschmerz oder Tumorschmerzen bei Krebspatienten.

Schmerzarten

- **Oberflächenschmerzen** betreffen die Haut, z. B. bei Schnittverletzungen oder Temperaturreizen. Der Schmerz wird als „hell“ empfunden und kann örtlich bestimmt werden. Ein Oberflächenschmerz erzeugt meist eine rasche Abwehrbewegung (z. B. das Zurückziehen des Armes).

- **Tiefenschmerzen** betreffen tiefer liegende Gewebe, Knochen und Gelenke sowie Muskeln. Typische Beispiele sind Kopfschmerzen oder der Muskelkrampf. Der als dumpf empfundene Tiefenschmerz ist vom Betroffenen oft nicht genau zu orten und bewirkt meist eine Schonhaltung.
- **Eingeweideschmerzen** sind heftigste, oft krampfartige Schmerzen bei Schädigung innerer Organe (z. B. nach Herzinfarkt). Sie strahlen in andere Körperregionen aus und sind von Symptomen wie Kreislauf- und Bewusstseinsstörungen begleitet.

Schmerzerleben

Schmerz ist aber auch ein unangenehmes, manchmal sogar bedrohliches Erlebnis, das stark von der persönlichen Situation des Betroffenen abhängig ist.

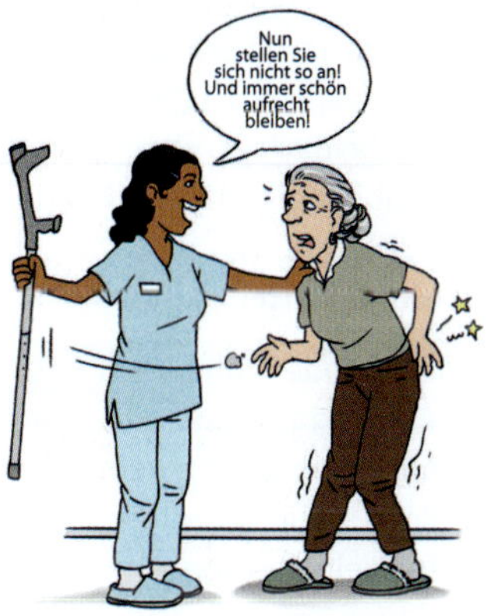
Nun stellen Sie sich nicht so an! Und immer schön aufrecht bleiben!

Schmerz ist immer das, was der Patient als Schmerz erlebt. Es wäre falsch, vorschnell über den Patienten zu urteilen und ihn unter Umständen sogar als überempfindlich abzutun.

Das individuelle **Schmerzempfinden** des Menschen ist abhängig von seiner Erkrankung und der Art des Schmerzes. Aber auch die seelische Verfassung und die soziale Unterstützung durch andere Menschen beeinflussen das Schmerzempfinden. Und letztlich tragen auch das Wissen oder Unwissen um die Ursache und die voraussichtliche Dauer des Schmerzes zur Wahrnehmung bei. Heute wird angenommen, dass es im Rückenmark oder Gehirn eine individuell sehr unterschiedliche Schwelle für die ankommenden Schmerzreize gibt.

Diese **Schmerzschwelle** entscheidet darüber, wie stark ein Schmerzreiz sein muss, ehe er unangenehm wahrgenommen wird. Bei chronischen Schmerzen wird diese Schwelle verändert, sodass das Gehirn dann bereits bei geringsten Reizungen der Nerven mit dem Gefühl „Schmerz“ reagiert.

2.4 Prävention

Als Prävention bezeichnet man das Bemühen, Krankheit und ihren Folgen entgegenzuwirken. Sie lässt sich je nach Ausgangssituation in verschiedene Stufen gliedern (Bild 2.10).

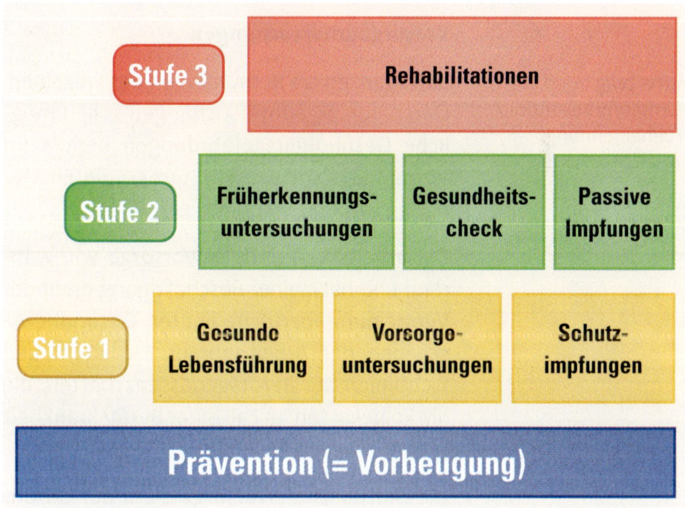

Bild 2.10 Stufen der Prävention

2.4.1 Vorbeugen ist besser als Heilen

Die erste Stufe der Krankheitsvorbeugung umfasst alle Maßnahmen, die dazu dienen, Krankheitsrisiken zu erkennen und zu bekämpfen.

Gesunde Lebensführung

In erster Linie sollte jeder Mensch in eigener Verantwortung etwas für seine Gesundheit tun. Ein gesunder Mensch ist weniger anfällig für äußere krank machende Einflüsse. Ziel einer gesunden Lebensführung ist es daher, das allgemeine Wohlbefinden des Menschen zu fördern und dadurch die Widerstandsfähigkeit des Körpers gegen äußere Einflüsse zu stärken.

Zudem sollte auch darauf geachtet werden, mögliche Risiken für die Gesundheit zu meiden. Zu den Maßnahmen der persönlichen Gesundheitsförderung gehören:

- ein angenehmes, sauberes Lebensumfeld
- die tägliche Körperpflege (→ S. 139)
- ausreichend Bewegung (→ S. 286)
- eine ausgewogene, gesunde Ernährung (→ S. 214)
- ein gesundes Verhältnis von Anspannung (Arbeit) und Entspannung (Freizeit → S. 29)
- der Verzicht auf Suchtmittel (v. a. Rauchen und Alkohol → S. 32)
- Schutzimpfungen gegen Infektionen (→ S. 178)

Vorsorgeuntersuchungen

www.bmg.bund.de/themen/praevention/frueherkennung-vorsorge

Sie ergänzen die Bemühungen des Einzelnen. Durch Vorsorgeuntersuchungen sollen mögliche Gesundheitsgefährdungen bereits im Vorfeld erkannt werden, um so die Entstehung einer Erkrankung zu verhindern.

Die **arbeitsmedizinische Vorsorge** vor, während und nach einer Beschäftigung dient der Vermeidung berufsbedingter Gesundheitsschäden der Arbeitnehmer. Sie ist in den Richtlinien der Berufsgenossenschaften, die die Folgekosten im Fall einer Berufskrankheit tragen, vorgeschrieben.

Die **Mutterschaftsvorsorge** dient der Gesunderhaltung von Mutter und Kind während der Schwangerschaft. Nach einer Erstuntersuchung mit ausführlicher Untersuchung und Beratung der werdenden Mutter folgen bis zur Geburt des Kindes in regelmäßigen Abständen weitere Kontrolluntersuchungen (Bild 2.11). Alle Untersuchungsergebnisse werden in den Mutterpass eingetragen, der während der Schwangerschaft stets mitgeführt werden sollte.

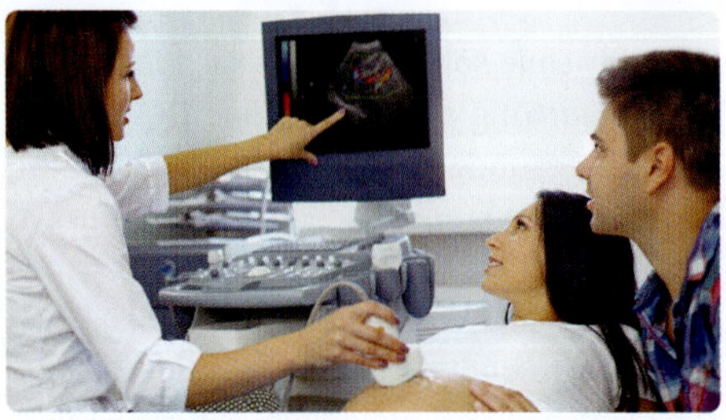

Bild 2.11 Ultraschalluntersuchung im Rahmen der Mutterschaftsvorsorge

2.4.2 Früherkennung

Die zweite Stufe der Prävention umfasst alle Maßnahmen, mit denen bereits bestehende Krankheiten und Krankheitsrisiken frühzeitig erkannt werden, um sie behandeln zu können und so eine Verschlimmerung zu verhindern.

Zunächst sollte jeder Mensch seinen eigenen Körper aufmerksam beobachten, um mögliche (krankhafte) Veränderungen zu erkennen. Frühzeichen für ernste Erkrankungen können unter anderem sein:

- ungewollter Gewichtsverlust (→ S. 221)
- Appetitlosigkeit oder Abneigung gegen bestimmte Lebensmittel (→ S. 218)
- Schwellungen und Knoten unter der Haut
- Veränderungen von Urin oder Stuhl (→ S. 238, 246)

Schmerzen treten bei vielen Krankheiten gar nicht oder erst in einem späteren Stadium auf. Deshalb wäre es trügerisch, wenn man den Besuch beim Arzt vom Auftreten von Schmerzen abhängig machen würde.

Früherkennungsuntersuchungen

Neben den Kinderfrüherkennungsuntersuchungen (→ S. 299) spielen die **Krebsfrüherkennungsuntersuchungen** eine besonders wichtige Rolle. Viele bösartige Tumoren sind gut zu behandeln und sogar heilbar, wenn sie nur früh genug erkannt werden. Die Krebsfrüherkennungsuntersuchungen werden von der gesetzlichen Krankenversicherung bezahlt. Dabei wird nach einer ausführlichen Befragung des Arztes oder der Ärztin nach frühen Anzeichen der häufigsten Krebsarten der jeweiligen Altersgruppe gesucht.

Bei Frauen erfolgt dabei ab dem 20. Lebensjahr die gynäkologische Untersuchung mit einer Entnahme eines Zellabstrichs. Ab dem 30. Lebensjahr werden bei der Untersuchung zusätzlich die Brust und die Lymphknoten in der Achselregion abgetastet und die Haut wird auf auffällige Veränderungen untersucht. Das Austasten des Enddarms und der Test auf unsichtbares Blut im Stuhl zur Früherkennung von Dickdarmkrebs ergänzen die Untersuchung ab dem 45. Lebensjahr.

Bei Männern beginnt das Angebot der Krebsfrüherkennung ab dem 45. Lebensjahr. Neben der Untersuchung des äußeren Genitals, der Haut und des Dickdarms erfolgt die Früherkennung von Prostatakrebs durch das Ertasten der Prostata über den Dickdarm. Ab dem 55. Lebensjahr besteht für Frauen und Männer zusätzlich alle zwei Jahre die Möglichkeit, sich einer Dickdarmspiegelung zu unterziehen.

Gesundheitsuntersuchung (Gesundheitscheck)

Alle gesetzlich versicherten Frauen und Männer ab dem 35. Lebensjahr haben darüber hinaus alle zwei Jahre Anspruch auf eine Gesundheitsuntersuchung. Ziel der Untersuchung ist vor allem die Erkennung von Krankheitsrisiken für **Herz-Kreislauf-Erkrankungen**. Dabei werden neben der körperlichen Untersuchung vor allem das Blut sowie Blutdruck, Puls und die Herzaktion im EKG untersucht (Bild 2.12).

2.4.3 Rehabilitation

Die dritte Stufe der Prävention soll die Folgen einer Krankheit begrenzen oder ausgleichen. Durch Rehabilitationsmaßnahmen soll der Kranke wieder in das Leben der Gesellschaft und wenn möglich ins Arbeitsleben eingegliedert werden.

Die Maßnahmen umfassen:

- die **medizinische Wiedereingliederung** (z. B. durch krankengymnastische Behandlung, Heil- und Hilfsmittel oder stationäre Anschlussheilbehandlungen)
- die **berufliche Wiedereingliederung** (z. B. durch Arbeits- und Berufsförderungsmaßnahmen oder Umschulungen)
- die **soziale Wiedereingliederung** (z. B. durch Fahrdienste, Sportangebote, „Essen auf Rädern" und Selbsthilfegruppen)

2.5 Mit Belastungen umgehen

2.5.1 Berufliche Belastungen im Gesundheitswesen

Neben der körperlichen Beanspruchung durch das Heben und Tragen von Patienten (→ S. 272) ist das Personal, das im

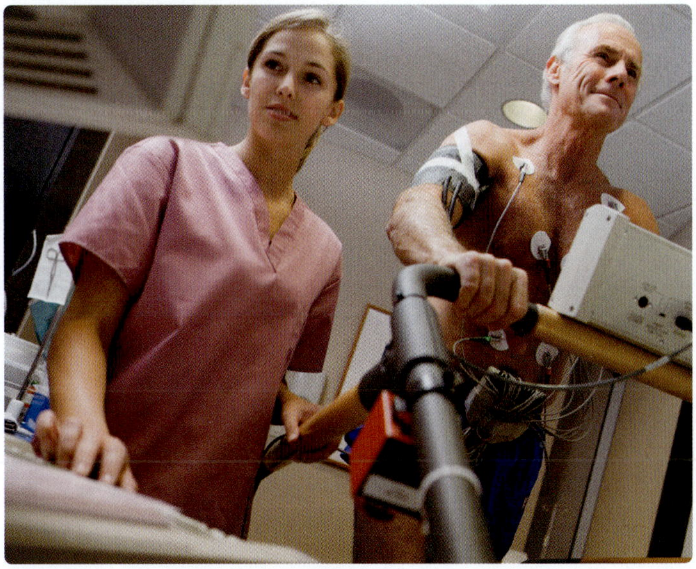

Bild 2.12 Gesundheitsuntersuchung

Gesundheitswesen arbeitet, häufig auch besonderen seelischen und sozialen Belastungen ausgesetzt.

Belastungen durch berufliche Rahmenbedingungen

Patienten benötigen rund um die Uhr und auch an Wochenenden und Feiertagen medizinische und pflegerische Betreuung, wodurch sich eine **Schichtarbeit** mit unregelmäßigen Einsatzzeiten häufig nicht umgehen lässt. In anderen Bereichen, wie z. B. den Rettungswachen oder den Apotheken und Arztpraxen im Notdienst, sind Bereitschaftsdienste üblich, bei denen das Personal vor Ort auf seinen Einsatz wartet. Der zunehmende Personalmangel im Gesundheitswesen (**„Pflegenotstand"**) sorgt zudem für häufige Überstunden.

Für die Beschäftigten bedeutet dies, dass ihr Privatleben stark von den Dienstzeiten bestimmt wird. Kommen zu den Tagschichten noch Nachtschichten hinzu, wird auch der Schlaf-Wach-Rhythmus der Beschäftigten gestört, was zu Müdigkeit und Unausgeglichenheit führen kann. Dabei bewirken die begrenzten Verdienst- und Aufstiegsmöglichkeiten im Beruf und die häufig fehlende Anerkennung für die Leistungen, dass diese Rahmenbedingungen als besonders belastend empfunden werden.

Belastungsfaktoren durch die Patientenarbeit

Bei der Arbeit mit kranken Menschen kann es immer wieder zu unvorhersehbaren **Notfallsituationen** kommen, die rasches, hoch konzentriertes Handeln erfordern. Entscheidungen dulden keinen Aufschub und müssen oft in Sekundenschnelle getroffen werden. Jeder Fehler kann Folgen zum Nachteil des Patienten haben. Die Angst vor einem möglichen Versagen stellt neben der Notfallsituation selbst eine hohe Belastung für das Personal dar.

Auch der tägliche Umgang mit schwer kranken Patienten muss verarbeitet werden. Oft müssen die Mitarbeiter hilflos zusehen, wie ein Mensch leidet und vielleicht am Ende verstirbt. Auch die zum Teil extremen Reaktionen der Betroffenen, die von totalem Rückzug bis hin zu offener Aggression reichen können, müssen bewältigt werden.

Belastungen durch Rollenerwartungen

Nicht zuletzt tragen auch die traditionellen und zum Teil unrealistischen Erwartungen der Gesellschaft zur Belastung bei. Von dem Fachpersonal in Medizin und Pflege wird erwartet, dass es sich zu jeder Zeit geduldig, verständnisvoll und in selbstloser Weise dem Patienten zuwendet. Dabei wird oft übersehen, dass auch die Mitarbeiter der Gesundheits- und Pflegeeinrichtungen in erster Linie Menschen der modernen Gesellschaft sind und nicht mehr in der Tradition des letzten Jahrhunderts leben.

In vielen Fällen versuchen die Angehörigen dieser Berufe dennoch, ihrer traditionellen Rolle gerecht zu werden, indem sie ihre Bedürfnisse und Interessen dem Beruf unterordnen. Damit werden unter Umständen auch die belastenden Rahmenbedingungen verschleiert und unterstützt. Wenn die stets aufopferungsvolle Pflegefachperson jede Überstunde zum Wohl des Patienten übernimmt, verhindert sie damit zugleich, dass notwendige weitere Pflegefachpersonen eingestellt werden müssen. Wenn sie die Überstunden nicht übernimmt, muss sie mit Unverständnis und Ablehnung rechnen oder sie riskiert sogar ihre Entlassung.

2.5.2 Stress und Krankheit

Stress ist eine natürliche Reaktion des Körpers. Sie befähigt den Menschen, plötzlichen Bedrohungen und Herausforderungen der Umwelt zu begegnen.

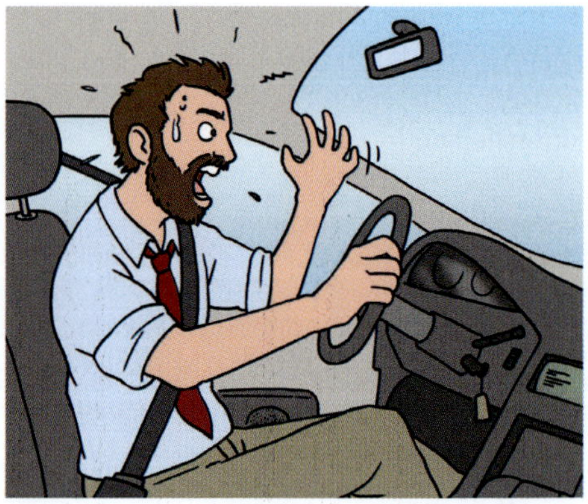

Ein gewisses Ausmaß an Herausforderung wird als positiv und sogar notwendig erlebt (**Eustress**), während uns bedrohliche Reize überfordern können und zu negativem Stress (**Disstress**) führen. Die Reize, die zum Stress führen, können von außen stammen, wenn z. B. in einer Arztpraxis viele Patienten mit wenig Personal zu versorgen sind. Andererseits kann ihr Ursprung auch im überzogenen Anspruch der Person an sich selbst liegen, wenn z. B. eine Schülerin von sich erwartet, in einer Klassenarbeit mit „sehr gut" abzuschneiden.

Wie der Mensch Stress empfindet, hängt auch davon ab, wie er die Reize seiner Umwelt und seine eigenen Fähigkeiten bewertet. Die gleiche Situation kann von einigen Menschen als existenzielle Bedrohung empfunden und von anderen als positive Herausforderung angenommen werden.

Ist die Person zudem von ihren eigenen Fähigkeiten zur Bewältigung der Situation überzeugt und kann sie mit der Unterstützung von Mitmenschen rechnen, wird die empfundene Belastung deutlich gemindert werden.

Bei einer plötzlichen Herausforderung reagiert der Mensch körperlich, geistig und seelisch (Tabelle 2.2). Die **Stressreaktion** versetzt den Körper in akute Alarmbereitschaft und befähigt ihn zum Kampf oder zur Flucht.

Stressreaktionen
körperlich
• Erhöhung von Pulsfrequenz und Blutdruck • Anspannung der Muskulatur • Erhöhung der Atemfrequenz • Hemmung der Sexualfunktion • Hemmung der Verdauungsfunktion
geistig
• Blockierung komplexer Denkvorgänge • Konzentration auf den Auslöser der Stressreaktion
seelisch
• Unruhe • Aggression • Unausgeglichenheit • Anspannung

Tabelle 2.2 Stressreaktionen

Ist die Stresssituation schließlich bewältigt, klingen die Zeichen der Stressreaktion rasch wieder ab.

Dauert der Stress längere Zeit an, muss der Körper nach der ersten Alarmphase weitere Energiereserven mobilisieren. Er gewöhnt sich an den Stresszustand. Weil der Körper hierdurch voll in Anspruch genommen wird, kann er sich weniger gut gegen andere Einflüsse der Umwelt (z. B. Krankheitserreger) wehren.

Sind die Energiereserven des Körpers durch den Stress am Ende aufgebraucht, bricht der Widerstand zusammen und es kommt zur Erschöpfung. Der Körper zieht die Notbremse. Wenn der Körper in dieser Situation nicht die notwendige Erholung bekommt, wird der Mensch krank. Die Folgen können Störungen der Organfunktion (oft Herz und Magen-Darm-Trakt), der Immunabwehr, seelische Erkrankungen und im Extremfall der Tod des Betroffenen sein.

2.5.3 Burn-out-Syndrom

Das Burn-out-Syndrom (engl. burn out = ausbrennen) ist die Bezeichnung für einen völligen und zunächst scheinbar unerklärlichen Verlust an Lebensfreude und Motivation eines Menschen.

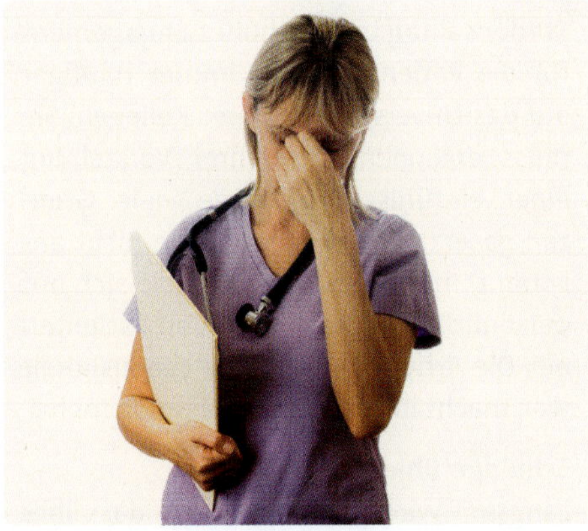

Bild 2.13 Überforderung kann krank machen

Diese Erscheinung ist grundsätzlich in jeder Tätigkeit möglich, sie tritt jedoch erschreckend häufig in sozialen Berufen auf. Die Betroffenen fühlen sich emotional und körperlich am Ende: Sie haben sich oft jahrelang mit viel Energie für ein Ziel engagiert, ohne jemals den von ihnen erwarteten Erfolg ernten zu können (Bild 2.13).

Das folgende Beispiel einer Pflegefachfrau zeigt die typische Entwicklung eines Burn-out-Syndroms. Allerdings müssen dabei nicht in jedem Fall alle sieben Phasen in strenger Reihenfolge durchlaufen werden.

Erste Warnsignale
Hayat ist Pflegefachfrau mit Leib und Seele. Es war schon immer ihr Wunsch, kranken Menschen zu helfen und sich für sie einzusetzen. Aus diesem Grund wechselt sie kurz nach ihrer Ausbildung auf eine Station, auf der vorwiegend schwerst pflegebedürftige Krebspatienten gepflegt werden. Im Pflegeteam gilt Hayat wegen ihrer hohen Einsatzbereitschaft als vorbildliche Mitarbeiterin. Sie hat für alle ein offenes Ohr und setzt sich oft persönlich für die Bedürfnisse der Patienten ein. Wenn ihr dazu im Dienst die nötige Zeit fehlt, ist sie oft auch nach Dienstschluss bemüht, wichtige Anliegen „ihrer Patienten“, wie sie sagt, zu erledigen.

Reduziertes Engagement
Nach einigen Monaten auf der Krebsstation fühlt Hayat erstmals eine tiefe Enttäuschung. Ihr aufopfernder Einsatz im

Stationsalltag und ihr hohes Engagement für die Patienten stößt immer häufiger auf das Unverständnis ihrer Kollegen. Sie muss erkennen, dass ihrer Vorstellung einer einfühlsamen Pflege viele Grenzen gesetzt sind, gegen die sie nicht ankommt. Immer seltener lässt sie sich auf persönliche Gespräche mit den Patienten ein. Die Arbeit, die zuvor ihr Lebensinhalt war, macht ihr keine rechte Freude mehr.

Schuldgefühle

Langsam wird Hayat bewusst, dass ihre Ideen und ihre beruflichen Ziele unerfüllbar sind. Oft fühlt sie sich dabei als Versagerin. „Vielleicht hätte sie sich nur mehr anstrengen müssen? Aber wahrscheinlich ist sie einfach völlig ungeeignet für diese Arbeit“. In anderen Momenten überkommt sie hilflose Wut, wenn sie an die Planungen der Krankenhausverwaltung denkt, die viel zu wenig Personal für ihre Station vorsieht.

Leistungsabbau

Hayat beginnt, nur noch „Dienst nach Vorschrift“ zu machen: Sie tut, was eben getan werden muss. Das verschafft ihr zwar vorübergehend Entlastung, aber wirklich zufrieden ist sie mit dieser Art zu arbeiten nicht. Immer häufiger kann sich Hayat bei ihrer Arbeit nicht recht konzentrieren. Sie macht Flüchtigkeitsfehler, die ihre Schuldgefühle weiter verstärken. „Einer guten Pflegefachfrau darf so etwas eben nicht passieren“, denkt sie.

Verflachung

In ihrer Freizeit zieht sich Hayat immer öfter in ihre kleine Wohnung zurück und hängt ihren Gedanken nach. Sie hat abgenommen, seit sie nicht mehr für sich kocht. Auch Einladungen von Freunden sagt sie ab: „Dazu fehlt mir oft die Kraft. Und außerdem glaube ich kaum, dass sie wirklich mit so jemandem wie mir einen Abend verbringen wollen.“ Nur manchmal fühlt sie eine tiefe Einsamkeit in sich.

Psychosomatische Reaktionen

Seit einigen Wochen hat Hayat immer wieder Kreislaufstörungen und Schwächeanfälle. Nach einem Zusammenbruch auf der Station wird sie vom Arzt gründlich untersucht. Als er keine körperliche Ursache für ihre Beschwerden finden kann, erklärt er ihr seine Vermutung: „Ihre Beschwerden sind psychosomatisch. Das bedeutet, dass Ihr Körper zum Sprachrohr für Ihre notleidende Seele geworden ist. Sie brauchen dringend eine Auszeit.“ Er schreibt Hayat für die nächsten Wochen arbeitsunfähig.

Verzweiflung

Hayat erholt sich auch in den nächsten Wochen nicht. Immer wieder versucht sie, ihren Dienst auf der Station anzutreten. Doch schon nach wenigen Tagen ist sie erneut am Ende ihrer Kräfte. Ein Weitermachen ist unerträglich, aber Aufgeben ist für Hayat ebenso undenkbar. Eine lähmende Hoffnungslosigkeit macht sich in ihr breit. Manchmal ertappt sie sich sogar bei dem Gedanken, ihrem Leben ein Ende zu setzen.

2.5.4 Belastungen bewältigen

Der erfolgreiche Umgang mit alltäglichen Belastungen ist eine wesentliche Voraussetzung dafür, Stress zu bewältigen, Sucht und Burn-out zu vermeiden und gesund zu bleiben.

Den eigenen Rhythmus beachten

Jeder Mensch hat einen eigenen Rhythmus, der seine Leistungsfähigkeit im Verlauf des Tages bestimmt. So gibt es „Nachtmenschen“, die morgens nur schwer in Gang kommen und dafür in den Abend- und Nachtstunden aktiv sind. Die meisten Menschen erreichen jedoch ihr Leistungshoch am späten Vormittag und nach überstandenem Mittagstief nochmals am späten Nachmittag (Bild 2.14 → S. 29). Wann immer möglich, sollten wichtige und anstrengende Arbeiten der **persönlichen Leistungskurve** entsprechend in diese Zeiten gelegt werden.

Auch ein geordneter Tagesablauf mit regelmäßigen kleinen (5-Minuten-)Pausen während der Arbeit trägt zur Entlastung bei.

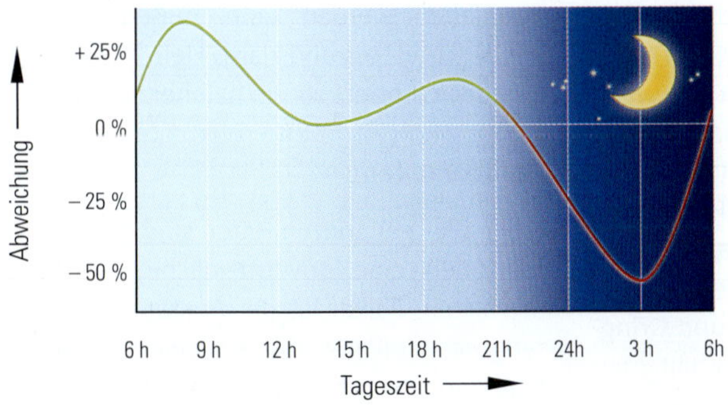

Bild 2.14 Leistungskurve im Tagesverlauf

Genug schlafen und Urlaub machen

Um körperlich, geistig und seelisch leistungsfähig zu bleiben, ist der menschliche Körper auf Ruhephasen zur Erholung angewiesen. Im Normalfall bietet der Schlaf diese Erholung. Das **Schlafbedürfnis** ist abhängig vom Lebensalter des Menschen. Jugendliche und Erwachsene benötigen etwa 7 bis 8 Stunden Schlaf, während alte Menschen oft mit 4 bis 5 Stunden Nachtruhe auskommen.

Selbst im Schlaf ist das Gehirn des Menschen aktiv. In den Traumphasen, die in der Nacht mehrmals mit Tiefschlafphasen abwechseln, verarbeitet das Gehirn die Erlebnisse und Eindrücke des Tages.

Neben dem Schlaf dient die Freizeit der Entspannung. Sie sollte mit schönen Erlebnissen einen Ausgleich zu den beruflichen Belastungen bieten, ohne dabei in zusätzlichen Stress durch allzu zahlreiche Termine auszuarten. Einmal im Jahr sollte eine mindestens zweiwöchige Arbeitspause als **Erholungsurlaub** eingeplant werden. Ein Kurzurlaub bringt oft nicht die gewünschte Erholung. In der Regel dauert es einige Tage, bis man richtig „abschalten" kann (Bild 2.15).

Aktiv werden

Am besten ist es, sich der Belastung direkt zu stellen und selbst aktiv zu werden. Viele Belastungssituationen lassen sich mit überraschend einfachen Mitteln beheben, wenn man sich ihnen mit etwas Mut und Kreativität stellt. Ein Beispiel: Unangemeldete Patienten mit Beschwerden führen in der regulären Sprechstunde einer Arztpraxis immer wieder zu erhöhten Belastungssituationen für das Personal, weil sie den straff kalkulierten Terminplan durcheinanderbringen. Bestellte Patienten müssen dadurch länger warten und reagieren oft entsprechend gereizt. Durch das Einplanen regelmäßiger Zeitpuffer für die Behandlung von Notfallpatienten können diese Stresssituationen entschärft und der Bestellplan eingehalten werden. Andere Belastungen lassen sich vielleicht durch Kompromisse abmildern.

Verhält sich die Person hingegen passiv und abwartend, besteht die Gefahr, dass sie am Ende von der Situation oder den Folgen beherrscht wird.

Eigene Einstellung überdenken

Wenn eine belastende Situation nicht verändert werden kann, ist es nicht sinnvoll, verbissen, aber erfolglos zu kämpfen. Meist geht dabei der Blick für andere Belastungen verloren, die durchaus veränderbar wären. Selbst wenn die Belastungsfaktoren nicht zu beeinflussen sind, kann die Person versuchen, eine gewisse **Gelassenheit** gegenüber der Situation zu entwickeln. Regelmäßig praktizierte Entspannungstechniken wie autogenes Training können dazu beitragen, das Problem weniger bedrohlich erscheinen zu lassen. Auch der innere „Stressteufel", der immer wieder mit negativen Gedanken wie „du schaffst diese Arbeit nie" oder „du darfst deine Mitmenschen nicht enttäuschen" anstachelt, sollte zum Schweigen gebracht werden. Machen Sie sich Ihre Stärken bewusst und bedenken Sie, dass Sie sich nicht für alles verantwortlich fühlen müssen.

Kontrolle gewinnen

Wenn man sich klarmacht, was ungefähr an Belastung auf einen zukommt, kann man sich bereits im Vorfeld überlegen, wie man in

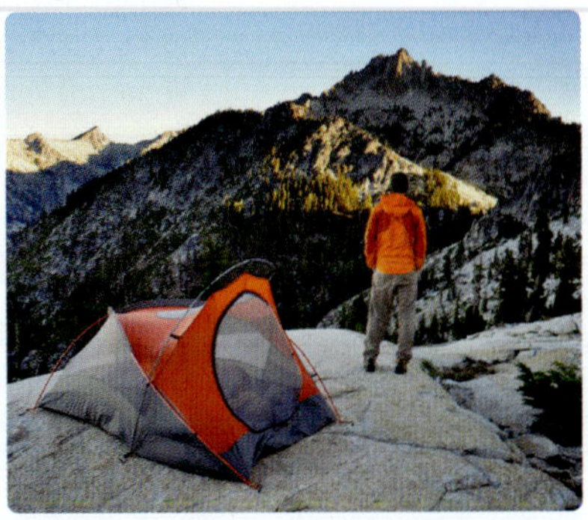

Bild 2.15 Entspannende Freizeitgestaltung

der Situation handeln will. Mit diesem Denkmuster wird der Situation ein Stück ihrer Bedrohlichkeit genommen, weil man sich weniger ausgeliefert fühlt und sich besser auf das Ereignis einstellen kann. Wenn viele Aufgaben gleichzeitig anstehen, ist die Festlegung einer **Prioritätenliste** hilfreich. Danach wird dann eine Aufgabe nach der anderen abgearbeitet – immer das Wichtigste und Dringlichste zuerst. Auf diese Weise behält man den Überblick und fühlt sich weniger von der Flut von Problemen überrollt.

Überlastung wahrnehmen

Jeder Mensch sollte lernen, Anzeichen der Überforderung rechtzeitig zu erkennen und sich entsprechend zu schützen. Das setzt zunächst voraus, dass man lernt, die eigenen Schwächen zu akzeptieren. Kein Mensch auf dieser Welt ist unbegrenzt belastbar. Die Konsequenz daraus ist ein klares Nein zu weiteren Belastungen. Das mag zwar zunächst schwer fallen und zu Gewissensbissen führen. Es ist letzten Endes aber die bessere Lösung, wenn damit der totale Ausfall vermieden werden kann. Außerdem wird ein begründetes und klares Nein in der Regel besser akzeptiert als ein halbherziges Ja.

Darüber reden

Trotz aller genannten Hilfen sind manche Situationen eine unvermeidliche Belastung. In solchen Fällen ist der Austausch mit erfahrenen Kollegen und Kolleginnen, die die Belastungen meist aus eigener Erfahrung kennen, eine wertvolle Hilfe. Manche Einrichtungen, in denen medizinisches Personal arbeitet, bieten dazu besondere Gesprächskreise oder Supervisionen unter Leitung eines Psychologen an (Bild 2.16).

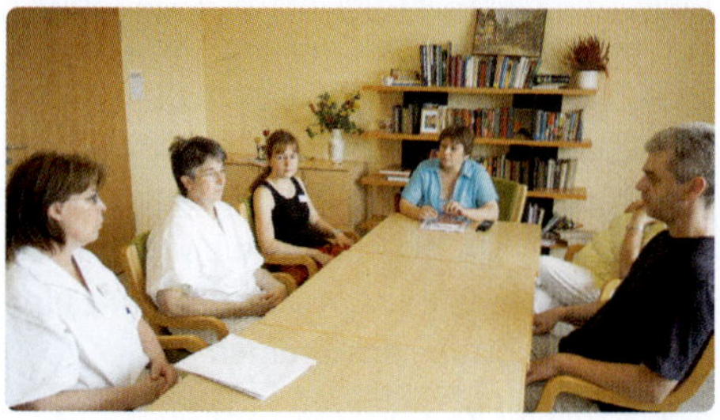

Bild 2.16 Gesprächsrunde zur Supervision

Unterm Strich

- Gesundheit umfasst das körperliche, geistige, seelische und soziale Wohlbefinden eines Menschen.
- Eine Krankheit ist die Reaktion des Körpers auf eine Schädigung oder Störung, die äußere Ursachen (z. B. Krankheitserreger) oder innere Auslöser (z. B. erbliche Veranlagung) haben kann.
- Krankheiten können akut (rasch fortschreitend), chronisch (sich schleichend entwickelnd) oder rezidivierend (wiederkehrend) verlaufen.
- Das medizinische oder pflegerische Vorgehen bei einer Erkrankung umfasst das Erfassen der Krankengeschichte (Anamnese), die Benennung der Erkrankung (Diagnose), die Behandlung (Therapie) und die Vorhersage des weiteren Verlaufs (Prognose).
- Häufige Krankheitsformen sind Fehlbildungen, Entzündungen, Tumoren, Stoffwechselerkrankungen, Abbauerscheinungen und psychische Erkrankungen. Schmerz ist keine Krankheit, sondern eine unangenehme Begleiterscheinung vieler Erkrankungen.
- Zur Vorbeugung von Erkrankungen (Prävention) gehören eine gesunde Lebensführung, die Teilnahme an Vorsorge- und Früherkennungsuntersuchungen sowie Schutzimpfungen.
- Um Erkrankungen durch psychische Belastungen (z. B. Stress) vorzubeugen ist es wichtig, mögliche Überforderungen zu erkennen, überzogene Ideale und Einstellungen zu überdenken und Belastungssituationen aktiv zu entschärfen.

Für die Paxis

1. a) Grundlegend für die Versorgung von beeinträchtigten oder erkrankten Menschen ist das Wissen um deren Vorgeschichte (Anamnese). Untersuchen Sie daher einen Anamnesebogen aus Ihrer Praktikumseinrichtung: Wie ist er aufgebaut und welche Informationen werden hier erhoben?
   b) Versuchen Sie (ggf. mithilfe Ihrer betreuenden Kollegen) herauszufinden, warum diese Informationen für die weitere Versorgung der Patienten/Bewohner von Bedeutung sind.
2. Informieren Sie sich über die ersten orientierenden Untersuchungen, die beim Eintreffen eines neuen Patienten/Bewohners durchgeführt werden. Stellen Sie die durchgeführten Untersuchungen anhand eines Schaubilds dar.
3. a) Befragen Sie einen Kollegen in Ihrer Praktikumseinrichtung zu den möglichen körperlichen und seelischen Belastungen, die der Alltag in diesem Tätigkeitsfeld mit sich bringt. Vielleicht gibt es auch Extremsituationen, die eine besondere Herausforderung darstellen?
   b) Bitten Sie in dem Gespräch um Hinweise und Tipps für den Umgang mit solchen Belastungen, die sich im Alltag bewährt haben. Notieren Sie sich die Vorschläge unter der Überschrift „Keine Chance für Stress und Überforderung“ in Ihre Praktikumsmappe.

Aufgaben

1. Erläutern Sie die Begriffe Gesundheit, Krankheit und Behinderung anhand von Alltagsbeispielen.
2. ■ Frau Radloff hat sich mit ihren 80 Jahren bei einem Sturz den Oberschenkel gebrochen. Auf welche Weise könnte sich diese körperliche Beeinträchtigung auf die weiteren Teilbereiche ihrer Gesundheit auswirken?
3. Nennen Sie verschiedene äußere Krankheitsursachen.
4. Erklären Sie den Unterschied zwischen inneren und äußeren Krankheitsursachen.
5. ■ Informieren Sie sich über alternative Heilverfahren und deren Behandlungsformen.
6. Welche Eigenschaften kennzeichnen einen chronischen Krankheitsverlauf?
7. Notieren Sie die Zeichen einer örtlich begrenzten Entzündungsreaktion.
8. Welche Eigenschaften unterscheiden gutartige von bösartigen Tumoren?
9. Beschreiben Sie die Entstehung von bösartigen Tumoren.
10. Erläutern Sie die verschiedenen Möglichkeiten, einen Tumor zu behandeln und überlegen Sie, welche Folgen/Nebenwirkungen die Therapie für den Patienten haben könnte.
11. Welche Arten von Schmerz lassen sich unterscheiden?
12. Bilden Sie vier Gruppen und erarbeiten Sie, wie Sie in den Bereichen Ernährung, Wohnumfeld und Körperpflege/Kleidung zur Erhaltung Ihrer Gesundheit beitragen können.
13. Nennen Sie die Untersuchungen, die im Rahmen der Krebsfrüherkennung bei einer 45-jährigen Frau vorgesehen sind.
14. Notieren Sie Situationen, die Sie als belastend empfinden, und beschreiben Sie:
    a) die Auslöser der Belastung
    b) Ihre Gefühle in diesen Momenten
    c) Ihre Reaktion
    d) mögliche Folgen für den Patienten
15. ■ Notieren Sie Risikofaktoren, die das Burnout-Syndrom in Gesundheits- und Pflegeberufen begünstigen können.

Sucht – bei uns kein Thema!?

www.bzga.de/programme-und-aktivitaeten/suchtpraevention

Der Schock sitzt tief. Ich wollte gerade schlafen gehen, als die Polizei mit Karen vor der Tür steht: „Ihre Tochter ist am Bahnhof mit Drogen angetroffen worden. Wir haben Strafanzeige erstattet." Der Polizist verschwindet, lässt uns allein. Meine Tochter – drogenabhängig? In meinem Kopf dreht sich alles. Sie wollte doch bei einer Freundin übernachten. Drogen sind bei uns doch kein Thema. Karen fehlt es doch an nichts. Wir leben in geordneten Verhältnissen. Sie geht aufs Gymnasium. Sie hat das nicht nötig. Bestimmt ist alles nur ein Missverständnis. Es **m u s s** ein Missverständnis sein...

Ich schleiche in die Küche und koche Kaffee. Gewinne Zeit, um meine Gedanken zu ordnen. Hatte ich wirklich nichts gemerkt? Klar war mir aufgefallen, dass Karen in letzter Zeit oft blass und müde schien. Sie wurde immer dünner. Sicher hätte ich merken müssen, dass sie sich verändert hat. Sie wich meinen Fragen nach Freunden und Schule, ihrem Sport und den Partys am Wochenende immer häufiger aus. Aber das tun auch andere Jugendliche. Verzweifelt suche ich nach Gründen für ihren Absturz. War es am Ende meine Schuld?

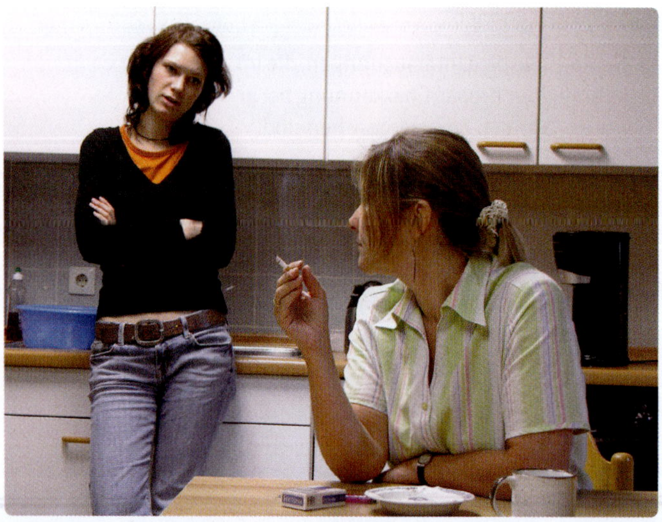

Sicher war es für Karen nicht einfach, als wir vor zwei Jahren nach Hamburg umziehen mussten. Vom Dorf in die Großstadt. Karen hat oft gesagt: „Ich will da nicht hin, aber mich fragt ja keiner!". Aber meine berufliche Karriere in der Firma und die Scheidung von meinem damaligen Mann ließen mir keine andere Wahl. Immer häufiger verkroch sich Karen in ihrem Zimmer – angeblich, weil sie lernen musste. Trotzdem wurden ihre Leistungen in der Schule immer schlechter. Nach einem halben Jahr war sogar ihre Versetzung gefährdet. Umso erleichterter war ich, als Karen mir eines Tages berichtete, dass sie in der Clique neue Freundinnen gefunden hat.

Karen kommt in die Küche. „Wie kannst du nur?" Im nächsten Moment wird mir bewusst, dass Vorwürfe jetzt wohl fehl am Platz sind. Karen trotzt: „Du rauchst doch auch!" Eigentlich hat sie ja recht: Alle Suchtformen machen abhängig und unfrei. Sie unterscheiden sich lediglich in der Stärke der Abhängigkeit und der Geschwindigkeit der Suchtentstehung. Auch Arbeit kann süchtig machen.

Langes Schweigen. „Weißt du, es ist am Anfang so einfach. Du nimmst das Zeug und alles ist gut. Keinen Stress mehr mit der Schule, mit den Leuten, mit allem. Aber das hält nicht lange an. Man gewöhnt sich so schnell daran, und dann nimmt man immer mehr. Und am Ende nimmt man es nur noch, um ohne Schmerzen, Zittern und Unruhe über den Tag zu kommen. Ein plötzlicher kalter Entzug ist der Horror, manchmal sogar tödlich." Meine erste Wut hat sich in Angst verwandelt. Ich will meine Tochter nicht verlieren. „Mutti, ich will da raus, ich kann nicht mehr. Aber ich hab's schon so oft versucht. Das Verlangen nach dem Zeug war immer stärker als ich ..." Karen bricht in Tränen aus. „Bitte, hilf mir doch!" Von meiner Tochter ist nur noch ein Häufchen

Elend übrig. Ich greife zum Telefonbuch und suche den Eintrag der Drogenberatungsstelle. Nachdenklich wähle ich die Nummer und reiche Karen den Hörer: „Nun bist du dran!“

Einige Tage später sitzen wir zusammen in der Drogenberatungsstelle für ein erstes Kontaktgespräch und erhalten Adressen von Fachkliniken und Therapiestellen in der Umgebung. Nach diesem Gespräch bin ich mir sicher: Es wird ein langer und schwerer Weg, den sie da gehen muss: Entgiftung in der Klinik, danach Betreuung in einer Fachklinik, um die Abhängigkeit zu überwinden. Aber sie kann ihn schaffen, wenn sie es wirklich will.

Aufgaben

1. Beschreiben Sie stichpunktartig die Ursachen und die Entstehung einer Suchterkrankung.
2. Informieren Sie sich im Rahmen eines Besuches bei einer Drogenberatungsstelle über verschiedene Suchtmittel, ihre Wirkungen und Wege der Suchttherapie.
3. Erstellen Sie ein Plakat zum Thema Sucht.
4. Versetzen Sie sich in die Lage der Mutter: Wie können Angehörige suchtkranke Menschen bei der Überwindung der Sucht unterstützen?

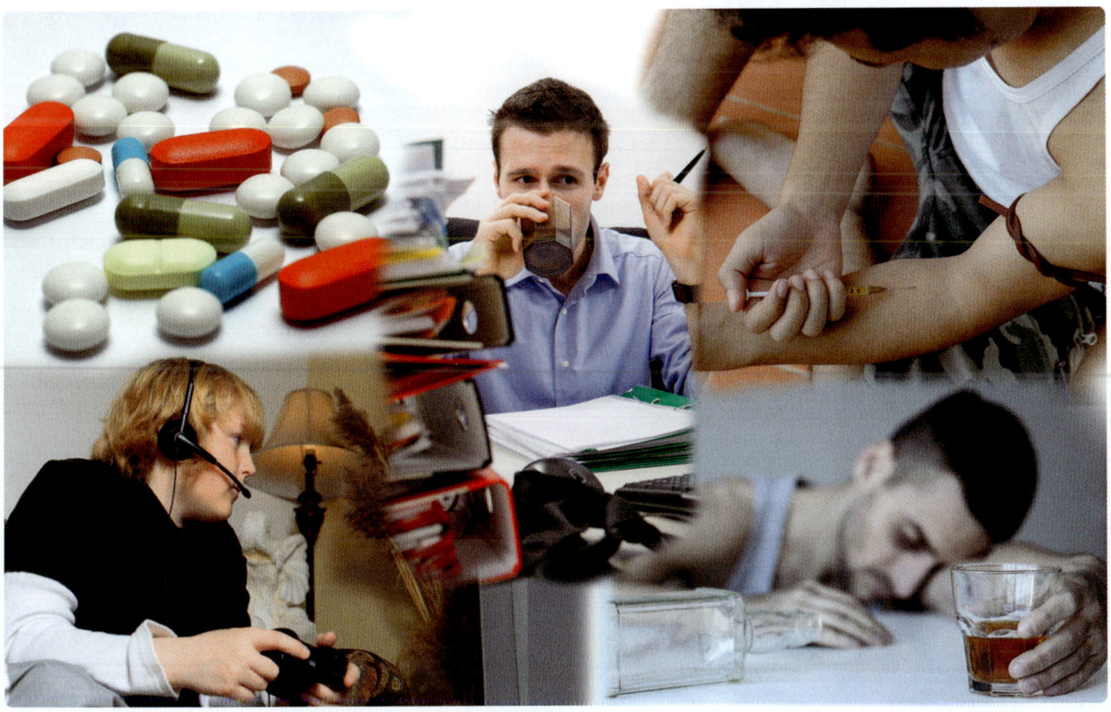

3 Das Arbeitsumfeld kennenlernen und gestalten

Bis vor wenigen Wochen hat Frau Bertram mit ihrem Mann und dem Hund zu Hause in ihrer eigenen kleinen Dreizimmerwohnung gelebt. Nach einem Schlaganfall wurde sie ins nächste Krankenhaus eingeliefert.

Als ihr Mann mit dem Hund zu Besuch kommt, wird er von Schwester Katrin aufgehalten: „Tiere sind hier auf gar keinen Fall erlaubt. Und auch die kleine Topfpflanze für den Nachttisch müssen Sie leider wieder mitnehmen.“ Herr Bertram versteht nicht, weshalb Dinge, die seiner Frau gut tun und ihrem Wohlergehen helfen würden, nicht erlaubt sein sollten. Doch damit nicht genug: Im Gespräch mit seiner Frau erfährt er an diesem Nachmittag, dass sie pflegebedürftig ist und nicht mehr ohne Hilfe auskommen wird. Herr Bertram will seine Frau nicht in ein Pflegeheim geben. Aber wird es möglich sein, dass er sie mithilfe des ambulanten Pflegedienstes zu Hause in der kleinen Wohnung betreut?

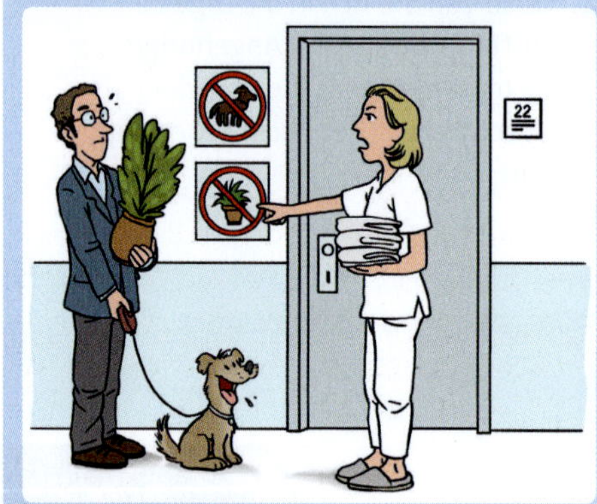

1. Versuchen Sie, sich in die Situation der Patientin zu versetzen: Wie würden Sie sich als Patient die Einrichtung eines Krankenzimmers wünschen?
2. Warum darf Herr Bertram weder den Hund noch Topfpflanzen mit in das Krankenzimmer bringen? Ist dieses Verbot Ihrer Ansicht nach berechtigt?
3. Worin würde sich die Unterbringung der Patientin im Krankenhaus von der in einem Pflegeheim unterscheiden?
4. Was müsste Herr Bertram in der gemeinsamen Wohnung verändern, damit seine Frau dort gepflegt werden kann?

In Einrichtungen des Gesundheitswesens unterscheidet man grundsätzlich zwischen klinisch genutzten Bereichen und nicht klinisch genutzten Räumen.

3.1 Einrichtung klinisch genutzter Räume

Klinisch genutzte Räume dienen der ärztlichen und pflegerischen Versorgung des Patienten. An sie werden besondere Anforderungen im Hinblick auf Hygiene gestellt. Die Räume sollten eventuellen Krankheitserregern möglichst wenig Schlupfwinkel bieten. Daher müssen alle Oberflächen glatt, gut zu reinigen und desinfizierbar sein. Außerdem müssen die Bestimmungen der Unfallverhütungsvorschriften der Berufsgenossenschaft für Gesundheitsdienst und Wohlfahrtspflege eingehalten werden. Demnach muss jeder Raum mit einem Handwaschplatz mit fließendem Warm- und Kaltwasser ausgestattet sein (Bild 3.1 → S. 35). Zudem müssen je ein Spender mit Seife und Händedesinfektionsmittel sowie Einmalhandtücher zur Verfügung stehen.

Die Einrichtung sollte den Mitarbeitern ein reibungsloses, effizientes Arbeiten ermöglichen. Dazu gehört, dass die Arbeitsmittel geordnet und leicht erreichbar sind. Die notwendigen Instrumente und Materialien werden in geschlossenen Schränken und Schubladen aufbewahrt.

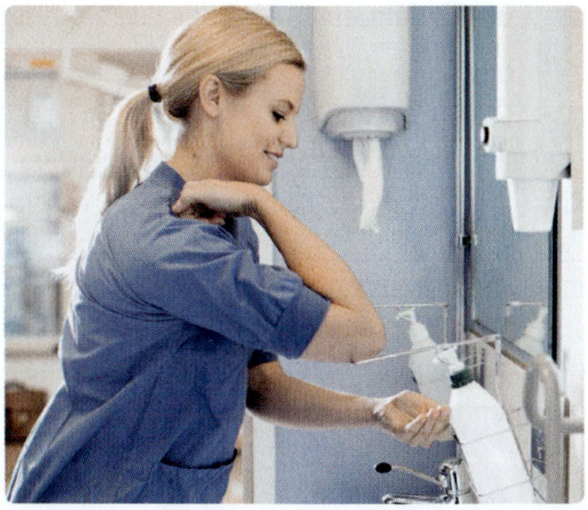

Bild 3.1 Hygienische Nutzung eines Wandspenders

Eine entsprechende Beschriftung erleichtert die Orientierung, vor allem, wenn es schnell gehen muss. Kurze Greifwege am Arbeitsplatz verhindern Unruhe und unnötiges Umherlaufen. Auch eine ausreichende Beleuchtung, wenn möglich durch Tageslicht, und gute Belüftung sorgen für ein angenehmes Arbeiten.

Sprechzimmer (Arztzimmer)

Im Sprechzimmer findet das Gespräch des Arztes mit dem Patienten statt (Bild 3.2). Hier wird die Krankengeschichte erfragt, Untersuchungsergebnisse erklärt und das weitere Vorgehen besprochen. Dazu ist der Raum mit Schreibtisch, Stühlen und häufig einem Computerarbeitsplatz ausgestattet. Eine Lichtwand erlaubt die Betrachtung von Röntgenbildern. Häufig wird die Einrichtung durch anatomische Modelle ergänzt, an denen den Patienten ihre Krankheit oder das ärztliche Vorgehen verdeutlicht werden kann. Für kleinere Untersuchungen stehen eine Untersuchungsliege sowie ein Instrumentenschrank zur Verfügung.

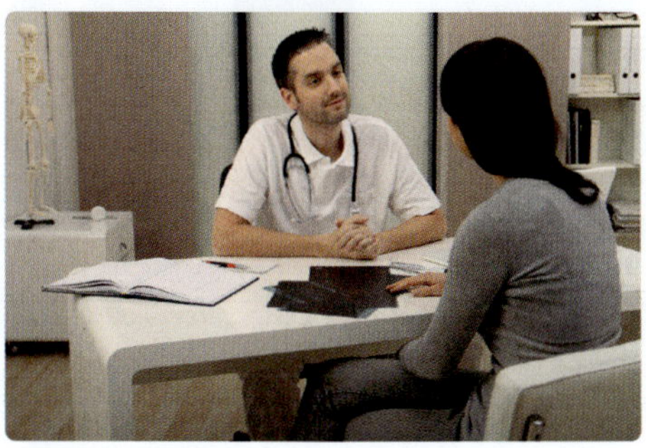

Bild 3.2 Beratungsgespräch mit Patientin im Sprechzimmer

Untersuchungszimmer

Für spezielle Untersuchungen wie die Sonografie, das Schreiben eines Elektrokardiogramms (EKG) oder Magen- und Darmspiegelungen (Endoskopien) ist das Sprechzimmer ungeeignet. Sie finden in Untersuchungszimmern statt, die mit den notwendigen technischen Geräten ausgestattet sind. In Arztpraxen befindet sich das Untersuchungszimmer häufig in unmittelbarer Nähe zum Sprechzimmer. In Krankenhäusern liegen die Untersuchungsräume meist in eigens dafür vorgesehenen Abteilungen.

Behandlungszimmer

Bei den Behandlungsräumen (Bild 3.3), in denen beispielsweise Verbandwechsel, Bestrahlungen und Inhalationen vorgenommen werden, gelten insgesamt höhere Anforderungen an die Hygiene als in den zuvor genannten Bereichen. Neben einer Behandlungseinheit mit Liege und Operationsleuchte gehören die entsprechende technische Ausstattung, Instrumente und Material zur Ausstattung dieser Räume. Ein besonderer Behandlungsraum ist der Operationssaal (Bild 3.4).

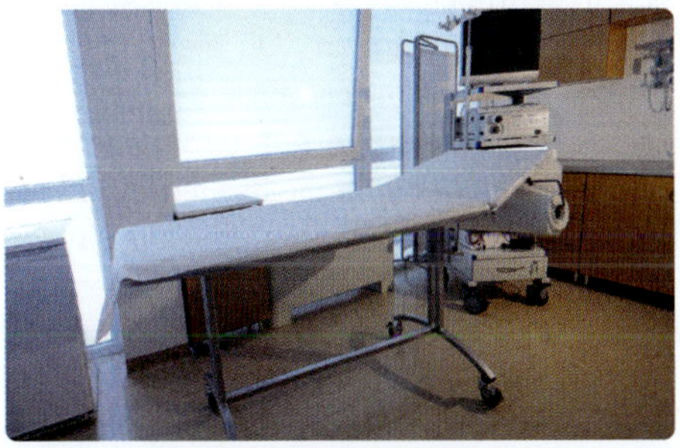

Bild 3.3 Blick in einen Behandlungsraum

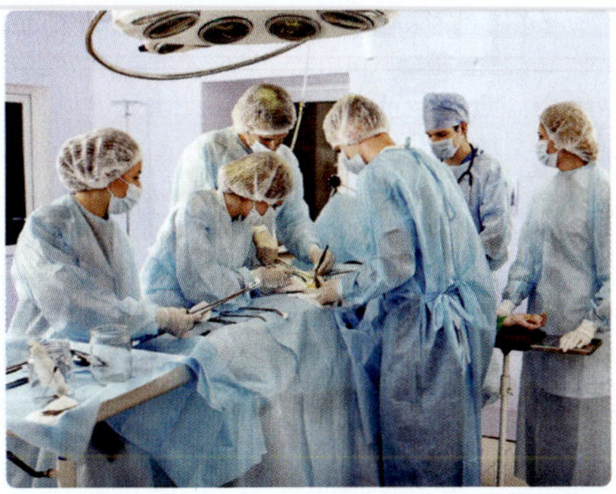

Bild 3.4 Operationssaal (OP)

Hier finden Eingriffe unter sterilen, d.h. keimfreien Bedingungen statt. Er darf nur nach besonderer Vorbereitung des Personals in einem dafür vorgesehenen Vorraum („Schleuse“) betreten werden. Hier ziehen die Mitarbeiter OP-Kleidung an, legen Gesichtsmaske und Haube an und waschen und desinfizieren sich danach die Hände.

Neben dem sterilen Operationssaal besteht häufig ein unsteriler (septischer) Operationssaal für die Versorgung infizierter Wunden.

3.2 Nicht klinisch genutzte Räume

Nicht klinisch genutzte Räume können individuell und wohnlich eingerichtet werden. Die Einrichtung sollte dabei einen beruhigenden, harmonischen Eindruck vermitteln.

Bei der Raumaufteilung in einer Praxis ist der nicht klinisch genutzte Bereich in der Regel räumlich von den klinisch genutzten Bereichen getrennt.

Anmeldung

Die Anmeldung einer Praxis (Bild 3.5) sollte sich in zentraler Lage in der Nähe des Eingangsbereichs befinden. Von hier aus sollte sowohl der Eingang als auch die Wartezone mit der Garderobe gut einsehbar sein, um den Überblick über die Besucher der Praxis zu behalten. Ein Tresen trennt die Patientenseite vom Verwaltungsbereich, der mit seinem Computerarbeitsplatz, den Praxisstempeln und Formularen sowie den Patientenkarten von Praxisbesuchern nicht betreten werden sollte.

Der Eingangsbereich mit der Anmeldung ist der erste Kontaktpunkt eines Patienten zur Praxis. Oft entscheidet bereits der erste Eindruck, ob der Patient sich wohlfühlt und in guten Händen glaubt. Sauberkeit und Ordnung sollten deshalb eine Selbstverständlichkeit sein. Blumenschmuck auf dem Tresen unterstreicht die freundliche Atmosphäre. Neben einem Platz für Patienteninformationen kann im Bereich der Anmeldung auch eine Bildwand mit Fotos der Praxismitarbeiter hängen, die dem Patienten das gute Gefühl einer persönlichen Betreuung vermittelt.

Besonders wichtig ist eine gute Belüftung. Die Mitarbeiter nehmen den typischen Praxisgeruch oft nicht mehr wahr, bei einem Patienten kann er jedoch unangenehme Erinnerungen wecken. Eine Duftlampe mit frischem Duftöl ist ein netter Blickfang auf dem Tresen und sorgt zusätzlich für einen angenehmen Geruch.

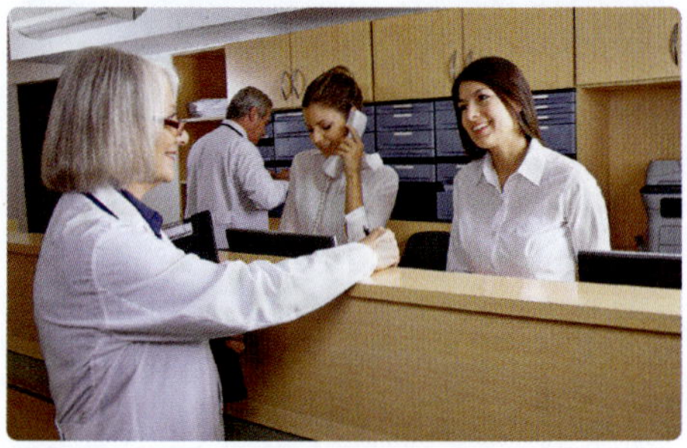

Bild 3.5 Anmeldung in einer Praxis

Wartezone

Das Warten auf eine Behandlung kann für den Patienten unter Umständen recht belastend sein. Der Wartebereich (Bild 3.6) sollte daher Möglichkeiten der Ablenkung und Entspannung bieten. Gemütliche Sitzgruppen, Pflanzen und Bilder gehören ebenso dazu wie verschiedene aktuelle Zeitschriften, Informationsmaterialien und Spielzeug für Kinder in einer Spielecke. Auch leise Musik wird als angenehm empfunden. In einigen Praxen werden den Patienten auch Erfrischungsgetränke angeboten.

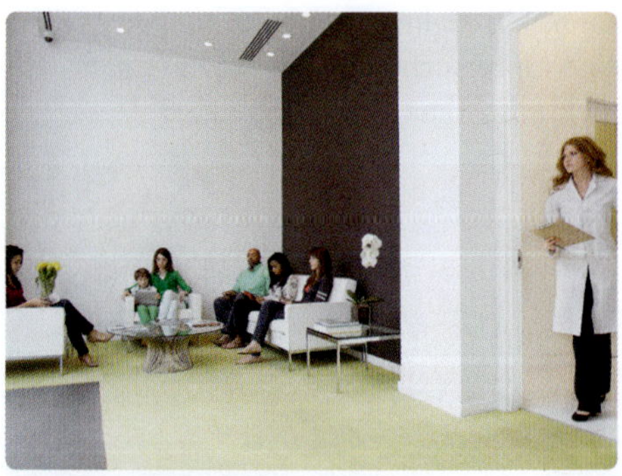

Bild 3.6 Wartezone

Die Garderobe und ein Patienten-WC sollten sich gut erreichbar in der Nähe der Wartezone befinden.

Sozialraum

Ein separater Aufenthaltsraum für das Praxispersonal dient der Entspannung in den Arbeitspausen. Hier können auch Teambesprechungen, Unterweisungen und kleinere Fortbildungen stattfinden. An einer Pinnwand können wichtige Informationen für die Mitarbeiter, wie Arbeits-, Urlaubs- und Bereitschaftspläne, ausgehängt und eingesehen werden. Eine Teeküche mit Essplatz bietet die Möglichkeit, in Pausen kleinere Mahlzeiten zuzubereiten oder aufzuwärmen. Für längere Bereitschaftsdienste sollten auch eine Sitzecke, eine Schlafgelegenheit sowie Freizeitangebote wie Radio und Fernseher nicht fehlen. Auch Fachzeitschriften, Nachschlagewerke und andere Fortbildungsinformationen können ausliegen und in der freien Zeit studiert werden. Weiterhin gehören zum Personalbereich Umkleidemöglichkeiten sowie ein Personal-WC, das für Patienten nicht zugänglich sein sollte.

Büro

In diesem meist etwas abgelegenen Raum werden Dokumente und Patientenkarten aufbewahrt. Dazu ist das Zimmer mit verschließbaren Schränken ausgestattet. Um den nötigen Schriftverkehr zu erledigen, sind ein Schreibplatz mit Computer und Ablagen für Post vorhanden.

3.3 Technische Räume

Hygieneraum

Im Hygieneraum werden benutzte Instrumente desinfiziert, gereinigt und danach zum Wiedergebrauch sterilisiert. Dazu befinden sich hier ein Spülbecken sowie Desinfektionsbäder und Geräte zur Sterilisation. Um eine erneute Kontamination von bereits aufbereiteten Instrumenten zu verhindern, sind „unsaubere" Arbeitsplätze von einem „sauberen" Bereich getrennt. Der Hygienebereich liegt häufig in unmittelbarer Nähe zu den Untersuchungs- und Behandlungsräumen. So werden unnötig lange Wege des Personals mit erregerbelastetem Material vermieden und eine Keimverschleppung verhindert.

Labor

In medizinisch-technischen Laborräumen werden Blut, Urin, Stuhl, Gewebeproben und anderes Probenmaterial untersucht und begutachtet (→ Exkurs, S. 38). Weil dabei oft mit Chemikalien gearbeitet wird, sind die Arbeitsflächen aus säurefestem Material (Stein oder Kunststoff).

Für die Einrichtung von Laborräumen gelten besondere gesetzliche Bestimmungen zum Schutz der Mitarbeiter. Dazu gehören unter anderem Abzüge über den Arbeitsplätzen, die gesundheitsschädliche Dämpfe und üble Gerüche beseitigen. Oft befindet sich in der Nähe des Labors eine Patiententoilette mit Durchreiche für Urinproben. Die einzelnen Arbeitsplätze sind je nach Art der Untersuchung mit den benötigten Arbeitsgeräten ausgestattet. Dazu gehören u.a. Bunsenbrenner, Zentrifuge, Fotometer, Pipetten, Reagenz- und Bechergläser sowie andere Glasgeräte zur Laboreinrichtung. Nach der Untersuchung werden die Untersuchungsergebnisse meist direkt am Arbeitsplatz in den Computer eingegeben und dokumentiert. Die benutzten Laborgeräte werden an einer Spüle mit Abstellfläche versorgt.

Eines der wichtigsten Geräte im Labor ist das **Mikroskop** (Bild 3.7). Dieses optische Gerät ermöglicht die Betrachtung der für das menschliche Auge unsichtbaren Zellen, Gewebe und Mikroorganismen. Es besteht aus zwei hintereinander angeordneten optischen Linsen. Der Betrachter schaut durch das Okular in ein Rohr (Tubus), an dessen unterem Ende weitere Linsen (Objektive) verschiedener Vergrößerungsstärken angebracht sind. Durch Drehen am Objektrevolver kann man so verschiedene Vergrößerungen einstellen. Auf dem Objekttisch liegt der Objektträger mit dem zu mikroskopierenden Präparat. Zwei seitliche Schrauben dienen dem Einstellen des Präparats. Von unten wird das zu mikroskopierende Material mithilfe einer starken Lichtquelle ausgeleuchtet. Dazu muss das Präparat sehr dünn geschnitten oder ausgestrichen sein, damit das Licht hindurchdringen kann.

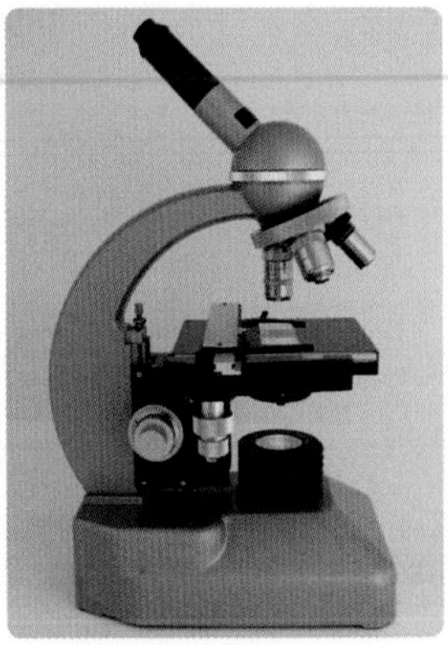

Bild 3.7 Mikroskop

Exkurs

Laborkunde

Blutuntersuchungen

Für diese Untersuchungen wird das Blut (→ Kap. 11.1) unterschiedlich aufbereitet:

- **Vollblut** enthält alle Blutbestandteile.
- **Blutplasma** bezeichnet den flüssigen Teil des Blutes ohne die Blutkörperchen.
- **Blutserum** entsteht aus Blutplasma, wenn die Gerinnungsfaktoren entfernt werden.

Um einen ersten Überblick über mögliche Veränderungen zu gewinnen, wird ein **„kleines" Blutbild** erstellt. Dazu werden die Blutkörperchen zumeist mit elektronischen Zählgeräten gezählt und digital angezeigt. Der Gehalt an rotem Blutfarbstoff (Hämoglobin) und das Verhältnis von festen und flüssigen Blutbestandteilen (Hämatokrit) werden mit dem **Fotometer** schnell und zuverlässig ermittelt. Dieses Gerät misst, wie viel Licht eines Lichtstrahls von einer Probe absorbiert („geschluckt") wird. Je höher die Konzentration des gesuchten Stoffes in der Probe ist, desto weniger Licht trifft hinter der Probe auf den Messsensor des Geräts. In besonderen Fällen müssen die Blutkörperchen jedoch nicht nur gezählt, sondern näher nach ihrer Größe, ihrem Aussehen und ihrem Reifegrad unterschieden werden. Für ein solches **„großes" Blutbild** oder **Differenzialblutbild** wird das Blut auf einer dünnen Glasplatte (Objektträger) dünn ausgestrichen, angefärbt und unter dem Mikroskop untersucht (Bild 3.8).

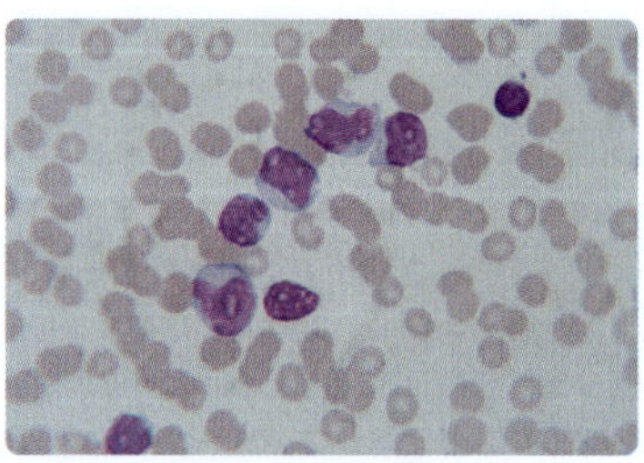

Bild 3.8 Differenzialblutbild

Für die Bestimmung der **Blutsenkungsgeschwindigkeit (BSG)** wird das ungerinnbar gemachte Vollblut in ein langes, dünnes Messröhrchen aufgezogen und senkrecht in einen Ständer gestellt. Nach einer und nach zwei Stunden wird auf einer Millimeterskala abgelesen, wie weit die Blutkörperchen nach dieser Zeit abgesunken sind. Eine erhöhte Blutsenkungsgeschwindigkeit kann erste Hinweise auf eine mögliche Entzündung oder Krebserkrankung im Körper des Patienten geben, die dann weitere Untersuchungen notwendig macht.
Im Blutplasma befinden sich Substanzen wie Fette, Zucker, Elektrolyte sowie Hormone, die durch **chemische Blutuntersuchungen** nachgewiesen werden können. Abweichungen können auf eine gestörte Organfunktion z. B. der Nieren oder der Leber hinweisen. Durch **serologische Blutuntersuchungen** lassen sich Antikörper (z. B. bei Allergien oder nach Impfungen), aber auch Krankheitserreger im Blut bestimmen. Für chemische und serologische Untersuchungen wird nur der flüssige Teil des Blutes (Blutplasma oder Blutserum) verwendet. Dazu müssen zunächst die festen Blutbestandteile mithilfe einer **Zentrifuge** vom flüssigen Blut getrennt werden (Bild 3.9). Dabei werden die schwereren Blutkörperchen an den Boden des Reagenzglases gedrängt, der flüssige Blutbestandteil lässt sich danach als Überstand mit einer Pipette entnehmen.

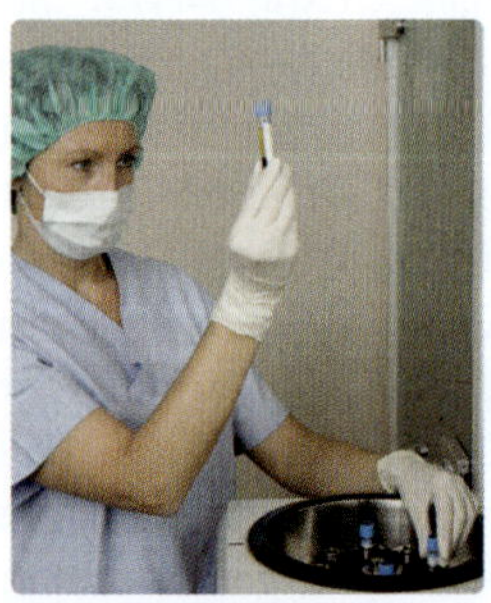

Bild 3.9 Zentrifuge

Exkurs

Die Bestimmung der **Gerinnungsfähigkeit** des Blutes gehört zur Vorbereitung von operativen Eingriffen, aber auch zur regelmäßigen Kontrolle bei Personen, die „Blutverdünner" einnehmen müssen. Statt des früher gebräuchlichen „Quick-Wertes" wird heute der besser vergleichbare INR (International Normalized Ratio = International standardisierter Wert) verwendet. Bei einer gesunden Person dauert die Gerinnung etwa 20 Sekunden, das entspricht einem INR von 1. Ist die Gerinnung z.B. durch die Einnahme von Medikamenten verzögert, sinkt der Wert unter 1.

Urinuntersuchungen

Neben Blutuntersuchungen werden im Labor auch häufig Urinuntersuchungen (→ Kap. 14.8) vorgenommen, um Urinproben auf Beimengungen oder Inhaltsstoffe zu untersuchen. Für die meisten dieser Untersuchungen ist ein sogenannter **Mittelstrahlurin** ausreichend (→ S. 246f.).
Beim **Sammelurin** wird die Urinausscheidung des Patienten über 24 Stunden gesammelt und anschließend untersucht. So kann die durchschnittliche Ausscheidungsrate von Abfallprodukten des Stoffwechsels ohne die tagesüblichen Konzentrationsschwankungen ermittelt werden. Die Messergebnisse erlauben Rückschlüsse auf die Nierenfunktion.
Seltener wird der Urin für bakterielle Untersuchungen über einen dünnen, in die Blase über die Harnröhre vorgeschobenen Schlauch (**Katheterurin**) oder direkt durch Punktion der Blase mit einer Hohlnadel (**Punktionsurin**) gewonnen.
Schon mit bloßem Auge lassen sich bei der **Urinschau** Trübungen und Verfärbungen feststellen. Viele weitere Inhaltsstoffe lassen sich durch chemische Schnelltests (**„Sticktests"**) ermitteln. Ein Teststreifen mit Testfeldern wird kurz in die Urinprobe eingetaucht. Nach kurzer Zeit erfolgt ein Farbwechsel, der Untersuchungswert kann anhand einer Farbskala auf den Teströhrchen bestimmt werden (Bild 3.10). Auf diese Weise können z.B. Blutbeimengungen, Zucker als Hinweis auf eine Zuckerkrankheit, aber auch Bakterien bei Harnwegsinfekten im Urin nachgewiesen werden.

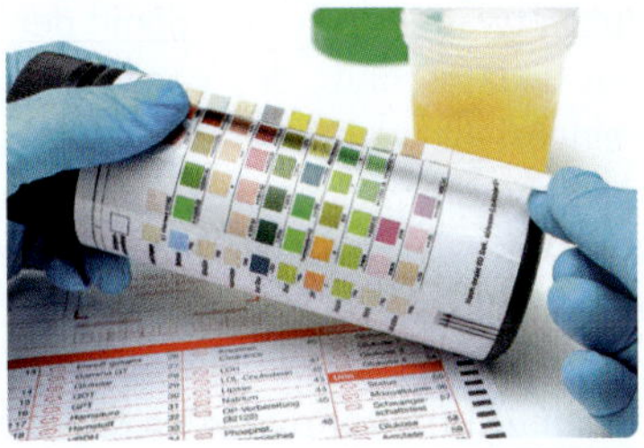

Bild 3.10 Urinschnelltest („Sticktest")

Nach dem Zentrifugieren des Urins können im **Urinsediment** feste, kristalline Beimengungen sowie Zellen und Bakterien unter dem Mikroskop bestimmt werden.

Mikrobiologische Untersuchungen

Ausscheidungen von erkrankten Personen können Krankheitserreger (→ Kap. 7.2) enthalten, die Hinweise auf die vorliegende Erkrankung und deren Ursache geben können. So können z.B. bei einer Lungenentzündung auslösende Bakterien im Auswurf (Sputum) des Erkrankten bestimmt und danach eine gezielte Therapie mit Antibiotika begonnen werden. Bei einem Harnwegsinfekt finden sich meist Bakterien im Urin und bei abwehrschwachen Menschen kann es zu Pilzbesiedlungen der Schleimhäute kommen, die die Untersuchung eines Abstrichs erforderlich machen. Da diese winzigen Mikroorganismen mit bloßem Auge nicht zu erkennen sind, werden sie zunächst vermehrt. Dazu wird eine Probe des Untersuchungsmaterials dünn auf einen speziellen Nährboden aufgetragen und im Wärmeschrank bei 37 °C für einige Stunden inkubiert („bebrütet"). Danach sind auf der Oberfläche des Nährbodens die **Bakterien- oder Pilzkulturen** (Tausende einzelner Mikroorganismen) als Punkte sichtbar. Diese können danach ausgezählt oder unter dem Mikroskop näher bestimmt werden.

Röntgenabteilung

In Abteilungen für Röntgenuntersuchungen werden neben Röntgen- und Durchleuchtungsgeräten auch Computertomografen (CT) und Kernspintomografen (KST oder MRT) für Schichtaufnahmen betrieben. Die Räume sind häufig etwas abgedunkelt, damit der beleuchtete Bildausschnitt des Röntgengeräts besser eingestellt werden kann (Bild 3.11). In einem Nebenraum werden die Bilder maschinell entwickelt oder digital dargestellt. Meist befindet sich in der Nähe der Röntgenabteilung auch ein Archiv, in dem die Aufnahmen bis zu 10 Jahre aufbewahrt werden müssen.

In der Medizin sind **Röntgenstrahlen** zu einem sehr wertvollen Hilfsmittel bei der Diagnose von Krankheiten geworden. Dennoch können diese Strahlen bei unsachgemäßer Anwendung auch schädigende Wirkung haben. Sie können das Erbgut der Zellen im Körper verändern, bei Schwangeren das ungeborene Kind schädigen und bei unsachgemäßer, zu häufiger Anwendung sogar Krebs verursachen. Räume, in denen mit Röntgenstrahlung gearbeitet wird, unterliegen daher den besonderen Bestimmungen der Röntgenschutzverordnung (RöVO).

Um die Strahlenbelastung für unbeteiligte Personen so gering wie möglich zu halten, sind Bereiche, in denen geröntgt wird, deutlich als **Kontrollbereich** gekennzeichnet. Außer zu Untersuchungen oder Behandlungen ist Patienten der Zutritt zum Kontrollbereich nicht gestattet. Das Röntgenpersonal selbst verlässt beim Röntgen wenn möglich den Kontrollbereich. Sollte in Ausnahmefällen die Anwesenheit bei Untersuchungen notwendig sein, werden eine Bleischürze und Bleihandschuhe zum Schutz vor den Strahlen getragen. Spezielle Messgeräte (Dosimeter), die am Kittel getragen werden, zeigen die Höhe der Strahlenbelastung der im Kontrollbereich tätigen Personen an.

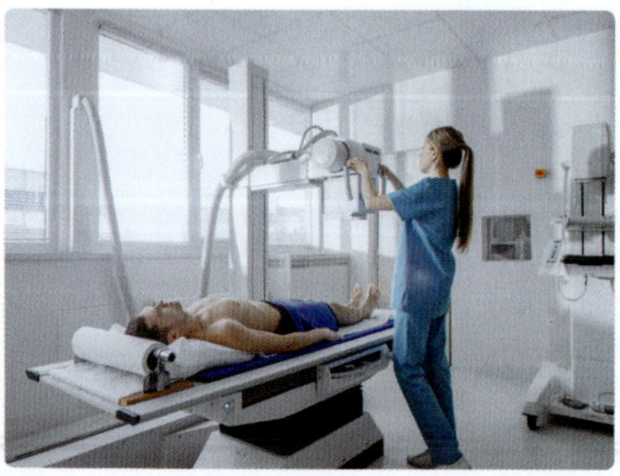

Bild 3.11 Röntgenzimmer

3.4 Krankenzimmer

3.4.1 Krankenzimmer in der stationären Pflege

Noch vor Jahrzehnten waren große Krankensäle mit bis zu 20 Betten üblich (Bild 3.12).

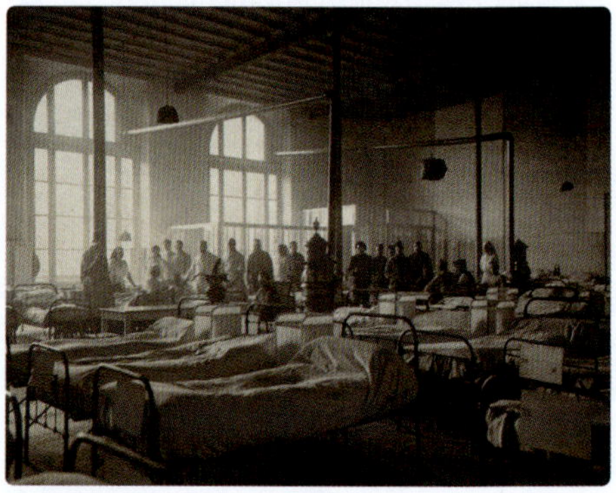

Bild 3.12 Bettensaal um 1900

Heute sind moderne Krankenzimmer für zwei bis vier Patienten eingerichtet. Einzelzimmer bilden eher die Ausnahme. Sie sind in der Regel für Schwerstkranke, Sterbende oder Patienten mit ansteckenden Krankheiten vorgesehen.

Die Krankenzimmer befinden sich meist in sonniger und ruhiger Lage. Die Zimmertemperatur sollte 20 °C nicht überschreiten. Eine ausreichende Luftfeuchtigkeit verhindert das Austrocknen der empfindlichen Schleimhäute der Atemwege und beugt Atemwegsinfekten des Patienten vor. Ein regelmäßiges Öffnen des Fensters sorgt für frische Luft und dient zugleich der Keimverminderung im Raum.

Jedes Krankenzimmer ist mit Pflegebetten sowie einem gemeinsam von den Patienten genutzten Tisch mit Stühlen eingerichtet. Die Zimmer sind in der Regel mit einer eigenen Nasszelle mit Dusche und WC ausgestattet. Warme Farben und Wandbilder sorgen trotz der klinischen Nutzung für eine angenehme Atmosphäre.

Aus Sicht der Pflege sollte das Patientenzimmer so geräumig sein, dass ein Verschieben der Pflegebetten und ein Einsatz von Hilfsmitteln, z. B. eines Patientenlifters (→ S. 272), problemlos möglich ist.

Der Standort der Betten wird nach Möglichkeit so gewählt, dass der Kranke sowohl zur Tür als auch zum Fenster blicken kann. Dabei sollte jedes Bett aus pflegerischen Gründen von drei Seiten zugänglich sein. Zu jedem Patientenbett gehört ein Nachttisch mit Platz für persönliche Sachen und einem ausklappbaren Tisch, eine Notklingel, eine blendfreie Leselampe sowie ein Radiokopfhörer. Vielfach gehört auch ein Telefonanschluss zur Ausstattung. Ein abschließbarer Schrank bietet Platz für die Kleidung des Patienten.

An der Wand hinter den Patientenbetten befindet sich eine **Versorgungsleiste** (Bild 3.13) mit Steckdosen sowie Anschlüssen für Druckluft und Sauerstoff, die im Notfall schnelle Hilfe erlauben.

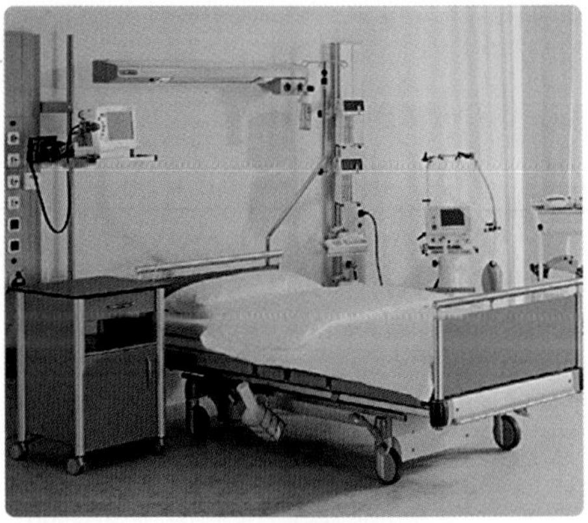

Bild 3.13 Bett mit Versorgungsleiste

Die **Zimmer in der Altenpflege** stellen eine besondere Form des Pflegezimmers in stationären Einrichtungen dar. Beim Eintritt in ein Pflegeheim wird das Zimmer für den Bewohner zu seinem neuen Zuhause, in dem er nicht nur wie im Krankenhaus Tage oder Wochen, sondern viele Jahre verlebt. Da für den alten Menschen Erinnerungsgegenstände von besonderer Bedeutung sind, ermöglichen viele Pflegeheime ihren Bewohnern die Mitnahme einiger ihrer Möbel von zu Hause.

Die Einrichtung der Räume ist sehr von der Pflegebedürftigkeit des Bewohners abhängig. Sie reicht von eigenständigen Wohneinheiten für Bewohner, die sich zum Teil noch selbst versorgen können, bis hin zu Zimmern für die Pflege schwerstkranker Menschen.

3.4.2 Krankenzimmer in der häuslichen Pflege

Für die Pflege von Kranken in der eigenen Wohnung sind grundsätzlich die gleichen Anforderungen zu berücksichtigen, die auch für die Einrichtung des Krankenzimmers in der stationären Pflege gelten. Dennoch ist die Wohnung kein Krankenhaus. Deshalb sind oft Improvisation und Kompromisslösungen notwendig. Außerdem gelten im häuslichen Bereich weniger strenge Regeln der Hygiene. Bei der Auswahl des geeigneten Pflegezimmers sind neben den Wünschen des Kranken und den Notwendigkeiten bei der pflegerischen Betreuung auch die Bedürfnisse der Familie zu berücksichtigen.

Das Pflegezimmer sollte in der Nähe des Badezimmers mit WC gewählt werden. Ist der Gang auf die Toilette nicht mehr möglich, sollte im Krankenzimmer ein Bereich für den Toilettenstuhl mit einem Raumteiler abgetrennt werden. Kann sich der Kranke zeitweise noch außerhalb seines Bettes aufhalten, sorgt die Nähe zu Wohnzimmer und Küche für kurze Wege. Eine dauerhafte Unterbringung des Kranken im Wohnzimmer ist jedoch keine Lösung. Wie jeder andere Mensch auch benötigt der Patient eine Rückzugsmöglichkeit in ein eigenes Zimmer.

Der Patient sollte sich von der Unruhe der Wohngemeinschaft abschirmen können. Dennoch sollte sich sein Zimmer in Rufnähe befinden, damit er seine Bedürfnisse anmelden kann. Eine Notrufanlage ist zwar wünschenswert, oft jedoch nicht vorhanden. Diese Dienste kann aber in vielen Fällen auch eine Glocke oder ein Babyfon erfüllen. Das häusliche Krankenzimmer (Bild 3.14 → S. 42) enthält als Mindestausstattung ein Bett mit Nachttisch, einen bequemen Stuhl oder Sessel sowie einen Tisch als zusätzliche Ablage.

Das Essen im Bett kann durch einen klappbaren Betttisch ermöglicht werden. Ein Kleiderschrank und ein gewisser Vorrat an Pflegematerial im Krankenzimmer schaffen kurze Wege für die Pflegeperson, nehmen aber viel Platz ein. Besonders wenn zusätzliche Hilfsmittel benötigt werden, darf das Zimmer nicht zu vollgestellt werden.

Der Wechsel vom gewohnten Bett ins Pflegebett stößt bei den meisten Kranken auf Ablehnung, weil damit das Gefühl, ein Pflegefall zu sein, verstärkt wird. Dennoch ist ein modernes Pflegebett zu bevorzugen, um für die Pflegeperson ein rückenschonendes Arbeiten zu ermöglichen. Anders als in der stationären Pflege sollte beim Standort des Bettes jedoch abgewogen werden, ob der Zugang von drei Seiten tatsächlich zwingend erforderlich ist. Das Bett in einer Ecke ist zwar aus Sicht der Pflege ungünstig, es schafft dem Kranken aber ein Gefühl von Geborgenheit und Sicherheit.

Im Bereich der häuslichen Pflege oder in Pflegeheimen können Haustiere zu wertvollen „Mittherapeuten" werden, indem sie dem Kranken Gesellschaft leisten. Außerdem haben sie jederzeit ein offenes Ohr für seine Sorgen und sind dabei zuverlässig verschwiegen.

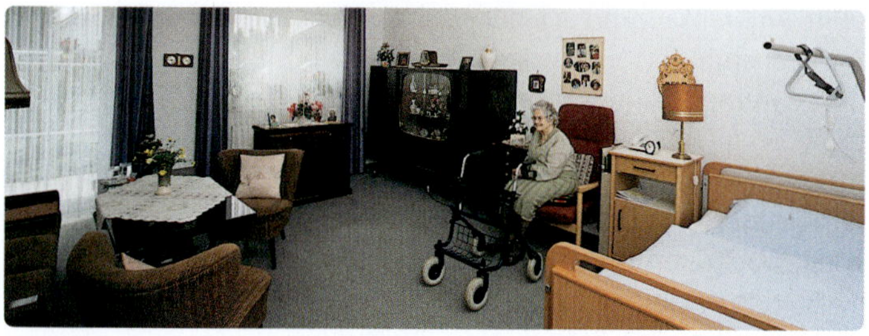

Bild 3.14 Häusliches Krankenzimmer

3.4.3 Sicherheit im Krankenzimmer

Das Bedürfnis nach Geborgenheit und Schutz ist eines der Grundbedürfnisse des Menschen. Daher ist es wichtig, auch auf ein scheinbar unbegründetes Gefühl von Unsicherheit des Betroffenen einzugehen und gemeinsam mit ihm nach Lösungen zu suchen, die seinem Bedürfnis nach Sicherheit entgegenkommen. In jedem Fall sollte bereits im Vorfeld dafür gesorgt werden, dass ein Gefühl von Unsicherheit erst gar nicht aufkommt:

- Verletzungsmöglichkeiten sowie Stolper- und Rutschfallen (z. B. Stufen, Teppiche) sollten ausgeschlossen oder, wenn das nicht möglich ist, deutlich gekennzeichnet sein.
- Bei der Aufnahme sollte die Funktionsweise des Nachttisches und des Krankenbetts erklärt werden. Auch auf die Bedienung von Klingel und Licht sollte hingewiesen werden.
- Das Krankenbett und andere Hilfsmittel mit Rollen sollten stets mit der Bremse festgestellt werden, um ein Wegrollen (z. B. wenn sich der Patient daran abstützen will) zu verhindern.
- Bei älteren Menschen und Personen mit Orientierungsstörungen sollten notwendige Veränderungen im Krankenzimmer wenn möglich morgens vorgenommen werden. Der Patient kann sich über den Tag daran gewöhnen und findet sich dann bei Nacht besser zurecht.
- Bei höhenverstellbaren Betten sollte die Betthöhe so eingestellt werden, dass der Betroffene im Sitzen auf der Bettkante mit beiden Füßen den Boden erreicht.
- In Absprache mit dem Patienten können Bettseitengitter ein Herausfallen aus dem Bett während des Schlafs verhindern.

3.5 Behinderten- und altersgerechtes Wohnen

Jeder Mensch hat das Bedürfnis, sein Leben unabhängig von der Hilfe anderer gestalten zu können. Doch oft ist gerade alten Menschen und Personen mit Einschränkungen dieser Wunsch verwehrt (Bild 3.15). Dabei sind es häufig die Gesunden, die diese Menschen „behindern", statt Rücksicht zu nehmen und ihnen die Teilnahme am normalen Alltagsleben im Rahmen ihrer Möglichkeiten zu ermöglichen.

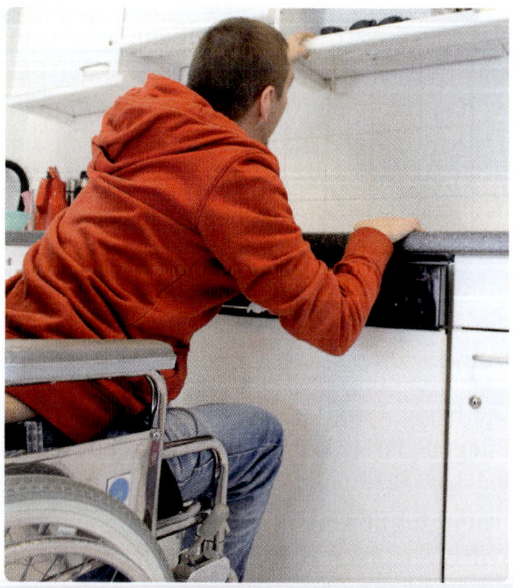

Bild 3.15 Behindert sein oder behindert werden?

Um Menschen mit Behinderungen und älteren Menschen ein selbstbestimmtes Leben zu ermöglichen, bedarf es einiger Überlegungen bezüglich ihres Lebensumfelds. Dazu gehört nicht nur die Einrichtung der Wohn- und Arbeitsräume (oft ist schon das Erreichen dieser Bereiche erschwert), sondern auch die entsprechende Gestaltung von Festen und Freizeitaktivitäten. Damit wird ein erster wichtiger Schritt zur Eingliederung (Integration) von Menschen mit Einschränkungen geleistet. Hinweise zur Herstellung von Barrierefreiheit:

- Die Eingänge sollten stufenlos erreichbar sein. Mit Rampen lassen sich einzelne Stufen überbrücken, sie sind jedoch bei Nässe, Schnee und Eis problematisch.
- Im Haus können die oberen Stockwerke über einen Aufzug mit ausreichend großer Kabine erreicht werden.
- Für Bewohner, die noch einige Stufen selbst steigen können, sollten an beiden Seiten der Treppe stabile Geländer vorhanden sein.
- Bei der Einrichtung der Wohnräume müssen große freie Bewegungsflächen berücksichtigt werden. Um sich mit einem Rollstuhl oder einem Rollator bewegen zu können, ist ein Platz von mindestens 150 x 120 cm in der Raummitte notwendig.
- Zimmertüren müssen mindestens 80 cm breit sein.
- Alle Arbeitsflächen sollten sitzend erreichbar sein, wobei an ausreichende Beinfreiheit unter den Bereichen zu denken ist.
- Schalter, Steckdosen, Klingelknöpfe und andere Bedienungselemente sollten in einer Höhe von ca. 85 cm Höhe angebracht sein.

Besonders problematisch ist der erhöhte Raumbedarf im WC und Bad umzusetzen (Bild 3.16). Hier sollten die Türen nicht in den Sanitärbereich einschlagen, weil dadurch die ohnehin oft sehr begrenzte Bewegungsfreiheit zusätzlich eingeengt wird. Außerdem würde ein am Boden liegender Patient im Notfall das Öffnen der Tür und damit den Zugang für Hilfskräfte erschweren.

Da die meisten heute verfügbaren Wohnungen leider noch nicht behinderten- und altersgerecht gebaut wurden, müssen sie bei Bedarf angepasst werden. Oft gelingt schon mit einigen einfachen Maßnahmen eine entsprechende Umgestaltung:

- Beseitigen von Barrieren
- Anbringen von zusätzlichen Haltegriffen und Wandläufen
- Umbau der Sanitärräume mit ebenerdiger Dusche und niedrigem Badewanneneinstieg
- Nachrüsten von Treppen- und Badewannenliftern
- Umzug in eine Wohnung im Erdgeschoss

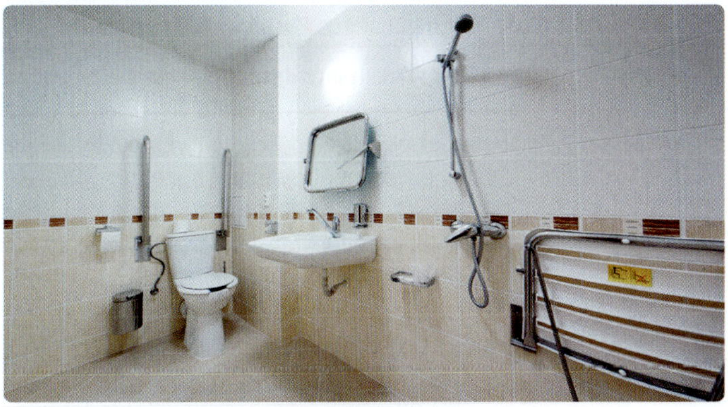

Bild 3.16 Behindertengerechte Sanitäreinrichtung

3.6 Säuglingszimmer

Weil Säuglinge und Kleinkinder viel Zeit in der Nähe ihrer Bezugsperson verbringen, genügt für sie ein kleines Zimmer mit Bett, Wickelplatz und Ablagen (Bild 3.17 → S. 44). Ein Mobile über dem Bettchen und einige einfache, klare Bilder an den einfarbigen Wänden sorgen für Abwechslung und Unterhaltung.

Das **Babybett** sollte durch eine kleine Liegefläche ein Gefühl von Geborgenheit und Nestwärme vermitteln. Eine praktische Alternative für die ersten Monate ist ein Babykörbchen oder ein Stubenwagen, der an verschiedenen Orten der Wohnung stehen kann. Meist werden jedoch Kinderbetten mit Holzgitter verwendet. Aus Sicherheitsgründen darf der Abstand der Gitterstäbe nur maximal 7,5 cm betragen, weil das Kind sonst seinen Kopf durchstecken und sich verletzen könnte. Die höhenverstellbare Liegefläche kann zu Anfang hoch eingestellt werden, um ein tiefes Bücken beim Ablegen des Säuglings ins Bett zu vermeiden. Spätestens wenn das Kind sich hochziehen kann, muss die Unterlage jedoch tiefer gestellt werden.

Das Bett wird mit einer nicht zu harten Matratze ausgestattet, die durch ein saugfähiges, kochfestes Moltontuch vor Nässe geschützt wird. Darüber wird ein Betttuch aus Baumwolle gespannt. Ein wärmender Babyschlafsack ist in der Regel zum Schlafen ausreichend (Bild 3.18).

Auf ein Kopfkissen sollte verzichtet werden, da dadurch eine übermäßige Krümmung der noch weichen Wirbelsäule des Kindes gefördert wird. Außerdem könnte das Kind darin in ungünstigen Positionen ersticken.

Der **Wickelplatz** des Säuglings sollte sauber, warm und weich gestaltet werden. Neben einer blendfreien Beleuchtung sollte auf eine ausreichende Arbeitshöhe für eine rückenschonende Haltung bei der Babypflege (→ S. 293) geachtet werden. Der Wickeltisch wird mit einer abwaschbaren Schaumstoffauflage gepolstert, die zusätzlich mit einem Frottier- oder Baumwolltuch abgedeckt werden sollte. Ablagen für Kleidung, Windeln und Pflegeprodukte sowie ein Windeleimer sollten sich in unmittelbarer Greifnähe zum Wickelplatz befinden. Ein Wärmestrahler über der Wickelfläche verhindert das rasche Auskühlen des Babys beim Waschen, Wickeln und Schmusen.

Viel wichtiger als eine formvollendete Einrichtung sind das Raumklima und die Sicherheit des Kindes. Die Raumtemperatur sollte tagsüber 20–22 °C betragen und ist in der Nacht auf 16–18 °C abzusenken (→ S. 294). Während des regelmäßigen Lüftens sollte sich das Baby in einem anderen Raum aufhalten, um es vor Kälte und Zugluft zu schützen. Elektrogeräte im Kinderzimmer sind umstritten. Zwar ist die mögliche Gefährdung durch Elektrosmog noch nicht ganz geklärt, aber mit dem Verzicht auf unnötige Elektrogeräte ist man in jedem Fall auf der sicheren Seite. Die Sicherheit hat bei der Einrichtung des Säuglings- und Kinderzimmers oberste Priorität:

- Fenster dürfen für das Kind nicht zu öffnen sein.
- Zimmertüren, Schubläden und Schranktüren werden mit speziellen Sperren gesichert, sodass sich Kinder nicht die Finger klemmen können.
- Offene Steckdosen werden durch Steckdosenschutz gesichert, elektrische Kabel und Stecker werden entfernt.
- Möbelkanten können nachträglich durch Kunststoffschienen gepolstert werden.
- Klettermöglichkeiten (offene Regale, Stühle und Hocker) sollten entfernt werden.
- Bei älteren Kindern können zwei bis drei Gitterstäbe des Bettchens entfernt werden. Durch die geschaffene Lücke kann das Kind das Bett ohne unfallträchtige Kletterversuche verlassen.
- Zimmerpflanzen sollten wegen der Blumenerde und eventueller Vergiftungsgefahr entfernt werden.

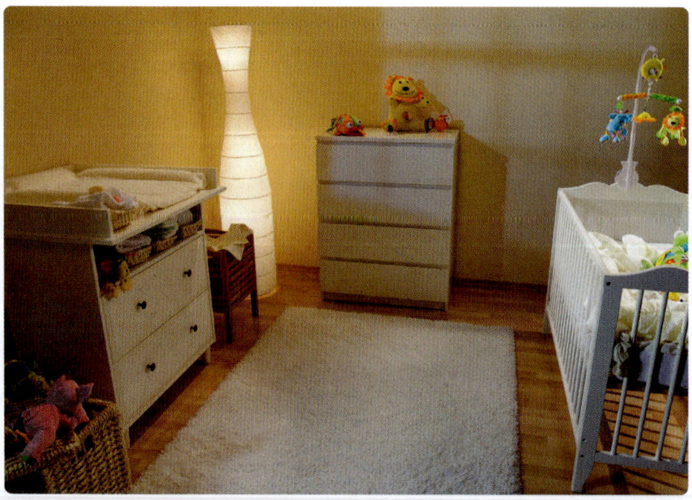

Bild 3.17 Säuglingszimmer

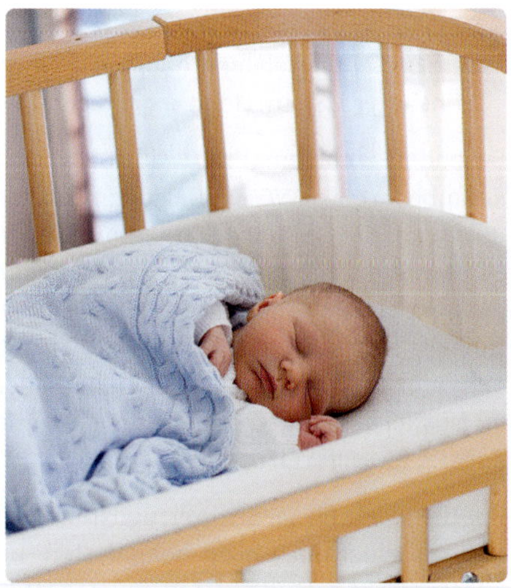

Bild 3.18 Säugling in sicherer Umgebung

Unterm Strich

- Klinisch genutzte Bereiche, in denen Untersuchungen und Beratungen sowie Behandlungen an Patienten stattfinden, müssen besondere Anforderungen an Hygiene und Sauberkeit erfüllen.
- Nicht klinisch genutzte Bereiche, in denen sich Patienten, Besucher, aber auch Mitarbeiter vorwiegend aufhalten, sind freundlich eingerichtet und sorgen für eine angenehm wohnliche Atmosphäre.
- Zu den technischen Funktionsbereichen gehören der Hygieneraum, das Labor und die Röntgenabteilung.
- Helle Kranken- und Pflegezimmer in ruhiger Lage verbinden hygienische Anforderungen mit einer harmonischen Einrichtung, die die Genesung und das Wohlbefinden fördert.
- Räume für behinderten- und altersgerechtes Wohnen sind so anzupassen, dass der Betroffene in seiner Selbstständigkeit im Alltag unterstützt und in seiner Bewegungsfreiheit nicht eingeschränkt wird.
- In allen Räumen müssen mögliche Gefährdungen für die Patienten/Bewohner (z. B. durch Stolper- oder Rutschfallen, elektrischen Strom sowie Kanten und Ecken) ausgeräumt werden.

Für die Paxis

1. Erkunden Sie Ihr Schulgebäude und stellen Sie fest, ob es für Rollstuhlfahrer geeignet ist. Wenn Ihnen Rollstühle zur Verfügung stehen, sollten Sie dies auch einmal in der Praxis ausprobieren. Notieren Sie mögliche Hindernisse und machen Sie Vorschläge für einfache Maßnahmen zur Umgestaltung.

2. a) Fertigen Sie eine Raumskizze der Praxis/Station an, auf der Sie arbeiten und benennen Sie die Räume. Markieren Sie in der Skizze die klinisch genutzten Bereiche rot, die nicht klinisch genutzten Bereiche blau und die Kranken- und Pflegezimmer grün.
   b) Erkunden Sie, welche Ausstattung bzw. Einrichtung in den einzelnen Räumen zu finden ist.

3. In den Arbeitsbereichen ist häufig schnelles und reibungsloses Handeln notwendig. An den meisten Arbeitsplätzen gibt es daher festgelegte Ordnungssysteme.
   a) Beschreiben Sie beispielhaft, wie die Arbeitsmittel, Instrumente und Materialien am Arbeitsplatz (z. B. Verbandraum, Labor) angeordnet sind und mit welchen Mitteln diese Anordnung gekennzeichnet ist.
   b) Was können Sie von Ihren Erkenntnissen als Anregung für die Ordnung an Ihrem häuslichen Schreibtisch übernehmen?
   c) Erstellen Sie eine Wege- oder Greifskizze für einen von Ihnen gewählten Arbeitsablauf (siehe Abb.). Notieren Sie dazu alle einzelnen Arbeitsschritte und Wege in einer Liste. Zeichnen Sie anschließend mithilfe dieser Notizen in einem Grundriss die einzelnen Wegstrecken ein.
   d) Wie können unnötige (Greif-)Wege vermieden und Arbeitsabläufe optimiert werden?

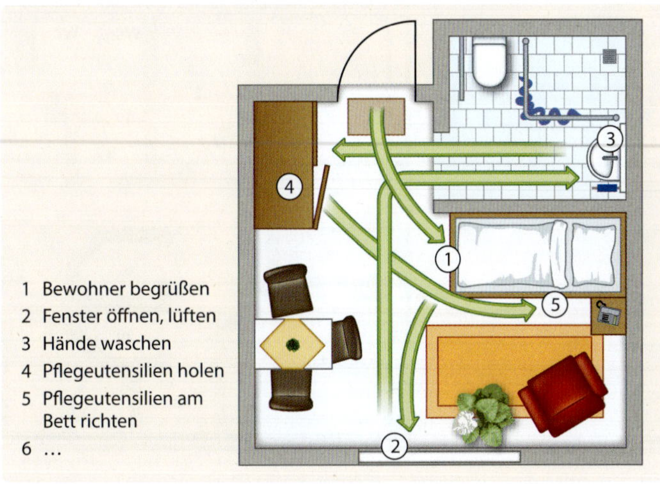

Aufgaben

1. Nennen Sie Gründe, warum es wichtig sein kann, für den Patienten eine „Wohlfühlatmosphäre" zu schaffen.
2. Nennen Sie wichtige Blut- und Urinuntersuchungen, die im Labor durchgeführt werden.
3. Begründen Sie Maßnahmen, die Patienten und Personal im Röntgenbereich vor unnötiger Strahlenbelastung schützen sollen.
4. ■ Beschreiben Sie Ihr Zimmer zu Hause und notieren Sie, wie die Einrichtung im Falle einer Pflegebedürftigkeit oder Bewegungsbehinderung verändert werden müsste.
5. ■ Welche Probleme und Gefahren brachten die früher üblichen Krankensäle mit bis zu 20 Patienten mit sich?
6. Sie beziehen neue Räumlichkeiten und sollen hier eine Arztpraxis einrichten (s. Abb. unten).
   a) Treffen Sie notwendige Vorüberlegungen: Welche Räume/Arbeitsbereiche werden benötigt?
   b) ■ Notieren Sie zu jeder Raumnummer den geeigneten Arbeitsbereich. Begründen Sie Ihre Planung.
   c) ■ Beschreiben Sie, welche Ausstattung bzw. Einrichtung für die verschiedenen Räume vorgesehen ist.
7. Legen Sie folgende Tabelle in Ihrem Heft an. Welche der aufgelisteten Einrichtungsgegenstände für ein häusliches Krankenzimmer sind aus Sicht des Patienten bzw. aus Sicht der Pflege wünschenswert (☺), störend (☹) oder unbedeutend (😐)?
   Begründen Sie Ihre Entscheidung.

	Sicht des Patienten	Sicht der Pflege	Begründung
Privates Bett			
Sessel			
Esstisch			
Topfpflanzen			
Teppichvorleger			
Stuhl			
Fernseher			
Haustier (Katze)			
Toilettenstuhl			
Nachttisch			
Klingelanlage			
Ablage für Pflegematerial			
Rollstuhl			
Schrank			

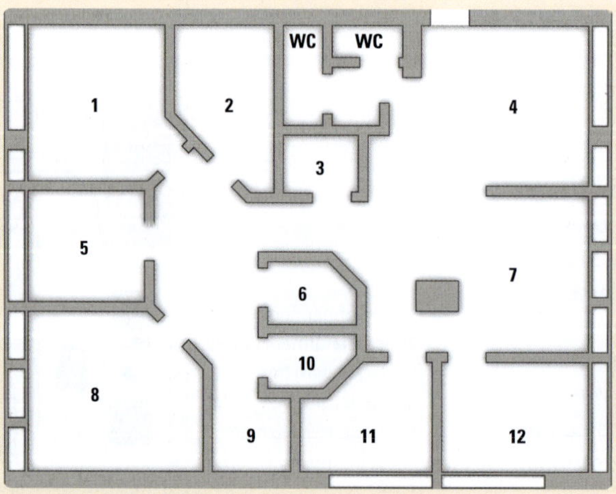

Planungen für ein Sommerfest

Das alljährlich stattfindende Sommerfest ist im Seniorenheim „Sonnenblick" inzwischen zur festen Tradition geworden. Auch in diesem Jahr sollen am ersten Sonntag im August wieder alle 30 Bewohner, von denen 10 auf einen Rollstuhl angewiesen und 4 bettlägerig sind, zusammen mit ihren Angehörigen einige schöne Stunden im Garten der Wohnanlage verbringen. Bei schlechtem Wetter steht der große Speisesaal der Einrichtung zur Verfügung.

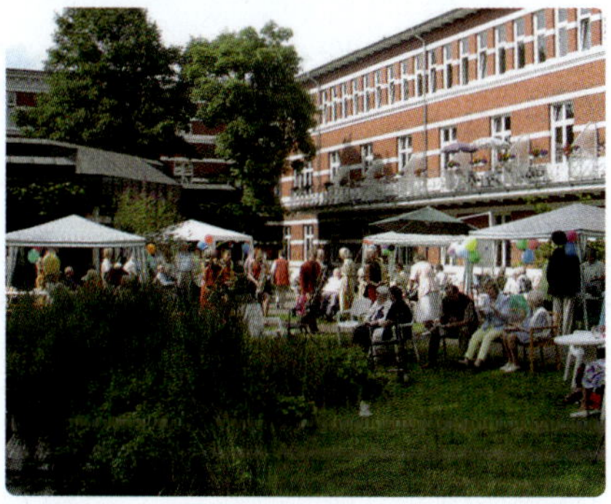

Für viele Bewohner ist das Fest ein Höhepunkt in den Sommermonaten. Sie freuen sich schon lange auf den Besuch ihrer Kinder und Enkel. Andere sehen dem Treiben beim Gedanken an die manchmal etwas lauten Kinder und Jugendlichen mit eher gemischten Gefühlen entgegen. Besonders für die älteren Bewohner ist die Teilnahme an einem solchen Fest oft recht anstrengend. Man beschließt, Organisationsteams zu bilden, die das Fest vorbereiten sollen. Unter anderem sind noch folgende Fragen offen:

- Welches Motto oder Thema könnte das Fest haben?
- Wie kann erreicht werden, dass das Fest für alle Teilnehmer und Altersgruppen zum schönen Erlebnis wird?
- Welches Programm (Musik, Vorführungen, Spiele) soll geboten werden?
- Wie gestaltet sich der genaue Festablauf? Neben Aktivitäten und Programmpunkten sollte auch an Zeit zum Ausruhen und für Gespräche gedacht werden.
- Wie könnte die Raumgestaltung/Dekoration aussehen?
- Welche Speisen und Getränke werden angeboten? Es sollte auch an Teilnehmer gedacht werden, die nicht alles essen können oder dürfen (z. B. Zuckerkranke oder Bewohner mit Sonderdiäten).
- Auf welche Weise können auch hilfs- und pflegebedürftige Bewohner ausreichend berücksichtigt werden und am Fest teilnehmen?

Aufgaben

1. Bilden Sie vier Planungsgruppen. Unabhängig voneinander planen jeweils zwei Gruppen das Gartenfest bei schönem Wetter und zwei Gruppen planen das Schlechtwetter-Fest im Speisesaal. Halten Sie Ihre Überlegungen möglichst konkret schriftlich fest.
2. Stellen Sie im Plenum die Festplanung der Teams vor und diskutieren Sie gemeinsam deren Stärken und eventuelle Schwachpunkte.
3. Abschließend müssen noch Einladungen geschrieben werden. Verfassen Sie eine Einladung (Brief oder Karte) für die Angehörigen und entwerfen Sie einen Aushang (Plakat) für die Bewohner der Einrichtung.

4 Das Praktikum

Julia (16 J.) besucht die Berufsfachschule für Gesundheit und Pflege. In wenigen Monaten steht ihr erstes Praktikum bevor. Schon in ihrer Hauptschulzeit hat sie ein Praktikum absolviert. Damals, im Kindergarten, hat es ihr nicht gut gefallen. Denn nur durch Zufall erhielt sie diesen Platz. Sie hatte sich zu spät um ein Praktikum gekümmert, das ihren Vorstellungen entsprach. Diesmal will sie es besser machen und sich früh genug um einen Platz im nahe gelegenen Krankenhaus kümmern. Julia freut sich auf das Praktikum – keine Schule, keine Hausaufgaben, neue Leute kennenlernen und endlich wie ihre älteren Freundinnen, die schon einen Ausbildungsplatz haben, morgens zur Arbeit gehen. Aber sie macht sich auch Gedanken: Soll sie sich schriftlich bewerben oder telefonisch? Und wenn man sie nicht nimmt? Wohin dann? Und außerdem: Mit Kindern spielen – das kann ja jeder, denkt Julia, aber im Krankenhaus? Was passiert, wenn sie Fehler macht? Was soll sie tun, wenn auffällt, dass sie eigentlich nicht viel von dem weiß, was auf der Station geschieht? Sie macht sich Sorgen, dass sie am Ende vielleicht eine schlechte Praktikumsbeurteilung erhält, mit der sie bei späteren Bewerbungen mehr Nachteile als Vorteile hat ...

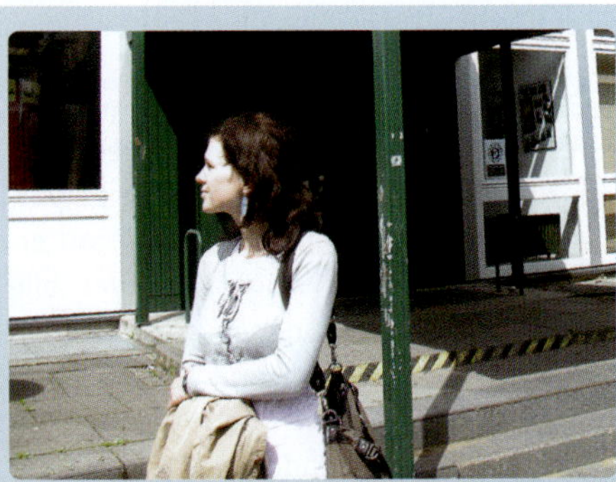

1. Beschreiben Sie die verschiedenen Gedanken, die Julia vor ihrem Praktikum durch den Kopf gehen.
2. Halten Sie die Befürchtungen für gerechtfertigt? Begründen Sie Ihre Ansicht.
3. Vervollständigen Sie die folgenden Sätze im Hinblick auf Ihre eigene Situation:
   - Wenn ich an mein zukünftiges Praktikum denke, freue ich mich besonders auf ...
   - Wenn ich an mein zukünftiges Praktikum denke, mache ich mir Sorgen wegen ...
   - Als ich mich um eine Praktikumsstelle bemüht habe, habe ich die Erfahrung gemacht, dass ...
4. Überlegen Sie: Welche Ziele verfolgen Sie persönlich mit Ihrem Praktikum?

4.1 Praktikum – von der Schule zum Beruf

www.arbeitsagentur.de (→ Privatpersonen → Schule, Ausbildung und Studium)

www.berufe.tv

Wer nach dem Besuch einer allgemeinbildenden Schule einen Beruf im Gesundheitswesen ausüben möchte, hat bereits eine erste, wichtige Entscheidung getroffen. Aber eine Entscheidung für das ganze Leben ist dies nicht. Denn der Weg zum „richtigen“ Beruf dauert oft Jahre und braucht nicht nur eine, sondern viele Entscheidungen. Die Entscheidung für einen bestimmten Praktikumsbetrieb ist eine von vielen.

Das Gesundheitswesen hält sehr unterschiedliche Praktikumsorte für interessierte Jugendliche bereit. „Ich informiere mich mal, welcher von den Berufen aussichtsreich und sicher ist, und dann suche ich mir davon einen für das Praktikum aus“. Schön, wenn die Wahl eines Berufs so einfach wäre. Doch wer im Reisebüro nach einem schönen Urlaubsort fragt, wird ebenfalls keine klare Antwort erhalten: Sommer oder Winter, Inland oder Ausland, Berge oder Meer, Kultur oder Animation – erst wenn man sich genau über die eigenen Vorstellungen im Klaren ist, kann man eine Entscheidung für den „richtigen“ Beruf im Gesundheitswesen treffen. Denn hier gibt es äußerst unterschiedliche Anforderungen an die Mitarbeiter (→ S. 9).

Dies wird auch ohne die Kenntnis beruflicher Details deutlich, wenn man beispielsweise die Tätigkeit in einer Apotheke mit der Tätigkeit in der Unfallambulanz eines Krankenhauses vergleicht (Bild 4.1).

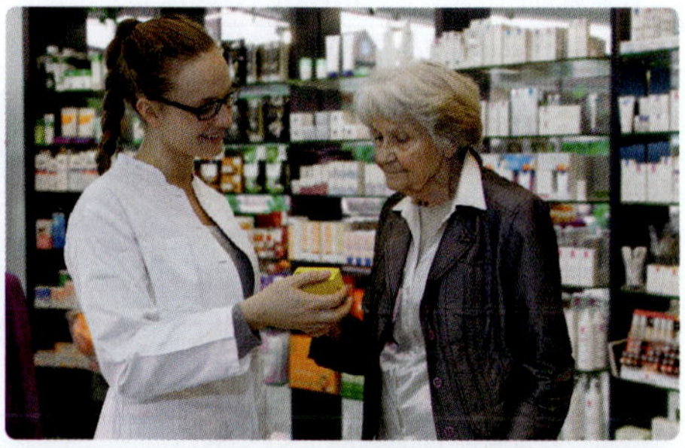

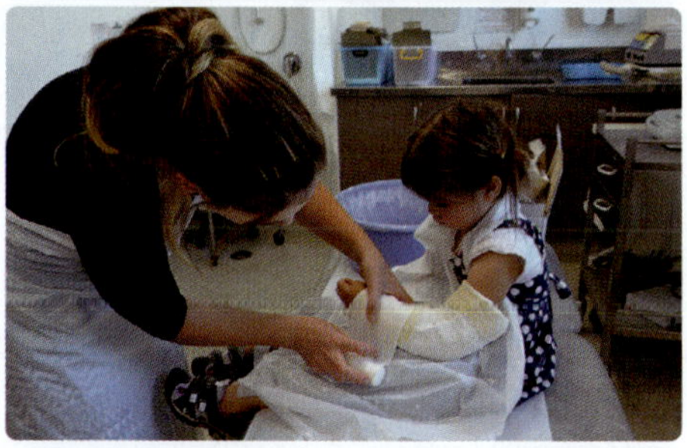

Bild 4.1 a) und b) Unterschiedliche Tätigkeiten im Gesundheitswesen

4.2 Ein Praktikum im Gesundheitswesen

Wer ein Praktikum im Gesundheitswesen absolviert, erhält die Gelegenheit, einen bestimmten Beruf „von innen" kennenzulernen. Er ist dabei, wenn Menschen in schwierigen Situationen beraten und begleitet werden oder assistiert bei deren Behandlung. Menschen helfen zu wollen und helfen zu können, ist sicher ein guter und notwendiger Grund, in diesem Berufsfeld tätig zu werden. Den meisten Schülern machen Praktika großen Spaß und helfen ihnen bei der Wahl des Berufs. Menschen helfen und eine sinnvolle Tätigkeit ausüben – wer wünscht sich das nicht?!

Aber oft ist es schwierig und belastend, mit kranken und hilfsbedürftigen Menschen umzugehen. Egal, ob Erfahrungen mit Menschen in einer Arztpraxis, im Krankenhaus, im Altenheim, in der Apotheke, im Rettungswagen oder anderswo gemacht werden – als Praktikant bemerkt man bald, an welch schwierigen Situationen und Schicksalen man manchmal teilnimmt.

Der traurige, allein gelassene Bewohner eines Altenheims, der aggressive Patient im Krankenhaus, der sich nicht helfen lassen will, ängstliche Angehörige kranker Patienten – verschiedene Arten menschlichen Verhaltens begegnen einem im Praktikum.

Selbst die Fachkräfte sind trotz ihrer Kenntnis und Erfahrung oft hilflos. Und trotzdem gibt es etwas, was dem Praktikum in medizinischen oder sozialen Berufen eine besondere Qualität gibt. Die Friseurin, die Verkäuferin, die Restaurantfachfrau – meist handelt es sich um oberflächliche Kontakte mit Kunden, die nach dem erfolgreichen Verkauf eines Produkts oder einer Dienstleistung wieder von der Bildfläche verschwinden. Bei den Berufen im Gesundheitswesen sind Leistung und Produkt jedoch anders zu bewerten: „Produkt" ist hier der Umgang mit dem Menschen, der Kontakt zu seinem Körper, seinen Sinnen und seiner Umgebung. Arbeit im Gesundheitswesen bedeutet: fachlich korrekte Arbeit und einfühlsame Kommunikation (Bild 4.2).

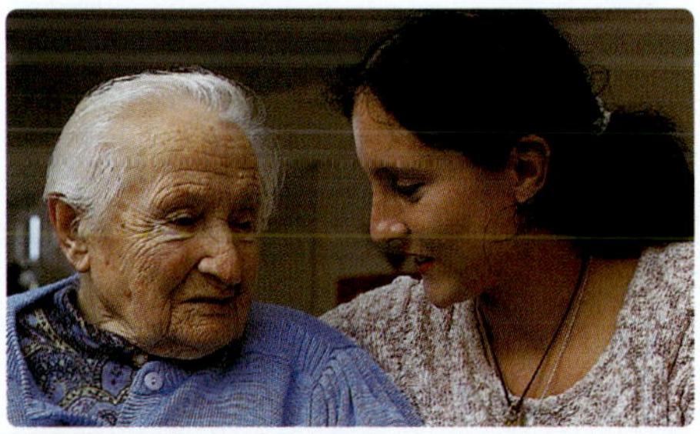

Bild 4.2 Kommunikation mit alten Menschen im Praktikum

Praktika geben Schülerinnen und Schülern die Chance, diese Erfahrungen selbst zu machen. Sie bieten die Möglichkeit, an verschiedenen Orten des Gesundheitswesens die Freude am Erfolg, aber auch Enttäuschungen zu erfahren. Die Kombination aus Schule und Praktikum kann zeigen, wie schwierig, aber auch erfüllend es sein kann, Wissen zu erwerben und an anderen Menschen anzuwenden. Dabei sollte das Praktikum möglichst in einem

Beruf ausgeübt werden, der den eigenen Zukunftsvorstellungen entspricht. Und wenn es am Ende „Spaß“ gemacht hat – umso besser. Aber ein Praktikum kann auch ein Erfolg sein, wenn es „keinen Spaß“ gemacht hat, indem es jemanden vor einer schnellen, aber falschen **Berufswahl** schützt.

Mit einem Praktikum kann man somit mehrere Ziele erreichen:

- die Wirklichkeit eines Berufs erleben
- angenehme und unangenehme Seiten eines Berufs erfahren (z. B. Dankbarkeit oder Unfreundlichkeit von Patienten)
- Erfahrungen im Umgang mit Menschen sammeln (z. B. mit alten Menschen)
- persönliche Stärken und Schwächen kennenlernen (z. B. Geduld oder Ungeduld im Umgang mit kranken Menschen oder Kindern)
- schulisches Wissen in der Praxis anwenden (z. B. Blutdruck messen)
- in einem Team mitarbeiten
- einen Acht-Stunden-Tag erleben
- über Erfahrungen berichten können (Praktikumsbericht → S. 53)
- sich beurteilen lassen (Praktikumsbeurteilung → S. 54)
- die Chancen für eine erfolgreiche Bewerbung um eine Ausbildungsstelle verbessern (z. B. durch interessierte und engagierte Mitarbeit)

4.3 Vor dem Praktikum

4.3.1 Informationsquellen nutzen

Manchmal ist es schwierig, einen geeigneten **Praktikumsbetrieb** zu finden. Einerseits soll er den eigenen Vorstellungen bezüglich des Einsatzfeldes entsprechen (z. B. Tätigkeit in einem Krankenhaus). Andererseits müssen die äußeren Rahmenbedingungen stimmen (z. B. Entfernung vom Wohnort, evtl. Erreichbarkeit mit öffentlichen Verkehrsmitteln). Man sollte die Suche jedoch nicht zu früh aufgeben, sondern zunächst alle Wege nutzen, um mögliche Praktikumsbetriebe in Erfahrung zu bringen.

Folgende Informationsquellen bieten sich zur Suche geeigneter Einrichtungen an:

- Eltern, Verwandte, Nachbarn, Lehrer, Freunde, Mitschüler (z. B. aus Vorgängerklassen)
- Bundesagentur für Arbeit, Berufsberatung
- Internetseiten (z. B. www.planet-beruf.de; www.heimverzeichnis.de; www.stiftung-gesundheit.de/arzt-auskunft.htm)

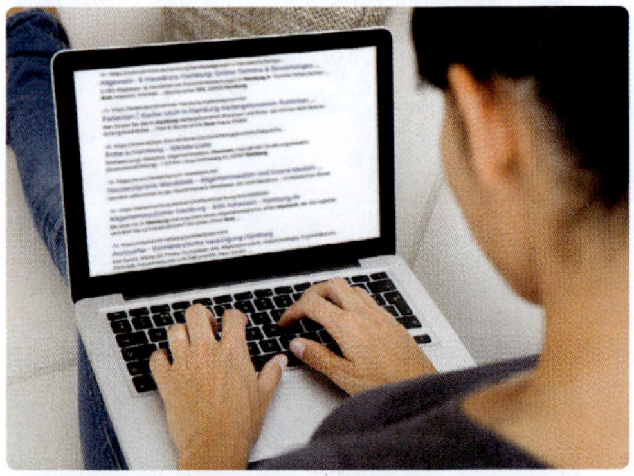

Bild 4.3 Branchensuche im Internet

Findet sich dennoch kein geeigneter Betrieb, muss unter Umständen auf ein verwandtes, aber dennoch geeignetes Tätigkeitsgebiet ausgewichen werden (z. B. Kinderarztpraxis statt Säuglingsstation eines Krankenhauses).

4.3.2 Die telefonische Bewerbung

Für die Suche nach einem Praktikumsplatz gilt das Gleiche wie für die Suche nach anderen Arbeitsstellen: Wer arbeiten möchte, muss sich informieren und bewerben. Hierfür eignen sich grundsätzlich verschiedene Wege:

- das persönliche Vorstellungsgespräch im Betrieb
- das Bewerbungsschreiben per Post oder E-Mail
- der Telefonanruf

Für persönliche Vorstellungsgespräche und Bewerbungsschreiben gelten hinsichtlich einer Praktikumsstelle die gleichen Grundregeln wie für Ausbildungs- oder Arbeitsplätze (genaue Informationen zum Verfassen eines Bewerbungsschreibens erhalten Sie z. B. von Ihrem Deutschlehrer). Im Hinblick auf ein Praktikum eignet sich eventuell eine E-Mail, um vorab anzufragen, ob überhaupt Praktikumsplätze angeboten werden.

Checkliste „Telefonische Bewerbung“

Anfrage nach einem Praktikumsplatz als ...
Informieren Sie sich zuvor über die genaue Berufsbezeichnung Ihrer gewünschten Praktikumstätigkeit. So zeigen Sie, dass Sie informiert sind, und können, falls nötig, an die richtige Abteilung weitervermittelt werden.

Lassen Sie sich mit der zuständigen Abteilung bzw. Person verbinden. Notieren Sie den Namen. Wenn Sie ihn nicht verstanden haben, fragen Sie nach.

Stellen Sie sich mit Ihrem Vor- und Zunamen vor. Nennen Sie auch den Namen Ihrer Schule sowie die Klasse bzw. Schulform, die Sie besuchen.

Nennen Sie den Zeitraum, in dem das Praktikum stattfinden soll. (Vom ... bis zum ...)

Gegebenenfalls weitere Details erfragen, z. B.:

- Welche Voraussetzungen muss ich/die Schule erfüllen? (z. B. Mindestalter, Impfungen, Schutzkleidung, Hygienebelehrungen)
- Möchten Sie, dass ich Ihnen Bewerbungsunterlagen zuschicke? (Was genau soll geschickt werden, an wen, bis wann?)
- Darf ich mich bei einem Gespräch vorstellen? (Wann? Wo? Bei wem?)

Abschluss:
Dank für die Informationen/das Telefongespräch, freundliche Verabschiedung

Um den Bewerbungsaufwand für Schüler und Betriebe in vertretbarem Rahmen zu halten, bieten sich neben dem persönlichen Erscheinen im Betrieb in vielen Fällen Telefongespräche an, um sich über das Angebot an Praktikumsplätzen zu informieren. Die Checkliste gibt einen Überblick über das geeignete Vorgehen bei einem Anruf.

Wichtig: Machen Sie sich unbedingt Notizen zu jedem Telefongespräch, das Sie führen. Nur so behalten Sie den Überblick über die vielen Informationen (Bild 4.4).

Wenn Sie später Informationen verwechseln, erwecken Sie bei der Einrichtung den Eindruck, schlecht orientiert zu sein. Dadurch vermindern Sie Ihre Chance auf den Praktikumsplatz.

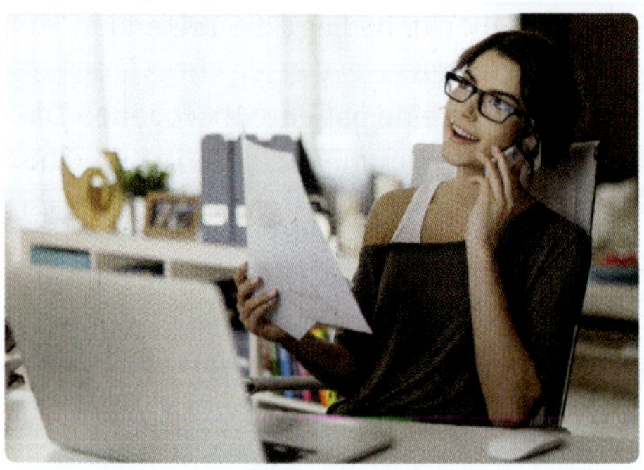

Bild 4.4 Telefonische Bewerbung

4.4 Während des Praktikums

Praktikant und Patient

Für viele ist das Praktikum der erste direkte Kontakt mit dem ausgewählten Beruf. Manche haben deshalb Angst, in bestimmten Situationen Patienten gegenüber fachlich nicht kompetent zu erscheinen oder gar zu versagen. Aus diesem Grund muss sich jeder Praktikant über seine (verständlichen) Wissenslücken im Klaren sein. Es hilft niemandem, wenn der Praktikant sich zurückzieht, weil er Angst hat, Fehler zu machen. Für viele Situationen kann eine zuvor „zurechtgelegte“ Äußerung Sicherheit verschaffen, z. B.: „Ich arbeite hier als Praktikantin. Ihre Frage kann ich leider nicht beantworten. Ich schicke aber eine Kollegin, die Ihnen weiterhelfen kann.“ Auch ein Namensschild, auf dem die Bezeichnung „Praktikant“ zu lesen ist, vermeidet manche Missverständnisse (Bild 4.5).

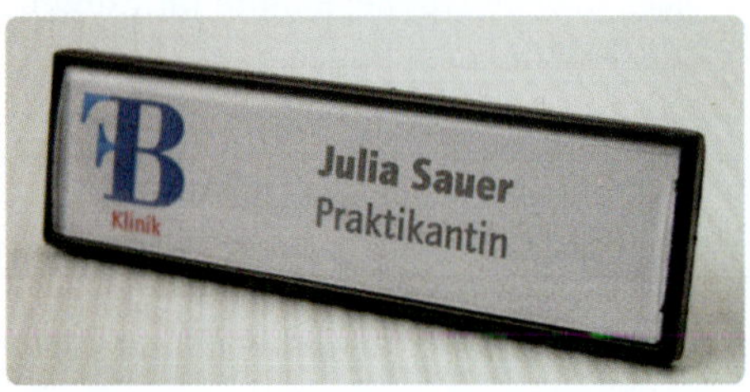

Bild 4.5 Namensschild einer Praktikantin

Praktikant und Mitarbeiter

Die meisten Betriebe sehen einen Praktikumsbetreuer für den Praktikanten vor. Er kümmert sich um die Belange des Praktikanten, indem er, soweit der Dienstplan dies zulässt, mit ihm zusammenarbeitet. Wenn ein solcher Betreuer fehlt, sollten Praktikanten versuchen, einen Ansprechpartner im Team für sich zu finden, der sich für ihre Fragen und Wünsche verantwortlich fühlt.

Praktikanten äußern nach ihrem Praktikum manchmal das Gefühl, zu Beginn ihrer Praktikumszeit nicht willkommen gewesen zu sein. Doch dieser Eindruck täuscht vielfach. Als Praktikant muss man sich darüber im Klaren sein, dass Mitarbeiter einer Einrichtung einen neuen Praktikanten zunächst einmal „mit Vorsicht genießen". Erst nach und nach werden ihm dann kleinere, später evtl. größere Aufgaben übertragen. Und Praktikanten, die als „Alleskönner" und „Besserwisser" auftreten (z. B.: „Mein Onkel ist auch Krankenpfleger, ich weiß Bescheid"), erhalten vom Fachpersonal sicher nicht die Zuwendung, die sie sich wünschen ...

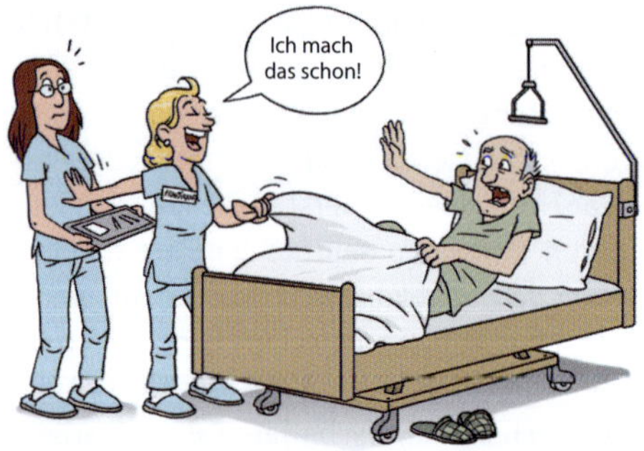

Ein Praktikant kann sich jedoch leicht in das Team integrieren, indem er sich interessiert und engagiert zeigt. Dies bedeutet beispielsweise:

- Arbeitsabläufe genau beobachten.
- Nach Gründen für bestimmte Tätigkeiten oder Maßnahmen fragen.

> „Warum musste dieser Patient vor der Blutentnahme die Faust mehrmals öffnen und schließen?"; „Wozu bekommt die Patientin dieses Medikament?"

- Anfallende Arbeiten erkennen und deren Durchführung anbieten.

> „Soll ich schon mal die Akte von Herrn Hüls raussuchen? Er steht als nächster im Terminplaner."

- Bereit sein, auch (nicht nur!) unangenehme Arbeiten durchzuführen, die mit der beruflichen Tätigkeit im Zusammenhang stehen (z. B. Reinigungs- oder Aufräumarbeiten).
- Freundliches und höfliches Auftreten gegenüber Vorgesetzten, Kollegen und Patienten. Dazu die Namen der Personen merken, sie mit ihrem Namen ansprechen und bei Fragen, Wünschen oder Aufforderungen stets die Worte „Bitte" und „Danke" verwenden.

> „Schwester Monika, könnten Sie mir bitte die Blutdruckmessung erklären, wenn Sie bei Herrn Sörensen messen?" „Das wäre nett, vielen Dank."

Die Schweigepflicht

Patienten in medizinischen Einrichtungen haben ein Recht darauf, dass sämtliche Daten und Vorgänge über ihre Person geheim gehalten werden. Auch Praktikanten in medizinischen Einrichtungen müssen sich an diese Pflicht halten.

Wenn die Schweigepflicht absichtlich oder unabsichtlich gebrochen wird, zerstört dies das Vertrauensverhältnis zwischen dem Patienten und der Einrichtung (z. B. einer Arztpraxis). Außerdem kann die Missachtung der Schweigepflicht rechtliche Konsequenzen haben.

Praktikanten in medizinischen Einrichtungen sollten daher unbedingt die folgenden Hinweise beachten:

- Geben Sie keine patientenbezogenen Daten oder Informationen an Dritte weiter.

> „Hi, Laura, heute Morgen war deine Nachbarin, Frau Sievert, in der Praxis, in der ich Praktikum mache. Also, ich kann dir sagen, das Bein sah gar nicht gut aus. Muss wahrscheinlich operiert werden."

- Achten Sie darauf, dass Sie die Türen zu Räumen schließen, in denen sich Patienten aufhalten.
- Sprechen Sie in einem besetzten Zimmer oder Untersuchungsraum nicht über andere Patienten.
- Wenn Sie in Mehrbettzimmern, hinter Vorhängen oder im Bereich offener Anmeldungen persönliche Daten oder Informationen mit Patienten besprechen: Sprechen Sie leise oder suchen Sie einen abgelegenen Bereich bzw. ein anderes Zimmer auf.

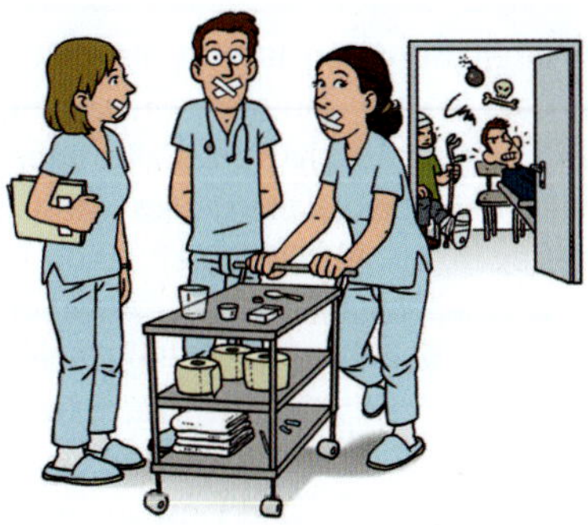

- Lassen Sie keine Briefe oder Patientenakten offen liegen (z. B. auf dem Anmeldetresen).
- Wenn Sie unsicher sind, ob Sie als Praktikant bestimmte Informationen weitergeben dürfen, fragen Sie unbedingt das Fachpersonal.

Der Praktikumsbericht

Während und nach dem Praktikum sollte jeder Praktikant an seinem persönlichen Praktikumsbericht schreiben. Dies hat den Sinn, dass man sich die verschiedenen Bereiche des Berufs nochmals ins Gedächtnis ruft und einzelne Tätigkeiten detailliert beschreibt. Außerdem soll der Praktikumsbericht dazu dienen, sich in Ruhe eigene Gedanken zur Berufswahl zu machen und zu prüfen, ob die bisherigen Vorstellungen mit der Realität übereinstimmen.

Mögliche Gliederungspunkte eines Praktikumsberichts sind:

Mögliche Gliederung eines Praktikumsberichts

Titelblatt
Enthält den Namen des Praktikanten, die Bezeichnung der Praktikumseinrichtung und den Praktikumszeitraum. Außerdem den Namen der Schule sowie die Klasse bzw. Schulform. Das Titelblatt kann kreativ gestaltet werden.

Inhaltsverzeichnis
Enthält alle Gliederungspunkte des Praktikumsberichts einschließlich des Inhaltsverzeichnisses mit der jeweiligen Seitenzahl.

Beschreibung der Einrichtung bzw. des Betriebs
Aufgabengebiet des Betriebs, Größe der Einrichtung, Aufteilung in verschiedene Abteilungen, Stationen oder Gruppen usw.

Beschreibung eines typischen Tagesablaufs während des Praktikums
Z. B. Arbeitsbeginn, Auflistung und Kurzbeschreibung verschiedener Tätigkeiten mit Zeitangabe, Pausenzeiten, Arbeitsende.

Tätigkeitsbeschreibung
Genaue Beschreibung einer oder mehrerer verschiedener Tätigkeiten, die während des Praktikums häufig durchgeführt wurden oder die besonders interessant oder beeindruckend waren. (Genaue Informationen zum Aufbau einer Tätigkeitsbeschreibung erhalten Sie von einem Deutschlehrer.) Eventuell können hier auch besondere Erfahrungen im Umgang mit Patienten, Kollegen oder anderen Personen beschrieben werden, wenn sie eine allgemeine Bedeutung für den Beruf haben.

Rückblick
Bewertung der Erfahrungen im Praktikum. Was hat Ihnen im Praktikum gut gefallen und wird in guter Erinnerung bleiben? Was hat Ihnen nicht gut gefallen und wird in schlechter Erinnerung bleiben? Hat das Praktikum dazu beigetragen, den „richtigen" Beruf zu finden?

Anhang
Hier können Zeichnungen, Ausschnitte aus Broschüren oder Fotos eingefügt werden, die einen Bezug zum Praktikumsbericht haben.

Nähere Details zu Form, Umfang und Inhalt des Praktikumsberichts regeln die Schulen.

4.5 Nach dem Praktikum

Praktikumsbeurteilung

Egal, ob das Praktikum im Rahmen einer schulischen Ausbildung oder privat absolviert wird: Praktikanten sollten darauf achten, dass sie am Ende des Praktikums eine Beurteilung der Praktikumseinrichtung erhalten, die mindestens folgende Informationen enthält:

- Name und Anschrift der Einrichtung
- Name des Praktikanten
- Praktikumszeitraum
- genaue Beschreibung des Einsatzgebiets (z. B. Dementenbetreuung, Säuglingspflege)
- Beurteilung von Pünktlichkeit, Einsatzbereitschaft und Interesse an der Arbeit
- Beurteilung des Umgangs mit Patienten/Bewohnern
- Beurteilung des Verhaltens gegenüber Mitarbeitern
- Beurteilung der Selbstständigkeit bei der Arbeit (soweit im Praktikum möglich)
- Fehlzeiten während des Praktikums
- Gesamtbeurteilung (evtl. als Note)

Praktikumsbeurteilungen erfüllen zum einen den Zweck des Nachweises, dass ein Praktikum absolviert wurde. Darüber hinaus können sie dem Praktikanten bei zukünftigen Bewerbungen eine große Hilfe sein. Vor allem gute Praktikumsbeurteilungen sind bei potenziellen Arbeitgebern oft ein Kriterium für die Auswahl von Auszubildenden.

Kontakte pflegen

Wer Interesse daran hat, im Praktikumsbetrieb oder in einer ähnlichen Einrichtung eine Ausbildung zu absolvieren, sollte unbedingt den Kontakt beibehalten. Dies kann durch Nachfragen zur Ausbildungssituation im Betrieb geschehen oder durch das Angebot, dort eine (bezahlte oder unbezahlte) Nebentätigkeit in der Freizeit auszuüben. Auch freiwillige Praktika, z. B. in der Ferienzeit, sind ein Beweis für großes Interesse und Einsatzbereitschaft eines Bewerbers um einen Ausbildungsplatz.

Unterm Strich

- Die Entscheidung für einen Praktikumsplatz ist eine von vielen Entscheidungen auf dem Weg zu einem passenden Beruf im Gesundheitswesen.
- Bei der Auswahl sollten die eigenen Stärken und Schwächen berücksichtigt werden.
- Wenn Sie sich für einen Praktikumsplatz bewerben, egal ob persönlich oder telefonisch, denken Sie daran: „Für den ersten Eindruck gibt es keine zweite Chance.“ Bereiten Sie sich deshalb gewissenhaft auf das Gespräch/Telefonat vor (→ S. 51).
- Seien Sie während des Praktikums ehrlich und aufrichtig zu Patienten, wenn Sie etwas nicht wissen/können. Oftmals helfen vorher „zurechtgelegte“ Äußerungen wie z. B.: „Ich bin Praktikantin. Ihre Frage kann ich deshalb nicht beantworten. Ich frage aber gleich nach und komme dann wieder zu Ihnen.“
- Zeigen Sie sich Kolleginnen und Kollegen gegenüber hilfsbereit. Beobachten Sie Arbeitsabläufe und bieten Sie so oft wie möglich Ihre Mithilfe an.
- Weigern Sie sich nicht, auch unangenehme Tätigkeiten auszuüben (Aufräumen, Reinigen usw.). Sie gehören zum Aufgabenfeld der Pflege dazu. Nur wenn diese Tätigkeiten überhand nehmen, sollten Sie das sachliche Gespräch mit Ihrer betreuenden Fachkraft suchen.
- Denken Sie stets an die Schweigepflicht!
- Sie haben Anspruch auf eine Praktikumsbeurteilung. Sprechen Sie Ihre/n Vorgesetzte/n rechtzeitig vor Ablauf des Praktikums darauf an.
- Wenn Ihnen das Praktikum gefallen hat, nutzen Sie die bestehende Verbindung, indem Sie den Kontakt zur Einrichtung pflegen. Weitere freiwillige Praktika in der Einrichtung während der Ferienzeit oder eine Nebentätigkeit in der Freizeit sind ein Beweis für Ihr Interesse an einem Ausbildungsplatz.

Für die Praxis

1. Führen Sie im Rollenspiel mit einem Mitschüler ein telefonisches Gespräch zur Bewerbung um einen Ausbildungsplatz zwischen Praktikumsbewerber und Arbeitgeber. Führen Sie das Gespräch zunächst ohne weitere Hilfsmittel. Nutzen Sie dann in einem zweiten Versuch die Checkliste von S. 51. Ein Beobachter soll sich während der Telefonate Notizen machen und anschließend die unterschiedlichen Ergebnisse beider Gespräche herausstellen.

2. Üben Sie zu zweit in einem Rollenspiel (Arbeitgeber/Praktikumsbewerber) ein Bewerbungsgespräch in einem Altenheim, Krankenhaus oder einer Arztpraxis. Zwei weitere Mitschüler beobachten das Gespräch und geben den Spielern Rückmeldung oder Verbesserungsvorschläge zu ihrem Verhalten. Anschließend wechseln Akteure und Beobachter.

3. Vermutlich haben Sie und Ihre Mitschüler sich schon über Ihren zukünftigen Praktikumsbetrieb informiert. Tauschen Sie sich in Kleingruppen gegenseitig z. B. über folgende Details aus:
   - Wie heißt die Einrichtung/die Abteilung/der Wohnbereich?
   - Welche Berufsgruppen arbeiten dort? Welche Aufgaben haben sie jeweils?
   - Was weiß ich über die Patienten/Bewohner?
   - Welche Aufgaben/Tätigkeiten werde ich voraussichtlich im Praktikum übernehmen können?

   Notieren Sie weitere Details, über die Sie berichten können.

4. Denken Sie in Kleingruppen über die unterschiedlichen Erwartungen nach, die Patienten an Mitarbeiter haben und die Sie als Mitarbeiter/zukünftiger Praktikant an Patienten haben.
   Präsentieren Sie Ihre Gedanken auf einem Plakat, auf dem Sie diese Erwartungen einander gegenüberstellen:

Patienten erwarten von mir, dass ich ...	Ich erwarte von Patienten, dass sie ...

Aufgaben

1. Benennen Sie verschiedene Berufe des Gesundheitswesens und ordnen Sie ihnen eine passende Eigenschaft zu, über die Mitarbeiter verfügen sollten (Beispiel: Altenpfleger – Geduld).
2. Welche Informationsquellen können Sie nutzen, um geeignete Praktikumsbetriebe in Ihrer Nähe zu finden?
3. Überlegen Sie gemeinsam, welches äußere Erscheinungsbild für ein Bewerbungsgespräch geeignet ist. Berücksichtigen Sie Kleidung, Frisur, Schmuck usw.
4. Außer den Patienten gibt es noch weitere Personengruppen aus Ihrem Umfeld, die Erwartungen an Sie bezüglich des Praktikums haben könnten (z. B. Eltern, Stationsleitung u. a.). Notieren Sie die Erwartungen, die die verschiedenen Personengruppen an Sie haben könnten.
5. ■ In der Vergangenheit haben Sie wahrscheinlich schon einmal ein Praktikum absolviert und einen Bericht geschrieben. Vergleichen Sie diesen Bericht mit der auf S. 53 vorgeschlagenen Gliederung. Worin bestehen Gemeinsamkeiten und Unterschiede? Machen Sie evtl. neue Vorschläge für mögliche Gliederungspunkte eines Praktikumsberichts.
6. ■ Seien Sie kreativ und gestalten Sie ein Titelblatt für Ihren Praktikumsbericht.
7. Erläutern Sie, was gemeint ist, wenn man von der „Kontaktpflege" zu einem Praktikumsbetrieb spricht.
8. ■ Machen Sie Julia (→ S. 48) Vorschläge, wie sie mit den von ihr beschriebenen Problemen umgehen könnte.

Christian (17 Jahre) erzählt von seinem Praktikum

Susanne, die examinierte Pflegefachfrau auf meiner Station, sagte zu mir, ich solle bei Frau T. den Blutdruck messen. Gestern hatte ich ihr erzählt, dass wir das in der Schule gelernt hätten. Ich war zwar etwas nervös, ging aber dennoch mit dem Blutdruckmessgerät zu Frau T. Sie war aufgeregt und sagte zu mir: „Das wird aber auch Zeit, dass Sie kommen! Ihre Kollegin, Schwester Susanne, war gestern viel eher bei mir." Ich versuchte, sie zu beruhigen und sagte, dass wir sie nicht vergessen würden.

Ich legte die Blutdruckmanschette um ihren Oberarm und begann mit der Messung. Frau T: „Wozu wird hier eigentlich so oft der Blutdruck gemessen? Reicht das nicht auch einmal in der Woche?" Ich wusste keine Antwort und sagte: „Schwester Susanne will das so." Ich bat Frau T., für einen Moment ruhig zu sein, damit ich die Töne besser hören könne. Sie hörte aber nicht auf zu reden: „Darf ich auch mal hören? Das ist schließlich mein Blutdruck. Warum legen Sie eigentlich immer Ihre Finger an mein Handgelenk? Sie sollen doch Blutdruck messen und nicht Puls fühlen, oder? Warum hören Sie da eigentlich was? Können Sie den Blutdruck nicht an dem Zeiger da ablesen? Und überhaupt: Schwester Susanne hat das gestern ganz anders gemacht. Aua, jetzt tun Sie mir auch noch weh! Das ist viel zu eng aufgepumpt!"

„Ruhe!", schrie ich laut. Für einen Moment sagte Frau T. nichts. „180 zu 110", sagte ich. Ich hatte das Stethoskop noch in den Ohren, da hörte ich sie schon rufen: „Oh Gott, das ist ja höher als gestern, was bedeutet das jetzt? Ist es sehr schlimm? Was machen wir jetzt?"

Ohne ein Wort zu sagen, ging ich aus dem Zimmer. Ich war wütend auf Frau T. und auf mich. Sie hatte so viele Fragen, ich hatte so wenig Antworten.

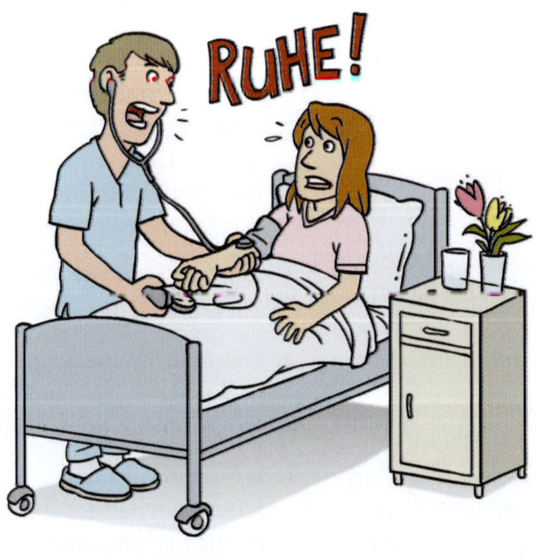

Ich teilte Susanne das Messergebnis mit, sie übertrug es in die Dokumentation. Dann sprach ich mit Susanne über Frau T. und wie sie mich durch ihr ständiges Gequatsche gereizt hatte. Ich merkte, dass manche ihrer Fragen irgendwie berechtigt waren. Ich wusste eigentlich sogar die Antworten, aber mit der Situation am Bett war ich total überfordert gewesen. Deshalb war es gut, dass Susanne sich die Zeit nahm, mit mir darüber zu reden, wie man sich in solchen Situationen Patienten gegenüber verhält.

Aufgaben

1. Wie beurteilen Sie das Verhalten der Patientin Frau T.? Haben Sie Verständnis für ihr Verhalten? Begründen Sie Ihre Ansicht.
2. Wie beurteilen Sie das Verhalten des Praktikanten Christian? Haben Sie Verständnis für sein Verhalten? Begründen Sie Ihre Ansicht.
3. Hätte Christian Ihrer Meinung nach in bestimmten Situationen anders reagieren sollen? Notieren Sie Tipps in Partnerarbeit. Diskutieren Sie diese anschließend in der Klasse.
4. Im vorliegenden Fall reden Praktikant Christian und Patientin Frau T. von „Schwester Susanne". Es kommt jedoch auch häufig vor, dass Patienten/Bewohner in solchen Gesprächen den Namen weglassen und nur unpersönlich von „die Schwester" sprechen. Manche Pflegefachkräfte finden es nicht gut, wenn sie nicht mit ihrem richtigen Namen angesprochen werden. Tauschen Sie sich in Kleingruppen über dieses Thema aus und notieren Sie Ihre Ansichten zu folgenden Fragen:
   - Warum stört es manche Menschen, wenn sie „Schweeeester" gerufen werden? Würde es Sie auch stören?
   - Welche anderen Anredeformen für Personal im Gesundheitswesen kennen Sie?
   - Welchen Unterschied macht es für Sie bzw. den Patienten/Bewohner, wenn die namentliche Anrede gegenüber der unpersönlichen Anrede (z. B. „Schwester") benutzt wird?
5. Beantworten Sie die Fragen zur Blutdruckmessung, die Frau T. an Christian stellt. Nutzen Sie falls nötig auch die Informationen zur Puls- und Blutdruckmessung aus Kapitel 11.8.1 und 11.8.2.

5 Mit Menschen kommunizieren

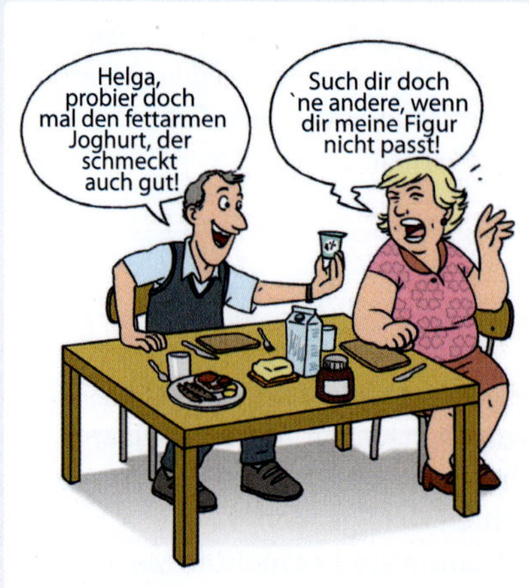
Helga, probier doch mal den fettarmen Joghurt, der schmeckt auch gut!
Such dir doch 'ne andere, wenn dir meine Figur nicht passt!

1. Beschreiben Sie die dargestellte Situation. Wie erklären Sie sich die Reaktion von Helga?
2. Woran erkennen Sie die momentane Stimmung der beiden?
3. Hätte der Mann den Konflikt vermeiden können? Wenn ja, wie? Notieren Sie Vorschläge.
4. Wie könnte Helga anders reagieren? Notieren Sie Vorschläge.
5. Kennen Sie ähnliche Situationen, in denen es zu Missverständnissen kam? Berichten Sie darüber. Worin lagen Ihrer Meinung nach die Ursachen?

Kommunikation bedeutet, sich mit anderen Menschen zu verständigen. Die **verbale Kommunikation** (verb = Wort) geschieht im persönlichen Gespräch, Telefonaten, Kurznachrichten oder mithilfe von Büchern und Zeitschriften. Mit **nonverbaler Kommunikation** ist die Körperhaltung, Mimik und Gestik gemeint. Auch Symbole und Berührungen der Haut zählen dazu. Stimmlage, Lautstärke, Sprechtempo und Betonung sind Merkmale der **paraverbalen Kommunikation**. Ebenso wie die nonverbaler Kommunikation geschieht sie oft unbewusst.

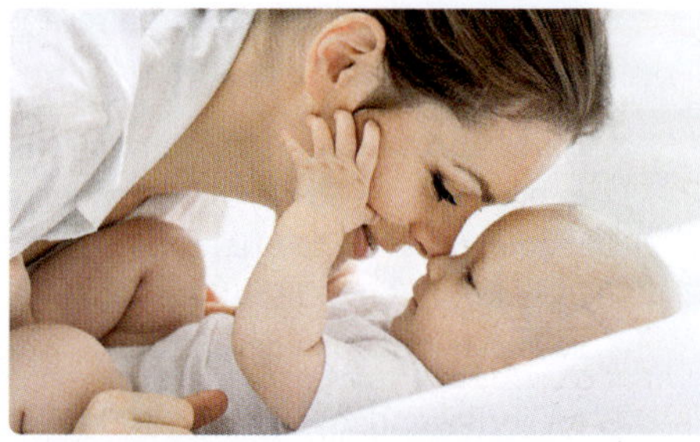

Bild 5.1 a) Nonverbale Kommunikation durch Hautkontakt

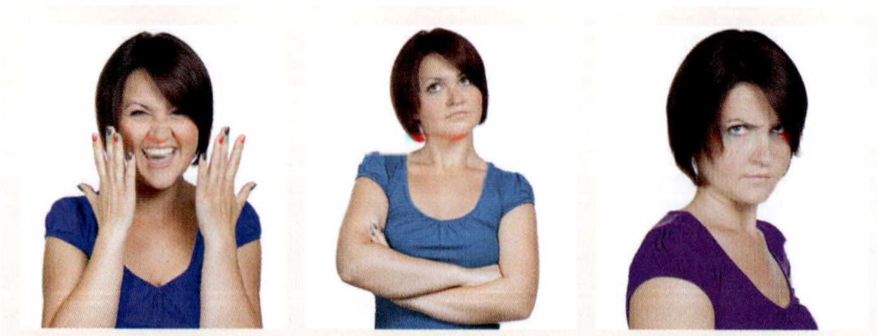

Bild 5.1 b) Gefühle werden durch Gestik und Mimik erkennbar

Bild 5.1 c) Nonverbale Kommunikation durch Symbole

5.1 Grundmodell der Kommunikation

Verbale, nonverbale und paraverbale Verständigung geschieht, indem Nachrichten oder Informationen bewusst oder unbewusst gesendet und empfangen werden. Das folgende Grundmodell der Kommunikation beschreibt die wichtigsten Faktoren der Verständigung (Bild 5.2).

Dies sind:

- der Sender (Sprecher, Schreiber usw.)
- der Empfänger (Hörer, Leser usw.)
- die Sprache (verbal, nonverbal)
- die Aussage/Information
- die Situation

Nachdem der Empfänger eine Information erhalten hat, kann er als Reaktion hierauf mit einer eigenen Aussage selbst zum Sender werden. Kommunikation wird so zu einer Übermittlung von Informationen in beide Richtungen.

5.2 Funktionen der Sprache

Das **Grundmodell der Kommunikation** (Bild 5.2) beschreibt die Voraussetzungen der Kommunikation. In der Wirklichkeit sind Gespräche aber oft komplizierter. Denn was der Sender mit seiner Information bezwecken will, welche Absicht er dabei hat, weiß zunächst nur er selbst. Kommunikation gelingt erst dann, wenn der Empfänger die Aussage auch richtig versteht. Das heißt nicht nur akustisch, sondern auch inhaltlich. Der Empfänger muss die Absicht des Senders erkennen.

Die Wohnbereichsleiterin eines Altenheims (Sender) sagt zu der Mitarbeiterin Maria (Empfänger): „Ursula hat sich heute krank gemeldet, für morgen brauchen wir noch jemanden, der für sie den Frühdienst übernimmt". Maria antwortet: „Ja, das stimmt." oder: „Morgen habe ich dienstfrei und noch nichts vor, ich könnte das machen."

Kommunikation misslingt dann, wenn der Empfänger den Sender „falsch" versteht: Ein Missverständnis entsteht.

Maria könnte antworten: „Das ist wohl Ihr Problem. Ich habe morgen jedenfalls frei."

Um im Einzelnen zu verstehen, was in dieser Situation falsch gelaufen sein könnte, muss man die möglichen Botschaften eines Senders kennen.

5.2.1 Die vier Botschaften des Senders

Wenn man sich die Aussage eines Senders genauer ansieht, kann man feststellen, dass sie meistens mehrere Botschaften enthalten kann (Bild 5.3 → S. 60):

1. **Der Sachinhalt:** Er informiert über die Fakten der Aussage. Immer dann, wenn es um „die Sache" geht, steht der Sachinhalt im Vordergrund – er sollte es zumindest.

„Ursula ist krank, wir brauchen Ersatz."

2. **Die Selbstoffenbarung:** Aussagen enthalten oft nicht nur einen Sachinhalt, sondern sagen auch etwas über den Sender aus, über seine Eigenschaften oder Gefühle.

„Ich bin in einer schwierigen Situation, ich brauche Hilfe, um das Dienstplanproblem zu lösen."

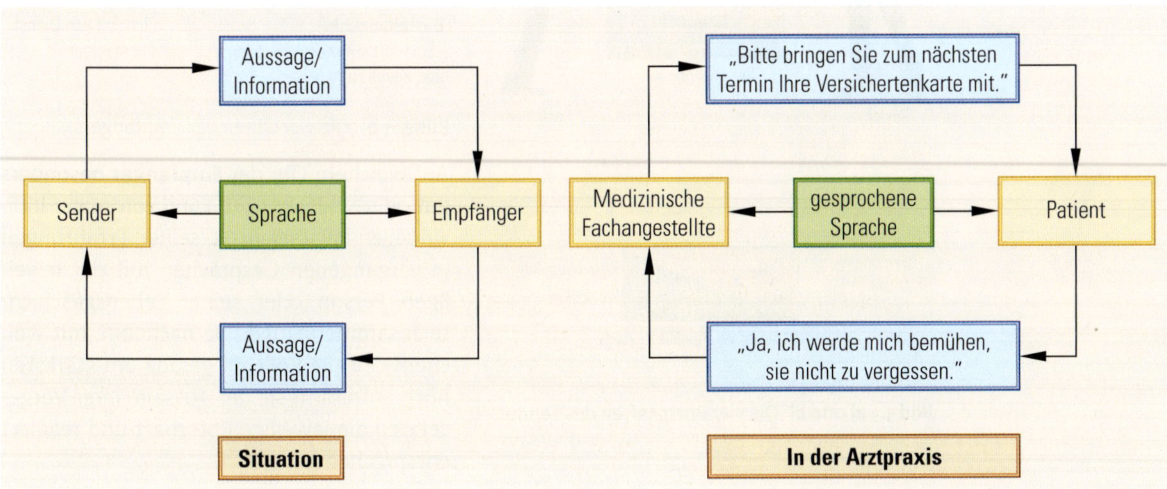

Bild 5.2 Grundmodell der Kommunikation

3. **Die Beziehung:** Aus einer Aussage kann außerdem deutlich werden, wie der Sender zum Empfänger steht und was er von ihm hält. Die Art der Formulierung und der Tonfall in der Sprache (paraverbale Kommunikation) sind wichtige Signale dafür, wie der Sender den Empfänger behandelt. Das Sprichwort „Der Ton macht die Musik" drückt dies aus.

„Ich erwarte von dir, dass du mir in dieser Situation hilfst." oder: „Dir kann ich von meinen Problemen erzählen, als Freundin hast du Verständnis und hörst mir zu."

4. **Der Appell:** Oft will ein Sender mit seiner Aussage beim Empfänger etwas bewirken, ihn beispielsweise dazu bringen, etwas zu tun oder zu lassen.

„Bitte übernimm morgen den Dienst von Ursula."

In den allermeisten Fällen möchte man als Sender eine der vier Botschaften besonders verstanden wissen (z.B. den Appell: „Bitte übernimm morgen den Dienst von Ursula!").

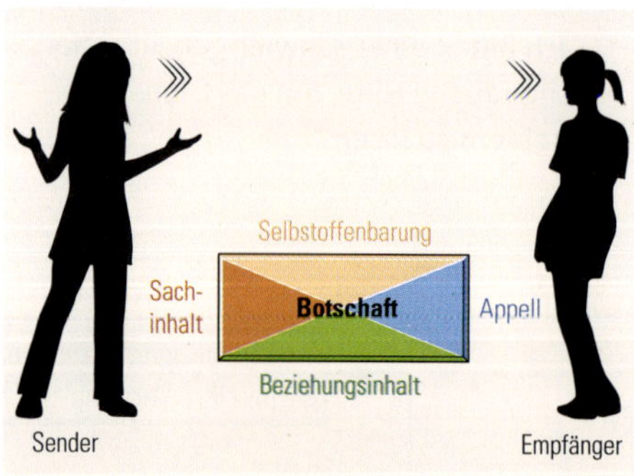

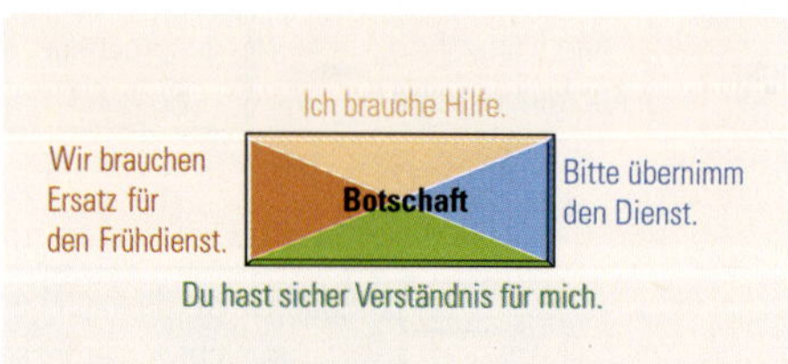

Bild 5.3 a) und b) Die vier Botschaften des Senders

Wie die Aussage „Ursula hat sich heute krank gemeldet, für morgen brauchen wir noch jemanden, der für sie den Frühdienst übernimmt." letztlich verstanden wird, hängt aber stark davon ab, in welcher Situation und in welchem Tonfall sie vorgetragen wird.

Auch Abhängigkeiten (z.B. Hierarchien) zwischen Sender und Empfänger können dafür sorgen, dass die eine oder die andere Botschaft stärker hervortritt.

5.2.2 Die vier Ohren des Empfängers

So wie jeder Sender mit einer Aussage eine oder mehrere Botschaften übermitteln kann, so kann auch der Empfänger auf vier verschiedenen Ohren hören (Bild 5.4 b).

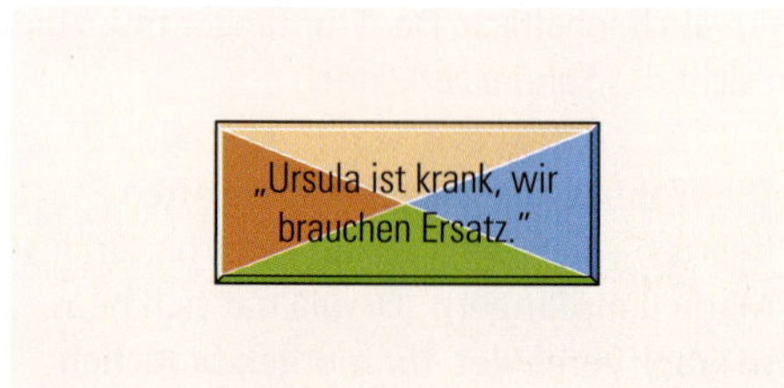

Bild 5.4 a) Die Botschaft

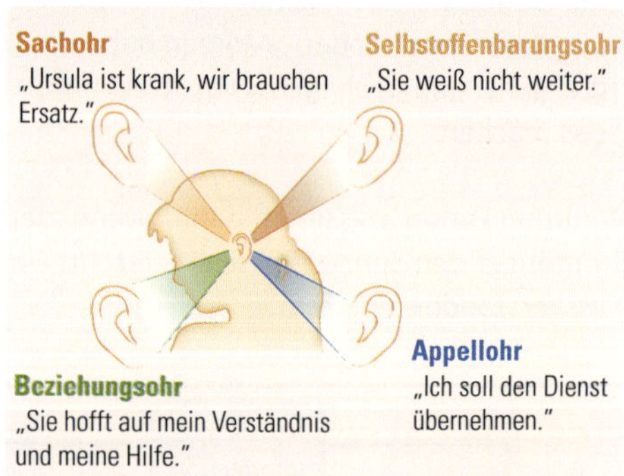

Bild 5.4 b) Die vier Ohren des Empfängers

Auf welchem Ohr der Empfänger besonders gut oder schlecht hört, kann von seiner individuellen Persönlichkeit, seinen Erfahrungen in vergangenen Gesprächen mit der jeweiligen Person oder seiner Lebensgeschichte zusammenhängen. Je nachdem, mit welchem Ohr die Kollegin gerade am stärksten hört, entnimmt sie der Aussage ihrer Vorgesetzten die jeweilige Botschaft und reagiert entsprechend.

Explizite und implizite Botschaften

Explizite Botschaft:
Patient zur Krankenpflegerin: „Hätten Sie einen Moment Zeit für mich? Ich möchte gern mit Ihnen reden."

Implizite Botschaft:
Patient zur Krankenpflegerin: „Oooh, ich habe heute solche Schmerzen ..."

Wie die Beispiele zeigen, unterscheidet man explizite und implizite Botschaften danach, ob ein Sprecher seine Botschaft offen und unmissverständlich (explizit) oder „verkleidet" (implizit) ausdrückt. Bei der impliziten Botschaft verkleidet der Patient seinen Gesprächswunsch in die Mitteilung über Schmerzen, um auf diese Weise Aufmerksamkeit zu erlangen.

5.3 Menschen wahrnehmen und beobachten

5.3.1 Wahrnehmen

Durch die Wahrnehmung der Außenwelt erhält der Mensch verschiedene Informationen.

Ein optischer Reiz (Lichtwellen) trifft auf ein Sinnesorgan (Auge mit Netzhaut). Von hier aus wird ein Nervenimpuls über den Sehnerv zum Sehzentrum im Gehirn geleitet. Erst dort werden die Impulse in Empfindungen verwandelt und wahrgenommen (z. B. als Licht einer eingeschalteten Glühlampe).

Im Allgemeinen gehen wir davon aus, dass das, was wir wahrnehmen, also hören, sehen, fühlen, schmecken oder tasten, die Wirklichkeit darstellt.

In Wirklichkeit aber geschieht die Wahrnehmung individuell verschieden und abhängig von der Situation.

Das Licht der eingeschalteten Glühlampe wird für die Arbeit am Schreibtisch als angenehm und hilfreich empfunden. In einer romantischen Stunde zu zweit wird dasselbe Licht jedoch als grell und ungemütlich wahrgenommen.

Dies zeigt: Die Empfindungen im Gehirn werden mit Erfahrungen verglichen, eingeordnet und bewertet. Wahrnehmung ist also ein Vorgang, bei dem Reize sowohl durch den Körper als auch von der Psyche verarbeitet werden.

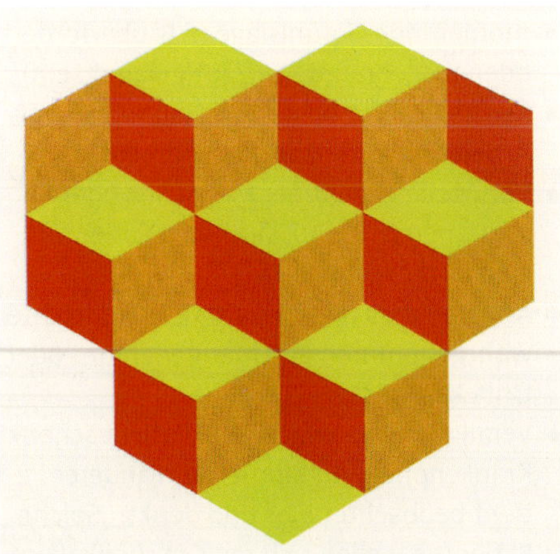

Bild 5.5 a) Erkennen Sie sechs oder sieben Würfel? Drehen Sie das Buch auf den Kopf und Sie sehen, dass beide Antworten richtig sind.

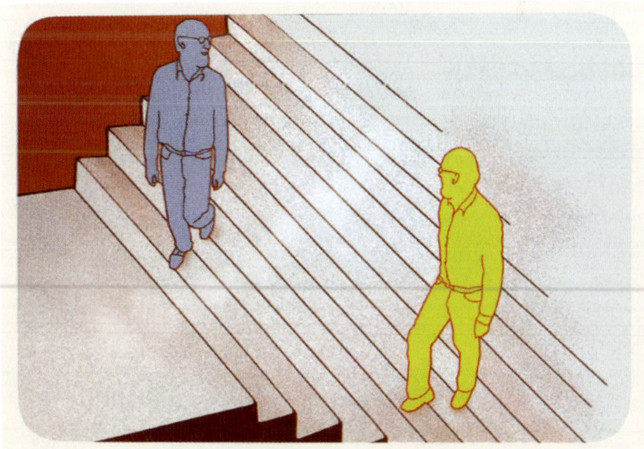

Bild 5.5 b) Treppe aufwärts oder abwärts? Optische Illusionen sind „Fehler" des Gehirns bei der Wahrnehmung optischer Reize.

Die Wahrnehmung läuft im Einzelnen so ab:

Ein Reiz wird aufgenommen und an das Gehirn geleitet.

> Lorena betritt das Zimmer eines Patienten. Ihre Nase nimmt dabei Gerüche auf.

Die aufgenommene Information wird im Gehirn verarbeitet.

> Lorenas Gehirn verarbeitet die Geruchsinformation, indem es sie z. B. mit bereits bekannten Gerüchen vergleicht.

Die Information wird erkannt und identifiziert.

> Lorenas Gehirn hat die Geruchsinformation erkannt: Im Zimmer des Patienten riecht es nach Urin.

Die Information wird eingeordnet.

> Lorena erkennt die Bedeutung des Geruchs und wird entsprechend handeln (je nach Patient z. B. die Vorlage wechseln oder den Patienten diskret darauf ansprechen).

Buhebcatsn Saalt

Enie Ueutnuchsrng der Cmgabride Ustnäriviet hat eerbegn, dsas es eagl ist, in weechlr Rlengiefohe man die Buethasbcn stzet, songlae der estre und der lettze Butsbhcae an der rhiiecgtn Stlele piertzlat snid.

Der Rset kann ein tltoeas Drncheiduenar sein. Man knan es tztderom ohne Plemorbe lseen. Das Gherin lseit nhict jeedn Bebhuacstn ezlnein sdnoren das Wort als Gzenas. Smoit easfesrn wir dcn Snin dcs Woters in senier Geahznit.

Bild 5.5 c) Optische Illusionen: Wahrnehmung und Wirklichkeit

Subjektive und selektive Wahrnehmung

Bereits an dem Beispiel der Glühlampe wird deutlich, dass unsere Sinnesorgane nicht direkt zu objektiven, immer gleichen „Messergebnissen" führen, sondern dass die Beurteilung von Informationen und Sinneseindrücken zu einer unterschiedlichen Wahrnehmung führen kann (**subjektive Wahrnehmung**, subjektiv = persönlich).

Oftmals richten wir unsere Wahrnehmung auf Reize, um ein bestimmtes Ziel zu erreichen. Zum Beispiel, indem wir uns sehr auf eine Sache konzentrieren (**selektive Wahrnehmung**, selektiv = ausgewählt).

> Wer beim Autofahren eine bestimmte Straße sucht, richtet seine Aufmerksamkeit voll auf die Straßenschilder (selektive Wahrnehmung). Vorteil: Man findet sein Ziel. Nachteil: Man übersieht vielleicht den Fußgänger am Zebrastreifen.

Insgesamt wird die Wahrnehmung durch verschiedene Faktoren beeinflusst:
- momentane Bedürfnisse, Interessen (z. B. ob eine Situation als langweilig oder interessant empfunden wird)
- individuelle Lebens- oder Berufserfahrung (z. B. junger Praktikant/langjähriger Mitarbeiter)
- momentane Gefühlslage (z. B. überfordert oder ausgebrannt sein/gut gelaunt sein)
- Sensibilität für bestimmte Eindrücke (z. B. Arbeit am Vormittag/Nachtarbeit)
- Vorurteile gegenüber Menschen oder Situationen (z. B. „Ausländische Patienten sind immer schwierig.")
- Angenehmes oder Bekanntes wird leichter wahrgenommen als Unangenehmes oder Unbekanntes
- Verallgemeinerungen (z. B. Patient schenkt Krankenpflegerin Blumen, ein anderer Patient beobachtet dies und denkt: „Solche Patienten wollen sich mit Geschenken immer nur Vorteile erkaufen.")
- erster Eindruck (bei der ersten Begegnung mit einem Menschen macht man sich ein Bild von ihm, das man bei späteren Beobachtungen nur in ganz seltenen Fällen verändert; wichtig hierbei: Aussehen, Stimme, Sprache, Kleidung etc.)

5.3.2 Beobachten

Oft kommt es vor, dass im Rahmen medizinisch-pflegerischer Tätigkeiten verschiedene Personen denselben Patienten bzw. dessen Veränderungen beobachten, dabei jedoch unter Umständen zu unterschiedlichen Ergebnissen kommen. Während z. B. die pflegende Ehefrau die Bewegungseinschränkung ihres Mannes nach einer Operation als besorgniserregend empfindet, beurteilt eine Pflegefachperson des ambulanten Pflegedienstes die Beweglichkeit des Patienten als „den Umständen entsprechend gut“.

In der Pflege ist die **Beobachtung von Patienten** eine wichtige und schwierige Aufgabe. Wichtig, weil aufgrund von Beobachtungsergebnissen Pflegemaßnahmen und Therapien eingeleitet werden. Schwierig, weil die Pflegefachperson oft gleichzeitig beobachten, handeln und mit dem Patienten kommunizieren muss (Bild 5.6). Um aufgrund von Beobachtungen zu einem zutreffenden Gesamtbild eines Patienten zu kommen, sind außerdem Berufserfahrung, Fachkenntnis und Menschenkenntnis erforderlich. Letztlich können Störungen oder Fehler in der Beobachtung von Patienten nicht gänzlich vermieden werden, da allein schon die Anwesenheit einer anderen Person zu Auswirkungen z. B. auf Messergebnisse führen kann.

Erhöhter Blutdruck durch Aufgeregtheit während der Messung.

Beobachtung im Rahmen eines medizinischen oder pflegerischen Berufs bedeutet, den Patienten ganz gezielt, aufmerksam und unter bestimmten Gesichtspunkten zu beobachten. Dieser Vorgang kann geübt und erlernt werden. Nur auf diese Weise können Verhalten oder Krankheitszeichen von Patienten nachvollziehbar beschrieben werden.

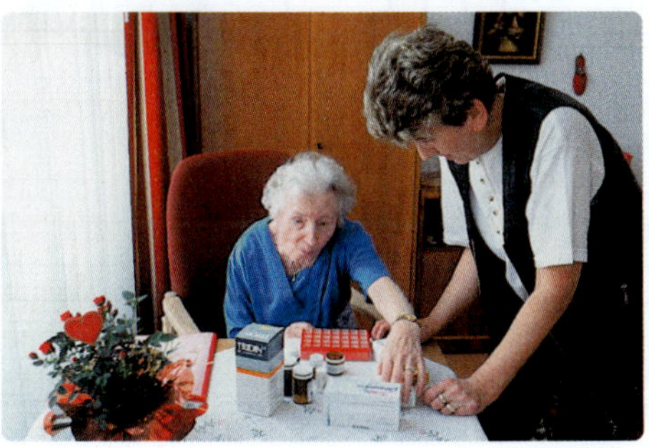

Bild 5.6 Beobachten und Handeln geschieht oft gleichzeitig

Patienten beobachten – Schritt für Schritt

- Ein Beobachtungsziel auswählen.

Lorena hat die Aufgabe, am heutigen Tag die Trinkmenge von Frau F. zu beobachten und zu erfassen.

- Informationen durch Beobachtung sammeln.

Lorena notiert Art und Menge der Getränke (und flüssigkeitshaltigen Nahrungsmittel), die Frau F. im Laufe des Tages zu sich nimmt. Sie beobachtet dabei, dass Frau F. nur ungern Wasser mit Kohlensäure trinkt.

- Informationen auswerten.

Lorena addiert die Flüssigkeitsmengen und erhält eine Flüssigkeitszufuhr von 1300 ml.

- Informationen beurteilen.

Lorena vergleicht den Wert mit der Flüssigkeitsmenge, die Frau F. täglich durchschnittlich zu sich nehmen sollte: ca. 2500 ml. Frau F. hat also zu wenig Flüssigkeit zu sich genommen.

- Beurteilung überprüfen.

Um festzustellen, ob Frau F. tatsächlich regelmäßig zu wenig trinkt, schlägt Lorena vor, die Trinkmenge in einigen Tagen erneut zu überprüfen und Frau F. zukünftig nur noch stilles Wasser anzubieten.

Wenn man vor der Beobachtung bestimmte Kriterien festlegt, hilft dies, Beobachtungsfehler zu vermeiden und objektivere Ergebnisse zu erhalten. Hierzu sind **Checklisten** und **Beobachtungsstandards** sinnvoll (Bild 5.8 → S. 64). Denn für eine genaue Beobachtung eines Patienten muss die Pflegefachperson wissen, wann sie was und warum bei einem Patienten beobachten soll.

Verschiedene Möglichkeiten bieten sich an, um aussagekräftige Beobachtungsergebnisse zu erhalten:

- Beobachtungskriterien festlegen: Was soll bei dem Patienten beobachtet werden (z. B. Blutdruck, Urinmenge, Wundgröße)?
- Ergebnis der Beobachtung formulieren und in konkreten Zahlen oder Maßeinheiten dokumentieren (z. B. „Blutdruck: RR 145/100 mm/Hg", „Urinmenge: 120 ml", „Durchmesser der Wunde: 3 cm"). Beobachtungsergebnisse müssen vom Beobachter selbst schriftlich dokumentiert werden. Die mündliche Weitergabe von Informationen an andere Pflegepersonen kann zu Fehlern oder Ungenauigkeiten führen.
- Einheitliche Wortwahl: Mitarbeiter eines Hauses sollten sich auf eine einheitliche Wortwahl bei der Dokumentation einigen, um Missverständnissen vorzubeugen.
- Beobachtungen unmissverständlich formulieren: Aussagen dürfen nicht interpretierbar sein.

„Frau Meier zerreißt ihre Kleidung", statt „Frau Meier ist eine aggressive, schwierige Patientin".

- Regelmäßig beobachten: Beobachtungen über einen längeren Zeitraum sollten regelmäßig und unter gleichen Bedingungen stattfinden (z. B. Puls messen immer am gleichen Handgelenk, Körpergewicht wiegen immer vor dem Frühstück).

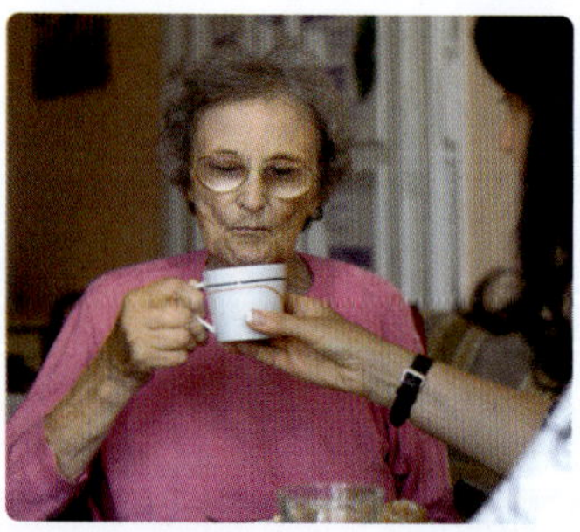

Bild 5.7 Unterstützung eines alten Menschen beim Trinken

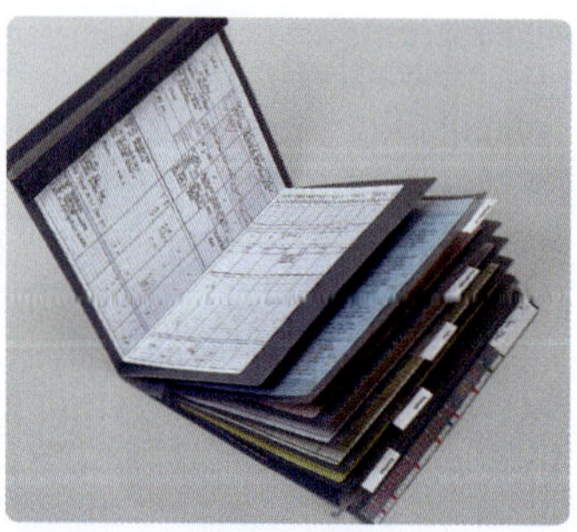

Bild 5.8 Mappe zur Dokumentation von Beobachtungs-, Mess- und Behandlungsergebnissen

- Beobachtungen kontrollieren lassen: Zu einem selbstkritischen und verantwortungsbewussten Handeln gehört, dass man seine Beobachtungen von Zeit zu Zeit oder bei Unsicherheiten durch andere Personen kontrollieren lässt.

5.3.3 Reflektieren

Wer in sozialen, medizinischen oder pflegerischen Berufsfeldern arbeitet, sollte lernen, nicht nur andere, sondern auch sich selbst zu beobachten. Diese Selbstbeobachtung nennt man auch **Reflexion**. Dazu kann man sich regelmäßig die folgenden Fragen stellen:

- Wie ist meine derzeitige Stimmung, Gefühlslage (gedrückt, unruhig, fröhlich ...)? Überträgt sich meine Stimmung auf andere (Mitarbeiter, Patienten ...)?
- Bin ich ausreichend belastbar für die ausgeübte Tätigkeit oder erdrückt mich die Arbeit? Kann ich mir die ausgeübte Tätigkeit auf Dauer zumuten?
- Wie gehe ich mit Patienten und Mitarbeitern um?

Es ist schwer, sich eventuell unangenehme Antworten auf diese Fragen einzugestehen und daraus die nötigen Konsequenzen zu ziehen. Aber dies ist wichtig, um aus lauter Hilfsbereitschaft für andere nicht die eigene Person und Gesundheit aus dem Blick zu verlieren.

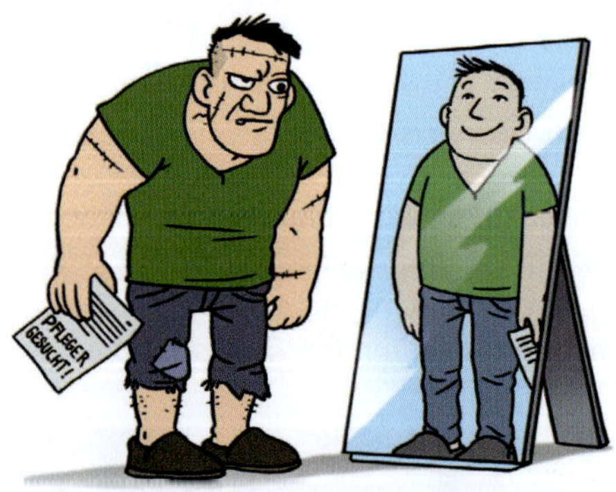

5.4 Gespräche führen

Stellen Sie sich vor, in Ihrer Familie würde nicht mehr miteinander gesprochen, keine Textnachrichten würden gesendet und keine Notizen aufgeschrieben. Die Folgen wären: Niemand informiert den anderen mehr über Telefonanrufe, Hausarbeiten würden nicht erledigt und Geld würde verschwendet, weil die wöchentlichen Einkäufe versehentlich doppelt gemacht würden.

In einer Arztpraxis, einem Wohnbereich eines Altenheims oder auf der Station eines Krankenhauses entstehen vergleichbare Probleme, wenn die Kommunikation zwischen Patient und Mitarbeiter oder unter den Mitarbeitern nicht funktioniert: Krankheitssymptome von Patienten würden nicht ernst genommen, Medikamente doppelt verabreicht, Patienten bei der Pflege „vergessen".

Kommunikation ist wichtig für den reibungslosen Ablauf des Arbeitsalltags und die Leistungsfähigkeit einer Einrichtung (Bild 5.9).

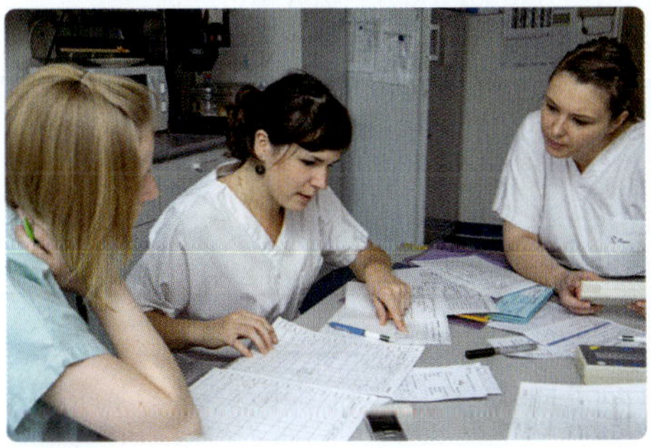

Bild 5.9 Teambesprechung – Kommunikation zum Wohle des Patienten

5.4.1 Menschen zuhören

Wenn von Kommunikation die Rede ist, denkt man oft zunächst an das Reden. Ebenso wichtig ist jedoch das Zuhören. Wer das nicht kann, verpasst die wichtigsten Informationen, die z. B. ein Patient übermitteln möchte. Da die Möglichkeiten begrenzt sind, in denen Patienten mit Pflegefachpersonen, Medizinischen Fachangestellten oder Ärzten sprechen können, wollen sie oft mehrere Informationen „loswerden" (z. B. ihre derzeitigen Beschwerden, wie ihrer Meinung nach die bisherige Therapie angeschlagen hat, eigene Vorschläge zur weiteren Behandlung, Rezept- oder Terminwünsche). Wer jetzt nicht zuhört, lässt einen frustrierten Patienten zurück. Aber Zuhören ist nicht so einfach, wie es sich anhört: Man braucht dazu Übung und es strengt an, sich nur auf das zu konzentrieren, was ein anderer sagt. „Ah ja, ich weiß schon, was Sie meinen, ...", hört man oft Menschen sagen, die denken, sie wüssten schon nach dem ersten Satz, was der andere sagen möchte. Dabei kommt die wichtigste Information meistens zum Schluss.

Tipps zum Zuhören:

- Halten Sie beim Zuhören Augenkontakt mit dem Sprechenden.
- Zeigen Sie, dass Sie zuhören. Verzichten Sie auf andere Tätigkeiten „nebenbei".
- Versuchen Sie, störende Faktoren zu vermeiden (offene Türen, Radio, Smartphone usw.).
- Hören Sie vor allem auf die ausgesprochenen Fakten. Achten Sie aber auch auf Gefühlsäußerungen hinter den Worten.
- Achten Sie zuerst auf den Sachinhalt des Gesagten. Seien Sie vorsichtig bei der Interpretation von nonverbaler und paraverbaler Kommunikation.

Nachteile ungenügender Kommunikation	Vorteile guter Kommunikation
• Mitarbeiter wissen nicht, was sie zu tun haben → Verschwendung von Zeit und Fähigkeiten. • Patienten missverstehen das Gesagte → schlechte Pflegebeziehung. • Mitarbeiter tauschen keine Informationen und Ideen aus → Probleme werden nicht gelöst. • Mitarbeiter wissen nicht, warum sie bestimmte Dinge erledigen sollen → Unlust, unmotivierte Mitarbeiter, die die Stimmung bei den Patienten negativ beeinflussen.	• Jeder weiß, was er zu tun hat. • Jeder weiß, warum er etwas macht. • Patienten werden zur rechten Zeit mit den notwendigen Maßnahmen versorgt. • Mitarbeiter haben alle Informationen, um eine Pflegehandlung fachlich korrekt auszuführen. • Gute Ideen, z. B. zur Lösung von Pflegeproblemen, werden in Besprechungen gehört und wenn möglich in die Tat umgesetzt. • Patienten fühlen sich verstanden und ernst genommen. • Die Praxis/die Station ist flexibel und kann auf Probleme schnell reagieren.

Tabelle 5.1 Gute und schlechte Kommunikation

- Geben Sie Ihrem Gesprächspartner zwischendurch Rückmeldung über das, was Sie verstanden haben. So entstehen erst gar keine Missverständnisse.

„Habe ich Sie richtig verstanden, dass ...?", „Du meinst also, man sollte ...?"

- Stellen Sie Fragen, wenn etwas unklar ist.
- Lassen Sie sich durch Vorwürfe nicht provozieren. Vermeiden Sie sofortigen Streit.
- Halten Sie sich mit einem Urteil über das Gesagte so lange zurück, bis der Sprecher fertig ist. Hören Sie weiter zu.
- Machen Sie sich während des Zuhörens noch keine Gedanken darüber, was Sie sagen könnten, wenn Sie „dran" sind. Dies lenkt Sie vom Zuhören ab.
- Nehmen Sie sich vor, nicht immer das letzte Wort haben zu wollen.

5.4.2 Wünsche äußern – Interessen durchsetzen

Im Privat- und Berufsleben kann die Kommunikation leicht „auf die schiefe Bahn" gelangen, wenn z.B. Teilnehmer des Gesprächs andere Menschen bedrohen, einschüchtern, beschimpfen oder ignorieren.

Stationsleitung zur Krankenschwester: „Also, wir sind uns ja wohl einig, dass das Schwesternzimmer in letzter Zeit ständig total unaufgeräumt und schmutzig ist. Ihre Pizzaverpackungen, Schwester Monika, liegen immer irgendwo herum. Ab sofort sorgen Sie hier am Ende eines jeden Dienstes für Ordnung und Sauberkeit!"

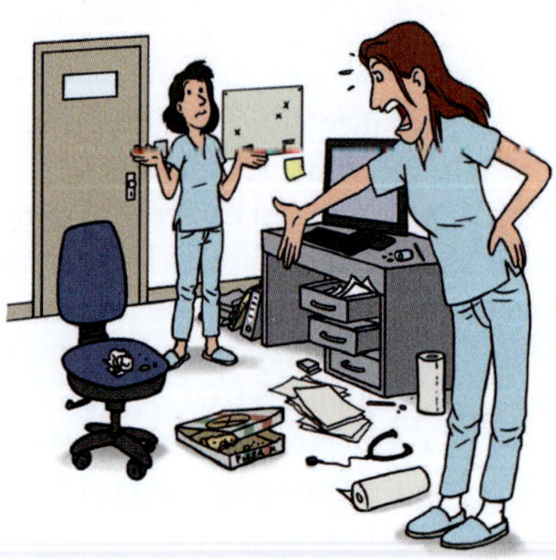

Diese Art von Durchsetzung der Interessen ist nicht hilfreich. Ein Problem wird zwar zunächst schnell gelöst – gute Vereinbarungen setzen aber voraus, dass jeder Einzelne die Entscheidung akzeptiert und zuvor eingebunden wurde. Wenn man eigene Interessen durchsetzen möchte oder Probleme mit anderen Menschen ansprechen und lösen möchte, kann man z.B. die sog. „**PAC-Methode**" anwenden. Mit dieser Methode kann man deutlich sagen, was einen stört und was man vom anderen erwartet. Jeder Buchstabe steht für einen Punkt, der im Gespräch zu beachten ist:

P: Problem – Was stört mich, was genau ist mein Problem?
A: Anliegen – Welches Anliegen habe ich? Wie soll der andere sein Verhalten ändern? Worum möchte ich den anderen bitten?
C: Check – Herausfinden, was der andere über mein Anliegen denkt.

Einige Aspekte sollten bei der Anwendung der „PAC-Methode" beachtet werden:

P: Problem – Denken Sie vor dem Gespräch darüber nach, was genau Sie stört. Vermeiden Sie im Gespräch Verallgemeinerungen und Übertreibungen wie „immer" oder „nie". Beleidigen Sie den Gesprächspartner nicht mit Formulierungen wie „Sie sind immer rücksichtslos!" oder „Sie Egoist!".

„Schwester Monika, mir ist in letzter Zeit aufgefallen, dass das Schwesternzimmer oft unaufgeräumt und schmutzig ist. Gestern habe ich z.B. Ihre Pizzaverpackung am Boden liegen sehen."

A: Anliegen – Auch das eigentliche Anliegen, der Wunsch, sollte so genau wie möglich formuliert werden. Dabei muss beachtet werden, dass die Forderung realistisch und durchführbar bleibt. Der Gesprächspartner muss die Chance haben, „sein Gesicht zu wahren". Es eignen sich Formulierungen wie: „Ich möchte, dass ...", „Wäre es möglich, dass ...", „Ich möchte dich bitten, ..." oder „Wären Sie so nett, ...".

„Ich möchte, dass das Schwesternzimmer auf unserer Station jederzeit sauber und aufgeräumt ist. Entsorgen Sie daher bitte in Zukunft Ihren Müll und informieren Sie bitte auch Ihre Kolleginnen darüber."

C: Check – Am Ende sollte die Verbindung zum Gesprächspartner hergestellt werden. Fordern Sie den anderen auf, Stellung zu beziehen, damit Sie erfahren, wie der andere über Ihr Anliegen denkt. Manchmal reicht ein einfaches „Okay?". Sie können auch Formulierungen verwenden wie „Ist das für dich in Ordnung?", „Was denken Sie darüber?".

„Sind Sie damit einverstanden, Schwester Monika?"

So leicht, wie es scheint, ist es jedoch nicht immer, eigene Wünsche und Interessen zu formulieren. Gerade in unvorhergesehenen Situationen fühlt man sich oft „überrumpelt". Dann fehlen einem die richtigen Worte. Eines ist dann wichtig: Tragen Sie Ihre Meinung immer freundlich, aber bestimmt vor, also nicht aggressiv oder passiv. Wenn möglich, sollte man sich auf Gespräche vorbereiten, indem man sich einige wichtige Aussagen zuvor „zurechtlegt" und eventuell notiert. Die Gefahr, sich häufig zu versprechen, nervös oder unfreundlich zu werden, ist dann geringer. Notizen sind außerdem ein Beleg dafür, dass man sich gut auf das Gespräch vorbereitet hat.

5.4.3 Telefongespräche führen und dokumentieren

Wer beruflich telefoniert, sollte einige Verhaltensregeln für Telefongespräche beachten:

- Halten Sie stets einen Notizblock und Stift am Telefon bereit.
- Lassen Sie das Telefon nur kurz klingeln und heben Sie dann ab.
- Nennen Sie den Namen der Einrichtung/Praxis und Ihren eigenen Namen (informieren Sie sich über die übliche Standardformulierung in der jeweiligen Einrichtung/Praxis).

„Stifts-Apotheke Reinart, mein Name ist Lanzerat, guten Tag."

- Sprechen Sie klar und deutlich. Lächeln Sie während des Gesprächs. Dies verleiht Ihrer Stimme einen angenehmen Klang.
- Notieren Sie den Namen des Anrufers.
- Sprechen Sie den Anrufer während des Gesprächs mit seinem Namen an.
- Sprechen Sie in einfachen und klaren Sätzen und geben Sie stets genaue Auskünfte.

„Ja, Herr Nohn, Ihr Medikament können Sie ab 13 Uhr bei uns abholen."

- Verwenden Sie positive Formulierungen.

„Kann Sie Herr Reinart heute Nachmittag gegen 16 Uhr zurückrufen?" statt: „Der Chef ist jetzt nicht zu sprechen."

- Vermeiden Sie Hintergrundgeräusche.
- Sagen Sie dem Patienten, dass Sie sich Notizen gemacht haben (Bild 5.10). Das vermittelt dem Anrufer das sichere Gefühl, dass sein Anliegen bearbeitet wird.
- Verabschieden Sie sich freundlich und wünschen Sie evtl. gute Besserung.

„Vielen Dank, Herr Nohn, dass Sie angerufen haben. Und gute Besserung an Ihre Frau. Auf Wiederhören."

- Warten Sie die Verabschiedung des Gesprächspartners ab, bevor Sie auflegen.
- Auch wenn Sie von einem Anrufer „genervt" sind: Lassen Sie sich dies durch übertriebene Mimik oder Gestik nicht anmerken. Wer beruflich telefoniert, wird hierbei nämlich oft von anderen (Kunden, Patienten, Angehörigen usw.) beobachtet.
- Um ein eigenes Gespräch vorzubereiten, sollte man sich zuvor wichtige Stichworte oder auch Formulierungen notieren, damit man nichts Wichtiges vergisst.

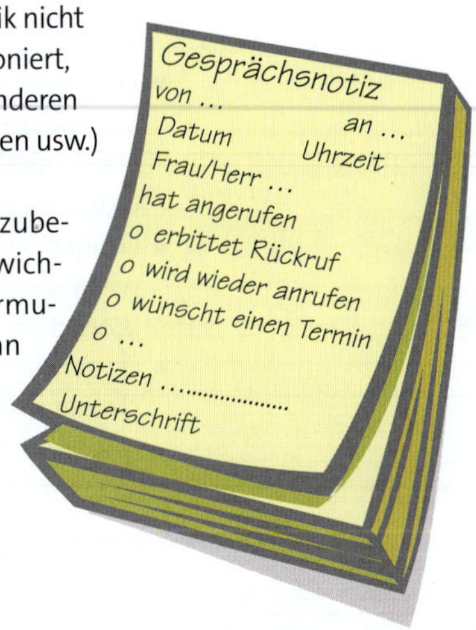

Bild 5.10 Gesprächsnotiz

www.
gehoerlosen-bund.de
(→ Publikationen
→ Tipps für gehörlose Patienten)

www.
aktion-mensch.de
(→ was-du-tun-kannst)

5.5 Kommunikation mit Menschen mit Behinderungen

Sprechen, Hören, Sehen – all dies sind wichtige Voraussetzungen für eine gelingende Kommunikation. Menschen, deren Sprache, Gehör, Sehkraft oder Gehirnleistung aufgrund einer angeborenen oder erworbenen Erkrankung oder eines Unfalls gestört oder ausgefallen ist, sind in der Kommunikation mit ihren Mitmenschen eingeschränkt.

Der Übergang zwischen schwerhörig und taub, zwischen sehbehindert und blind, zwischen dement und nicht dement ist fließend. Denn die verschiedenen Arten von Behinderungen sind so vielfältig wie ihre Ursachen (→ Kap. 17).

Sorgen Sie bei allen Menschen mit Behinderungen für einen auffälligen Vermerk in der Patientenakte/-datei über die Art der Beeinträchtigung, auch wenn diese nicht Behandlungs- oder Pflegegrund ist, damit andere Kolleginnen in jedem Fall informiert sind.

Für Menschen ohne Behinderungen ist es leider nicht normal, mit Menschen mit einer Behinderung normal umzugehen. Dabei ist es eigentlich ganz einfach:

- Gehen Sie Menschen mit Behinderungen nicht aus dem Weg – sonst lernen Sie sie nicht kennen.
- Hinsehen statt weggucken. Einen Menschen mit Behinderung mit Interesse anzusehen ist o.k., ihn anzustarren nicht.
- Behandeln Sie einen Menschen mit Behinderung so, wie Sie möchten, dass man Sie behandelt: mit Respekt und nicht mit Mitleid.
- Egal unter welcher Behinderung ein Patient leidet – nehmen Sie ihn als Menschen ernst. Sprechen Sie immer zuerst den Patienten an, erst danach seine Begleitperson.
- Grüßen Sie Menschen mit Behinderung so wie andere auch. Sagen Sie „Hallo“ oder „Guten Tag“ und geben Sie die Hand.
- Fragen Sie nach, wenn Sie etwas nicht verstehen. Von Menschen mit Behinderung kann man lernen.

5.5.1 Kommunikation mit Schwerhörigen

Schwerhörigkeit wirkt sich auf verschiedene Bereiche des täglichen Lebens aus. Zum einen ist bei Schwerhörigen die Orientierung im Raum gestört. Weil sie bestimmte Geräusche nicht oder nur teilweise hören, sind sie z.B. bei der Teilnahme am Straßenverkehr benachteiligt und einer höheren Gefährdung ausgesetzt. Zum anderen sind Gespräche mit schwerhörigen Menschen gelegentlich für beide Seiten eine Geduldsprobe. Manchmal misslingt die Kommunikation, der Schwerhörige wird für dumm gehalten und ist deprimiert. Außerdem werden Schwerhörige oft misstrauisch, weil sie das Gefühl haben, dass ihnen etwas entgeht.

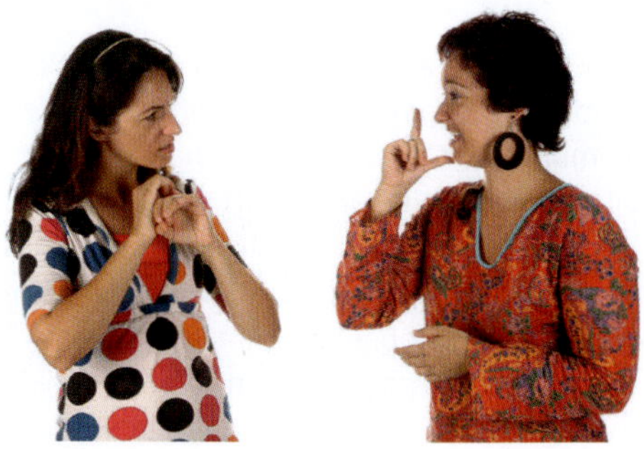

Bild 5.11 Gebärdensprache

Menschen, die von Geburt an nicht hören können, haben Schwierigkeiten, die Sprache zu erlernen. Einige lernen die Lautsprache, die sich jedoch für Hörende fremd und verzerrt anhört. Die Verständigung mit schwerhörigen Menschen wird einfacher, wenn folgende Tipps beachtet werden:

- Suchen Sie für ein Gespräch mit Schwerhörigen einen möglichst ruhigen Ort.
- Informieren Sie den schwerhörigen Patienten zunächst darüber, um welches Thema es im folgenden Gespräch geht.
- Wenden Sie dem Schwerhörigen beim Sprechen Ihr Gesicht zu, denn es hilft ihm, wenn er von Ihren Lippen lesen kann. Kaugummi kauen, ein Mundschutz oder eine Hand vor dem Mund erschweren dies.
- Sprechen Sie mit normaler Lautstärke, jedoch langsamer, tiefer und deutlicher als gewohnt. Lautes Sprechen oder Schreien

wird vom Schwerhörigen verzerrt wahrgenommen und als unangenehm empfunden.

- Sprechen Sie einen schwerhörigen Patienten nicht von hinten, sondern nur von Angesicht zu Angesicht an, damit er nicht erschrickt.
- Sprechen Sie in ganzen, aber kurzen Sätzen.
- Unterstützen Sie das Gespräch durch Mimik und Gestik. Dies erleichtert dem Schwerhörigen das Verständnis.
- Wiederholen Sie bei Nichtverstehen den ganzen Satz und nicht nur das letzte Wort.
- Achten Sie darauf, dass bei Gesprächen in Gruppen nicht durcheinander geredet wird.
- In schwierigen Situationen kann die Verständigung mit Papier und Stift erfolgen.
- Überprüfen Sie Hilfsmittel wie Hörgeräte regelmäßig auf ihre Funktionsfähigkeit.

Hörgeräte

Bei Hörgeräten handelt es sich um akustische Hörhilfen, die den Schall verstärken. Auf diese Weise sollen dem Betroffenen Kommunikation und soziale Kontakte erleichtert werden. Grundsätzlich unterscheidet man solche Geräte, die hinter dem Ohr (HdO-Geräte) getragen werden, von solchen, die im Ohr (IO-Geräte) getragen werden (Bild 5.12).

Wie alle Hilfsmittel, die direkt am Körper getragen werden, muss auch das Hörgerät regelmäßig gepflegt werden. Ohrenschmalz und Schweiß führen zu Verschmutzungen, die bei Bedarf entfernt werden müssen.

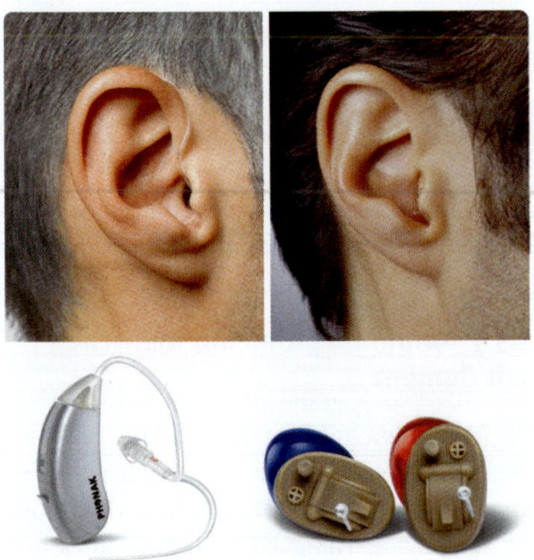

Bild 5.12 HdO-Gerät und IO-Gerät

Details zur Pflege und Handhabung erfährt jeder Hörgeräteträger sowie pflegende Angehörige und das Fachpersonal vom Hörgeräteakustiker. Unabhängig von der Art des Hörgeräts gilt:

- Beim Baden, Duschen und Schwimmen Hörgerät herausnehmen.
- Gerät nur in dafür vorgesehenem Etui aufbewahren (also nie lose in der Nachttischschublade).
- Die Lagerung in einem speziellen Trockenbeutel (z. B. über Nacht) entzieht dem Gerät die Feuchtigkeit.
- Spezielle Reinigungslösungen erleichtern das Entfernen von Ohrenschmalz.
- Hörgerät vor direkter Sonneneinstrahlung schützen.
- Ein Hörgerät darf nie an andere verliehen werden, denn es ist individuell eingestellt.

5.5.2 Kommunikation mit Menschen mit Sehbehinderung

www.dbsv.org

Sehbehinderungen führen besonders im Leben alter Menschen zu starken Beeinträchtigungen. Zum einen können sie Geh- und Gleichgewichtsstörungen, die bei alten Menschen häufig vorkommen, nicht durch den Sehsinn ausgleichen. Die eingeschränkte Sehfunktion wiederum kann kaum noch durch Hör- oder Tastsinn ausgeglichen werden, da auch diese Funktionen im Alter nachlassen. Junge Menschen hingegen lernen schon sehr früh, ihre Sehbehinderung durch andere Sinnesorgane auszugleichen.

Für alle Menschen mit Sehstörungen können die Betreuenden Bedingungen schaffen, die die Selbstständigkeit der Betroffenen erhöhen und ihnen ein Gefühl von Sicherheit vermitteln:

- Sprechen Sie den Menschen mit Sehbehinderung immer mit seinem Namen an, damit er sich angesprochen fühlt.
- Wenn Sie einen Menschen mit Sehbehinderung zum ersten Mal treffen, stellen Sie sich ihm mit Ihrem Namen vor, damit er Sie später an Ihrer Stimme erkennen kann.

www.dbsv.org

- Sprechen Sie den Patienten stets an, bevor Sie ihn anfassen.
- Falls der Patient mit Sehbehinderung seine Umgebung nicht kennt, hilft es ihm, wenn Sie ihn einmal durch die Räume führen und die wichtigsten Gegenstände und ihre Anordnung im Raum beschreiben. Weisen Sie ihn auch auf mögliche „Stolperfallen“ hin und verändern Sie anschließend nicht mehr die Anordnung der Gegenstände im Raum.

„So, Herr Horner, wir stehen jetzt am Fußende Ihres Bettes. Drei Schritte nach rechts ist die Tür zur Toilette. Das Waschbecken ist genau gegenüber der Tür.“

- Entfernen Sie Stolperfallen (lose Teppiche, Fußmatten etc.) und lassen Sie v. a. in Durchgängen nichts auf dem Boden liegen.
- Führen Sie an Treppen die Hand des Patienten zum Handlauf und gehen Sie die Stufen gemeinsam im Gleichschritt.
- Wenn Sie die Person zu einem Sitzplatz führen, legen Sie deren Hand auf die jeweilige Arm- oder Rückenlehne. Dies erleichtert dem Patienten die Orientierung.
- Wenn der Patient begleitet werden muss, signalisieren Sie ihm Ihre Hilfsbereitschaft.

„Herr Horner, kann ich Ihnen auf dem Weg in den Speiseraum behilflich sein?“

- Möchte er unterstützt werden, können Sie ihn sich unterhaken lassen. Gehen Sie als Führender einen Schritt voraus und kündigen Sie Stufen oder Hindernisse an.
- Wenn Sie den Patienten mit Sehbehinderung allein in einem Raum zurücklassen, sagen Sie ihm, wo er sich gerade befindet und wer sich in seiner Nähe aufhält, an den er sich bei Bedarf wenden kann.

www.
deutsche-alzheimer.de

„Ich lasse Sie jetzt für einige Minuten im Fernsehraum allein, Herr Horner. Wenn etwas ist, rufen Sie bitte nach Schwester Christel, sie ist im Stationszimmer direkt nebenan. Die Tür zum Flur lasse ich offen.“

- Kündigen Sie das Betreten des Raumes immer an, damit der Betreffende weiß, was um ihn herum geschieht.

„So, ich bin wieder bei Ihnen, Herr Horner, und messe einmal Ihren Blutdruck.“

- Informieren Sie den Menschen mit Sehbehinderung über die von Ihnen vorgenommenen Tätigkeiten und erklären Sie diese.

„Ich lege jetzt die Manschette um Ihren Oberarm, Herr Horner. Beim Aufpumpen wird der Arm zusammengedrückt. Danach lasse ich die Luft wieder ab. Bitte sprechen Sie während der Messung nicht.“

- Halten Sie, wenn nötig, Lupen oder stark vergrößernde Lesegeräte bereit.
- Wenn eine Einrichtung häufig von blinden Menschen aufgesucht wird, sollten die wichtigsten Informationen in Blindenschrift (Bild 5.13) vorliegen.

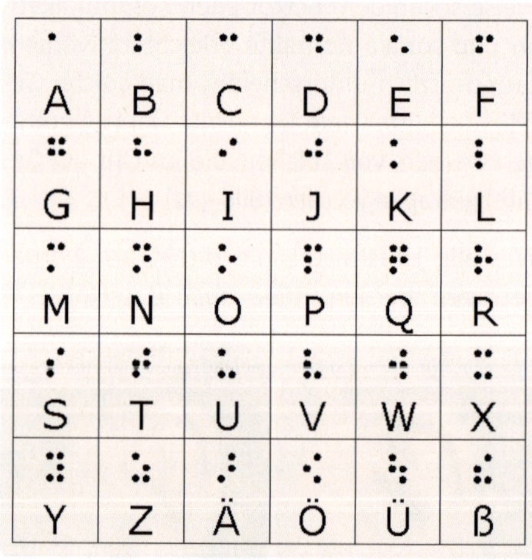

Bild 5.13 Blindenschrift-Alphabet (Brailleschrift)

5.5.3 Kommunikation mit Menschen mit Demenz

Bei Menschen mit Demenz lässt die Leistung des Gehirns nach. Alte Menschen sind besonders häufig vom allmählichen Verlust ihrer geistigen Fähigkeiten betroffen. Circa ein Viertel der über 80-Jährigen weist Zeichen einer geistigen Leistungsminderung auf. Ursache für die **Demenz** sind entweder Schrumpfungsprozesse des Gehirns (Demenz vom Alzheimer-Typ) oder Durchblutungsstörungen des Gehirns. Betroffene können sich Dinge nicht mehr gut merken, denken langsamer und sind zeitlich, örtlich und zu ihrer eigenen Person zunehmend schlechter orientiert. Die Persönlichkeit dementer Menschen verändert sich stark, manche neigen zu aggressivem Verhalten. Es kommt zu häufigen Stimmungsschwankungen, die an kindliches Verhalten (z. B. Trotzreaktionen) erinnern.

In einem späteren Stadium der Erkrankung erkennen Demente ihre Angehörigen nicht mehr wieder. Ihre Sinnesorgane sind dabei durchaus intakt. Das Gehirn ist jedoch nicht mehr in der Lage, die aufgenommenen Informationen angemessen zu verarbeiten und zielgerichtet zu reagieren.

Bestimmte Medikamente können den Verlauf der Krankheit bei vielen Betroffenen für einige Zeit auf gleichbleibendem Niveau halten. Schwerste Pflegebedürftigkeit soll dadurch möglichst weit hinausgeschoben werden, damit die Zeit des Leidens für Patienten und Angehörige in Grenzen gehalten wird (weitere Informationen zur Demenz → Kap. 17.3).

Die Kommunikation mit dementen Patienten führt im Alltag bei Angehörigen oft zu Unverständnis, Enttäuschung oder Wut. Menschen mit Demenz handeln aber nicht böswillig. Sie müssen so angenommen werden wie sie sind, denn sie können sich und ihr Verhalten nicht ändern. Gespräche in sog. „Angehörigengruppen“ empfinden viele als entlastend. Das Wohlergehen dementer Patienten hängt davon ab, wie sich Angehörige oder Pflegepersonal auf ihre Verhaltensweisen einstellen.

Raumgestaltung

Eine gezielte Raumgestaltung kann Menschen mit Demenz die Orientierung erleichtern:

- Umgeben Sie den Betroffenen mit ihm vertrauten Gegenständen. Dies trägt zu seinem Wohlbefinden bei.
- Bieten Sie dementen Patienten nach Möglichkeit einen Platz mit Fensterblick an. Dies lenkt sie ab und vermindert vorübergehend ihren häufigen Bewegungsdrang.
- Erleichtern Sie Dementen die Orientierung durch eine eindeutige Kennzeichnung der Räume mit großer Schrift oder eindeutigen Symbolen an den Türen (mind. 10 cm).

> Bild einer Toilettenschüssel an der WC-Tür oder Bild eines Buches an der Tür zum Leseraum.

- Sorgen Sie für eine helle Beleuchtung. Dies hilft dem Dementen, sich zurechtzufinden.
- Es erleichtert dementen Menschen die zeitliche Orientierung, wenn sie eine große Uhr mit Zifferblatt und gut lesbaren Ziffern sehen können. Auch ein Kalender mit Blättern zum täglichen Abreißen ist hilfreich (Bild 5.14).
- Entfernen Sie scharfe oder gefährliche Gegenstände und Materialien wie z. B. Kanülen oder Medikamente aus der Nähe dementer Patienten.

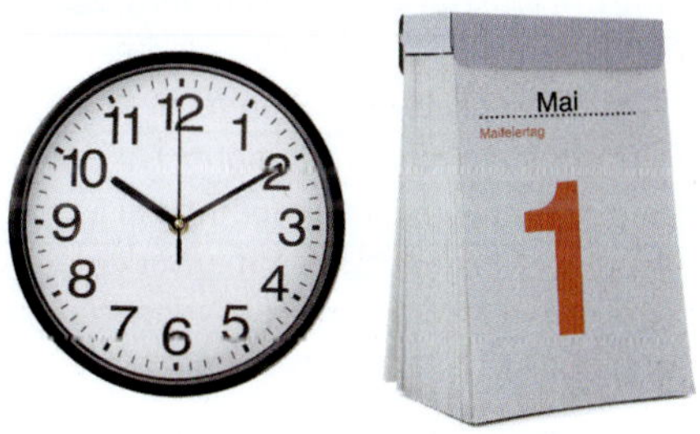

Bild 5.14 Orientierungshilfen für Demente

Kommunikation

- Gehen Sie im Gespräch verbal, nonverbal und paraverbal auf einen dementen Patienten ein.
- Nehmen Sie Blickkontakt zum Dementen auf und sprechen Sie ihn stets von vorne mit seinem Namen an.
- Bleiben Sie im Blickfeld des Kranken.
- Sprechen Sie langsam und deutlich.
- Reden Sie nicht lauter als gewöhnlich. Lautstärke wird von Dementen als Gereiztheit interpretiert und führt oft zur Aggressivität.
- Vermeiden Sie lange Sätze mit mehreren Informationen.

> „Legen Sie sich bitte auf das Bett, wenn Sie die Schuhe ausgezogen haben, Herr Binswanger!“

www.aphasiker.de

- Sprechen Sie stattdessen in einfachen und kurzen Sätzen mit nur einer Mitteilung pro Satz. Die Hauptinformation sollte am Satzende liegen. Demente Menschen reagieren nämlich vor allem auf die zuletzt gehörten Worte.

„Herr Binswanger, ziehen Sie bitte Ihre Schuhe aus." und „So, Herr Binswanger, jetzt müssen Sie sich auf das Bett legen."

- Verstärken Sie Ihre Worte mit ruhiger Mimik und Gestik. Vormachen und Zeigen erleichtern dementen Menschen das Verstehen. Bei vielen Tätigkeiten, wie z. B. Haare kämmen, kann das Führen der Hand hilfreich sein.
- Stellen Sie einem Dementen keine Warum-Fragen. Er kann sie nicht sinnvoll beantworten und fühlt sich überfordert.
- Wenn einem dementen Menschen ein bestimmtes Wort nicht einfällt, sagen Sie es ihm, um Frustration zu verhindern. Vermeiden Sie Fragen mit mehr als zwei Wahlmöglichkeiten als Antwort.
- Führen Sie mit einem dementen Patienten keine Diskussion. Dies ist für ihn ein Machtkampf, den er gegen Sie immer verliert.

Aggressionen

Wenn ein Dementer Aggressionen zeigt, versuchen Sie, die Ursache für sein Verhalten zu erkennen und zu beseitigen, um so seine Bedürfnisse zu befriedigen:

- Vermeiden Sie Vorwürfe.
- Nehmen Sie das Tempo aus der Situation und verzögern Sie das Gespräch.

„Moment, Herr Binswanger, ich kann Ihnen nicht folgen. Was ist passiert?"

- Wenn der Demente Spannungen abreagieren will, hindern Sie ihn nicht daran, zu laufen oder sich zu bewegen. Das würde seine Erregung nur steigern.
- Vermeiden Sie alles, wodurch sich der Demente bedroht oder in die Enge getrieben fühlen könnte.
- Plötzlich verschlossene Türen oder in den Weg gehaltene Arme oder Hände steigern nur seine Erregung.
- Wenn sich die Lage beruhigt hat, können Sie die Situation durch einen Themen- oder Raumwechsel weiter entspannen.

5.5.4 Kommunikation mit Aphasikern

Die **Aphasie** ist eine hirnbedingte Sprachstörung, die sowohl das Sprechen selbst als auch das Verstehen von Sprache sowie das Schreiben und Lesen betreffen kann. Ursachen sind meist ein Schlaganfall, Verletzungen, Blutungen oder Tumoren im Gehirn. Je nachdem, welcher Teil des Sprachzentrums im Gehirn geschädigt wurde, sind die Krankheitszeichen der Aphasie verschieden. Einige Aphasiker können z. B. sprechen, verstehen jedoch die Worte des Gesprächspartners nicht. Andere wiederum verstehen den Gesprächspartner gut, können sich jedoch selbst nur stichwortartig oder unverständlich ausdrücken. Im Umgang mit Menschen, die unter einer Aphasie leiden, sollten einige Regeln beachtet werden. Diese gelten übrigens auch im Kontakt mit Menschen, die stottern:

- Nehmen Sie sich Zeit zum Zuhören.
- Sorgen Sie für eine ruhige, ablenkungsfreie Atmosphäre im Raum.
- Achten Sie auf verbale, nonverbale und paraverbale Ausdrücke des Patienten.
- Sprechen Sie angefangene Sätze nicht für den Aphasiker zu Ende. Dies bevormundet und demotiviert ihn.
- Sprechen Sie deutlich mit einfachen, kurzen Sätzen.
- Vermeiden Sie Kindersprache. Dadurch machen Sie den Aphasiker lächerlich.
- Loben Sie Sprechversuche des Aphasikers. Das motiviert ihn.

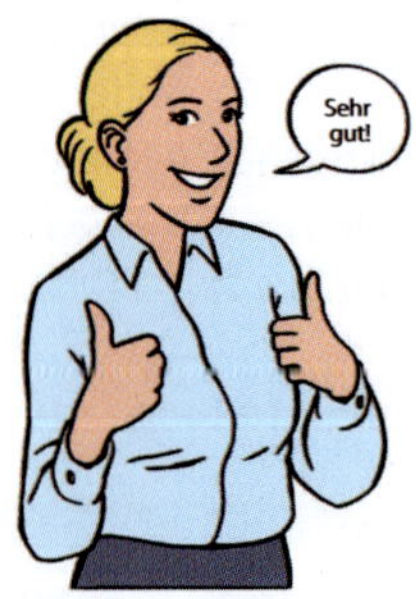

- Regen Sie den Betroffenen zum Sprechen an, indem Sie Themen wie Familie, Hobbys, Beruf usw. zur Sprache bringen.
- Suchen Sie das Gespräch mit dem Logopäden des Aphasikers, um individuelle Hinweise zum Umgang mit ihm zu erhalten.

Unterm Strich

- Der Begriff „Kommunikation" umfasst alle Möglichkeiten der Verständigung miteinander.
- Damit Kommunikation fehlerfrei funktioniert, müssen sich Sender und Empfänger einer Information „verstehen", das heißt, der Empfänger entnimmt der Information genau das, was der Sender gemeint hat. Andernfalls entsteht ein Missverständnis.
- Aussagen eines Senders können mehrere Botschaften enthalten. Meist steht eine von ihnen im Vordergrund: der Sachinhalt, die Selbstoffenbarung, die Beziehung oder der Appell.
  Der Empfänger kann jede Aussage entsprechend unterschiedlich aufnehmen.
- Die Wahrnehmung unserer Umwelt und aller (Sinnes-)Eindrücke geschieht individuell (subjektiv) und abhängig von der jeweiligen Situation (selektiv).
- In der Pflege müssen Patienten und Bewohner aufmerksam und zielgerichtet beobachtet werden. Nur so ist eine geplante Pflege möglich.
- Geduldig zuhören zu können, ist ein wichtiger Bestandteil der Kommunikation mit Patienten.
- Um Wünsche zu äußern oder Interessen durchzusetzen eignet sich die PAC-Methode (Problem – Anliegen – Check).
- Damit die Kommunikation mit Schwerhörigen, Sehbehinderten, Dementen oder Aphasikern gelingt, sollten Pflegende die jeweils passenden Regeln/Tipps beachten.

Für die Paxis

1. Denken Sie an Ihr bevorstehendes oder zurückliegendes Praktikum. Überlegen Sie sich zu zweit eine Szene, die ein Missverständnis zwischen Sender und Empfänger (also z. B. zwischen Patient und Praktikant) darstellt. Spielen Sie diese Szene vor der Klasse. Ihre Mitschüler sollen erraten, welche der vier Botschaften des Senders wohl gemeint war und mit welchem Ohr der Empfänger vor allem gehört hat.
2. a) Bereiten Sie ein gemeinsames Frühstück in der Klasse vor. Setzen Sie sich in 6er- oder 8er-Gruppen zusammen. Die eine Hälfte der Gruppe trägt Gehörschutz (z. B. „Ohropax"). Unterhalten Sie sich wie üblich mit allen Nebengeräuschen. Achten Sie darauf: Wie empfinden Sie als Hörende den Umgang mit den „Schwerhörigen" und umgekehrt?
   b) Verlassen Sie anschließend zu zweit das Schulgebäude. Eine Person trägt Gehörschutz. Sammeln Sie Erfahrungen im Straßenverkehr, beim Einkauf usw. Wechseln Sie die Rollen.
   c) Gestalten Sie im Anschluss ein gemeinsames Plakat, auf dem alle ihre Gedanken und Gefühle über das Leben mit einer Hörbeeinträchtigung zusammentragen.
3. Testen und verbessern Sie Ihre sprachliche Ausdrucksweise. Zeichnen Sie hierzu auf ein DIN-A-4-Blatt vier bis fünf geometrische Figuren (ähnlich wie in der Abbildung unten). Ihre Mitschüler dürfen das Bild nicht sehen. Beschreiben Sie ihnen anschließend Ihr Bild so, dass sie es nachzeichnen können. Vergleichen Sie im Anschluss die Skizzen Ihrer Mitschüler mit dem Original. Haben Sie Ihr Bild verständlich und genau beschrieben?

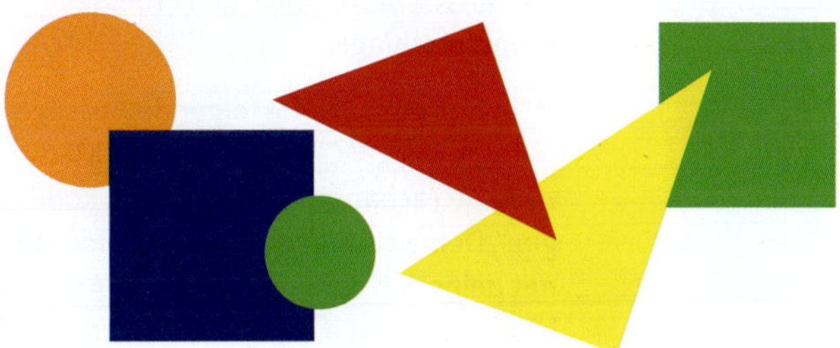

Aufgaben

1. Sammeln Sie aus Zeitungen und Illustrierten Bilder von Personen oder Gesichtern, die die folgenden Gefühle und Stimmungen verdeutlichen: neugierig, schüchtern, gleichgültig, ablehnend, wütend, nachdenklich. Kleben Sie die Bilder als Collage auf Plakatpapier. Sie können auch noch andere Gefühle sammeln und sie von der Klasse deuten lassen.

2. a) Notieren Sie für folgende Aussagen die vier möglichen Botschaften des Senders:
   - Patient zu Arzt: „Ich habe Schmerzen".
   - Mann zu seiner Frau: „Probier doch mal den fettarmen Joghurt, der schmeckt auch gut." (→ S. 58).

   b) Hören Sie die Aussagen mit den vier Ohren des Empfängers. Notieren Sie jeweils vier mögliche Antworten.

3. ■ Erklären Sie den Unterschied zwischen expliziten und impliziten Botschaften.

4. Zwei Personen sollen Mitschüler für wenige Minuten bei einer Aktivität beobachten (z. B. beim Frühstücken, Kartenspielen).

   a) Schreiben Sie unabhängig voneinander je ein Protokoll, auf dem Sie Ihre Beobachtungen detailliert festhalten.

   b) Vergleichen Sie Ihre Protokolle. Zu welchem Ergebnis kommen Sie?

5. Denken Sie über Ihre eigenen Erfahrungen als Patient in Arztpraxen oder Krankenhäusern nach. Erzählen Sie Ihrer Klasse von einer Situation mit schlechter Kommunikation zwischen Patient und Mitarbeiter. Diskutieren Sie mit Ihren Mitschülern mögliche Verbesserungsvorschläge.

6. ■ Formulieren Sie die folgende Aussage mithilfe der „PAC-Methode" um: Medizinische Fachangestellte zu einer Kollegin: „Deine ständigen Endlostelefonate mit deinem Freund während der Arbeitszeit gehen mir auf die Nerven. Wenn ich Fehler mache, dann nur, weil du mich mit deinem Gequatsche immer störst. Du benimmst dich wie eine verknallte 13-Jährige! Wenn du nicht bald damit aufhörst, geh´ ich zum Chef!"

7. Sprechen Sie die Begrüßungsformulierung für ein Telefonat, z. B.: „Stifts-Apotheke Reinart, mein Name ist ..., guten Tag." Wenden Sie dabei Ihrem Mitschüler den Rücken zu und sprechen Sie den Satz dreimal mit jeweils unterschiedlicher Mimik: einmal mit einem freundlichen Lächeln, einmal mit neutralem Gesichtsausdruck und einmal mit unfreundlichem Gesicht. Gelingt es Ihrem Mitschüler, Ihre Stimmung an Ihrer Stimme zu erkennen?

8. a) Für welche Gruppen von Menschen mit Behinderung sind die folgenden Hinweise jeweils besonders wichtig?
   - Wenden Sie dem Gesprächspartner Ihr Gesicht zu.
   - Bei Gesprächen nicht durcheinander reden.
   - Den Betroffenen sich unterhaken lassen und beim Gehen einen Schritt vorausgehen.
   - Angefangene Sätze nicht für den Betroffenen zu Ende sprechen.
   - Verstärkt auf Mimik und Gestik achten.
   - Räume bzw. Türen mit Worten oder Symbolen eindeutig kennzeichnen.
   - Betreten des Raumes ankündigen.

   b) Begründen Sie, warum der Hinweis für die jeweilige Gruppe befolgt werden sollte.

9. ■ Die Mediziner Pierre Paul Broca und Carl Wernicke lieferten einen wichtigen Beitrag zur Erforschung von Sprach- und Sprechstörungen. Finden Sie mehr über die beiden heraus und informieren Sie Ihre Mitschüler darüber, warum die Namen Broca und Wernicke bei der Diagnostik der Aphasie noch heute „in aller Munde" sind.

Let's talk about ... – in Konfliktsituationen richtig kommunizieren

Frau Schlicht ist Klassenlehrerin einer Berufsfachschulklasse. Seit einigen Wochen hat sie den Eindruck, dass sich zwei Gruppen in der Klasse gebildet haben. Während des Unterrichts kommt es immer häufiger zu abfälligen Bemerkungen und Streitereien. Auf Nachfrage bestätigen auch andere Lehrkräfte diese Beobachtungen.

Bei einem Streit auf dem Pausenhof zwischen Alicia und Antonia kommt es zu einer Rangelei. Beide verletzen sich dabei leicht. Nun hält Frau Schlicht es für richtig, den Konflikt in der Klasse anzusprechen. In dem Gespräch erfährt sie, dass es zwischen Alicia und Antonia schon seit Wochen immer wieder Auseinandersetzungen gibt ...

In der Schule kommt es ebenso wie am Arbeitsplatz immer wieder zu Konflikten. Diese erschweren die Kommunikation innerhalb der Klasse oder in einem Team und stören das Lernen bzw. die Zusammenarbeit.

Zugegeben, mit Konflikten richtig umzugehen ist nicht ganz leicht. Vor allem dann nicht, wenn man selbst direkt beteiligt ist. Mit den folgenden Übungen können Sie erfahren, welche Rolle Gefühle in Konflikten spielen, wie unterschiedlich manche (Konflikt-)Situationen eingeschätzt werden und wie man helfen kann, Konflikte kommunikativ zu lösen.

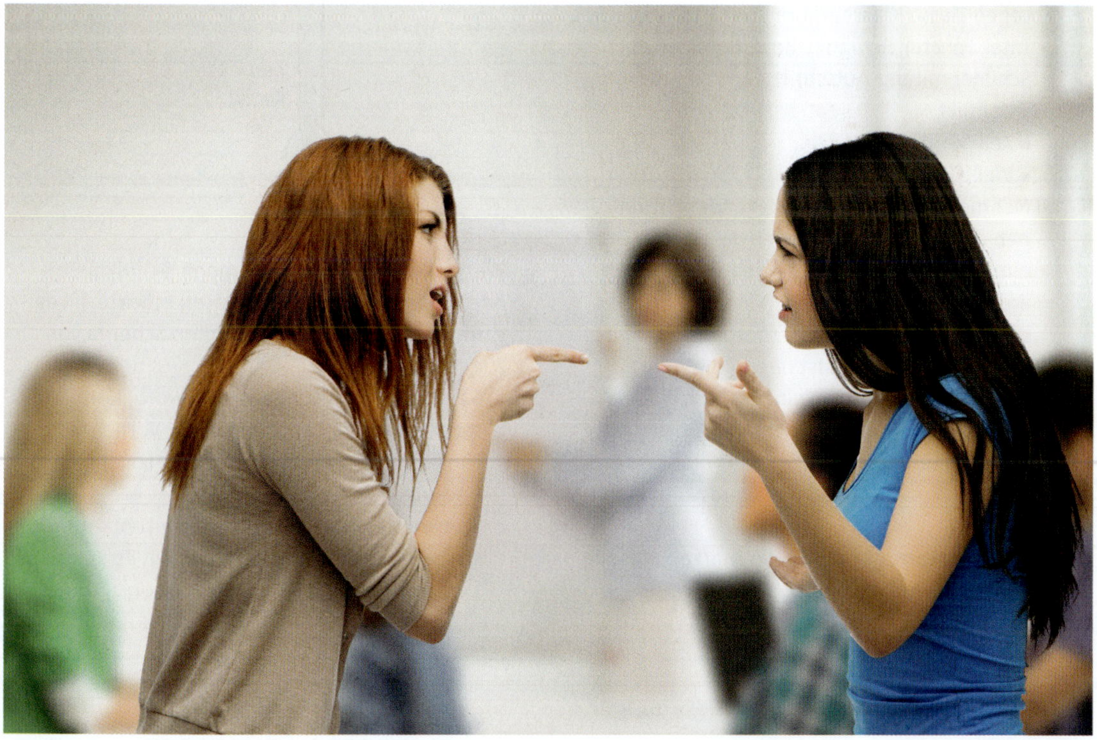

Aufgaben

Gefühle raten

1. Stellen Sie sich vor, Sie gehen durch die Fußgängerzone. Dort treffen Sie eine Bekannte. Sie reichen ihr die Hand und begrüßen sie in folgender Stimmungslage: *hilflos, stolz, wütend, gelangweilt, glücklich, aufgeregt, frustriert ...*
   a) Sammeln Sie weitere Stimmungslagen.
   b) Spielen Sie zu zweit jeweils eine Szene vor der Klasse. Machen Sie Ihre jeweilige Stimmungslage mit Wortwahl, Stimme und Körper deutlich.
   c) Nach einigen Szenen: Welche Gefühle lassen sich leicht darstellen/erraten? Welche Gefühle kann man leicht verwechseln/schwer erkennen?

Konflikt oder kein Konflikt?

2. a) Legen Sie im Klassenraum drei Orte fest (z. B. Tafel, Fenster, Schrank). Befestigen Sie dort Schilder mit der Aufschrift
   - Konflikt,
   - Kein Konflikt und
   - Vielleicht.

   b) Nehmen Sie zu jeder der folgenden Situationen den Ihrer Meinung nach passenden Ort ein. Einige Schüler sollen ihren Standpunkt anschließend begründen.
   - Lars hat das Handy von Thorben fallen gelassen. Das Display ist beschädigt.
   - Lukas macht immer seine Hausaufgaben und arbeitet im Unterricht extrem gut mit.
   - Mike erzählt seinem Freund Fabio, dass dessen Freundin mit ihm Schluss gemacht habe.
   - Julia bevorzugt Handys der Marke Samsong, Dilara bevorzugt Äppel.
   - Wenn Mark und Daniel Tennis spielen, will Mark unbedingt gewinnen.
   - Sie sind zur Party eines Freundes nicht eingeladen.
   - Mira schwitzt oft sehr stark. Mitschülerinnen machen deshalb Bemerkungen.
   - Kira hört gern Rockmusik. Ihre Schwester Lena, mit der sie sich das Zimmer teilt, bevorzugt Hip-Hop.
   - Bei einer Gruppenarbeit in der Schule strengt sich Selina ganz besonders an.
   - Am Schulkiosk drängelt sich ein Lehrer vor.
   - Eine Hälfte der Klasse möchte bei der Abschlussfahrt nach München, die andere Hälfte nach Hamburg reisen.

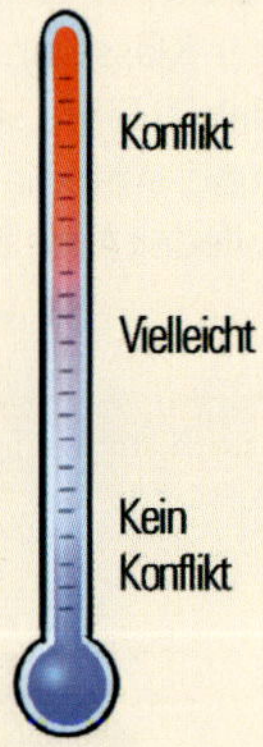

Konflikte moderieren

3. Wenn man Konflikte in Gruppen, Schulklassen oder unter Arbeitskollegen lösen möchte, ist es sinnvoll, nach einem bestimmten Schema vorzugehen.
   a) Sammeln Sie unter dem Stichwort „Konfliktmoderation" Informationen zur Vorbereitungsphase, Klärungsphase und Lösungsfindung.
   b) Spielen Sie unter Anleitung einer Lehrkraft diese drei Phasen in Kleingruppen am Beispiel der Eingangssituation (Alicia und Antonia) durch.

6 Den Aufbau und die Steuerung des Körpers kennenlernen

Aileen: Hallo Kim!
Kim: Hallo Aileen! Wie war die Schule?
Aileen: Na ja, wie immer freitags. Letzte Stunde hatten wir Bio. Wir haben Zellen untersucht.
Kim: Zellen? Was denn für Zellen?
Aileen: Meine Eizellen! ... Nein, Quatsch, natürlich nicht. Zellen aus dem Mund. Jeder hat seinem Mitschüler mit einem Holzspatel von der Innenseite der Wange etwas Schleimhaut abgekratzt. Hier, schau! Die Aktion hab ich bei Max fotografiert!
Kim: Nein danke, das will ich lieber nicht sehen. Aber wie ging es weiter?
Aileen: Dann haben wir die Zellen auf einen Objektträger gegeben und mikroskopiert.
Kim: Und, was können Max´ Mundschleimhautzellen so alles?
Aileen: Das konnte ich nicht beobachten. Ich weiß aber, dass sie sich oft vermehren: Jedes Jahr bildet der Mensch mehr als 4 kg neue Haut- und Schleimhautzellen als Ersatz für abgestorbene Zellen.
Kim: Was für eine Verschwendung! Mir würden ein paar hundert Gramm neue Gehirnzellen für Mathe reichen!
Aileen: Geht aber nicht. Gehirnzellen sind ganz anders. Die können nicht einfach so ersetzt werden.
Kim: Schade!
Aileen: Tröste dich! Leberzellen sind anders, die können sich regenerieren. Zumindest bis zu einem gewissen Ausmaß.
Kim: Na dann – hast du heute Abend schon was vor? ....

1. Welche Zellarten im menschlichen Körper sind Ihnen bekannt? Wodurch unterscheiden sie sich?
2. Informieren Sie sich über die deutschen Forscher Theodor Schwann (1810 – 1882) und Matthias Schleiden (1804 – 1881). Welche grundlegende Erkenntnis hat die Wissenschaft den beiden zu verdanken?
3. Schätzfrage: Wie viele Eizellen befinden sich bei der Geburt in den Eierstöcken eines Mädchens?
4. Informieren Sie sich über den Größenunterschied verschiedener Zellen, z. B. Eizelle und Spermienzelle.
5. Unter dem Mikroskop erscheinen Zellen als Fläche. In Wirklichkeit sind sie jedoch dreidimensionale Körper. Bauen Sie ein Zellmodell. Bild 6.1 (→ S. 78) kann dazu als zweidimensionale Vorlage dienen. Sie können z. B. folgende Materialien verwenden: Durchsichtige Tüte, Tischtennisball, Perlen, Erbsen, Bohnen, Pappe, Watte, Klebstoff usw.

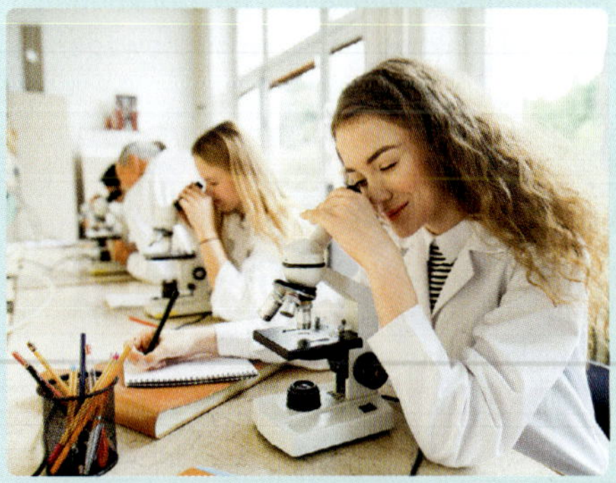

Der Körper des Menschen besteht aus etwa 100 Billionen Zellen. Sie sind so klein, dass man sie mit dem bloßen Auge nicht erkennen kann. Selbst die Eizelle, die größte Zelle des Menschen, ist dünner als ein Haar. Gleichartige Zellen schließen sich zu Gruppen zusammen und bilden so Gewebe und Organe, die jeweils unterschiedliche Aufgaben im Körper erfüllen.

Der Körper ist in der Lage, Informationen aus seinem Inneren oder von der Außenwelt aufzunehmen und zu verarbeiten. Je nach Situation erfolgt dann eine Reaktion, um einen Lebensvorgang zu steuern, z. B. um Zellen wachsen und reifen zu lassen, um Nahrung zu verarbeiten, Abfallstoffe zu beseitigen, Zellen oder Gewebe vor Krankheitserregern zu schützen oder zu reparieren. Das Nervensystem nimmt alle Informationen auf, leitet sie weiter und verarbeitet sie (→ S. 84). Anschließend koordiniert es die Reaktionen des Körpers, z.B. durch die Aktivität eines bestimmten Organs. Häufig werden solche Reaktionen durch das Hormonsystem unterstützt und gesteuert (→ S. 87).

6.1 Die Zelle

www.
biologie-schule.de
(→ Cytologie)

Die Zelle ist die kleinste Einheit des menschlichen Körpers (Bild 6.1). Zellen können:

- Stoffe aufnehmen, umwandeln und abgeben
- Informationen aufnehmen, verarbeiten, weiterleiten und speichern (einige Zellarten)
- wachsen
- sich fortpflanzen
- sich bewegen (einige Zellarten)

Bestimmte Zellen haben sich dabei auf bestimmte Tätigkeiten spezialisiert.

Leberzellen können besonders gut Stoffe aufnehmen, umwandeln und abgeben. Nervenzellen können sehr gut Informationen aufnehmen und speichern. Bestimmte Abwehrzellen im Blut können sich zu Krankheitserregern hin bewegen.

Zellbestandteil	Aufgabe
Zellmembran	umschließt und schützt die Zelle, lässt bestimmte Stoffe von außen nach innen und von innen nach außen durchdringen, kann Reize aufnehmen, trägt spezielle Merkmale zur Erkennung der Zelle auf ihrer Oberfläche.
Zellflüssigkeit	besteht aus Wasser und enthält die Zellorganellen.
Zellkern	ist das Steuerzentrum der Zelle. Er regelt, welche Arbeiten die Zelle auszuführen hat. Er enthält die Chromosomen (Erbmaterial der Zelle).
Zellorganellen	sind die kleinsten Bestandteile der Zelle.

Tabelle 6.1 Bestandteile einer Zelle

6.1.1 Die Zellbestandteile

Trotz so verschiedener Fähigkeiten sind alle Zellen im Wesentlichen gleich aufgebaut (Tabelle 6.1). Jede Zelle besteht aus:

- Zellmembran
- Zellflüssigkeit
- Zellkern
- Zellorganellen

6.1.2 Die Zellorganellen

Ähnlich wie die Organe im Körper übernehmen die verschiedenen Zellorganellen jeweils genau festgelegte Arbeiten innerhalb einer Zelle:

- Das **endoplasmatische Retikulum** (ER) ist vergleichbar mit einem Röhrensystem. Darin werden (auf Anweisung des Zellkerns) Stoffe innerhalb der Zelle transportiert. Teilweise befinden sich Ribosomen (kleine „Körnchen") auf dem endoplasmatischen Retikulum. In ihnen werden Eiweiße hergestellt.
- Der **Golgiapparat** ähnelt aufeinandergestapelten Säckchen. In ihnen werden Eiweiße und Abbauprodukte des Zellstoffwechsels gespeichert, bearbeitet und bei Bedarf in kleinen abgeschnürten Säckchen portionsweise aus der Zelle heraustransportiert.

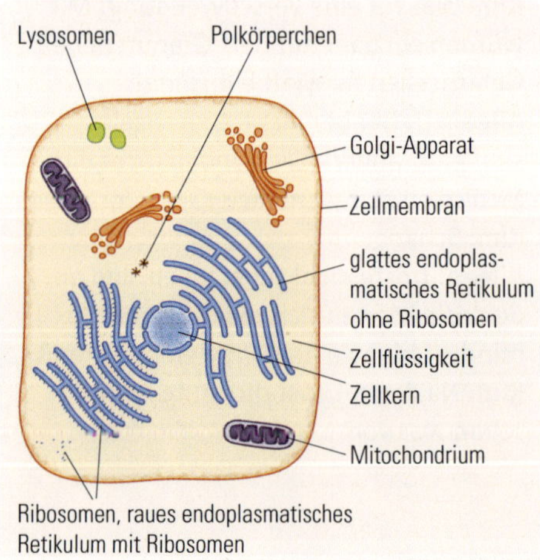

Bild 6.1 Darstellung einer Zelle, ca. 100 000-fach vergrößert

- **Lysosomen** bauen Stoffe ab, z. B. nicht mehr benötigte Zellorganellen, Giftstoffe, Viren, Bakterien und Abfallprodukte.
- Die **Mitochondrien** sind die Kraftwerke der Zelle und für die Energiegewinnung aus der Nahrung verantwortlich.
- Bei der Zellteilung sind die Chromosomen über Fasern mit den **Polkörperchen** verbunden. Sie sorgen dafür, dass die Chromosomen gleichmäßig auf die Tochterzellen verteilt werden (Bild 6.4 → S. 80).

6.2 Zellen wachsen und teilen sich

Zellen arbeiten so lange, bis sie sterben oder sich vermehren. Jeden Tag bilden sich im Körper Millionen neuer Zellen, und Millionen sterben ab. Dass Kinder wachsen, liegt daran, dass bei ihnen mehr Zellen neu gebildet werden als gleichzeitig absterben. Später, beim Erwachsenen, bleibt die Zahl der Körperzellen in etwa gleich.

Manche Zelltypen, wie z. B. die Gehirnzellen, verlieren im Laufe des Lebens die Fähigkeit, sich zu vermehren. Nach Unfällen oder bei einer Alzheimerdemenz können sie daher nicht ersetzt werden. Manche Zellen teilen sich selten (z. B. Leberzellen), andere sind geradezu auf Teilung spezialisiert (z. B. Darmschleimhautzellen, die sich alle zwei bis drei Tage teilen). Wachstum bedeutet also, dass Zellen sich vergrößern und vermehren (Bild 6.2).

6.2.1 Die Mitose

Abgesehen von der Bildung von Eizellen und Spermien vermehren sich alle Körperzellen durch einen Vorgang, der Mitose genannt wird. Hierbei spielen die **Chromosomen** im Zellkern die entscheidende Rolle. Sie enthalten die Erbinformationen, die festlegen, wie sich ein Mensch entwickelt – klein oder groß, braune oder blaue Augen, blond oder dunkelhaarig usw. Jede einzelne unserer Körperzellen enthält im Zellkern 46 Chromosomen (davon zwei Geschlechtschromosomen). Jedes Chromosom enthält ganz bestimmte Erbinformationen, auch **Gene** genannt.

Die Mitose besteht vereinfacht ausgedrückt aus zwei Schritten: zuerst die Verdopplung der Chromosomen im Zellkern, danach die Verteilung der Chromosomen auf zwei neue, gleiche Tochterzellen. Aus einer Mutterzelle mit 46 Chromosomen entstehen so zwei Tochterzellen mit den gleichen 46 Chromosomen (Bild 6.3). Durch die Mitose wird z. B. sichergestellt, dass der Körper wachsen kann, alte Körperzellen durch neue ersetzt werden und Wunden durch neu gebildete Zellen heilen können.

Wenn man die Mitose unter dem Mikroskop beobachtet, lassen sich vier Stadien unterscheiden (Bild 6.4 → S. 80).

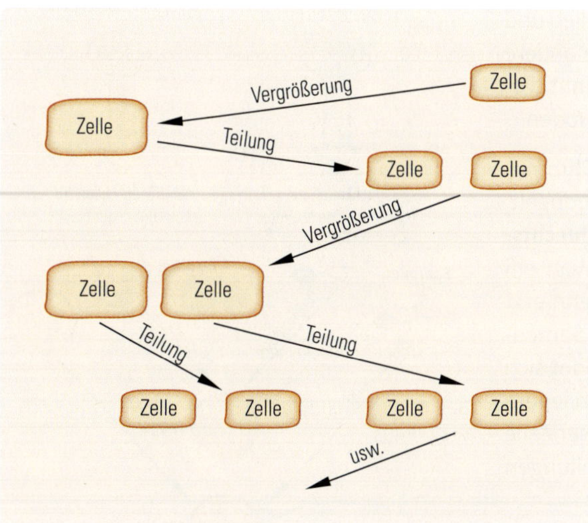

Bild 6.2 Wachstum durch Vergrößerung und Teilung von Zellen

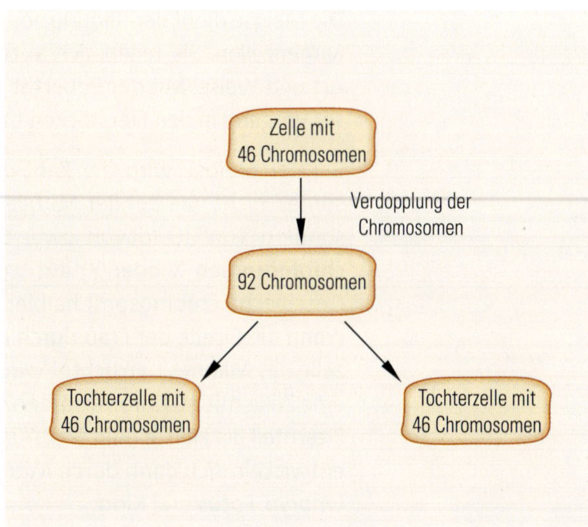

Bild 6.3 Vorgang der Zellteilung bei der Mitose (schematisch)

Vorphase Die Mutterzelle bereitet sich auf ihre Teilung vor: Die Chromosomen werden erst jetzt gut im Mikroskop sichtbar. Die 46 Chromosomen im Zellkern spalten sich der Länge nach als Voraussetzung für insgesamt 92 Chromosomen der zwei Tochterzellen. Die 46 Chromosomen werden so kopiert. Jede Kopie ist aber noch am Original befestigt. Die Umhüllung des Kerns (Kernmembran) löst sich auf. Die Polkörperchen trennen sich und wandern an entgegengesetzte Zellpole. (Die Abbildung zeigt nur 3 Chromosomen.)	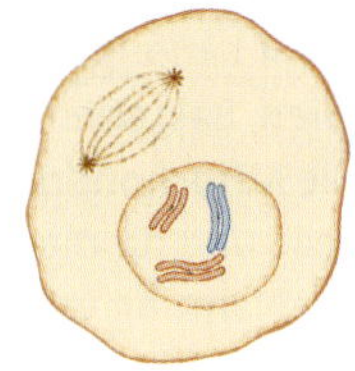
Mittelphase Die Chromosomen ordnen sich in der Mitte der Zelle an. Sie wurden von hauchdünnen Fasern der Polkörperchen zur Mitte bewegt. Original und Kopie sind noch locker verbunden.	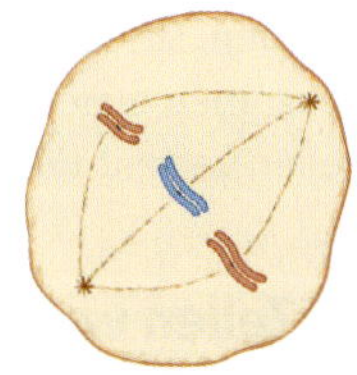
Trennungsphase Die Chromosomen werden jetzt auseinandergezogen. Die Originale werden von den Kopien getrennt. Sie werden durch die Fasern der Polkörperchen zu den entgegengesetzten Zellpolen gezogen. Die zwei entstehenden Tochterzellen enthalten somit exakt das gleiche Erbgut wie die Mutterzelle. Originale und Kopien sind nicht zu unterscheiden.	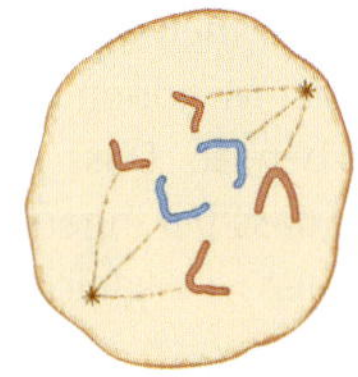
Endphase Die ursprüngliche Mutterzelle schnürt sich in der Mitte ein, sodass daraus zwei Tochterzellen entstehen. In den Tochterzellen werden die Chromosomen wieder von einer Kernmembran umhüllt. Die Chromosomen sind wenig später im Zellkern nicht mehr erkennbar.	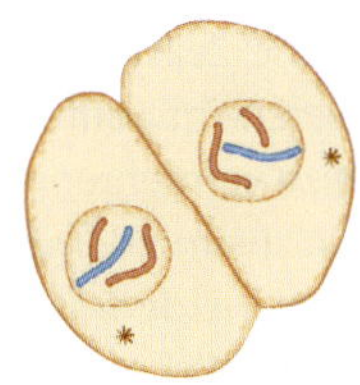

Bild 6.4 Ablauf der Mitose

6.2.2 Die Meiose

Die Meiose dient der Bildung von Eizellen und Samenzellen. Sie teilen sich auf eine andere Art und Weise. Mit der Pubertät beginnt dieser Vorgang in den Eierstöcken bzw. Hoden.

Bei der Meiose wird die Zahl der Chromosomen nicht wie bei der Mitose verdoppelt, sondern von 46 (davon zwei **Geschlechtschromosomen** X oder Y) auf 23 (davon ein Geschlechtschromosom) halbiert. Denn erst wenn die Eizelle der Frau durch eine Samenzelle des Mannes befruchtet wird, bildet sich eine Zelle mit 46 Chromosomen – von jedem Elternteil die Hälfte (Bild 6.5). Aus dieser Zelle entwickeln sich dann durch Mitoseteilungen Embryo, Fötus und Kind.

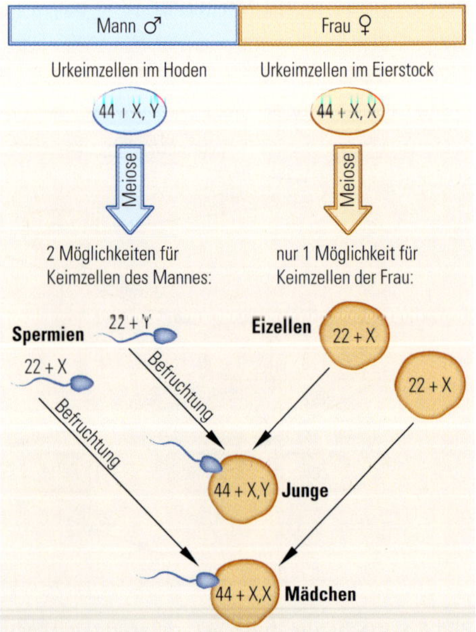

Bild 6.5 Bildung von Eizellen und Spermien

6.3 Gewebearten

In einem Organismus wie dem menschlichen Körper braucht nicht jede einzelne Zelle zu jeder Zeit sämtliche Erbinformationen. Aus diesem Grund wird ein großer Teil der Erbinformationen ausgeblendet. Stattdessen nutzt die Zelle nur die wenigen Informationen, die für sie nötig sind, um eine ganz bestimmte Aufgabe zu erledigen. Wenn Zellen sich gemeinsam auf eine bestimmte Aufgabe spezialisieren und gleich aussehen, bilden sie ein Gewebe.

Der Körper des Menschen enthält viele verschiedene Arten von Gewebe (Bild 6.6). Sie gehören alle zu einer der vier Grundgewebearten:

Epithelgewebe (Deckgewebe)

Epithelgewebe (epi = auf) bilden die äußere und innere Schutzschicht für den Körper (z.B. Haut, Nasenschleimhaut mit Flimmerhärchen). Sie können Nährstoffe aufnehmen (z.B. Darmschleimhaut), Reize aufnehmen (z.B. Netzhaut im Auge) und Sekrete absondern (Schweiß, Hormone, Verdauungssäfte).

Binde- und Stützgewebe

Der Körper, die Organe sowie Blutgefäße und Nerven werden durch Bindegewebe gestützt und an ihrem Platz gehalten. Je nach Bedarf enthält das Gewebe mehr oder weniger Fasern, meist aus Kollagen.

Lockeres Bindegewebe zwischen Organen enthält wenig Kollagenfasern. Knorpelgewebe und Sehnen, die den Knochen mit dem Muskel verbinden, enthalten mehr Kollagen. Das Knochengewebe enthält spezielle aufbauende und abbauende Zellen. Auch Fettgewebe zählt zum Bindegewebe, obwohl es weniger stützt, sondern mehr isoliert, schützt und polstert.

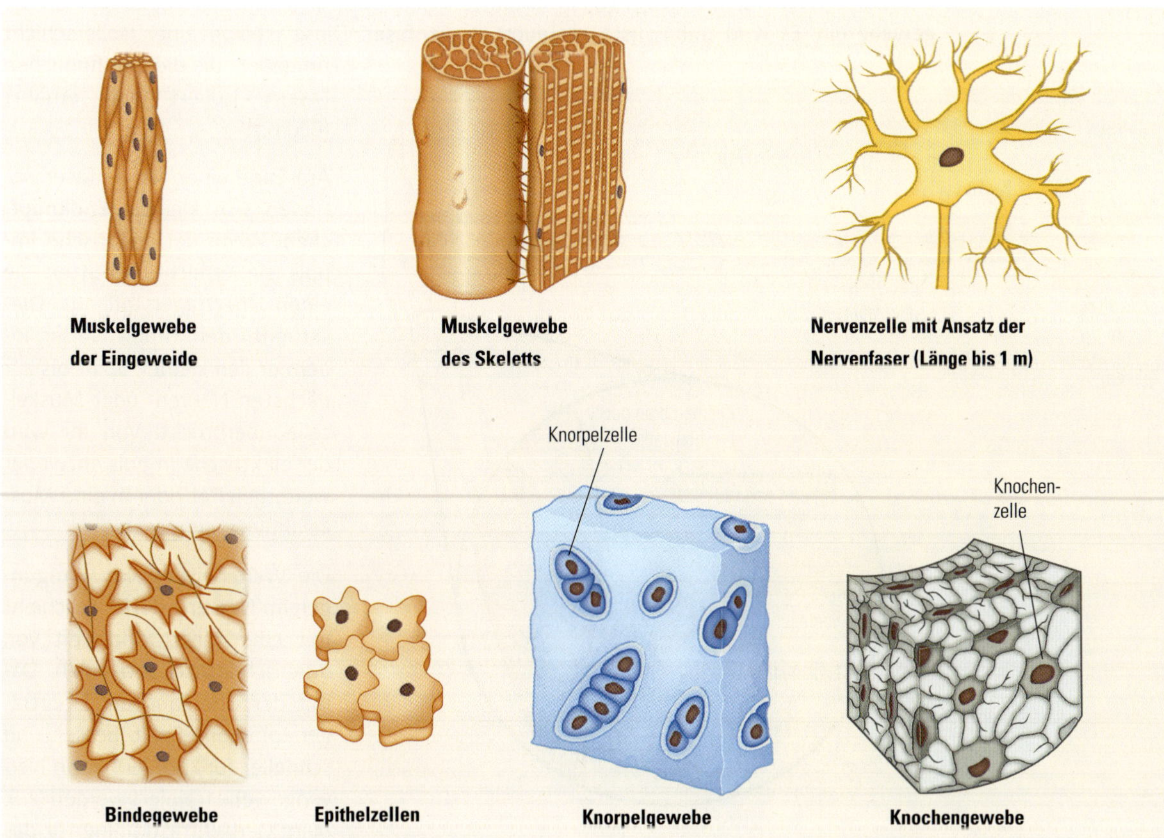

Bild 6.6 Unterschiedliche Gewebe und Zellen

Weil das Binde- und Stützgewebe im gesamten Körper vorkommt, sind in ihm auch Abwehrzellen angesiedelt.

Muskelgewebe

Muskelgewebe macht mehr als ein Drittel des Körpergewichts aus. Einige Muskeln sind über Sehnen mit Knochen verbunden und sorgen als **Skelettmuskulatur** für Bewegung und Fortbewegung (z. B. Muskeln in Oberarm oder Wade). Solche Muskeln arbeiten kräftig und schnell, ermüden jedoch und benötigen Pausen. Ihre Tätigkeit kann vom Menschen bewusst gesteuert werden.

Andere Muskeln sorgen als **Eingeweidemuskulatur** in oder an inneren Organen für den Transport von Flüssigkeit oder anderen Stoffen (z. B. Muskulatur des Darms). Dieses Muskelgewebe ist schwächer, arbeitet aber ausdauernd Tag und Nacht. Es arbeitet unwillkürlich, kann also vom Menschen nicht bewusst gesteuert werden.

Eine Sonderstellung nimmt das **Herzmuskelgewebe** ein. Es wird unbewusst gesteuert, pumpt jedoch kräftig und pausenlos Blut durch den Körper. Den hohen Energiebedarf des Herzens erkennt man an den zahlreichen Mitochondrien in den Herzmuskelzellen.

Nervengewebe

100 Milliarden – etwa so viele kleinste Nervenzellen befinden sich allein im Gehirn. An anderen Orten des Körpers erreichen die Nervenzellen mit ihren Fortsätzen eine Länge von bis zu einem Meter, z. B. vom Rückenmark bis in den Fuß.

Alle Nervenzellen gemeinsam ergeben das Nervengewebe. Es überträgt Informationen in Form von elektrischen Impulsen und stellt dadurch täglich mehr Verbindungen her als alle Handys weltweit.

Nerven bestehen aus einem **Zellkörper** mit vielen Ausläufern, den **Dendriten**. Jede Nervenzelle ist mit ihrer Umgebung über bis zu 50 000 Dendriten verbunden. Von dort nehmen sie elektrische Impulse auf. Über den Zellkörper werden sie weitergeleitet zur **Nervenfaser**. Diese ist von einer Isolierschicht umgeben, die die empfindlichen Fasern isoliert und ernährt (Bild 6.7).

Am Ende einer Nervenfaser befinden sich kleinste **Endknöpfchen**. Wenn der elektrische Impuls sie erreicht, schütten sie einen Überträgerstoff aus. Dieser leitet den Impuls weiter, indem er den kleinen Spalt bis zur nächsten Nerven- oder Muskelzelle überbrückt. Von ihr wird der elektrische Impuls entweder weitergeleitet oder in eine Muskelaktivität umgesetzt.

Die Weiterleitung von Erregungen im Nervengewebe geschieht mit einer Geschwindigkeit von durchschnittlich 200 km/h. Damit der Übergang der Überträgerstoffe am Spalt besser und schneller funktioniert, kann Nervengewebe trainiert werden (z. B. beim Gedächtnistraining für das Nervengewebe im Gehirn).

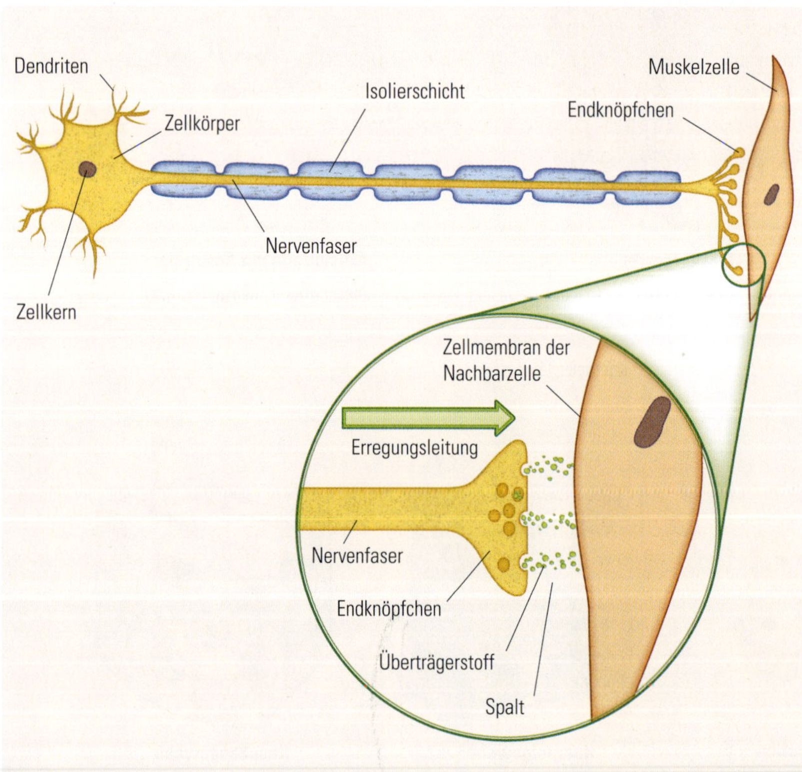

Bild 6.7 Aufbau und Funktion einer Nervenzelle

6.4 Organe und Organsysteme

So wie gleichartige Zellen sich zu einem Gewebe zusammenschließen, so können verschiedene Gewebe sich zu einem Organ vereinigen (Bild 6.8). Ein **Organ** (Organon, griech. = Werkzeug) besteht also aus Geweben, die gemeinsam eine bestimmte Aufgabe erfüllen.

Der Darm enthält Muskelgewebe, Bindegewebe, Nervengewebe und Epithelgewebe:

Muskelgewebe sorgt durch Zusammenziehen und Erschlaffen für die Durchmischung und den Transport des Speisebreis.

Bindegewebe hält den Darm an seinem Platz und füllt die Zwischenräume zwischen den Darmschlingen aus.

Nervengewebe nimmt Informationen über den Füllungszustand des Darms auf und leitet sie an das Gehirn weiter.

Epithelgewebe kleidet den Darm von innen aus und enthält Drüsen zur Absonderung von Verdauungssäften.

Erst die Zusammenarbeit all dieser Gewebe ermöglicht es dem Darm, seine Aufgabe zu erfüllen, nämlich Nahrung zu transportieren und Nährstoffe aufzunehmen. Ein Organ allein kann im Körper oft wenig bewirken. Es muss deshalb mit anderen Organen zusammenarbeiten. Wenn mehrere Organe gemeinsam für die Ausübung einer übergeordneten Aufgabe zuständig sind, spricht man von einem **Organsystem**.

Der Darm ist darauf angewiesen, dass andere Verdauungsorgane an seiner Arbeit mitwirken. Ohne die Vorarbeit von Zähnen, Speichel und Magen könnte er viele Nährstoffe nicht aufnehmen. Außerdem ist er auf die Mitarbeit von Organen wie Bauchspeicheldrüse und Leber angewiesen, die wichtige Verdauungssäfte für ihn produzieren. Gemeinsam bilden sie das Verdauungssystem.

Die wichtigsten Organsysteme sind:
- Atmungssystem
- Blut- und Lymphsystem
- Herz-Kreislauf-System
- Verdauungs- und Ausscheidungssystem
- Bewegungssystem
- Fortpflanzungssystem
- Immunsystem
- Sinnessystem
- Nervensystem
- Hormonsystem

Bei der Steuerung aller Funktionen des menschlichen Körpers spielen das Nervensystem und das Hormonsystem die wichtigste Rolle. Aus diesem Grund werden sie im Folgenden genauer beschrieben.

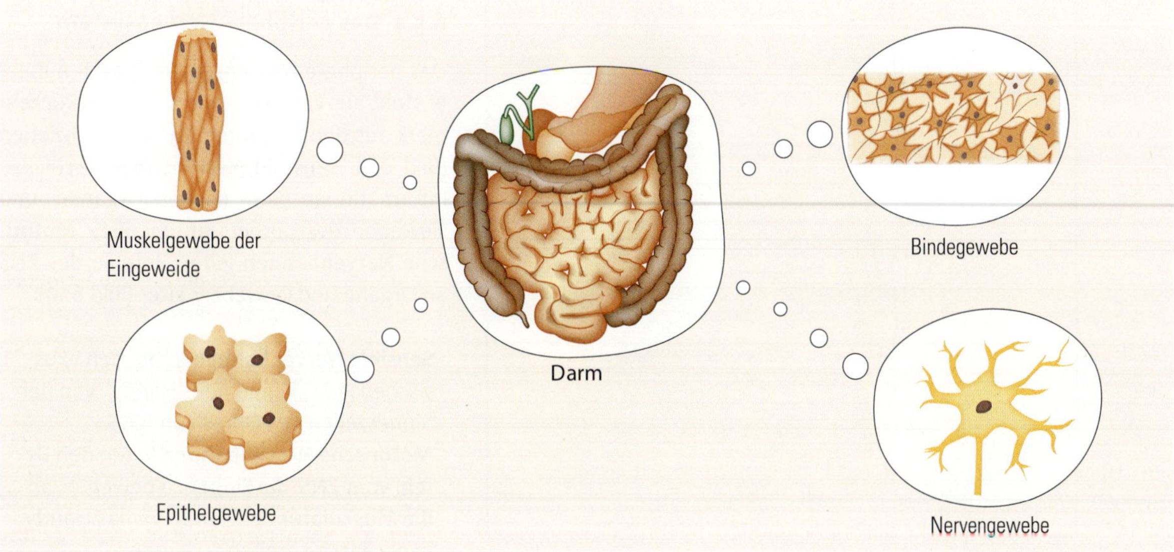

Bild 6.8 Mehrere Gewebe bilden ein Organ

6.5 Aufbau und Aufgaben des Nervensystems

Alle Nervenfasern im menschlichen Körper bilden zusammen ein großes und kompliziertes System. Dies lässt sich aber durchschauen, wenn man es in kleinere Abschnitte einteilt. Man kann das Nervensystem unterscheiden nach seiner Lage im Körper oder der Art seiner Steuerung.

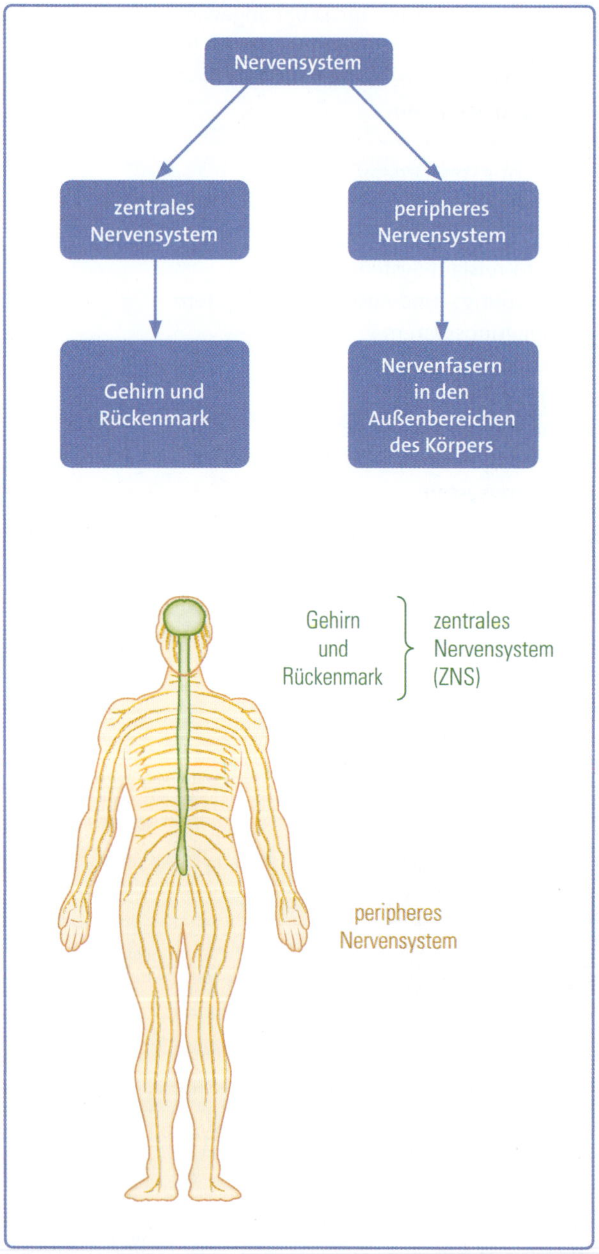

Bild 6.9 Zentrales und peripheres Nervensystem

6.5.1 Das zentrale Nervensystem (ZNS)

Weil das ZNS so besonders wichtig für den Menschen ist, liegt ein Teil von ihm, das **Gehirn**, gut geschützt im knöchernen Schädel. Der andere Teil ist das **Rückenmark** (Bild 6.9). Es verläuft im Wirbelkanal, der von den knöchernen Wirbelkörpern der Wirbelsäule gebildet wird. Im ZNS werden alle Informationen gesammelt, die von der Außenwelt oder den (Sinnes-)Organen des Körpers eintreffen. Die Informationen werden in dieser „Zentrale" verarbeitet. Außerdem werden von hier aus die Befehle ausgesendet, um auf einen bestimmten Reiz zu reagieren.

→ Ein akustischer Reiz wird von den Hörsinneszellen und dem Gehörnerv an das ZNS geleitet.
→ Verarbeitung im ZNS: Ein Handy klingelt. Das Handy gehört mir.
→ Befehl an die rechte Hand: Das Handy aus der Tasche holen.

Die meisten Informationen werden vom Rückenmark an das Gehirn weitergeleitet und dort verarbeitet. Nur in dringenden Fällen erfolgt eine Reaktion sofort mithilfe des Rückenmarks, bevor die Information an das Gehirn gelangt. Solche Schutzreaktionen nennt man **Reflexe**. Sie kommen vor, wenn z. B. die Augen reflexartig geschlossen werden, um das Eindringen von Schmutz zu vermeiden.

6.5.2 Das periphere Nervensystem

Das periphere Nervensystem (peri = außen) besteht aus Nervenbahnen, die vom Rückenmark aus den gesamten Körper durchziehen (Bild 6.9). **Sensible Nervenbahnen** schicken Informationen von (Sinnes-)Organen und Geweben des Körpers an das ZNS. **Motorische Nervenbahnen** leiten Befehle des ZNS an Organe und Gewebe weiter (Bild 6.10).

Sensible Nervenbahnen leiten den akustischen Reiz „klingelndes Handy" von den Sinneszellen des Ohres zum ZNS. **Motorische Nervenbahnen** leiten den Befehl vom ZNS, die Finger zu bewegen, an die Muskulatur der Hand, um das Handy in der Tasche greifen zu können.

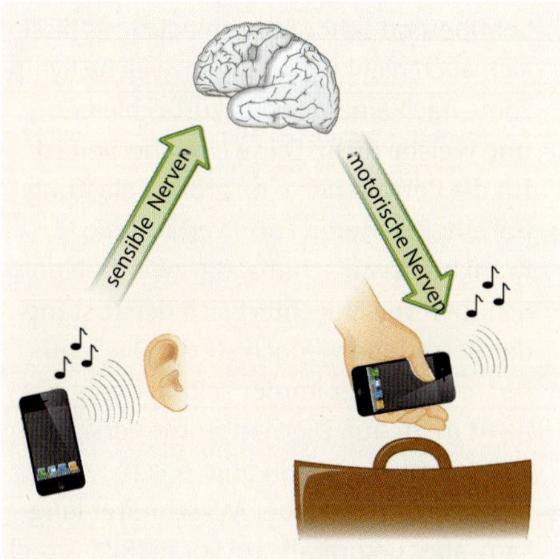

Bild 6.10 Funktion von sensiblen und motorischen Nerven (Beispiel)

6.5.3 Das willkürliche Nervensystem

Gliedert man das Nervensystem nicht nach seiner Lage (zentral oder peripher), sondern nach seiner Steuerung, unterscheidet man das willkürliche und das unwillkürliche Nervensystem (Bild 6.11).

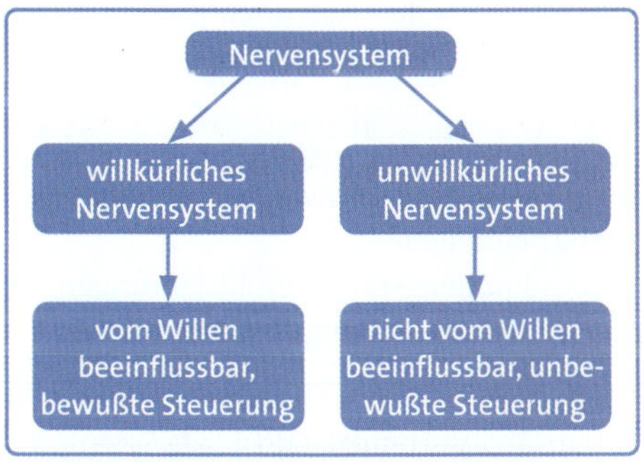

Bild 6.11 Die Steuerung des Nervensystems

Willkürlich heißt, dass eine Tätigkeit oder Reaktion davon abhängig ist, ob der Mensch sie ausführen will oder nicht.

Eine Person kann die Muskulatur des Gesichts dazu veranlassen, einen anderen Menschen anzulächeln. Oder sie entscheidet sich bewusst dafür, dies nicht zu tun.

Zum Glück können viele Tätigkeiten oder Reaktionen willkürlich gesteuert werden. Das macht uns Menschen so verschieden. Müssten wir jedoch sämtliche Aktionen, die im Körper ablaufen, stets bewusst steuern, wären wir völlig überfordert. Deshalb übernimmt auch das unwillkürliche Nervensystem viele Aufgaben.

6.5.4 Das unwillkürliche Nervensystem

Das unwillkürliche Nervensystem arbeitet unabhängig vom Willen des Menschen. So werden z. B. Verdauungs-, Atmungs- und Kreislauftätigkeiten vom unwillkürlichen Nervensystem „wie von selbst" geregelt. Es erhält seine Befehle vom ZNS über die Leitungsbahnen des peripheren Nervensystems.

6.6 Krankheiten des Nervensystems – Multiple Sklerose

Da das Nervensystem den gesamten Körper durchzieht und die unterschiedlichsten Körperfunktionen steuert und regelt, können Erkrankungen dieses Systems die verschiedensten Ursachen und Folgen haben. Die Neurologie (Nervenheilkunde) ist daher ein sehr großes Fachgebiet in der Medizin. Welche Auswirkungen Nervenerkrankungen wie z. B. der Schlaganfall auf die Pflege betroffener Menschen haben, wird im Kapitel 15.3 (→ S. 264) dargestellt. An dieser Stelle wird die Erkrankung „Multiple Sklerose" vorgestellt. An ihr lassen sich die Funktion des Nervensystems sowie Ursachen und Folgen einer Nervenerkrankung beispielhaft darstellen.

Die **multiple Sklerose (MS)** ist eine der häufigsten chronischen Nervenerkrankungen. Sie betrifft das zentrale Nervensystem und bricht vor allem bei jüngeren Menschen im Alter von 20 bis 40 Jahren aus. Frauen erkranken dreimal häufiger als Männer. Durch eine Entzündung im zentralen Nervensystem wird die Isolierschicht, die die Nervenfasern umgibt, zerstört. Teilweise gehen auch ganze Nervenzellen zugrunde. Die Weiterleitung von Reizen bzw. Informationen wird dadurch gestört oder unterbrochen. Wodurch das Immunsystem so fehlgesteuert wird, dass es die körpereigenen Nervenzellen und ihre Isolierschicht angreift, ist nicht eindeutig geklärt. Man vermutet, dass folgende Faktoren eine Rolle spielen:

- Viren und Bakterien
- genetische Faktoren
- Umwelteinflüsse

www.dmsg.de (→ Multiple Sklerose → Was ist MS?)

Sehr wahrscheinlich müssen mehrere Faktoren zusammentreffen, damit es zum Ausbruch der Erkrankung kommt. Umwelteinflüsse werden diskutiert, weil MS vorwiegend auf der nördlichen Erdhalbkugel vorkommt.

Frühzeitiges Erkennen und moderne Therapie vorausgesetzt, können viele MS-Patienten lange ein normales Leben führen. Die Krankheit MS verläuft bei den Betroffenen jedoch sehr unterschiedlich. Auch die Krankheitszeichen sind nicht immer die gleichen. Dennoch lassen sich bestimmte Grundtypen unterscheiden:

- Die MS verläuft häufig in sog. „Schüben". Während eines Schubs entwickeln sich Symptome, die sich in der anschließenden Phase ganz oder teilweise zurückbilden (Bild 6.12 a). Schwere und Häufigkeit der Schübe sind sehr unterschiedlich. Es lässt sich auch nicht vorhersagen, welche Symptome nach einem Schub zurückbleiben und welche nicht. Diese Unsicherheit ist für die Betroffenen eine große Belastung.
- Bei einer weiteren Form verläuft die Krankheit zwar schubartig, zwischen den Schüben verschlechtert sich der Zustand der Betroffenen jedoch stetig. Die Schübe treten später immer seltener oder gar nicht mehr auf. Die Symptome verstärken sich jedoch weiterhin (Bild 6.12 b).
- Die seltenste Form der MS schreitet langsam, aber unaufhaltsam voran (Bild 6.12 c).

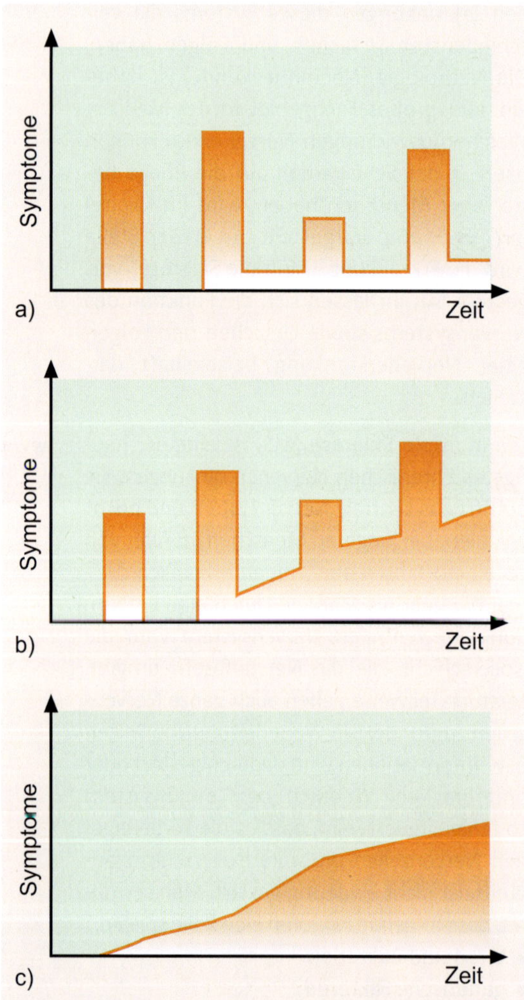

Bild 6.12 a–c) Verschiedene Krankheitsverläufe bei MS

Krankheitsschübe, die mehrere Tage bis Wochen dauern können, werden oft durch Stress- oder Krisensituationen, Infekte oder eine Geburt ausgelöst. Bis zur gesicherten Diagnose „MS" vergeht oftmals eine lange, für die Betroffenen belastende Zeit.

Symptome

Bestimmte Symptome zeigen sich typischerweise beim ersten Auftreten der Krankheit. Vielfach werden sie erst im Nachhinein als Beginn der Erkrankung gedeutet:

- einseitige Sehstörungen
- vorübergehende schwache Lähmungserscheinungen
- Koordinations- oder Gefühlsstörungen (z. B. unsicherer Gang, Kribbelgefühl an den Händen)

Grundsätzlich können jedoch alle Symptome als Erstsymptome auftreten. Sie können gleichzeitig oder allein auftreten und auch ganz oder teilweise wieder verschwinden.

Die Symptome sind abhängig davon, wo genau im Gehirn oder Rückenmark die Schäden entstehen. Häufige Symptome, neben den bereits genannten, sind:

- Störung des Gleichgewichtssinns (z. B. Schwindel)
- Schmerzen in unterschiedlichen Körperregionen
- Zittern
- Sprachstörungen
- „schwere Beine", später evtl. Lähmungserscheinungen bis hin zu vollständiger Lähmung

- ständige Müdigkeit (Fatigue)
- gestörte Blasenfunktion (z. B. starker, schmerzhafter Harndrang)
- Verdauungsstörungen (z. B. Verstopfung)
- depressive Verstimmungen
- Konzentrationsstörungen

Pflege und Therapie

Weil die Ursache der MS ungeklärt ist, richtet sich die Therapie nach den individuellen Bedürfnissen des Patienten. Drei Bereiche können unterschieden werden:

- Während eines Schubs wird Cortison in hohen Dosen verabreicht. Es soll die Entzündungserscheinungen in Gehirn und/oder Rückenmark dämpfen.
- Zur Langzeittherapie werden weitere Medikamente eingesetzt, die das Immunsystem so beeinflussen sollen, dass neuen Schüben vorgebeugt wird.
- Therapiefördernd wirkt sich auch ein gesunder Lebensstil aus (erholsamer Nachtschlaf, vorsichtiger Ausgleichssport, fünf kleine Mahlzeiten am Tag, eine vollwertige Ernährung, Fisch und pflanzliche Fette statt Fleisch und tierischen Fetten). Darüber hinaus können durch geeignete medikamentöse oder pflegerische Maßnahmen die individuellen Symptome bekämpft werden. Dies kann helfen, Folgeerkrankungen zu vermeiden. Ein wesentlicher Aspekt dabei ist die Unterstützung der Bewegung und Lagerung.

6.7 Aufbau und Aufgaben des Hormonsystems

Hormone sind Botenstoffe, die viele Abläufe, Empfindungen und Verhaltensweisen des Menschen beeinflussen oder steuern (z. B. Wachstum, Sexualität, seelische Verfassung). Sie werden in **Hormondrüsen** produziert (Bild 6.13) und von dort aus ins Blut abgegeben. Alle Hormondrüsen gemeinsam bilden das Hormonsystem.

Manche der Hormondrüsen sind auf die Produktion eines oder mehrerer Hormone spezialisiert, wie z. B. die Schilddrüse. Andere Drüsen haben noch weitere Aufgaben und stellen die Hormone „nebenbei" her, wie z. B. die Bauchspeicheldrüse, die den Bauchspeichel für die Verdauung produziert und zusätzlich die Hormone Glucagon und Insulin bereitstellt. Diese sind für die Regulierung der Zuckermenge im Blut zuständig.

Über das Blut werden die Hormone an ihr Ziel transportiert. Dies sind jeweils bestimmte Gewebe oder Organe des Körpers. Deren Zellen besitzen Rezeptoren („Andockstellen"), die nur auf dieses eine bestimmte Hormon reagieren können. Das Ziel des Hormons Insulin aus der Bauchspeicheldrüse z. B. sind u. a. die Zellen der Leber.

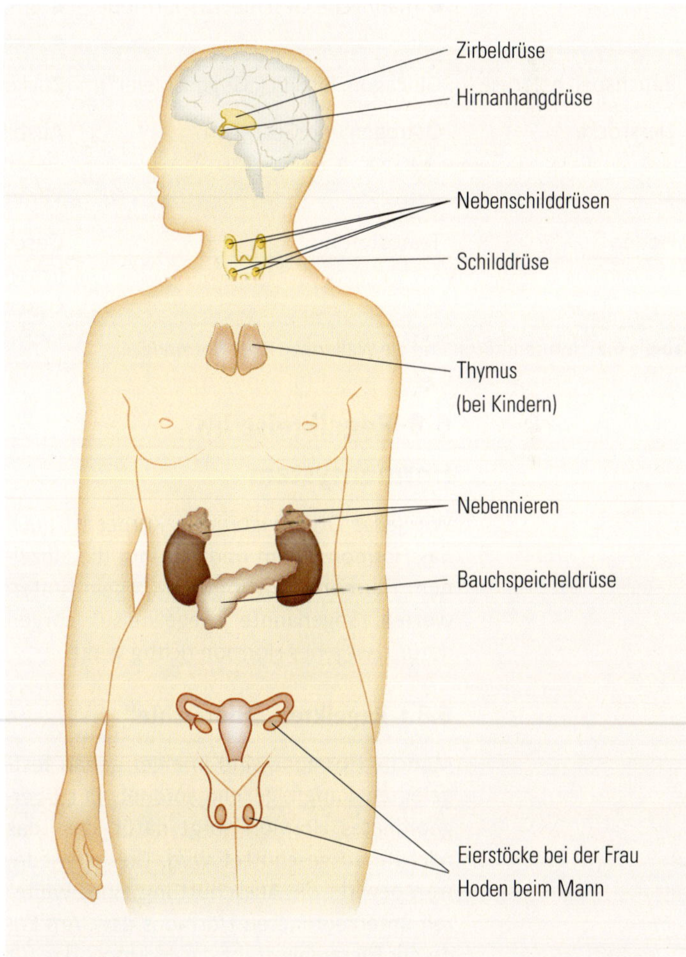

Bild 6.13 Übersicht über die Hormondrüsen

Hormondrüse	Hormon	Steuerungsfunktion für
Zirbeldrüse	Melatonin	Schlaf-wach-Rhythmus, Zeitgefühl
Hirnanhangdrüse	viele verschiedene Hormone	andere Hormondrüsen, Milchproduktion, Muskel- und Knochenwachstum u. a.
Schilddrüse	• Thyroxin, Triiodthyronin • Calcitonin	• Stoffwechsel, Grundumsatz, Wachstums- und Reifungsvorgänge • Calciummenge im Blut – Calciumeinbau in den Knochen
Nebenschilddrüsen	Parathormon („Gegenspieler“ des Calcitonins)	Calciummenge im Blut – Calciumausbau aus dem Knochen
Thymus	z. B. Thymosin	Aufbau der Körperabwehr
Nebennieren	• z. B. Adrenalin und Noradrenalin („Stresshormone“) • Kortikoide • männliche Geschlechtshormone	• Puls und Blutdruck, Weite der Bronchien, Grundumsatz • Stoffwechsel von Kohlenhydraten und Mineralien • Entzündungshemmung • Geschlechtsorgane
Bauchspeicheldrüse	Glucagon, Insulin („Gegenspieler“)	Zuckermenge im Blut
Eierstöcke	Östrogen und Gestagen	Ausbildung der typisch weiblichen Körperform, Geschlechtsbehaarung und Wachstum der Brüste, Veränderungen der Gebärmutterschleimhaut
Hoden	Testosteron	Geschlechtsbehaarung und Wachstum der männlichen Geschlechtsorgane, Reifung der Samenzellen, Geschlechtstrieb

Tabelle 6.2 Hormondrüsen und die Wirkungen ihrer Hormone

6.8 Regelkreise im Hormonsystem

Wie jedes Organsystem im Körper ist auch das Hormonsystem und mit ihm die einzelnen Hormone bestimmten Regeln unterworfen. Sogenannte „Regelkreise“ sorgen dafür, dass jedes Hormon richtig wirkt.

6.8.1 Regelkreis „Hierarchie“

Manche Hormone sind in einer genau festgelegten Rangfolge eingeordnet. Ein übergeordnetes Hormon sorgt dafür, dass das nächste ausgeschüttet wird. Dieses wiederum bewirkt die Ausschüttung eines weiteren untergeordneten Hormons usw. Am Ende der Hierarchie steht das Hormon, das für die gewünschte Wirkung am Zielorgan sorgt (Bild 6.14).

Der **Menstruationszyklus** (Zyklus = Kreislauf) ist ein Beispiel für einen hierarchischen Regelkreis (Bild 6.15 → S. 89). Die regelmäßigen Veränderungen, die sich in den zwei Eierstöcken und der Gebärmutter abspielen, werden von Hormonen des Zwischenhirns gesteuert. Sie sorgen dafür, dass Hormone in der Hirnanhangdrüse freigesetzt werden, die wiederum die Vorgänge in den Eierstöcken beeinflussen. Deren Hormone bewirken dann die Veränderungen an der Gebärmutterschleimhaut.

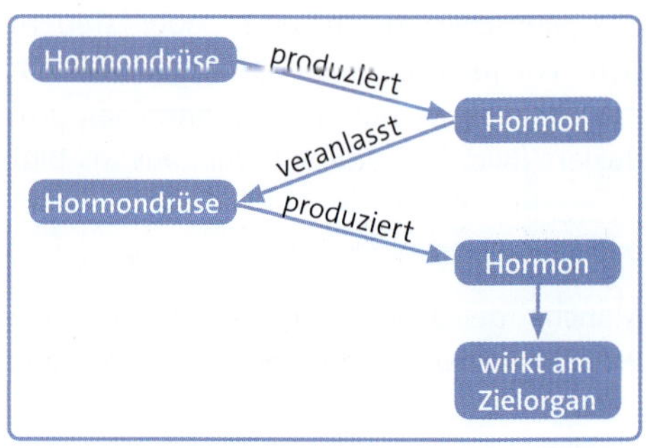

Bild 6.14 Regelkreis „Hierarchie“

Die Veränderungen an der Gebärmutterschleimhaut laufen folgendermaßen ab:

Jeder der beiden **Eierstöcke** einer Frau enthält seit der Geburt über 200 000 Eianlagen. Dies sind „Vorstufen" der Eizellen, die bis zur Pubertät unter dem Einfluss von Geschlechtshormonen reifen. Sie sorgen auch dafür, dass in der Zeit der Geschlechtsreife, also von der Pubertät bis zur Menopause (Zeitpunkt der letzten Regelblutung, durchschnittlich im 50. bis 52. Lebensjahr), etwa alle vier Wochen eine Eizelle voll ausreift. Die allermeisten Eianlagen gehen also zugrunde.

Jede **Eizelle** befindet sich im Eierstock in einem Eibläschen. Dort reift sie aus und wächst, bis etwa alle vier Wochen das Eibläschen platzt und die Eizelle vom Eierstock ausgeschwemmt wird (Eisprung). Der **Eileiter** nimmt die Eizelle auf. Die Eizelle kann auf ihrer mehrtägigen Wanderung durch den Eileiter zur Gebärmutter ca. 24 Stunden lang von einer männlichen Samenzelle befruchtet werden. Danach ist sie nicht mehr befruchtungsfähig. Das geplatzte Eibläschen verwandelt sich zum **Gelbkörper**. Eibläschen und Gelbkörper produzieren weibliche Geschlechtshormone. Das Eibläschenhormon **Östrogen** bewirkt, dass die Schleimhaut der Gebärmutter wächst und dicker wird. Das Gelbkörperhormon **Gestagen** sorgt dafür, dass die verdickte Schleimhaut erhalten bleibt und sich auflockert. Zudem bildet der Gelbkörper auch Östrogen. Ungefähr zwei Wochen vor dem Beginn einer Monatsblutung kommt es zum **Eisprung**. Dann ist die Gebärmutterschleimhaut verdickt, aufgelockert und gut durchblutet. Sie ist jetzt bereit, eine befruchtete Eizelle aufzunehmen. Hormone haben außerdem dafür gesorgt, dass der Schleim, der normalerweise den Gebärmutterhals für Spermien undurchdringbar verschließt, sich auflockert. Die männlichen Samenzellen – sie sind zwischen zwei und sieben Tage lang befruchtungsfähig – können jetzt leichter zur Eizelle gelangen. Kommt es zur Befruchtung im Eileiter und zur Einnistung einer befruchteten Eizelle in der Gebärmutterschleimhaut, bildet der Gelbkörper, der sich weiterhin in den Eierstöcken befindet, ca. drei Monate lang die Hormone Östrogen und Gestagen, die für die weitere Entwicklung der Schwangerschaft wichtig sind. Danach bildet er sich zurück.

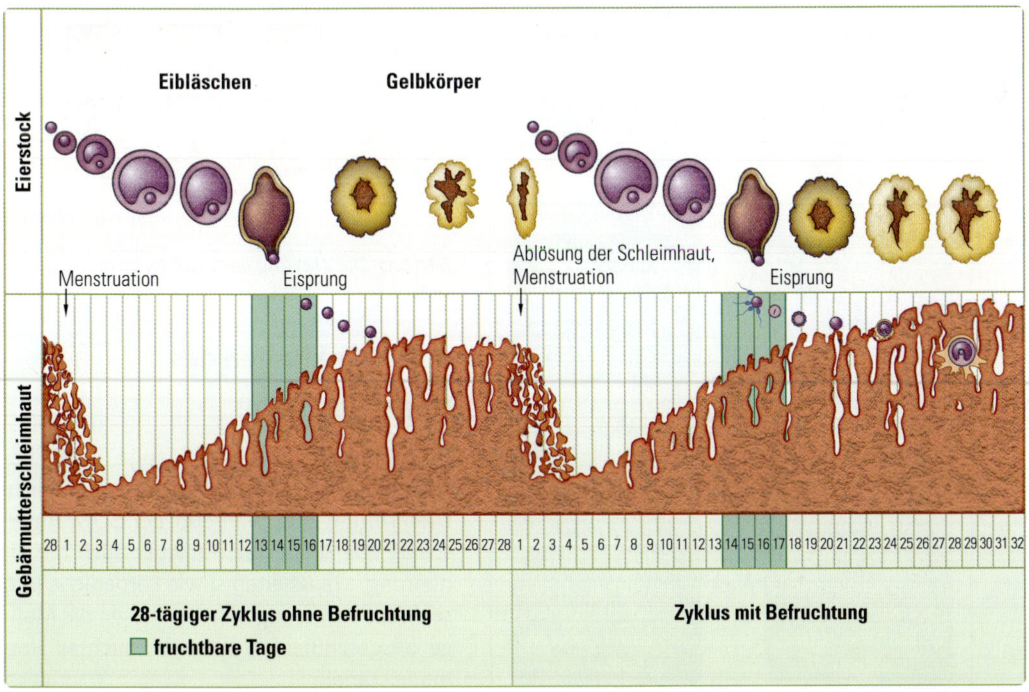

Bild 6.15 Schematische Darstellung der Veränderungen von Eierstock und Gebärmutter während eines Zyklus

Wenn die Eizelle nicht befruchtet wurde, bildet sich der Gelbkörper sofort zurück. Er produziert dann keine Hormone mehr. Die aufgebaute Gebärmutterschleimhaut löst sich ab. Dabei zerreißen auch Blutgefäße. Blut und Schleimhaut werden von der Frau aus dem Körper ausgeschieden (**Menstruation** = Monatsblutung = Regelblutung = Periode).

Unter einem Menstruationszyklus versteht man den Zeitraum vom ersten Tag der Monatsblutung bis zum letzten Tag vor der nächsten Monatsblutung. Normalerweise dauert ein Zyklus 25 bis 32 Tage. Krankheiten, Stress, Reisen und andere Einflüsse der Umwelt können die Dauer eines Zyklus und den Zeitpunkt des Eisprungs verändern.

6.8.2 Regelkreis „Gegenspieler“

In diesem Regelkreis arbeiten immer zwei Hormone mit entgegengesetztem Ziel. Richtgrößen geben das Minimum und Maximum an erwünschter Wirkung vor (höchster und niedrigster „Sollwert“). Messfühler registrieren ständig den „Istwert“ und veranlassen, wenn nötig, dass der Gegenspieler aktiv wird. Am Beispiel der Hormone **Insulin** und **Glucagon**, die die Menge des Zuckers (Glucose) im Blut regulieren, kann man diesen Regelkreis gut verstehen (Bild 6.16).

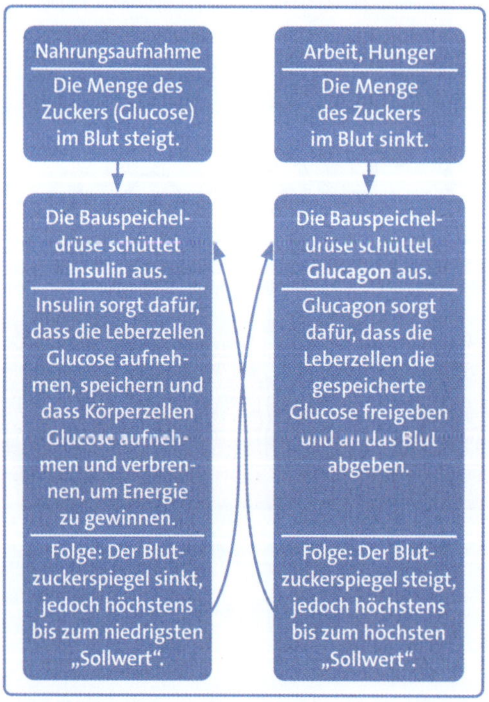

Bild 6.16 Regelkreis „Gegenspieler“

Beim gesunden Menschen sorgt dieser Regelkreis dafür, dass die Blutzuckermenge stets auf einem ausgeglichenen Niveau ist. Aufgabe des Insulins ist es, dafür zu sorgen, dass der Energielieferant Zucker aus dem Blut in die Körperzellen gelangen kann. Steigt der Blutzuckerspiegel, schüttet die **Bauchspeicheldrüse** vermehrt Insulin aus. Es hat für den **Blutzucker** die Funktion eines Schlüssels: Wenn Insulin an die Insulinrezeptoren („Schlüssellöcher“) der Zellen andockt, öffnet es Poren („Türen“) in der Zellwand, sodass der Blutzucker in die Zellen gelangen kann (Bild 6.17). Dort wird er gespeichert oder zu Energie umgewandelt. Der Zuckerspiegel im Blut sinkt. Wenn der Blutzuckerspiegel den niedrigsten „Sollwert“ erreicht, sorgt das Hormon Glucagon dafür, dass die in den Leberzellen gespeicherten Glucosereserven in das Blut abgegeben werden. Der Blutzuckerspiegel steigt wieder an.

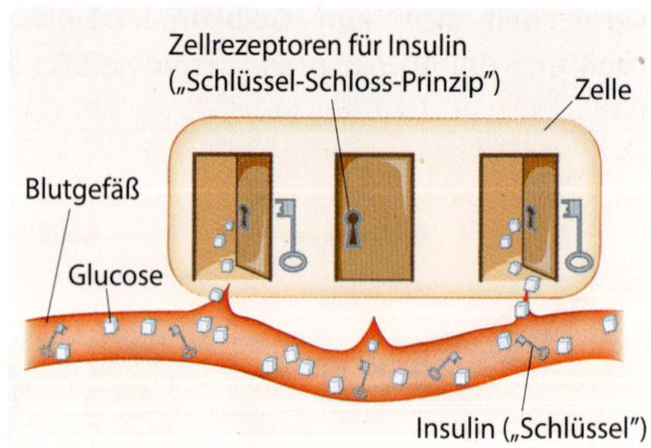

Bild 6.17 Die Wirkung des Insulins an den Körperzellen

6.9 Krankheiten des Hormonsystems

Hormonwerte, d.h. die Menge eines bestimmten Hormons im Blut, verändern sich. Dies kommt z.B. während der Schwangerschaft oder Pubertät vor. Aber auch die Ernährung, Krankheiten sowie körperliche und seelische Belastungen beeinflussen die Menge ausgeschütteter und verbrauchter Hormone ständig.

Wenn Hormondrüsen in ihrer Funktion gestört sind, kann dies zu verschiedenen

Erkrankungen führen. Zu viele oder zu wenig ausgeschüttete Wachstumshormone bei Kindern führen z. B. zu übermäßigem bzw. verringertem Wachstum. Und wenn die Bauchspeicheldrüse das Hormon Insulin nicht genügend produziert oder die Körperzellen das Insulin nicht verwerten können, kommt es zu Diabetes mellitus (Typ I oder Typ II). Diabetiker müssen vor allem ihr Ernährungsverhalten ändern. Ernährung, Behandlung und Pflege sowie akute Gefahren bei Diabetes mellitus werden im Kapitel 13, → S. 222 dargestellt.

Fehlfunktionen der Schilddrüse

Die Schilddrüse produziert Hormone, die wichtige Stoffwechselvorgänge sowie Wachstums- und Reifungsvorgänge im Körper steuern. Bei Fehlfunktionen durch eine übermäßige oder mangelnde Freisetzung von Hormonen läuft der Organismus dadurch „auf Hochtouren“ oder „auf Sparflamme“. Deshalb können vielfältige Krankheitszeichen beobachtet werden (Tabelle 6.3).

Die **Struma (Kropf)** ist eine sichtbare oder fühlbare Vergrößerung der Schilddrüse (Bild 6.18). Ursache ist eine jodarme Ernährung. Weil mittlerweile in privaten Haushalten sowie in der Nahrungsmittelindustrie vielfach jodiertes Speisesalz verwendet wird, ist die Erkrankung jedoch seltener geworden.

Durch die vergrößerte Drüse klagen die Betroffenen über einen „Kloß im Hals“. Wenn die Schilddrüse auf die Luftröhre drückt, treten Atembeschwerden auf. Außerdem stellt der „dicke Hals“ ein kosmetisches Problem dar. Die Therapie besteht in der Gabe von Jod, einem Schilddrüsenhormon oder einer Kombination aus beiden. Dadurch verkleinert sich die Struma. Bei großen Strumen ist eine operative Entfernung der Schilddrüse nötig. Dann müssen ihre Hormone lebenslang als Medikament zugeführt werden.

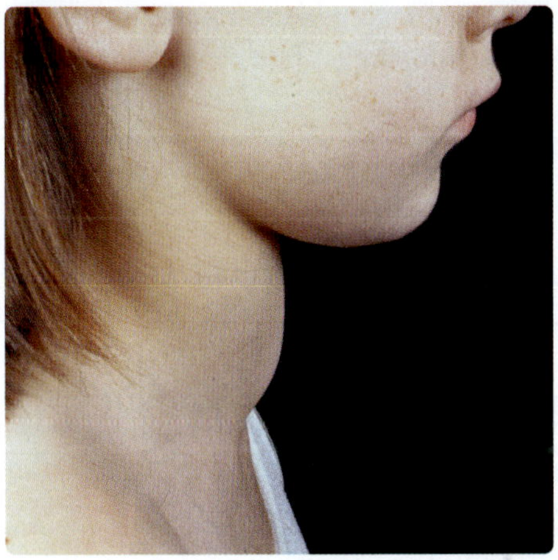

Bild 6.18 Patientin mit vergrößerter Schilddrüse

Veränderungen beobachten	Schilddrüsenüberfunktion	Schilddrüsenunterfunktion
Puls	hoch (oft > 100/min)	niedrig
Blutdruck	erhöht	niedrig
Körpergewicht	verringert, bei gutem Appetit und Durst	erhöht, trotz normaler Ernährung
Haut	warm, feucht (Schweiß)	kühl, trocken
Sonstiges	Nervosität, Unruhe, zitternde Hände, evtl. Haarausfall, manchmal hervortretende Augäpfel	Betroffene frieren leicht, sind müde und wenig belastbar, Konzentrationsschwäche

Tabelle 6.3 Fehlfunktionen der Schilddrüse

Unterm Strich

- Die Zellen des menschlichen Körpers können Stoffe und Informationen aufnehmen und verarbeiten, sie können wachsen und sich vermehren. Der Grundaufbau mit Zellmembran, Zellflüssigkeit, Zellkern und verschiedenen Zellorganellen ist bei allen Zellen gleich.
- Die Zellteilung der Körperzellen (Mitose) verläuft anders als die Teilung der Ei- und Samenzellen (Meiose).
- Zellen spezialisieren sich meist auf eine bestimmte Aufgabe. Das heißt, sie bilden gemeinsam ein Gewebe. Man unterscheidet vier Hauptgewebearten: Epithelgewebe (Deckgewebe), Binde- und Stützgewebe, Muskelgewebe und Nervengewebe. Aus ihnen bilden sich wiederum die verschiedenen Organe und Organsysteme.
- Das Nervensystem kann man nach seiner Lage (zentral/peripher) oder nach der Art seiner Steuerung (willkürlich/unwillkürlich) unterscheiden. Das Nervensystem hat die Aufgabe, gemeinsam mit den Hormonen alle Körperfunktionen zu steuern.
- Hormone sind Botenstoffe. Sie werden in Hormondrüsen produziert und ins Blut abgegeben. Manche Hormone sind in einer Rangfolge angeordnet (= hierarchisch). Andere Hormone arbeiten entgegengesetzt und sorgen so für ein Gleichgewicht der Botenstoffe.

Für die Praxis

1. Bitten Sie in Ihrer Einrichtung um Einsicht in Unterlagen von Bewohnern/Patienten und sammeln Sie zu den vier Grundgewebearten Krankheiten, die diese jeweils betreffen (z. B. Harnblasenentzündung → betrifft das Epithelgewebe).
2. Vergleichen Sie, wie schnell Nervenimpulse von Nerven übertragen werden. Bitten Sie eine andere Person, ein Lineal zwischen Ihrem Daumen und Zeigefinger fallen zu lassen. Sie müssen dann schnell zufassen, ohne vorher zu wissen, wann genau das Lineal fallen wird. Lesen Sie anschließend am Lineal ab, wie viele Zentimeter es gefallen ist, bevor Sie es gefasst haben und tauschen Sie dann die Rollen. Schnelle Nervenfasern im Bereich der Skelettmuskulatur leiten Befehle mit bis zu 360 km/h weiter.
3. Reflexe sind eine sinnvolle Reaktion, um das „denkende Gehirn" zu umgehen und so im Notfall Verzögerungen zu verhindern. Informieren Sie sich über den Patellasehnenreflex und lösen Sie ihn bei einer anderen Person korrekt aus.
4. a) Der Kopf mitsamt Gehirn ist ein schweres Körperteil. Wenn Sie wissen möchten, wie schwer Ihr Kopf ist, könnten Sie sich auf den Boden legen und den Kopf mit einer Waage wiegen. Das Ergebnis ist aber ungenau, da sich die Nackenmuskeln dabei nicht völlig entspannen. Die bessere Methode: Füllen Sie einen Eimer mit Wasser. Halten Sie die Luft an und tauchen Sie Ihren Kopf solange hinein, bis kein Wasser mehr überläuft. Füllen Sie den Eimer anschließend wieder auf und messen Sie das Wasser ab, das Sie dafür brauchen. Die Wassermenge (z. B. 4 000 ml) entspricht ziemlich genau dem Kopfgewicht in Gramm. Die Methode ist zwar eigentlich ungenau, aber man kann davon ausgehen, dass die Knochen (die schwerer sind als Wasser) durch die luftgefüllten Hohlräume (die leichter sind als Wasser) ausgeglichen werden.
   b) Recherchieren Sie, zu wie viel Prozent Ihre Gehirnmasse aus Wasser besteht.
5. Eine häufige Erkrankung des Hormonsystems ist Diabetes mellitus. In Krankenhäusern und Altenheimen wird deshalb bei vielen Menschen regelmäßig der Blutzuckerwert kontrolliert. Beobachten Sie den Messvorgang einmal ganz genau. Notieren Sie anschließend alle Materialien, die dafür erforderlich sind oder noch besser: Stellen Sie selbstständig alle erforderlichen Materialien auf einem Tablett zusammen.

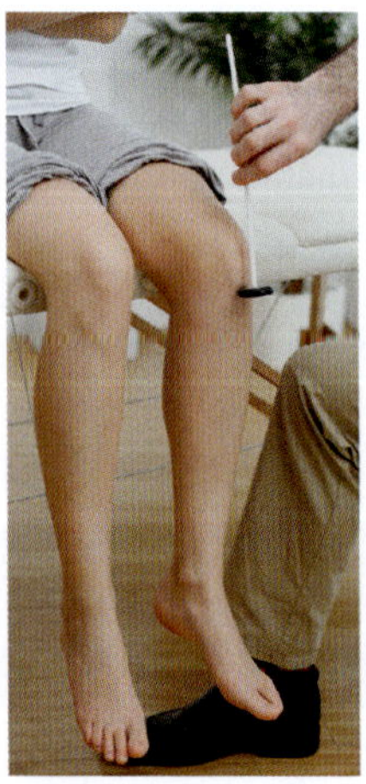
Bild 6.19 Auslösen des Patellasehnenreflex

Aufgaben

1. Benennen Sie die wichtigsten Fähigkeiten menschlicher Zellen.
2. Erfinden Sie für alle Zellbestandteile und -organellen ein Symbol, das deren Funktion veranschaulicht (z. B. Zellmembran → umschließt und schützt die Zelle, Symbol z. B.: Tüte). Zeichnen Sie die Symbole in eine von Ihnen gemalte überdimensionale Zelle ein. Dann präsentieren Sie Ihre Zelle der Klasse. Bitten Sie andere Mitschüler, die von Ihnen gewählten Symbole den Zellbestandteilen zuzuordnen.
3. Ordnen Sie die folgenden Aussagen den Oberbegriffen „Mitose" oder „Meiose" zu:
   - Zwei neue, gleiche Tochterzellen werden gebildet.
   - Findet u. a. bei der Bildung von Keimzellen statt.
   - Mutter- und Tochterzellen enthalten je 46 Chromosomen.
   - Sie wird in vier Stadien eingeteilt.
   - Die Chromosomenzahl wird halbiert.
4. Nennen Sie fünf Organe mit Eingeweidemuskulatur.
5. Beschreiben Sie die Funktionen folgender Bestandteile einer Nervenzelle:
   - Dendrit
   - Zellkörper
   - Nervenfaser
   - Endknöpfchen
   - Überträgerstoff
6. Erklären Sie die Funktion der Isolierschicht an den Nervenfasern und die Auswirkungen, wenn sie zerstört wird.
7. Erklären Sie die folgenden Begriffe: Zelle, Gewebe, Organ, Organsystem.
8. ■ Zeichnen Sie die Organe, die gemeinsam das Atmungssystem bilden, auf einem DIN-A-3 Blatt in ein Körperschema ein (s. Bild). Beschreiben Sie darunter jeweils deren Funktion. Informieren Sie sich dazu auch im Kapitel 10 (→ S. 158).

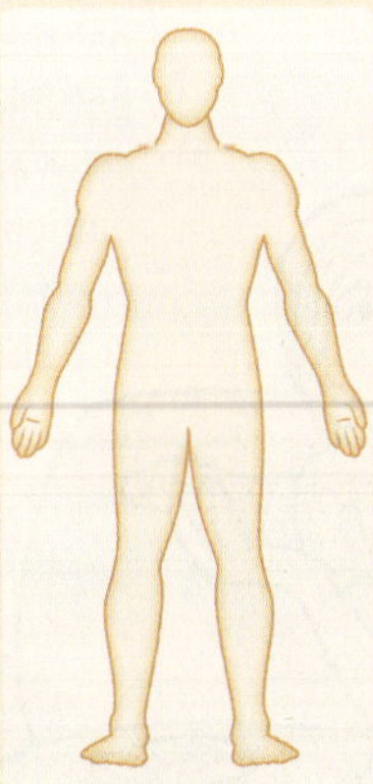

Körperschema

9. ■ Beschreiben Sie Schritt für Schritt die möglichen Aktivitäten des peripheren und zentralen Nervensystems am Beispiel der folgenden Situation: Unterricht, der Gong zum Ende der letzten Unterrichtsstunde ertönt.
10. Beschreiben Sie den Unterschied zwischen Hormonen, die im Regelkreis „Hierarchie" wirken und Hormonen, die im Regelkreis „Gegenspieler" wirken.
11. ■ Beschreiben Sie die zwei verschiedenen „Lebensläufe" eines Eibläschens bzw. Gelbkörpers.
12. Erklären Sie, warum bei der monatlichen Regelblutung Schleimhaut und Blut ausgeschieden werden.
13. ■ Zeichnen Sie den Regelkreis „Gegenspieler" für die Hormone Calcitonin und Parathormon (siehe Tabelle 6.2 → S. 88 und Bild 6.16 → S. 90).
14. ■ Erklären Sie die Wirkung des Hormons Insulin an der Körperzelle.
15. Erklären Sie mithilfe der beiden folgenden Abbildungen, zu welchen Veränderungen im Blut bzw. an den Zellen es beim Diabetes kommt.

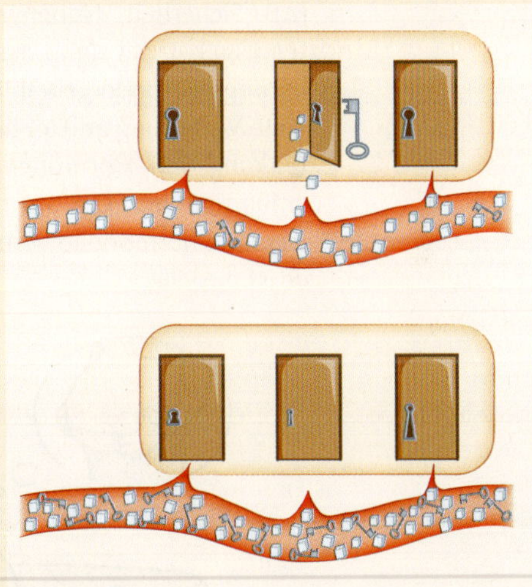

16. ■ Erläutern Sie, warum es bei einer Unterfunktion der Schilddrüse zu erhöhtem Körpergewicht kommen kann.

Auf Nummer sicher – Verhüten

Die optimale Verhütungsmethode gibt es leider nicht. Denn die ...

- wäre absolut sicher
- könnte von Frau und Mann angewendet werden
- hätte keine Nebenwirkungen
- könnte man nicht spüren, sehen, riechen
- wäre leicht zu handhaben
- störte nicht beim Sex
- wäre billig
- wirkte sich nicht auf die spätere Fruchtbarkeit aus
- würde von Menschen aller Religionen und Kulturen akzeptiert

Keine der heute verfügbaren Verhütungsmethoden erfüllt all diese Wünsche. Gemeinsam mit dem Partner sollte überlegt werden, welches Merkmal der Verhütung einem besonders wichtig ist (z.B. Sicherheit, Nebenwirkungen, Kosten usw.), damit dann die passende Verhütungsmethode gewählt werden kann. Viele Verhütungsmittel beruhen auf der Wirkung von Hormonen, die in ihnen enthalten sind. Die am häufigsten verwendete hormonelle Verhütungsmethode ist die Pille.

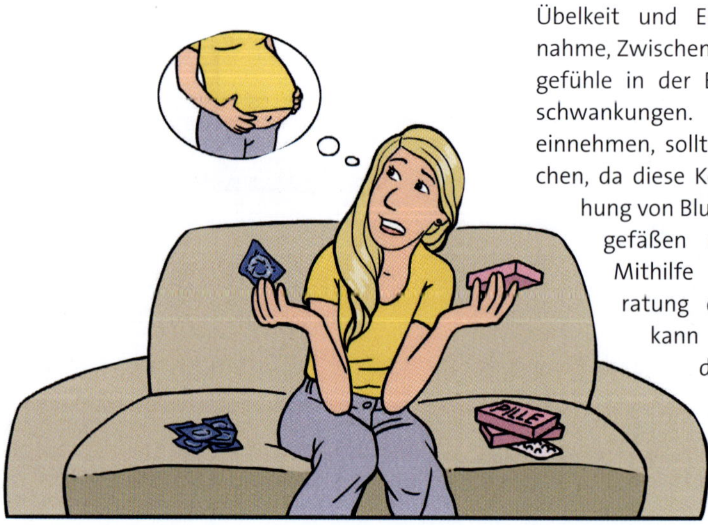

Die Pille ist eine sehr sichere Verhütungsmethode. Vor allem Mädchen und junge Frauen nehmen sie. Aber: Die Pille ist ein Medikament mit Nebenwirkungen und darf nicht einfach bedenkenlos „eingeworfen" werden. Wer mit der Pille verhüten möchte, muss sich daher von einem Frauenarzt ausführlich beraten und untersuchen lassen, bevor dieser die Pille verschreiben darf. Ein halbjährlicher Kontrollbesuch beim Frauenarzt muss eingeplant werden. Damit jede Frau über wichtige Wirkungen und Nebenwirkungen informiert ist, sollte sie vor der Einnahme der Pille unbedingt die Gebrauchsinformation (Packungsbeilage) aufmerksam lesen.

Neben der Hauptwirkung, eine Schwangerschaft zu verhindern, hat die Pille, wie jedes andere Medikament, weitere Wirkungen: Die monatliche Blutung wird abgeschwächt. Der Zustand unreiner Haut verbessert sich bei vielen Frauen. Studien belegen außerdem, dass die Kombination der Wirkstoffe in der Pille bestimmten Krebsarten an Eierstöcken und Gebärmutter vorbeugt. Mögliche unerwünschte Wirkungen der Pille sind Übelkeit und Erbrechen, Gewichtszunahme, Zwischenblutungen, Spannungsgefühle in der Brust und Stimmungsschwankungen. Frauen, die die Pille einnehmen, sollten auf keinen Fall rauchen, da diese Kombination die Entstehung von Blutgerinnseln in den Blutgefäßen (Thrombosen) fördert. Mithilfe der ausführlichen Beratung durch den Frauenarzt kann vor der Verschreibung das passende Präparat ausgewählt oder bei schlechter Verträglichkeit später gewechselt werden.

Aufgaben

1. Informieren Sie sich in Kleingruppen über die verschiedenen hormonellen und nicht hormonellen Verhütungsmethoden. Hier finden Sie Informationen:
   - Gynäkologische Arztpraxis
   - Apotheke
   - Internet (z. B. Informationen der Bundeszentrale für gesundheitliche Aufklärung, www.bzga.de)
   - Gesundheitsamt
   - Schwangerenberatungsstelle

   Strukturieren Sie Ihre Informationen nach folgenden Gesichtspunkten:
   - Wirkungsweise
   - Anwendung
   - Sicherheit
   - Vorteile/Nachteile

   Stellen Sie die wichtigsten Informationen anschaulich auf einem Plakat dar, das Sie anschließend Ihren Mitschülern präsentieren.

2. Listen Sie alle verfügbaren hormonellen und nicht hormonellen Verhütungsmethoden auf. Kreuzen Sie dann in einer Tabelle an, welche Voraussetzungen einer „optimalen Verhütungsmethode" (→ S. 94) jede einzelne Methode erfüllt.

Hormonelle Verhütungsmethoden	sehr sicher	können Männer und Frauen anwenden	hat keine Nebenw
Pille			
Minipille			
Hormonspirale			

Nicht hormonelle Verhütungsmethoden			
Kondom			
Diaphragma			
...			

3. a) Welche Fragen und Probleme kommen auf Jugendliche zu, wenn sie erfahren, dass sie schwanger sind/Vater werden? Notieren Sie die Punkte, über die Betroffene in einem ersten Gespräch mit einer Freundin oder einem Freund oder mit ihren Eltern Ihrer Meinung nach reden würden.
   b) Welche Gedanken und Gefühle beschäftigen die Eltern der betroffenen Jugendlichen? Notieren Sie Stichworte.
   c) Bereiten Sie zu zweit mithilfe der in a) und b) gefundenen Stichworte ein Gespräch zwischen Tochter bzw. Sohn und Eltern vor, in dem diese von ihrem „Kind" über die Schwangerschaft informiert werden. Versuchen Sie, das Gespräch nicht zu beschönigen oder zu dramatisieren.

4. Informieren Sie sich im Zusammenhang mit der Schwangerschaft junger Frauen zu folgenden Stichworten:
   - Schwanger während der Ausbildung
   - Berufsausbildungsbeihilfe
   - Ausbildung in Teilzeit
   - Berufsausbildungsförderungsgesetz (BAföG)
   - Elternzeit
   - Erziehungsgeld/Elterngeld
   - Kindergeld
   - Mutterschutzgesetz
   - Krankenversicherung des Kindes
   - Sorgerecht
   - Wohngeld/Wohnberechtigungsschein
   - Mutter-Kind-Einrichtungen

5. Nur für den Notfall gedacht ist die sog. „Pille danach". Informieren Sie sich über dieses Medikament (z. B. in einer Apotheke) und beantworten Sie dann die folgenden Fragen:
   - Wann kann/darf die „Pille danach" angewendet werden?
   - Was bewirken die enthaltenen Hormone?
   - In welchem Zeitraum wirken sie?
   - Auf welchem Wege erhält man die „Pille danach"?

7 Die Sicherheit und Hygiene am Arbeitsplatz beachten

Bei der Dienstübergabe informiert Schwester Claudia ihre Kolleginnen: „Morgen bekommen wir einen neuen Patienten mit Lungenentzündung. Herr Billkamp muss unbedingt in einem Einzelzimmer untergebracht werden. Er hat Aids. Bitte kümmert euch darum." Als Nina, die ihre Ausbildung zur Pflegefachkraft gerade angefangen hat, am nächsten Tag erfährt, dass der Patient in dem Stationsbereich untergebracht wurde, für den auch sie zuständig ist, bekommt sie Angst. Sie weiß, dass Aids unheilbar ist. Eine heimtückische Viruserkrankung, die irgendwann immer zum Tod führt. Klar hat sie gelernt, dass „Kondome schützen" – aber das hat mit ihrer Arbeit im Krankenhaus nun wirklich nichts zu tun. Als Nina den Auftrag bekommt, bei Herrn Billkamp die Nierenschale mit dem Auswurf zu wechseln, zögert sie. Schwester Claudia spricht sie auf ihr Verhalten an. „Ich möchte da nicht rein", gesteht Nina. „Ich habe Angst, dass ich mich anstecke. Was ist, wenn mich Herr Billkamp aus Versehen anhustet oder ... ?" Die Stationsschwester versucht Nina zu beruhigen: „Wenn du einige Sicherheitsregeln beachtest, kann dir nichts passieren. Außerdem bist auch du eine Gefahr für Herrn Billkamp."

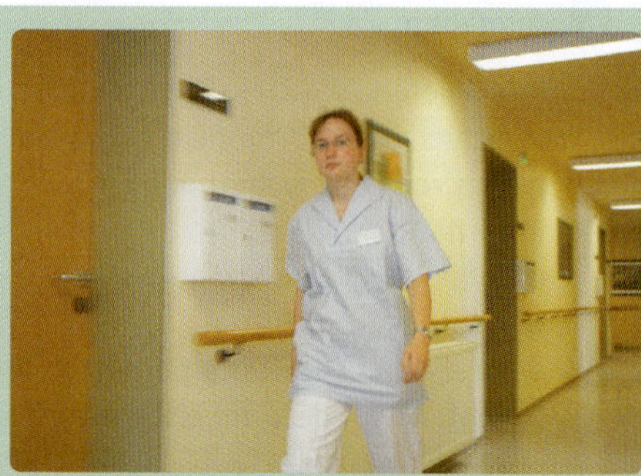

1. Was verbinden Sie spontan mit der Krankheit Aids? Halten Sie Ihre Gedanken schriftlich fest.
2. Wie wird sich Herr Billkamp angesichts seiner ansteckenden Erkrankung und seiner Isolation im Einzelzimmer fühlen?
3. Wie sollte sich Nina Ihrer Meinung nach gegenüber Herrn Billkamp verhalten? Welche Gefühle beeinflussen Nina im Umgang mit diesem Patienten?
4. Auf welche Weise können sich die Mitarbeiter der Station vor möglichen Infektionen schützen?
5. Diskutieren Sie, ob Nina tatsächlich zu einer Gefahr für Herrn Billkamp werden kann.

7.1 Unfälle am Arbeitsplatz vermeiden

Immer wieder kommt es im Berufsalltag zu Unfällen und oft hätten sie durch umsichtiges und verantwortungsvolles Handeln verhindert werden können.

Zudem besteht in Einrichtungen des Gesundheitswesens ein erhöhtes Risiko, sich mit Krankheitserregern zu infizieren.

Häufige **Ursachen für Unfälle** am Arbeitsplatz sind:

- „Stolperfallen" wie ungesicherte Kabel, herumstehende Eimer usw.
- unsachgemäßer Umgang mit medizinisch-technischen Geräten
- scharfe oder spitze Instrumente
- elektrischer Strom oder Brände, hervorgerufen durch defekte elektrische Geräte
- ätzende und gesundheitsgefährdende chemische Stoffe
- Missachtung von Hygienevorschriften

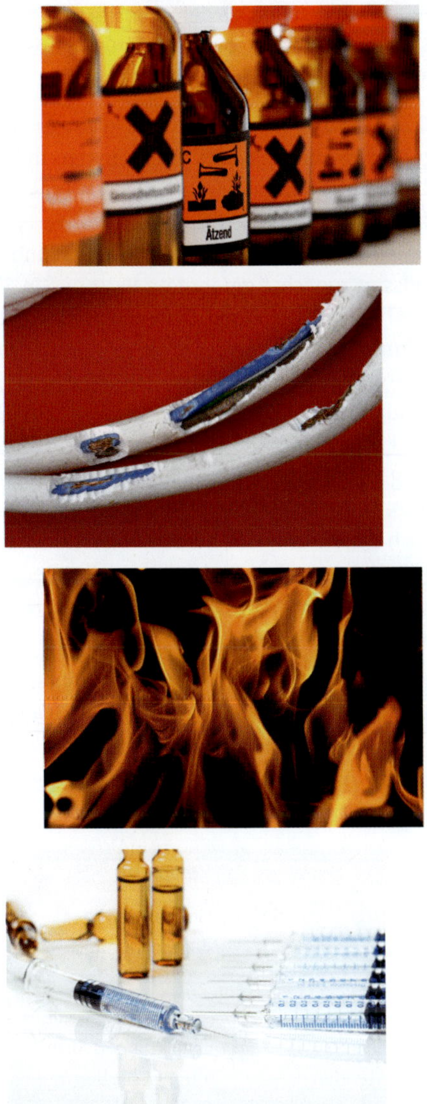

Bild 7.1 Verschiedene Unfallgefahren bei der Arbeit

In erster Linie trägt jeder Mitarbeiter einer Einrichtung durch umsichtiges und verantwortungsvolles Handeln zur Unfallverhütung bei (Bild 7.1). Darüber hinaus ist die **Berufsgenossenschaft für Gesundheitsdienst und Wohlfahrtspflege** (BGW) als Träger der gesetzlichen Unfallversicherung für die Arbeitssicherheit zuständig. Zur Verhütung von Arbeitsunfällen und Berufskrankheiten erstellt die BGW verbindliche Vorschriften zur Unfallverhütung (UVV). Zudem regeln weitere Verordnungen den Umgang mit medizinisch-technischen Geräten, Medizinprodukten und Gefahrstoffen.

Technische Geräte

Um technische Geräte sicher bedienen zu können, ist in jedem Fall eine fachliche Einweisung und Übung im Umgang mit dem Gerät notwendig. Andernfalls könnten bei der Anwendung unerwartete Überraschungen auftreten, die zu Unfällen führen. Im Zweifel ist es immer besser, vor der Anwendung noch einmal einen Blick in die Gebrauchsanweisung zu werfen, die dem Gerät beiliegt oder zentral (z. B. im Büro oder Stationszimmer) abgelegt ist.

www.bgw-online.de (→ Medien-Center → Flyer, Broschüren, Informationen)

Von elektrischen Geräten gehen besondere Gefahren aus. Wegen der Gefahr eines Stromschlags dürfen Haartrockner, Radios oder andere elektrische Geräte grundsätzlich nicht in Feuchträumen wie Badezimmern betrieben werden. Ist ein elektrisches Gerät defekt, darf es nicht mehr benutzt und auch nicht auf eigene Faust repariert werden.

Umgang mit Abfällen und Instrumenten

Kanülen, leere Glasampullen und scharfe Einweginstrumente gehören zu den häufigsten Verursachern von Arbeitsunfällen im medizinischen Bereich. Dabei besteht neben der Verletzung auch die Gefahr einer Infektion, weil nach dem Gebrauch Krankheitserreger auf der Oberfläche der Abfälle und Instrumente haften. Scharfkantige oder spitze Abfälle werden daher sofort nach Gebrauch in einen festen, durchstichsicheren Kanister (Bild 7.2) entsorgt. Das gilt besonders für Kanülen. Sie dürfen nach ihrem Gebrauch niemals in die leere Hülle zurückgesteckt werden, weil man die Kappe nur allzu leicht neben die Kanüle schieben und sich verletzen könnte.

Instrumente, die nach ihrem Gebrauch nicht entsorgt werden, müssen sofort desinfiziert werden, um eine Infektion bei einer eventuellen Verletzung an ihnen zu verhindern.

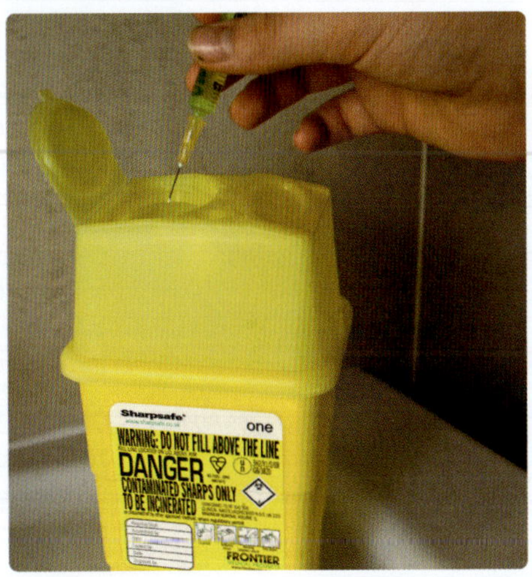

Bild 7.2 Kanister für Kanülen („Safebox“)

Chemikalien

Auch wenn es oft nicht nach „Chemie“ aussieht – im Alltag kommen wir mit zahlreichen Chemikalien in Kontakt. Zu ihnen gehören auch **Reinigungs-** und **Desinfektionsmittel** sowie andere, zum Teil gesundheitsgefährdende Wirkstoffe. Eine Aufnahme dieser Stoffe durch Einatmen, Verschlucken oder Hautkontakt sollte daher vermieden werden.

Um Verwechslungen auszuschließen, müssen Chemikalien in geschlossenen Originalbehältern mit deutscher, gut lesbarer Beschriftung aufbewahrt werden. Ätzende, feuergefährliche und gesundheitsgefährdende Stoffe müssen zudem mit **Warnhinweisen** und entsprechenden Symbolen versehen sein (Tabelle 7.1). Außerdem dürfen die chemischen Wirkstoffe nicht miteinander gemischt werden, weil dabei unvorhersehbare chemische Reaktionen eintreten könnten.

Brandschutz

In den meisten Fällen entstehen Brände durch den sorglosen Umgang mit offenem Feuer und den Betrieb defekter Elektrogeräte. Brennende Kerzen dürfen nie unbeaufsichtigt gelassen werden.

Flucht- und Rettungswege sind in einem Wegeplan gekennzeichnet. Sie müssen unbedingt freigehalten werden, weil im Ernstfall das Freiräumen eines Notausgangs wertvolle Zeit kosten würde. Im Fall eines Brandes müssen zunächst gefährdete Personen in Sicherheit gebracht und die Feuerwehr (**Notrufnummer 112**) alarmiert werden. Zur Evakuierung dürfen die Fahrstühle jedoch nicht benutzt werden, da sie wegen Stromausfall stecken bleiben könnten. Um eine Ausbreitung des Brandes durch Zugluft zu verhindern, werden Fenster und Türen geschlossen. Auch Strom und Gas sollten abgestellt werden. Kleinere Brände können unter Beachtung des Selbstschutzes mit einem Feuerlöscher bekämpft werden.

Jeder Unfall und jede Verletzung während der Arbeit müssen dem Arbeitgeber gemeldet und dokumentiert werden, um ggf. Leistungen der gesetzlichen Unfallversicherung erhalten zu können.

Gefahrensymbol	Bezeichnung	Gefahrenwirkung	Beispiele
	Flamme	Der Stoff setzt leicht brennbare Dämpfe frei und darf deshalb nicht in die Nähe von Wärmequellen oder offenen Flammen kommen.	Hochprozentiger Alkohol (Brennspiritus)
	Totenkopf mit gekreuzten Knochen	Die Aufnahme bereits sehr geringer Mengen dieses Stoffes in den Körper kann akut zu schweren, unter Umständen lebensbedrohlichen Organschäden führen.	Quecksilber (z. B. in alten Fieberthermometern), Waschbenzin
	Ätzwirkung	Diese Stoffe zerstören bei Berührung mit der Haut, der Schleimhaut und auch der Augen das Gewebe. Auch an empfindlichen Oberflächen und Textilien können die Stoffe Materialschäden verursachen.	Säuren und Laugen (z. B. WC-Reiniger, Bleichmittel)
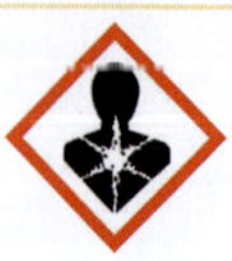	Gesundheitsgefahr	Bei Verschlucken und Einatmen können diese Stoffe schwere Gesundheitsschäden verursachen, die nicht immer sofort auftreten müssen. Viele der so gekennzeichneten Stoffe stehen in Verdacht, Krebs zu erzeugen, das Erbgut zu verändern oder fortpflanzungsgefährdend zu wirken.	Desinfektionsmittel für Flächen oder Instrumente
	Dickes Ausrufezeichen	Die Stoffe können bei Kontakt mit der Haut oder den Augen zu Entzündungen oder zu allergischen Reaktionen führen. Bei Aufnahme in den Körper sind sie gesundheitsschädlich, beim Einatmen können sie Benommenheit verursachen.	Desinfektionsmittel, Lösungsmittel (z. B. Aceton), Verdünner, Reinigungsmittel

Tabelle 7.1 Warnhinweise für Gefahrstoffe

7.2 Mikroorganismen als Krankheitserreger

Lange Zeit dachte man, dass ansteckende Krankheiten durch böse Blicke verbreitet würden oder eine Strafe Gottes wären. Auch das Einatmen schlechter Luft wurde als Ursache vermutet. Der wirkliche Grund blieb lange Zeit ein Rätsel. Erst mit der Erfindung des Mikroskops entdeckte man nach und nach kleinste, für das bloße Auge unsichtbare Lebewesen, von denen man bis dahin nichts ahnte: die Mikroorganismen (= Kleinst-Lebewesen), zu denen Bakterien, Viren, Pilze und tierische Einzeller gehören (Bild 7.3).

7.2.1 Bakterien

Um uns lebt eine Unzahl von Bakterien, von denen aber nur die wenigsten für den Menschen wirklich gefährlich sind. Sie zersetzen abgestorbene Pflanzen und Tiere und leisten damit einen wichtigen Beitrag für die Natur. Auch Joghurt und Sauerkraut gäbe es ohne Bakterien nicht. Einige dieser Kleinstlebewesen leben sogar im Darm des Menschen und helfen bei der Verdauung.

Trotz ihrer sehr verschiedenen Formen ist der Grundaufbau der Bakterien immer gleich. Sie bestehen aus nur einer sehr einfach aufgebauten Zelle, die nicht einmal einen echten Zellkern besitzt. Einige Bakterien besitzen zudem kleine Geißeln, mit deren Hilfe sie sich fortbewegen können. Mithilfe feiner Härchen können sich manche Arten an Oberflächen anheften und so verhindern, dass sie fortgetragen werden. Zudem besitzen einige Bakterienarten eine Kapsel, durch die sie vor Umwelteinflüssen geschützt sind (Bild 7.4).

Bakterien sind echte Überlebenskünstler. Wenn sie eine geeignete Umgebung vorfinden, produzieren sie alle Stoffe, die sie zum Leben benötigen, selbst. Einige Arten benötigen Sauerstoff zum Überleben, während viele Bakterien auch ohne Sauerstoff auskommen. Manche Bakterienarten können selbst unter ungünstigen Bedingungen der Umwelt (z. B. bei großer Hitze und Trockenheit) überleben, indem sie widerstandsfähige Dauerformen (**Sporen**) bilden. Wenn die Lebensbedingungen der Umwelt wieder besser sind, erwachen sie zu neuem Leben und vermehren sich weiter.

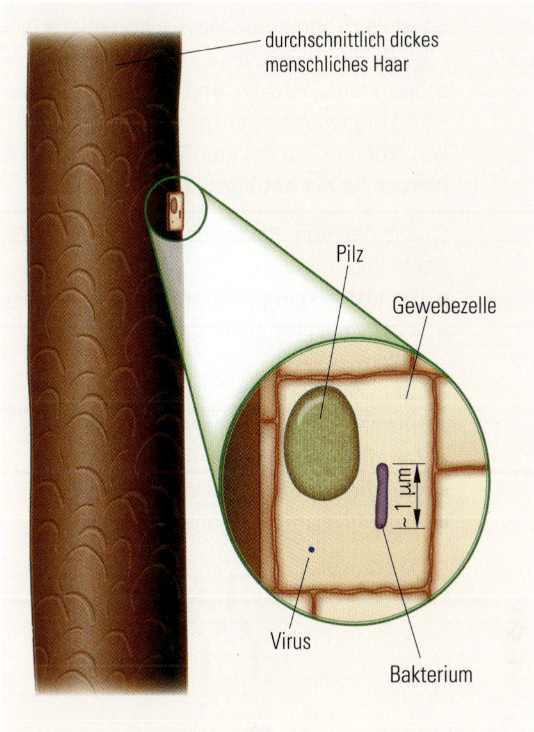

Bild 7.3 Größenvergleich zwischen einer menschlichen Zelle und verschiedenen Mikroorganismen

Bakterien vermehren sich durch Teilung. Die Zelle schnürt sich in der Mitte ein und es entstehen zwei Tochterzellen. Manche Arten teilen sich unter günstigen Bedingungen alle 20 bis 30 Minuten, sodass in kurzer Zeit aus nur einer Bakterienzelle viele Tausend Bakterien entstehen können (Bild 7.5 → S. 100).

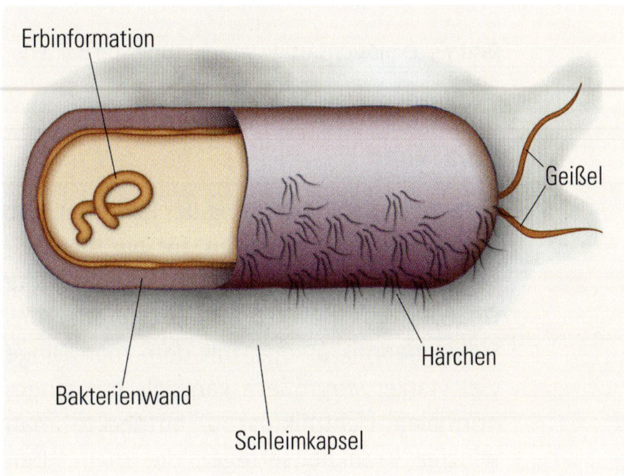

Bild 7.4 Schematischer Aufbau von Bakterien

So ist es zu verstehen, dass schon relativ wenige Bakterien einen so viel größeren Menschen krank machen und, wie im Falle der Pest-Erreger, sogar ganze Landstriche entvölkern können. Zur Bekämpfung von Bakterien werden häufig **Antibiotika** eingesetzt.

Einige der von Bakterien verursachten Erkrankungen sind:

- Wundstarrkrampf (Tetanus)
- Lebensmittelvergiftung (z. B. durch Salmonellen)
- Lungenentzündung
- Hirnhautentzündung (Meningitis)
- Zahnfäule (Karies)
- Wundinfektionen und Wundeiterung
- Magen-Darm-Infektionen

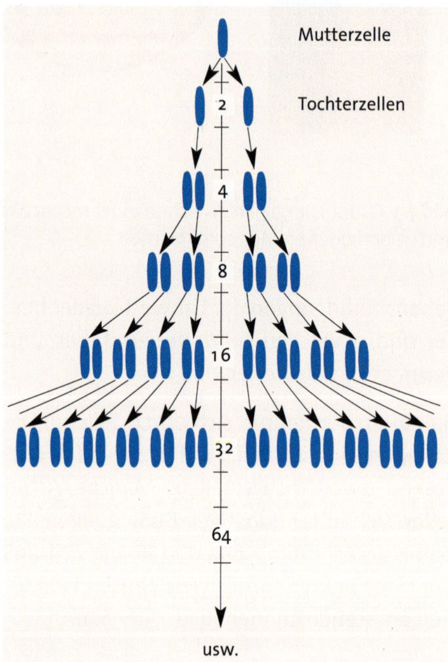

Bild 7.5 Explosionsartige Vermehrung von Bakterien

7.2.2 Viren

Auch nach der Entdeckung der Bakterien gab es noch viele Krankheiten, für die man keinen Erreger finden konnte. Man vermutete Gifte als Ursache. Erst mit der Erfindung des Elektronenmikroskops, mit dem man Dinge viel stärker vergrößern kann als mit einem normalen Lichtmikroskop, entdeckte man winzige Krankheitserreger, die man Viren (Virus = Gift) nannte. Sie sind etwa zehnmal kleiner als Bakterien (Bild 7.3 → S. 99) und bestehen aus einer Eiweißhülle, in deren Innerem sich die Erbinformation befindet. Viren kommen überall vor und werden wegen ihrer geringen Größe leicht durch die Luft verbreitet.

Anders als Bakterien besitzen Viren aber keinen eigenen Stoffwechsel. Es sind also keine echten Lebewesen. Um zu überdauern und sich zu vermehren, brauchen sie als Aufenthaltsort lebende Zellen eines anderen Organismus. Das Virus dringt dazu in eine geeignete Zelle ein und programmiert deren Stoffwechsel um. Die Zelle produziert daraufhin Bauteile für neue Viren. Die fertigen Viren brechen schließlich aus der Zelle aus, die dabei zugrunde geht, und befallen weitere Zellen (Bild 7.6).

Weil so immer mehr Zellen zerstört werden, wird der Mensch krank. Auf diese Weise entstehen Erkrankungen wie z. B. die „echte" Grippe (Influenza), Entzündungen der Atemwege, Aids oder auch viele der Kinderkrankheiten. Da Viren keinen Stoffwechsel besitzen und daher auch keine Stoffe aufnehmen, sind sie mit Medikamenten kaum zu bekämpfen. Bei den meisten Viruserkrankungen ist nur eine symptomatische Behandlung möglich. Zusätzlich kann die körpereigene Abwehrreaktion (z. B. Fieber) durch Schonung und Bettruhe unterstützt werden. Deshalb wird eine vorbeugende Impfung empfohlen, wenn dies möglich ist.

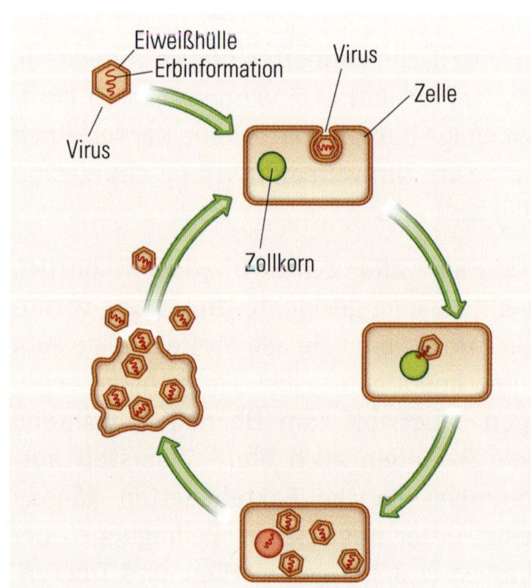

Bild 7.6 Vermehrung der Viren

7.2.3 Pilze

Pilze gehören zu den pflanzenähnlichen Lebewesen. Ihre Zellen besitzen eine feste Zellwand und einen echten Zellkern mit der Erbinformation. Pilze leben bevorzugt in einer geschützten und zugleich feuchten und warmen Umgebung. Schlecht gelüftete Feuchträume und Bäder gehören daher ebenso zu ihren Lebensräumen wie feuchte Hautfalten und die Schleimhaut des Menschen.

Für Erkrankungen des Menschen durch Pilze sind vor allem die Hefen und die Schimmelpilze von Bedeutung. Einige Schimmelpilzarten sind für den Menschen sehr gefährlich, weil sie Gifte bilden. Andere Arten, z. B. der Edelschimmel auf einigen Käsesorten, sind dagegen ungefährlich.

Bei abwehrgeschwächten Menschen kommt es gehäuft zu Pilzbefall der Nägel, an Füßen (Bild 7.7) oder Händen sowie in der Mundhöhle. Diese Pilzinfektionen werden meist örtlich mit Salben oder Lösungen behandelt.

7.2.4 Tierische Einzeller

Zu ihnen gehört u. a. der Erreger der Malaria, der sich über eine Stechmücke verbreitet, die selbst aber nicht erkrankt. Sticht die infizierte Mücke einen Menschen, überträgt sie den Erreger in sein Blut und die Person erkrankt. Auf ähnliche Weise wird der Erreger der Toxoplasmose über den Kot von Hauskatzen auf den Menschen übertragen, wo er besonders beim Ungeborenen während der Schwangerschaft zu schweren Schäden des Gehirns führen kann.

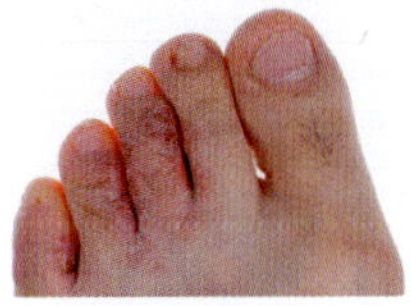

Bild 7.7 Fußpilz

7.3 Infektionskrankheiten

Infektionskrankheiten entstehen, wenn Mikroorganismen in den Körper eindringen und sich dort vermehren. Viele Infektionskrankheiten sind ansteckend (Bild 7.8). Das bedeutet, dass der Erreger von Mensch zu Mensch (seltener vom Tier auf den Menschen) übertragen werden kann. Bleibt die Erkrankung auf den Eintrittsort des Erregers beschränkt, spricht man von einer **lokalen (= örtlichen) Infektion**. Ein typisches Beispiel sind Wundinfektionen. Breitet sich ein Erreger hingegen über das Blut im Körper aus, kommt es zu einer **Allgemeininfektion** und in schweren Fällen zu einer **Blutvergiftung (Sepsis)**. Erkranken an einem Ort sehr viele Menschen zur gleichen Zeit an einer Infektionskrankheit, spricht man von einer **Seuche (Epidemie)**.

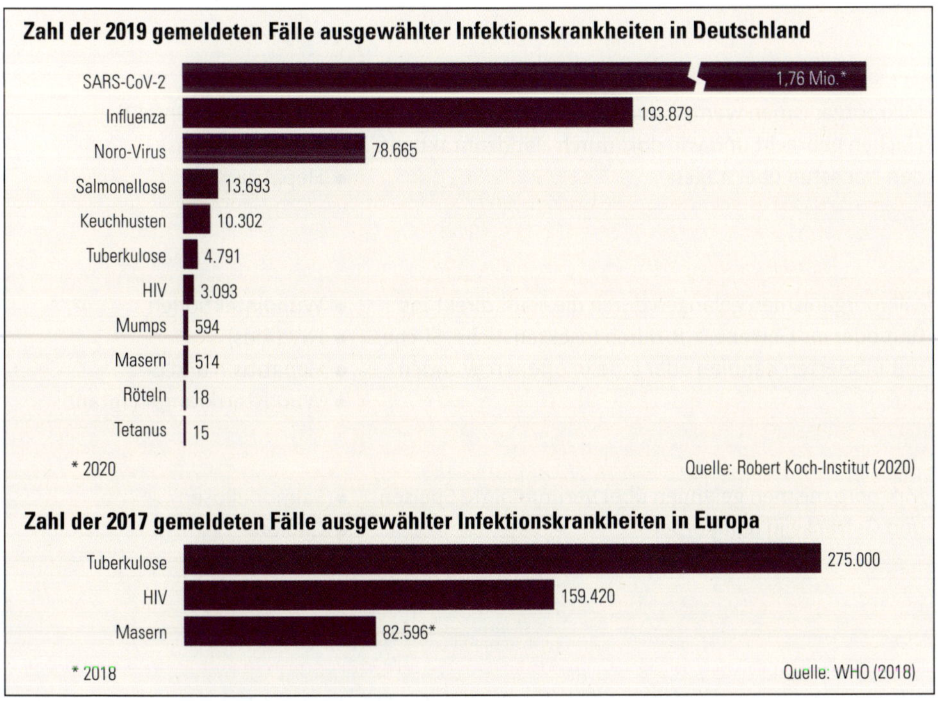

Bild 7.8 Tödliche Infektionen in Deutschland und Europa

7.3.1 Infektionsquellen und Übertragungswege

Mikroorganismen befinden sich überall in unserer natürlichen Umgebung. Das muss jedoch nicht beunruhigen: Die meisten Mikroorganismen sind für den Menschen völlig harmlos. Als **Infektionsquellen** werden daher nur Orte bezeichnet, die mit Krankheitserregern behaftet (kontaminiert) sind und von denen die Gefahr einer Infektion ausgehen kann. Neben Oberflächen und medizinischen Instrumenten kommen vor allem Ausscheidungen und Körperflüssigkeiten von Menschen und Tieren als Infektionsquellen infrage.

Die Übertragung von Infektionskrankheiten erfolgt über unterschiedliche **Infektionswege** (Tabelle 7.2). Meistens erfolgt die Infektion durch Wunden an Haut und Schleimhaut oder über natürliche Körperöffnungen. Als Eintrittspforten kommen vor allem Mund und Nase, After und Harnröhre sowie bei Frauen die Scheide infrage.

7.3.2 Ablauf einer Infektionskrankheit

Der Ablauf der Infektionskrankheiten ist stets ähnlich. Er gliedert sich in fünf Phasen (Bild 7.9 → S. 103), die je nach Art der Infektionskrankheit unterschiedlich lang sein können:

- Infektion
- Inkubationszeit
- Vorstadium
- Symptomstadium
- Genesungsphase (Rekonvaleszenz)

Nach dem Eindringen des Erregers in den Körper des Menschen (**Infektion**) zeigen sich meist nicht sofort Symptome (Bild 7.9 a). Und nicht jedes Eindringen eines Erregers führt zwangsläufig zu einer Erkrankung. Ob der Mensch erkrankt, hängt u. a. von seiner Abwehrbereitschaft und den krank machenden Eigenschaften des Erregers ab.

Übertragungsweg	Beschreibung	Beispiele für übertragene Krankheiten
Tröpfcheninfektion 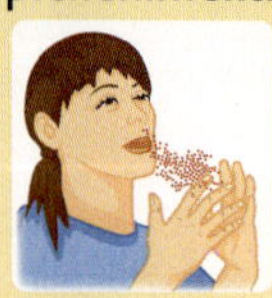	Einatmen von erregerhaltigen Tröpfchen aus Mund und Nase eines Infizierten (z. B. beim Anhusten oder Sprechen)	• Grippe • Masern • Röteln
Schmierinfektion 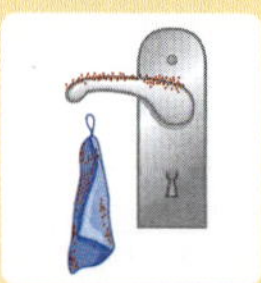	Mikroorganismen werden durch Handkontakt auf Flächen gebracht und von dort durch Handkontakt auf den Nächsten übertragen	• Magen-Darm-Infektion (Gastroenteritis) • Hepatitis A
Perkutane Infektion 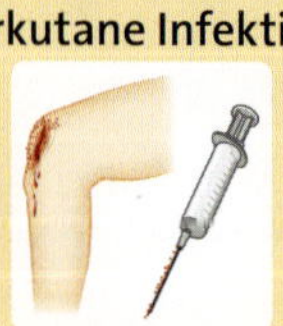	Mikroorganismen gelangen durch die Haut direkt ins Blut oder ins Gewebe, z. B. durch Insektenstiche, Stiche mit infizierten Kanülen oder Erde in offenen Wunden	• Wundinfektionen • HIV (Aids) • Hepatitis B und C • Wundstarrkrampf (Tetanus)
Lebensmittelinfektion 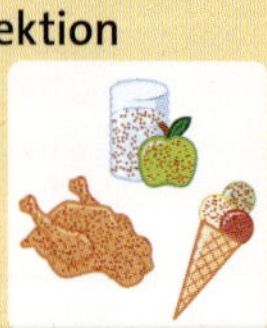	Mikroorganismen gelangen über verunreinigte Speisen und Getränke in den Körper	• Salmonellosen • Cholera • Typhus

Tabelle 7.2 Infektionswege

Die Zeit zwischen der Ansteckung bis zum Auftreten erster Symptome nennt man **Inkubationszeit**. Sie kann je nach Krankheit Stunden, Tage und sogar Wochen betragen. Doch obwohl sich die infizierte Person zunächst noch gesund fühlt, kann sie die Erreger schon an eine andere Person übertragen (Bild 7.9 b). Während dieser Zeit vermehren sich die Erreger im Körper. Sind genügend vorhanden, zeigen sich erste, meist aber noch wenig eindeutige Krankheitszeichen. Die Person fühlt sich unwohl, klagt vielleicht über Müdigkeit und Kopfschmerzen – sie „brütet etwas aus". In diesem **Vorstadium** nimmt die Immunabwehr des Körpers den Kampf gegen die Erreger auf (Bild 7.9 c).

Wenig später zeigt sich die Infektionskrankheit mit ihren gesamten Symptomen (**Symptomstadium**) – die Person wird „richtig" krank (Bild 7.9 d). Die Immunabwehr bildet Abwehrkörper, die die Erreger bekämpfen. Meist tritt als Zeichen dieses Abwehrkampfes im Körper Fieber auf. Bei einigen Kinderkrankheiten (→ S. 299) zeigt sich in diesem Krankheitsstadium ein typischer Hautausschlag.

Sind die Erreger am Ende besiegt, beginnt die **Genesung**. Die Krankheitszeichen bilden sich zurück und die Person wird wieder gesund (Bild 7.9 e). In vielen Fällen ist die Person nach überstandener Infektionskrankheit immun gegen diesen Erreger. Die körpereigene Abwehr hat sich „gemerkt", wie sie ihn abwehren kann. Im Fall eines erneuten Eindringens des gleichen Erregers kann das Abwehrsystem daher sofort reagieren.

7.3.3 Virushepatitis

Eine Leberentzündung (Hepatitis) wird in den meisten Fällen durch Viren ausgelöst. Man unterscheidet nach Art des Erregers Hepatitis A, B und C (die Formen D und E werden an dieser Stelle nicht behandelt, da sie vorwiegend in Afrika, dem arabischen Raum und Asien vorkommen). Die Symptome dieser drei Hepatitisformen sind recht ähnlich. Nach anfänglicher Appetitlosigkeit, Übelkeit, Brechreiz und Abgeschlagenheit kommt es aufgrund der zunehmenden Leberschädigung zur **Gelbsucht** (Ikterus). Der Urin ist dunkel gefärbt, der Stuhl dagegen ist lehmfarben entfärbt. In einigen Fällen kann eine Hepatitis aber auch still, d. h. mit kaum merklichen Symptomen verlaufen. Einen Überblick über die charakteristischen Merkmale dieser Hepatitisformen gibt Tabelle 7.3 (→ S. 104).

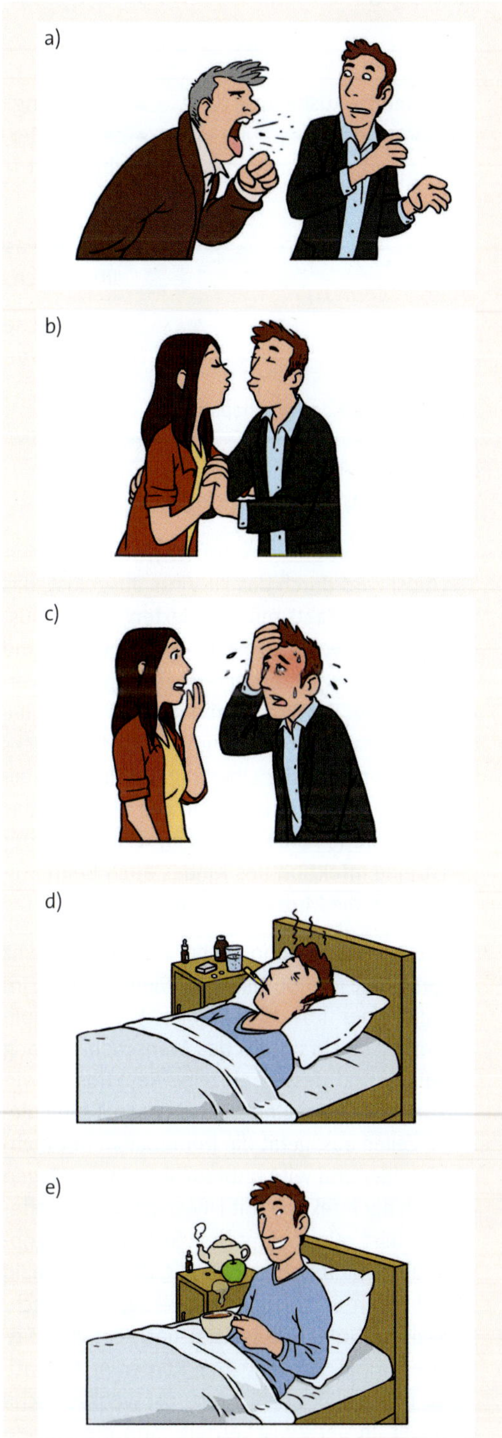

Bild 7.9 a – e) Die fünf Phasen einer Infektionskrankheit

	Hepatitis A	Hepatitis B	Hepatitis C
Übertragung	durch kontaminierte Speisen und Wasser	• durch infizierte Körperflüssigkeiten (Blut, Eiter) • durch Geschlechtsverkehr	
Zeit bis zum Auftreten erster Symptome	15 – 45 Tage	30 – 180 Tage	15 – 180 Tage
Krankheitsverlauf	vollständige Ausheilung nach ca. 8 Wochen	• Ausheilung möglich • ca. 10 % der Fälle werden chronisch	• Ausheilung möglich • ca. 70 % der Fälle werden chronisch
Impfschutz	ja	• ja • auch als Passiv-Impfung direkt nach der Infektion	nein, keine Impfung möglich
Folgen, Gefahren	keine	bei chronischem Verlauf: fortschreitende Zerstörung der Leber, Leberversagen, evtl. Organtransplantation notwendig	

Tabelle 7.3 Charakteristische Merkmale der Virushepatitis

7.3.4 HIV-Infektion und Aids

Die erworbene Immunschwächekrankheit (Aids) wird durch das HI-Virus ausgelöst, das durch Kontakt mit infizierten Körperflüssigkeiten (vor allem Blut und Sperma) und durch Geschlechtsverkehr übertragen werden kann. Bei Drogenabhängigen ist oft die gemeinsame Benutzung des Spritzbestecks der Grund für die Übertragung. Im Falle einer Schwangerschaft kann das Virus auf das ungeborene Kind übertragen werden. Später ist eine Infektion des Kindes auch beim Stillen über die Muttermilch möglich.

Nach seinem Eindringen befällt das Virus ganz gezielt die Immunzellen des Menschen, die im Falle einer Infektionskrankheit das komplizierte Abwehrsystem des Menschen in Gang setzen und dessen einzelne Reaktionen wirkungsvoll aufeinander abstimmen. Fallen diese Zellen aus, gerät die Immunabwehr durcheinander und wird unbrauchbar. In den Tagen nach der Infektion mit HIV spürt der Betroffene meist keine Symptome. Selten treten grippeähnliche Beschwerden auf, die jedoch bald abklingen und vergessen werden. Ein Nachweis der Infektion ist erst nach ca. vier Wochen möglich, wenn der Körper erste Antikörper als Zeichen seiner Abwehrversuche bildet. In der Zwischenzeit kann die infizierte Person aber bereits andere Menschen mit dem Virus anstecken. Nach einer manchmal jahrelangen Zeit, in der das Virus scheinbar in den befallenen Zellen ruht, bricht die Krankheit Aids schließlich aus. Das erwachte HI-Virus schwächt nun systematisch das Immunsystem des Betroffenen, bis dieses schließlich ganz zusammenbricht. Der HIV-Infizierte wird mit der Zeit zunehmend anfälliger für Infekte. Vor allem häufige Magen-Darm-Infektionen mit Durchfall führen zusätzlich zu Gewichtsverlust und zum körperlichen Verfall des Kranken. Auch können seltene Krebsarten (z.B. Kaposisarkome, Bild 7.10) vorkommen. Im Endstadium der Krankheit werden selbst harmlose Infektionen (vor allem der Atemwege) lebensbedrohlich. Viele der Betroffenen sterben letztlich an einer Lungenentzündung.

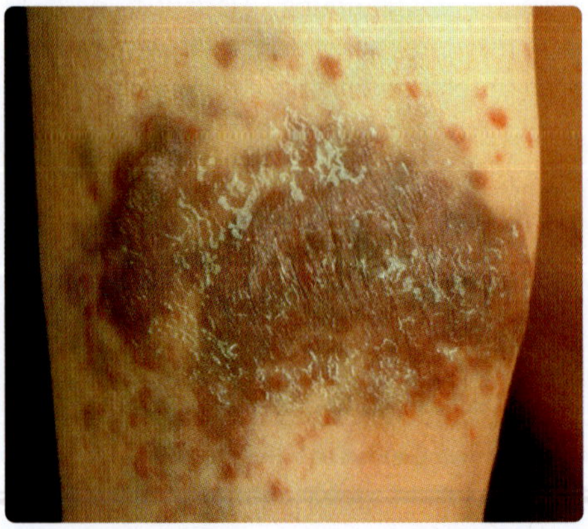

Bild 7.10 Aids-Patient mit Kaposisarkomen

Trotz intensiver Forschung gibt es derzeit weder eine Impfung gegen die Erkrankung noch ist eine Heilung möglich. Inzwischen können neue Medikamente mit zum Teil schweren Nebenwirkungen den tödlichen Verlauf der Krankheit jedoch deutlich verzögern und die Lebensqualität des Betroffenen verbessern.

7.3.5 Schutz vor Infektionskrankheiten

Im privaten Bereich besteht die Gefahr einer Übertragung der Virus-Hepatitis B und C sowie des HI-Virus vor allem beim Geschlechtsverkehr. Hier schützen Kondome zuverlässig vor Infektionen. Weil medizinisches Personal häufig mit Blut, Körperflüssigkeiten und Ausscheidungen in Berührung kommt, besteht für diese Personengruppe auch bei der Arbeit ein besonderes Risiko, sich mit den Erregern der Virus-Hepatitis B und C oder mit dem Aids-Virus zu infizieren.

Der Umgang mit Patienten, die mit dem HI-Virus oder Hepatitis-Erregern infiziert sind, ruft häufig auch beim geschulten Personal große Unsicherheit hervor. Oft wird dabei die Gefahr, sich mit dem Aids-Erreger zu infizieren, weit überschätzt, während die viel größere Gefahr einer Hepatitis-Infektion unterschätzt wird. Die Virus-Hepatitis kommt im Vergleich zur HIV-Infektion viel häufiger vor. Die Chance, auf einen Hepatitis-Patienten zu treffen, ist also um ein Vielfaches höher. Außerdem ist der HI-Virus außerhalb des menschlichen Körpers nur für sehr kurze Zeit überlebensfähig. Nach heutigen Erkenntnissen ist eine Übertragung der genannten Erreger bei Alltagskontakten (z. B. Hautkontakt beim Händeschütteln) nicht möglich. Die Gefahr einer Infektion besteht am ehesten bei Schnitt- und Stichverletzungen an infizierten Kanülen oder scharfen Instrumenten.

Gegen die Hepatitis B wird die **aktive Schutzimpfung** für Angehörige der Gesundheits- und Pflegeberufe dringend empfohlen. Der Arbeitgeber muss diese Schutzimpfung kostenfrei ermöglichen.

Gegen Hepatitis C und HIV ist derzeit noch keine Immunisierung möglich. Da man einem neuen Patienten eine mögliche Infektion nicht unbedingt ansieht, muss sich das Personal grundsätzlich durch besondere Vorsicht im Umgang, z. B. mit Blut, schützen.

Vorbeugende Maßnahmen:
- Hautverletzungen, auch kleinste Hautrisse, sollten wasserundurchlässig abgedeckt werden (z. B. mit Pflasterverband und darüber ein Einmalhandschuh).
- Tragen von Handschuhen, bei Gefahr von Spritzern zusätzlich Schutzbrille, Mundschutz und Schutzkittel (Bild 7.11).
- Besondere Vorsicht im Umgang mit Instrumenten (sofortige Desinfektion nach Gebrauch, danach maschinelle Aufbereitung).
- Abfälle, die mit Körperflüssigkeiten von Infektionspatienten behaftet sind (Tupfer, Zellstoff, Taschentücher etc.), müssen gesondert in Spezialbehältern entsorgt werden.

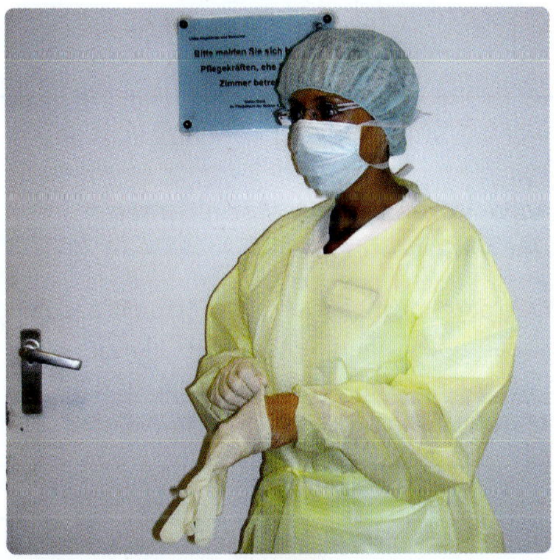

Bild 7.11 Infektionsschutzkleidung

Maßnahmen nach einer eventuellen Infektion:
Wenn trotz aller Vorsicht eine Verletzung zu einer eventuellen Infektion geführt hat, muss sofort gehandelt werden:
- gründliche Desinfektion des Wundgebiets
- Wunde gut ausbluten lassen
- Dokumentation der Verletzung (Ausfüllen eines Unfallberichts)
- weitere Behandlung durch einen Arzt

Nach einer Infektion mit Hepatitis B kann einer Erkrankung vorgebeugt werden, indem sofort fertige Antikörper gegen das Virus gespritzt werden (passive Impfung → S. 178).

7.4 Die Hygiene in Praxen und Pflegeeinrichtungen beachten

www.planet-wissen.de (→ Gesellschaft → Sauberkeit → Hygiene)

Aufgabe der Hygiene in Arztpraxen, Krankenhäusern und Pflegeeinrichtungen ist es, eine Verbreitung der Erreger und eine Ansteckung mit ihnen zu verhindern. Dabei sind die Anforderungen an die notwendigen Hygienemaßnahmen vom Arbeitsumfeld abhängig.

Krankheitserreger werden vor allem durch Menschen verbreitet. Je mehr Menschen sich auf engem Raum begegnen oder zusammenleben, desto höher ist die Wahrscheinlichkeit, dass Mikroorganismen übertragen werden können, und desto gewissenhafter müssen die Maßnahmen zur **Infektionsvermeidung** sein. Das gilt besonders dann, wenn alte Menschen, Patienten mit Infektionskrankheiten oder Personen mit Immunschwäche gepflegt oder behandelt werden. Besonders hohe Anforderungen an die Hygiene bestehen in Einrichtungen und Praxen, in denen operative Eingriffe durchgeführt werden, um Wundinfektionen zu verhindern.

7.4.1 Vorbeugende Maßnahmen der Mitarbeiter

Mikroorganismen werden oft durch das Personal übertragen. Besonders Hände, Kleidung, Fingernägel, Stirnbereich und Haare sowie Schmuck sind ideale „Parkplätze" für Bakterien und Viren (Bild 7.12).

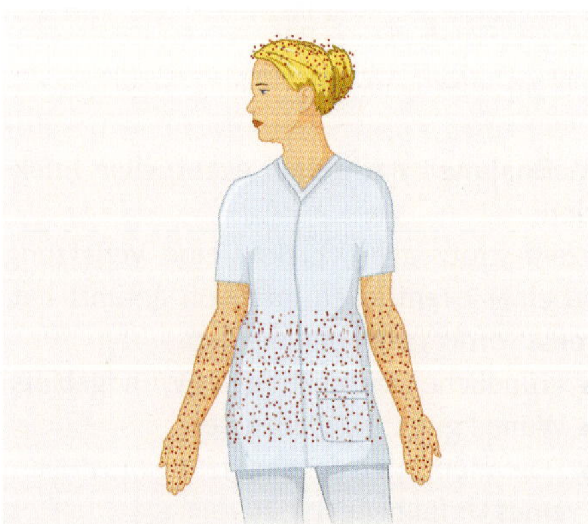

Bild 7.12 Typische „Parkplätze" für Mikroorganismen

Bei der persönlichen Hygiene der Mitarbeiter muss daher vor allem auf diese Bereiche geachtet werden. Die folgenden vorbeugenden Maßnahmen dienen dabei sowohl dem Schutz des Patienten als auch der eigenen Sicherheit.

Hände und Fingernägel

Das regelmäßige Händewaschen sollte als Teil der Handhygiene selbstverständlich sein. Die Hände werden dazu mit Flüssigseife aus einem Wandspender gewaschen und mit einem Einmalhandtuch abgetrocknet. Der Gebrauch von Stoffhandtüchern und Seifenstücken ist im klinischen Bereich verboten. Sie bieten eine ideale Brutstätte für Mikroorganismen, die zuvor durch den Kontakt mit verschmutzten Händen auf sie übertragen wurden.

Vor längeren Pausen und nach Arbeitsende sollte eine Handpflege mit einer hautneutralen Pflegecreme (pH 5,5) erfolgen. Gereizte, trockene und rissige Haut wird durchlässiger für Bakterien. Außerdem schützt der natürliche Säureschutzmantel der Haut vor einer Besiedelung mit krank machenden Mikroorganismen.

Die Fingernägel sollten grundsätzlich kurz und sauber sein. Lange Fingernägel können im Umgang mit dem Patienten Verletzungen verursachen und bieten Mikroorganismen einen idealen Unterschlupf. Außerdem können übergestreifte Einmalhandschuhe durch lange Fingernägel beschädigt werden, sodass sie keinen Schutz mehr bieten.

Schmuck und Uhren

Unter Schmuck, Piercings und Uhren bieten sich ideale Schlupfwinkel für Viren und Bakterien. Außerdem kann von ihnen durch scharfe Ecken und Kanten Verletzungsgefahr ausgehen. Aus diesen Gründen dürfen bei der Arbeit keine Schmuckstücke, Uhren oder Eheringe getragen werden.

Da eine Uhr im Pflegealltag jedoch oft unerlässlich ist, zum Beispiel beim Pulsmessen, gibt es Uhren, die am Kittel festgesteckt werden können. Als Alternative kann eine Armbanduhr in die Tasche gesteckt werden. Wasserdichte Sportuhren aus Plastik überstehen ein Desinfektionsbad meist problemlos und können so von krank machenden Mikroorganismen befreit werden.

Haare

Haare können vielen Mikroorganismen Platz bieten. Lange Haare sollten zurückgebunden oder nach hinten gesteckt werden. Eine regelmäßige Haarwäsche sollte selbstverständlich sein.

Arbeits- und Schutzkleidung

Als Arbeitskleidung bieten sich großzügig geschnittene Zweiteiler (Hose und Oberteil) mit ausreichender Bewegungsfreiheit zum Bücken an. Das Oberteil der Arbeitskleidung sollte grundsätzlich nur halbe Arme haben, da bei der Arbeit am Patienten besonders die Unterarme kontaminiert werden (Bild 7.13). Eine Strickjacke ist z. B. nur in den Pausen oder bei Tätigkeiten ohne direkten Körperkontakt mit dem Patienten gestattet.

Die Kleidung sollte aus kochfestem Gewebe bestehen, da einige Mikroorganismen eine Wäsche bei 60 °C überleben können. Nach ihrem Gebrauch wird sie vom Arbeitgeber gewaschen.

In der Heimpflege wird häufig Privatkleidung getragen, um eine wohnlichere Atmosphäre zu unterstützen. Auch hier sollte auf die Trennung von Arbeitskleidung und Freizeitkleidung geachtet werden. Die Mitnahme der Wäsche nach Hause würde zu einer Verschleppung von anhaftenden Mikroorganismen führen.

Die Schuhe sollten eine flache, rutschfeste Sohle besitzen und zum Schutz vor Flüssigkeiten auf der Oberseite geschlossen sein. Ein Fersenriemen sorgt für Halt beim Laufen und bei Drehbewegungen. Die Oberfläche der Schuhe sollte aus glattem Leder gefertigt sein, damit Schmutz und Mikroorganismen nicht so leicht haften bleiben. Beim Arbeiten mit Ausscheidungen, Blut, Eiter oder bei Verbandwechseln muss zum eigenen Schutz der Pflegefachpersonen mit Einmalhandschuhen gearbeitet werden, die sofort nach Beendigung der entsprechenden Tätigkeit abgestreift und entsorgt werden müssen. Bei Pflegetätigkeiten, bei denen direkt am Patienten gearbeitet wird (z. B. beim Betten, Verbandwechsel), sollte zusätzlich ein Überkittel oder eine Einmalschürze getragen werden, die danach einfach abgelegt werden kann. In den Pausen sollte zum eigenen Schutz vor eventuellen Mikroorganismen auf der Kleidung ein sauberer Schutzkittel über die Arbeitskleidung gezogen werden.

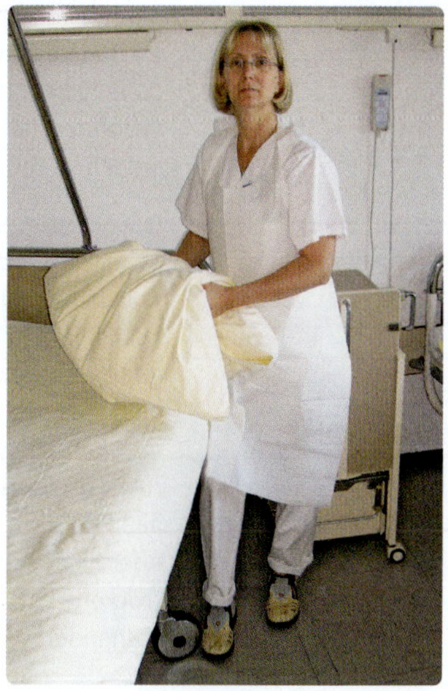

Bild 7.13 Richtige Dienstkleidung schützt vor Unfällen und Infektionen

7.4.2 Desinfektion und Sterilisation

Unter einer **Desinfektion** versteht man das Abtöten oder Inaktivieren vor allem krank machender Mikroorganismen, damit keine Infektionsgefahr mehr von ihnen ausgehen kann. Die Desinfektion führt zu einer Keimarmut (= **Antisepsis**, Bild 7.14 a). Sie kann mithilfe physikalischer Methoden (z. B. Auskochen von Inhalationszubehör oder Beruhigungssaugern für Säuglinge) oder mithilfe chemischer Lösungen erfolgen. Jeder kennt Jodtinktur zur Desinfektion von Wunden oder gechlortes Wasser in Hallenbädern. Daneben werden Alkohole (z. B. Alkoholtupfer vor einer Injektion) und andere chemische Wirkstoffe zur chemischen Desinfektion benutzt. Für den Erfolg

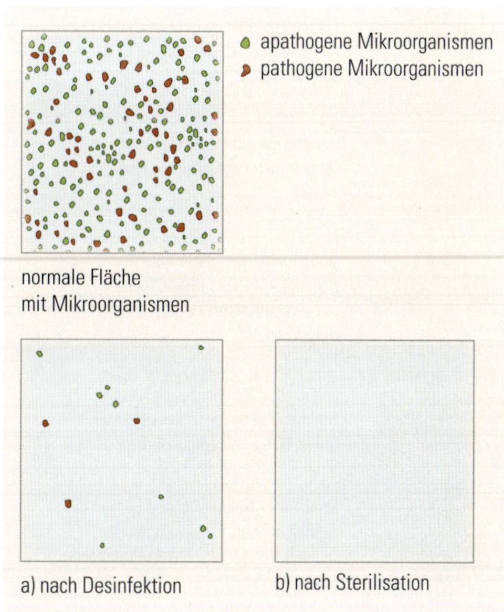

Bild 7.14 a) Antisepsis und **b)** Asepsis

der Desinfektion muss das richtige Desinfektionsmittel in ausreichender Konzentration lange genug einwirken. Bei physikalischen Verfahren ist auch die Einwirktemperatur entscheidend.

Instrumente für Operationen oder andere Eingriffe in den Körper sowie Verbandmaterial sind absolut keimfrei (= **steril** oder **aseptisch**, Bild 7.14 b → S. 107). Denn viele Mikroorganismen unserer Umwelt, die auf der Haut oder der Schleimhaut harmlos sind, können in Wunden gefährliche Infektionen hervorrufen. In **Sterilisationsgeräten** werden daher alle Erreger – gleichgültig ob krank machend oder nicht – abgetötet. Das kann durch heiße trockene Luft oder durch heißen, unter Druck stehenden Wasserdampf geschehen.

Händedesinfektion

Mit den Händen wird gearbeitet: Patienten werden mit der Hand begrüßt, das Krankenblatt wird ausgefüllt, die Betten werden gemacht, Geräte, Türklinken und Oberflächen werden angefasst. Daher sind die Hände besonders mit Mikroorganismen behaftet. Die hygienische Händedesinfektion ist die wichtigste Maßnahme zur Verhütung von Infektionen. Sie verhindert, dass Erreger durch die Hände übertragen werden. Die Händedesinfektion dient sowohl dem Schutz des Patienten als auch dem eigenen Schutz. Sie sollte vor und nach jedem Patientenkontakt durchgeführt werden. Außerdem ist die Händedesinfektion nach dem Kontakt mit möglicherweise keimbehafteten Flächen oder Gegenständen notwendig. Das gilt auch, wenn dabei Einmalhandschuhe getragen wurden. Eine sichere Möglichkeit der hygienischen Händedesinfektion zeigt Bild 7.15.

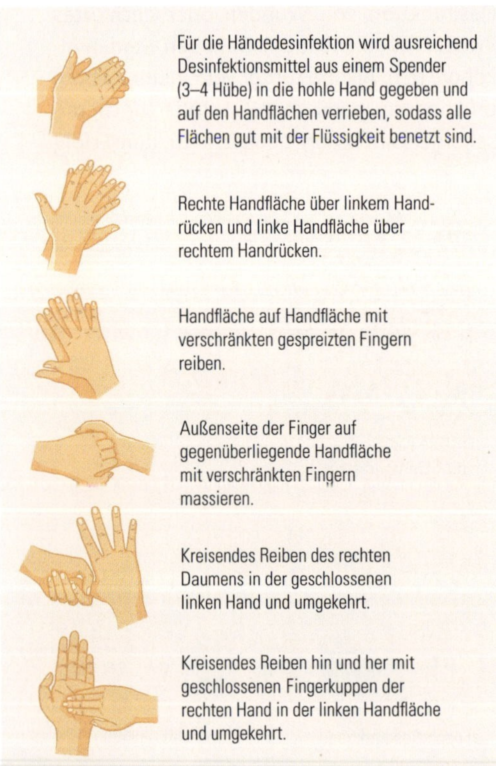

Bild 7.15 Ablauf der Händedesinfektion

Bei jeder hygienischen Händedesinfektion gilt: **erst desinfizieren, dann reinigen**. Auch bei sichtbaren Verschmutzungen mit gleichzeitiger Infektionsgefahr werden die Hände zunächst wie in Bild 7.15 beschrieben desinfiziert und erst danach mit Seifenlösung aus einem Wandspender gewaschen und mit einem Einmalhandtuch getrocknet. Andernfalls würden die Mikroorganismen durch Spritzer beim Waschen am Handwaschplatz verbreitet. Danach erfolgt ggf. eine nochmalige Händedesinfektion.

Flächenreinigung und -desinfektion

Die regelmäßige Reinigung und Desinfektion von Oberflächen, die häufig von den Händen und der Haut berührt werden (z. B. Bettgestelle, Nachttische, Toilettenstühle oder Ablagen), gehört zu den sicherlich weniger beliebten Aufgaben im Berufsalltag des medizinischen Personals.

In Krankenhäusern werden Oberflächen in klinisch genutzten Räumen und Krankenzimmern regelmäßig mit speziellen **Desinfektionsreinigern** behandelt. Im ambulanten Bereich (Arzt und Zahnarztpraxen) sowie in Wohn- und Pflegeheimen genügt es in der Regel, die Fußböden und Oberflächen einmal am Tag mit umweltfreundlichen Reinigern zu säubern. Bei sichtbarer Verschmutzung mit Eiter, Blut etc. oder bei Infektionsgefahr muss aber in jedem Fall eine Desinfektion erfolgen. Dabei ist die Durchführung weit mehr als nur „Putzarbeit“, sondern eine sehr verantwortungsvolle Aufgabe. Durch die Flächendesinfektion wird verhindert, dass Krankheitserreger durch Schmierinfektion auf Patienten, Personal, Besucher oder Gegenstände übertragen und auf diese Weise verschleppt werden und dann unter Umständen an ganz anderer Stelle Infektionen auslösen können.

Chemische Desinfektionslösungen, die nicht für die Haut bestimmt sind, enthalten eine Reihe von Wirkstoffen, die auch für den Menschen gesundheitsgefährdend und zum Teil sogar giftig sein können. Im Umgang mit ihnen sind folgende **Grundregeln** zu beachten:

- Die Herstellerangaben zur Konzentration der Desinfektionslösung müssen beachtet werden. Das korrekte Verhältnis Wasser zu Konzentrat wird mithilfe von Messbechern, automatischen Dosierflaschen oder von Dosiertabellen ermittelt.
- Die Lösungen sind ausschließlich für den vom Hersteller genannten Einsatzbereich zu verwenden.
- Beim Umgang mit Desinfektionslösungen darf nur kaltes Wasser verwendet werden, da heißes Wasser die Entstehung von gesundheitsschädlichen Dämpfen fördern würde.
- Desinfektionsmittel dürfen nicht mit Reinigern gemischt werden. Hierbei können giftige Dämpfe entstehen und gleichzeitig kann die desinfizierende Wirkung beeinträchtigt werden.

Da Desinfektionslösungen bei Verschmutzung an Wirksamkeit verlieren, müssen sie bei Bedarf erneuert werden. Um eine vorzeitige Verschmutzung der Desinfektionslösung zu verhindern, arbeitet man praktischerweise mit zwei Eimern. Der erste Eimer enthält die saubere Desinfektionslösung, die auf der Fläche verteilt wird. Die verschmutzte Lösung wird mit dem Tuch wieder aufgenommen und in einem zweiten Eimer, der sauberes Wasser enthält, ausgedrückt (Bild 7.16).

Eine **Sprühdesinfektion** durch sattes Aufsprühen des Desinfektionsmittels ist nur in Ausnahmen bei schlecht zugänglichen Flächen (Ritzen, Ecken, Nischen) angebracht, weil dabei die Gefahr besteht, dass mit dem Sprühnebel die gesundheitsgefährdenden Wirkstoffe eingeatmet werden.

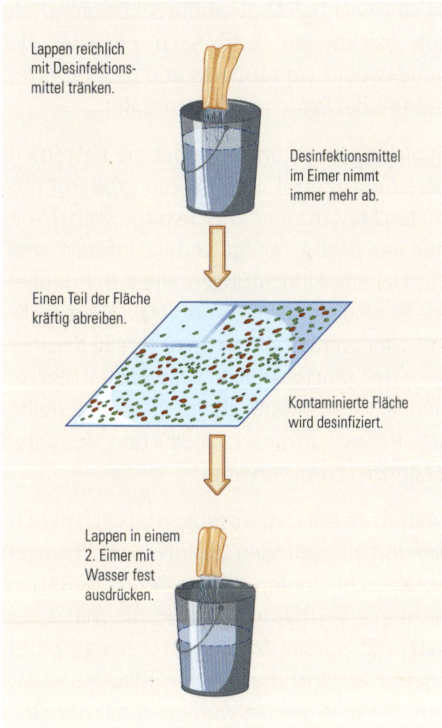

Bild 7.16 Flächendesinfektion mit der Zwei-Eimer-Methode

Allgemeine Durchführung der Desinfektion:

- Einmalhandschuhe anziehen. Die Wirkstoffe der Lösungen können zu Hautreizungen und Allergien führen.
- Sichtbare Verschmutzungen mit Zellstoff aufnehmen und sofort zusammen mit den Schutzhandschuhen entsorgen.
- Frische Schutzhandschuhe anlegen.
- Fläche vollständig mit ausreichend Desinfektionslösung benetzen und mit leichtem Druck abreiben (nasswischen). So werden auch Verschmutzungen, in denen Infektionserreger enthalten sein können, aufgebrochen und die Einwirkung des Desinfektionsmittels erleichtert.
- Restfeuchte auf der Fläche belassen, damit das Mittel ausreichend einwirken kann.
- Die Fläche kann wieder benutzt werden, sobald sie sichtbar trocken ist.

Bettenaufbereitung

Die Aufbereitung eines Pflegebetts nach Entlassung, Verlegung oder Tod eines Patienten ist eine wichtige Maßnahme zur Bekämpfung von Infektionen. Schließlich erwartet der neue Patient ein sauberes und desinfiziertes, mit frischer Wäsche bezogenes Bett.

In vielen Einrichtungen findet die Bettenaufbereitung zentral mithilfe von großen Automaten ähnlich einer Waschstraße statt, in denen das Bett gereinigt und desinfiziert wird. Für kleinere Einrichtungen wie z. B. Altenheime ist eine solche Bettenzentrale nicht rentabel. Hier werden die einzelnen Teile der Pflegebetten (Bettgestell, Matratzen, Bettdecken und Kissen) entsprechend der Materialbeschaffenheit in unterschiedlichen Verfahren desinfiziert und gereinigt.

Matratzen mit Dauerbezügen aus Plastik können mit alkoholfreien Desinfektionslösungen abgewischt werden. Stehen derartige Bezüge nicht zur Verfügung, werden die Matratzen satt mit Desinfektionsmittel eingesprüht. Ebenso verfährt man mit Bettdecke und Kissen. Die Bettgestelle werden durch Abreiben mit Desinfektionsmittel desinfiziert und anschließend auf mögliche Mängel überprüft. Danach wird das aufbereitete und frisch bezogene Bett bis zur Wiederverwendung mit einer Schutzhülle bedeckt.

Aufbereitung von gebrauchten Instrumenten

Gebrauchte Instrumente werden zum Schutz des Personals zuerst desinfiziert, damit es bei möglichen Verletzungen während der Reinigungsarbeit nicht zu Infektionen kommt. Als sicherste Methode wird die Aufbereitung in speziellen Geräten (Thermodesinfektoren) empfohlen, die ähnlich einer Geschirrspülmaschine die Instrumente reinigen und desinfizieren.

Daneben werden im Praxis- und Pflegealltag auch chemische Desinfektionslösungen in **Instrumentenwannen** verwendet. Damit das Desinfektionsmittel hierbei richtig wirken kann, müssen die Instrumente so eingelegt werden, dass die Lösung alle Oberflächen erreichen kann (Bild 7.17).

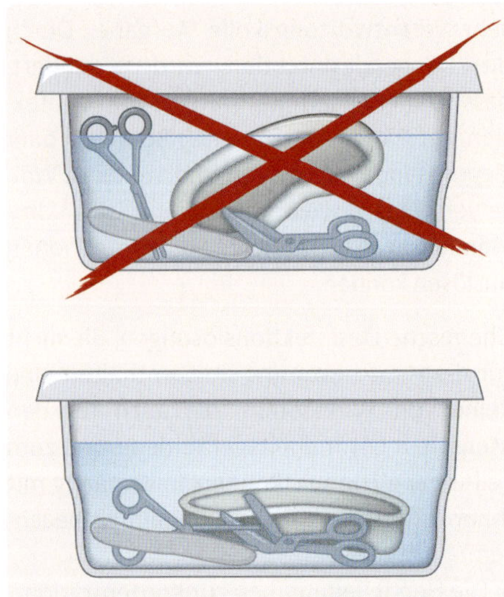

Bild 7.17 Falsches und richtiges Einlegen von Instrumenten

Nach der vorgeschriebenen Einwirkzeit werden die Instrumente mit dem Siebeinsatz der Instrumentenwanne aus dem Bad genommen und gründlich abgespült. Bei der Reinigung werden sie sorgfältig von Verunreinigungen wie Blutkrusten befreit, mit Wasser abgespült und danach gut abgetrocknet, damit keine Ablagerungen zurückbleiben. Dann werden sie gewartet, auf ihre Funktionsfähigkeit überprüft und danach staubfrei und trocken gelagert (Bild 7.18 → S. 111).

Einige Instrumente müssen vor ihrem erneuten Gebrauch sterilisiert werden. Die **Sterilisation** darf nur von fachlich dafür ausgebildeten Mitarbeitern vorgenommen werden. Das Sterilgut wird in durchsichtige Folienverpackungen eingeschweißt oder in verschlossenen Metallkassetten aufbewahrt. Nach seiner Sterilisation darf das keimfreie Material nicht mehr mit bloßen Händen berührt werden, da es dadurch erneut kontaminiert werden würde.

7.4.3 Hygieneplan

Die Berufsgenossenschaft (BGW) schreibt vor, dass für jede medizinische Einrichtung ein Hygieneplan (Tabelle 7.4 → S. 111) zu erstellen ist, in dem alle notwendigen Maßnahmen zur Reinigung, Desinfektion und Sterilisation sowie zum Hautschutz und zur Hautpflege des Personals aufgelistet sind.

Darin wird in übersichtlicher, meist tabellarischer Form festgelegt:
- welche Personen,
- welche Bereiche,
- zu welchem Zeitpunkt,
- mit welchen Mitteln und
- mit welchem Verfahren behandeln müssen.

Der Hygieneplan ist jeweils auf die Bedürfnisse der jeweiligen Einrichtung abgestimmt. Seine Einhaltung ist für die Mitarbeiter verbindlich und wird vom verantwortlichen Hygienebeauftragten (bzw. Arzt oder der Pflegedienstleitung) überwacht.

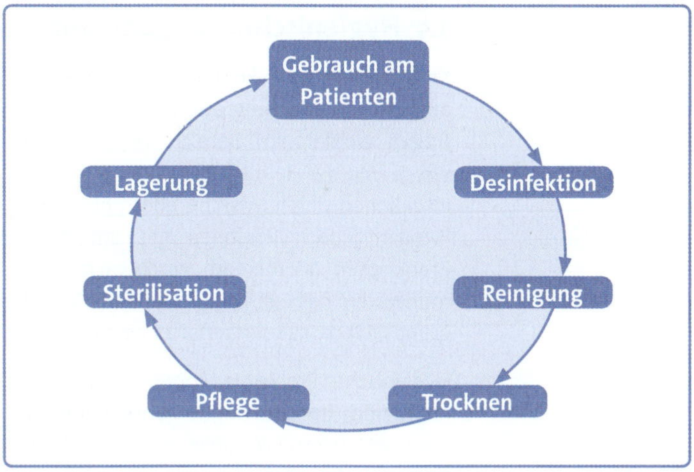

Bild 7.18 Kreislauf der Instrumentenaufbereitung

	Was	Wann	Wie	Womit	Wer
	Hygienische Händedesinfektion Händeschutz	• vor und nach der Behandlung • bei sichtbarer Verschmutzung • vor der Behandlung	Hände vollständig mit Präparat benetzen (ohne Wasser, Hohlhand gefüllt), 30 Sekunden lang feucht halten und Hände gegeneinander reiben. Entnahme des Desinfektionspräparates aus Direktspender. Danach bei Bedarf Handschuhe anlegen.	Produktname	Ärzte Fachpersonal
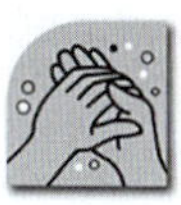	Händewaschung	• bei Arbeitsbeginn • vor Pausen • nach Arbeitsende	Hände gründlich mit Waschlotion und Wasser waschen, abspülen, mit Einmalhandtüchern trocknen. Gemeinschaftshandtücher dürfen nicht verwendet werden. Entnahme des Waschpräparates aus Direktspender.	Produktname	Ärzte Fachpersonal
	Hautschutz und Hautpflege	• in Arbeitspausen • bzw. nach der Arbeit	Hautpflegemittel in die Haut einmassieren. Entnahme aus Spender-Flasche.	Produktname	Ärzte Fachpersonal
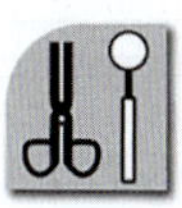	Instrumente allgemein	• nach Gebrauch	Erst desinfizieren, dann reinigen! Gebrauchte Instrumente vollständig und blasenfrei in geeignete Behälter mit Deckel und Siebeinsatz einlegen, Einwirkzeit und Standzeit der Lösung beachten. Ggf. manuelle Nachreinigung, mit Leitungswasser gründlich abspülen, trocknen, verpacken (Sterilgutverpackung gemäß DIN), sterilisieren, danach trocken lagern.	Produktname	Ärzte Fachpersonal

Tabelle 7.4 Ausschnitt aus einem Hygieneplan in der Arztpraxis

7.5 Hygienischer Umgang mit Wäsche

Krankheitserreger können vom Patienten auch auf die Kleidung und die Wäsche übertragen werden. Im Bereich der häuslichen Pflege und der Heimpflege ist die Gefahr von Infektionen durch Wäsche aber eher gering. Werden jedoch Personen mit (Infektions-) Krankheiten oder einem geschwächten Immunsystem betreut, ist jede benutzte Wäsche grundsätzlich als keimbehaftet einzustufen.

Hygienische Probleme können beim Sammeln und Transportieren gebrauchter Wäsche entstehen. Wäsche sollte stets sofort und ohne Zwischenlagerung weder auf dem Boden noch auf anderen Flächen in Wäschesäcken entsorgt werden, die in fahrbare Gestelle eingehängt sind (Bild 7.19 → S. 113). Bettwäsche und -laken werden separat gesammelt und anschließend im Kochwaschgang bei 95 °C gereinigt und dabei aufgrund der hohen Wassertemperatur zugleich desinfiziert. Die verschmutzte Kleidung des Patienten sollte nach Farbe (Bunt- und Weißwäsche) und Waschtemperatur sortiert werden. Feinwäsche muss getrennt gesammelt werden. Das Sortieren wird durch die mit Symbolen gekennzeichneten Hinweise der Hersteller erleichtert (Tabelle 7.5).

Stark verschmutzte Wäsche sollte möglichst separat gesammelt, eventuell eingeweicht und umgehend (innerhalb von 48 Stunden) gewaschen werden. Auch Wäsche von Patienten mit ansteckenden Krankheiten muss getrennt gesammelt und als infektiös gekennzeichnet werden.

Symbol	Beispiele
Waschen	95 · 60 · 60 · 40 · 30 · Handwäsche (max. 40°C) · nicht waschen Die Zahl bezeichnet die maximale Waschtemperatur. Der Balken bedeutet den Einsatz des Schonwaschgangs; bei zwei Balken muss ein Spezialschonwaschgang gewählt werden.
Bleichen	Chlor- und Sauerstoffbleiche erlaubt · nur Sauerstoffbleiche keine Chlorbleiche · nicht bleichen
Tumbler-Trocknung	Trocknen bei 80 °C möglich · Trocknen bei 60 °C möglich · nicht im Tumbler trocknen
Bügeln	nicht bügeln Die Punkte bezeichnen die Hitzestufen des Bügeleisens.
Professionelle Textilpflege	P · P · F · F · nicht Trockenreinigen Die Buchstaben bezeichnen die möglichen Lösemittel, der Balken gibt Aufschluss über eine verringerte mechanische Beanspruchung, Feuchtigkeitszugabe oder Temperatur.
	W · W · W · nicht Nassreinigen Dieses Symbol kennzeichnet Textilien, die per Nassreinigung gereinigt werden können. Die Balken bedeuten – wie beim normalen Waschen – den Einsatz des Schonwaschgangs.

Tabelle 7.5 Pflegesymbole für Textilien (nach: GINETEX Germany)

Nach jedem Kontakt mit verschmutzter bzw. keimbehafteter Wäsche sollten die Hände desinfiziert und gereinigt werden. Jedes nachträgliche Sortieren von Wäsche sollte wegen der damit verbundenen Gefahr einer Keimverschleppung und möglichen Infektionsrisiken vermieden werden.

Wenn Textilien nur kurzzeitig getragen wurden und nicht verschmutzt sind, genügt häufig ein gutes Lüften, um Gerüche zu entfernen. Ein allzu häufiges Waschen schadet den Textilfasern und fördert damit die vorzeitige Abnutzung der Kleidung. Außerdem belasten die Abwässer die Umwelt. Beim Waschen werden mithilfe von Waschmitteln Verunreinigungen der Wäsche abgelöst und weggespült.

Vollwaschmittel sind für alle Waschtemperaturen bis 95 °C geeignet. Buntwaschmittel eignen sich besonders für die Wäsche farbiger Textilien bis zu einer Temperatur von 60 °C. Im Gegensatz zu den Vollwaschmitteln enthalten sie keine Bleichmittel. Spezielle Feinwaschmittel werden für Wolle, Seidenstoffe und bestimmte Synthetikfasern verwendet, die nur niedrige Wassertemperaturen bis zu 30 °C vertragen. Bei keimbehafteter Wäsche, die nicht bei 95 °C gewaschen werden kann, sorgen desinfizierende Waschzusätze auch bei niedrigeren Temperaturen für eine ausreichende Keimarmut. Weder saubere noch verschmutzte Wäsche sollte im feuchten Zustand über längere Zeit im Wäschekorb oder im -sack lagern. In der Feuchtigkeit können Pilze und Bakterien gedeihen. Deshalb muss die Wäsche stets völlig getrocknet werden.

7.6 Abfallentsorgung

Die besten Abfälle sind die, die gar nicht erst entstehen. Trotz vieler Materialien, die nach ihrem Gebrauch wieder aufbereitet werden können, entsteht im Praxis- und Stationsalltag auch Abfall, der entsorgt werden muss. Aber nicht nur aus Gründen des **Umweltschutzes** ist der sachgerechte Umgang mit Abfällen wichtig. Viele dieser Abfälle sind problematisch, weil sie mit Krankheitserregern belastet sein können, die nicht weiterverbreitet werden dürfen.

Es gelten folgende Grundregeln:

- Restmüll und Hausmüll werden wie gewohnt in geschlossenen Abfalleimern gesammelt und entsorgt.
- Wertstoffe (Verpackungen, Papier und Glas) sollten zur Wiederverwertung getrennt und sortenrein in entsprechenden Wertstoffsäcken oder -tonnen gesammelt und entsorgt werden (Bild 7.20).
- Krankenhausabfälle, z. B. mit Blut behaftete Wundverbände sowie Kanülen, Spritzen und Einweginstrumente, werden in festen Behältern gesammelt. Sie werden verschlossen zur Entsorgung gegeben, um Verletzungen des Entsorgungspersonals zu verhindern.
- Abfälle von Personen mit ansteckenden Krankheiten werden vor der Entsorgung desinfiziert oder in Behältern mit Warnhinweis („Vorsicht, Infektionsgefahr“) gesammelt und entsorgt.

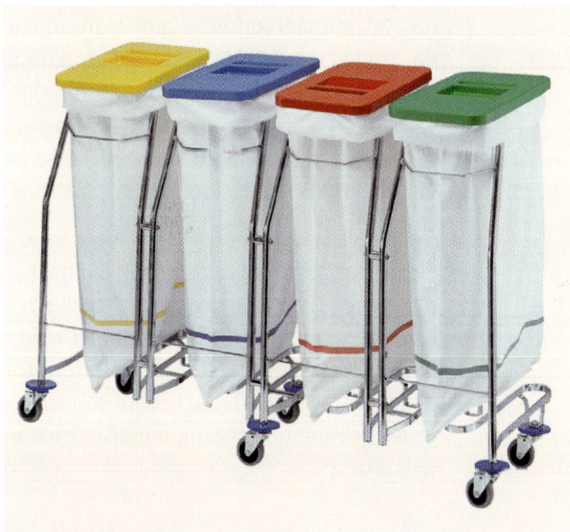

Bild 7.19 Wäschewagen

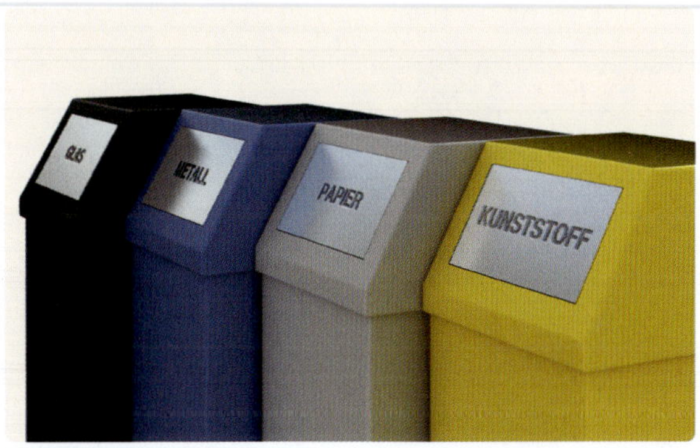

Bild 7.20 Wertstofftrennung

Unterm Strich

- Unfälle am Arbeitsplatz sind durch umsichtiges und verantwortungsvolles Handeln jedes Mitarbeiters, durch die Beachtung von Unfallverhütungsvorschriften und durch spezielle Einweisungen und Schulungen im Umgang mit technischen Geräten zu vermeiden.
- Mikroorganismen (Bakterien, Viren, Pilze und tierische Einzeller) verbreiten sich über Tröpfchen, Kontakt mit Oberflächen und Ausscheidungen, über Wunden und Körperflüssigkeiten sowie durch Lebensmittel.
- Für Mitarbeiter in Gesundheits- und Pflegeberufen besteht ein erhöhtes Ansteckungsrisiko für die Virus-Hepatitis B und C, sowie für das durch HI-Viren ausgelöste Immundefizitsyndrom Aids.
- Die persönliche Hygiene umfasst die regelmäßige Reinigung der Hände, das Ablegen von Schmuck und Uhren bei der Arbeit, das Zusammenbinden langer Haare sowie das Tragen von Schutzkleidung (Einmalhandschuhe, Schutzkittel, Mundschutz).
- Zum Schutz vor möglichen Infektionen sollten sich Mitarbeiter im Umgang mit spitzen und scharfen Instrumenten, Ausscheidungen und Abfällen besonders umsichtig verhalten und sich gegen Hepatitis B impfen lassen.
- Desinfektion bedeutet eine Minderung der Krankheitserreger, sodass keine Infektion oder Übertragung mehr stattfinden kann. Sterilisation bewirkt absolute Keimfreiheit.
- Im Hygieneplan sind alle wichtigen Maßnahmen zur Einhaltung der Hygiene aufgelistet.

Für die Praxis

1. Gehen Sie mit offenen Augen durch Ihre Einrichtung/Schule und suchen Sie nach möglichen Gefahren- und Unfallquellen. Beachten Sie dabei auch die vorgeschriebenen Fluchtwege. Erstellen Sie eine Fotodokumentation und machen Sie Vorschläge für geeignete Sicherheitsmaßnahmen.
2. Führen Sie nach Anleitung Ihres Praktikumsbegleiters eine Hände-, Flächen- und/oder Instrumentendesinfektion durch. Fotografieren oder filmen Sie die Durchführung in der Einrichtung und bereiten Sie eine Mitarbeiterschulung für Ihre Mitschüler vor.

Aufgaben

1. Erläutern Sie Gefahren, die in Einrichtungen des Gesundheitswesens auftreten und zu Unfällen führen können. Beschreiben Sie jeweils richtige Vorgehensweisen zur Verhütung von Arbeitsunfällen.
2. Teilen Sie die Mikroorganismen in vier Gruppen ein und ordnen Sie jeder Gruppe mindestens eine Erkrankung zu.
3. Nennen Sie verschiedene Infektionsquellen in der Arztpraxis.
4. Erläutern Sie die verschiedenen Übertragungswege von Krankheitserregern.
5. ■ Unterscheiden Sie den Übertragungsweg, den Krankheitsverlauf und die möglichen Folgen der verschiedenen Arten der Virus-Hepatitis.
6. Betrachten Sie mit Ihren Kenntnissen aus dem Kapitel nochmals Ihre ersten spontanen Gedanken zum Thema Aids im Fallbeispiel (→ S. 96). Welche Einschätzungen müssen korrigiert werden?
7. Beschreiben Sie den typischen Verlauf einer Infektionskrankheit in fünf Phasen.
8. Erläutern Sie verschiedene Möglichkeiten, wie Sie sich in der Arztpraxis vor Infektionen schützen können.
9. Beschreiben Sie, wie Mitarbeiter in medizinischen Einrichtungen dazu beitragen können, dass die Verbreitung von Mikroorganismen durch sie selbst vermieden wird.
10. ■ Erklären Sie den Unterschied zwischen einer Desinfektion und einer Sterilisation.
11. Führen Sie die hygienische Händedesinfektion durch. Achten Sie dabei besonders auf die Nagelfalze, Fingerkuppen und Fingerzwischenräume.
12. ■ Was ist beim Umgang mit chemischen Desinfektionsmitteln zu beachten?
13. Führen Sie an einer Tischplatte eine korrekte Flächendesinfektion durch.
14. Fordern Sie Informationsmaterial zu ausgewählten Themen der Arbeitssicherheit an. Umfangreiches Informationsmaterial und Broschüren (auch im Klassensatz) sind bei der Berufsgenossenschaft für Gesundheitsdienst und Wohlfahrtspflege (BGW) zu beziehen (www.bgw-online.de).
15. ■ Besorgen Sie sich Hygienepläne aus unterschiedlichen Arbeitsbereichen des Gesundheitswesens (Arztpraxis, Pflegeheim, ambulanter Pflegedienst und Krankenhaus). Vergleichen Sie die Vorschriften und finden Sie Gründe für Unterschiede.
16. Fertigen Sie zusammen mit Ihrer Lehrkraft Nährböden in vier Petrischalen an. Nehmen Sie anschließend jeweils einen Handabdruck:
    a) mit ungewaschenen Händen
    b) mit abgespülten Händen (nur Wasser)
    c) mit gewaschenen Händen (Wasser und Seife)
    d) mit gewaschenen und desinfizierten Händen

    Decken Sie die Schalen anschließend ab und lassen Sie sie an einem warmen Ort „brüten“. Vergleichen Sie nach ein bis zwei Tagen die Ergebnisse auf den Nährböden.
17. ■ Eine Firma wirbt mit einem Sanitärreiniger, der desinfiziert und damit „hygienische Sauberkeit in Bad und WC“ verspricht. Diskutieren Sie den Nutzen und möglicherweise auch Nachteile derartiger Reiniger im häuslichen Bereich.
18. Laden Sie den Hygienebeauftragten eines Krankenhauses zu sich in den Unterricht ein und befragen Sie ihn zum Thema Krankenhaushygiene.

Forum

Multiresistente Keime

Mit der Entdeckung des Penicillins als erstes Antibiotikum vor ca. 150 Jahren hatte man eine wirksame Waffe gegen Bakterien und die von ihnen verursachten Erkrankungen gefunden. Seither wurden die Antibiotika stetig weiterentwickelt, sodass heute die meisten der bakteriellen Infektionen gut zu behandeln sind.

In Krankenhäusern und Pflegeeinrichtungen kommen viele Menschen auf engem Raum zusammen, deren Immunabwehr häufig durch Krankheit geschwächt ist. Bakterien können sich hier leicht von einem Patienten zum nächsten, aber auch über Mitarbeiter und Besucher verbreiten. Dabei ist die Zahl der multiresistenten (= vielfach widerstandsfähigen) Krankheitserreger (MRE) seit einigen Jahren stetig angestiegen. Heute schon tragen viele gesunde Menschen völlig unbemerkt Erreger auf der Haut oder in den Atemwegen mit sich, die bereits gegen viele der meist verwendeten Antibiotika unempfindlich (resistent) sind.

Ein Grund dafür ist der manchmal leider unbedachte Umgang mit Antibiotika. Doch auch in der modernen Massentierhaltung werden Antibiotika eingesetzt, die dann ungewollt über das Trinkwasser und die Ernährung in den menschlichen Körper gelangen können.

Grundsätzlich müssen Antibiotika vom Arzt verordnet werden und dann auch nach dessen Anweisung konsequent bis zum Ende eingenommen werden. Denn selbst, wenn schon bald nach der Einnahme des Antibiotikums die ersten unangenehmen Symptome der Erkrankung abklingen, sind einige der eingedrungenen Bakterien noch immer aktiv. Wenn sie überleben, kennen sie das verabreichte Medikament, bilden Schutzmechanismen und werden auf diese Weise resistent. Schlimmer noch: diese Widerstandsfähigkeit wird bei der Vermehrung der überlebenden Bakterien an die Folgegeneration weitergegeben, sodass das gleiche Medikament bei einer nächsten Behandlung nicht mehr „greift".

ANTIBIOTIKA WIRKUNGSLOS

DIE NEUEN SEUCHEN

Gefährlich werden diese unempfindlichen Erreger, wenn sie über (Operations-) Wunden oder Zugänge wie Katheter ins Innere des Körpers oder sogar die Blutbahn des Patienten gelangen. Unter Umständen gibt es dann kein wirksames Medikament mehr, das den ohnehin kranken und geschwächten Organismus in seinem Kampf gegen die Eindringlinge unterstützen könnte – die Infektion breitet sich ungehindert aus und wird lebensbedrohlich. Noch gibt es sogenannte Reserve-Antibiotika, die in solchen Fällen als letzte Waffe eingesetzt werden können. Aber auch die könnten mit der Zeit unbrauchbar werden oder aber zu spät zum Einsatz kommen. Immerhin sterben in Deutschland jedes Jahr etwa 7.500 bis 15.000 Menschen an Infektionen mit multiresistenten Erregern.

KILLERBAKTERIEN AUF DEM VORMARSCH

Aufgaben

1. Erklären Sie in eigenen Worten, wie resistente Krankheitserreger entstehen und stellen Sie den Ablauf bildlich dar.
2. Erstellen Sie eine Broschüre, in der Sie über die richtige Anwendung von Antibiotika informieren, um die Entstehung und Verbreitung von multiresistenten Bakterien zu begrenzen.
3. Nehmen Sie Kontakt zu einem Hygienebeauftragten eines regionalen Krankenhauses auf und informieren Sie sich, wie in der Einrichtung der Ausbreitung von resistenten Erregern entgegengewirkt wird.

8 Handlungen planen und dokumentieren

Frau Maurer ist mit ihren 80 Jahren eigentlich noch recht rüstig. Ihre kleine Wohnung kann sie gut alleine versorgen. Dabei hat sie ihren ganz eigenen Tagesrhythmus. Auch kleinere Einkäufe besorgt sie im nahe gelegenen Supermarkt noch selbst. Seit ein paar Tagen muss Frau Maurer wegen einer schweren Erkältung zu Hause bleiben. Sina, eine Schülerin aus der Nachbarschaft, möchte ihr in dieser Zeit etwas helfen. Sina hat an diesem Morgen Brötchen mitgebracht. Sie verschwindet in der Küche und kehrt kurze Zeit später mit zwei belegten Brötchenhälften zurück.

Fr. Maurer: Das ist nett von dir, aber ich kann doch ...

Sina: Keine Ursache, Sie sollen sich jetzt ausruhen und gesund werden. Schließlich bin ich doch jetzt da.

Fr. Maurer: Ach, ich hole noch rasch den Zucker für den Kaffee.

Sina: Unsinn – sitzen bleiben, ich bin schon unterwegs. Danach kann ich Ihnen noch etwas aus der Zeitung vorlesen.

Fr. Maurer: Das kann ich aber noch ganz gut alleine.

Sina: Das glaube ich Ihnen ja auch. Aber im Moment würde Sie das viel zu sehr anstrengen. Ich kann Ihnen dann noch das Mittagessen richten. Ich habe Salat für Sie besorgt ...

Fr. Maurer: Ich vertrage doch keinen Salat ...

Sina: Doch, doch – viele Vitamine machen Sie schnell wieder gesund. Ich könnte Ihnen aber auch etwas Gemüse dünsten, das bekommt Ihnen sicher besser. Und heute Abend komme ich dann und mache Sie zur Nacht fertig. Ich bin dann etwa um 17.00 Uhr bei Ihnen ...

Fr. Maurer: Nun ist es aber gut. Ich bin noch nie um 17.00 Uhr ins Bett gegangen. Und ich werde das auch jetzt nicht tun. Ich glaube, wenn du mir wirklich helfen möchtest, müssen wir zwei noch einige wichtige Dinge besprechen.

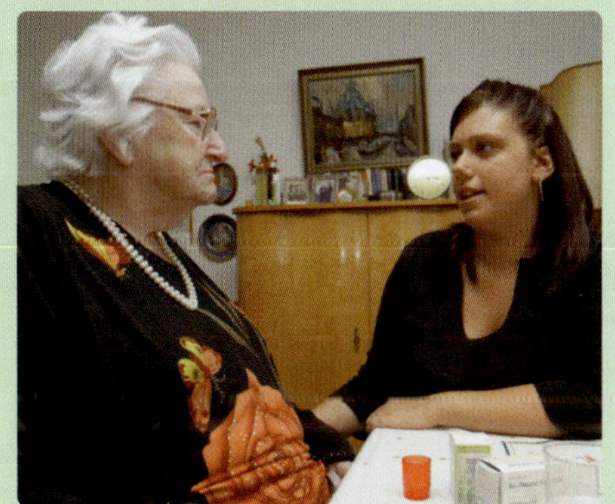

1. Welche Vorstellung verbindet Sina mit ihrer Pflegeaufgabe?
2. Versuchen Sie, die abweisende Reaktion von Frau Maurer zu erklären.
3. Welche weiteren Folgen könnte die Pflege von Sina für Frau Maurer haben?
4. Diskutieren Sie mit Ihren Mitschülern: Wie stellen Sie sich die Pflege und die Betreuung von Patienten vor?

8.1 Handeln im Gesundheits- und Pflegebereich

Jeder Mensch ist täglich mit der Pflege und der Erhaltung seiner Gesundheit beschäftigt. Der Körper wird gepflegt, es wird ausreichend gegessen und man achtet so gut es geht darauf, dass man gesund bleibt. Dieses Gesundheits- und Pflegehandeln wird in der Regel nicht bewusst geplant, sondern es geschieht nebenbei im persönlichen Tagesablauf. Erst wenn man selbst wegen Krankheit gepflegt werden muss oder wenn man zur Pflegeperson für Angehörige wird, entsteht ein Eindruck von der Vielfalt einzelner Handlungen, die notwendig sind, um einen Menschen zu versorgen.

8.1.1 Handeln mit Kopf, Hand und Herz

Kopfarbeit

Um situations- und sachgerecht handeln zu können, bedarf es zunächst der Kopfarbeit. Die Situation, in der gehandelt werden soll, muss richtig eingeschätzt werden. Danach sind entsprechende Entscheidungen für das Handeln zu treffen. Hierfür ist Grundwissen aus sehr unterschiedlichen Bereichen (z. B. Medizin, Pflege und Ernährung) notwendig. Denn bei der Versorgung oder Unterstützung eines Patienten ist niemals nur ein Körperteil oder Organ betroffen. Der Blick ist daher immer auf den Menschen als Ganzes gerichtet: Körper, Geist, Seele und sein soziales Umfeld.

Handarbeit

Die besten Gedanken im Kopf werden nichts nützen, wenn sie nicht in die Tat umgesetzt werden. Dazu bedarf es in den meisten Fällen der praktischen Arbeit am und mit dem Patienten. Das Erlernen und Einüben der dazu benötigten Pflege- und Arbeitstechniken bildet daher einen Schwerpunkt der Ausbildung in Gesundheits- und Pflegeberufen.

Beziehungsarbeit

Bei der Arbeit mit Menschen reichen Fachwissen und praktische Arbeitstechniken alleine kaum aus. Der zu versorgende Mensch ist kein lebloser Werkstoff, den man bearbeitet. Eine solche Betreuung würden wir zu Recht als herzlos empfinden. Im Umgang mit dem Patienten wird immer eine zwischenmenschliche Beziehung gestaltet (Bild 8.1).

Aber auch Pflegende sind keine Übermenschen: Gefühle wie Mitleid, Abneigung, Ängste und vielleicht sogar Ekel werden im Umgang mit Patienten nie ganz zu vermeiden sein. Allerdings hilft das „Bauen einer schützenden Mauer“ nicht weiter: Auf diese Weise werden die negativen Gefühle nur verdrängt und es besteht die Gefahr, sich vom Patienten zu distanzieren. Genauso problematisch ist es aber, voller Mitleid alle Sorgen des Patienten zu den eigenen zu machen. Dadurch werden sachliche Entscheidungen unmöglich. Der Mittelweg ist manchmal eine schwierige Gratwanderung. Und nur wenn sich Pflegeperson und Patient dabei als Partner wertschätzen und sich gegenseitig Vertrauen entgegenbringen, können auch menschliche Gefühle zugelassen und Probleme im besten Fall gemeinsam überwunden werden.

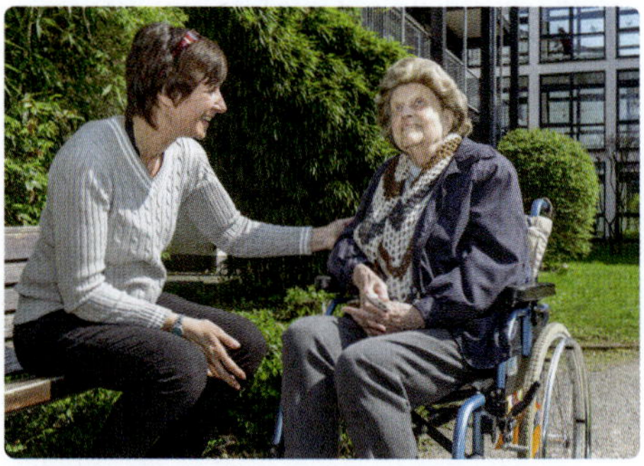

Bild 8.1 Aufbau einer vertrauensvollen Pflegebeziehung

8.1.2 Leitlinien moderner Pflege

Schon vor 160 Jahren erkannte die junge und selbstbewusste Krankenschwester Florence Nightingale (Bild 8.2), dass Pflege mehr beinhalten muss als nur das Verabreichen von Medikamenten und die Durchführung ärztlicher Verordnungen. Die Engländerin wandte sich damit gegen eine von der Medizin beherrschte Pflege und kämpfte für deren Anerkennung als selbstständige, verantwortungsvolle Arbeit. Seit jener Zeit wird daran gearbeitet, die Aufgaben und die Vorgehensweise einer modernen Pflege zu bestimmen. Ergebnis dieser Überlegungen sind die folgenden Leitlinien moderner Pflege:

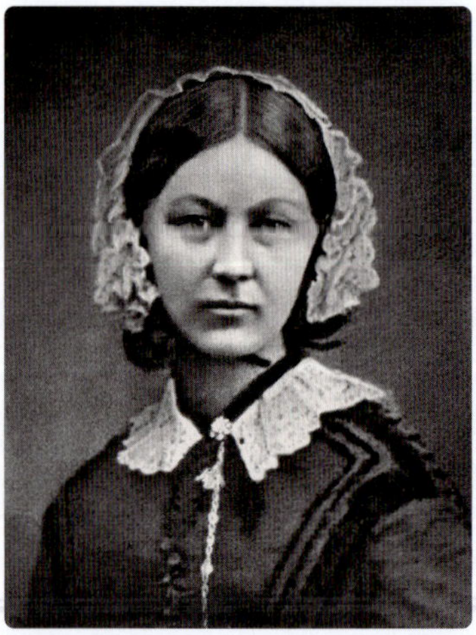

Bild 8.2 Florence Nightingale (1820 – 1910)

Umgebung gestalten

Neben der medizinischen Versorgung des Patienten trägt auch das Umfeld zu dessen Genesung bei. Aufgabe der Pflege ist es, für den Patienten eine gesundheitsfördernde Umgebung zu gestalten, die dazu beiträgt, dass sich der Kranke wohlfühlt.

Stellvertretend handeln

Obwohl jeder Mensch natürlich verschieden ist, haben doch alle Menschen ähnliche Bedürfnisse (Bild 8.3). Neben den körperlichen Grundbedürfnissen, wie zum Beispiel Atmen, Essen und Trinken, Schlafen und Bewegung ist auch das Bedürfnis nach Sicherheit wichtig. Menschen benötigen ein sicheres Umfeld, das ihnen Geborgenheit und Schutz vor möglichen Gefahren bietet. Auch soziale Bedürfnisse, wie der Kontakt zu Mitmenschen, das Erleben von Gemeinschaft und liebevoller Zuwendung anderer Menschen sind für das Leben und Wohlbefinden eines Menschen von unschätzbarer Bedeutung.

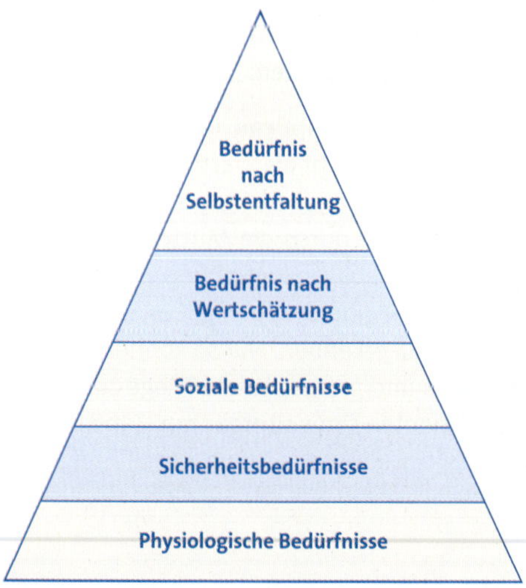
Bedürfnis nach Selbstentfaltung
Bedürfnis nach Wertschätzung
Soziale Bedürfnisse
Sicherheitsbedürfnisse
Physiologische Bedürfnisse

Bild 8.3 Bedürfnispyramide nach Abraham Maslow

Darüber hinaus ist das Befriedigen von seelischen Bedürfnissen des Menschen wichtig. Das Selbstvertrauen in die eigenen Fähigkeiten und die Anerkennung durch andere Menschen sind wichtige Bausteine, die dem Bedürfnis des Menschen nach Wertschätzung entsprechen. Und nicht zuletzt möchten sich Menschen selbst entfalten, ihre Lebensziele und Vorstellungen verwirklichen und dabei auch Antworten auf Sinnfragen des Lebens (z. B. nach dem Sinn von Krankheit) finden.

Wenn der Mensch hingegen nicht in der Lage ist, seine Bedürfnisse zu erfüllen, muss die Pflegeperson stellvertretend für ihn so handeln, wie es die Person selbst tun würde, wenn sie es könnte.

Unabhängigkeit und Individualität fördern

Jeder Mensch ist in seiner Art zu denken, zu handeln, zu fühlen und vor allem auch in der Art, wie er seinen Alltag gestaltet, einzigartig.

Nur wenn die Pflegeperson diese Eigenarten des Patienten berücksichtigt, können Pflegemaßnahmen geplant werden, die dem Menschen in seiner individuellen Situation helfen und seine Selbstständigkeit fördern.

Kultursensibel pflegen

Unsere Gesellschaft wird immer vielfältiger und multikultureller. Deshalb ist es nicht nur bei Menschen mit Migrationshintergrund von Bedeutung, für deren Werte, Religion, Sprache und Kultur sensibel zu sein. Auch der Umgang mit Krankheit und Alter ist kulturell geprägt und unterscheidet sich manchmal sehr von den westeuropäischen Vorstellungen. Mitarbeiter im Gesundheits- und Pflegebereich sollten darauf eingehen, indem sie sich beispielsweise über religiöse Vorschriften informieren und sie im Handeln mit und am Patienten beachten. Das bedeutet für die Pflegenden oft zunächst ein Umdenken und eine gute Portion Neugier auf eine andere, vielleicht noch etwas fremde Lebenswelt.

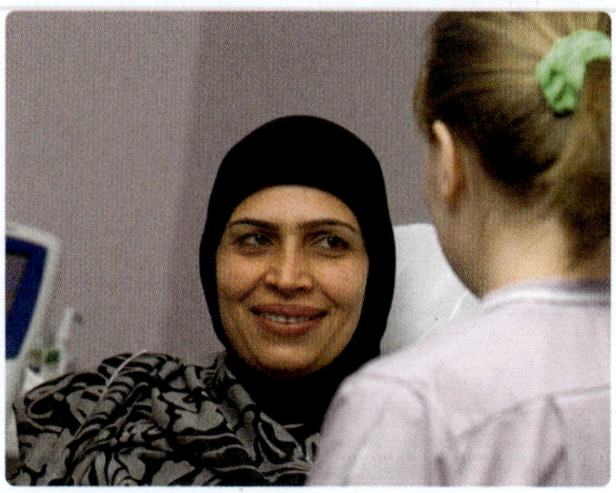

Bild 8.4 Kulturelle Vielfalt im Pflegealltag

Positive Erfahrungen ermöglichen

Viele der Erfahrungen, die ein Mensch im Laufe seines Lebens gemacht hat, beeinflussen sein Verhalten und sein Erleben in der Gegenwart. Manchmal sind bestimmte Verhaltensweisen und Ansichten von Patienten nur über ihre persönliche Lebensgeschichte zu verstehen. Das Ziel der Pflege sollte es sein, dem Menschen zukünftig positive Erfahrungen zu ermöglichen. Wenn sich der Patient gut aufgehoben fühlt, kann das sein Selbstvertrauen stärken. Dagegen beeinträchtigen Angst, Einsamkeit, Schmerzen oder Gefühle von Hilflosigkeit die Gesundheit eines Menschen.

Selbstpflege unterstützen

Jeder Mensch möchte sich selbst pflegen und seine Gesundheit erhalten. Ist er dazu nicht (mehr) in der Lage, muss der Betroffene in seiner Selbstpflege unterstützt werden. Die Pflege hat dabei nicht die Aufgabe, dem Patienten alles abzunehmen. Sie soll lediglich die noch vorhandenen Fähigkeiten ergänzen und damit den Mangel ausgleichen.

Das Ziel ist es, den Patienten zu aktivieren und ihm so schnell wie möglich zur Selbstständigkeit zu verhelfen. Alles, was der Patient noch selbst kann, soll er auch selbst tun. So genügt es bei der Körperpflege manchmal schon, wenn die Pflegeperson dem Patienten Handlungsanweisungen gibt oder die benötigten Utensilien richtet.

8.1.3 Stufen der pflegerischen Versorgung

Ein Mangel an Selbstpflege wird auch heute noch größtenteils von Angehörigen und im häuslichen Bereich aufgefangen. Die Eltern sorgen für den Säugling und pflegen ihn. Wenn ein Kind krank im Bett liegt, werden sich Mutter, Vater oder vielleicht die Großeltern um die Versorgung kümmern (Bild 8.4).

Oft werden auch alte Menschen zu Hause von ihren Angehörigen gepflegt. Solche Pflege, die von nicht speziell ausgebildeten Personen geleistet wird, nennt man **Laienpflege**. Das Wissen darüber stammt u. a. aus der Alltagserfahrung der Pflegenden. Nicht selten sind die dabei angewandten Pflegetechniken schon über Generationen erprobt und haben sich als erfolgreich erwiesen. So wussten schon die Urgroßeltern, dass Kamillentee bei Magenbeschwerden hilft und dass ein Mensch mit Fieber Bettruhe benötigt.

Erst wenn diese Form der Unterstützung nicht mehr ausreicht, besteht Bedarf für **professionelle Pflege**. Bei der Pflege schwerstkranker Menschen sind spezielle Kenntnisse, z. B. über Wundversorgung, Medikamente und spezielle Pflegetechniken, notwendig, um den Patienten fachgerecht zu versorgen. Die Kenntnisse dazu werden systematisch während der Ausbildung erworben und danach durch Fortbildungen ständig auf dem neuesten Stand gehalten. Außerdem kann bei der Pflege Schwerstkranker eine enge familiäre Beziehung rasch zur seelischen Überlastung sowohl des Patienten als auch der Pflegepersonen führen.

Die Begriffe Laienpflege und professionelle Pflege sollten nicht als Wertung missverstanden werden. Für ein erkältetes Kind ist die liebevolle Pflege durch die Mutter durch keine noch so gut ausgebildete Pflegeperson zu ersetzen. Für beide Gruppen gilt es, die eigenen Grenzen zu erkennen. Nur so können sich Laienpflege und professionelle Pflege zum Wohl des Patienten sinnvoll ergänzen (Tabelle 8.1).

Beispiel	Art der Pflege	Wer pflegt?	Merkmale
Herr Trell ist seit seinem Schlaganfall auf einen Rollstuhl angewiesen, mit dem er sich in der Wohnung frei bewegen kann. Die morgendliche Körperpflege kann er trotz seiner Bewegungseinschränkung gut selbst verrichten.	Selbstpflege	Person selbst	• Anwendung von Alltagswissen • Pflege erfolgt nebenbei im Alltag
Jeden Morgen kommt seine Tochter und hilft Herrn Trell. Sie bereitet ihm das Frühstück, versorgt den Haushalt und erledigt die Einkäufe.	Laienpflege	Angehörige, ehrenamtliche Helfer ohne Fachausbildung	• auf Defizite des Kranken ausgerichtet • Handlungen werden oft übernommen • „ungeplantes“ Vorgehen
Weil Herr Trell eine infizierte Wunde am Unterschenkel hat, kommt am Nachmittag die Pflegerin vom ambulanten Pflegedienst. Sie desinfiziert und versorgt die Wunde fachgerecht. Außerdem misst sie den Blutdruck des Hochdruckpatienten und notiert die Werte in der Pflegedokumentation.	professionelle Pflege	ausgebildetes Pflegepersonal	• Anwendung moderner Pflegetechniken • aktivierende Pflege • systematisches Vorgehen nach Pflegeplan

Tabelle 8.1 Stufenfolge der Pflege: die Handlungshierarchie am Beispiel eines Schlaganfallpatienten

8.1.4 Die Aktivitäten, Beziehungen und existenziellen Erfahrungen des Lebens (ABEDL)

Der Mensch beeinflusst und gestaltet durch sein Handeln seine Umwelt. Er macht ständig neue Erfahrungen, die sein Denken und Handeln beeinflussen, und reagiert auf die Anforderungen, die der Alltag an ihn stellt.

In der Pflege im deutschsprachigen Raum hat sich die Gliederung nach Monika Krohwinkel in 13 Handlungs- und Erfahrungsbereiche, den „ABEDL“ bewährt. Damit ein Mensch sein Leben selbstständig gestalten und seine Bedürfnisse aus eigener Kraft befriedigen kann, muss er:

- kommunizieren können (z. B. sich mit einer Person unterhalten)
- sich bewegen können (z. B. sitzen, stehen oder gehen)
- vitale Funktionen des Lebens aufrechterhalten können (z. B. atmen, Medikamente einnehmen)
- sich pflegen können (z. B. sich waschen)
- essen und trinken können (z. B. Nahrung zubereiten, Mahlzeiten einnehmen)
- ausscheiden können (z. B. bei Bedarf die Toilette aufsuchen)
- sich kleiden können (z. B. dem Wetter angemessene Kleidung aussuchen und anlegen)
- ruhen, schlafen und sich entspannen können (z. B. bei Müdigkeit das Bett aufsuchen)
- sich beschäftigen und sich entspannen können (z. B. Musik hören)
- sich als Mann oder Frau fühlen und verhalten können (z. B. Partnerschaft leben)
- für eine sichere und fördernde Umgebung sorgen können (z. B. Gefahren wie Stolperfallen erkennen, bei Bedarf Hilfe rufen)
- soziale Bereiche des Lebens sichern und Beziehungen gestalten können (z. B. Freunde treffen)
- mit den existenziellen Erfahrungen des Lebens umgehen können (z. B. Gespräche bei Problemen suchen, Sinn in einer Religion finden)

Diese Gliederung ist besonders in der Altenpflege verbreitet. Sie dient als Leitfaden zur Sammlung von Informationen über eine Person, zur Ermittlung ihrer Pflegebedürftigkeit und zur Planung der notwendigen Pflegehandlungen. Das darf allerdings nicht darüber hinwegtäuschen, dass es in der Pflegewirklichkeit eine derart strenge Unterteilung nicht geben kann.

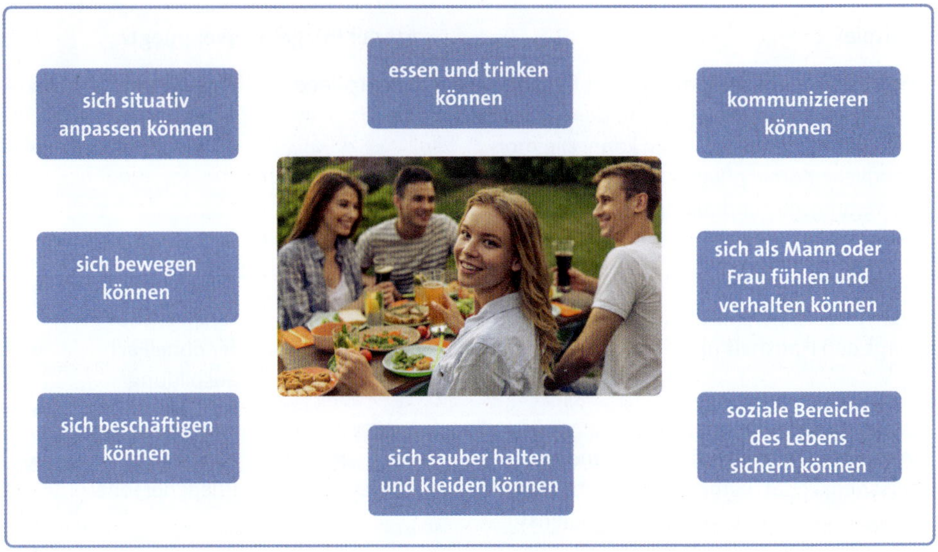

Bild 8.5 Vernetzung der ABEDL am Beispiel einer gemeinsamen Mahlzeit

Keine der ABEDL steht für sich, sondern sie ist immer mit anderen Aktivitäten vernetzt (Bild 8.5). Entsprechend ist die Einordnung einer Beobachtung oder Störung in eine bestimmte Aktivität nicht immer eindeutig. So betrifft das Problem Stuhlverstopfung die ABEDL „Ausscheiden können". Die notwendigen Pflegemaßnahmen zur Abhilfe des Problems beziehen sich aber vor allem auf die Änderung des Ernährungsverhaltens der Person (ABEDL „essen und trinken können") und ihrer körperlichen Bewegung (ABEDL „sich bewegen können").

Die Kenntnis dieser Gliederung erleichtert es der Pflegeperson aber zuweilen, sich in die Situation eines Patienten hineinzuversetzen und zu bedenken, welche Einschränkungen er in den unterschiedlichen Lebens- und Erfahrungsbereichen durch seine Erkrankung erfährt. Außerdem ermöglicht diese Gliederung dem Lernenden in der Pflege, grundlegende Pflegemaßnahmen in einem überschaubaren Rahmen zu erlernen.

8.2 Qualität sichern

Schon immer haben Menschen versucht, bedürftige Menschen möglichst gut zu pflegen. Bereits in den Klosterbüchern des Mittelalters wurde empfohlen, dem Kranken wohltuende Bäder zu richten. Dazu musste Wasser vom entfernten Brunnen herangeschafft und mit Feuerholz erwärmt werden – ein großer Aufwand. Auch Fleisch, das es sonst nur an Festtagen gab, sollte zur Kräftigung für den Patienten zubereitet werden. Es wurde also viel dafür getan, das Wohlbefinden des Patienten zu steigern und zu seiner Heilung beizutragen.

Was dem Kranken gut tat, war allerdings der Einfühlsamkeit und den Kenntnissen der einzelnen Pflegeperson überlassen. Doch selbst der gute Wille war (und ist) noch kein Garant für eine Versorgung, die den tatsächlichen Bedürfnissen des Pflegebedürftigen entspricht. So war es letztlich oft dem Zufall überlassen, ob der Patient eine gute Pflege erhielt. Erst mit Inkrafttreten des Krankenpflegegesetzes 1965 wurden für Deutschland einheitliche Ausbildungs- und Prüfungsrichtlinien festgelegt. Andere Gesundheitsberufe folgten diesem Beispiel.

Vor etwa 60 Jahren entwickelte sich die Pflege zu einer selbstständigen Wissenschaft, die an Universitäten gelehrt wird und Forschung betreibt. Die **Pflegewissenschaft** hat die Aufgabe, das Handeln in der Pflegepraxis zu erfassen und anhand moderner Erkenntnisse der Wissenschaft zu überdenken.

So werden in der beruflichen Pflege einige Pflegetechniken, die im Lauf der Jahre unkritisch nach dem Motto „Das haben wir schon immer so gemacht" übernommen wurden, zunehmend hinterfragt und wissenschaftlich auf ihren tatsächlichen Nutzen für den

Patienten überprüft. Ziel ist es, überflüssige und z.T. sogar unvorteilhafte Pflegetechniken zu vermeiden, um mehr Zeit für nachgewiesen sinnvolle Anwendungen zu gewinnen.

8.2.1 Pflegestandards

In stationären und ambulanten Einrichtungen ist es kaum möglich, dass ein Patient von nur einer Person versorgt und gepflegt wird. Um sicherzustellen, dass wichtige Pflegehandlungen stets in gleicher Weise und damit gleichbleibend gut durchgeführt werden, entwickeln Arbeitsgruppen von Pflegewissenschaftlern und/oder Pflegepraktikern für die einzelnen Maßnahmen Pflegestandards (Bild 8.6).

Diese Richtlinien in Form von **Checklisten** sind stets ähnlich gegliedert und enthalten genaue Angaben über Ziele, Anwendungsgebiete sowie die schrittweise Durchführung einer Pflegemaßnahme mit dem benötigten Material. In Pflegestandards ist auch festgelegt, welche Ausbildung die Pflegeperson für die Durchführung benötigt.

Ein in einer Einrichtung eingeführter Pflegestandard ist für alle Mitarbeiter rechtlich verbindlich. Die übersichtliche Form erleichtert neuen Mitarbeitern die Einarbeitung auf einer Station und erspart häufige Nachfragen („Wie wird diese oder jene Maßnahme hier gehandhabt?"). Die Checkliste erleichtert außerdem die Materialvorbereitung zu den einzelnen Maßnahmen und hilft dabei, Pflegefehler zu vermeiden. Keinesfalls aber kann sie ein Ersatz für eine Pflegeausbildung sein.

Die Vorgabe von Normen dient der **Qualitätssicherung** professioneller Pflege. Durch die konkrete Beschreibung kann die ordnungsgemäße Durchführung der Pflege leichter überprüft werden. Dabei legen Pflegestandards nur **Mindestanforderungen** fest: Ein Mehr an Pflegeaufwand ist jederzeit erlaubt, ein Weniger hingegen nicht. Zudem werden die Standards in regelmäßigen Abständen von Expertengruppen überprüft, ob sie noch dem aktuellen Stand entsprechen.

8.2.2 Der Pflegeprozess

Bei der Versorgung und Pflege von Patienten wird man es nur in den seltensten Fällen mit einfachen Problemsituationen zu tun haben. Häufig ist die Ausgangssituation der Patienten unübersichtlich. Viele Informationen müssen erkannt, Probleme gelöst und Aufgaben bewältigt werden. Mithilfe des Pflegeprozesses (Bild 8.7 → S. 124), dessen Prinzip sich auch auf Tätigkeiten in der Arzt- oder Zahnarztpraxis übertragen lässt, lassen sich (Pflege-)Handlungen vorausschauend und zielgerecht gestalten. Dadurch kann die Pflegeperson die Situation aktiv gestalten und muss weit weniger auf überraschende – weil im Vorfeld nicht bedachte – Probleme reagieren. Das mindert aus Sicht der Pflegeperson die Belastung durch Stress. Aus der Sicht des Patienten gewährleistet die Arbeit im Pflegeprozess, dass die Betreuung seiner komplexen Situation gerecht wird und nicht planlos und damit zufällig gehandelt wird.

Informationen sammeln

Um in einer Situation vorausschauend handeln zu können, müssen zunächst alle Informationen erfasst werden, die für die Pflege des Patienten von Bedeutung sind. Dazu bieten sich vorbereitete Fragebögen (**Anamnesebögen**) oder ein persönliches Gespräch zwischen Patient und Pflegeperson an. Durch Einbeziehen von Begleitpersonen in das Gespräch, Rückfragen beim Hausarzt und durch Angaben in bereits vorliegenden Arztbriefen oder Pflegeberichten lassen sich die Informationen ergänzen.

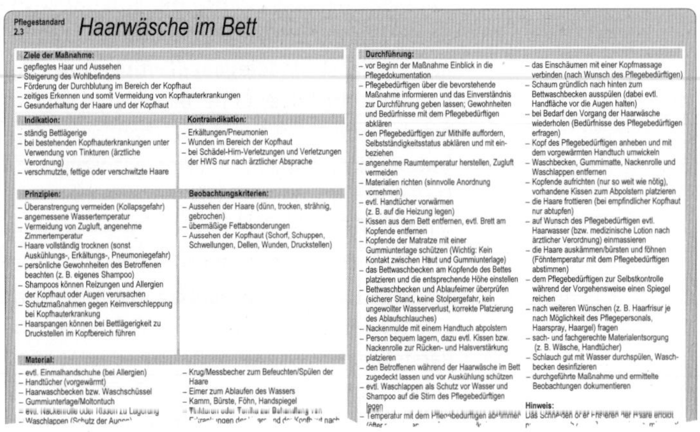
Pflegestandard 2.3
Haarwäsche im Bett

Ziele der Maßnahme:
– gepflegtes Haar und Aussehen
– Steigerung des Wohlbefindens
– Förderung der Durchblutung im Bereich der Kopfhaut
– zeitiges Erkennen und somit Vermeidung von Kopfhauterkrankungen
– Gesunderhaltung der Haare und der Kopfhaut

Indikation:
– ständig Bettlägerige
– bei bestehenden Kopfhauterkrankungen unter Verwendung von Tinkturen (ärztliche Verordnung)
– verschmutzte, fettige oder verschwitzte Haare

Kontraindikation:
– Erkältungen/Pneumonien
– Wunden im Bereich der Kopfhaut
– bei Schädel-Hirn-Verletzungen und Verletzungen der HWS nur nach ärztlicher Absprache

Prinzipien:
– Überanstrengung vermeiden (Kollapsgefahr)
– angemessene Wassertemperatur
– Vermeidung von Zugluft, angenehme Zimmertemperatur
– Haare vollständig trocknen (sonst Auskühlungs-, Erkältungs-, Pneumoniegefahr)
– persönliche Gewohnheiten des Betroffenen beachten (z. B. eigenes Shampoo)
– Shampoos können Reizungen und Allergien der Kopfhaut oder Augen verursachen
– Schutzmaßnahmen gegen Keimverschleppung bei Kopfhauterkrankung
– Haarspangen können bei Bettlägerigkeit zu Druckstellen im Kopfbereich führen

Beobachtungskriterien:
– Aussehen der Haare (dünn, trocken, strähnig, gebrochen)
– übermäßige Fettabsonderungen
– Aussehen der Kopfhaut (Schorf, Schuppen, Schwellungen, Dellen, Wunden, Druckstellen)

Material:
– evtl. Einmalhandschuhe (bei Allergien)
– Handtücher (vorgewärmt)
– Haarwaschbecken bzw. Waschschüssel
– Gummiunterlage/Moltontuch
– Krug/Messbecher zum Befeuchten/Spülen der Haare
– Eimer zum Ablaufen des Wassers
– Kamm, Bürste, Föhn, Handspiegel

Durchführung:
– vor Beginn der Maßnahme Einblick in die Pflegedokumentation
– Pflegebedürftigen über die bevorstehende Maßnahme informieren und das Einverständnis zur Durchführung geben lassen; Gewohnheiten und Bedürfnisse mit dem Pflegebedürftigen abklären
– den Pflegebedürftigen zur Mithilfe auffordern, Selbstständigkeitsstatus abklären und mit einbeziehen
– angenehme Raumtemperatur herstellen, Zugluft vermeiden
– Materialien richten (sinnvolle Anordnung vornehmen)
– evtl. Handtücher vorwärmen (z. B. auf die Heizung legen)
– Kissen aus dem Bett entfernen, evtl. Brett am Kopfende entfernen
– Kopfende der Matratze mit einer Gummiunterlage schützen (Wichtig: Kein Kontakt zwischen Haut und Gummiunterlage)
– das Bettwaschbecken am Kopfende des Bettes platzieren und die entsprechende Höhe einstellen
– Bettwaschbecken und Ablaufeimer überprüfen (sicherer Stand, keine Stolpergefahr, kein ungewollter Wasserverlust, korrekte Platzierung des Ablaufschlauches)
– Nackenmulde mit einem Handtuch abpolstern
– Person bequem lagern, dazu evtl. Kissen bzw. Nackenrolle zur Rücken- und Halsverstärkung platzieren
– den Betroffenen während der Haarwäsche im Bett zugedeckt lassen und vor Auskühlung schützen
– evtl. Waschlappen als Schutz vor Wasser und Shampoo auf die Stirn des Pflegebedürftigen legen
– das Einschäumen mit einer Kopfmassage verbinden (nach Wunsch des Pflegebedürftigen)
– Schaum gründlich nach hinten zum Bettwaschbecken ausspülen (dabei evtl. Handfläche vor die Augen halten)
– bei Bedarf den Vorgang der Haarwäsche wiederholen (Bedürfnisse des Pflegebedürftigen erfragen)
– Kopf des Pflegebedürftigen anheben und mit dem vorgewärmten Handtuch umwickeln
– Waschbecken, Gummimatte, Nackenrolle und Waschlappen entfernen
– Kopfende aufrichten (nur so weit wie nötig), vorhandene Kissen zum Abpolstern platzieren
– die Haare frottieren (bei empfindlicher Kopfhaut nur abtupfen)
– auf Wunsch des Pflegebedürftigen evtl. Haarwasser (bzw. medizinische Lotion nach ärztlicher Verordnung) einmassieren
– die Haare auskämmen/bürsten und föhnen (Föhntemperatur mit dem Pflegebedürftigen abstimmen)
– dem Pflegebedürftigen zur Selbstkontrolle während der Vorgehensweise einen Spiegel reichen
– nach weiteren Wünschen (z. B. Haarfrisur je nach Möglichkeit des Pflegepersonals, Haarspray, Haargel) fragen
– sach- und fachgerechte Materialentsorgung (z. B. Wäsche, Handtücher)
– Schlauch gut mit Wasser durchspülen, Waschbecken desinfizieren
– durchgeführte Maßnahme und ermittelte Beobachtungen dokumentieren

Hinweis:

Bild 8.6 Pflegestandard

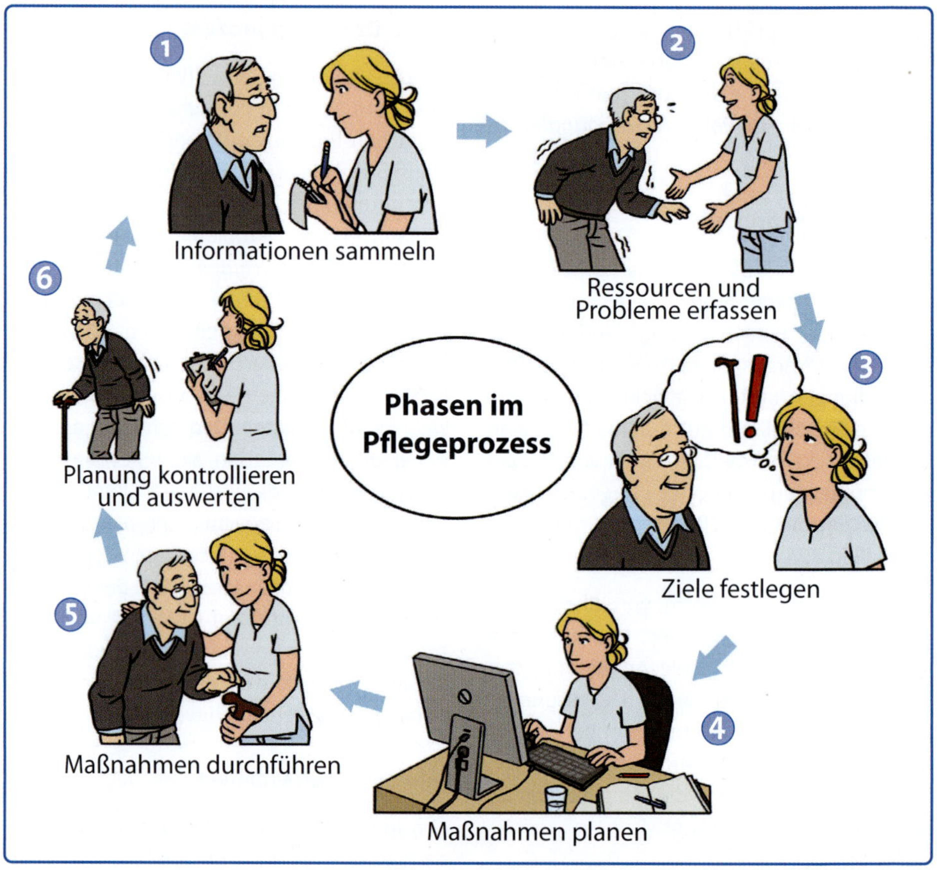

Bild 8.7 Phasen im Pflegeprozess

Darüber hinaus werden Informationen bei der Beobachtung des Patienten im Pflegealltag gesammelt.

Ressourcen und Probleme erfassen

Ein Arzt stellt nach der Untersuchung des Patienten eine medizinische Diagnose (= Benennung der Erkrankung) und plant daraufhin seine Behandlung. Ebenso muss die professionelle Pflege aus den ermittelten Informationen zunächst die **Pflegebedürftigkeit** des Patienten einschätzen, ehe die Pflege geplant werden kann. Dazu werden vorhandene Fähigkeiten (= **Ressourcen**) und Einschränkungen (= **Defizite**) des Patienten gegenübergestellt und danach aktuelle oder zu erwartende **Probleme** (bzw. Selbstpflegedefizite) benannt. Aber nicht alle festgestellten Einschränkungen müssen für den Patienten tatsächlich Probleme darstellen. Ein unsicherer Gang bedeutet nicht gleich „Sturzgefahr", wenn der Patient die Fähigkeit besitzt, selbst für seine Sicherheit zu sorgen, indem er z. B. einen Gehstock benutzt.

Ziele festlegen

Entsprechend den Pflegeproblemen werden konkrete Ziele für die Pflege formuliert. Dabei kann auch der Erhalt einer Fähigkeit ein wichtiges Ziel sein. Wenn möglich, sollten die Ziele zusammen mit dem Patienten vereinbart werden, um seine Motivation zur Mitarbeit zu fördern. Dabei dürfen die Erwartungen nicht zu hoch gesteckt werden, sonst drohen Frust und Überforderung des Patienten und auch des Pflegepersonals.

Maßnahmen planen

Anschließend werden im Pflegeplan für den Patienten entsprechende Maßnahmen zum Erreichen der Ziele geplant. Sie richten sich nach den Problemen und schließen die vorhandenen Fähigkeiten des Patienten mit ein. Bei dieser Pflegeplanung sollten auch Pflegestandards einbezogen werden.

Tabelle 8.2 (→ S. 125) zeigt einen Ausschnitt der Pflegeplanung für einen Patienten mit Fieber.

Datum	Probleme	Ressourcen	Pflegeziele	Maßnahmen	Überprüfung
25.07.	• Hr. Gebauer hat hohes Fieber • Gefahr von Flüssigkeitsmangel	Hr. Gebauer trinkt ihm angebotene Getränke	Hr. Gebauer trinkt am Tag mind. 1,5 l Flüssigkeit	• stündliches Angebot von Getränken mit Aufforderung zum Trinken • Dokumentation und Auswertung der Flüssigkeitszufuhr	täglich täglich
25.07.	Kreislauf des Patienten ist instabil	er ruft selbstständig Hilfe zum Aufstehen	Hr. Gebauer erleidet keine Stürze durch die instabile Kreislaufsituation	• Hr. Gebauer wird über die Notwendigkeit der Begleitung beim Aufstehen informiert • Kontrolle von Blutdruck und Puls vor jedem Aufstehen	25.07. 30.07.
25.07.	Hr. Gebauer schwitzt stark, fühlt sich deshalb unwohl	Hr. Gebauer kann seine Körperpflege selbstständig durchführen	Hr. Gebauer fühlt sich körperlich frischer	• Richten einer Waschgelegenheit (kühles Wasser) am Bett, morgens und abends sowie bei Bedarf • zweimal täglich und bei Bedarf Wechsel der Bettwäsche/Schlafbekleidung	30.07. 30.07.

Tabelle 8.2 Ausschnitt aus einer Pflegeplanung

Maßnahmen durchführen

Die Planung wird dann in der Durchführungsphase in die Tat umgesetzt. Dabei ist es wichtig, dass alle beteiligten Personen über die Pflegeziele und die geplanten Maßnahmen informiert und bereit sind, sie umzusetzen. Halten sich einzelne Personen nicht an die Planung, ist das Erreichen der Ziele infrage gestellt. In solchen Fällen müssen im Gespräch andere Vorgehensweisen diskutiert und eine Einigung gefunden werden.

Planung kontrollieren und auswerten

Bei jedem Schichtwechsel werden im Übergabegespräch der Verlauf der Pflege und besondere Vorkommnisse besprochen. In regelmäßigen Abständen findet zudem eine **Pflegevisite** am Patientenbett statt, bei der im Gespräch mit dem Patienten überprüft wird, ob die geplanten Pflegeziele erreicht worden sind. Entsprechend muss der Pflegeplan überarbeitet werden – der Pflegeprozess beginnt von Neuem. Damit wird sichergestellt, dass die Pflege der sich ändernden Situation des Patienten angepasst werden kann.

8.2.3 Grundsätze bei der Durchführung von Pflegehandlungen

Jede Pflegehandlung erfolgt nach einem einheitlichen Grundmuster:

Die eigene Person vorbereiten

- Die Durchführung der geplanten Maßnahme im Pflegestandard nachlesen.
- Die Hände gründlich desinfizieren und waschen (→ S. 108).
- Wenn nötig, Schutzkleidung und Schutzhandschuhe anlegen.

Sich auf den Patienten einstellen

- Den Patienten begrüßen.
- Sich nach seinem Zustand erkundigen oder ihn durch Beobachtung erfassen.
- Den Patienten über die geplante Maßnahme informieren.
- Um die aktive Mithilfe des Patienten bitten und ihn dazu anleiten.

Die Pflegemaßnahme vorbereiten

- Das benötigte Material und die Pflegemittel richten.
- Fenster und Türen schließen, um Zugluft während der Durchführung zu vermeiden.

- Den Patienten vor fremden Blicken schützen.
- Wenn möglich, werden Besucher und andere Patienten aus dem Zimmer gebeten.
- Abwurfsäcke für Abfälle und Wäsche bereitstellen.
- Evtl. frische Kleidung und Bettwäsche bereithalten.

Die Pflegehandlung durchführen

Jede Maßnahme wird sorgfältig und sachgerecht durchgeführt. Dabei erfolgen die einzelnen Arbeitsschritte der eigentlichen Pflegehandlung in lückenloser und exakter Abfolge, so wie sie im Pflegestandard festgelegt sind.

Die Pflegehandlung abschließen

- Den Patienten bequem nach Wunsch oder Lagerungsplan lagern.
- Nach weiteren Wünschen des Patienten fragen.
- Das Zimmer lüften und aufräumen (Abfälle beseitigen, Pflegemittel und Material aufräumen).
- Besucher und Mitpatienten wieder in das Zimmer bitten.
- Nach Verlassen des Zimmers die Schutzkleidung und Schutzhandschuhe ablegen.
- Die Hände erst desinfizieren und dann waschen (→ S. 108).
- Pflegemaßnahme im Patientenblatt dokumentieren und mit Handzeichen abzeichnen (Bild 8.8).

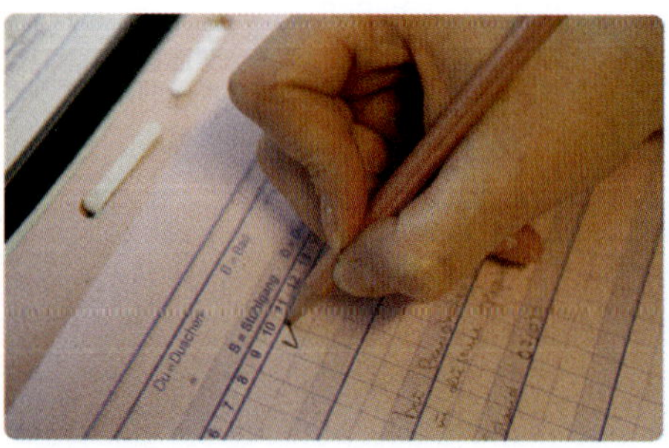

Bild 8.8 Pflege muss dokumentiert werden

8.3 Dokumentation und Datenschutz

Für alle Einrichtungen des Gesundheitswesens besteht eine gesetzliche Pflicht, Aufzeichnungen über die Tätigkeit am Patienten zu führen. Das gilt sowohl für stationäre Einrichtungen als auch für Praxen und ambulante Pflegedienste. Die schriftliche Dokumentation beginnt mit der Aufnahme der persönlichen Daten des Patienten und sie endet erst, wenn alle Maßnahmen, die die Person betreffen, abgeschlossen und abgerechnet sind. Danach müssen die Aufzeichnungen über viele Jahre aufbewahrt werden.

8.3.1 Dokumentation

Durch schriftliche Aufzeichnungen wird die Pflege oder Behandlung des Patienten für jedermann nachvollziehbar und überprüfbar. Sie sollen:

- Informationen über den Zustand des Patienten und den Pflege- bzw. Krankheitsverlauf (z. B. bei Verlegung oder Überweisung des Patienten) festhalten
- den Nachweis über erbrachte Leistungen zur Überprüfbarkeit der Pflegequalität führen
- vor Gericht als Beweismittel bei Klagen des Patienten gegen die Einrichtung dienen
- die Grundlage zur Abrechnung erbringen

Grundsätze bei der Dokumentation

Die Handhabung der Dokumentation erfordert größte Sorgfalt. Denn nur was schriftlich vorgewiesen werden kann, hat vor Gericht Bestand.

- **Echtheit:** Jede Maßnahme und jede Beobachtung wird von der ausführenden Person persönlich eingetragen und mit Handzeichen abgezeichnet. Eintragungen mit Bleistift sind unzulässig, damit bei nachträglichen Korrekturen der Originaleintrag erkennbar bleibt. Veränderungen mit Tipp-Ex oder durch Überkleben gelten als Dokumentenfälschung.
- **Eindeutigkeit:** Die Aufzeichnungen müssen übersichtlich, gut lesbar und verständlich sein.
- **Zeitliche Nähe:** Die Dokumentation erfolgt möglichst gleich nach Abschluss der Maßnahme. Leerräume für spätere Einträge sind nicht erlaubt.

Aufbau der Patientenakte

Der Aufbau des Dokumentationssystems in der Pflege richtet sich nach den Bedürfnissen der jeweiligen Einrichtung bzw. der ambulanten Pflege. Alle üblichen Systeme gliedern sich jedoch in drei wichtige Teile:

- **Patientenblatt** (Bild 8.9) zur Eintragung von Messwerten wie Blutdruck, Puls und ggf. Temperatur sowie Untersuchungsterminen, Medikamentengaben, Verordnungen etc.
- **Pflegebericht** für Aufzeichnungen über erfolgte Pflegemaßnahmen und Beobachtungen bei der Pflege
- **Befundmappe**, in der Informationen zur Krankengeschichte des Patienten sowie frühere und aktuelle Untersuchungsergebnisse abgeheftet werden

Je nach Bedarf kann die Patientenakte durch zusätzliche Formulare ergänzt werden, z. B. durch Informationen zur Biografie (vor allem in der Altenpflege üblich), einen Lagerungsplan bei bettlägerigen Patienten sowie einen Mobilisationsplan (häufig nach Operationen des Bewegungsapparats).

Die Dokumentationssysteme in Arzt- und Zahnarztpraxen (Bild 8.10) sind oft weniger umfangreich. Die faltbare **Patientenkarte** enthält auf der Außenseite die persönlichen Daten des Patienten. Im Innern der aufgeklappten Karte werden Untersuchungsergebnisse und Behandlungsmaßnahmen dokumentiert. Aktuelle Befunde und Arztbriefe werden ebenfalls in die Karte eingelegt oder abgeheftet.

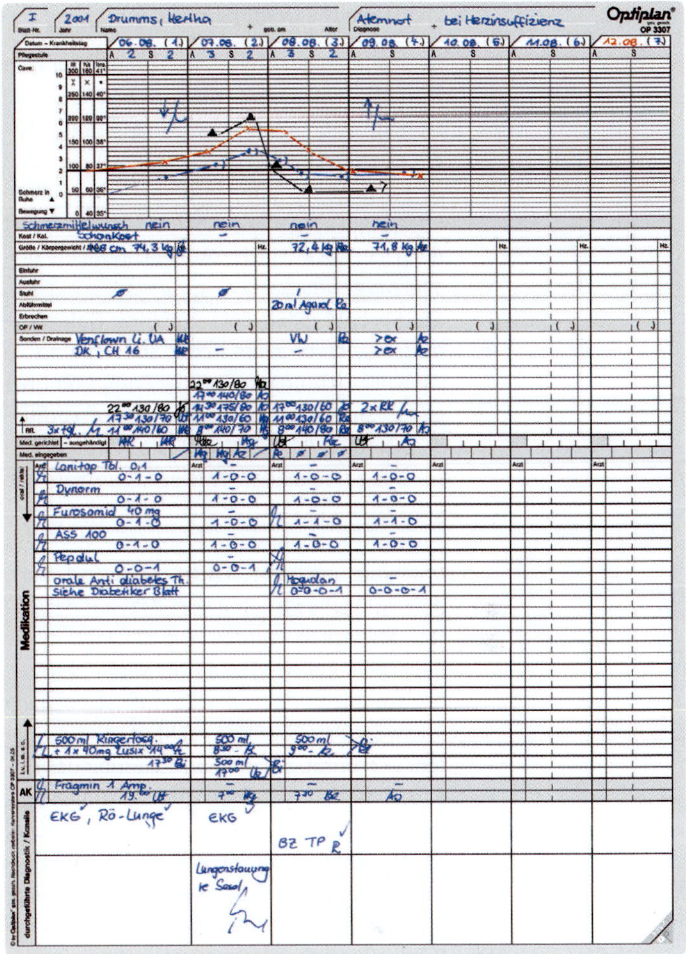

Bild 8.9 Patientenblatt in der Pflege

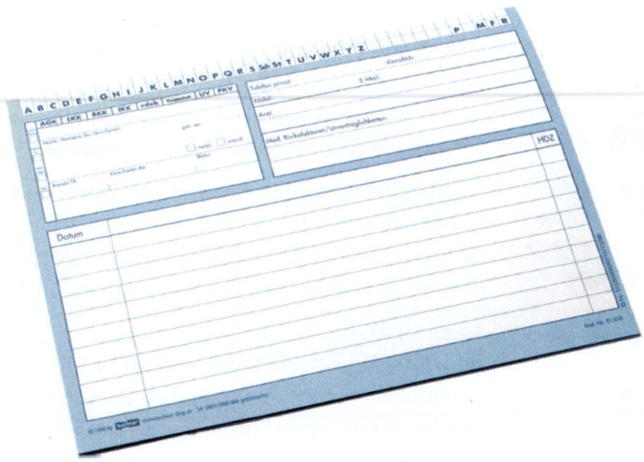

Bild 8.10 Karteikarte zur Dokumentation in der Arztpraxis

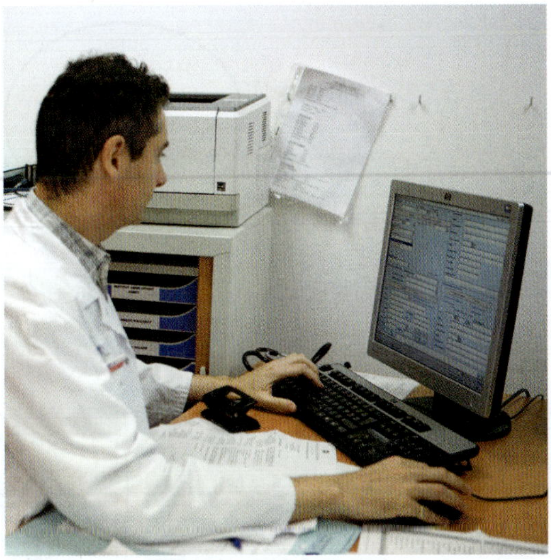

Bild 8.11 Dokumentation am Computer

Elektronische Dokumentation

In den meisten Arzt- und Zahnarztpraxen wird die Dokumentation inzwischen vollständig über elektronische Patientenakten am Computer abgewickelt. Dagegen werden im Bereich der ambulanten und stationären Pflege aus organisatorischen Gründen oft noch handschriftliche Aufzeichnungen parallel mitgeführt.
Die Vorteile einer elektronischen Datenführung liegen vor allem in der Zeitersparnis. In vielen Einrichtungen sind die Computer über einen Zentralrechner miteinander verbunden (Netzwerk). So ist von allen Arbeitsplätzen aus ein sekundenschneller Zugriff auf alle gewünschten Patientendaten möglich. Beispielsweise können die Ergebnisse der Blutuntersuchung eines Patienten sofort nach deren Eingabe im Labor vom Arzt auf der Station abgerufen werden. Die Einträge in die Patientenakte werden automatisch den Verfassern zugeordnet, der Zugriff ist über ein Passwort des jeweils berechtigten Mitarbeiters geschützt. Bei der Formulierung der Eingaben helfen vorgefertigte Textbausteine. Durch spezielle Software-Programme wird die Abrechnung der zuvor eingegebenen Leistungen in den Praxen vereinfacht. Die digitale Verarbeitung und Speicherung von Befunden und Röntgenbildern macht zudem große Archive unnötig. Die Daten lassen sich platzsparend auf kleinen Datenträgern sichern und aufbewahren.

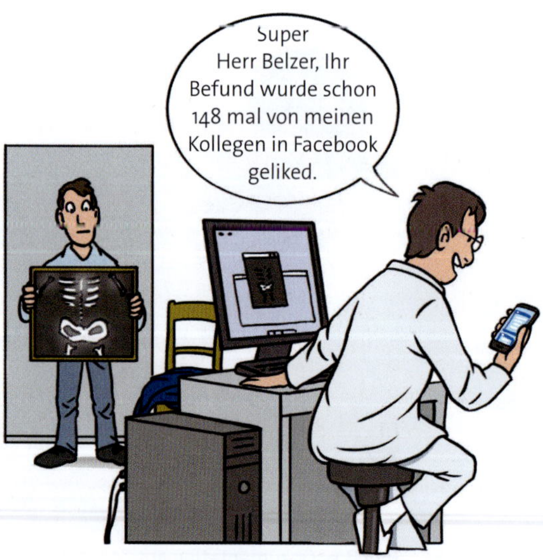
Super Herr Belzer, Ihr Befund wurde schon 148 mal von meinen Kollegen in Facebook geliked.

8.3.2 Datenschutz

Der Patient hat ein Recht darauf, dass alle Aufzeichnungen zu seiner Person, gleichgültig ob sie handschriftlich oder elektronisch erfasst werden, vertrauensvoll behandelt werden. Die Bestimmungen des Datenschutzes betreffen dabei nicht nur medizinische Daten, sondern beziehen sich auf sämtliche aufgezeichneten Informationen über eine Person (z.B. Adresse, Beruf, finanzielle Verhältnisse usw.).

Zum Schutz vor möglichem Missbrauch müssen alle Aufzeichnungen vor dem Einblick und dem Zugriff durch unbefugte Personen bewahrt werden. Krankenakten werden deshalb im Stationszimmer oder an der Anmeldung der Praxis aufbewahrt. Neben den behandelnden Ärzten, Pflegepersonal und Therapeuten hat auch der Patient selbst Anspruch auf Einblick in seine Daten.

Mit der elektronischen Datenverarbeitung ist es heute möglich geworden, eine unvorstellbare Menge an Informationen zu speichern und in kürzester Zeit zu verbreiten. Damit sind zugleich aber auch die Möglichkeiten des Missbrauchs von Daten erheblich größer geworden. Aus diesem Grund trat bereits 1978 das **Bundesdatenschutzgesetz** in Kraft. Das Gesetz regelt insbesondere die Speicherung, die Übermittlung, die Veränderung und die Löschung von personenbezogenen Daten. Der Patient erklärt sich durch seine Unterschrift oder sein Handeln (z.B. bei Übergabe seiner elektronischen Gesundheitskarte beim Arzt) mit der Aufzeichnung und der Speicherung seiner Daten einverstanden.

Elektronische Daten werden vor fremden Zugriffen geschützt, indem:
- die befugten Personen zuerst ihren Benutzernamen und ein Kennwort eingeben müssen, ehe sie Einblick erhalten oder Veränderungen vornehmen können
- Datenträger mit Sicherungskopien der Datensätze unter Verschluss aufbewahrt werden
- die Daten zur Übermittlung verschlüsselt werden
- die persönlichen Daten nach einer bestimmten Zeit gelöscht werden müssen

8.4 Verantwortungsvoll handeln

8.4.1 Verantwortung der Pflegenden

Die Entscheidung, ob eine Maßnahme von einer ausgebildeten Pflegefachperson oder sogar vom Arzt durchgeführt werden muss oder ob auch eine Pflegehilfskraft betraut werden kann, wird im Pflegealltag oft gefühlsmäßig vorgenommen.

Vielfach gelten alltagsübliche Hilfeleistungen als wenig gefährdend und werden gerne an angelernte Hilfskräfte weitergegeben. Doch nicht in jedem Fall trifft diese Einschätzung zu: Bei einem Patienten mit Schluckstörungen ist das Anreichen von Nahrung weit risikoreicher als die Verabreichung von Flüssignahrung bei einer Person mit liegender und fixierter Ernährungssonde.

Bei der Durchführung von Tätigkeiten durch Hilfskräfte in der Pflege gilt daher:

- Vor der Durchführung muss sich die Fachkraft, die den Auftrag erteilt, von der Fähigkeit der beauftragten Pflegeperson überzeugt haben (Bild 8.11).
- Die beauftragte Pflegeperson darf und muss die Durchführung ablehnen, wenn sie sich unsicher fühlt oder nicht über die entsprechende Praxiserfahrung verfügt.
- Die Durchführung ist von einer ausgebildeten Fachkraft zu überwachen.
- Sollte sich trotz verantwortungsbewusster Übernahme der Tätigkeit unerwartet ein Zwischenfall ereignen, ist sofort eine Fachkraft zu benachrichtigen.

8.4.2 Rechte des Patienten

Im Grundgesetz (GG) der Bundesrepublik Deutschland sind im ersten Teil grundlegende Rechte eines jeden Menschen festgeschrieben, die natürlich auch für hilfs- und pflegebedürftige Personen gelten.

Doch lange Zeit schien es, als würden die im Grundgesetz verankerten Rechte des Menschen auf freie Entfaltung seiner Persönlichkeit und Chancengleichheit beim Eintritt in eine Pflegeeinrichtung außer Kraft gesetzt. So wurde mancher hilflose Patient gegen seinen Willen dem Stationsablauf „angepasst". Und noch heute gelten Patienten mit einem eigenen Willen manchmal als unbequem, weil sie mit ihren „Sonderwünschen" den Stationsablauf durcheinanderbringen.

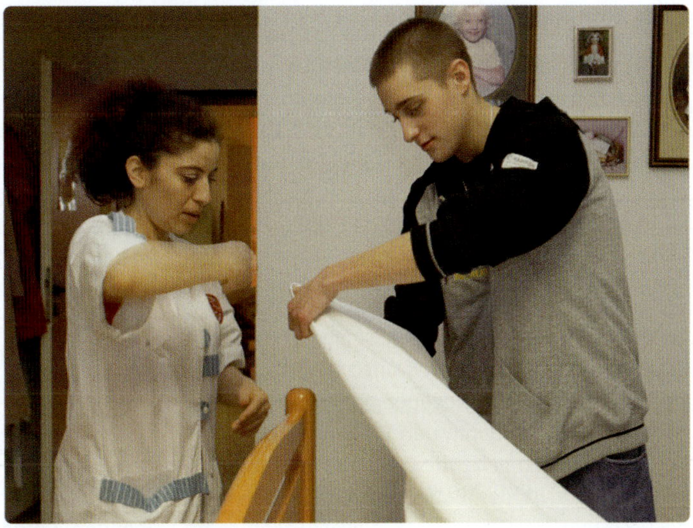

Bild 8.12 Anleitung zu Pflegetätigkeiten

Wenn das Personal knapp ist, besteht die Gefahr, dass gerade Menschen mit besonderen Pflegebedürfnissen zu kurz kommen, weil ihre Pflege besonders zeitaufwendig ist.

2005 wurde die **Charta der Rechte hilfe- und pflegebedürftiger Menschen** verabschiedet, in der die wesentlichen Rechte des Patienten im Rahmen der Pflege genauer beschrieben wurden. Jeder hilfe- und pflegebedürftige Mensch hat demnach das Recht:

www.pflege-charta.de

- auf Hilfe zur Selbsthilfe sowie auf Unterstützung, um ein möglichst selbstbestimmtes Leben zu führen
- vor Gefahren an Leib und Seele geschützt zu werden
- dass ihm Pflege zukommt, die seinem Bedarf entspricht und seine Fähigkeiten fördert
- auf Wahrung und Schutz seiner Privat- und Intimsphäre
- auf Information und Aufklärung
- auf Wertschätzung, Austausch mit anderen Menschen und Teilhabe am gesellschaftlichen Leben
- seiner Kultur und Weltanschauung entsprechend zu leben und seine Religion auszuüben
- in Würde zu sterben

8.4.3 Konflikte im Handeln

Das Recht eines Menschen auf Selbstbestimmung ist in unserer Gesellschaft ein hohes Gut. Ist ein Patient nicht (mehr) in der Lage, seinen Willen selbstständig in die Tat umzusetzen, müssen andere Menschen für ihn handeln und dies auch begründen und verantworten können.

Wenn ein Patient seinen Willen ausdrücklich äußert, sich dabei der Folgen seines Wunsches bewusst ist und sein Wunsch rechtlich zulässig ist, muss die Pflegeperson ihm nachkommen. Werden durch den Willen des Patienten hingegen geltende Gesetze verletzt, stößt das Recht des Patienten auf Selbstbestimmung an Grenzen. In diesen Fällen darf die Pflegeperson dem Wunsch nicht nachkommen. Andernfalls würde sie sich strafbar machen.

In manchen Fällen liegt die Entscheidung jedoch nicht so einfach auf der Hand, z. B. wenn der Wunsch des Patienten zwar rechtlich legal ist, jedoch gegen geltende Werte der Pflege oder unserer Gesellschaft verstößt. Dann müssen bei der Entscheidung darüber, ob und wie gehandelt wird, die unterschiedlichen Wertvorstellungen abgewogen werden. Dabei sollte die Pflegeperson auch versuchen, sich in die Lage des Patienten zu versetzen und das Anliegen aus dessen Sicht zu verstehen. Manchmal lassen sich dann Lösungen finden, die allen Seiten gerecht werden.

Im Folgenden werden die Faktoren, die eine Entscheidung beeinflussen, an einem Beispiel erläutert.

Situation
Herr Trautheim leidet seit einigen Wochen an Schwindel. Besonders nachts hat er Mühe, sich zurechtzufinden. Die Altenpflegerin Vera schlägt ihm daraufhin vor, sein Bett nachts mit Bettseitengittern zu sichern, um nächtliche Stürze zu vermeiden.

Der Wille des Patienten
Herr Trautheim lehnt Bettgitter mehrfach entschieden ab. Er fühlt sich dadurch in seiner Freiheit eingeschränkt und möchte auch nachts selbstständig zur Toilette gehen.

Die gesetzlichen Bestimmungen
Die Beschränkung eines Menschen in seinem Recht auf Fortbewegungsfreiheit ist (mit wenigen begründeten Ausnahmen) als Freiheitsberaubung (§ 239 StGB), Nötigung (§ 240 StGB) oder in schweren Fällen als Körperverletzung (§ 223 StGB) unter Strafe gestellt.

Die Handlungs- und Entscheidungssituation
Herr Trautheim ist tagsüber klar orientiert. Er legt großen Wert darauf, sein Leben selbstständig zu gestalten und eigene Entscheidungen zu treffen.

Die Wertvorstellungen der Gesellschaft
Die Selbstständigkeit und die Freiheit eines Menschen gelten als ein hohes und schützenswertes Gut. Kein freier Mensch darf gegen seinen Willen an einem Ort festgehalten werden.

Die Werthaltung der Pflegeperson
Altenpflegerin Vera fühlt sich mit ihrem Gewissen und ihrer Berufsauffassung für das Wohl und die Sicherheit der Bewohner verantwortlich. Sie sieht sich in der Pflicht, Schaden von den pflegebedürftigen Personen abzuwenden.

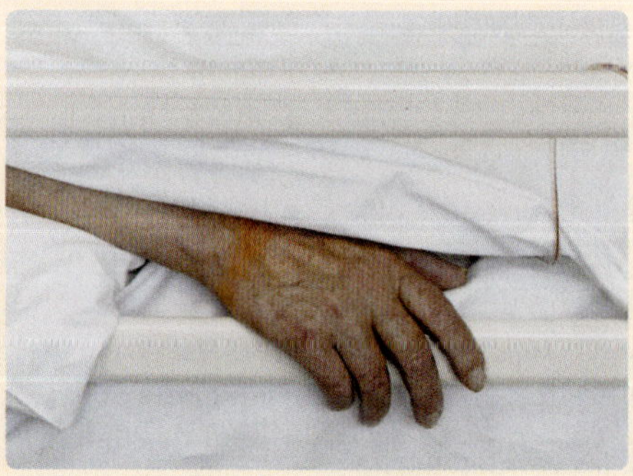

Bild 8.13 Freiheitsberaubung oder Schutzmaßnahme?

Unterm Strich

- Professionelle Pflege bedarf der fachlichen Planung des Handelns, der praktischen Umsetzung der Pflege mit dem Patienten und der Gestaltung einer wertschätzenden Beziehung zum pflegebedürftigen Menschen.
- Aufgabe der Pflege ist es, die noch vorhandenen Fähigkeiten des Menschen so zu unterstützen, dass er möglichst selbstständig wird bzw. bleibt, und dabei seine persönlichen Bedürfnisse und Gewohnheiten zu berücksichtigen.
- Damit ein Mensch seinen Alltag selbstständig und unabhängig von fremder Hilfe gestalten kann, sind bestimmte Fähigkeiten in 13 Aktivitäts-, Beziehungs- und Erfahrungsbereichen (ABEDL) notwendig.
- Damit eine gute Pflegequalität zuverlässig sichergestellt wird, müssen Abläufe vereinheitlicht und der Erfolg der Pflege immer wieder im Pflegeprozess überprüft werden.
- Alle Pflegehandlungen und Beobachtungen am Patienten/Bewohner müssen nachvollziehbar, wirklichkeitsgetreu und lückenlos dokumentiert sowie vor dem Zugriff Unbefugter geschützt werden.
- Die Verantwortung der Pflegenden bei ihrer Arbeit umfasst die Fürsorge für das Wohlergehen des Patienten/Bewohners ebenso wie die Beachtung seiner Persönlichkeitsrechte und der gesetzlichen Bestimmungen.

Für die Praxis

1. Sprechen Sie mit verschiedenen Bewohnern/Patienten in Ihrer Einrichtung über deren Wünsche und Erwartungen bezüglich einer guten Pflege. Notieren Sie die gesammelten Aussagen in Ihrem Praktikumsbericht und diskutieren Sie die Ergebnisse in der Klasse.

2. Begleiten Sie einen Mitarbeiter/eine Mitarbeiterin in Ihrer Einrichtung bei einem Aufnahmegespräch mit einem Patienten oder Bewohner. Hören Sie aufmerksam zu und machen Sie sich (das Einverständnis des Patienten vorausgesetzt) kurze Notizen. Versuchen Sie danach, mithilfe der Angaben, eine möglichst genaue Beschreibung des Patienten anzufertigen. Vergleichen Sie abschließend Ihre Beschreibung mit dem Patientenbogen. Wo finden Sie Abweichungen und warum?

3. Lassen Sie sich in Ihrer Praktikumseinrichtung die dort gebräuchlichen Pflegestandards zeigen und beschreiben Sie deren Aufbau und Inhalte.

4. Planen Sie unter Anleitung Ihrer Praktikumsbetreuung eine einfache Pflegehandlung nach Pflegestandard und führen Sie sie durch. Reflektieren und notieren Sie danach gemeinsam den Nutzen solcher Ablaufbeschreibungen.

5. Führen Sie ein Interview mit dem Qualitätsbeauftragten Ihrer Praktikumseinrichtung und notieren Sie die Maßnahmen, die in der Einrichtung zur Sicherung der Versorgungs-/Pflegequalität getroffen werden.

6. Sprechen Sie mit einem Mitarbeiter/einer Mitarbeiterin Ihrer Einrichtung: In welcher Form werden ethische Handlungskonflikte im Alltag gelöst? Gibt es hier festgelegte Entscheidungsabläufe?

Aufgaben

1. Auch Sie können durch Krankheit oder Behinderung ganz plötzlich und unerwartet zum „Pflegefall“ werden.
   a) Erstellen Sie eine Liste von Dingen, auf die Sie bei der Gestaltung Ihrer Pflege besonderen Wert legen würden.
   b) Diskutieren Sie anschließend Ihre Wertvorstellungen und Erwartungen an eine gute Pflege.
2. Durch welche Merkmale unterscheiden sich die Laienpflege und die professionelle Berufspflege?
3. Welche Aufgaben hat die Pflegewissenschaft?
4. Erläutern Sie die Leitlinien pflegerischen Handelns an selbst gewählten Fallbeispielen.
5. ■ Erklären Sie die in Bild 8.3 (→ S. 119) dargestellte Bedürfnispyramide nach A. Maslow.
6. Nennen Sie die Aktivitäten, Beziehungen und existenziellen Erfahrungen des Lebens (ABEDL) und ordnen Sie ihnen jeweils zwei Beispiele aus dem Alltag zu.
7. Erläutern Sie die Bedeutung von Pflegestandards.
8. ■ Im Internet sind einige Pflegestandards veröffentlicht. Suchen Sie verschiedene Standards zur Ganzkörperwäsche und vergleichen Sie Aufbau und Inhalte.
9. Beschreiben Sie die sechs Phasen des Pflegeprozesses.
10. Erklären Sie, worauf Sie grundsätzlich bei der Vorbereitung, der Durchführung und der Nachbereitung einer Pflegemaßnahme achten müssen.
11. Nennen Sie Gründe, warum eine genaue Dokumentation wichtig ist.
12. Nennen und begründen Sie die Grundsätze der Dokumentation.
13. ■ In vielen stationären Einrichtungen und Arztpraxen erfolgt die Dokumentation computergestützt über elektronische Patientenakten.
    Notieren Sie mögliche Vorteile dieser Form der Dokumentation.
    Überlegen Sie, ob die elektronische Datenerfassung auch Nachteile hat.
14. Was versteht man unter Datenschutz?
15. Sie arbeiten als Hilfskraft in einem Pflegeheim. Eine ausgebildete Pflegerin erteilt Ihnen den Auftrag, einer Ihnen unbekannten Bewohnerin das Mittagessen anzureichen. Die Dame ist nach einem Schlaganfall bettlägerig und verwirrt. Wie verhalten Sie sich?
16. a) ■ Beschreiben Sie Situationen in der Pflege, in denen gegen die in der Charta der Rechte hilfe- und pflegebedürftiger Menschen festgeschriebenen Rechte verstoßen wird.
    b) ■ Wie sollten sich die Beteiligten im Umgang mit pflegebedürftigen Menschen verhalten, um deren Rechte zu wahren?
17. Nennen Sie Beispiele für Situationen im Gesundheits- und Pflegebereich, in denen es zum Konflikt zwischen dem Willen des Patienten und gesellschaftlichen Werten oder den Pflichten eines Mitarbeiters kommen kann.

Ein Sturz mit Folgen

Der Fall: Vor Gericht wird der Fall einer 86-jährigen Heimbewohnerin verhandelt: Die Seniorin war im Januar und im Februar des Jahres bereits dreimal gestürzt, glücklicherweise ohne schwerwiegende Verletzungen davonzutragen. Daraufhin wurde sie immer wieder vom Pflegepersonal auf die Möglichkeit hingewiesen, nächtliche Stürze durch das Hochziehen der Bettgitter zu verhindern.

Die Bewohnerin lehnte diese Schutzmaßnahme stets mit der Begründung ab, dass dadurch ihre persönliche Freiheit eingeschränkt werden würde. Das Pflegepersonal hatte daraufhin zur Nacht einen Toilettenstuhl an ihr Bett gestellt und das Licht im Bad angelassen. Wenig später stürzte die Bewohnerin erneut schwer und verstarb zwei Monate später an den Folgen.

Das Pflegeheim wird von der Krankenversicherung der Heimbewohnerin nun beschuldigt, nicht ausreichend für die Sicherheit der Seniorin gesorgt zu haben. Das Pflegepersonal hätte auf den Bettgittern bestehen und notfalls auch gegen den Willen der Bewohnerin Maßnahmen ergreifen müssen. Die Krankenkasse klagt deshalb auf Erstattung der angefallenen Behandlungskosten von 64 000 €.

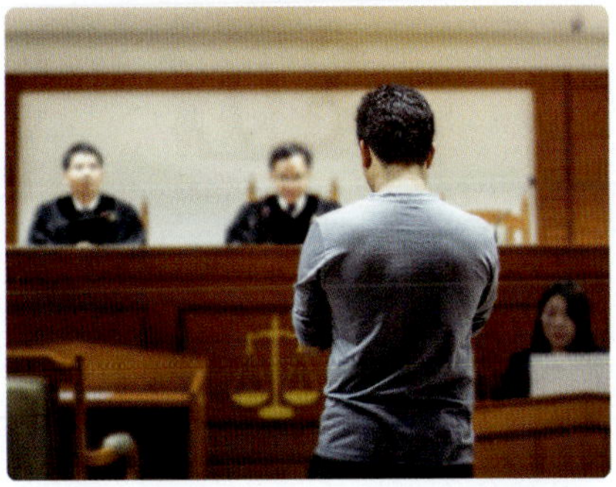

Aufgaben

1. Stimmen Sie spontan ab, ob der Klage der Krankenkasse stattgegeben werden sollte. Notieren Sie das Ergebnis.
2. Bilden Sie zwei Gruppen und sammeln Sie als Rechtsanwälte Argumente für die Gerichtsverhandlung.
3. Das Pflegeheim wird unter anderem beschuldigt, nicht ausreichend auf die Dame eingewirkt zu haben. Welche Möglichkeit(en) kann das Pflegepersonal nutzen, um einen solchen Vorwurf eindeutig zu widerlegen?

Urteil des Bundesgerichtshofs aus einem vergleichbaren Fall:

Nachdem das zuständige Oberlandesgericht der Krankenkasse in einem ähnlichen Fall recht gegeben hatte, hoben die Richter des Bundesgerichtshofs (BGH) das Urteil wieder auf: Pflegeheime müssen keine einschneidenden Schutzmaßnahmen ergreifen, wenn die Bewohner dies ablehnen. Damit wird das Recht der Senioren auf Menschenwürde und Selbstständigkeit gestärkt. Das Oberlandesgericht muss nun erneut verhandeln und prüfen, ob die Bewohnerin wegen geistiger Verwirrung womöglich nicht mehr selbstständig entscheiden konnte.

4. Vergleichen Sie das Urteil des BGH mit Ihrem spontanen Rechtsempfinden und nehmen Sie Stellung zu dieser Grundsatzentscheidung.
5. Wie würde sich die Sachlage verändern, wenn die Bewohnerin zur Zeit ihrer Stürze verwirrt gewesen wäre?
6. Den Gerichten liegen zahlreiche ähnliche Klagen der Krankenversicherer gegen Pflegeheime vor. Versuchen Sie, Gründe für diese Klagen zu finden.

9 Menschen bei der Körperpflege unterstützen

Hilde Grohe (80 Jahre) lebt seit 12 Jahren im Altenheim. Seit zwei Jahren ist sie nun erblindet und ihre Beweglichkeit hat stark nachgelassen, sodass sie auf Hilfe angewiesen ist. Auch passiert es immer häufiger, dass sie über Nacht den Urin oder den Stuhl nicht mehr halten kann.

Die ältere Dame freut sich schon beim Aufwachen auf das Waschen am Morgen. Sie genießt die Berührung ihrer Haut, das frische Gefühl und auch das Gespräch mit der Pflegerin bei der Körperpflege. Besonders das Eincremen nach dem Waschen empfindet sie als „Streicheleinheit".

Mit der Pflege von Jasmin, einer neuen und noch jungen Auszubildenden, ist Frau Grohe heute Morgen gar nicht zufrieden. Jasmin hat sie ohne große Worte und eher hektisch gewaschen und danach – aus Frau Grohes Sicht – nur halbherzig eingecremt. Sie vermisst die liebevolle Zuwendung und wünscht sich, wieder von ihrer gewohnten Betreuerin unterstützt zu werden.

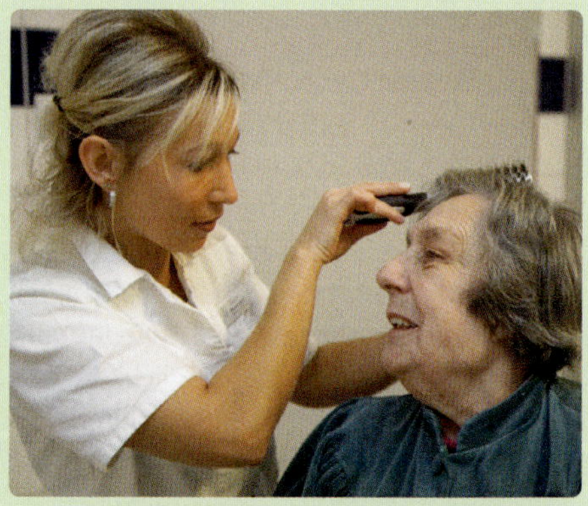

1. Welche Bedeutung hat die morgendliche Körperpflege für Frau Grohe? Erklären Sie in diesem Zusammenhang auch den Begriff der „Streicheleinheit".
2. Was verbinden Sie mit einem gepflegten Erscheinungsbild einer Person?
3. Welche Handlungen umfasst die tägliche Körperpflege?
4. Versetzen Sie sich in die Lage von Jasmin. Welche Gedanken und Gefühle mögen ihre Pflege in dieser Situation beeinflussen?

9.1 Die Haut

Die Haut ist mit einer Fläche von ca. 1,5 bis 2 m² das größte Organ des Menschen. Sie umgibt die äußere Oberfläche des Körpers. Nimmt man die Schleimhäute mit hinzu, die sämtliche inneren Oberflächen wie z. B. den Verdauungstrakt auskleiden, wird die Größe und die Bedeutung dieses Organs noch deutlicher. Dabei hat die Haut nicht nur die Aufgabe, das Innere des Körpers nach außen abzugrenzen:

- Sie schützt den Körper vor Infektionen, Kälte und Druck sowie vor anderen schädigenden Einflüssen der Umwelt.
- Die Körpertemperatur wird durch sie reguliert, indem sich bei Hitze die Hautgefäße erweitern und bei Kälte verengen. Zusätzlich kann der Körper durch Verdunstung von Schweiß auf der Hautoberfläche gekühlt werden.
- Durch die kontrollierte Abgabe von Flüssigkeit und Salzen reguliert die Haut den Wasserhaushalt des Körpers.
- Die Haut ist zugleich unser größtes Sinnesorgan. Durch unterschiedliche Reizempfänger (Rezeptoren) können Druck, Temperatur, Vibrationen und Schmerzen empfunden werden.
- Nicht zu vergessen ist die Ausdrucksfunktion der Haut, wenn man vor Scham errötet oder bleich vor Schreck wird.

9.1.1 Aufbau der Haut

Die Haut besteht aus drei Schichten (Bild 9.1):

- Oberhaut
- Lederhaut
- Unterhaut

Oberhaut

Die Oberhaut ist nur etwa papierdünn und ständig Wind, Sonne, Hitze und Kälte ausgesetzt. Um diesen und anderen äußeren Einwirkungen standhalten zu können, besteht sie aus mehreren Zellschichten. Sie wird dabei ständig von unten her aus einer Schicht von teilungsfähigen Zellen erneuert.

Die Lebensdauer einer Hautzelle beträgt nur etwa 27 Tage. Es dauert 14 Tage, bis die jungen Zellen langsam nach oben an die Hautoberfläche geschoben werden. Wenn sie schließlich absterben, bilden ihre Reste die äußere widerstandsfähige Hornschicht der Haut.

Lederhaut

Die Lederhaut besteht aus einem dichten Geflecht von elastischen Fasern und sorgt dafür, dass die Haut reißfest und verformbar ist. In der Lederhaut verlaufen Blutgefäße, welche die Haut mit Nährstoffen versorgen. Rezeptoren und Nerven empfangen hier Informationen und leiten sie weiter. Ebenfalls in der Lederhaut liegen die Talgdrüsen der Haut.

Unterhaut

Die Unterhaut besteht aus Fettgewebe, das mit zahlreichen Blutgefäßen durchzogen ist. Sie polstert die darunterliegenden Organe gegen Druck und Stöße ab und sorgt als Isolationsschicht dafür, dass der Körper nicht zu viel Wärme über die Haut verliert. Die Dicke der Unterhautfettschicht ist je nach Ernährungszustand unterschiedlich. Frauen sind von Natur aus etwas besser gepolstert als Männer.

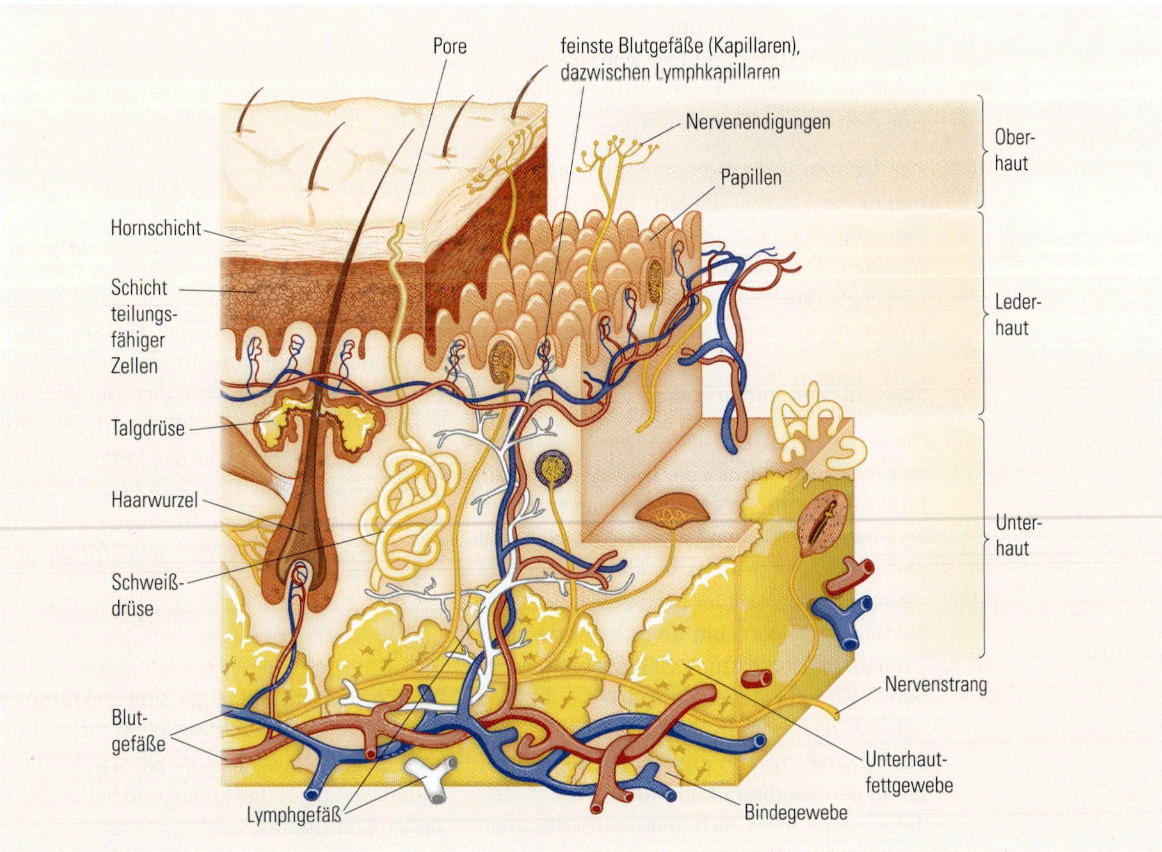

Bild 9.1 Aufbau der Haut

9.1.2 Die Helfer der Haut

Damit die Haut ihre vielfältigen Aufgaben erfüllen kann, ist sie auf Hilfe angewiesen.

Haare

Auf einem Durchschnittskopf befinden sich mehr als 100 000 Haare. Sie wachsen etwa 6 Jahre und erreichen dabei – wenn sie nicht geschnitten werden – eine Länge von bis zu 75 cm. Bei Erwachsenen sind neben dem Kopf noch die Schamgegend, die Achselhöhlen und bei Männern auch Brust und Gesicht stärker behaart. An anderen Stellen des Körpers befinden sich nur sehr feine, kurze Haare.

Die Behaarung hat für den Menschen ihre eigentliche Bedeutung weitgehend verloren. Ursprünglich diente sie wie das Fell eines Tieres dem Wärmeschutz des Körpers und der Kommunikation. Bei Aggression oder Angst stellen Tiere ihr Fell auf, um dadurch größer zu wirken. Beim Menschen ist von dieser Funktion nur die „Gänsehaut" geblieben. Nach wie vor aber unterstützen die Haare die Tastempfindung. Wir spüren z. B. durch die Bewegung der Haare einen Luftzug, der über die Haut streicht.

Der Mensch verliert jeden Tag Haare – ein natürlicher Prozess, der sich beim alternden Menschen verstärkt. Ursachen für einen übermäßigen Haarausfall können Hormonstörungen, Veranlagung, Medikamente, Mangelernährung, Stress und Krankheiten sein.

Schweiß- und Duftdrüsen

Die Schweißdrüsen bilden pro Tag etwa 1,5 Liter Schweiß, eine dünnflüssige, klare und farblose Flüssigkeit. Schweißgeruch entsteht erst, wenn der Schweiß durch Bakterien auf der Haut zersetzt wird. Bei körperlicher Anstrengung oder Hitze ist die Schweißproduktion gesteigert, um den Körper zu kühlen und vor Überhitzung zu bewahren. Auch bei Angst schwitzen wir stärker – besonders an den Handflächen. Daneben bildet der Schweiß zusammen mit Milchsäurebakterien den **Säureschutzmantel** der Haut, der dafür sorgt, dass sich unerwünschte und krank machende Mikroorganismen nicht auf der Hautoberfläche ansiedeln können.

Besonders viele Schweißdrüsen befinden sich in den Handflächen und an den Fußsohlen (Bild 9.2). Insbesondere in den Achselhöhlen sowie im Bereich der Kopf- und Schambehaarung befinden sich zusätzlich Duftdrüsen, die durch die Sexualhormone stimuliert werden. Sie verleihen jedem Menschen seinen ganz eigenen Duft, der unbewusst auch bei der Partnerwahl eine Rolle spielt: Man kann einen Menschen „gut riechen" oder eben nicht.

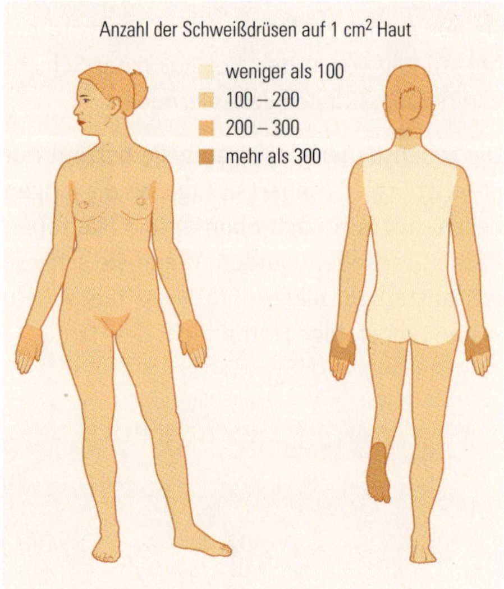

Bild 9.2 Verteilung der Schweißdrüsen

Talgdrüsen

Talgdrüsen befinden sich vor allem in behaarten Hautregionen. Das Fett im Haartalg hält die Haut geschmeidig und schützt sie vor Austrocknung. Wie viel Talg gebildet wird, hängt vom Hormonhaushalt, dem Alter und Geschlecht, von der Jahreszeit und der Körperstelle ab. Da die Lippen nur wenige Talgdrüsen besitzen, trocknen sie besonders leicht aus und werden dabei spröde und rissig.

Nägel

Die Finger- und Fußnägel sind gekrümmte Hornplatten, die aus dem nicht sichtbaren Nagelbett herauswachsen. Sie schützen die Enden der Finger und Zehen und helfen beim Tasten und Greifen.

Nagelveränderungen weisen häufig auf Mangelerscheinungen oder auch Krankheiten hin.

Die Nagelplatte wird brüchig und löst sich manchmal sogar ab. Die Nägel können rot, gelb oder braun verfärbt sein oder weiße Flecke bekommen. Bei alten Menschen ist die Bildung von Längsrillen in der Nagelplatte häufig.

9.1.3 Veränderungen und Erkrankungen der Haut beobachten

Haut ist nicht gleich Haut

Die gesunde Haut ist elastisch und gut durchblutet. Ihre Oberfläche ist glatt und geschmeidig. Wenn man etwas genauer hinschaut, ist ihr Erscheinungsbild individuell unterschiedlich. Die Porengröße, die Dicke und die Talgproduktion der Haut sind vom persönlichen **Hauttyp** abhängig (Tabelle 9.1).

Hauttyp	Merkmale
überwiegend trocken	• kleinporig, matt und glanzlos • Oberfläche fühlt sich stumpf an • neigt zur Bildung von Schuppen und Fältchen
überwiegend fettig	• großporig, ölig und glänzend (besonders Stirn- und Nasenregion) • neigt zur Bildung von Mitessern und Pickeln
Mischhaut	• fettige Haut im Bereich der Gesichtsmitte (Stirn, Nase und Kinn) • trockene Haut im Wangenbereich

Tabelle 9.1 Hauttypen

Außerdem ist der Zustand der Haut vom Alter, der jahreszeitlichen Witterung, der Körperregion und inneren Einflussfaktoren wie Stress abhängig. Im Alter wird die Haut zunehmend dünner und verliert an Widerstandskraft. Durch den Verlust von Elastizität und den Abbau von Unterhautfettgewebe wird sie faltig (Bild 9.3). Die Schweiß- und Talgproduktion nimmt ab und lässt die Haut eher austrocknen.

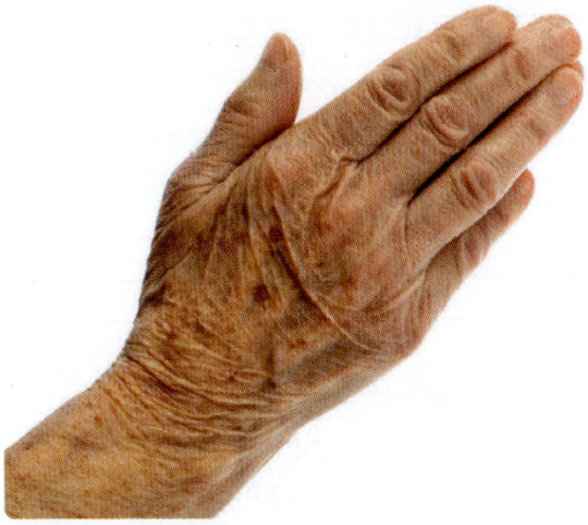

Bild 9.3 Altershaut

Beobachtung der Haut beim Kranken

Wer einen Menschen bei der Körperpflege unterstützt, kann eventuelle Schäden, Druckstellen und andere Veränderungen der Haut beobachten und frühzeitig notwendige Maßnahmen einleiten. Allgemeine Kriterien sind dabei:

- Hautfarbe
- Hauttemperatur
- Spannungszustand der Haut
- Empfindungsvermögen der Haut
- Hautschäden und Ausschläge
- Körpergeruch

Die **Hautveränderungen** können auf eine Hautregion beschränkt sein oder aber auch die gesamte Hautfläche bedecken. Einige der häufigen Beobachtungen zeigt Tabelle 9.2 (→ S. 138).

Malignes Melanom (Schwarzer Hautkrebs)

Intensive UV-Bestrahlung, häufige Sonnenbrände und helle Haut erhöhen das Risiko, diese häufigste und zugleich gefährlichste Form des Hautkrebses zu entwickeln. Der braunschwarze Tumor der Haut ähnelt meist einem Leberfleck oder er entsteht aus einem solchen (Bild 9.4). Verdächtig sind alle „Leberflecke" mit:

- unregelmäßigen, verwaschenen Rändern
- uneinheitlicher oder besonders schwarzer Färbung
- einem Durchmesser von mehr als 0,5 cm (entspricht der Dicke eines Bleistifts)
- Krusten, Blutungen oder erhabener Oberfläche

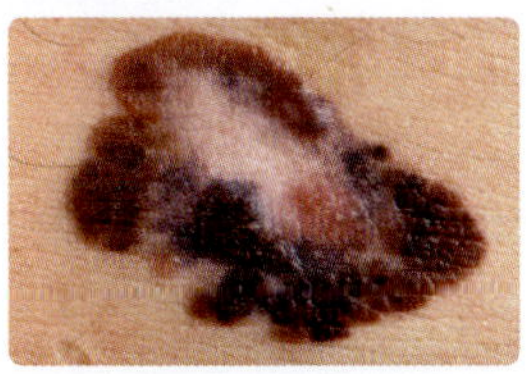

Bild 9.4 Malignes Melanom

Beobachtungen	Mögliche Ursachen
Rötung der Haut	• vermehrte Durchblutung • oft lokales Zeichen von Entzündungen
Blässe	• verminderte Durchblutung
Blaufärbung (Zyanose)	• Sauerstoffmangel
Gelbfärbung (Ikterus)	• Erkrankungen der Leber
kalte Haut	• allgemein: Unterkühlung • örtlich begrenzt: Durchblutungsstörung
heiße Haut	• allgemein: Fieber • örtlich begrenzt: Entzündung
Faltenbildung	• Austrocknung • natürliche Alterung
gespannte Haut	• Wasseransammlung im Gewebe (Ödem)
Jucken	• allergische Reaktionen • Zuckerkrankheit (Diabetes mellitus) • Pilzinfektion
Taubheitsgefühl	• Schädigung des Nervensystems (örtlich oder zentral)
Acetongeruch	• Zuckerkrankheit (Diabetes mellitus) • anhaltendes Fasten
Flecke	• veränderte Pigmentierung (z. B. Altersflecke, Muttermale oder Sommersprossen) • Einblutungen ins Gewebe (z. B. „blaue" Flecke = Hämatome) • Kinderkrankheiten oder allergische Reaktionen • Pilze (rote, juckende, evtl. nässende Flecke)

Tabelle 9.2 Hautveränderungen

Melanome bilden oft schon im frühen Stadium Absiedlungen in andere Organe. Sie sind dann kaum noch heilbar. Rechtzeitig erkannt, lassen sich verdächtige Hautveränderungen gut operativ entfernen.

Mitesser, Pickel und Akne

Verursacht werden die kosmetisch sehr störenden Hautveränderungen durch eine übermäßige Talgproduktion der Haut. Aber auch Medikamente wie Cortison, die Antibabypille oder Antibiotika können Mitesser, Pickel und sogar Akne hervorrufen. Daneben spielen eine genetische Veranlagung, die Besiedelung der Haut mit Bakterien und hormonelle Einflüsse eine Rolle bei der Entstehung. Aus diesem Grund sind besonders Jugendliche in der Pubertät betroffen. Bei einer übermäßigen Bildung von Talg verengen sich zunächst die Hautporen, um den Fettfilm auf der Hautoberfläche zu regulieren. Der Talgpfropf, der nun nicht mehr abfließen kann, reagiert an seiner Oberfläche mit dem Luftsauerstoff. Er verhärtet sich und wird schwarz – ein Mitesser ist entstanden.

Dringen Bakterien in die verstopften Poren ein, kommt es zu einer Entzündung der Talgdrüsen und der umgebenden Haut. Die Folge davon sind eitergefüllte Pickel.

Wenn sich zahlreiche Mitesser und eitergefüllte Pickel auf der entzündeten Haut bilden, spricht man von Akne (Bild 9.5). Eine Heilung dieser Hauterkrankung gibt es leider nicht, aber in den meisten Fällen kann eine Verschlimmerung verhindert werden. Im Erwachsenenalter verschwinden die Beschwerden in der Regel wieder.

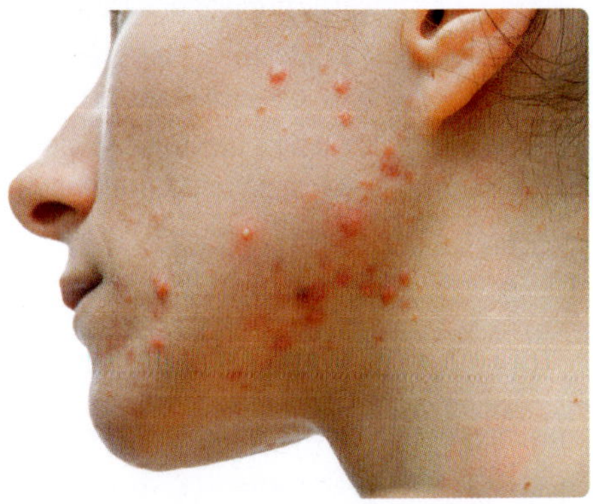

Bild 9.5 Pubertätsakne

Die Kosmetikindustrie bietet eine Vielzahl von Produkten an, die gegen vereinzelt auftretende Hautunreinheiten wirken. Bei ausgeprägten Hautveränderungen sind sie jedoch ungeeignet. Da sich die betroffenen Jugendlichen meist unsauber fühlen, waschen sie sich zu häufig und reizen damit die betroffenen Hautpartien zusätzlich. Die Seifen und antibakteriellen Waschlotionen entfernen zwar das Fett von der Hautoberfläche. In der Tiefe der Poren, wo die Pickel entstehen, wirken sie jedoch kaum.

Selbst die oft empfohlene Umstellung der Ernährung mit Verzicht auf Schokolade, Chips, Pommes und andere fett- und zuckerreiche Lebensmittel ist zwar gesund – auf die Talgproduktion der Haut und damit auf die Akne hat sie aber keine Auswirkung.

Personen mit Akne gehören daher in hautärztliche Behandlung. Der Hautarzt kann entzündungshemmende und Bakterien abtötende Medikamente verordnen, die zunächst eine weitere Verschlimmerung der Akne verhindern. Schälmittel (z.B. Medikamente mit Vitamin-A-Säure oder Salicylsäure) reizen gezielt die Oberhaut und bewirken dadurch eine schnellere Hauterneuerung. Auf diese Weise heilen die Pickel deutlich schneller ab.

Für den Betroffenen gilt:

- Jede weitere Reizung der betroffenen Hautstellen vermeiden.
- Stoffe in Kosmetika (v.a. Reinigungs- und Abdeckprodukte) können eine Akne verschlimmern.
- Auf fetthaltige Kosmetika verzichten.
- Pickel nicht ausdrücken oder aufkratzen. Sonst können unschöne Narben zurückbleiben.

Neurodermitis

Bei der Neurodermitis reagieren die Betroffenen auf Umweltreize, bestimmte Nahrungsmittel oder seelische Faktoren mit juckenden und nässenden Ekzemen (Bild 9.6). Meist sind die Hautregionen an den Gelenkbeugen sowie das Gesicht und der Halsbereich betroffen. Die Haut der Patienten erscheint insgesamt glanzlos und trocken, weil die Talgbildung vermindert ist.

Oft beginnt die unheilbare Krankheit schon im frühen Kleinkindalter. Mit zunehmendem Alter können die Symptome aber schwächer werden oder sogar ganz verschwinden.

Die quälenden Hautveränderungen werden hautärztlich mit Cortisonsalben behandelt. Außerdem ist eine gute Hautpflege mit milden, fettenden Pflegemitteln und Bädern notwendig. Bekannte Auslöser (z.B. bestimmte Nahrungsmittel) müssen gemieden werden.

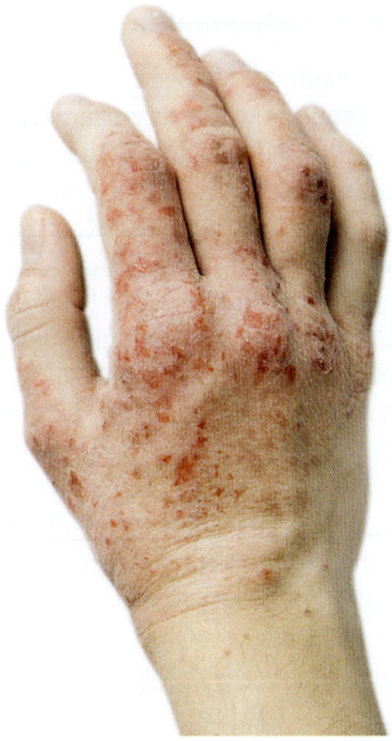

Bild 9.6 Neurodermitisekzem an der rechten Hand

www.dha-allergien.de

9.2 Die tägliche Körperpflege

Die tägliche Körperpflege dient der Erfrischung und der Reinigung des Körpers von anhaftendem Schmutz, Schweiß und abgestorbenen Hautschuppen. Zudem wird durch die regelmäßige Pflege von Haut, Haaren und Mundbereich die Gefahr von Infektionen gemindert.

Wenn wir jedoch von einem „gepflegten Äußeren“ sprechen, meinen wir damit weit mehr als nur Sauberkeit: Ebenso gehören dazu gepflegte Nägel, frisierte Haare, die angemessene Bekleidung und nicht zuletzt die Ausstrahlung der Person, die sich in ihrem seelischen Wohlbefinden zeigt.

Häufig führen Bewegungseinschränkungen dazu, dass ein Patient Unterstützung bei der Körperpflege benötigt. Aber auch Menschen mit Demenzerkrankungen (→ Kapitel 17.3) oder Personen, die aufgrund psychischer Beeinträchtigungen (z.B. Depression) ihr Äußeres vernachlässigen, sind oft auf Unterstützung angewiesen.

Bei der Durchführung der Körperpflege sollten folgende Grundsätze beachtet werden:

Sparsam mit Seife umgehen

Durch zu häufiges Waschen wird der natürliche Fettfilm auf der Haut entfernt und damit die natürliche Selbstpflege der Haut beeinträchtigt. Sie wird trocken und rissig, fängt an zu jucken und spannt. Außerdem wird durch die Seife der Säureschutzmantel der Haut angegriffen. Ist er gestört, wird die Haut anfälliger für Erkrankungen. Besser zum Waschen eignen sich hautneutrale Waschlotionen („**Syndets**"), die dem natürlichen Säuregrad der Haut angepasst sind und rückfettende Stoffe enthalten können. Auch Parfümzusätze und Farbstoffe in Seifen können Hautreizungen und Allergien hervorrufen. In diesen Fällen können Babyseifen und Produkte ohne Parfümzusätze und Farbstoffe verwendet werden.

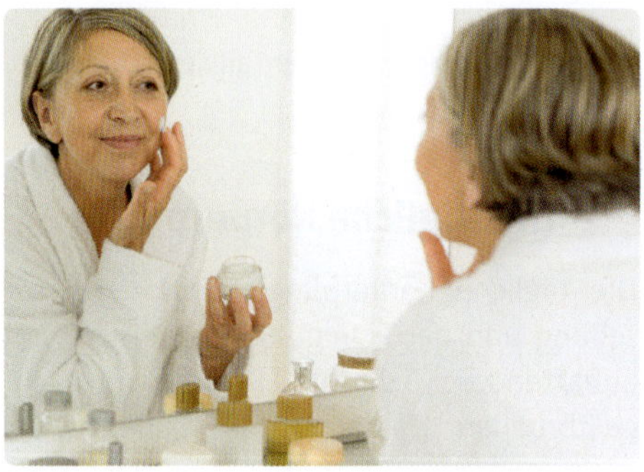

Bild 9.7 Hautpflege ist Gesundheitspflege

Die Haut pflegen

Die Hautpflege hat die Aufgabe, die natürliche Schutzfunktion der Haut zu erhalten und ihre Widerstandsfähigkeit gegen äußere Einwirkungen zu stärken. Darüber hinaus erfüllt sie einen kosmetischen Effekt: Die Hautoberfläche wirkt feiner und glatter und sorgt damit für ein angenehmes Körpergefühl. Besonders nach dem Waschen, Duschen oder Baden sollte die Haut mit rückfettenden Pflegemitteln gepflegt werden (Bild 9.7):

- **Öl-in-Wasser-Emulsionen** bieten der Haut durch einen hohen Wassergehalt viel Feuchtigkeit und schützen vor Austrocknung. Durch den hohen Wasseranteil wirken sie zudem leicht kühlend auf der Haut und lindern Juckreiz. Sie ziehen schnell ein und der geringere Ölanteil fettet die Haut nur leicht.
- Dagegen führen **Wasser-in-Öl-Emulsionen** der Haut durch ihren höheren Ölanteil viel Fett zur Rückfettung zu, aber nur wenig Feuchtigkeit. Der Wasseranteil sorgt dafür, dass der Schutzfilm luft- und wärmedurchlässig bleibt. Häufig lassen sie sich schwerer auf der Haut verteilen und ziehen langsamer ein.
- **Cremes** eignen sich am besten für die Pflege von Gesicht, Händen und Füßen. **Lotionen** und **Pflegemilch** sind etwas flüssiger.
- **Cremegele** bieten sich vor allem für die Pflege vorwiegend fettiger Hautpartien an. Durch ihren hohen Feuchtigkeitsgehalt erfrischen sie die Haut im Gesicht und im Halsbereich nach der Reinigung, fetten nicht und ziehen schnell ein.
- Reine **Fettsalben** (z. B. Vaseline) haben den Nachteil, dass sie die darunterliegende Haut mit einer Fettschicht dicht abschließen und den Luft- und Wärmedurchtritt erschweren. Deshalb sollte ihre Anwendung auf besonders trockene, rissige Hautflächen (z. B. im Rahmen der Lippenpflege) beschränkt bleiben.
- **Pflegepuder** sollten in der Körperpflege nicht mehr verwendet werden, weil sie die Haut austrocknen und bei Aufnahme von Flüssigkeit krümelig werden, was zu Hautreizungen führen kann.

Zeit für den Patienten haben

Die Zeit der Körperpflege sollte zum intensiven Gespräch mit dem Patienten und zur Festigung der Pflegebeziehung genutzt werden. Ist eine vertrauensvolle Pflegebeziehung aufgebaut, können diese Berührungskontakte vom Patienten auch als sehr angenehme Form der Zuwendung erlebt werden. Der Kranke nimmt durch die Berührung der Haut seinen Körper wahr. Selbst bewusstlose Menschen spüren durch den Hautkontakt, dass sie umsorgt werden.

Persönliche Vorlieben des Patienten beachten

Da die Körperpflege etwas sehr Persönliches ist, sollte hierbei besonders auf die Bedürfnisse und Vorlieben des Patienten eingegangen werden. Zeitpunkt und Häufigkeit der Körperpflege sollten möglichst mit dem Patienten abgestimmt werden. Auch die Art der Körperpflege ist von persönlichen Bedürfnissen bestimmt: Manche Patienten duschen gerne, andere genießen das kräftige Abreiben mit einem Waschlappen. Besonders einige ältere Menschen mögen die morgendliche Wäsche mit kühlem Wasser, weil sie auf diese Weise erst „richtig wach" werden.

Den Patienten aktivieren

Gerade die Körperpflege bietet die Möglichkeit, den Betroffenen zur Selbstpflege zu aktivieren und seine Beweglichkeit zu fördern (Bild 9.8). Nach Möglichkeit sollte die hilfsbedürftige Person daher gut erreichbare Körperregionen (z. B. Gesicht, Hände, Brust und Bauch) selbst waschen. Eventuell muss die Pflegeperson die Hand der Person anfangs unterstützend führen. Wenn dabei die Bewegungsabläufe immer in gleicher Weise wiederkehren, prägen sie sich dem Betroffenen gut ein, sodass er sie nach einiger Zeit des Übens selbstständig ausführen kann.

Der Gebrauch von Waschhandschuhen ist besonders für Personen mit Bewegungseinschränkungen zu empfehlen, weil sie besser als einfache Waschlappen zu handhaben sind.

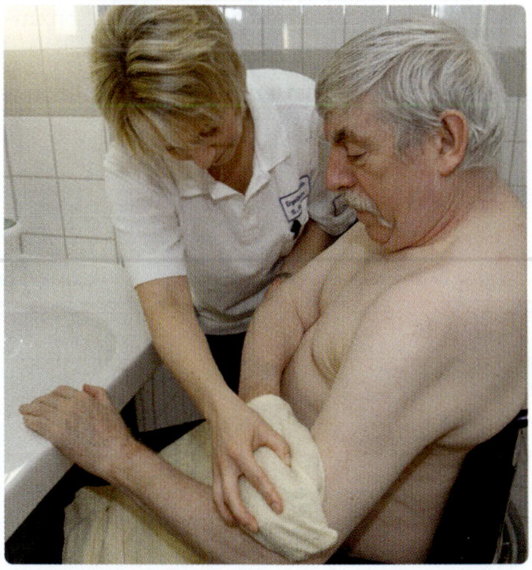

Bild 9.8 Aktivierende Pflege beim selbstständigen Waschen

9.3 Das Waschen

Das Waschen sollte möglichst wie bei gesunden Menschen auch im Badezimmer stattfinden, das zu diesem Zweck alters- und behindertengerecht eingerichtet sein sollte (→ S. 42 f.). Entsprechend sollte im Stationsalltag der Pflegeeinrichtungen besonders darauf geachtet werden, dass die Bäder nicht zum Abstellen von Wäschesäcken, Pflegewagen oder Toilettenstühlen benutzt werden. Dadurch wird der notwendige Bewegungsraum für den Patienten und eventuelle Hilfsmittel eingeschränkt. Außerdem wäscht sich niemand gern in einer Abstellkammer.

9.3.1 Ganzkörperwäsche

Sie erfolgt in der Regel einmal am Tag. Bei Patienten, die stark schwitzen, ist bei Bedarf ein häufigeres Waschen notwendig.

Wird die Ganzkörperwäsche bei bettlägerigen Menschen im Krankenzimmer durchgeführt, muss der Raum gut geheizt und frei von Zugluft sein und der Patient durch einen Sichtschutz von Blicken abgeschirmt werden. Vor der Durchführung sollte dem Patienten die Möglichkeit zur Blasenentleerung gegeben werden. Auch ist zu erfragen, ob die Mund- und Zahnpflege vor oder nach dem Waschen gewünscht wird.

Folgende **Utensilien** werden benötigt:
- Einmalhandschuhe
- Waschschüssel (bei der Wäsche im oder am Bett)
- 2 Waschlappen, 2 Handtücher
- Waschlotion (Syndet) oder Seife
- Hautpflegeprodukte
- evtl. Deodorant, Parfüm

Um die Intimsphäre des Patienten so gut wie möglich zu wahren, sollte das Waschen stets von einer Pflegeperson – möglichst gleichen Geschlechts – übernommen werden. Dabei wird immer nur die zu waschende Körperregion aufgedeckt. Die einzelnen Körperregionen werden in großen Zügen gewaschen, ohne den Patienten oder ggf. das Bett zu „überschwemmen". Seifenreste müssen gründlich mit klarem Wasser entfernt werden, da sie zu Hautreizungen und Juckreiz führen können.

Da sich der Patient bei der täglichen Ganzwäsche an eine bestimmte **Reihenfolge** gewöhnt, sollte diese stets beibehalten werden. Dabei sind natürlich die individuellen Wünsche des Patienten zu berücksichtigen. Generell erfolgt die Waschrichtung von oben nach unten. In der Pflegepraxis hat sich die folgende Reihenfolge bewährt (Bild 9.9):

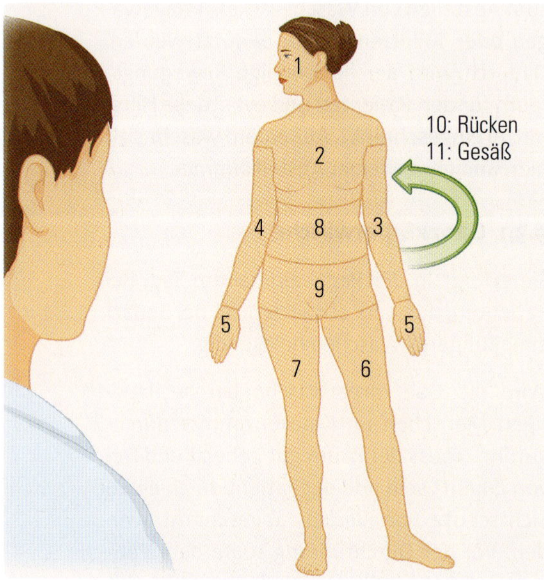

Bild 9.9 Reihenfolge beim Waschen

Zudem sollten die folgenden **Hinweise** beachtet werden:

- Die Augen werden stets von außen zur Nase hin gewaschen.
- Arme und Beine werden zur Förderung des Blutrückflusses von körperfern nach körpernah (in Richtung Herz) gewaschen.
- Bei bettlägerigen Patienten werden die aus Sicht der Pflegeperson fernen Gliedmaßen zuerst gewaschen. Ein Wechsel auf die gegenüberliegende Bettseite sollte vermieden werden, weil es unnötige Unruhe schafft.
- Beim Anheben der Beine zum Waschen sollte nicht in die Beugeseiten der Gelenke gefasst werden. Die Beine werden durch Unterstützung der Unterschenkel bewegt.

Nach dem Waschen wird der Patient sofort gründlich abgetrocknet. Dabei ist besonders auf Feuchtigkeit im Bereich der Hautfalten zu achten, weil sich sonst wunde Stellen bilden können. Danach wird die gewaschene Körperregion wieder abgedeckt.

9.3.2 Intimwäsche

Die Pflege des Intimbereichs eines Menschen sollte täglich, bei inkontinenten Menschen oder Patienten mit Blasenverweilkatheter (Dauerkatheter) mehrmals am Tag erfolgen.
Wenn die Intimwäsche im Rahmen der Ganzkörperwäsche durchgeführt wird, müssen Waschwasser, Handtuch und Waschlappen gewechselt werden. Bei grober Verschmutzung oder bei Pilzinfektionen sollten besser Einmalwaschlappen verwendet werden. Bei Bedarf verhindert eine Unterlage unter dem Gesäß Verschmutzungen und Nässe. Nach dem Anziehen von Einmalhandschuhen wird grundsätzlich **von vorn nach hinten** gewaschen. Damit wird verhindert, dass mit dem Waschlappen Keime vom After in den Genitalbereich verschleppt werden und dort zu Entzündungen führen.

Intimpflege der Frau

Die äußeren weiblichen Geschlechtsorgane sind die kleinen und die großen Schamlippen, der Scheidenvorhof und der sehr empfindliche Kitzler (Klitoris). Die Beine sollten nach Möglichkeit aufgestellt und gespreizt werden. Zunächst werden die äußeren Schamlippen gewaschen. Danach werden sie mit Daumen und Zeigefinger gespreizt, damit die kleinen Schamlippen sichtbar werden (Bild 9.10). Die kleinen (inneren) Schamlippen werden gewaschen und vorsichtig abgetupft. Anschließend wird der Intimbereich gut getrocknet.

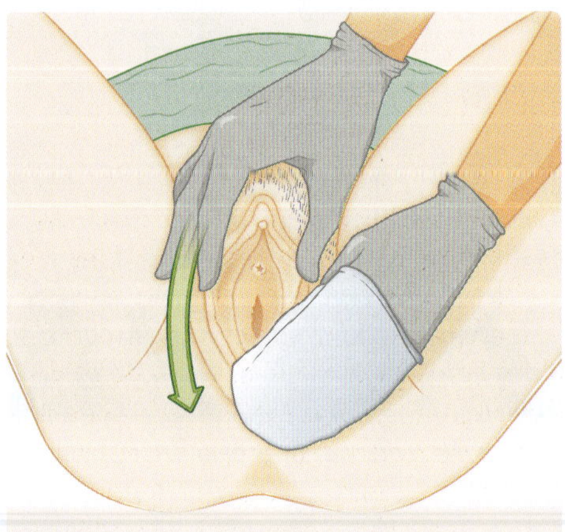

Bild 9.10 Intimpflege der Frau

Abschließend wird die Gesäß- und Afterregion vom After zum Kreuzbein hin gesäubert, wobei die Patientin ggf. auf der Seite liegt. Nach der Intimpflege ist besonders darauf zu achten, dass die Bereiche zwischen den Gesäßhälften, in den Leisten und zwischen den Oberschenkeln gut abgetrocknet sind, damit keine wunden Stellen entstehen.

Intimpflege des Mannes

Äußerlich beim Mann sichtbar sind das Glied und der Hodensack. Das Glied ist neben seiner Funktion als Geschlechtsorgan auch Ausscheidungsorgan für den Urin. In seinem vorderen Teil befindet sich die empfindliche Eichel, die von einer verschiebbaren Vorhaut geschützt wird. In einigen Fällen wird diese aus hygienischen, medizinischen oder religiösen Gründen bei einer Beschneidung entfernt. **Vorgehensweise** bei der Intimwäsche:

- Der Penis wird gehalten, während die andere Hand die Vorhaut vorsichtig zurückzieht (Bild 9.11).
- Beläge unter der Vorhaut werden mit einem feuchten Waschlappen entfernt. Die Eichel wird stets vom Ausgang der Harnröhre weg gewaschen und getrocknet.
- Danach wird die Vorhaut wieder ganz nach vorn geschoben.
- Das Glied und der Hodensack werden leicht angehoben, gewaschen und danach ebenfalls gut abgetrocknet, um der Entstehung wunder Stellen vorzubeugen.
- Die Reinigung der Gesäß- und Afterregion erfolgt anschließend wie oben beschrieben.

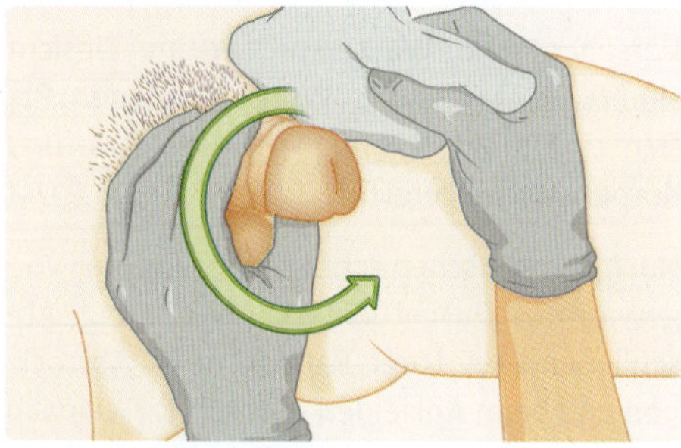

Bild 9.11 Intimpflege des Mannes

Um ein Ausrutschen auf nassem Boden zu verhindern, sollten der Fußboden vor der Dusche und die Duschwanne mit einer **Antirutschmatte** ausgelegt werden. Für Patienten mit unsicherem Gleichgewicht wird ein Duschhocker oder ein eingebauter Duschsitz bereitgehalten. Zusätzlich sorgen Haltegriffe für Sicherheit beim Ein- und Ausstieg (Bild 9.12). Das ist besonders bei Duschen mit hohen Duschwannen wichtig.

Die Wassertemperatur sollte beim Duschen ca. 37 °C betragen. Sie muss unbedingt von der Pflegeperson geprüft werden, bevor der Patient erstmals mit dem Wasser in Kontakt kommt. Erst dann werden die Füße oder Hände des Patienten mit dem Wasser benetzt, damit er sich auf die Temperatur und das folgende Duschen einstellen kann. Eventuell ist ein Nachregeln der Temperatur notwendig. Das Abduschen erfolgt nach den Wünschen, Bedürfnissen und Gewohnheiten des Patienten. Dabei sollte die Person immer wieder gleichmäßig mit dem warmem Wasser abgebraust werden, damit der nasse Körper beim Duschen nicht auskühlt.

9.3.3 Duschen und Baden

Duschen

Beim Duschen wird der Körper des Patienten besonders gründlich gereinigt. Da dabei der Kreislauf weit stärker als beim Waschen belastet wird, sollten vor dem Duschen der Blutdruck und der Puls des Patienten kontrolliert werden. Der Patient entkleidet sich erst direkt vor dem Duschen im Badezimmer, das zur Wahrung der Intimsphäre des Patienten verschlossen oder mit einem Hinweisschild versehen wird.

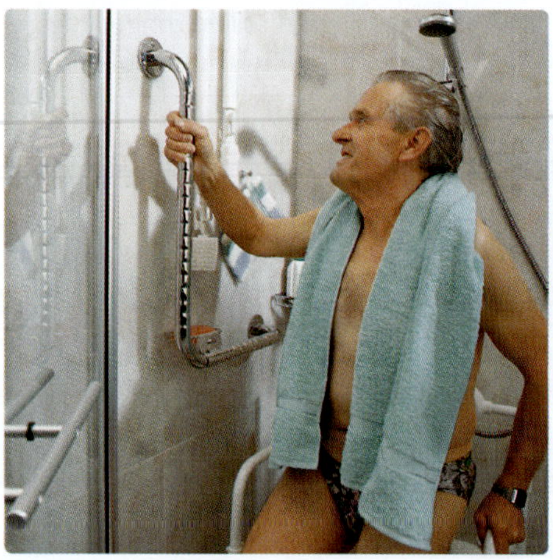

Bild 9.12 Dusche mit Duschsitz und Haltegriffen

Versehentliche Wasserspritzer ins Gesicht sind zu vermeiden. Auf Wunsch wird dem Patienten ein Waschlappen zur Gesichts- und Körperwäsche gereicht.

Nach dem Duschen schützt ein eventuell vorgewärmtes Duschtuch vor Auskühlung. Abschließend wird der Patient beim Abtrocknen und beim Ankleiden unterstützt. Danach werden Antirutschmatten, Duschhocker/-sitz und Duschwanne desinfiziert und das Bad wird gut gelüftet, um Pilzbefall vorzubeugen.

Bäder

Vollbäder sind aufgrund ihrer insgesamt entspannenden Wirkung beliebt. Der Körper wird durch den Auftrieb im Wasser angenehm leicht und die Wärme lindert Verspannungen der Muskulatur. Auch das Einatmen der Dämpfe eines Badezusatzes wird als wohltuend empfunden. Badelifter mit Badesitz ermöglichen auch Patienten mit Bewegungseinschränkungen den Einstieg in die Badewanne und gewährleisten zugleich ihre Sicherheit im Wasser (Bild 9.13).

Durch ein warmes Vollbad wird jedoch die Haut aufgeweicht und der Fettfilm der Haut gelöst. Außerdem können Bäder sehr kreislaufbelastend sein. Sie sollten daher nicht länger als 20 Minuten bei einer Temperatur von etwa 36 bis 38 °C (Kontrolle mit einem Badethermometer) andauern. Bei Kreislaufproblemen, Schwindel oder Unwohlsein ist das Bad sofort abzubrechen. Nach dem Abtrocknen und Ankleiden sollte eine Ruhezeit von 30 Minuten eingehalten werden, in der sich der Körper an die kühlere Umgebung gewöhnen und sich der Kreislauf erholen kann.

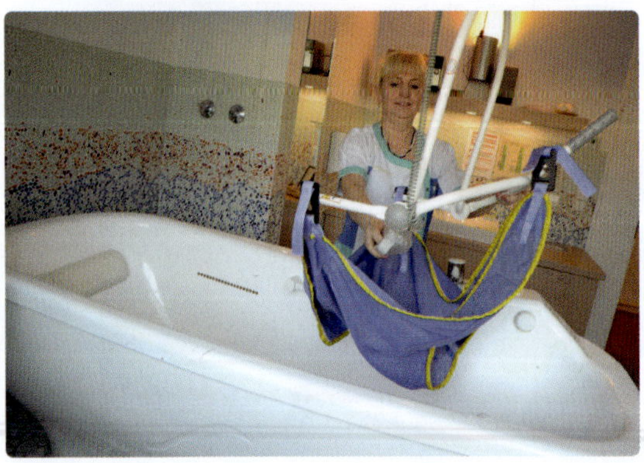

Bild 9.13 Badelifter

Spezielle **Ölbäder** und Bäder mit medizinischen Zusätzen dienen nicht der Reinigung des Körpers, sondern haben die Aufgabe, Erkrankungen vorzubeugen oder zu behandeln. Ölbäder helfen bei trockener und rissiger Haut. Durch die warme Wassertemperatur öffnen sich die Hautporen und das Fett dringt intensiv in die Haut ein. Nach dem Bad wird der Betroffene in warme Badetücher gewickelt und nicht abgetrocknet, um den Fettfilm nicht wieder zu entfernen. Auch Teilbäder der Füße oder der Arme mit Öl sind möglich, so z. B. bei Neurodermitis.

Hand- und Fußbad

Hand- und Fußbäder werden häufig zur gründlichen Reinigung und Vorbereitung der Nagelpflege angewendet. Bei Hauterkrankungen im Bereich der Hände und Füße können diese Teilbäder auch mit medizinischen Badezusätzen versehen werden. Auch bei ermüdeten Füßen (z. B. nach einem langen Arbeitstag) ist ein Fußbad als Erfrischung und Erholung willkommen.

Bei bettlägerigen Patienten wird für das Handbad eine Waschschüssel seitlich des Patienten aufgestellt. Für ein Fußbad wird das Deckbett von den Füßen her aufgeschlagen und die Füße werden aufgestellt. Unter die Waschschüsseln wird zum Schutz vor Nässe eine Unterlage gelegt. Das Bad sollte etwa 10 bis 20 Minuten dauern. Eventuell muss das abgekühlte Wasser zwischendurch erneuert werden.

Nach dem Bad werden die Füße und Hände sorgfältig abgetrocknet, wobei besonders auf die Zwischenräume der Finger und der Zehen geachtet werden muss. Abschließend sollte an eine ausgiebige Hautpflege gedacht werden.

9.3.4 Umgang mit Schamgefühlen

Die Hilfe bei der Körperpflege ist ohne körperliche Berührungen zwischen Pflegeperson und Patient nicht möglich. Die Körperpflege durch eine andere Person stellt dabei einen Eingriff in die persönliche Intimsphäre des Menschen dar. Manchmal geht dabei die Berührung sogar über die Intimität hinaus, die Partner in einer sexuellen Beziehung miteinander haben. Deshalb ist ein behutsames und besonders einfühlsames Vorgehen notwendig. Besonders bei der Pflege von Demenzerkrankten (→ Kapitel 17.3) muss immer wieder deutlich gemacht werden, dass diese Nähe nicht mit einer privaten Beziehung gleichzusetzen ist.

Tabuzonen

Im Laufe seines Lebens entwickelt der Mensch ein Gefühl dafür, welche Bereiche seines Körpers unter welchen Umständen berührt werden dürfen. Diese abgestuften Tabuzonen schaffen Sicherheit und Schutz im sozialen Umgang miteinander. So ist in Europa z. B. das Reichen der Hände selbstverständlicher Teil einer Begrüßung, während eine Umarmung nur von vertrauten Menschen erwünscht ist.

Nach dem britischen Verhaltensforscher Desmond Morris gilt folgende Einteilung (Bild 9.14):

- In den **Sozialzonen** ist das kurze, angemessene Berühren allgemein gestattet.
- In **Übereinstimmungszonen** ist das Berühren nach vorausgegangener Frage meist ohne das Abwarten einer Antwort möglich.
- **Verletzbarkeitszonen** dürfen nie ohne deutlich signalisierte Erlaubnis berührt werden.
- Eine Berührung in der **Intimzone** des Menschen setzt größtes Vertrauen seitens des Berührten voraus.

Grundsätzlich gilt, dass mit zunehmender Dauer der Berührung der Grad an Vertrautheit zunimmt. Dabei macht es auch einen Unterschied, ob die Berührung gleichgeschlechtlich oder durch eine Person anderen Geschlechts erfolgt.

Umgang mit schambesetzten Situationen

Schambesetzte Situationen sind in der Pflege Realität. Ein offener Umgang damit muss häufig erst gelernt werden. Die unausgesprochene Erwartung, dass eine „ideale" Pflegeperson und auch die pflegebedürftige Person selbst gefühllos solche Grenzsituationen hinnehmen müssen, ist unrealistisch. Auch das Verdrängen des Problems hilft nicht. Die negativen Gefühle bleiben und belasten unter Umständen die Pflegebeziehung.

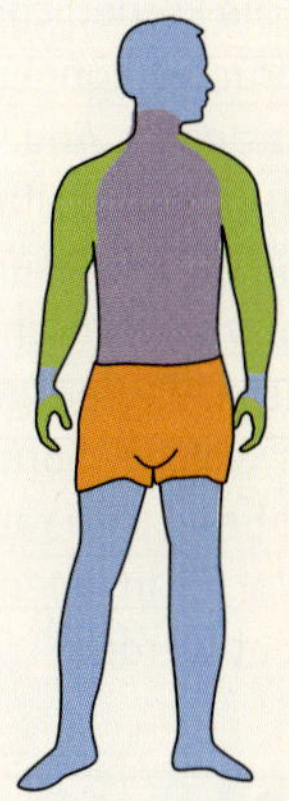

Bild 9.14 Einteilung der Tabuzonen

Vertrauliche Gespräche helfen, eine entspannte Haltung zur Situation zu entwickeln. Ganz sicher hatten andere Pflegepersonen schon ähnliche Probleme und haben sie erfolgreich überwunden.

Es gibt allerdings keine allgemeingültigen Regeln für den Umgang mit diesem Problem. So individuell die Schamgrenze eines Menschen ist, so verschieden sind die Wege, mit schamverletzenden Situationen umzugehen und Nähe zu tolerieren.

Tipps zum Umgang mit schambesetzten Situationen:

- Schambesetzte Pflegehandlungen sollten, wenn möglich, immer von einer gleichgeschlechtlichen Pflegeperson durchgeführt werden.
- Das Tragen von Schutzhandschuhen macht deutlich, dass es sich bei einer Berührung nicht um emotionale oder gar sexuelle Handlungen handelt, sondern um eine Notwendigkeit im Rahmen der Pflegetätigkeit.
- Die Anrede mit dem Nachnamen macht beiden Seiten eine professionelle Distanz deutlich. Unbedingt vermieden werden sollte eine allzu vertrauliches „Wir waschen uns jetzt...".
- Entsprechend sollten auch die Geschlechtsorgane und damit verbundene Pflegehandlungen immer sachlich benannt werden.

Scham betrifft aber nicht nur die körperliche Ebene. Auch übergriffige Sprüche können das Schamgefühl und die Würde des Angesprochenen verletzen. Der Verursacher sollte sachlich, aber deutlich darauf hingewiesen werden, dass sein Verhalten unerwünscht ist. Je nach Situation kann eine schlagfertige Antwort verdeutlichen, dass solche Sprüche unangebracht sind. Kommt es gar zu tätlichen Übergriffen, sollte der Vorfall in jedem Fall dokumentiert und gemeldet werden.

9.4 Basale Stimulation®

Im Alltag nimmt der gesunde Mensch sich selbst, seinen Körper und seine Umwelt mit allen Sinnen wahr: durch Tasten und Fühlen, Sehen und Hören, Schmecken und Riechen sowie durch den Gleichgewichtssinn und das Körpergefühl. Durch die Empfindungen, welche die unterschiedlichen Reize auslösen, und das Spüren von Veränderungen erfährt sich der Mensch dabei immer wieder selbst als lebendiges Individuum mit Gefühlen, Vorlieben und Abneigungen.

Menschen, deren Wahrnehmung z. B. durch Bewusstlosigkeit, Halbseitenlähmung oder Demenz gestört ist, fehlt teilweise dieses Erleben ihres eigenen Körpers. Sie sind dadurch nicht nur in ihrer Selbstwahrnehmung, sondern häufig auch in ihren Kontaktmöglichkeiten mit der Umwelt beeinträchtigt.

Wer sich selbst nicht ausreichend spürt, wird seiner Umwelt kaum vermitteln können, was ihm guttut. Umgekehrt sind die betroffenen Menschen oft nicht in der Lage, an sie gerichtete Worte auf sich zu beziehen und entsprechend zu reagieren.

Das Konzept der Basalen Stimulation® versucht, durch gezielte Ansprache (= Stimulation) der grundlegenden (= basalen) Sinne, das Körpergefühl des Patienten, seine Orientierung und seine Kontaktmöglichkeiten zur Umwelt zu verbessern. Außerdem eröffnet die Arbeit mit der Basalen Stimulation® weitere Kommunikationswege, um den Patienten zu erreichen.

Wo Sprache nicht ankommt, kann versucht werden, Informationen durch den gezielten Einsatz von Sinnesreizen zu vermitteln. Das folgende Beispiel zeigt einige ausgewählte Ansätze des Pflegekonzepts.

Frau Moser, die an Alzheimer-Demenz leidet, soll bei der morgendlichen Ganzkörperwäsche unterstützt werden.

Körperliche Wahrnehmung
Frau Moser wird zur Begrüßung von der Pflegeperson angesprochen und dabei mit der Hand an der Schulter berührt. Durch den Körperkontakt spürt sie, dass sie gemeint ist (Bild 9.15).

Die Pflegerin führt Frau Mosers Hand in die mit Wasser gefüllte Waschschüssel. Die Patientin spürt das Nass und nimmt die Wassertemperatur wahr. Damit wird die Pflegehandlung zusätzlich zur sprachlichen Information eingeleitet. Frau Moser merkt, dass sie nun bei der Körperpflege unterstützt wird.

Beim anschließenden Waschen kann Frau Moser durch den Druck der waschenden Hand ihre Körpergrenzen wahrnehmen und der Tätigkeit der Pflegeperson besser folgen. Die Patientin nimmt die erfrischende Kühle des Wassers auf ihrer Haut wahr und spürt die anregende Wirkung. Sie wirkt jetzt wacher und interessierter.

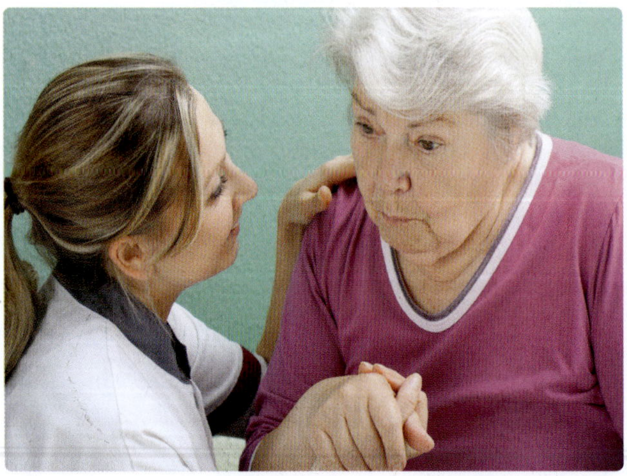

Bild 9.15 Die Patientin spürt, dass sie gemeint ist

Räumliche Wahrnehmung
Zum Waschen des Rückens wird Frau Moser mit Unterstützung der Pflegerin aufgesetzt. Sie erlebt den Lagewechsel und die damit verbundene Muskelspannung. Auch ihr Gleichgewicht stellt sich auf die neue Situation ein.

Wahrnehmung von Schwingungen
Da Frau Moser bereits häufiger eine Lungenentzündung hatte, klopft die Pflegerin sanft ihren Rücken ab, um mögliche Verschleimungen zu lösen. Die Patientin spürt die Schwingungen, die sich durch die sanfte Klopfmassage in ihrem Oberkörper fortsetzen.

Wahrnehmung von Geschmack und Geruch
Frau Moser verarbeitet noch immer die Kriegsjahre, in denen sie viele Entbehrungen, Schmutz und Hunger erleben musste. Durch die Demenz kann sie Vergangenheit und Gegenwart häufig nicht mehr unterscheiden. Daher reicht die Pflegerin der Patientin nach dem Waschen ihr Parfüm und lässt ihr Zeit, intensiv daran zu riechen. Frau Moser nimmt den angenehmen Geruch wahr und findet sich dadurch in der Gegenwart ein, in der sie keine Entbehrungen mehr fürchten muss.

Wahrnehmung von Geräuschen
Frau Moser reagiert auf laute Geräusche verschreckt und mit Angst. Auch das sind noch Nachwirkungen ihrer Kriegserlebnisse. Während der gesamten Pflegehandlung spricht die Pflegeperson mit Frau Moser. Die Patientin hört die vertraute Stimme, das Plätschern des Wassers in der Waschschüssel und die Geräusche der Umgebung. Manchmal horcht Frau Moser dann auf. Ihr kurzes Lächeln verrät, dass ein Geräusch angenehme Erinnerungen wachgerufen hat.

Sehwahrnehmung
Nach dem Waschen wird Frau Moser ein Spiegel gereicht, damit sie sich betrachten kann. Die Pflegeperson führt dabei behutsam die Hand der Patientin zum Gesicht, damit sie sich befühlen kann und erlebt, dass das Spiegelbild sie selbst ist (Bild 9.16).

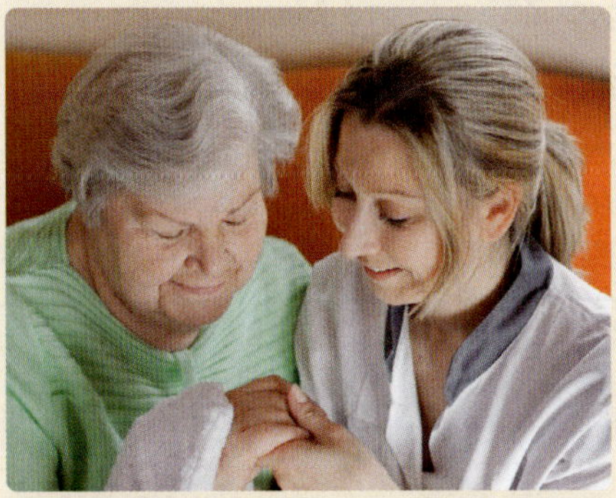

Bild 9.16 Berührt von Berührungen

Tastwahrnehmung
Beim Waschen wurde der Patientin bereits die Gelegenheit gegeben, den etwas rauen Waschlappen zu betasten. Frau Moser mag es nicht, wenn Gegenstände in ihren Mund geführt werden. Deshalb reicht die Pflegerin der Patientin vor dem Zähneputzen ihre Zahnbürste. Sie betastet die Borsten und den Griff ausgiebig. Zur Verdeutlichung führt die Pflegeperson ihre Hand mit der Zahnbürste zum Mund. Frau Moser verbindet daraufhin die Utensilien mit der Handlung und duldet die Mundpflege durch die Pflegeperson.

Nach der Durchführung der Körperpflege reicht die Pflegeperson der Patientin zum Abschied die Hand und drückt sie kräftig. Damit signalisiert sie Frau Moser das Ende der gemeinsamen Aktivität.

Eine solche Pflegemaßnahme benötigt sehr viel mehr Zeit als eine „20-Minuten-Ganzkörperwäsche". Der Patient braucht Zeit, die dargebotenen Reize wirklich wahrzunehmen und den Veränderungen nachzuspüren.

Es wäre falsch, von der Arbeit mit der Basalen Stimulation® sofortige und sichtbare Fortschritte beim betroffenen Menschen zu erwarten. Oft ist nicht einmal eine deutliche Rückmeldung über das Wahrgenommene erkennbar. Dennoch lassen sich in vielen Fällen durch regelmäßige Wiederholungen im Pflegealltag langfristig Erfolge erzielen: Der Mensch wird wieder ein wenig „ins Leben zurückgeholt".

9.5 Zähne und Mundraum

9.5.1 Bau der Zähne

Der Zahn besteht aus der sichtbaren Zahnkrone mit dem Zahnhals und der im Zahnbett verankerten Zahnwurzel (Bild 9.17). Der **Zahnschmelz** umhüllt den Zahn oberhalb des Zahnfleischs. Als härteste Substanz des menschlichen Körpers schützt er den Zahn vor Abnutzung.

Das **Zahnbein**, das die Hauptmasse des Zahns bildet, ist weicher als der Schmelz. Die Wurzel ist von einer dünnen **Zementschicht** bedeckt, die dem Knochen recht ähnlich ist.

Das **Zahnmark** (Pulpa) füllt den Hohlraum im Inneren des Zahns aus. Es enthält neben schmerzempfindlichen Nerven auch zahlreiche Blutgefäße zur Versorgung des Zahns.

Durch Fasern in der **Wurzelhaut** ist der Zahn im Kieferknochen verankert. Zusätzlich trägt das Zahnfleisch zum Halt des Zahns in der Mundhöhle bei.

In die Mundhöhle münden die Ausführungsgänge der Speicheldrüsen, deren Speichelfluss vor allem durch die Kautätigkeit sowie den Geschmack und Geruch von Speisen angeregt wird. Der **Speichel** befeuchtet den Mundraum und macht die Nahrung beim Kauen gleitfähig. Außerdem erfüllt er eine Reinigungsfunktion, indem er Speisereste und Fremdkörper fortspült.

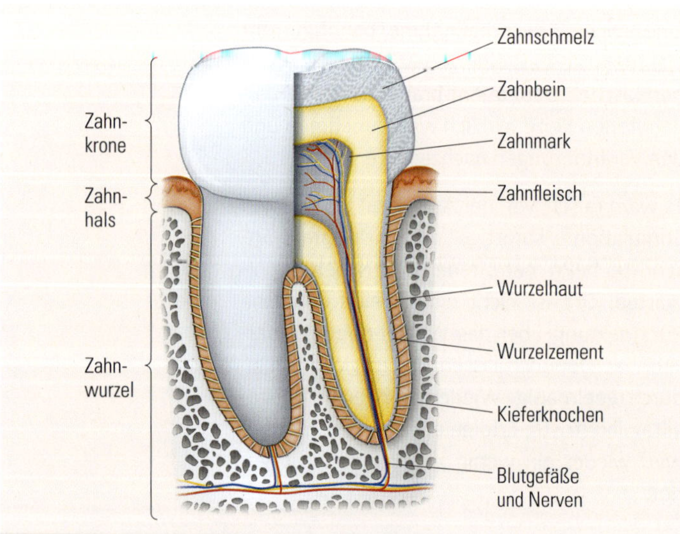

Bild 9.17 Zahn und Zahnbett

Spezielle Stoffe im Speichel wirken zudem antibakteriell gegen unerwünschte Keime in der Mundhöhle. Tiere nutzen instinktiv diese Funktion des Speichels, indem sie die Wunde lecken, wenn sie sich verletzt haben. Damit säubern und desinfizieren sie die verletzte Stelle.

9.5.2 Erkrankungen der Zähne und des Mundraums

Bei jeder Mundpflege oder Zahnpflege sollte der Mundraum auf krankhafte Veränderungen untersucht und ggf. der (Zahn-)Arzt verständigt werden:

- Rötungen, Schwellungen oder Verletzungen der Mundschleimhaut
- Entzündungen des Zahnfleischs, evtl. Zahnfleischbluten
- Beläge auf der Zunge
- gelockerte oder kariöse Zähne

In jedem Fall sollte zweimal im Jahr eine zahnärztliche Untersuchung zur Kontrolle stattfinden, auch wenn keine Beschwerden vorliegen (Bild 9.18).

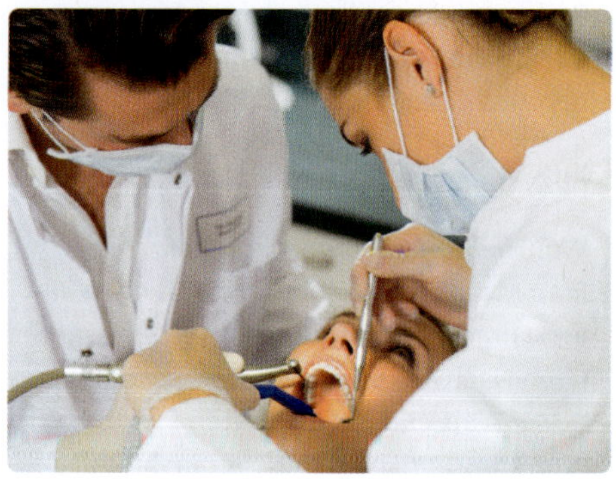

Bild 9.18 Zahnärztliche Untersuchung

Karies

In Mitteleuropa sind etwa 99 % der Bevölkerung von Karies betroffen. Die Zahnfäule entsteht, wenn zuckerhaltige Nahrung über einen längeren Zeitraum auf den Zahn einwirken kann. Dann verwerten Bakterien, die auf den Zähnen und in der Mundhöhle haften, den Zucker und produzieren Säure, die den Zahnschmelz angreift und einbrechen lässt. Es entsteht ein Defekt („Loch"), der weiter ins Innere des Zahns fortschreitet (Bild 9.19 → S. 149).

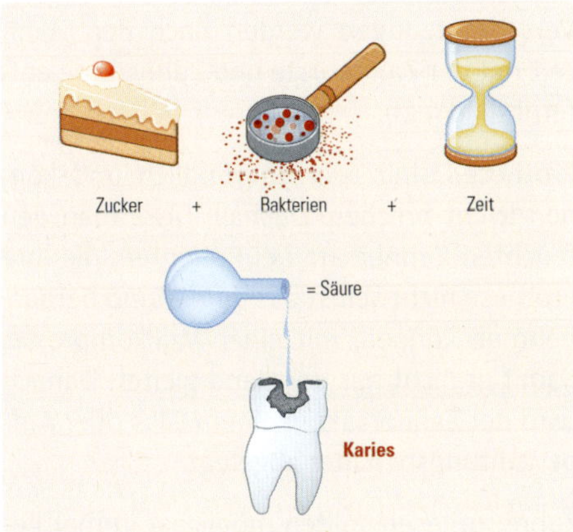

Bild 9.19 Entstehung von Karies

Damit der Zahn nicht weiter zerstört wird, müssen die kariösen Stellen frühzeitig erkannt und vollständig entfernt werden. Anschließend wird der Defekt mit einer Füllung verschlossen und die Zahnform wiederhergestellt.

Zahnfleischentzündung und Entzündung des Zahnbetts

Ab dem 40. Lebensjahr gehen Zähne meistens durch Erkrankungen des Zahnbetts verloren. Durch unzureichende Zahnpflege kommt es zu fest sitzenden bakteriellen Zahnbelägen, der **Plaque**. Durch die Bakterien in der Plaque wird das Zahnfleisch gereizt, entzündet sich und blutet häufig beim Zähneputzen. Oft wird die Zahnfleischentzündung durch weitere Faktoren wie Stoffwechselstörungen, Mangelernährung oder Medikamente begünstigt.

Wenn eine Zahnfleischentzündung nicht behandelt wird, greift sie bei einem anfälligen Menschen auf das Zahnbett über. Dann kommt es, zusätzlich zu den Beschwerden am Zahnfleisch, um den Zahn herum zur Bildung schmerzhafter Zahnfleischtaschen und zum Abbau des Knochens (Bild 9.20). Der Zahn verliert den Halt und beginnt zu wackeln. Am Ende steht der Verlust des Zahns.

9.5.3 Pflege des Mundraums

Zur Mund- und Zahnpflege wird der Patient wenn möglich mit erhöhtem Oberkörper gelagert und mit einem Handtuch unter dem Kinn vor Verschmutzung geschützt.

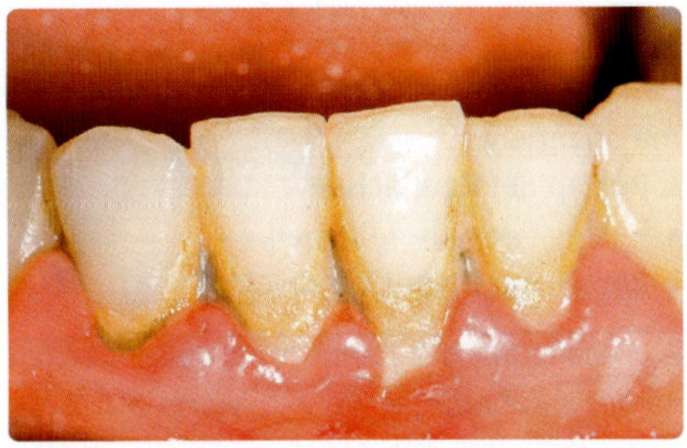

Bild 9.20 Entzündung des Zahnbetts

Wichtig ist eine ausreichende Beleuchtung des Arbeitsfeldes, auch um mögliche Veränderungen der Mundschleimhaut beobachten zu können. Bei unruhigen Patienten sollte eine weitere Pflegeperson als Hilfe hinzugeholt werden, um Verletzungen der Mundhöhle bei unkontrollierten Kopfbewegungen des Patienten zu vermeiden.

Zahnpflege

Die Zähne sollten nach jeder Mahlzeit, wenigstens aber zweimal am Tag, gründlich geputzt werden. Dadurch werden Essensreste beseitigt, der Mundraum wird erfrischt und Krankheiten der Zähne und des Zahnbetts wird vorgebeugt. Das Putzen sollte ca. 3 Minuten dauern. Material:

- Einmalhandschuhe (für die Pflegeperson)
- Handtuch zum Schutz des Patienten
- Zahnbürste, Zahnpasta
- Wasserglas mit warmem Wasser, evtl. mit Mundwasser
- evtl. Nierenschale zum Ausspucken

Dass jede Person eine eigene **Zahnbürste** benutzt, sollte selbstverständlich sein. Sie sollte besonders für hilfsbedürftige Personen gut in der Hand liegen. Ihr Bürstenkopf darf nicht zu groß sein, damit alle Zahnflächen zu erreichen sind. Die Zahnbürste sollte alle 8 bis 12 Wochen gewechselt werden.

Die **Zahncreme** sollte Fluorid enthalten und der Person geschmacklich angenehm sein. Einige Produkte mit Menthol werden besonders von älteren Menschen als sehr scharf und deshalb unangenehm empfunden.

Vor dem eigentlichen Zähneputzen wird der Mundraum gründlich mit warmem Wasser gespült. Das darauffolgende Putzen der Zähne mit der Handzahnbürste erfolgt systematisch. Damit keine Zahnflächen vergessen werden, kann man sich am **KAI-Schema** orientieren:

- Putzen der **K**auflächen
- Putzen der **A**ußenflächen
- Putzen der **I**nnenflächen

Zur Reinigung der Innen- und Außenflächen wird die Zahnbürste im 45°-Winkel am Zahn angesetzt und mit sanftem Druck in kleinen kreisenden Bewegungen in Richtung der Zahnkrone abgerollt. Dadurch dringen die Borsten auch in die Zahnzwischenräume und das Zahnfleisch wird sanft massiert. Biegen sich die Borsten nach außen, ist der Druck beim Zähneputzen zu groß – das Zahnfleisch kann dadurch verletzt werden. Die Kauflächen werden in einer Hin-und-Her-Bewegung gereinigt. Nach der Zahnpflege wird erneut gründlich mit warmem Wasser ausgespült. Die Zahnbürste wird unter fließendem Wasser gereinigt und zum Trocknen mit dem Borstenkopf nach oben in den Becher gestellt.

Zur täglichen Reinigung der Räume zwischen den Zähnen eignet sich **Zahnseide**. Bei größeren Zwischenräumen und unter fest sitzenden Brücken sind spezielle **Interdentalbürsten** hilfreich. Ergänzend zur täglichen Zahnpflege sollten die Zähne einmal wöchentlich mit einem **Fluorid-Gel** geputzt werden, um den Zahnschmelz intensiv vor Karies zu schützen.

Prothesenpflege

Bei Prothesenträgern sollte der herausnehmbare Zahnersatz mindestens einmal täglich in einer Reinigungslösung (Sprudeltablette in Wasser) gereinigt und danach gut mit warmem Wasser abgespült werden. Stärkere Verschmutzungen werden nach der Mahlzeit mit der Zahnbürste und Zahncreme entfernt (Bild 9.21).

Prothesen sind sehr empfindlich und können leicht brechen. Deshalb fasst man den feuchten Zahnersatz bei Patienten, die ihre Prothese nicht selbst aus dem Mund herausnehmen können, mit einer Mullkompresse, damit er nicht aus der Hand gleitet. Danach wird der Zahnersatz in einem Glas oder Aufbewahrungsbehälter abgelegt.

Zahnprothesen sollten möglichst immer getragen werden, da ansonsten die Gefahr einer Verformung des Kiefers besteht. Einige Patienten entfernen jedoch die Prothese zum Schlafen aus dem Mund und reinigen sie über Nacht. Eine Gefahr für den Kiefer besteht dabei in der Regel nicht, wenn die Prothese dafür tagsüber konsequent im Mund bleibt. Um den Halt einer Prothese im Mund zusätzlich zu verbessern, kann eine spezielle Haftcreme aufgetragen werden.

Soor- und Parotitisprophylaxe

Bei Schwerkranken und bewusstlosen Patienten kommt es durch ein geschwächtes Immunsystem und das Austrocknen des Mundraums bei Mundatmung vermehrt zu Infektionen im Mundraum (z. B. **Soor** → Bild 9.22) und zu dadurch verursachtem Mundgeruch. Zudem kann es durch mangelnde oder gar fehlende Kautätigkeit und fehlende Speichelproduktion der Patienten zu einer schmerzhaften Entzündung der Ohrspeicheldruse (**Parotitis**) kommen.

Zur Vorbeugung muss mehrmals täglich eine sorgfältige Mundpflege erfolgen. Dabei wird die Mundhöhle des Patienten (Zunge, Gaumen und Wangentaschen) mithilfe einer Einmalklemme mit einem in desinfizierender Lösung getränkten Tupfer ausgewischt. Da die trockenen Lippen und Mundwinkel oft schmerzhaft aufreißen, werden sie anschließend mit einer fetthaltigen Lippenpflege eingecremt. Wo immer es möglich ist, sollte der Betroffene zudem zum Kauen angeregt werden (z. B. durch Fruchtgummi), um so den natürlichen Speichelfluss zu fördern.

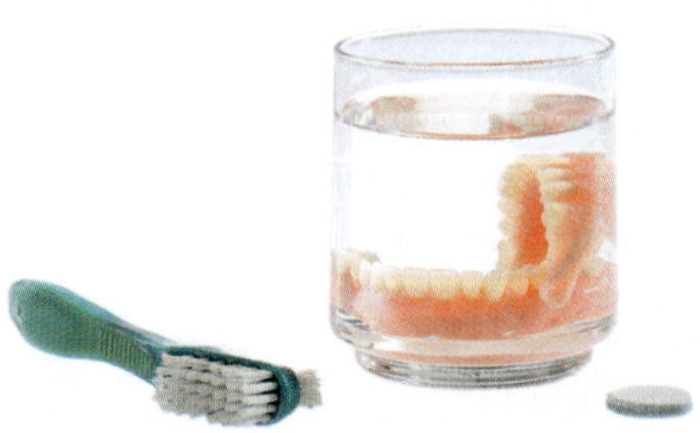

Bild 9.21 Prothesenpflege

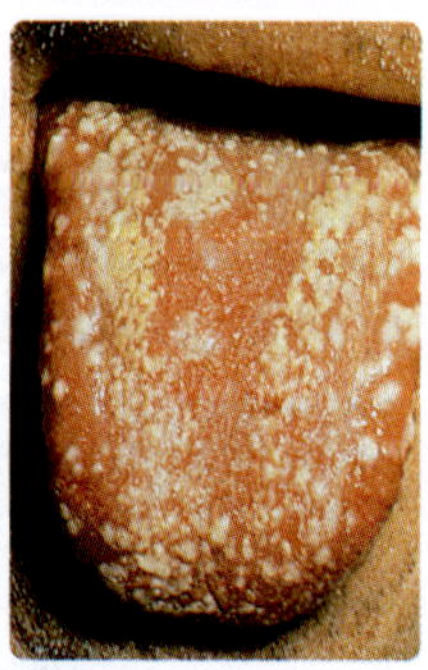

Bild 9.22 Soor

9.6 Haarpflege und Haarwäsche

Die Haarpflege umfasst sowohl das tägliche Kämmen und Bürsten der Haare als auch die regelmäßige Haarwäsche.

Frisieren der Haare

Beim täglichen Kämmen oder Bürsten der Haare lässt sich die Eigenaktivität des Patienten gut fördern. Grundsätzlich benutzt dazu jeder Patient eigene Kämme und Bürsten, mit denen die Haare sorgfältig durchgekämmt werden. Dabei werden Verfilzungen oder Knoten in den Haaren vorsichtig gelöst. Lange Haare können mithilfe von Haarnadeln oder -spangen seitlich gehalten werden, damit sie nicht ins Gesicht fallen. Da bei bettlägerigen Patienten dadurch schmerzhafte Druckstellen entstehen können, ist bei ihnen das Kämmen der Haare zur Seite oder das Zusammenbinden der Haare zu einem Zopf geeigneter. Beim abschließenden Blick in einen Spiegel bekommt der Patient einen Eindruck von seinem Aussehen.

Nach der Haarpflege werden Kämme und Bürsten von Haaren befreit. Das Schneiden der Haare erfolgt nur mit der Einwilligung des Patienten und sollte von einem Friseur durchgeführt werden.

Haarwäsche

Die Haarwäsche kann in vornübergebeugter Sitzhaltung am Waschbecken oder in Rückenlage des Patienten mithilfe eines Haarwaschbeckens (Spezialwanne mit verbreitertem Auflagerand, häufig aufblasbar) oder einer Waschschüssel durchgeführt werden (Bild 9.23). In der Regel sollten die Haare einmal in der Woche und dazwischen nach Bedarf gewaschen werden.

Folgende **Utensilien** werden benötigt:
- Haarwaschbecken oder Waschschüssel
- ggf. Stuhl oder Hocker zum Abstellen der Waschschüssel
- ggf. Wasserkanne mit warmem Wasser (etwa 37 °C)
- 2 Handtücher
- Shampoo
- ggf. Bettschutz (Handtuch oder Unterlage aus Kunststoff)
- Augenschutz (Waschlappen)
- Kamm, Bürste, Spiegel
- Haarföhn

Für die Haarwäsche bei einem bettlägerigen Patienten wird das Bett flach gestellt und das große Kissen entfernt. Der Nacken des Pflegebedürftigen wird mit einem kleinen Kissen abgestützt. Liegt der Patient in einem Pflegebett, kann das Kopfbrett entfernt werden, um besseren Zugang zum Kopf des Patienten zu haben. Schmuck und Hilfsmittel (Halsketten, Hörgeräte, Haarspangen usw.) werden entfernt. Ein Handtuch um den Nacken des Patienten und eine Unterlage schützen Kleidung und Bett vor Nässe.

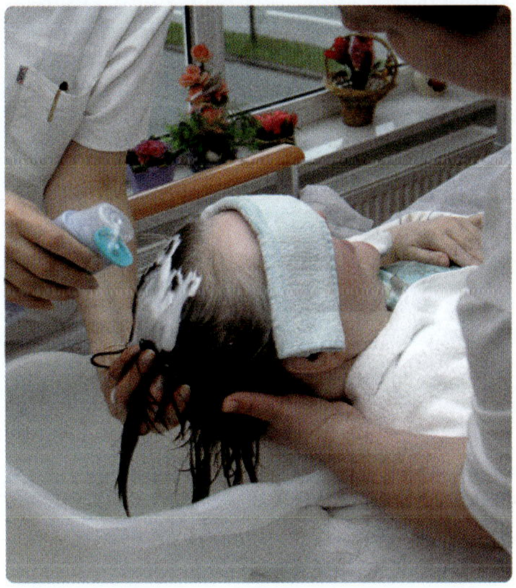

Bild 9.23 Haarwäsche im Bett

Durchführung:
- Haare gründlich mit Wasser nass machen.
- Haare mit etwas Shampoo in kreisenden Bewegungen waschen, dabei die Kopfhaut mit den Fingerspitzen leicht massieren.
- Mit klarem Wasser alle Shampooreste gründlich ausspülen.
- Die Haare ausdrücken und mit einem Handtuch bedecken.
- Die Haare mit dem Handtuch trocknen, bettlägerige Patienten hierzu aufsetzen.
- Feuchte Haare durchkämmen, anschließend föhnen und frisieren.

Während der Durchführung muss der Patient unbedingt vor Zugluft geschützt werden.

9.7 Rasur und Bartpflege

Eine tägliche glatte Rasur gehört für die meisten Männer zum gepflegten Erscheinungsbild. Bei Bartträgern verhindert die tägliche Bartpflege Verfilzung und Knotenbildung der Barthaare. Das Schneiden der Barthaare bei Bartträgern mit langem Bart sollte aber grundsätzlich von einem Friseur durchgeführt werden.

Zum Rasieren sitzt der Patient wenn möglich etwas zurückgelehnt. Ein Handtuch schützt den Oberkörper vor Verschmutzung. Wegen der Verletzungsgefahr bei einer Nassrasur mit einer Klinge sollte zum Rasieren ein elektrischer Rasierapparat verwendet werden. Eine Nassrasur erfolgt nur auf besonderen Wunsch des Patienten und sollte geübten Pflegefachpersonen vorbehalten bleiben.

Die Rasur erfolgt immer entgegen der Bartwuchsrichtung und unter leichtem Straffen der Haut. Danach wird die gereizte Haut mit einem Rasierwasser oder einem Hautpflegemittel gepflegt.

Nach dem Gebrauch wird der Rasierapparat gründlich gereinigt. Leidet der Patient an Hauterkrankungen im Rasurbereich, ist zusätzlich eine Desinfektion des Scherblatts wichtig. Andernfalls können bei der folgenden Rasur die Keime auf weitere Hautregionen übertragen werden. Wird ein Rasierapparat für mehrere Patienten verwendet, wird die Desinfektion grundsätzlich nach jedem Gebrauch durchgeführt.

9.8 Nagel- und Fußpflege

Zu lange oder gar schmutzige Fingernägel sind nicht nur kein schöner Anblick. Sie können beim Greifen hinderlich sein, zu Verletzungen führen und sind außerdem eine Brutstätte für Pilze und Bakterien. Auch viele Fußleiden gehen auf schlecht oder falsch gepflegte Nägel zurück. Durch seitlich eingewachsene Nägel kann es zu Entzündungen und offenen Wunden kommen.

Als Utensilien für die Nagel- und Fußpflege werden benötigt:
- Unterlage
- Waschzusatz für das Bad
- große Waschschüssel mit warmem Wasser für das Fußbad, zwei kleinere Waschschüsseln für das Handbad
- Handtücher
- Nagelbürste, Manikürstäbchen („Nagelkratzer"), Nagelzange und Nagelfeile
- Pflegelotion oder Fettsalbe

Die Nägel lassen sich sehr gut nach einem warmen Hand- bzw. Fußbad säubern und pflegen.

Durchführung:
- Nach dem Bad die Finger und Füße abtrocknen.
- Die Nägel mit einer Nagelbürste und einem Manikürestäbchen reinigen.
- Fingernägel mit einer Nagelschere oder einer Nagelzange kürzen und glatt feilen.
- Fußnägel grundsätzlich nur gerade feilen (Bild 9.24).
- Hornhaut der Füße vorsichtig mit einem rauen Waschlappen oder einem speziellen Bimsstein abreiben.
- Abschließend die Füße mit Lotion oder Fettsalbe eincremen und dabei sanft massieren.
- Beobachtungen von Veränderungen (Rötungen, Blasen, Taubheitsgefühl) oder Verletzungen der Füße dokumentieren und an den Arzt weitergeben.
- Bei Diabetikern darf eine medizinische Fußpflege nur von einer Fachkraft vorgenommen werden.

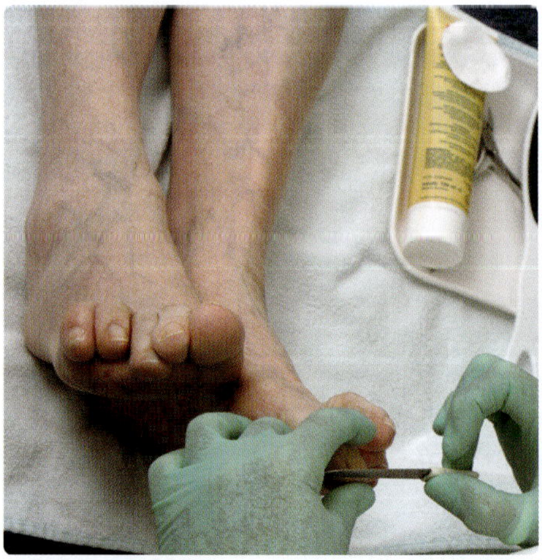

Bild 9.24 Nagelpflege

9.9 Unterstützung beim An- und Auskleiden

Die Kleidung des Menschen unterstützt die Schutzfunktion der Haut, indem sie den Körper vor Witterung, Nässe und Kälte sowie vor Sonnenstrahlung schützt.

Darüber hinaus ist die Kleidung für das Selbstwertgefühl – auch von pflegebedürftigen, vielleicht sogar bettlägerigen Menschen – von großer Bedeutung. Modische Kleidung schmückt den Körper und drückt in vielen Fällen die soziale Zugehörigkeit zu einer bestimmten Gruppe aus. Auch die persönliche Stimmung eines Menschen kann sich in der Wahl seiner Kleidung ausdrücken. Trauernde Menschen bevorzugen eher dunkle Farben, während helle und bunte Farbtöne Fröhlichkeit und Lebensfreude ausstrahlen.

Wahl der geeigneten Kleidung

Zunächst ist die Wahl der geeigneten Kleidung abhängig vom Klima (Temperatur, Feuchtigkeit und Witterung). Grundsätzlich empfiehlt sich Kleidung aus atmungsaktiven Stoffen. Ideal ist Kleidung aus Baumwolle, die sowohl eine gute Wärmeisolation bietet als auch durchlässig für Hautfeuchtigkeit ist. Synthetische Fasern sind in der Regel ungeeignet. Eine Ausnahme stellt Funktionskleidung aus speziellen Kunststofffasern dar, die die Feuchtigkeit von der Haut wegleitet.

Die Kleidung sollte dem Geschmack des Patienten entsprechen. Und der muss nicht immer mit dem der Pflegeperson übereinstimmen: Gerade ältere Menschen bevorzugen oft dezente Farben und legen Wert auf bestimmte Kleidungsstücke, mit denen sie z. B. schöne Erinnerungen verbinden.

Bei Patienten mit eingeschränkten Bewegungsmöglichkeiten ist ein bequemer Schnitt der Kleidung wichtig. Zu enge Kleidung schränkt die Bewegungsfreiheit ein. Aber auch allzu weite Kleider bieten kein vorteilhaftes Erscheinungsbild. Das ist besonders bei älteren Menschen zu beachten, deren Kleidervorrat oft noch aus „gewichtigeren" Zeiten stammt.

Die Verschlüsse müssen den feinmotorischen Fähigkeiten der pflegebedürftigen Person angepasst sein. Besonders bei inkontinenten Personen, deren Kontrolle der Ausscheidung eingeschränkt ist, muss die Kleidung rasch und einfach zu öffnen sein. Kleine Knöpfe sind dabei eher hinderlich, während Klettverschlüsse und Reißverschlüsse selbst bei Versteifungen der Finger und Hände (z. B. bei Arthritis) oft noch gut selbstständig zu öffnen und zu schließen sind. Zusätzlich gibt es für Personen mit Störungen der Feinmotorik spezielle Anziehhilfen und Greifzangen (Bild 9.25).

An- und Auskleiden

Beim Wechsel der Kleidung wird immer erst die kranke Seite und danach die meist besser bewegliche gesunde Seite angezogen. Beim Ausziehen geht man umgekehrt vor.

Bekommt der Patient Infusionen, wird die Infusionsflasche zunächst durch den Ärmel geführt und danach der betreffende Arm des Patienten nachgeholt. Bei allen Zu- und Ableitungsschläuchen (Infusionen, Drainagen, Dauerkatheter) ist zu prüfen, dass sie durch die Kleidung nicht abgeknickt werden.

Auch wenn die Hilfe beim An- und Auskleiden des Patienten möglicherweise aufwendig ist: Für kranke Menschen ist das Tragen von normaler Straßenkleidung während des Tages besonders wichtig. Schlafkleidung vermittelt dem Patienten stets den Eindruck des Krankseins und der Pflegebedürftigkeit. Auch bei bettlägerigen Patienten sollte deshalb die Schlafkleidung zumindest gegen einen Trainingsanzug gewechselt werden. Bei verwirrten Personen unterstützt das Umkleiden zudem die zeitliche Orientierung zwischen Nacht und Tag, Alltag und Sonntag.

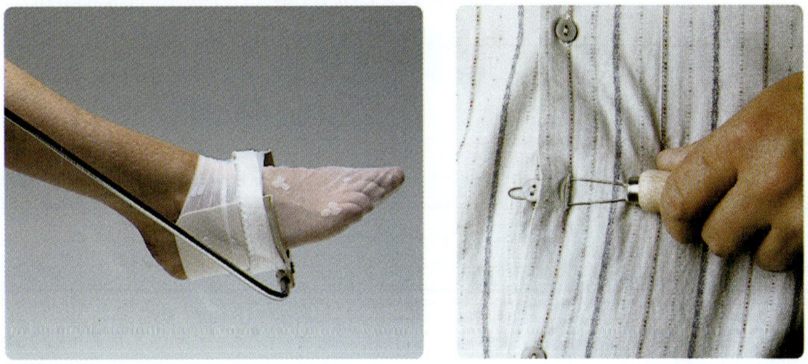

Bild 9.25 Anziehhilfen

Unterm Strich

- Die Haut als größtes Schutz-, Sinnes- und Stoffwechselorgan des Menschen besteht aus Oberhaut, Lederhaut und Unterhaut. Haare, Schweiß- und Duftdrüsen, Talgdrüsen und Nägel unterstützen die Funktionen der Haut.
- Viele Erkrankungen des Menschen zeigen sich auch durch Veränderungen der Haut, z. B. von Hautfarbe, Temperatur, Hautspannung sowie durch Hautschäden und Ausschläge.
- Neben Mitessern, Pickeln und Akne sind der schwarze Hautkrebs und die Neurodermitis häufig auftretende Erkrankungen der Haut.
- Zur Körperpflege gehören das Waschen, die Haar- und Bartpflege, die Zahnpflege sowie die Nagelpflege. Die tägliche Pflege dient nicht nur der Reinigung, sondern sorgt auch für Erfrischung und mindert die Gefahr von Infektionen.
- Die Körperpflege durch eine Pflegeperson ist ein Eingriff in die Intimsphäre des Patienten/Bewohners und sollte daher behutsam und in einer vertrauensvollen Form der Zuwendung ohne Zeitdruck erfolgen.
- Die tägliche Zahn- und Mundpflege mit Zahnbürste, Zahnseide/Interdentalbürsten und Mundspülungen dient (neben einer gesunden Ernährung) der Vorbeugung von Karies und Entzündungen des Zahnfleischs, des Zahnbetts und des Mundraums.
- Die Basale Stimulation® ist eine Möglichkeit, Patienten/Bewohner intensiv über Haut- und Sinneswahrnehmungen anzusprechen, ihr Körpergefühl zu fördern und ihren Kontakt zur Umwelt zu verbessern.
- Die Kleidung des Pflegebedürftigen muss entsprechend der Witterung und der Umgebungstemperatur, aber auch nach persönlichen Vorlieben und Anlässen gewählt werden. Sie sollte bequem und funktional sein, aber auch modische Aspekte berücksichtigen.

Für die Praxis

1. Unterstützen Sie einen Patienten/Bewohner bei einer Teilwaschung am Waschbecken oder an der Bettkante. Dokumentieren Sie danach schrittweise Ihre Vorbereitung und Vorgehensweise in Ihrem Praktikumsbericht.
2. Assistieren Sie einer Pflegeperson bei einer Ganzkörperwäsche oder einem Bad und beobachten Sie dabei die Reaktionen der pflegebedürftigen Person auf das Wasser, den Duft der Seife, die Berührungen usw. (→ Basale Stimulation®).
3. Erstellen Sie eine tabellarische Übersicht über die im Pflegebereich Ihrer Praktikumseinrichtung eingesetzten Haut- und Körperpflegeprodukte. Berücksichtigen Sie dabei die jeweiligen Eigenschaften und Anwendungsgebiete der Produkte.
4. Führen Sie die Hautpflege mit einem geeigneten Körperpflegeprodukt bei einem Patienten/Bewohner nach einem (Dusch-)Bad durch und beobachten Sie dabei die Haut des Pflegebedürftigen. Notieren Sie anschließend von Ihnen wahrgenommene Hautveränderungen.

Aufgaben

1. Nennen Sie die Aufgaben der Haut.
2. Aus welchen Schichten besteht die Haut? Welche Funktion hat jede einzelne Hautschicht?
3. ■ Erläutern Sie, welche besonderen Pflegebedürfnisse durch die Veränderungen der Haut im Alter entstehen.
4. Worauf ist bei der Beobachtung der Haut zu achten?
5. Nennen Sie fünf häufig vorkommende Veränderungen der Haut und deren mögliche Ursachen.
6. Welche Merkmale weisen auf ein malignes Melanom („Schwarzer Hautkrebs") hin?
7. Eine junge Patientin leidet unter Akne.
   a) Wie kommt es zu dieser Erkrankung?
   b) Welche Maßnahmen zur Hautpflege würden Sie der Patientin empfehlen? Begründen Sie Ihre Vorschläge.
8. Bilden Sie Gruppen von jeweils drei Schülern. Je ein Schüler wäscht sich die Hände einige Minuten
   a) mit Wasser
   b) mit Wasser und Seife
   c) mit einer Waschlotion (Syndet)

   Vergleichen Sie das Gefühl der Hautoberfläche vor und nach dem Waschen.
9. ■ Welche Maßnahmen sollten Sie zur Wahrung der Intimsphäre eines Patienten bei der Körperpflege treffen? Was wäre Ihnen persönlich wichtig?
10. Notieren Sie stichwortartig die Durchführung einer Ganzkörperwäsche bei einem bettlägerigen Patienten.
11. Welche verschiedenen Sinneswahrnehmungen können durch die Basale Stimulation® angesprochen werden?
12. ■ Welche Möglichkeiten der Basalen Stimulation® würden sich anbieten, um einen an Demenz erkrankten Menschen im Vorfeld eines Festes (z. B: Weihnachten) zu orientieren?
13. Beschreiben Sie den Aufbau eines Zahnes.
14. Welche Bedeutung haben für Sie gepflegte Zähne und eine gute Mundhygiene?
15. Führen Sie bei einer Mitschülerin die Zahnpflege durch.
16. Bitten Sie einen Mitschüler, sich an einem Morgen nicht zu rasieren. Führen Sie stattdessen die Rasur bei ihm durch.
17. Sammeln Sie verschiedene Werbeanzeigen für Kosmetika aus Illustrierten und werten Sie diese im Klassengespräch aus, indem Sie die folgenden Fragen klären:
    a) An welche Zielgruppe wendet sich die Werbung?
    b) Welche Versprechungen macht die Werbung und welche Erwartungen werden beim Betrachter geweckt?
    c) ■ Welche Erwartungen können erfüllt werden, welche nicht? Nutzen Sie dazu Ihr Wissen aus dem vorangegangenen Kapitel.
18. Laden Sie eine staatlich geprüfte Kosmetikerin zu sich in den Unterricht ein und informieren Sie sich über verschiedene Möglichkeiten der täglichen Hautpflege.

Forum

Sommer, Sonne, Sonnenbrand

Endlich die ersten warmen Sonnentage im Frühling. Also nach dem Unterricht nichts wie raus und ab auf die Wiese zum Sonnenbaden. Schließlich will man mit den sonnengebräunten Traumfiguren der Sport-, Film- und Modestars wenigstens halbwegs mithalten können. Außerdem hebt das helle Sonnenlicht die Stimmung – besonders nach den grauen Wintertagen. Doch leider folgt schon wenige Stunden nach dem Sonnenbad das böse Erwachen. Die Haut ist rot, spannt und juckt. Aus der Traum von der schnellen Bräune ..., aber wie schaffen das die anderen bloß?

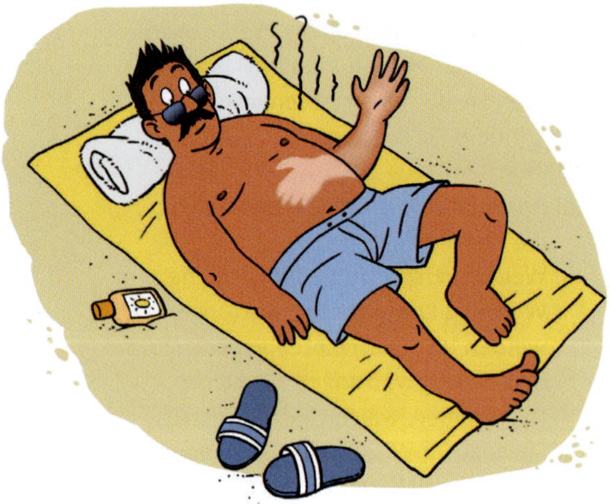

Klar –, Sonne tut gut und sorgt für Wohlbefinden. Unser Körper braucht die Sonne sogar, um das knochenstärkende Vitamin D zu bilden. Und ohne die Wärme der Sonne wäre ein Leben auf der Erde nicht denkbar. Doch Sonnenlicht enthält auch sehr energiereiche ultraviolette Strahlen (UV-Strahlen).

Dass die Haut in der Sonne braun wird, ist eine notwendige Schutzfunktion gegen die aggressive ultraviolette Strahlung. Im unteren Bereich der Oberhaut befinden sich zu diesem Zweck spezielle Zellen (Melanozyten), die Pigmente (= Farbteilchen) bilden können. Dringen UV-Strahlen in die Oberhaut ein, produzieren diese Zellen vermehrt Pigmente mit dem dunklen Farbstoff Melanin. Er fängt die aggressive Strahlung ab und verhindert so, dass die nachwachsenden Hautzellen darunter geschädigt werden.

Die eigentliche Hautbräune tritt erst nach drei bis vier Tagen auf. So lange braucht es nämlich, bis die Melanozyten ausreichend Farbpigmente gebildet haben und der Schutz aufgebaut ist. In dieser Zeit kann die Haut bereits verbrannt sein. Die ungeschützt einwirkende UV-Strahlung begünstigt eine vorzeitige Hautalterung und kann zudem die Erbinformation der Hautzellen verändern. Die gesunde Haut besitzt zwar ein körpereigenes Reparatursystem, um Hautschäden zu beheben. Bei häufigen Sonnenbränden ist das System jedoch überfordert. Geschädigte Hautzellen können entarten und ungehindert wachsen: Es entsteht Hautkrebs.

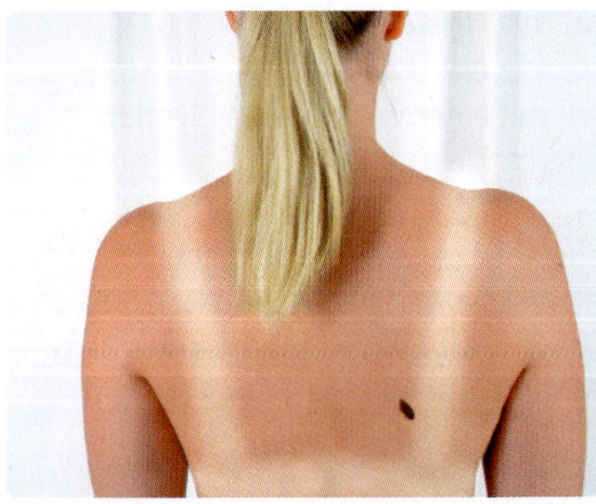

Bild 9.26 Schwerer Sonnenbrand

Menschen mit heller Haut werden grundsätzlich weniger braun – da hilft auch noch so langes Sonnenbaden nichts. Dabei ist die Anzahl der Pigmentzellen bei allen Menschen gleich. Der Unterschied liegt nur in der Menge der gebildeten Pigmente: Dunkelhäutige Personen bilden mehr Pigmente, hellhäutige weniger.

Wie lange eine Person ungeschützt in der Sonne bleiben kann, ohne dass die Haut Schaden nimmt, hängt vom Hauttyp und der Lichtempfindlichkeit ab. Ein normaler Mensch kann sich etwa 15 Minuten in der Sonne aufhalten, ohne einen Sonnenbrand zu bekommen. Bei hellhäutigen Menschen können sich jedoch bereits nach 5 bis 10 Minuten erste Zeichen einer Reizung der Haut zeigen.

Eine Sonnenschutzcreme kann die lichtbedingten Hautschäden für eine bestimmte Zeit verringern, nicht aber ganz verhindern. Das gilt auch für sogenannte „Sunblocker", deren Bezeichnung irrtümlich den Eindruck erweckt, dass sie die Sonnenstrahlen total abschirmen.

Der auf dem Sonnenschutz ausgewiesene Lichtschutzfaktor (LSF) gibt an, wie viel länger man in der Sonne bleiben kann als ohne Schutz. Ein Beispiel: Das Sonnenbaden bei ungeschützter Haut ist 15 Minuten möglich. Eingecremt mit einem Sonnenschutz mit LSF 12 ergibt sich eine Sonnenzeit von 15 Minuten · 12 = 180 Minuten. Dennoch sollte ein Sonnenschutz immer nur zum Schutz der Haut angewendet werden und nicht, um das Sonnenbad beliebig zu verlängern.

Der beste Schutz vor der Sonneneinstrahlung ist immer noch das Tragen heller Kleidung, die die Sonnenstrahlen gut reflektiert oder das Tragen spezieller UV-Schutzkleidung (Bild 9.27).

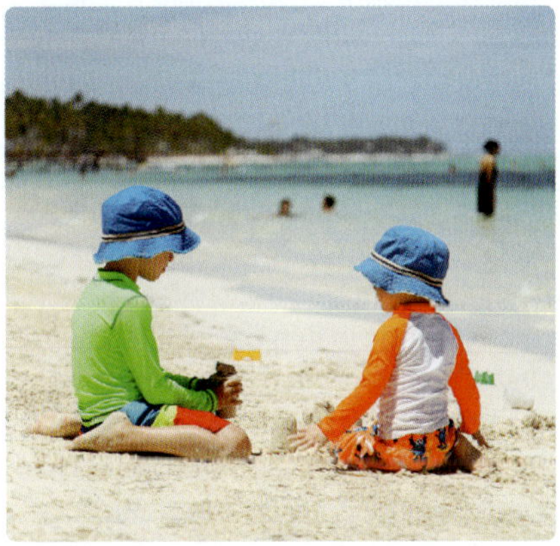

Bild 9.27 Textiler Sonnenschutz

Aufgaben

1. Versuchen Sie eine ehrliche Einschätzung: Welchen Eindruck vermittelt Ihnen
   a) eine sonnengebräunte Person?
   b) eine blasse Person?
   Vergleichen Sie Ihre Einschätzungen.
2. Manche Menschen besuchen regelmäßig oder zur Vorbereitung eines Sommerurlaubs ein Solarium. Diskutieren Sie, ob diese Maßnahme sinnvoll sein kann.
3. Informieren Sie sich in einer Hautarztpraxis in Ihrer Nähe oder im Internet über die Belastungen der Haut durch die Sonne und über die weltweite Entwicklung von Hautkrebs.
4. Besuchen Sie einen Drogeriemarkt und eine Apotheke und informieren Sie sich dort über das Angebot an Sonnenschutzmitteln.
5. Entwerfen Sie ein Informationsplakat zum Thema „Sommer, Sonne, Sonnenbrand" für Ihre Schule.

10 Die Atmung beobachten und unterstützen

Endlich Frühling, endlich Sonne. Leonie (15 J.) hat im Winter viele Pausen im Schulgebäude verbracht. Nun freut sie sich auf die Zeit draußen auf dem Schulhof. Hier tauscht sie mit ihrer Freundin Sergül in der Pause die neuesten Neuigkeiten aus.

Die Sonne scheint, die Gräser sprießen, die Birken blühen. Plötzlich merkt Leonie, wie ihr das Atmen immer schwerer fällt. Und Sergül hört ungewöhnliche, pfeifende Geräusche, jedes Mal wenn ihre Freundin ausatmet. Innerhalb weniger Minuten verschlechtert sich Leonies Lage. Sergül macht sich große Sorgen: „Hey, du kriegst ja gar keine Luft mehr, was ist los mit dir?" Tatsächlich fällt Leonie das Ausatmen jetzt sehr schwer. Ihr Herz rast. Sie hat Angst! Schweißnass und mit Sergüls Hilfe erreicht sie das Schulgebäude, wo ein Lehrer sie in den Erste-Hilfe-Raum begleitet und sofort den Rettungsdienst verständigt. Die Rettungsassistenten erkennen den Ernst der Lage an Leonies Lippen und Fingernägeln, die inzwischen bläulich verfärbt sind.

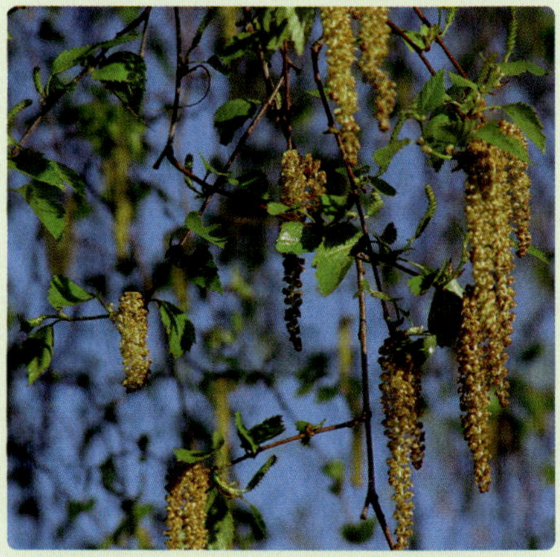

1. Beschreiben Sie die Situation, in der sich der Vorfall ereignet.
2. a) Nennen Sie die akuten Krankheitszeichen von Leonie.
   b) Können Sie sich erklären, wodurch die bläuliche Verfärbung von Leonies Lippen und Fingernägeln entstanden ist?
3. Wodurch könnten Leonies Symptome ausgelöst worden sein?
4. Unter welcher Erkrankung leidet Leonie?

10.1 Aufbau und Aufgaben des Atmungssystems

Die Atmung gehört ebenso wie der Puls, der Blutdruck und die Körpertemperatur zu den lebenswichtigen Funktionen (Vitalfunktionen) des menschlichen Körpers.

Die **Einatmung** dient dazu, den **Sauerstoff** aufzunehmen, der für jede Zelle des Körpers nötig ist.

Bei der **Ausatmung** wird **Kohlendioxid**, ein Abfallprodukt der Zellen, an die Umgebungsluft abgegeben. Außerdem ist die Atemluft für die Stimmbildung im Kehlkopf nötig. Bild 10.1 gibt eine Übersicht über die Bestandteile des Atmungssystems.

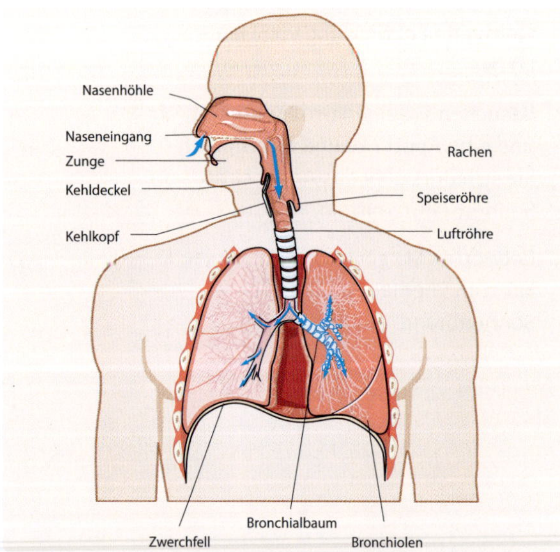

Bild 10.1 Übersicht über das Atmungssystem

Die Atemwege sind mit einer Schleimhaut überzogen. Sie enthält viele Schleimdrüsen und ist gut durchblutet. Dadurch wird die Atemluft angewärmt. Viele kleine Flimmerhärchen auf der Schleimhaut befreien die eingeatmete Luft von Schmutzteilchen.

Das Atmungssystem arbeitet eng mit dem Blut und dem Herz- und Kreislaufsystem (→ Kapitel 11) zusammen. Beim Einatmen gelangt Luft über die Atmungsorgane (→ siehe unten) in die Lunge. Dort übernimmt das Blut so viel Sauerstoff aus den Lungenbläschen wie die Körperzellen benötigen.

Das Blut fließt weiter zum Herzen und wird von dort aus in den Körperkreislauf gepumpt. Es transportiert den Sauerstoff über immer kleiner werdende Blutgefäße zu allen Zellen der oberen und unteren Körperhälfte.

Die Zellen nehmen den Sauerstoff aus dem Blut auf, verbrennen damit Zucker zur Energiegewinnung und geben den dabei anfallenden Abfallstoff Kohlendioxid an das Blut ab.

Das kohlendioxidreiche Blut fließt dann zurück zum Herzen, das es weiter zur Lunge pumpt. Dort wird das Kohlendioxid an die Ausatemluft abgegeben und neuer Sauerstoff aufgenommen (Bild 10.2).

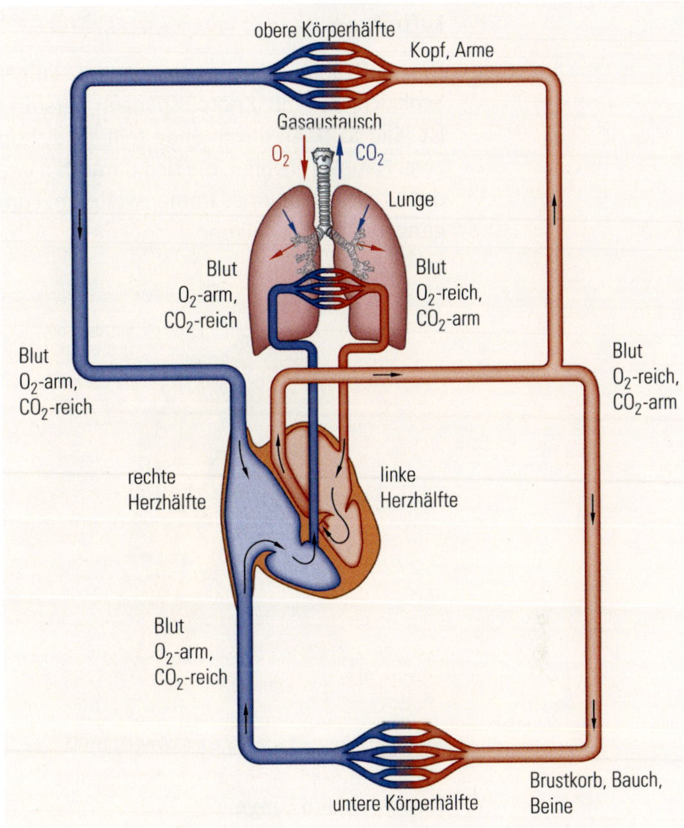

Bild 10.2 Der Gasaustausch von O_2 und CO_2 findet in der Lunge statt

10.1.1 Die Atmungsorgane

Nase

Zu ihr gehören der äußerlich sichtbare Teil der Nase, die Nasenhöhle und die Nasennebenhöhlen. Die **Nasenhöhle** wird durch die Nasenscheidewand in zwei Hälften geteilt. Ihre Oberfläche ist unregelmäßig geformt, damit die Fläche zur Erwärmung der Einatemluft möglichst groß ist. Kleine Gänge verbinden die Nasenhöhle mit den **Nebenhöhlen**. Sie sind mit Luft gefüllt, was den Schädel leichter macht. Außerdem sorgen die Höhlen als Resonanzkörper für den individuellen Klang der Stimme eines jeden Menschen.

Rachen und Kehlkopf

Der Rachen bildet den Übergang zwischen Nasenhöhle und Kehlkopf (Bild 10.3). Hier befinden sich auch die Gaumenmandeln, die bei manchen Menschen häufig entzündet sind (→ S. 162, Bild 10.7).

www.lungenaerzte-im-netz.de (→ Unsere Atemwege)

Im Rachen überkreuzen sich die Einatemluft, die in die Luftröhre gelangt, und die Speise, die in die Speiseröhre geleitet wird.

Ein wichtiger Bestandteil des Kehlkopfs ist der Kehldeckel. Er verschließt die Luftröhre in dem Moment, in dem Speisen geschluckt werden. In der übrigen Zeit hält er die Luftröhre offen. Beim „Verschlucken" gelangt versehentlich Speise in die Luftröhre. Sie wird dann durch den Hustenreflex zurück in den Rachen befördert. Mithilfe der Stimmbänder und anderer Bestandteile sorgt der Kehlkopf außerdem für die Bildung der Stimme.

Luftröhre

Die Luftröhre ist ein ca. 10 cm langer Schlauch, der mit Knorpelspangen verstärkt ist (Bild 10.3). An ihrem Ende teilt sie sich in zwei Hauptbronchien, die sich daraufhin wie die Äste eines Baumes immer weiter im Lungengewebe verzweigen.

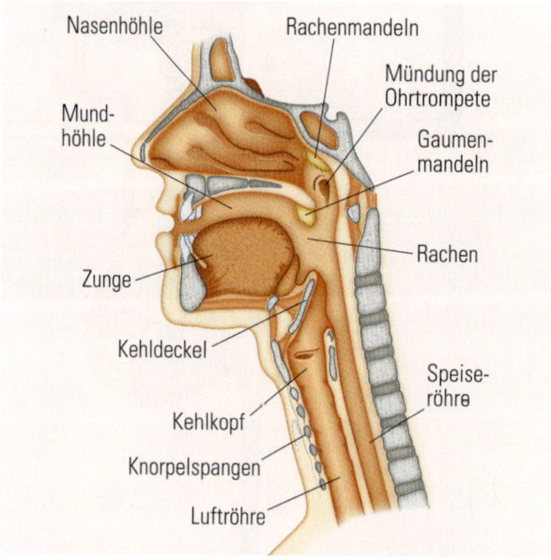

Bild 10.3 Obere Atemwege im Längsschnitt

Bronchien und Lunge

Die Wände der Bronchien werden von kleinen Muskeln durchzogen, um den Durchmesser der Bronchien verändern zu können.

Über zahlreiche, immer kleiner werdende Bronchien gelangt die Einatemluft zu den **Lungenbläschen** (Bild 10.4 a). Hier findet der Austausch der Atemgase Sauerstoff und Kohlendioxid mit dem Blut statt (Bild 10.4 b).

Die Lunge besteht aus zwei **Lungenflügeln**. In ihnen befinden sich ca. eine halbe Milliarde Lungenbläschen. Sie „hängen" wie Weintrauben am Ende der kleinsten Bronchien (Bronchiolen).

Wie ein feines Netz liegen kleinste Blutgefäße (Kapillaren) auf den Lungenbläschen (Bild 10.4 a). Deren Haut ist so dünn, dass die **Atemgase** O_2 und CO_2 durch sie hindurch ins Blut und vom Blut in die Lungenbläschen wandern können.

10.1.2 Der Brustraum

Im Brustraum befinden sich die Luftröhre, die Bronchien, die beiden Lungenflügel, die

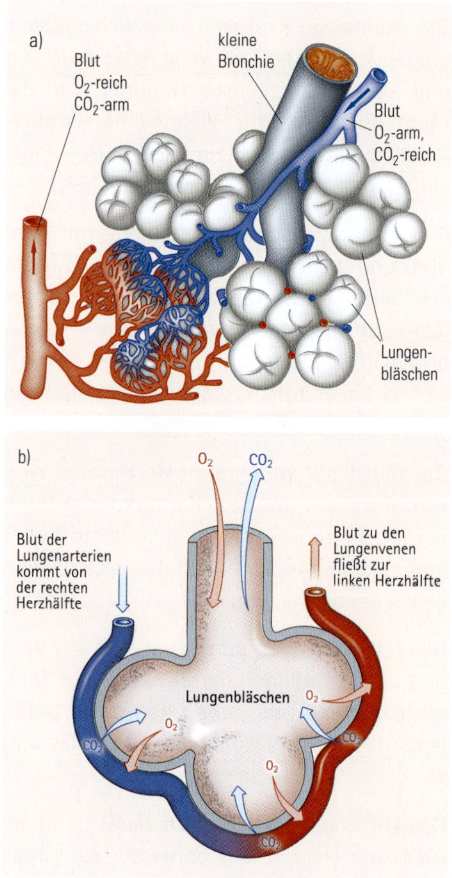

Bild 10.4 a) Lungenbläschen mit Kapillarnetz und **b)** Gasaustausch an den Lungenbläschen

Speiseröhre, das Herz, Hohlvenen und die Hauptschlagader (Bild 10.5).

Die beiden Lungenflügel können die Luft nicht selbstständig einatmen. Stattdessen wird die Luft eingesogen, indem sich der Brustkorb vergrößert. Wenn sich der Brustkorb verkleinert, wird die Luft herausgepresst.

Damit die Lungenflügel diesen Bewegungen folgen, „kleben" sie am Brustkorb:

- Die Lungenflügel sind außen von einer Haut, dem **Lungenfell**, überzogen.
- Der Brustkorb ist innen mit einer Haut, dem **Rippenfell**, ausgekleidet.
- Die Spalte zwischen Lungenfell und Rippenfell ist mit einem dünnen Flüssigkeitsfilm gefüllt. Dadurch haften Lunge und Brustkorb aneinander. Auf diese Weise folgt die Lunge den Bewegungen des Brustkorbs.

Die Vergrößerung (= Einatmung) und Verkleinerung (= Ausatmung) des Brustkorbs erfolgt durch verschiedene **Atemmuskeln**.

Wenn sich die Muskeln zwischen den Rippen zusammenziehen, wird der Brustkorb, und mit ihm die Lungen, nach außen und oben gedehnt und vergrößert. Gleichzeitig zieht sich der Zwerchfellmuskel zusammen und erweitert die Lungenflügel nach unten. Luft wird eingeatmet (Bild 10.6 a). Erschlaffen die Muskeln, verkleinert sich der Brustkorb wieder und die Luft wird ausgeatmet (Bild 10.6 b).

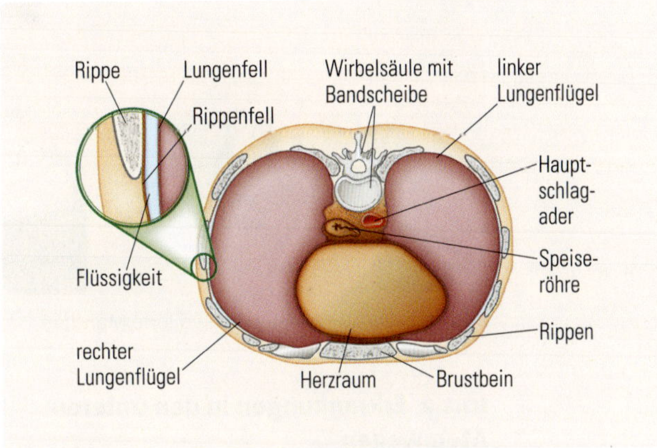

Bild 10.5 Waagerechter Schnitt durch den Brustraum

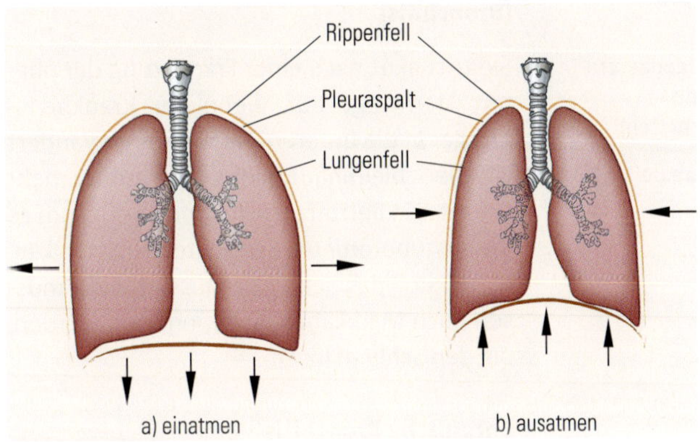

Bild 10.6 a) und b) Schematische Darstellung der Ein- und Ausatmung

10.2 Krankheiten des Atmungssystems

10.2.1 Erkrankungen in den oberen Atemwegen

Erkrankungen in den oberen Atemwegen kommen oft vor. In den meisten Fällen lassen sich die vorübergehenden Beschwerden jedoch mit einfachen Mitteln lindern.

Tabelle 10.1 gibt einen Überblick über häufige Entzündungen.

Erkrankung	Krankheitszeichen	Maßnahmen
Entzündung der Nasenschleimhaut (Schnupfen)	Kratzen im Hals, Niesen, wässrig-schleimiges Nasensekret, behinderte Nasenatmung, evtl. Kopfschmerzen, verschlechterter Geruchs- und Geschmackssinn	Nasendusche mit Kochsalzlösung, Inhalationen (→ S. 165), viel trinken zur Schleimlösung, evtl. schleimhautabschwellende Medikamente (Nasentropfen/Nasenspray), damit das angestaute Sekret ablaufen kann
Entzündung der Nasennebenhöhlen	wie bei der Nasenschleimhautentzündung, zusätzlich Kopfschmerzen im Bereich der Nasennebenhöhlen	schleimhautabschwellende Medikamente, sonst wie bei der Entzündung der Nasenschleimhaut
Entzündung der Mandeln (Bild 10.7 → S. 162)	rote und geschwollene Mandeln, hohes Fieber und Krankheitsgefühl, Schluckbeschwerden, Kratzen im Hals, geschwollene Lymphknoten im Kieferbereich	Bettruhe, Mundspülungen, feuchtkalte Halswickel, evtl. Gabe von Antibiotika
Entzündung des Kehlkopfs	Hustenreiz und Heiserkeit	möglichst wenig sprechen, nicht rauchen

Tabelle 10.1 Häufige Erkrankungen der oberen Atemwege

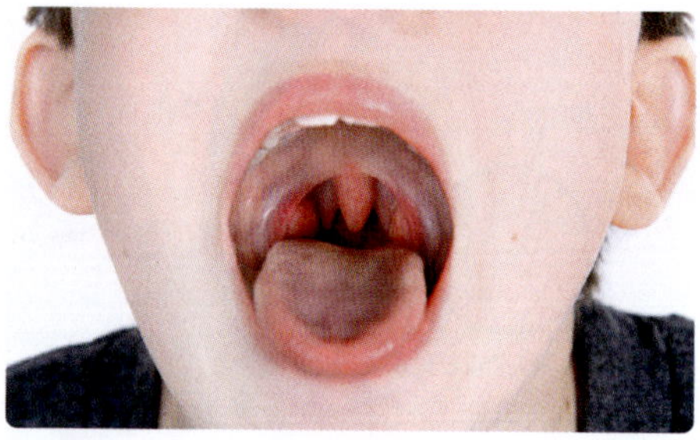

Bild 10.7 Gerötete und geschwollene Mandeln

10.2.2 Erkrankungen in den unteren Atemwegen

Akute Entzündung der Bronchien (Bronchitis)

www.lungenaerzte-im-netz.de (→ Krankheiten)

www.daab.de

Sie tritt akut nach einer Erkrankung der oberen Atemwege auf, wenn der Krankheitserreger in die unteren Atemwege gewandert ist. Die Schleimhaut bildet dann immer mehr **Sekret**. Die Betroffenen husten häufig, um es herauszubefördern. Sie sollten viel trinken, damit sich das Sekret verflüssigt. Evtl. müssen auch Medikamente genommen werden, die den Schleim lösen.

Chronische Bronchitis

Sie tritt vor allem bei Rauchern auf oder bei Menschen, die bedingt durch ihre Arbeit einer besonderen Luftverschmutzung ausgesetzt sind. Außer lästigem **Husten** mit Auswurf über mehrere Monate fühlen sich die Betroffenen zunächst kaum krank. Später kann es jedoch zu so starker **Atemnot** kommen, dass die Gabe von Sauerstoff nötig wird. Die Patienten sind dann kaum noch belastbar. Durch die andauernde Entzündung verändern sich die Zellen der Bronchialschleimhaut nach und nach bis zur Vorstufe des Lungenkrebses. Betroffene sollten deshalb unbedingt mit dem Rauchen aufhören.

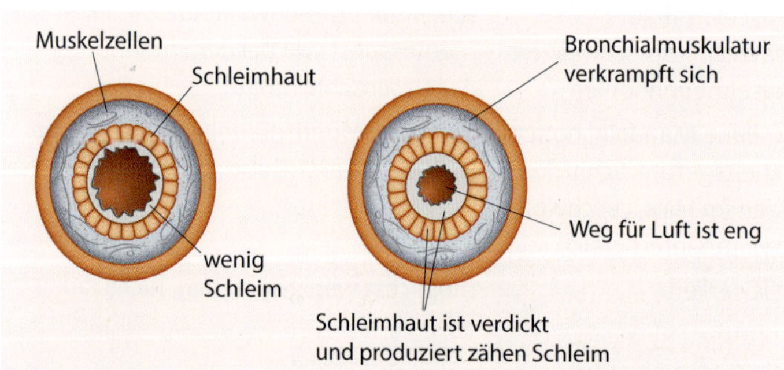

Bild 10.8 Durch Schleimhautschwellung, Verkrampfung der glatten Muskulatur in den Bronchien und zu viel Schleimproduktion sind die Atemwege bei einem Asthmaanfall verengt. Links normale Atmung, rechts bei einem Asthmaanfall.

Asthma bronchiale

Die Auslöser des Asthma bronchiale sind von Patient zu Patient verschieden: **Allergien** auf Pollen oder Nahrungsmittel, Hausstaubmilben oder Tierhaare, Zigarettenrauch, **Infektionen der Atemwege**, Medikamente, körperliche Anstrengungen oder plötzliche starke Temperaturwechsel. Bei Kindern ist das Asthma bronchiale die häufigste chronische Erkrankung.

Drei gleichzeitig ablaufende Vorgänge führen beim Asthma bronchiale zu einer Verengung der Bronchien: Die Schleimhaut in den Bronchien schwillt an, produziert mehr Schleim als sonst und zudem verkrampft sich die Muskulatur der Bronchien (Bild 10.8). Die Betroffenen klagen beim akuten Asthmaanfall über starke Atemnot mit pfeifenden Atemgeräuschen und großer Angst.

Anwesende sollten versuchen, beruhigend auf den Patienten einzuwirken und ihm helfen, eine atemerleichternde Haltung einzunehmen. Außerdem kann Hilfe bei der Gabe eines Dosieraerosols nötig sein (→ S. 167), das die Bronchien erweitert. Die weitere Therapie besteht im Wesentlichen in der Gabe von cortisonhaltigen Medikamenten, die das Abschwellen der Schleimhaut unterstützen. Außerdem müssen die Betroffenen versuchen, die Substanz herauszufinden, die den Anfall verursacht hat, um sie zukünftig zu meiden.

10.2.3 Erkrankungen der Lunge

Lungenentzündung (Pneumonie)

Die Lungenentzündung ist in den Industrieländern die häufigste zum Tode führende Infektionskrankheit. Sie entsteht, wenn krank machende Bakterien oder Viren in die Lunge eindringen und sich dann in den Lungenbläschen vermehren. Die Schleimhaut der Lungenbläschen schwillt durch die Entzündung an. Der Gasaustausch und somit die Sauerstoffversorgung des Körpers wird behindert. Verschiedene Umstände begünstigen diesen

Vorgang, z. B. Mangelernährung, Erkältungen oder Fremdkörper in den Atemwegen. Ebenso kann eine unregelmäßige oder unsachgemäße Mund- und Zahnpflege das Pneumonierisiko erhöhen, wenn krank machende Erreger in die tieferen Atemwege gelangen.

Besonders oft kommt es zu einer Pneumonie, wenn Menschen bettlägerig sind, da sie aufgrund von Schmerzen oder Bewegungseinschränkungen tiefes Einatmen vermeiden. Dadurch werden die unteren Lungenbereiche schlecht belüftet, sodass sich Erreger dort leichter vermehren können.

Auch der Erreger SARS-CoV-2 (SARS = **S**evere **A**cute **R**espiratory **S**yndrome = Schweres akutes Krankheitsbild der Atemwege), der auch als **Co**rona-**Vi**rus bezeichnet wird, verursacht häufig Infektionen der unteren Atemwege. Die Sauerstoff-Aufnahme des Blutes wird in vielen Fällen so sehr behindert, dass das Blut außerhalb des Körpers mit Sauerstoff angereichert werden muss.

Eine Pneumonie kündigt sich durch hohes Fieber mit Schüttelfrost und Husten sowie Schmerzen beim Atmen an. Der Patient hustet oft eitriges **Sputum** aus (→ S. 164). Im Falle einer Erkrankung müssen die Betroffenen im Bett bleiben und viel trinken. Der Arzt lässt die Lunge röntgen und verordnet bei einer bakteriellen Pneumonie Antibiotika zur Bekämpfung der Bakterien. Weil grundsätzlich jeder Infekt eine Lungenentzündung verursachen kann, sollten sich gerade ältere sowie herz- und lungenkranke Menschen jährlich gegen die Grippe impfen lassen (Pneumonieprophylaxe → S. 166).

Lungenkrebs

Er ist bei Männern die häufigste Krebsart. Es kommt zu einem bösartigen Wachstum des Bronchialgewebes. Verursacher des Lungenkrebses ist in erster Linie das **Rauchen**. Es sind eher allgemeine Anzeichen, die auf einen Lungenkrebs hindeuten: allgemeines Krankheitsgefühl, Gewichtsverlust, Reizhusten oder Auswurf. Deshalb wird der Lungenkrebs meist erst sehr spät entdeckt, wenn sich bereits **Metastasen** (Tochtergeschwülste) im Körper gebildet haben. Die Heilungschancen sind dann sehr schlecht. Von 100 Menschen in Deutschland, bei denen ein Lungenkrebs erst spät erkannt wurde, leben nach fünf Jahren nur noch etwa 20.

10.3 Die Atmung beobachten

Die normale Atmung geschieht in einem gleichmäßigen Rhythmus (Tabelle 10.2). Sie ist kaum hörbar und erfordert keine Anstrengung.

Anzahl der Atemzüge pro Minute	
neugeborenes Kind	ca. 45/Min.
Kleinkind	ca. 25/Min.
Erwachsener	15 – 20/Min.

Tabelle 10.2 Normale Atemfrequenzen

Wenn man sich einen Überblick über die Atmung eines Menschen verschaffen will, sollte man auf verschiedene Kriterien achten:

10.3.1 Die Atemfrequenz

Eine veränderte Atemfrequenz (Zahl der Atemzüge pro Minute) kann unterschiedliche Ursachen haben. Aufregung oder Anstrengung haben eine höhere Atemfrequenz zur Folge (Bild 10.9). Sie kann aber auch durch Fieber, Schmerzen und verschiedene Erkrankungen von Herz und Lunge verursacht werden.

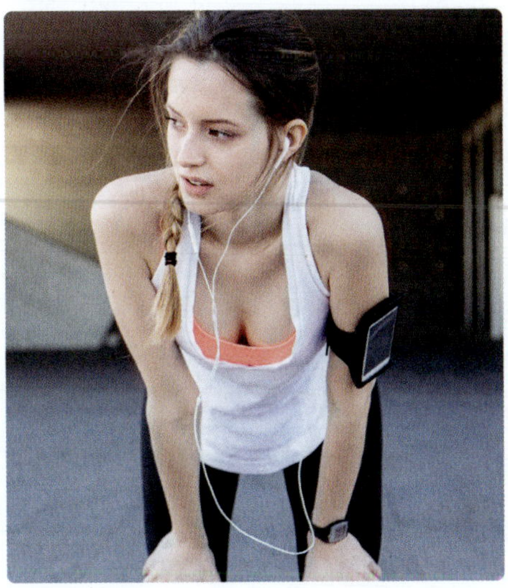

Bild 10.9 Sport erhöht die Atemfrequenz

Im Schlaf ist die Atemfrequenz niedriger. Schlafmittel oder Vergiftungen führen ebenfalls zu einer verringerten Atemfrequenz. Ihre Messung erfolgt am besten in einer entspannten Situation. Einatmung, Ausatmung und Atempause ergeben einen Atemzug. Die Atemzüge werden eine Minute lang gezählt. Dies geschieht am besten unmittelbar nach der Pulsmessung, ohne dass der Patient hierüber zuvor informiert wird. Andernfalls würde er seine Atmung beobachten und automatisch verändern.

10.3.2 Die Atemqualität

Um die Qualität der Atmung zu prüfen, sollte man auf mögliche Veränderungen der Atemtiefe sowie auf eventuelle Atemgeräusche achten (Tabelle 10.3).

10.3.3 Der Atemrhythmus

Bei Veränderungen des Atemrhythmus wird die ruhige und regelmäßige Abfolge von Einatmung, Ausatmung und Atempause durchbrochen (Bild 10.10). Ursachen sind z. B. Atempausen bei Schnarchern, schwere Stoffwechselentgleisungen oder Hirnschädigungen.

10.3.4 Husten

Beim Husten kommt es zu einer ruckartigen Ausatmung, die mit einem typischen Geräusch verbunden ist. Husten ist jedoch keine Krankheit an sich, sondern eine Begleiterscheinung anderer Erkrankungen der Atemwege, wie z. B. Asthma bronchiale oder Bronchitis.

Veränderungen	Ursachen
Vertiefte Atemzüge	sind in vielen Fällen die Folge einer akuten Stoffwechselstörung bei Diabetes mellitus (→ S. 222).
Flache Atemzüge	werden vor allem bei starken Schmerzen, Rippenbrüchen, Lungenentzündungen (→ S. 162) und nach Operationen beobachtet.
Atemgeräusche	sind stets ein Zeichen einer Behinderung der Atmung durch eine Verengung der Atemwege (z. B. pfeifende Atemgeräusche beim Asthma bronchiale → S. 162).
Erschwerte Atmung, Atemnot	schwere Lungenerkrankungen sowie eine mangelhafte Funktion des Herzens sind die Ursachen. Die Betroffenen entwickeln dabei oft starke Angstgefühle.

Tabelle 10.3 Krankhafte Veränderungen der Atemqualität

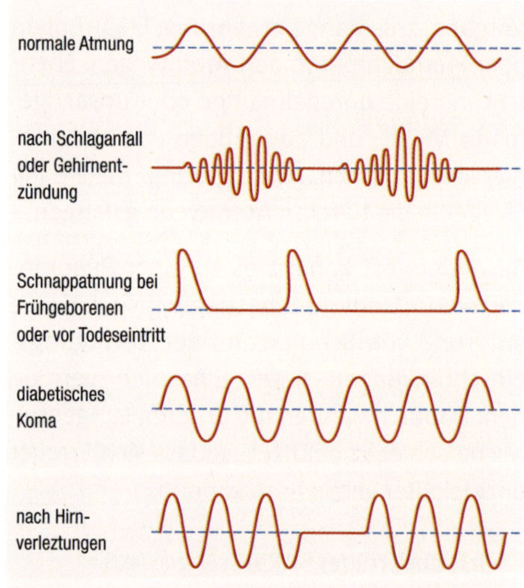

Bild 10.10 Veränderungen des Atemrhythmus

Husten tritt auf als:
- **produktiver Husten:** Hierbei kommt es zur Schleimbildung (z. B. bei Rauchern, Erkältungen oder Asthma bronchiale). Das Abhusten von Schleim morgens ist ein typisches Zeichen chronischer Lungenerkrankungen.
- **trockener Reizhusten:** Er wird von den Betroffenen als besonders lästig und schmerzhaft empfunden.

10.3.5 Auswurf (Sputum, Sekret)

Auswurf ist eine Absonderung, die bei verschiedenen Erkrankungen von den Schleimhäuten in Mund, Rachen, Nase und Bronchien in erhöhtem Maß produziert wird. Gesunde Menschen produzieren so wenig Auswurf, dass es in ihrem Leben keine Rolle spielt. Speichel ist kein Auswurf.

Um Rückschlüsse vom Sputum auf bestimmte Erkrankungen zu ziehen, können Menge, Farbe, Beschaffenheit, Beimengungen und Geruch beobachtet werden. Bestimmte Beimengungen im Auswurf (z. B. Tumorzellen) können nur im Labor nachgewiesen werden. Hierzu muss der Auswurf in einem speziellen Behälter aufgefangen werden.

Inhalationsform	Prinzip	Erreichte Atemwege
Dampfinhalation	Erzeugung von Wasserdampf durch Erhitzen	Nasenraum bis zum Kehlkopf
Aerosolvernebler	Verwirbelung von Flüssigkeit durch Druckluft	Luftröhre, Bronchien
Ultraschallvernebler	Erzeugung feinster Tröpfchen durch Ultraschall	Bis zu den Alveolen

Tabelle 10.4 Inhalationsformen

10.4 Die Atmung unterstützen

10.4.1 Sekret lösen

Zähes Sekret in den Atemwegen behindert die Atmung. Daher sollte versucht werden, das Sekret zu verflüssigen und zu lösen. Dies ist aber nur sinnvoll, wenn der Patient das gelöste Sekret auch abhusten kann oder seine Atemwege regelmäßig abgesaugt werden.

Damit die Maßnahmen zur Sekretlösung wirken können, ist es wichtig, dass der Patient mindestens 2 bis 3 Liter pro Tag trinkt. Denn nur so kann sich das Sekret verflüssigen (Bild 10.11).

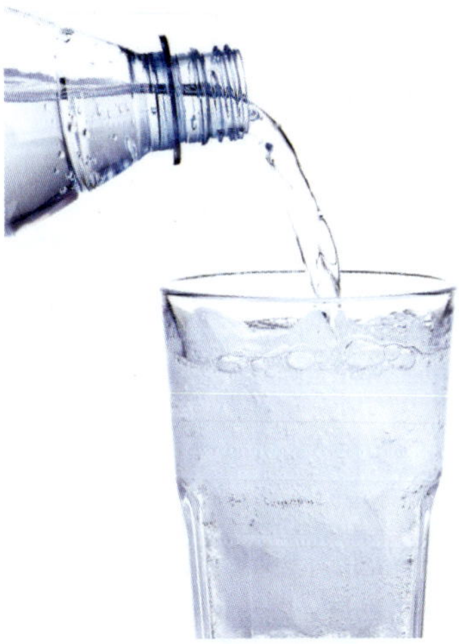

Bild 10.11 Eine ausreichende Flüssigkeitszufuhr unterstützt die Sekretlösung

Neben der Einnahme von sekretlösenden Medikamenten gibt es weitere Möglichkeiten, die behinderte Atmung zu erleichtern:

Inhalationen

Durch das Inhalieren mit 0,9 %iger Salz-Wasser-Lösung oder mit Kräutern oder ätherischen Ölen lässt sich fest sitzendes Sekret lösen. Inhalationen befeuchten die oberen Atemwege und haben eine wohltuende Wirkung. Besonders geeignet sind Inhalationsgeräte (Bild 10.12). Sie ermöglichen die gezielte Inhalation über Mund und Nase und verhindern Augenreizungen. Die Inhalation kann aber auch ein- bis zweimal täglich für etwa 10 Minuten klassisch über einer Schüssel mit dampfendem Wasser und einem Handtuch über dem Kopf durchgeführt werden.

Vor der Anwendung ätherischer Öle sind die Angaben der Hersteller zu prüfen und ob gegen einen der Inhaltsstoffe eine Allergie besteht. Vor allem bei Säuglingen, Kindern und Asthmapatienten dürfen ätherische Öle nicht angewendet werden, da sie akute Atemnot auslösen können.

Einreibungen

Ätherische Öle wirken sekretlösend und sie werden entweder eingeatmet oder über die Haut im Brust- oder Rückenbereich aufgenommen. Dabei werden häufig die Öle der folgenden Pflanzen verwendet: Salbei, Pfefferminze, Zitrone und Eukalyptus.

Feuchtheiße Brustwickel

Die Wirkung der Brustwickel (→ S. 204) wird durch die Anwendung der im vorherigen Absatz genannten Öle erhöht.

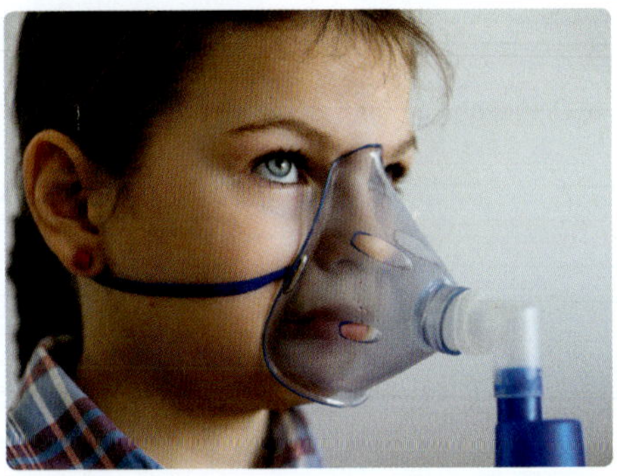

Bild 10.12 Inhalieren mit dem Aerosolvernebler

10.4.2 Die Atmung durch Lagerungen unterstützen

Zu einer erleichterten Atmung und einer besseren Belüftung der Lunge tragen verschiedene atemunterstützende Lagerungen bei, von denen im Folgenden eine Auswahl dargestellt wird:

Oberkörperhochlagerung

Hierzu wird das Kopfteil des Bettes hochgestellt. Kopf, Rücken und Arme des Patienten werden mit Kissen gut gestützt, um den Oberkörper aufzurichten. Dies erleichtert und vertieft die Atmung. Die Knie werden mit einer Rolle unterpolstert, um die Bauchdecke zu entspannen (Bild 10.13).

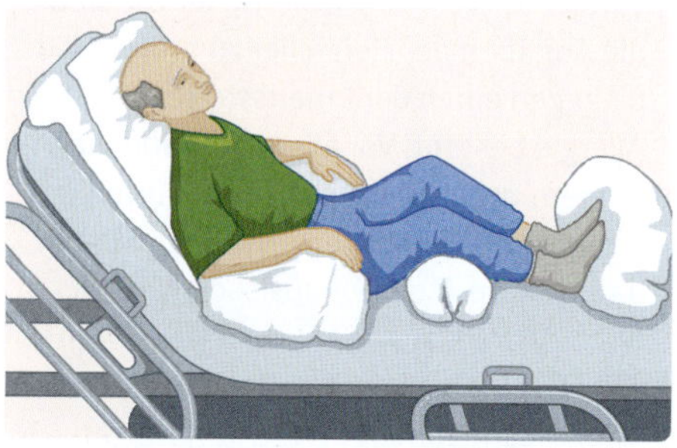

Bild 10.13 Oberkörperhochlagerung

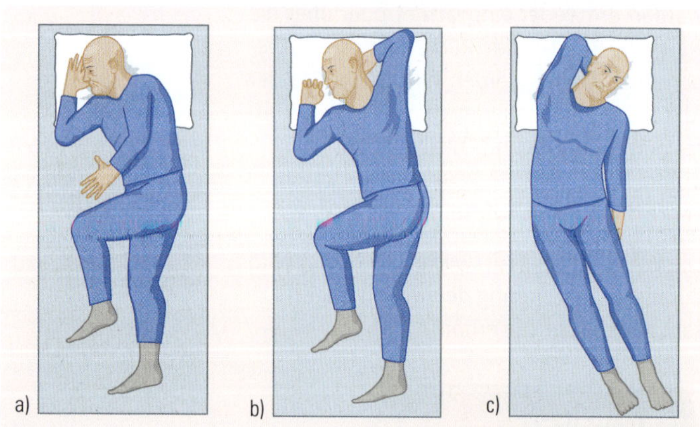

Bild 10.14 a) Dehnlagerung, **b)** Drehdehnlagerung, **c)** Halbmondlagerung

Dehnlagerung

Hierzu liegt der Patient in Seitenlage mit dem Kopf auf einem dünnen Kissen. Der untere Arm wird in Kopfrichtung gelagert. Das obere Bein stützt die Lage, indem es nach vorn gebeugt wird (Bild 10.14 a).

Drehdehnlagerung

Der Patient liegt in Seitenlage mit dem Kopf auf einem dünnen Kissen. Der untere Arm wird in Kopfrichtung gelagert, der obere Arm liegt hinter dem Kopf. Das obere Bein stützt die Lage, indem es nach vorn gebeugt wird (Bild 10.14 b).

Halbmondlagerung

Mit gestreckten Beinen liegt der Patient auf dem Rücken. Einen Arm zieht er so weit wie möglich hinter den Kopf. Den anderen lagert er am Körper entlang in Fußrichtung, um die gegenüberliegende Lungenseite zu dehnen (Bild 10.14 c).

10.4.3 Lungenentzündungen vorbeugen (Pneumonieprophylaxe)

Maßnahmen zur Pneumonieprophylaxe haben das Ziel, eine Entzündung der Lunge bzw. anderer Abschnitte der Atemwege zu vermeiden. Mit verschiedenen Maßnahmen lässt sich einer Lungenentzündung vorbeugen:

Frische Luft

Spaziergänge im Freien oder ein gut gelüftetes Zimmer sind in jedem Fall wichtig. Dadurch werden die Lungen und der gesamte Körper besser mit Sauerstoff versorgt.

Infektionen verhindern

Um zu vermeiden, dass Krankheitserreger in die tieferen Atemwege gelangen, ist auf eine fachgerechte Pflege des Mundraums zu achten (→ Kap. 9.5.3).

Verschlucken vermeiden (Aspirationsprophylaxe)

Beim Essen und Trinken dürfen keine Nahrungsreste in die Luftröhre gelangen. Gefährdet sind besonders Menschen mit Schluckstörungen. Deshalb sind beim Anreichen von Nahrung einige Regeln zu beachten (→ Kap. 13.12.3).

Bewegung

Damit Atmung und Kreislauf angeregt werden, sollten Patienten sich so viel wie möglich bewegen. Wichtig ist dies vor allem für Patienten nach Operationen. Bei bettlägerigen Patienten sollten, soweit wie möglich, Bewegungsübungen im Bett durchgeführt werden.

Sekret lösen

Hierzu können die auf S. 165 genannten Maßnahmen durchgeführt werden.

Atemübungen

Sie haben zum Ziel, die Atemmuskulatur zu kräftigen, um so die Belüftung der Lunge zu verbessern. Die Übungen sollten mehrmals täglich durchgeführt werden. Der Brustraum des Patienten muss frei beweglich sein. Oberkörperhochlagerung, flache Rückenlage oder bequemes Sitzen sind je nach Belieben des Patienten möglich. Mithilfe eines Physiotherapeuten werden bei manchen Übungen spezielle Atemtrainingsgeräte angewendet. Eine einfache Atemübung besteht für den Patienten z. B. darin, eine in der Nähe aufgehängte Wundkompresse oder einen Wattebausch nach tiefem Einatmen „wegzupusten". Kinder können zum gleichen Zweck Luftballons aufblasen oder mit einem Strohhalm Luft in ein gefülltes Wasserglas pusten.

Atemerleichternde Körperhaltungen

Hilfreich sind hierzu die zuvor beschriebenen Dehnlagerungen (→ Kap. 10.4.2).

10.4.4 Maßnahmen bei akuter Atemnot

Menschen, die unter akuter Atemnot leiden, haben Angst. In der Aufregung kann sich die Atemnot wiederum verstärken, sodass ein Teufelskreis entsteht. Aus diesem Grund müssen Helfer in dieser Situation vor allem Ruhe bewahren und dürfen keine Hektik aufkommen lassen.

Dies erreicht man am besten, indem man:
- langsam und ruhig mit dem Patienten spricht
- andere Personen bittet, den Raum zu verlassen
- immer beim Patienten bleibt

Gleichzeitig sind Maßnahmen zu ergreifen, die dem Betroffenen das Atmen erleichtern:
- Arzt informieren bzw. Notruf absetzen
- Fenster öffnen
- beengende Kleidung entfernen
- Oberkörper hochlagern
- Position einnehmen lassen, die die Atemmuskulatur unterstützt (Bild 10.15 a, b)
- Bewusstsein, Hautfarbe, Puls- und Blutdruckwerte ständig kontrollieren und beobachten

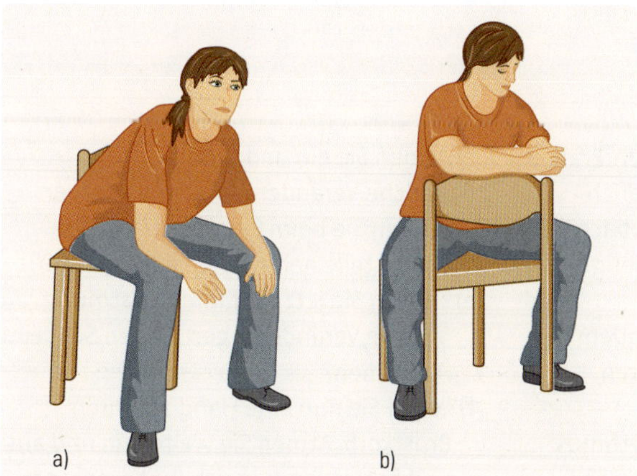

Bild 10.15 Atemerleichternde Positionen: **a)** Kutschersitz, **b)** Reitersitz

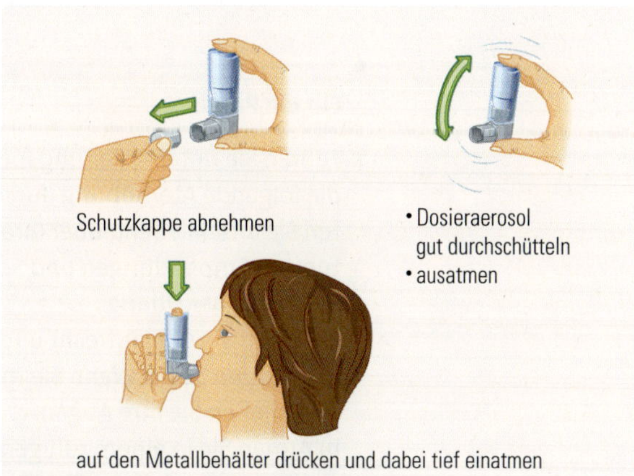

Bild 10.16 Inhalation eines Dosieraerosols

10.4.5 Dosieraerosole anwenden

Dosieraerosole sind kleine Tascheninhaliergeräte, die einen Wirkstoff enthalten, der in Flüssigkeit oder Pulver gelöst ist. Sie müssen vom Patienten bei Bedarf oder regelmäßig (typisch z. B. bei einem Asthmaanfall) eingesetzt werden. Manche Menschen benötigen Hilfe bei der Anwendung. Die Herstellerangaben sind hierbei stets zu befolgen. Grundsätzlich geht man bei der Inhalation eines Dosieraerosols so vor (Bild 10.16 → S. 167):

- Aerosol senkrecht halten
- Schutzkappe abziehen
- Gerät kurz schütteln
- tief ausatmen
- das Mundstück mit den Lippen umschließen
- Behälter des Aerosols herunterdrücken und dabei tief durch den Mund einatmen
- Luft anhalten
- Mundstück aus dem Mund entfernen und langsam durch die Nase ausatmen
- je nach Vorschrift den Vorgang wiederholen

Unterm Strich

- Die Einatemluft strömt über Nase und Rachen in die Luftröhre. Von dort aus gelangt sie in immer kleiner werdende Bronchien bis in die Lungenbläschen.
- Ein- und Ausatmung dienen dazu, Sauerstoff aus der Umgebungsluft in die Lunge aufzunehmen und Kohlendioxid bei der Ausatmung abzugeben. Der Sauerstoff wird über die Lungenbläschen an das Blut abgegeben.
- Das Lungenvolumen wird bei der Einatmung aktiv vergrößert und bei der Ausatmung passiv verkleinert. Hierfür sind die Atemmuskeln verantwortlich, die sich anspannen und wieder erschlaffen.
- Zur Beurteilung der Atmung eines (kranken) Menschen kann man die Atemfrequenz, die Atemqualität und den Atemrhythmus beobachten.
- Bei einer akuten Bronchitis ist die Schleimhaut der Bronchien entzündet. Das dabei im Übermaß gebildete Sekret wird abgehustet. Betroffene sollten viel trinken, um den Schleim zu verflüssigen.
- Bei einer Lungenentzündung (Pneumonie) ist der Übertritt von Sauerstoff in die Blutbahn behindert. Dadurch ist die Sauerstoffversorgung des Körpers gestört. Hohes Fieber ist eines der typischen Symptome.
- Einer Lungenentzündung kann man vorbeugen, indem man für frische Luft und viel Bewegung sorgt, Infektionen der Atemwege und Verschlucken vermeidet, Sekret aus den Atemwegen verflüssigt und löst, Atemübungen durchführt und atemerleichternde Lagerungen einnimmt.
- Um zähes Sekret in den Atemwegen zu lösen, kommen z. B. Inhalationen, Einreibungen, Brustwickel und Abklopfen infrage.
- Durch verschiedene Lagerungen im Liegen und Sitzen kann die Atmung unterstützt und erleichtert werden.

Für die Praxis

1. Führen Sie unter Anleitung Ihrer Lehrkraft die folgende Atemübung durch. Berichten Sie anschließend über Ihre Beobachtungen, Empfindungen und Schwierigkeiten bei der Übung.
   a) Setzen Sie sich aufrecht und bequem auf Ihren Stuhl. Wenn Sie möchten, schließen Sie Ihre Augen.
   b) Atmen Sie in einem ruhigen Rhythmus ein und aus. Spüren Sie, über welchen Weg die Luft in Ihren Körper hinein- und hinausgelangt?
   c) Atmen Sie ein und aus.
   d) Welche Veränderungen Ihres Körpers spüren Sie beim Einatmen? Welche Körperteile nehmen Sie dabei wahr?
   e) Achten Sie jetzt auf Ihre Ausatmung. Welche Veränderungen spüren Sie beim Ausatmen?
   f) Legen Sie nun eine Hand auf Ihren Brustkorb. Atmen Sie weiter ein und aus und fühlen Sie, wie sich Ihr Körper verändert.

g) Legen Sie jetzt die Hand auf den Bauch. Atmen Sie weiter ein und aus und fühlen Sie die Veränderungen Ihres Körpers.
h) Öffnen Sie nun wieder die Augen.

2. Führen Sie zu viert mithilfe der Anleitungen auf S. 166 die atemunterstützenden Lagerungen durch. Zwei Personen beobachten dabei die Ausführung der Lagerungen und geben den Akteuren ein Feedback.

3. Sie können selbst erfahren, wie unangenehm ein Asthmaanfall ist: Atmen Sie eine Minute lang durch einen Trinkhalm (4 mm Durchmesser) ein und aus. Halten Sie sich dabei die Nase zu. Führen Sie anschließend den gleichen Versuch mit einem dünneren Trinkhalm/Bastelhalm (2 mm Durchmesser) durch. Beschreiben Sie danach, wie Sie sich dabei gefühlt haben.

4. Wollen Sie wissen, wie groß die Luftmenge ist, die Sie bei jedem Atemzug einatmen? Dann bestimmen Sie Ihr persönliches Atemzugvolumen: Sie benötigen dazu:
- 1 Behälter (ca. 5 l)
- 1 Flasche (0,5–1,5 l)
- 1 Schlauchstück (ca. 50 cm)
- 1 Messbecher

Füllen Sie den Behälter zu etwa einem Drittel und die Flasche vollständig mit Wasser. Halten Sie die Flasche mit der Öffnung nach unten unter Wasser. Öffnen Sie unter Wasser den Deckel der Flasche und führen Sie den Schlauch ca. 10 cm in die Flasche ein. Atmen Sie normal ein und blasen Sie dann Ihre Ausatemluft ohne Unterbrechung durch den Schlauch in die Flasche. Schrauben Sie danach die Flasche unter Wasser wieder zu. Nehmen Sie die Flasche aus dem Wasser und füllen Sie sie mit dem Messbecher auf. Die Menge des nachgefüllten Wassers entspricht Ihrem Atemzugvolumen. Es wird üblicherweise in ml angegeben.

Aufgaben

1. Welches sind die Vitalfunktionen?
2. Nennen Sie die Hauptaufgaben der Ein- und Ausatmung.
3. Beschreiben Sie den Weg eines Sauerstoffmoleküls von der Umgebungsluft bis zur Körperzelle.
4. Erklären Sie, wie der Sauerstoff aus der Einatemluft ins Blut gelangt.
5. Benennen Sie die Funktionen des Kehlkopfes.
6. ■ Erklären Sie das Zusammenspiel von Lungenfell und Rippenfell.
7. Beschreiben Sie die drei Vorgänge in den Bronchien, die gemeinsam für die Entstehung eines akuten Asthmaanfalls verantwortlich sind.
8. ■ Erklären Sie die hohe Sterblichkeit beim Lungenkrebs.
9. Benennen und erklären Sie die Kriterien, mit deren Hilfe Sie die Atmung eines Menschen beobachten können.
10. Beschreiben Sie die in Bild 10.10 (→ S. 164) dargestellten Veränderungen des Atemrhythmus.
11. ■ Welche Auswirkungen hat eine zu geringe Trinkmenge bei Menschen mit vermehrtem Schleim in den Atemwegen?
12. ■ Begründen Sie, warum die jährliche Grippeimpfung vor allem für ältere Menschen wichtig ist.
13. Nennen Sie stichwortartig die Maßnahmen, mit denen Lungenentzündungen vorgebeugt werden kann.
14. a) ■ Während Leonies Asthmaanfall (→ S. 158) hörte Sergül ungewöhnliche, pfeifende Geräusche. Erklären Sie, wodurch diese Geräusche entstehen.
    b) ■ Warum fällt Leonie das Ausatmen so schwer und nicht das Einatmen?
15. Was können der Lehrer oder Sergül im Erste-Hilfe-Raum tun, um Leonie in ihrer Situation zu unterstützen?

Forum

Ist Rauchen out oder Nichtrauchen in?

Intro

Dass Rauchen schädlich ist, weiß jeder. Kein Mensch würde freiwillig Batterien essen oder Reinigungsmittel trinken. Deren Inhaltsstoffe befinden sich aber in jeder Zigarette. Trotzdem: Viele Menschen rauchen. Und das kommt so:

Einstieg: Christoph, 14: „Also, mein Bruder und ich, wir haben schon als Kinder mit Stiften im Mund so getan, als würden wir rauchen. Meine erste Zigarette hab´ ich in der 7. Klasse geraucht. Während einer Klassenfahrt. Ich kam mir richtig erwachsen vor, der Geschmack war aber voll eklig."

Gewöhnung: Felix, 17: „Ich hab´ schon bald nach den ersten Zigaretten wieder aufgehört, dann aber wieder angefangen. Nach einiger Zeit waren es 10 bis 15 am Tag. Mit dem Rauchen aufhören – ich weiß nicht, ich glaube, das geht nicht mehr. Außer, wenn ich gerade erkältet bin."

Abhängigkeit: Paula, 17: „Ich rauche regelmäßig. Mindestens 10 Kippen am Tag. Auf Partys am Wochenende auch mal ´ne ganze Packung. Mein Taschengeld schrumpft dadurch natürlich ziemlich. Mit Freundinnen zusammen hab´ ich schon mal versucht aufzuhören, aber am nächsten Wochenende war´s wieder vorbei."

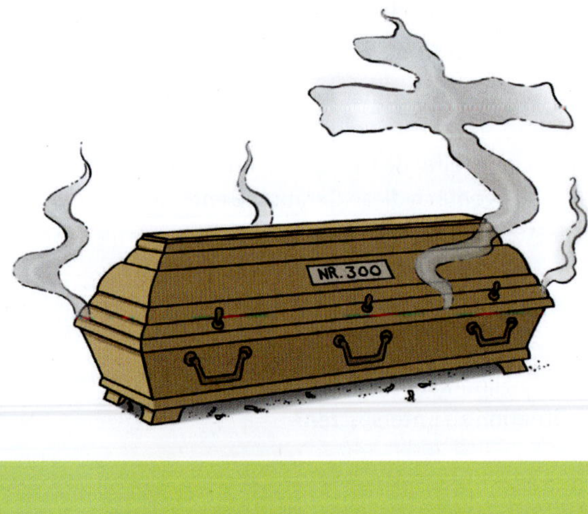

Rauchzeichen

Gefährlich: Wer die Pille nimmt, sollte nicht rauchen. Die Rauchen-Pillen-Kombination erhöht das Risiko von Herz- und Kreislauferkrankungen.

Schade: Rauchen verschlechtert den Blutfluss in den männlichen Geschlechtsorganen. Erektionsstörungen können die Folge sein.

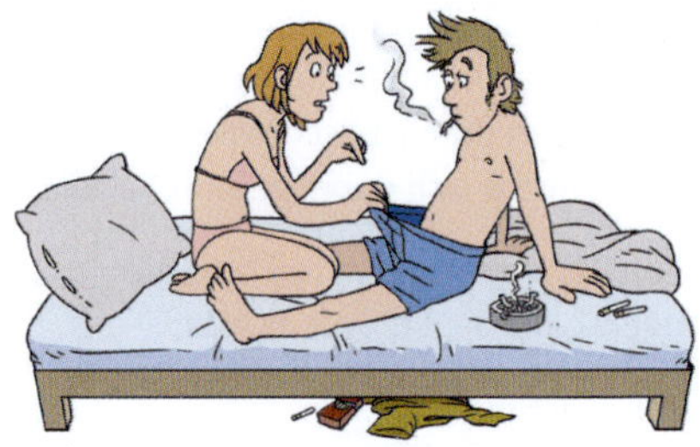

Schade!

Gerücht: Rauchen entspannt! Das Gefühl kommt nur von den nachlassenden Entzugserscheinungen. Auf Nikotin reagiert der Körper anders: Atemfrequenz und Puls steigen an. **Wahrheit**: Rauchen stresst!

Realität: In Deutschland sterben täglich ca. 300 Menschen an den Folgen des Rauchens. Durch das Passivrauchen sterben täglich etwa neun Menschen.

Gerücht: Rauchen macht schlank! Zwar nehmen manche Raucher nach dem Aufhören zu, aber das kommt von den Süßigkeiten, die sie statt des Rauchens essen. Wer auf Bewegung und Sport achtet, bekommt keine Gewichtsprobleme nach dem Aufhören. **Wahrheit**: Rauchen und Gewicht haben nichts miteinander zu tun!

Schade: Nikotin färbt die Zähne gelb und macht die Haut grau! Die Blutgefäße von Rauchern verengen sich, die Haut wird schlechter durchblutet, dadurch gräulichgelb und früher faltig.

Gerücht: Light-Zigaretten sind weniger schädlich! Light-Zigaretten enthalten zwar weniger Nikotin und Kondensat. Aber: Untersuchungen haben gezeigt, dass Light-Raucher mehr und stärker an diesen Zigaretten ziehen und den Rauch stärker inhalieren. **Wahrheit**: Light-Zigaretten sind genauso schädlich.

Gerücht: E-Zigaretten sind unschädlich. Aber auch Liquids können Nikotin enthalten. Die Auswirkungen vieler Zusatzstoffe sind noch nicht sicher erforscht. **Wahrheit**: E-Zigaretten und E-Shishas gelten als geschicktes Marketingprodukt der Tabakindustrie, um Kinder und Jugendliche an den Tabakkonsum heranzuführen.

Rauchen ist out:
- Mundgeruch
- stinkende Haare und Kleidung
- gelbe Zähne und graue, faltige Haut
- Gefahr von Lungenkrebs
- Geld- und Zeitverschwendung

Nichtrauchen ist in:
- besseres Aussehen
- gesunde Haut
- fit sein
- gesund leben
- mehr Geld für schöne Dinge haben
- stärker sein als Zigaretten

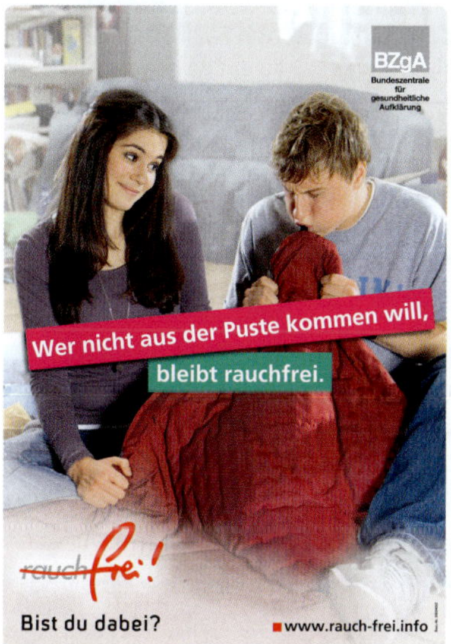
BZgA
Bundeszentrale für gesundheitliche Aufklärung
Wer nicht aus der Puste kommen will,
bleibt rauchfrei.
rauchfrei!
Bist du dabei?
www.rauch-frei.info

Bild 10.17 Rauchfrei – Jugendkampagne

Aufgaben

1. Welches sind nach Ihrer Meinung die üblichen Fehleinschätzungen von Jugendlichen gegenüber dem Rauchen?
2. Welche verschiedenen Wege nutzt die Zigarettenindustrie, um Rauchen bei Jugendlichen populär zu machen?
3. Welche Möglichkeiten kennen Sie, mit dem Rauchen aufzuhören?
4. Was könnten Jugendliche tun, um sich eine rauchfreie Umgebung im Alltag zu schaffen?
5. „TV- und Filmproduzenten sollten in ihren Filmen auf rauchende Figuren verzichten oder positive Rollen nicht mit Rauchern besetzen." Wie denken Sie über diese Forderung eines Aktionsbündnisses gegen Tabakwerbung? Notieren Sie im Partnergespräch Argumente, die für und gegen diese Forderung sprechen und tauschen Sie sich anschließend im Klassengespräch aus.
6. Entwerfen Sie in Kleingruppen mithilfe der oben genannten Stichworte originelle Plakate zum Thema „Rauchen ist out – Nichtrauchen ist in". Sie können noch weitere Stichworte ergänzen.
7. Verfassen Sie (evtl. mithilfe Ihres Deutschlehrers) eine Bildbeschreibung und Bildinterpretation zu Bild 10.17. Alternativ können Sie auch ein anders Plakat wählen, welches das Rauchen bzw. Nichtrauchen zum Thema hat.

11 Die Funktionen von Blut, Herz und Kreislauf beobachten und unterstützen

Freitagmorgen, 8:15 Uhr. Mareike (15) betritt in Begleitung ihrer Mutter die Praxis des Allgemeinmediziners Dr. Haffert. Mareike hält ihre rechte, schmerzende Schulter. Sie sieht blass aus. Mit den Worten „Mir ist schwindelig!“ setzt sie sich ins Wartezimmer. Ihre Mutter erzählt der Medizinischen Fachangestellten Frau Nießing, Mareike sei heute Morgen gleich nach dem Aufstehen vor dem Bett gestürzt und habe sich die rechte Schulter heftig geprellt. Sie mache sich Sorgen um das Schultergelenk, da ihre Tochter morgen das Finale der Badminton-Landesmeisterschaft bestreitet.

Der Akte entnimmt Frau Nießing, dass Mareike vor einigen Wochen wegen starker und schmerzhafter Menstruationsblutungen bei Dr. Haffert war. Noch bevor der Doktor in der Praxis eintrifft, versorgt Frau Nießing die Schulter mit einer kalten Kompresse und misst Puls und Blutdruck von Mareike. Die Ergebnisse: Puls 88/min, Blutdruck 95/60 mmHg. „Was soll das? Sehen Sie nicht, welche Schmerzen meine Tochter in der Schulter hat? Den Puls fühlen können wir auch zu Hause! Bis morgen muss Mareike wieder fit sein!“ Mareikes Mutter wird noch ärgerlicher, als sie bemerkt, dass Frau Nießing nicht als erstes den Röntgenraum vorbereitet, sondern zunächst den eintreffenden Dr. Haffert bittet, sich nicht nur die Schulter, sondern auch die Messergebnisse anzusehen.

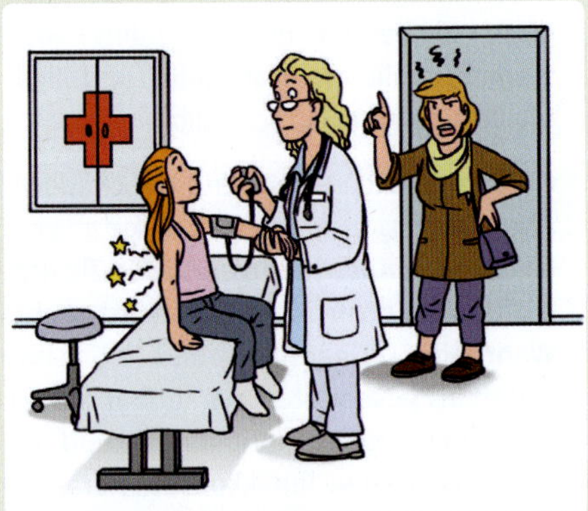

1. Beschreiben Sie die Stimmung, die an diesem Morgen in der Praxis herrscht.
2. Wie beurteilen Sie das Verhalten von Mareikes Mutter in dieser Situation?
3. Was könnte die Medizinische Fachangestellte Frau Nießing tun, um den Konflikt mit Mareikes Mutter zu entschärfen?
4. Notieren Sie alle Informationen zu Mareikes Krankengeschichte in zeitlicher Reihenfolge.
5. Wie beurteilen Sie mit Ihren heutigen Kenntnissen Mareikes Messergebnisse von Puls und Blutdruck?

11.1 Aufbau und Funktion des Blutes

Das Blut ist das wichtigste Transportmittel im Körper des Menschen. Das Herz treibt das Blut durch die Blutgefäße. Es enthält Sauerstoff und andere wichtige Substanzen, die so zu allen Körperzellen gelangen (Aufgaben des Blutes → Tabelle 11.1, S. 173).

Blut erscheint auf den ersten Blick als eine einheitliche, rötliche Flüssigkeit. Betrachtet man Blut unter einem Mikroskop genauer, erkennt man, dass es aus flüssigen und festen Bestandteilen besteht (Bild 11.1 und 11.2 → S. 173). Das flüssige Blutplasma besteht vor allem aus Wasser, darin sind Eiweiße, Mineralstoffe, Hormone, Nährstoffe und Stoffwechselprodukte gelöst. Die festen Bestandteile werden im Knochenmark gebildet. Es sind die Blutzellen:

- **Rote Blutzellen** (Erythrozyten) erhalten ihre Farbe aus dem eisenhaltigen roten Blutfarbstoff Hämoglobin. An diesen wird der Sauerstoff gebunden, den das Blut zu allen Körperzellen transportiert.

- **Weiße Blutzellen** (Leukozyten) dienen dem Abwehrsystem des Körpers. Sie sind in der Lage, Krankheitserreger und Fremdstoffe abzuwehren und zu vernichten (→ S. 174).
- **Blutplättchen** (Thrombozyten) sind für die Blutstillung und Blutgerinnung bei Verletzungen zuständig (→ S. 176).

Aufgaben des Blutes
• Es transportiert Sauerstoff und Kohlendioxid. • Es wehrt Krankheitserreger und Fremdstoffe ab. • Es sorgt für Blutstillung und Blutgerinnung. • Es transportiert Nährstoffe und andere Substanzen zu allen Körperzellen. • Es verteilt die Wärme im Körper.

Tabelle 11.1 Die Aufgaben des Blutes

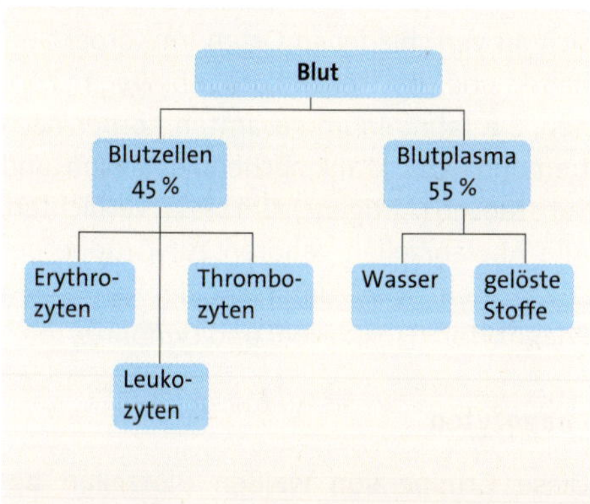

Bild 11.1 Die Zusammensetzung des Blutes

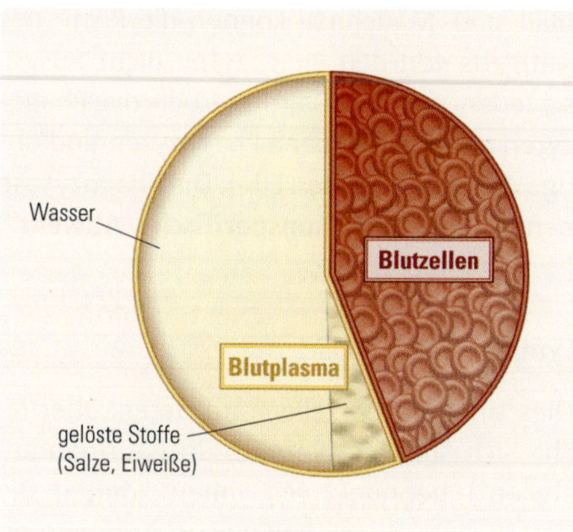

Bild 11.2 Blutplasma und Blutzellen

11.1.1 Die roten Blutzellen (Erythrozyten)

Sie enthalten den Blutfarbstoff **Hämoglobin**. Er bindet den Sauerstoff an sich. So transportieren die Erythrozyten den Sauerstoff von der Lunge zu allen Zellen des Körpers. Wenn die Erythrozyten mit dem Blutfluss durch kleinste Blutgefäße gepresst werden, müssen sie ihre Form verändern, um die Engstellen zu passieren. Hierbei geben sie den Sauerstoff in das umliegende Gewebe ab (Bild 11.3).

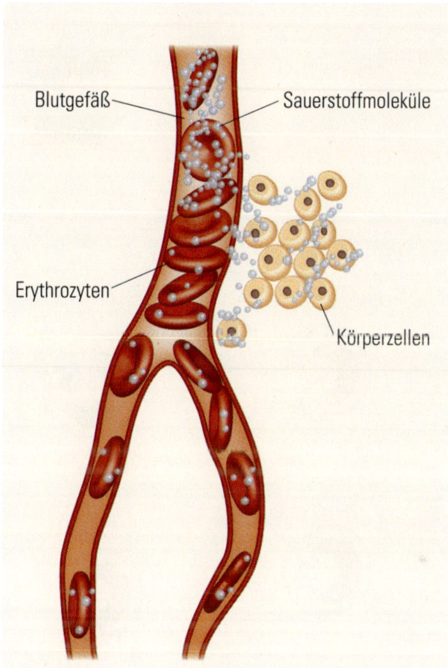

Bild 11.3 Sauerstofftransport der Erythrozyten

Blutgruppen

Erythrozyten tragen auf ihrer Zelloberfläche ganz spezielle Eiweiße, durch die man sie bestimmten Blutgruppen zuordnet. Diese Eiweiße werden als **Antigene** bezeichnet, da sie in einem anderen Körper Abwehrreaktionen auslösen können.

Zwei verschiedene Antigene auf den Erythrozyten werden unterschieden: Das eine wurde mit dem Buchstaben „A" benannt, das andere mit dem Buchstaben „B". Tragen die Erythrozyten eines Menschen z. B. Antigene der Sorte „A" auf ihrer Oberfläche, ist die Person Träger („Mitglied") der Blutgruppe A. Im Blut dieser Person befinden sich Antikörper gegen Blut der Gruppe B („Anti-B").

Antigen auf der Oberfläche der Erythrozyten	Bezeichnung der Blutgruppe dieses Menschen	Antikörper im Blut des Menschen
A	A	Anti-B
B	B	Anti-A
A und B	AB	keine
keine	0 (Null)	Anti-A und Anti-B

Tabelle 11.2 Blutgruppen

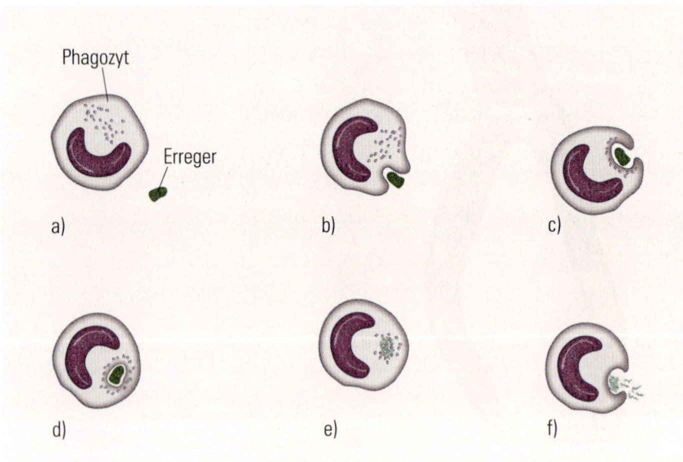

Bild 11.4 Vorgang der Phagozytose

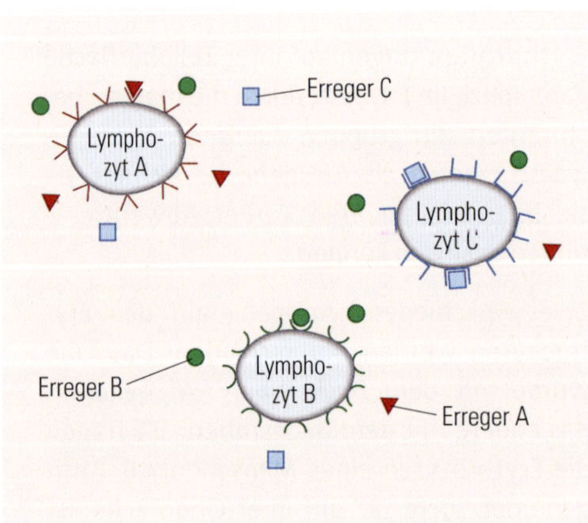

Bild 11.5 Lymphozyten und Krankheitserreger (schematisch)

Bei Menschen, deren Erythrozyten A- und B-Antigene tragen, befinden sich keine Antikörper. Andernfalls würden die Antikörper mit den Erythrozyten reagieren und das Blut verklumpen. Eine solche Abwehrreaktion kann tödlich sein. Deshalb ist die Kenntnis der Blutgruppe besonders für Bluttransfusionen nach Unfällen oder bei großen Operationen wichtig (Tabelle 11.2).

Neben den Antigenen A und B können Erythrozyten noch ein ganz anderes Merkmal, den sog. **„Rhesusfaktor"**, auf ihrer Oberfläche tragen. Je nachdem, ob Menschen über diesen Faktor verfügen oder nicht, bezeichnet man sie als „Rh.-positiv" oder „Rh.-negativ".

11.1.2 Die weißen Blutzellen (Leukozyten) – das Abwehrsystem

Um Krankheitserreger abzuwehren, verfügt der menschliche Körper über verschiedene Abwehrsysteme. Sie befinden sich nicht an einem bestimmten Ort im Körper. Vielmehr besteht es aus unterschiedlichen Zellen, die sich an verschiedenen Orten im Körper aufhalten und sich frei im Körper bewegen können. Sie fahnden im gesamten Körper nach fremden oder krankmachenden Zellen und Substanzen (Antigene), um sie zu vernichten. Alle Abwehrzellen gehören zur Gruppe der Leukozyten. Man unterscheidet bei ihnen Phagozyten (Fresszellen) und Lymphozyten.

Phagozyten

Diese Gruppe von weißen Blutzellen bekämpft alles, was ihr fremd erscheint. Dieser Vorgang wird als **Phagozytose** bezeichnet (Bild 11.4). Manchmal können die Reste des Antigens von den Phagozyten nicht ausgeschieden werden. Dann sterben die Phagozyten ab. Abgestorbene Phagozyten und übrige Antigene ergeben Eiter. Die Phagozytose nennt man auch **„unspezifische Abwehr"**, (→ S. 175, Tab. 11.3).

Lymphozyten

Dies sind Abwehrzellen, auf deren Oberfläche sich spezielle Rezeptoren („Aufnahmestellen") befinden. Mit ihnen können die Lymphozyten ganz bestimmte Antigene erkennen und „festhalten" (Bild 11.5).

In dem Moment, in dem ein Lymphozyt mit einem Antigen in Berührung kommt, das zu ihm passt, vermehrt er sich durch Zellteilung. Es entstehen Wirkzellen und Gedächtniszellen:

- **Wirkzellen** produzieren Antikörper, die dafür sorgen, dass die Antigene bekämpft und vernichtet werden. Bis zur Bildung solcher Wirkzellen vergehen aber Tage oder Wochen, in denen sich die Krankheitserreger vermehren können und den Körper krank machen.
- **Gedächtniszellen** merken sich die Oberfläche des Antigens. Kommt es im Laufe des Lebens zu einem weiteren Kontakt mit ihm, können sofort die passenden Wirkzellen gebildet werden, sodass die Erreger keine Chance zur Vermehrung haben. Der Mensch ist zukünftig gegen diesen Erreger immun (**Immunität** = Fähigkeit, einen Krankheitserreger zu erkennen und zu bekämpfen).

Den gesamten Vorgang nennt man auch **„spezifische Abwehr“** (Tabelle 11.3).

Abwehrzellen (Leukozyten)	
Phagozyten vernichten alles, was ihnen fremd erscheint durch „Auffressen“ (unspezifische Abwehr).	**Lymphozyten** sind spezialisiert, sorgen mit Wirk- und Gedächtniszellen für die Bekämpfung eines ganz bestimmten Fremdkörpers (spezifische Abwehr).

Tabelle 11.3 Das Abwehrsystem

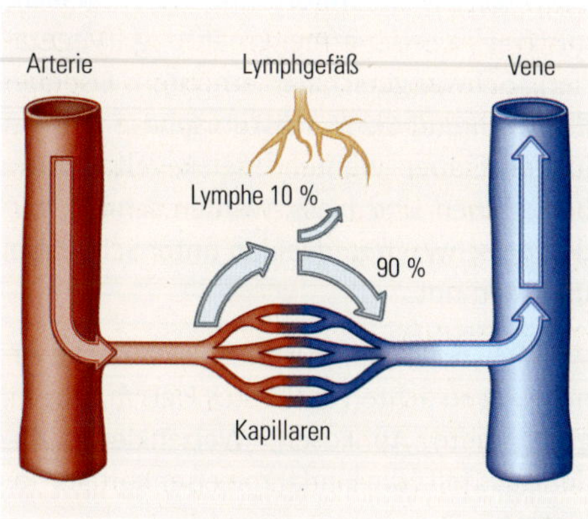

Bild 11.6 Entstehung der Lymphflüssigkeit

Lymphflüssigkeit

Diese Flüssigkeit entsteht, weil im Bereich kleinster Blutgefäße (Kapillaren) durch den Blutdruck ständig Flüssigkeit ins Gewebe abgepresst wird. Der größte Teil dieser Flüssigkeit wird anschließend wieder aufgenommen. Ein kleiner Teil aber bleibt im Gewebe und sammelt sich in Lymphgefäßen, die „blind“ im Gewebe beginnen (Bild 11.6). Auf ihrem Weg durchfließt die Lymphflüssigkeit die **Lymphknoten**, bevor sie kurz vor dem Herzen wieder in den venösen Kreislauf mündet.

Immunorgane

In vielen Organen des Körpers warten besonders viele Immunzellen auf Arbeit. Sie filtern körperfremde Substanzen und Krankheitserreger aus der Lymphflüssigkeit. Neben den Lymphknoten gehören hierzu die Rachen- und Gaumenmandeln, Thymus, Milz, Dünndarm und Wurmfortsatz (Bild 11.7). Bei vielen entzündlichen Erkrankungen ist die Aktivität der Immunzellen in den Lymphknoten gesteigert. Dann schwellen sie an und sind von außen tastbar.

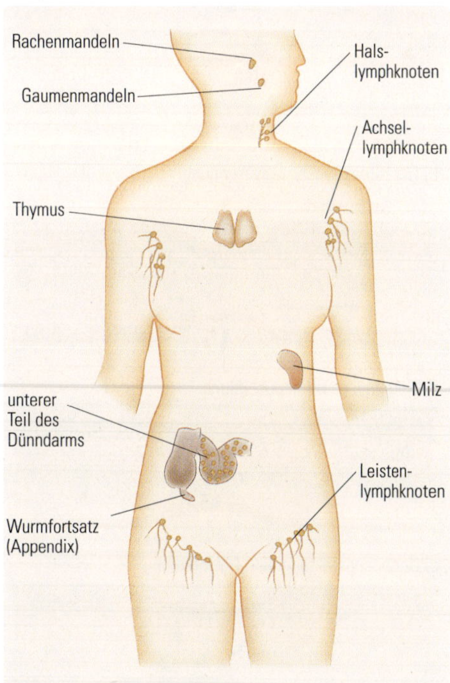

Bild 11.7 Die Immunorgane

11.1.3 Die Blutplättchen (Thrombozyten) – Blutstillung und Blutgerinnung

Manchmal wird durch eine Wunde ein Blutgefäß verletzt. Dann fließt Blut. Einerseits werden dadurch Krankheitserreger und Schmutz aus der Wunde herausbefördert. Andererseits sollte der Körper aber nicht zu viel Blut verlieren, da es sonst für wichtige Transportaufgaben fehlt. Die Wunde muss also verschlossen werden. Hierfür sorgt die Blutstillung und Blutgerinnung (Bild 11.8).

- Kommt es zu einer Verletzung eines Blutgefäßes, ziehen sich die Muskeln des betroffenen Gefäßes zusammen und verengen es. Das Blut fließt dadurch langsamer, sodass der Blutverlust geringer wird.
- Anschließend sammeln sich **Thrombozyten**, später auch Erythrozyten, auf der verletzten Stelle (Bildung eines Blutgerinnsels, Thrombus) und sorgen innerhalb weniger Minuten für einen vorläufigen Verschluss der Wunde (Blutstillung).

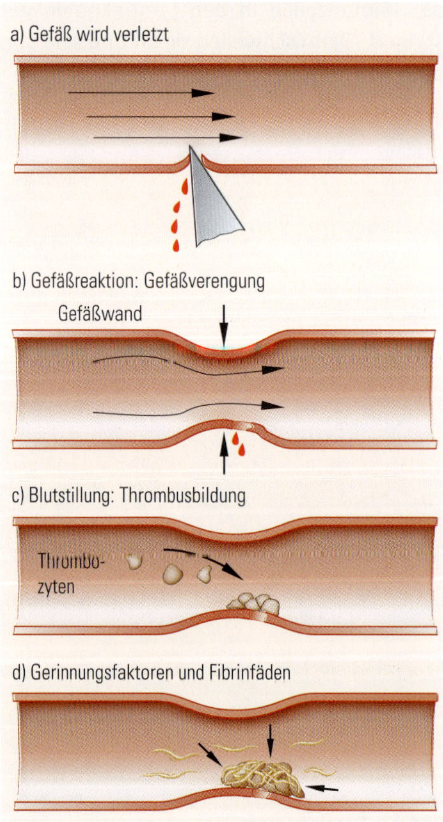

Bild 11.8 Blutstillung und Blutgerinnung

- Die Thrombozyten setzen nun einen Stoff frei, der eine ganze Reihe von **Gerinnungsfaktoren** aktiviert. Am Ende dieser Reaktionskette bilden sich **Fibrinfäden** (Bild 11.9), die sich wie ein dichtes Netz auf den Thrombus legen und diesen regelrecht zuschnüren und festigen (Blutgerinnung).
- In den folgenden Tagen wird der Thrombus von gesunden Zellen durchwachsen. Das Blutgefäß ist dann endgültig verheilt.

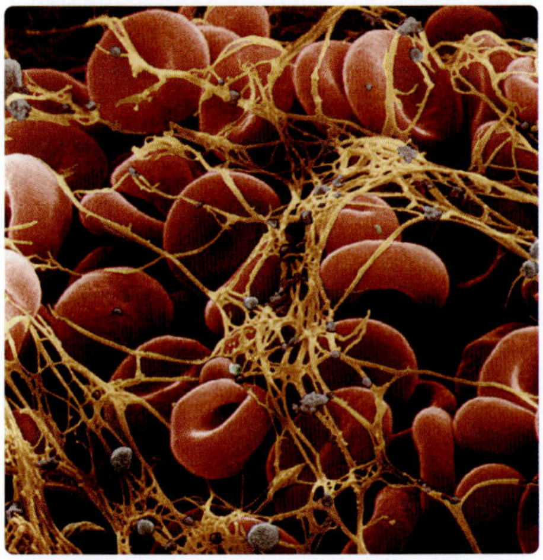

Bild 11.9 Blutzellen und Fibrinfäden auf einer frischen Wunde

11.2 Erkrankungen des Blut- und Immunsystems

11.2.1 Blutarmut (Anämie)

Häufige Ursachen von Anämien sind hohe Blutverluste (z. B. durch Operationen oder starke Regelblutungen), eine verringerte Bildung von Blutzellen im Knochenmark oder Eisenmangel. Letzterer wird oft verursacht durch eine eisenarme Ernährung (Vegetarier), Schwangerschaft, erhöhten Eisenbedarf während der Wachstumsphase und bei jungen Frauen während der Regeltage. Die Betroffenen sind blass, werden schnell müde und schwach und leiden unter Schwindel und Atemnot.

Vielfach reicht es, auf eine eisenreiche Ernährung zu achten (z. B. rotes Fleisch, Linsen, getrocknete Aprikosen, Weizenkleie). Andernfalls hilft die Einnahme eisenhaltiger Tabletten.

11.2.2 Blutkrebs (Leukämie)

Diese Erkrankung entsteht, wenn bei der Bildung von Leukozyten im Knochenmark massenhaft unreife Leukozyten ins Blut abgegeben werden. Mit dieser krankhaften Zusammensetzung kann das Blut seine vielfältigen Aufgaben nicht richtig erfüllen. Krankheitszeichen wie Blässe, Müdigkeit, Leistungsabfall, Gewichtsverlust und Neigung zu Hämatomen („blauen Flecken") treten aber oft erst spät auf. Mit einer **Chemotherapie** (= Therapie mit Medikamenten, die schnell wachsende (Tumor-)Zellen hemmen) wird versucht, die Bildung der unreifen Leukozyten im Knochenmark zu hemmen. Wenn dies nicht ausreicht, werden mit **Bestrahlungen** alle blutbildenden Zellen im Knochenmark abgetötet, damit dem Patienten „neues" Knochenmark eines passenden Spenders transplantiert werden kann (Knochenmarktransplantation).

www.dkms.de (→ Grundlegende Informationen)

11.2.3 Blutgerinnungsstörung

Sie zeigt sich durch häufige und großflächige Blutungen, vor allem im Bereich der Muskeln und Weichteile mit großflächigen Hämatomen. Eine Störung der Blutgerinnung entsteht, wenn das Blut zu wenig Thrombozyten enthält oder diese in ihrer Funktion gestört sind. Häufig liegt auch ein Mangel an Gerinnungsfaktoren vor (Hämophilie, „Bluterkrankheit"). Menschen mit Gerinnungsstörungen müssen sich vor Verletzungen schützen. Fehlende Gerinnungsfaktoren werden medikamentös zugeführt.

11.2.4 Allergie

Bei einer Allergie handelt es sich um eine Überreaktion des Immunsystems auf (vermeintliche) Fremdstoffe. Die Zahl allergischer Menschen hat in den letzten Jahrzehnten stark zugenommen. Aus diesem Grund ist eine eigene Wissenschaft entstanden, die Allergologie.

Allergische Reaktionen betreffen oft das Atemsystem (z.B. allergisches Asthma), das Verdauungssystem (z.B. Nahrungsmittelunverträglichkeit) und die Haut (Bild 11.10). Sie reichen vom einfachen allergischen Schnupfen bis zum allergischen Schock.

Um allergische Reaktionen vermeiden zu können, muss man den auslösenden Stoff herausfinden, um ihn dann zu meiden. Eine weitere Möglichkeit besteht in der **Hyposensibilisierung**. Hierbei wird dem Patienten der allergieauslösende Stoff in kleinsten, langsam steigenden Mengen verabreicht. Dies geschieht entweder mit Injektionen unter die Haut oder mit Tropfen oder Tabletten. Auf diese Weise wird der Körper an den Auslöser der Allergie gewöhnt, um künftig weniger stark auf ihn zu reagieren. Die Behandlung kann Monate bis Jahre dauern.

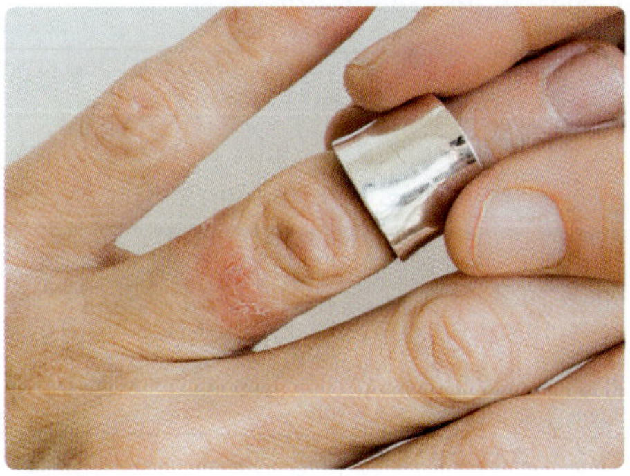

Bild 11.10 Kontaktexzem – Allergische Hautreaktion auf Schmuck

Allergischer Schock

Er ist an den folgenden Symptomen zu erkennen:
- warme, rote Haut, evtl. mit Quaddeln, Juckreiz
- Niesen
- Schwindel, Erbrechen, Schüttelfrost
- hohe Pulsfrequenz, Blutdruckabfall
- verkrampfte Bronchialmuskulatur mit Atemnot

Es besteht die Gefahr eines Atem- und Kreislaufstillstandes. Die Zufuhr des Stoffes, der die akute Reaktion ausgelöst hat, muss sofort unterbrochen werden. Der Betroffene ist in **Schocklagerung** (→ Tabelle 20.2, S. 353) zu bringen.

www.internisten-im-netz.de (→ Krankheiten → Allergie)

Wegen der Gefahr eines allergischen Schocks muss jeder Patient in den ersten Minuten nach der Gabe von Medikamenten oder Infusionen sorgfältig beobachtet werden. Trotz nachlassender Symptome nach einem allergischen Schock können diese in den folgenden 24 Stunden jederzeit wieder auftreten.

11.3 Das Abwehrsystem unterstützen

Menschen mit einem schwachen Abwehrsystem sind anfällig für viele Erkrankungen. Häufiger Husten, Schnupfen oder Fieber sind oft erste Anzeichen. Dabei reichen schon einfache Maßnahmen aus, um das Immunsystem des Körpers zu stärken, z. B.:
- regelmäßig Sport treiben
- ausgewogene Ernährung
- ausreichend Schlaf
- Vermeiden von Stress
- Verzicht auf Genussmittel

Wenn ein intaktes Immunsystem mit Krankheitserregern in Kontakt kommt, ist es in der Lage, sie abzuwehren, ohne dass es zu ausgeprägten Symptomen kommt. Gegen bestimmte Erkrankungen ist jedoch auch ein starkes Abwehrsystem machtlos. Dann kann eine Immunität durch eine aktive Impfung auch künstlich herbeigeführt werden.

11.3.1 Aktive Impfung

Bei einer aktiven Impfung werden dem Körper abgeschwächte oder abgetötete **Antigene** (Erreger) oder Teile von ihnen verabreicht (z. B. von Masern-, Mumps- oder Rötelnerregern). Aufgrund ihrer Beschaffenheit können sie dem Körper nicht schaden. Vom Immunsystem werden sie aber als „echt" wahrgenommen. Antikörper und Gedächtniszellen werden gebildet. Der Mensch wird gegen den Erreger immun (Bild 11.11 a).

Um einen lang anhaltenden Impfschutz zu erreichen, müssen Impfungen mehrfach wiederholt oder in späteren Lebensjahren aufgefrischt werden (→ S. 300).

11.3.2 Passive Impfung

Eine Impfung anderer Art ist die passive Impfung. Hier werden dem Körper „fertige" **Antikörper** gegen einen bestimmten Erreger gespritzt (z. B. gegen Tollwut). Dadurch wird die Abwehr sofort unterstützt (Bild 11.11 b).

Die passive Impfung kann also verhindern, dass eine Erkrankung ausbricht. Eine Immunität wird durch sie aber nicht erreicht, da die Antikörper nach einiger Zeit wieder abgebaut werden.

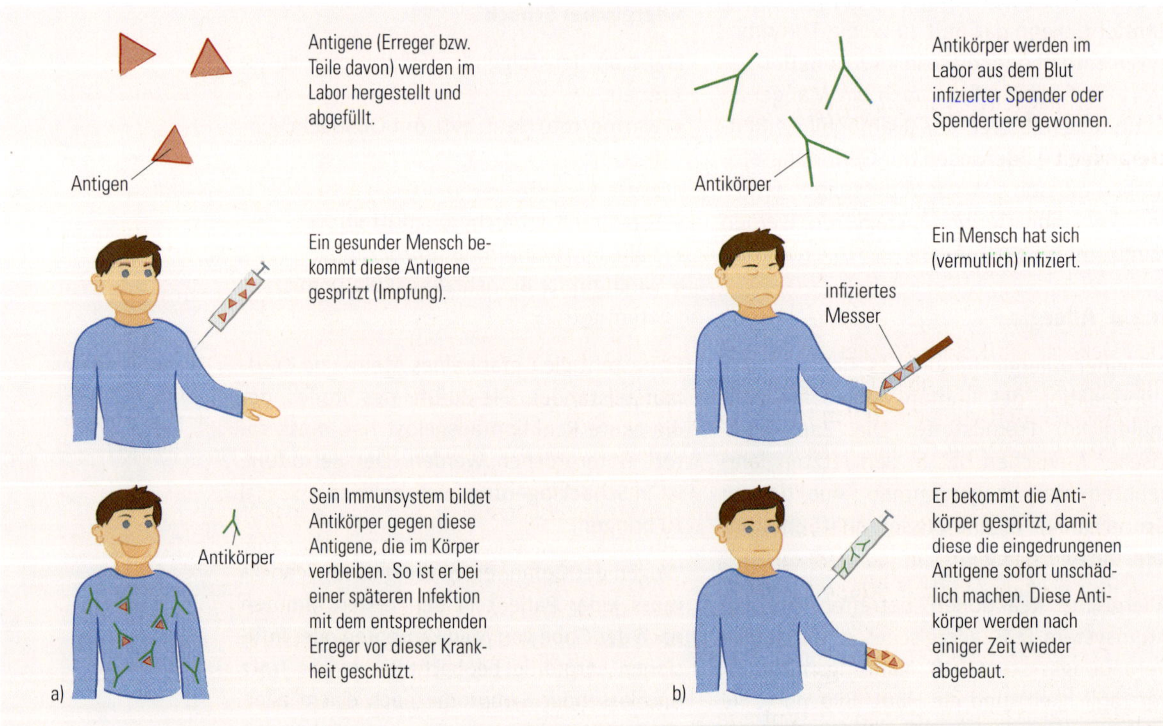

Bild 11.11 a) Aktive und **b)** passive Impfung

	Aktive Impfung	Passive Impfung
Inhalt des Impfstoffs	Antigene (abgeschwächte, abgetötete oder Teile von Erregern)	Antikörper
Wirkungsweise	Körper bildet selbst Antikörper und Gedächtniszellen	Antikörper bekämpfen die Erreger
Beginn des Impfschutzes	nach Tagen oder Wochen	sofort
Dauer des Impfschutzes	sehr lange, eventuell lebenslang	einige Wochen, da Antikörper wieder abgebaut werden
Einsatz	zur Vorbeugung einer Erkrankung (Schutzimpfung)	bei akutem Verdacht auf eine Infektion

Tabelle 11.4 Aktive und passive Impfung

11.3.3 Simultanimpfung

Die Simultanimpfung ist eine gemischte aktive und passive Impfung. Hierbei werden Erreger und Antikörper gleichzeitig (= simultan), aber an verschiedenen Körperstellen verabreicht. Der Patient erhält dann einen sofortigen Schutz und kann zusätzlich einen Eigenschutz aufbauen.

Die Anwendung ist auf spezielle Fälle wie z.B. den Wundstarrkrampf (Tetanusbakterium) begrenzt.

11.4 Aufbau und Funktion des Herzens

Das Herz liegt in der Mitte des Brustkorbs hinter dem Brustbein. Die Herzspitze zeigt nach links. Es ist etwa so groß wie die Faust des jeweiligen Menschen.

Das Herz ist ein hohler Muskel. Dieser hat nur eine einzige Aufgabe: Ein Leben lang das Blut des Menschen durch den Körper zu pumpen.

Das Herz enthält im Inneren vier Hohlräume. Es verbindet zwei Blutkreisläufe miteinander: Den **kleinen Kreislauf (Lungenkreislauf)** und den **großen Kreislauf (Körperkreislauf)** (Bild 11.12). Die rechte Herzhälfte treibt das Blut durch den Lungenkreislauf, die linke treibt das Blut in alle anderen Bereiche des Körpers. Die Herzscheidewand trennt die beiden Herzhälften voneinander.

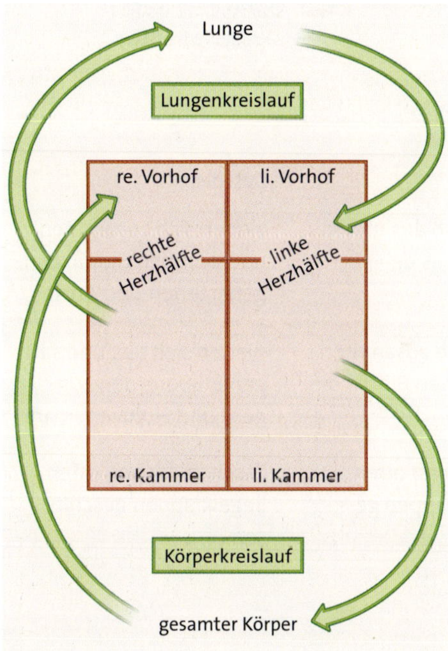

Bild 11.12 Lungen- und Körperkreislauf, schematisch

Wenn das Blut das Herz passiert, fließt es einen vorgegebenen Weg (Bild 11.13 → S. 180): Verbrauchtes, sauerstoffarmes Blut gelangt über die obere und untere Hohlvene in den rechten Vorhof. Eine Klappe öffnet sich und lässt das Blut in die rechte Kammer fließen. Anschließend gelangt das Blut durch eine weitere Klappe über die **Lungenarterien** zu den beiden Lungenflügeln, wo es mit Sauerstoff angereichert wird.

www.youtube.com (→ Das Herz kurz und bündig)

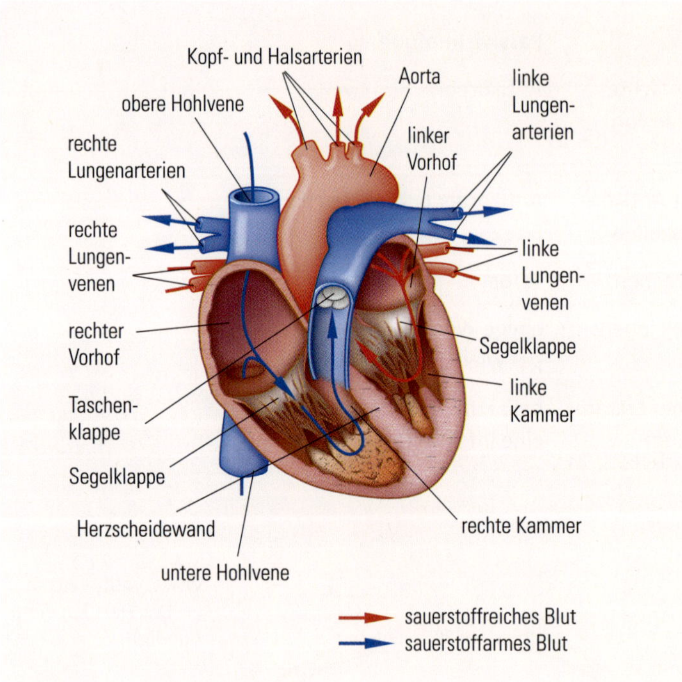

Bild 11.13 Herz im Längsschnitt

	Diastole	Systole
Kammern	weiten sich aus und saugen Blut aus den Vorhöfen an	ziehen sich zusammen und pumpen Blut in Lungenarterien und Aorta
Vorhöfe	ziehen sich zusammen und pumpen Blut in die Kammern	weiten sich aus und saugen Blut aus den Lungen- und Hohlvenen an
Klappen	Segelklappen offen, Taschenklappen geschlossen	Taschenklappen offen, Segelklappen geschlossen

Tabelle 11.5 Diastole und Systole

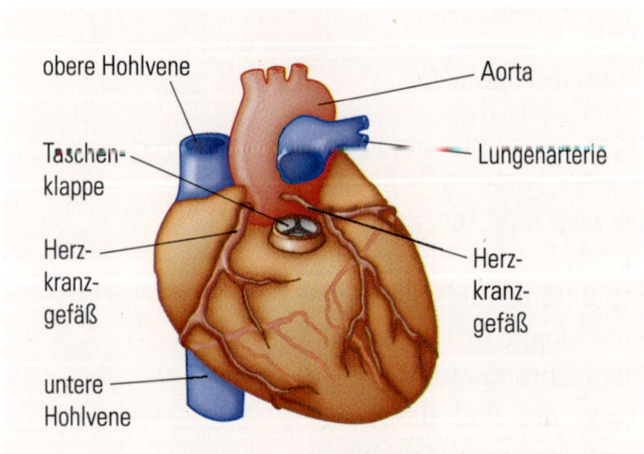

Bild 11.15 Herz mit Herzkranzgefäßen

Das sauerstoffreiche Blut fließt nun über **Lungenvenen** wieder zurück in den linken Vorhof. Eine Klappe öffnet sich und lässt das Blut in die linke Kammer fließen. Von dort aus wird das Blut durch eine weitere Klappe in die **Aorta** gepumpt. Diese verästelt sich immer weiter. So wird das Blut im ganzen Körper verteilt. Über Venen und **Hohlvenen** gelangt es zurück zum rechten Vorhof.

11.4.1 Die Herztätigkeit

Um das Blut durch die beiden Kreisläufe zu befördern, muss sich der Herzmuskel ständig zusammenziehen (kontrahieren) und wieder erschlaffen. Zuerst wird Blut mit Druck herausgepumpt (Blutdruck). Anschließend wird neues Blut angesaugt. Zieht sich der Herzmuskel im Bereich der Kammern zusammen, wird das Blut aus dem Herzen herausgepumpt (**systolische Phase,** Bild 11.14 a). Wenn der Muskel anschließend wieder erschlafft, erweitert sich der Hohlraum und neues Blut wird aus den Vorhöfen angesaugt (**diastolische Phase,** Bild 11.14 b).

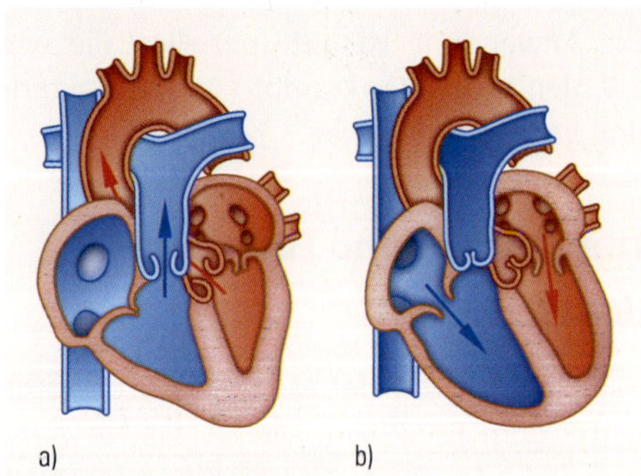

Bild 11.14 **a)** Systole und **b)** Diastole

Für die Richtung des Blutflusses sorgen die vier Klappen: Zwei **Segelklappen** zwischen Vorhöfen und Kammern und zwei **Taschenklappen** zwischen Kammern und Arterien. Tabelle 11.5 verdeutlicht den Ablauf der Herzaktion im Detail.

Für die Sauerstoffversorgung des Herzmuskels selbst sorgt das Blut aus den Herzkranzgefäßen. Sie zweigen unmittelbar von der Aorta ab, legen sich wie ein Kranz um das Herz und versorgen so das Herzmuskelgewebe mit sauerstoffreichem Blut (Bild 11.15).

11.4.2 Das Reizleitungssystem des Herzens

Damit systolische und diastolische Phasen koordiniert ablaufen, muss die Herzmuskulatur, die Vorhöfe und Kammern umgibt, gut aufeinander abgestimmt sein. Die „Befehle" für die Kontraktionen von Vorhof- und Kammermuskulatur werden jedoch nicht von außen vorgegeben, sondern entstehen in einem herzeigenen „Befehlszentrum", dem **Sinusknoten**, der im Bereich des rechten Vorhofs liegt. Als „Schrittmacher" gibt er den Herzrhythmus vor (ca. 60 bis 80 Kontraktionen/Min. im Ruhezustand). Jeder dieser elektrischen Impulse wird über den AV-Knoten zum His-Bündel weitergeleitet. Von dort aus gelangt die Erregung über die zwei Tawara-Schenkel zu den Purkinje-Fasern, die den Impuls auf die gesamte Kammermuskulatur übertragen (Bild 11.16).

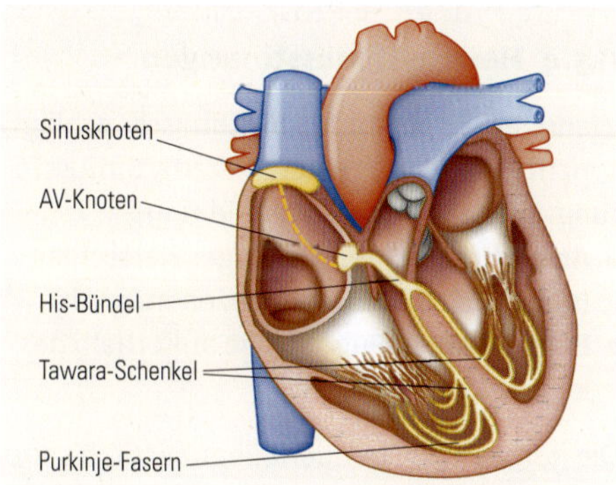

Bild 11.16 Reizleitungssystem des Herzens

11.5 Erkrankungen des Herzens

11.5.1 Herzmuskelschwäche (Herzinsuffizienz)

In Deutschland werden jedes Jahr über 300 000 Menschen wegen einer Herzmuskelschwäche in Krankenhäusern behandelt. Das Herz der Betroffenen ist nicht mehr in der Lage, die Blutmenge zu befördern, die für den Körper notwendig ist. Zunächst tritt diese Situation nur bei Belastungen auf, wenn das Herz mehr arbeiten muss. In einem späteren Stadium ist der Herzmuskel nicht einmal mehr in der Lage, den Körper im Ruhezustand ausreichend mit Blut und Sauerstoff zu versorgen. Die Muskelschwäche kann den gesamten Herzmuskel betreffen oder nur die rechte oder linke Herzhälfte.

Muskelschwäche der rechten Herzhälfte

Das Blut kann von der rechten Herzhälfte nicht ausreichend in Richtung Lunge befördert werden. Es staut sich vor dem Herzen in die Hohlvenen zurück. Flüssigkeit sammelt sich in Bauch und Beinen, die anschwellen (Ödem, Bild 11.17). Auch in den Halsvenen staut sich das Blut. Sie werden äußerlich sichtbar.

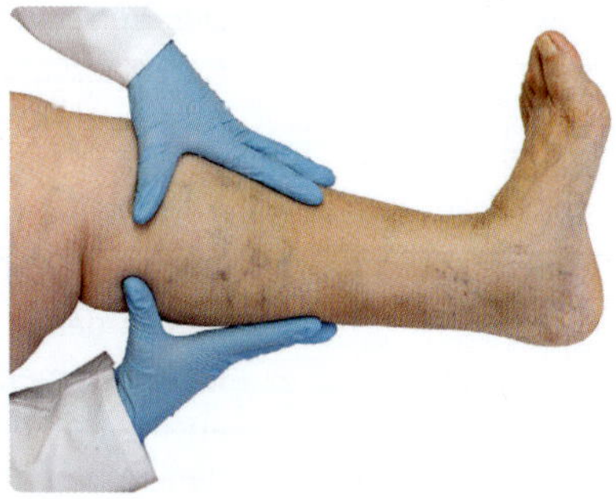

Bild 11.17 Ödem im linken Bein

Muskelschwäche der linken Herzhälfte

Das Blut kann von der linken Herzhälfte nicht ausreichend in den Körperkreislauf befördert werden. Es staut sich vor dem Herzen in die Lungenvenen zurück. Da der Körper nun nicht ausreichend mit Blut und Sauerstoff versorgt wird, werden die Lippen des Betroffenen blau, er hat Atemnot und Flüssigkeit sammelt sich durch den Rückstau in der Lunge an (Lungenödem).

Bei beiden Formen der Herzmuskelschwäche wird Flüssigkeit im Körpergewebe eingelagert. Nachts müssen die Betroffenen oft die Toilette aufsuchen, um die überschüssige Flüssigkeit auszuscheiden. Ursachen für die Herzmuskelschwäche sind u. a. ein hohes Alter, lang andauernder Bluthochdruck (→ S. 186) sowie die koronare Herzkrankheit.

11.5.2 Koronare Herzkrankheit (KHK)

Unter der KHK versteht man die mangelnde Durchblutung des Herzmuskels. Ursache ist eine Arteriosklerose (→ S. 185) der **Herzkranzgefäße** (Koronararterien). Ihre Wände verhärten und verdicken sich, bis ihr Durchmesser so eng wird, dass fast kein Blut mehr durch sie hindurchfließen kann. Es kommt zu ziehenden Herzschmerzen und dem Gefühl der Brustenge (= **Angina pectoris**). Die Patienten sind oft blass, unruhig und haben wegen der heftigen Schmerzen große Angst.

Zuerst treten die Beschwerden nur bei Belastung auf, später, wenn die Durchblutung extrem verringert ist, auch im Ruhezustand. Dann ist die Gefahr, dass das Blutgefäß durch ein Blutgerinnsel vollständig verstopft, sehr groß. So entsteht der Herzinfarkt.

www.herzstiftung.de/risiko

11.5.3 Herzinfarkt

Der Verschluss von einem oder mehreren Herzkranzgefäßen durch ein Blutgerinnsel führt zum Absterben von Herzmuskelgewebe. Dieser Vorgang ist äußerst schmerzhaft, weil der betroffene Herzmuskelbezirk keinen Sauerstoff mehr erhält. Die Symptome ähneln denen bei der Angina pectoris: Heftigste Schmerzen hinter dem Brustbein, die auch in Hals, Arm und Bauch ausstrahlen können, Atemnot, Blässe Übelkeit und Todesangst. Die Haut von Infarktpatienten wird kaltschweißig. Manche Personen werden bewusstlos. Frauen entwickeln häufiger Übelkeit und Erbrechen als Männer. Es besteht die Gefahr eines Kreislaufstillstands (→ S. 354).

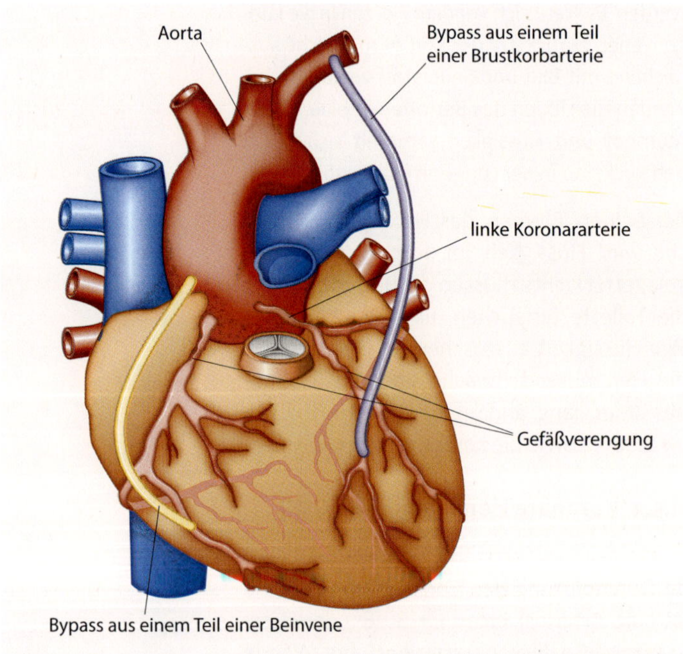

Bild 11.18 Umgehung von verengten Koronararterien mit Bypässen

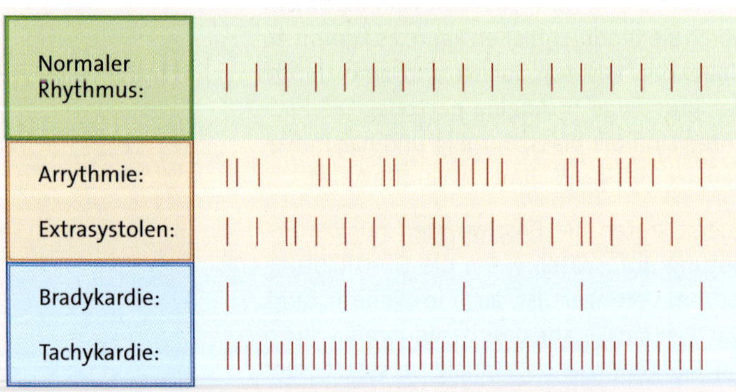

Bild 11.19 Störungen von Herzrhythmus und -frequenz

Bei Verdacht auf einen Herzinfarkt muss sofort der Rettungsdienst alarmiert werden. Denn in den ersten 100 Minuten nach dem Infarktereignis sind tödliche Komplikationen besonders häufig, z. B. durch Herzrhythmusstörungen.

Mit speziellen Untersuchungsverfahren lässt sich das verengte Herzkranzgefäß orten. In vielen Fällen kann mit einem kleinen aufblasbaren Ballon, der mit einem Katheter in die Verengung geschoben wird, die Engstelle aufgedehnt werden, sodass wieder ausreichend Blut hindurchfließen kann. Eine andere Methode besteht darin, das verengte Gefäß zu umgehen. Dem Patienten wird dazu z. B. ein Stück einer Unterschenkelvene entnommen. Dieses wird mit dem betroffenen Herzkranzgefäß verbunden und wie eine Umleitung um die Engstelle verlegt („Bypass", Bild 11.18).

11.5.4 Herzrhythmusstörungen

Wenn ein Herz nicht rhythmisch schlägt, spricht man von einer Herzrhythmusstörung. Man unterscheidet (Bild 11.19):

- **Arrhythmie:** unregelmäßiger Herzschlag (unterschiedliche Frequenzen möglich)
- **Extrasystolen:** Pulsschläge außerhalb des Rhythmus

Die normale Pulsfrequenz liegt bei 60 bis 100 Schlägen pro Minute. Bereits ab 80/min ist das Risiko für Herz-Kreislauf-Erkrankungen erhöht. Abweichungen bezeichnet man als:

- **Bradykardie:** zu langsamer Herzschlag < 60/Minute
- **Tachykardie:** zu schneller Herzschlag > 100/Minute

Häufige Ursachen für Störungen des Herzrhythmus sind:

- Störungen am Herzmuskel (Angina pectoris, Herzinfarkt)
- Störungen im Reizleitungssystem
- übermäßiger Genuss von Nikotin oder Kaffee sowie Stress und Überlastung

Personen, die ihre Rhythmusstörungen wahrnehmen, berichten über ein „Herzrasen", „Herzstolpern" oder „Aussetzer". Andere nehmen die Veränderungen gar nicht wahr. Massive Störungen des Herzrhythmus lassen sich bei der Pulsmessung (→ S. 187) feststellen.

Genauere Aufschlüsse gibt jedoch ein Elektrokardiogramm (EKG), das die Herzaktionen aufzeichnet.

Die Behandlung von Rhythmusstörungen richtet sich nach der zugrunde liegenden Ursache. Wenn z.B. das Reizleitungssystem stark gestört ist, kann ein Herzschrittmacher helfen. Er wird unterhalb des Schlüsselbeins unter die Haut platziert. Er besteht aus einem Schrittmachergerät (enthält die Batterie und den Impulsgeber) und einer Elektrode, die den elektrischen Impuls zur Muskelkontraktion an die Vorhof- oder Kammermuskulatur leitet (Bild 11.20).

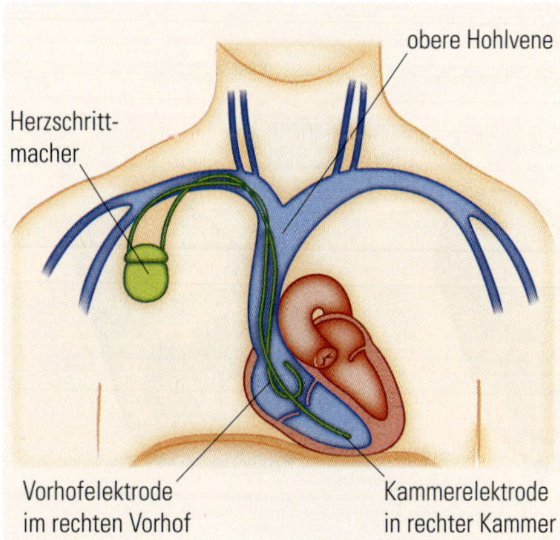

Bild 11.20 Herzschrittmacher

www.internisten-im-netz.de/fachgebiete/herz-kreislauf/aufbau-funktion-des-blutkreislaufs/grosser-kleiner-blutkreislauf.html

11.6 Aufbau und Funktion des Blutkreislaufs

Das Blut fließt in zwei Kreisläufen, die durch das Herz miteinander verbunden sind. Insgesamt stellt der Blutkreislauf also ein geschlossenes System dar (Bild 11.21).

Je nachdem, welche Organe des Körpers gerade besonders aktiv sind, kann die Zufuhr mit Blut und Nährstoffen erhöht oder gedrosselt werden. Herz und Gehirn werden aber wegen ihrer besonderen Funktion jederzeit mit einer großen Menge Blut versorgt. Der Magen-Darm-Trakt wird besonders gut nach Mahlzeiten durchblutet, damit die Nährstoffe vom Blut aufgenommen und abtransportiert werden können. Die Muskulatur in Armen und Beinen wird bei körperlicher Anstrengung wegen des hohen Sauerstoffbedarfs mehr durchblutet als im Schlaf.

Die Regulierung dieses Systems geschieht über das Nerven- und Hormonsystem (→ S. 84 ff.). Das Nervensystem empfängt Informationen über den Sauerstoff- und Nährstoffbedarf einzelner Regionen des Körpers. Bei Bedarf wird dann die Kreislauffunktion nachreguliert. Eine wichtige Rolle spielen hierbei die Blutgefäße.

11.6.1 Arterien

Blutgefäße, die Blut vom Herzen in den Körper leiten, heißen Arterien („Schlagadern"). Beim Herauspressen des Blutes erzeugt das Herz einen hohen Blutdruck. Diesem Druck müssen die Arterien standhalten. Sie haben deshalb eine elastische Außenschicht und eine besonders dicke Muskelschicht (Bild 11.22 und 11.23 → S. 184).

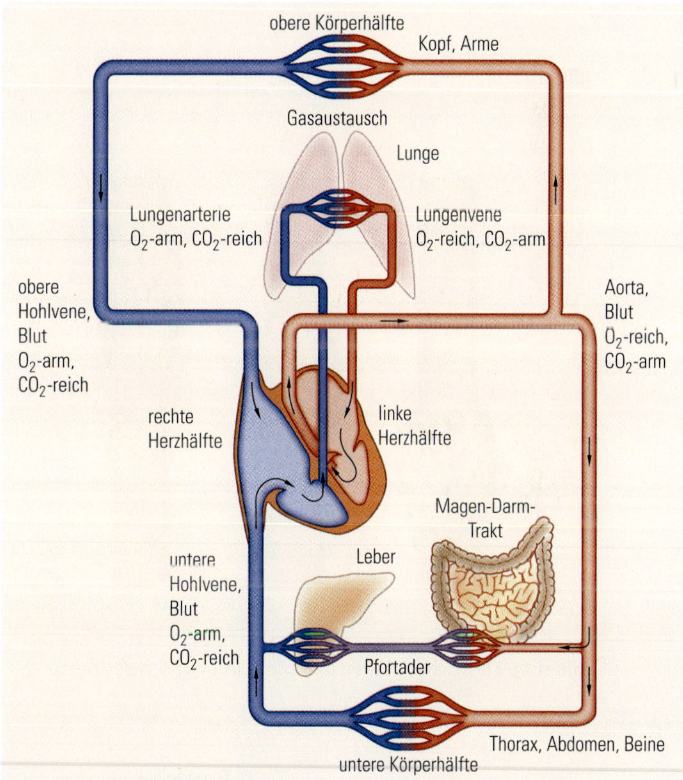

Bild 11.21 Schema des Blutkreislaufs

Arterien können außerdem die Menge des durchfließenden Blutes regulieren. Wenn sich ihre Muskelschicht zusammenzieht, verengt sich das Blutgefäß.

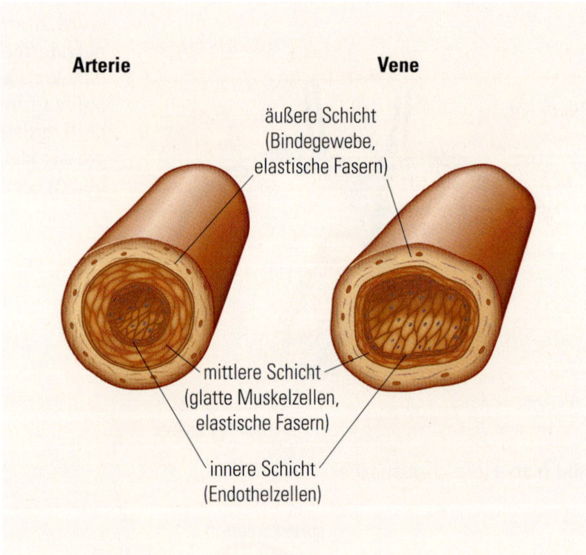

Bild 11.22 Blutgefäße im Querschnitt

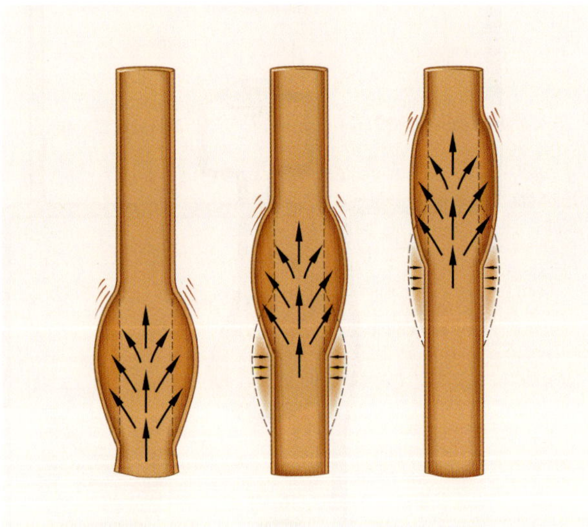

Bild 11.23 Elastische Arterien dämpfen Druckwellen des Herzens

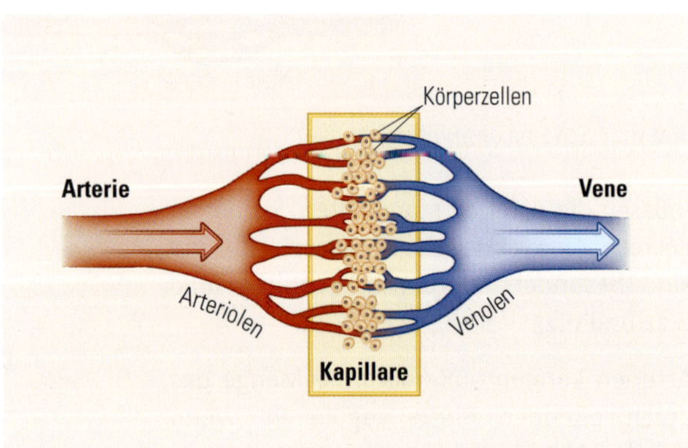

Bild 11.24 Blutgefäße, schematisch

Erschlafft die Muskelschicht, weitet sich das Gefäß und lässt mehr Blut in das jeweilige Gebiet strömen.

Arterien teilen sich in immer kleinere Arterien, die man **Arteriolen** nennt. Auch die Arteriolen verästeln sich immer weiter, bis sie schließlich einen so geringen Durchmesser haben, dass die Erythrozyten gerade noch durch sie hindurchpassen. In diesem Zustand heißen die Gefäße Kapillare (Bild 11.24).

11.6.2 Kapillare (Haargefäße)

Ihre Wände sind so dünn, dass Sauerstoff, Nährstoffe, Kohlendioxid und Abfallstoffe mit den umliegenden Körperzellen ausgetauscht werden können (Gasaustausch, Bild 11.3 → S. 173). Danach ist das Blut sauerstoff- und nährstoffarm und muss zum Herzen zurücktransportiert werden.

11.6.3 Venen

Blutgefäße, die Blut zum Herzen hinführen, heißen Venen. Zunächst übernehmen diese Aufgabe **Venolen**, die sich aus vielen Kapillaren gebildet haben. Aus ihnen werden im weiteren Verlauf Venen. In den rechten Vorhof des Herzens münden schließlich zwei große Venen: die **obere Hohlvene**, die venöses Blut aus Kopf und Armen bringt, und die **untere Hohlvene**, die venöses Blut aus Brust, Bauch und Beinen bringt (Bild 11.21 → S. 183).

Anders als in den Arterien ist der Blutdruck in den Venen sehr niedrig. Denn sie haben ihren Ursprung in den herzfernen Venolen. Damit das Blut trotzdem das Herz erreicht und nicht „versackt", verfügen Venen über drei Unterstützungssysteme:

Muskelpumpe

Venen werden zusammengedrückt, wenn ein Muskel, der sie umgibt, betätigt wird. Dadurch wird das Blut an dieser Stelle eine kurze Strecke in Richtung Herz gedrückt (Bild 11.25 → S. 185). Dies geschieht zum Beispiel beim Gehen, wenn die Wadenmuskulatur angespannt wird.

Venenklappen

In regelmäßigen Abständen verfügen die Venen über Klappen, die dafür sorgen, dass das Blut nur in Richtung Herz fließen kann (Bild 11.25).

Arterienpumpe

Oft liegen Arterien und Venen dicht beieinander. Durch jede Pulswelle in einer Arterie wird die benachbarte Vene zusammengedrückt. Dadurch wird das Blut an dieser Stelle eine kurze Strecke in Richtung Herz gedrückt. Wieder sorgen die Venenklappen für die richtige Fließrichtung (Bild 11.26).

11.7 Erkrankungen des Blutkreislaufs

11.7.1 Arteriosklerose

Eine Arteriosklerose liegt vor, wenn die Wände der Blutgefäße „verkalken". Sie verlieren an Elastizität. Sie werden hart, dick und verengen dadurch das Blutgefäß. Die Sauerstoffversorgung des betroffenen Gewebes verschlechtert sich. Auf den veränderten Gefäßwänden lagern sich nun besonders leicht Blutgerinnsel (Thromben) an. Sie führen zu einem endgültigen Verschluss des Gefäßes und zum Absterben des minderversorgten Gewebes. Besonders anfällig für diesen Vorgang sind die in Bild 11.27 dargestellten Körperregionen.

Faktoren, die das Risiko der Arteriosklerose erhöhen, sind:
- Bewegungsmangel
- Ernährungsfehler
- Übergewicht
- Rauchen
- Bluthochdruck
- Diabetes mellitus
- erhöhte Blutfettwerte
- erbliche Belastung

11.7.2 Arterieller Gefäßverschluss

Hierbei kommt es zu einem Verschluss einer Arterie, die eine Gliedmaße mit Blut versorgt. Meistens sind Bein- und Beckenarterien betroffen. Im Frühstadium bemerkt der Patient noch keine Symptome. Dann treten Schmerzen in den Beinen nach kurzen Gehstrecken auf („Schaufensterkrankheit").

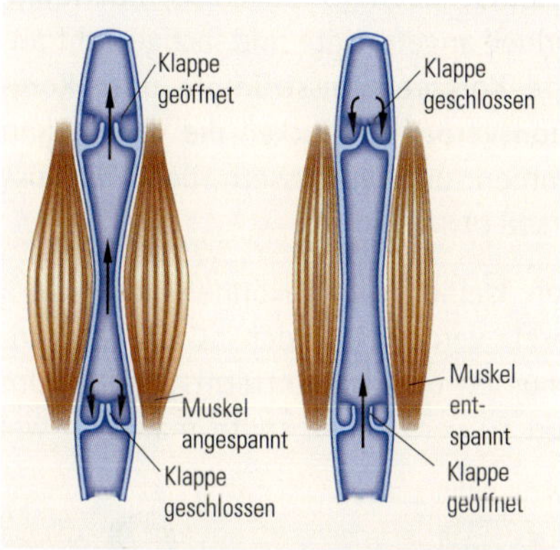

Bild 11.25 Zusammenspiel von Muskelpumpe und Venenklappen

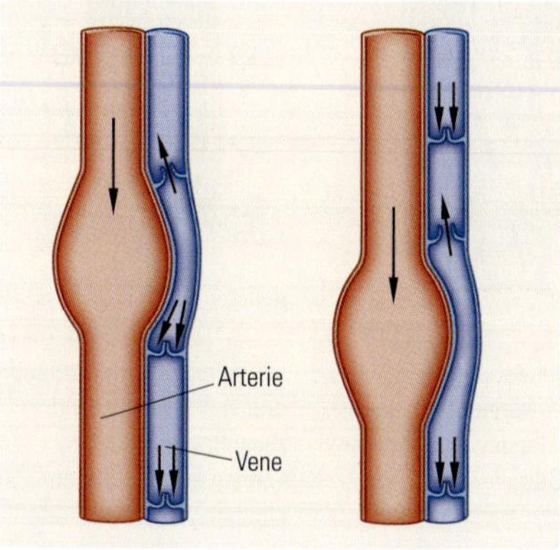

Bild 11.26 Zusammenspiel von Arterienpumpe und Venenklappen

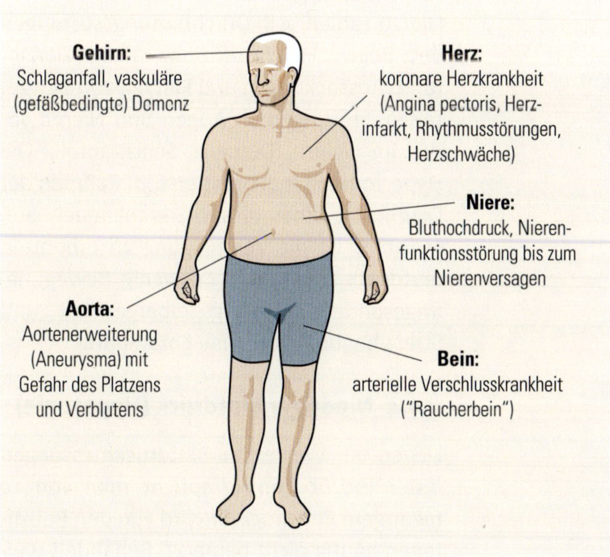

Bild 11.27 Arteriosklerose kann verschiedene Körperregionen betreffen

Danach bleiben die Schmerzen auch im Ruhezustand bestehen. Später ist an den Füßen kein Puls mehr tastbar. Das Absterben von Zehen, Füßen oder Beinen ist die logische Folge („Raucherbein").

Die Ursache des arteriellen Gefäßverschlusses liegt in arteriosklerotischen Veränderungen des Gefäßes. Vermeiden lässt er sich durch:

- Sport treiben
- Gewicht reduzieren
- nicht rauchen
- Blutdruck senken
- Diabetes mellitus behandeln
- weniger zucker- und fetthaltige Lebensmittel essen

Werden die genannten Verhaltensänderungen nicht oder zu spät ergriffen, muss die betroffene Gliedmaße amputiert werden.

11.7.3 Bluthochdruck (Hypertonie)

www.hochdruckliga.de/bluthochdruck.html

Um den Körper mit Sauerstoff zu versorgen, pumpt das Herz Blut mit Druck in die Arterien. Liegen die Werte der Blutdruckmessungen (→ S. 189) dauerhaft über einem Wert von 140/90 mmHg, spricht man von Hypertonie. Meist bemerken hochdruckkranke Menschen ihre Krankheit lange Zeit nicht. Der zu hohe Druck schädigt die Gefäßwände und kann dadurch zu verschiedenen Störungen und Erkrankungen führen. Hierzu zählen, z. B. Durchblutungsstörungen der Beine, Herzinsuffizienz, KHK, Herzinfarkt, Aussackungen und Platzen von Blutgefäßen, Störungen an Augen und Nieren sowie im Gehirn (Demenz, Schlaganfall). Die Hypertonie fällt oftmals erst im Rahmen der Diagnostik einer dieser Erkrankungen auf. Meistens ist die Veranlagung zu erhöhtem Blutdruck angeboren. Zu wenig Bewegung, ungesunde Ernährung, Übergewicht und Stress begünstigen seine Entstehung.

11.7.4 Niedriger Blutdruck (Hypotonie)

Liegen die Werte der Blutdruckmessungen unter 100/60 mmHg spricht man von zu niedrigem Blutdruck. Er wird von den Betroffenen häufig nicht bemerkt. Behandelt werden muss er nur, wenn Patienten z. B. berichten, dass ihnen bei Lagewechseln (z. B. Liegen-Aufstehen) schwarz vor Augen wird. Andere Symptome eines zu niedrigen Blutdrucks können sein: Schwindel, Kopfschmerzen, kurzzeitige Bewusstlosigkeit, evtl. mit Sturz, Konzentrationsstörungen. Mit kreislaufstabilisierenden Maßnahmen wie Ausdauersport und Wechselduschen können sich die Betroffenen helfen.

11.7.5 Krampfadern (Varizen)

Annähernd die Hälfte aller erwachsenen Menschen leidet unter mehr oder weniger stark ausgeprägten Varizen. Es handelt sich um unregelmäßig erweiterte, oberflächlich gelegene Venen. Dadurch können sich die Venenklappen nicht mehr schließen. Der Blutfluss wird gestört (Bild 11.28 a). Varizen verursachen Schmerzen und nächtliche Wadenkrämpfe. Beim Gehen nehmen die Schmerzen ab, im Stehen nehmen sie zu. Im weiteren Verlauf können Schwellungen an den Beinen (Ödeme), Venenentzündungen und Hautschäden (Ulcus cruris) auftreten. Individuell angefertigte und fachgerecht angelegte **Kompressionsstrümpfe** oder **Kompressionsverbände** drücken die Venenwand zusammen und verbessern den Blutfluss (Bild 11.28 b).

Varizen kleiner Venen können von einem Facharzt verödet werden. Größere Varizen müssen operativ entfernt werden. Um Varizen zu vermeiden, sollte man sich viel

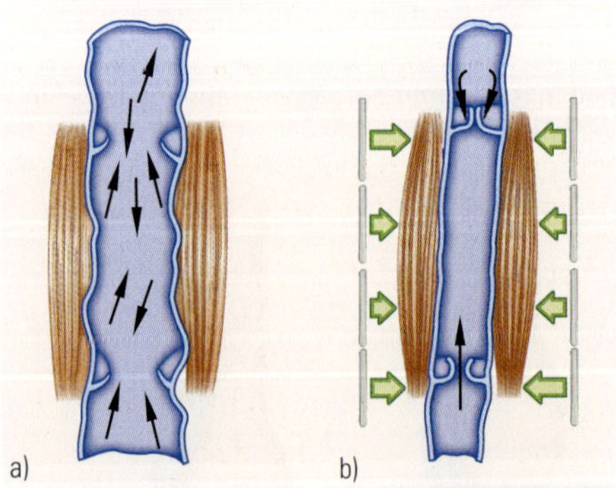

a) Die Vene ist erweitert; dadurch können sich die Venenklappen nicht mehr schließen.

b) Der Kompressionsverband drückt die Venenwand zusammen; dadurch können sich die Venenklappen wieder schließen.

Bild 11.28 a) Varizen ohne und **b)** mit Kompressionsverband bewegen. Langes Stehen und Sitzen sollte vermieden werden. Kalte Wassergüsse können die Spannung der Venenwand erhöhen und so die Beschwerden lindern.

11.7.6 Venenthrombose

Während Varizen die oberflächlich gelegenen Venen betreffen, spielt sich die Venenthrombose in den tiefer gelegenen Bein- oder Beckenvenen ab. Im Normalfall bildet sich ein Thrombus nur dann, wenn ein Blutgefäß verletzt wurde. Aber bei einer Venenthrombose wird eine Vene durch einen Thrombus verengt oder verschlossen, ohne dass eine akute Verletzung vorliegt.

Ursachen hierfür können sein:
- Bewegungsmangel (z. B. durch Bettruhe, lange Flugreise)
- Blutgerinnungsstörungen
- große Operationen mit Blutgefäßverletzungen
- weitere Risikofaktoren: Hohes Alter, familiäre Veranlagung, Herzschwäche, Übergewicht, Einnahme der „Pille", Varizen, Rauchen, Schwangerschaft

Je nach Größe des betroffenen Gefäßes kommt es zu mehr oder weniger starken Schwellungen, Schmerzen und bläulichen Verfärbungen der betroffenen Extremität.

Der Thrombus muss medikamentös aufgelöst werden (Lysetherapie, lyo = lösen). Gerinnungshemmende Substanzen wie Heparin und Marcumar sollen im Anschluss verhindern, dass sich erneut ein Thrombus bildet. Sie bilden zusammen mit bewegungsfördernden Maßnahmen und Kompressionsstrümpfen die wichtigsten Therapiepfeiler.

Besonders gefährlich wird die Venenthrombose, wenn sie zu einer **Lungenembolie** (Embolus = Wanderer) führt. Dabei löst sich der Thrombus von der Venenwand ab und wandert dann über die untere Hohlvene in die rechte Herzhälfte. Von dort aus wird er mit dem Blut in Richtung Lunge gepumpt. Hier bleibt er in einer der Lungenarterien stecken und unterbindet so die Durchblutung eines großen Lungenabschnitts. Mit Atemnot, Brustschmerzen, Schwindel und Tachykardie kann die Lungenembolie unmittelbar zum Tod führen.

11.8 Die Funktion von Herz und Kreislauf beobachten

11.8.1 Den Puls messen und dokumentieren

Jedes Mal, wenn sich der Herzmuskel im Bereich der Kammern kontrahiert (Systole), wird Blut in die Arterien gepumpt. In ihnen breitet sich daraufhin eine Pulswelle aus, die überall dort, wo Arterien nahe an der Hautoberfläche verlaufen, tastbar ist (Bild 11.29). Am besten zugänglich ist die **Speichenarterie** (Arteria radialis).

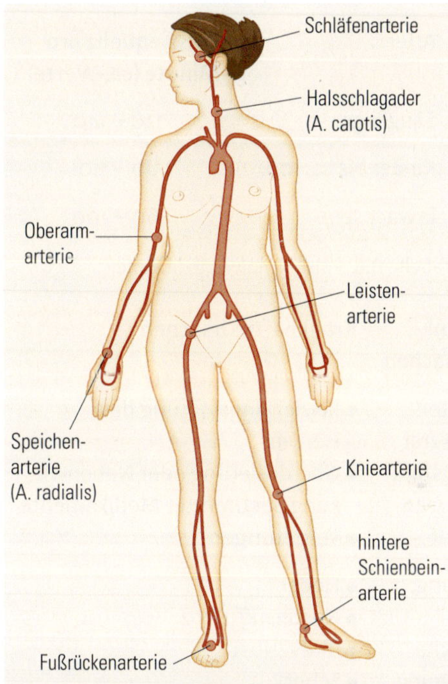

Bild 11.29 Tastpunkte für den Puls

Durchführung der Pulsmessung

Zur Pulsmessung benötigt man eine Uhr mit Sekundenzeiger. Der Patient muss ruhig sitzen oder liegen. Wenn er zuvor körperlich aktiv oder aufgeregt war, hat er noch für mehrere Minuten einen erhöhten Puls. Dann muss mit der Messung gewartet werden. Man tastet mit zwei oder drei Fingern an der Daumenseite des Handgelenks nach dem Puls (Bild 11.30 → S. 188). Die Pulswellen werden 15 Sekunden lang gezählt. Um die Anzahl der Pulsschläge pro Minute zu ermitteln, wird das Ergebnis anschließend mit 4 multipliziert.

Getastete Pulswellen in 15 sek → 17;
17 x 4 → Pulsfrequenz = 68/min

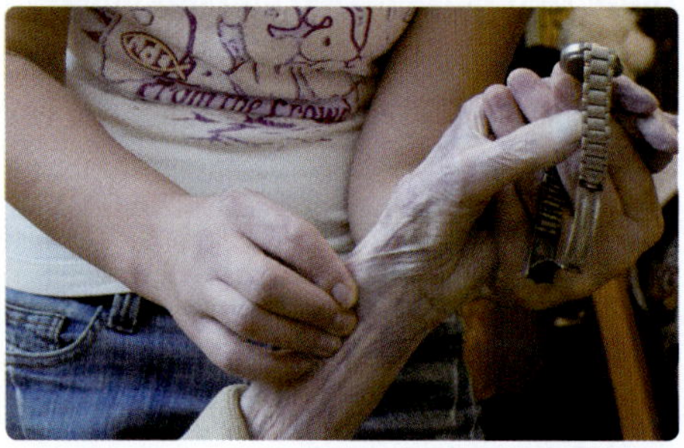

Bild 11.30 Pulsmessung an der Arteria radialis

Alter	Pulsfrequenz pro Minute (ca.-Werte)
Säuglinge	120 – 140
Kinder bis ca. 10 J.	80 – 110
Erwachsene	60 – 100

Tabelle 11.6 Pulsnormalwerte in Ruhe

	Nicht krankhafte Ursachen	Krankhafte Ursachen
Bradykardie < 60/min.	• trainierter Sportler mit leistungsfähigem Herzen • im Schlaf	• Reizleitungsstörung des Herzens • Überdosierung oder Nebenwirkung bestimmter Medikamente • Vergiftungen
Tachykardie > 100/min.	• Aufregung, Angst • körperliche Anstrengung • nach dem Essen • Kaffee und Nikotin	• Fieber • Herzinsuffizienz • Blutverlust • Schock • Sauerstoffmangel • Überfunktion der Schilddrüse • Überdosierung oder Nebenwirkung bestimmter Medikamente

Tabelle 11.7 Häufige Ursachen für Bradykardie und Tachykardie

Der Wert wird daraufhin in der Akte dokumentiert und dem Patienten auf Wunsch mitgeteilt.

Hinweise:

- Der Puls sollte nicht mit dem eigenen Daumen getastet werden, denn so kann es passieren, dass man den eigenen Puls fühlt.
- Wenn der Pulsschlag sehr langsam, unregelmäßig oder schlecht tastbar ist, muss eine Minute lang gezählt werden, um ein verlässliches Ergebnis zu erhalten.
- Bei einer Pulsfrequenz > 100/min kann die Messung nach 10 Minuten wiederholt werden, um auszuschließen, dass Anstrengung oder Aufregung die Ursache sind.
- Wenn ein Arm durch ein Ödem geschwollen ist, sollte an dieser Seite keine Pulsmessung stattfinden.
- Wenn bei einem Patienten mit einer Herz-Kreislauf-Erkrankung der Puls zum ersten Mal gemessen wird, sollte an beiden Armen gemessen werden, um Unterschiede (z. B. durch Veränderungen an den Gefäßwänden) festzustellen.
- Mit Kommentaren zum gemessenen Wert (z. B. „Also, Herr Schrage, mit dem Puls kann man nicht alt werden.“) sollte man sich zurückhalten. Die Interpretation ist Aufgabe eines Arztes.

Tabelle 11.6 gibt Auskunft über Pulsnormalwerte im Ruhezustand und Tabelle 11.7 über normale und krankhafte Ursachen von Bradykardie und Tachykardie. Außer nach der Frequenz kann der Puls auch nach seinem Rhythmus und seiner Stärke beurteilt werden (Tabelle 11.8).

Eigenschaft	Erklärung	Bewertung
Frequenz	Häufigkeit der Herzschläge	< 60/min: Bradykardie > 100/min: Tachykardie
Rhythmus	Gleichmäßigkeit der Herzschläge	rhythmisch oder arrhythmisch (z. B. bei Extrasystolen)
Qualität	Füllungszustand der Arterien	kräftiger, gut gefüllter Puls oder schwacher, „fadenförmiger“ Puls (z. B. beim Schock)

Tabelle 11.8 Pulseigenschaften

11.8.2 Den Blutdruck messen und dokumentieren

Der Blutdruck ist der Druck, der in den Blutgefäßen gemessen werden kann. Seine Höhe ist u.a. abhängig von der Herzleistung, der Elastizität der Blutgefäße und der momentanen Aktivität des Menschen. Die heute übliche Messmethode am Oberarm mit Druckmanschette und Stethoskop wurde vom italienischen Arzt Scipione **R**iva-**R**occi (1863–1937) eingeführt. Deshalb wird für die Blutdruckmessung oft die Abkürzung „RR“ verwendet.

Der Blutdruck wird in der Maßeinheit „mm Hg“ gemessen, sprich: „Millimeter Quecksilbersäule“. Bei der Messung des Blutdrucks werden zwei Werte ermittelt: Der **systolische Blutdruckwert** entsteht, wenn die Kammermuskulatur Blut in die Arterien pumpt (systolischer Wert = oberer Wert). Der **diastolische Blutdruckwert** entsteht, wenn sich die Kammermuskulatur entspannt (diastolischer Wert = unterer Wert).

Vorbereitung:
Für die Messung des Blutdrucks werden folgende Materialien benötigt (Bild 11.31):
- Blutdruckmessgerät, bestehend aus Manschette, Manometer, Ventil und Pumpball
- Stethoskop mit Membran und Ohroliven
- Patientenakte, -dokumentation oder -datei, Stift

Durchführung:
- Alle Geräte und Materialien bereitlegen.
- Für eine ruhige Umgebung sorgen (Türen schließen, Radio ausschalten etc.).
- Der Patient sollte entspannt sitzen oder liegen. Der Oberarm soll sich etwa in Herzhöhe befinden (Bild 11.32 → S. 190).
- Patienten über die Messung informieren.

„So, Herr Schrage, setzen Sie sich. Ich messe jetzt Ihren Blutdruck. Machen Sie bitte Ihren linken Oberarm frei, damit ich dort die Manschette anlegen kann. ... Jetzt legen Sie Ihren Arm bitte entspannt auf den Tisch. ... Danke.“

- Darauf achten, dass die Manschette luftleer ist, evtl. Luft ausdrücken.
- Die Manschette einen Fingerbreit oberhalb der Ellenbeuge eng, aber nicht abschnürend, um den nackten Oberarm anlegen. Auch hochgeschobene Ärmel dürfen nicht einschnüren.
- Ventil am Manometer schließen (rechts herum drehen).
- Mit einer Hand den Radialispuls tasten (Bild 11.30 → S. 188).
- Mit der anderen Hand die Manschette zügig aufpumpen bis auf einen Wert, der etwa 30 mmHg oberhalb des Drucks liegt, bei dem der Radialispuls nicht mehr tastbar ist.
- Stethoskop anlegen: Ohroliven locker ins Ohr stecken, nicht in den Gehörgang hineindrücken (eigener Puls würde dann hörbar). Membran in der Ellenbeuge über der Armarterie auflegen und festhalten.
- Ventilschraube vorsichtig öffnen (links herum drehen), sodass der Druck am Manometer nur ganz langsam um etwa 3 mmHg pro Sekunde sinkt.
- Genau hinhören und ablesen, bei welchem Wert der erste Ton zu hören ist. Diesen Wert merken (z. B. „125 mmHg“).
- Weiter genau hinhören und ablesen, bei welchem Wert der letzte Ton zu hören ist. Auch diesen Wert merken (z. B. „75 mmHg“).
- Ventil weit öffnen und Luft ablassen. Stethoskop ablegen.

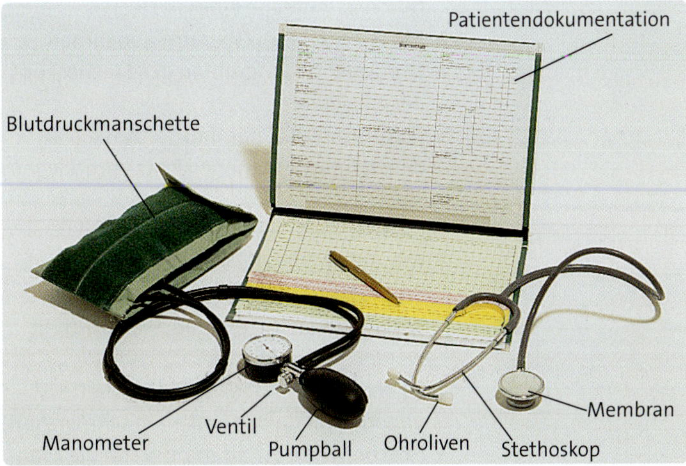

Bild 11.31 Geräte und Materialien zum Blutdruckmessen

Richtwerte für den Blutdruck (in mmHg)	
Hypotonie	unter 100/60
Optimal	bis 120/80
Normal	bis 130/85
Hochnormal	bis 140/90
Hypertonie	über 140/90

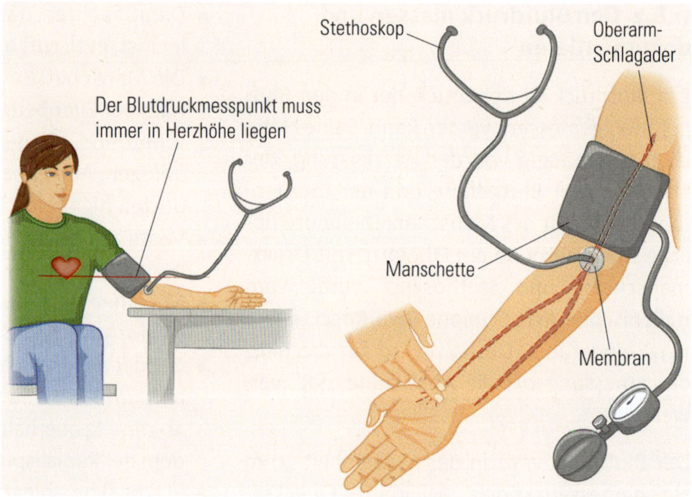

Bild 11.32 Blutdruckmessung

Dokumentation/Nachbereitung:

- Den ermittelten Blutdruckwert in den Blutdruckpass, die Patientenakte, -dokumentation oder -datei eintragen.

> 14.06.20.., 10:30 Uhr, RR Herr Schrage, 125/75 mmHg

- Patienten auf Wunsch über den gemessenen Wert informieren.

> „So, Herr Schrage, die Messung ist beendet. Ihr Blutdruck liegt bei 125 zu 75."

- Mit Kommentaren zum gemessenen Wert sollte man sich zurückhalten. Die Interpretation ist Aufgabe eines Arztes.
- Manschette vom Oberarm abnehmen.
- Ohroliven und Membran des Stethoskops desinfizieren.
- Blutdruckmessgerät und Stethoskop an den dafür vorgesehenen Platz zurücklegen.

Hinweise:

- Nur der systolische Wert kann auch ohne Stethoskop durch Tasten des ersten Pulsschlags an der Arteria radialis ermittelt werden.
- Zu hohes Aufpumpen der Manschette ist unnötig und für den Patienten schmerzhaft.
- Falsche Werte erhält man, wenn die Manschette zu locker angelegt oder der Druck zu schnell abgelassen wurde.
- Wenn der Verdacht aufkommt, einen Fehler gemacht zu haben, muss die Messung wiederholt werden.
- Falls eine Messung wiederholt werden soll: Manschette luftleer drücken und mindestens eine Minute warten.
- Werte nie auf- oder abrunden, sondern so genau wie eben möglich ablesen und angeben.
- Für Menschen mit großem Oberarmumfang muss eine größere Manschette gewählt werden. Sonst erhält man fehlerhafte Werte.
- Wenn der Blutdruck bei Kindern gemessen wird, muss darauf geachtet werden, dass die Manschette nicht zu klein gewählt wird. Dies ergibt einen zu hohen Wert. Im Zweifel die größte passende Manschette verwenden.
- Kinder müssen vor der Messung besonders beruhigt und über den Messvorgang informiert werden. Aufregung beeinflusst das Messergebnis bei Kindern besonders stark und führt so zu falschen Ergebnissen. Kleine Kinder sitzen bei der Messung am besten auf dem Schoß der Bezugsperson.
- Bei der Anwendung von Handgelenkgeräten (Bild 11.34 → S. 191) wird die Messung entsprechend den Hinweisen in der Bedienungsanleitung durchgeführt. Vor allem alte Menschen sollten beim Kauf auf ein Gerät mit großem Display achten, um die Werte fehlerfrei ablesen zu können.

Messtechnik

Während die Blutdruckmanschette aufgepumpt wird, werden die Blutgefäße im Arm immer weiter zusammengedrückt, bis der systolische Blutdruck in den Arterien nicht ausreicht, das Blut durch die zugedrückte Arterie zu pressen. Am Handgelenk kann jetzt kein Puls mehr getastet werden mit dem Stethoskop ist kein Ton zu hören (Bild 11.33 a).

Wenn das Ventil geöffnet wird, sinkt der Druck, mit dem die Arterien verschlossen werden. In dem Moment, in dem der Druck in den Armarterien größer ist als der sinkende Druck der Manschette, wird zum ersten Mal etwas Blut durch die Engstelle gepresst. Dann entsteht der erste Ton, der mit dem Stethoskop gehört werden kann (systolischer Blutdruck, Bild 11.33 b).

Weil der Druck in der Manschette weiter abgelassen wird, weitet sich die Engstelle. Das Blut fließt immer leichter durch die Engstelle. Die Verwirbelungen lassen nach, die hörbaren Töne werden dadurch leiser, bis kein Ton mehr zu hören ist. Der Moment des letzten hörbaren Tons entspricht dem diastolischen Blutdruck (Bild 11.33 c, d).

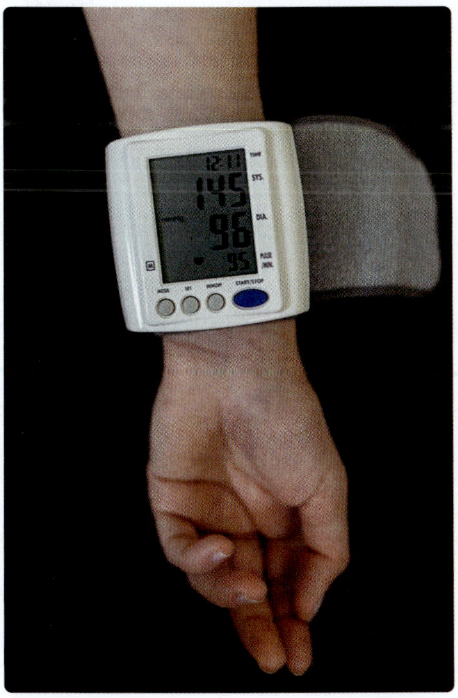

Bild 11.34 Blutdruckmessen mit dem Handgelenkgerät

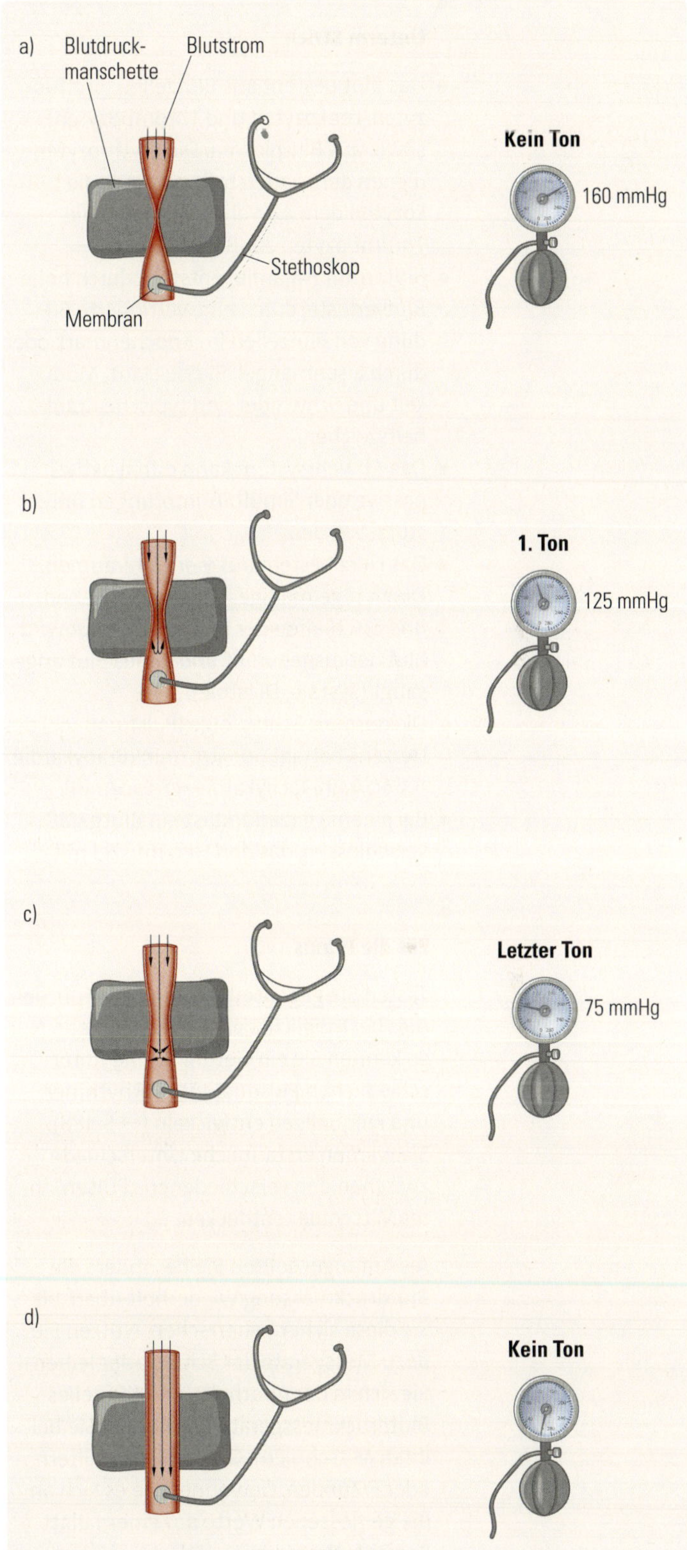

Bild 11.33 a) – d) Messtechnik

Unterm Strich

- Das Blut besteht aus Blutzellen (Erythrozyten, Leukozyten und Thrombozyten) sowie aus Blutplasma. Die Erythrozyten dienen dem Sauerstofftransport, die Leukozyten dem Abwehrsystem und die Thrombozyten zur Blutstillung.
- Blutarmut (Anämie) entsteht durch hohe Blutverluste, durch eine verringerte Bildung von Blutzellen im Knochenmark oder durch Eisenmangel. Blasse Haut, Müdigkeit und Schwindel sind typische Krankheitszeichen.
- Das Abwehrsystem kann durch aktive, passive oder Simultan-Impfungen unterstützt werden.
- Das Herz besteht aus vier Hohlräumen. Durch regelmäßiges Zusammenziehen und Erschlaffen der Herzmuskulatur wird Blut herausgepumpt und neues Blut angesaugt (Systole, Diastole).
- Die normale Schlagfolge (Pulsfrequenz) des Herzens beträgt 60–100/min (Bradykardie = < 60/min, Tachykardie = > 100/min).
- Bei einem Herzinfarkt ist ein Blutgefäß verschlossen, das den Herzmuskel mit Blut bzw. Sauerstoff versorgt. Herzmuskelgewebe stirbt ab. Dies verursacht heftige Schmerzen und Angstgefühle.
- Man unterscheidet bei den Blutgefäßen Arterien, Kapillaren und Venen. Arterien leiten Blut vom Herzen weg. Kapillaren haben so dünne Wände, dass Inhaltsstoffe des Blutes (z. B. Sauerstoff und Kohlendioxid) mit den umliegenden Körperzellen ausgetauscht werden können. Venen leiten das Blut zum Herzen zurück.
- Das Herz pumpt das Blut mit einem gewissen Druck in die Arterien. Ein Blutdruck über 140/90 mmHg heißt Hypertonie. Ein zu niedriger Blutdruck unter 100/60 mmHg wird als Hypotonie bezeichnet.
- Die Pulsfrequenz pro Minute ermittelt man durch Tasten des Pulses an der Speichenarterie am Handgelenk. Die Pulswellen, die man dort innerhalb von 15 Sekunden tastet, multipliziert man mit 4. Der Puls lässt sich außerdem nach dem Rhythmus und der Qualität beurteilen.

Für die Praxis

1. Tasten Sie gegenseitig Ihren Puls. Tun Sie dies bei möglichst vielen Mitschülern. Nur so können Sie ein Gefühl für die unterschiedlichen Pulsqualitäten, Rhythmen und Frequenzen entwickeln (→ S. 188). Sie werden erstaunliche Unterschiede zwischen den verschiedenen „Pulsen" Ihrer Mitschüler entdecken.
2. Als Anfänger sollten Sie besonders die Blutdruckmessung wiederholt üben, bis Sie diese sicher beherrschen. Nutzen Sie dazu Messgeräte der Schule oder leihen Sie sich in der Apotheke ein manuelles Blutdruckmessgerät aus. Messen Sie bei Ihren Mitschülern, Geschwistern, Eltern oder Freunden. Gewöhnen Sie es sich an, die gemessenen Werte auf einem Blatt Papier fachgerecht zu dokumentieren (→ S. 190). Am Anfang kann es hilfreich sein, wenn eine zweite Person Ihnen die Anleitung zur Blutdruckmessung (→ S. 189) Schritt für Schritt vorliest und Sie die Arbeitsschritte entsprechend nachmachen. Später sollten Sie in der Lage sein, die Messung zügig und ohne Unterbrechungen selbstständig durchzuführen.
3. a) Legen Sie die folgende Tabelle (→ S. 193) in Ihrem Heft an und tragen Sie die Werte eines Mitschülers unmittelbar nach den jeweiligen Belastungstests ein.
   b) Vergleichen Sie in Kleingruppen anschließend die Ergebnisse von trainierten und untrainierten Mitschülern. Erklären Sie, wie es zu den unterschiedlichen Werten kommt.

Zeitpunkt der Messung	Puls/min	Blutdruck (mmHg)	Atemzüge/min
nach 3 Minuten ruhigem Sitzen			
nach 1 Minute gehen			
nach 1 Minute schnellem Treppensteigen			
2 Minuten später			

Aufgaben

1. Nennen Sie die Aufgaben des Blutes.
2. Notieren Sie stichwortartig die Aufgaben von Erythrozyten, Leukozyten und Thrombozyten.
3. Wodurch unterscheidet sich die spezifische Abwehr von der unspezifischen Abwehr?
4. Beschreiben Sie die Entstehung der Lymphflüssigkeit.
5. ■ Beschreiben Sie schrittweise die Folgen fehlender Blutgerinnungsfaktoren.
6. Erklären Sie den Zusammenhang zwischen Eisenmangel und Anämie.
7. ■ Erläutern Sie die Bedeutung des Begriffs „Kontaktekzem".
8. ■ Erklären Sie, warum eine aktive Impfung zu einem länger andauernden Impfschutz führt als eine passive Impfung.
9. ■ Erläutern Sie, warum die Reizleitung am Herzen von den Vorhöfen in Richtung Kammerspitze verläuft und nicht in umgekehrter Richtung.
10. Ordnen Sie in einer Tabelle die Ursachen und Symptome der Rechts- und Linksherzinsuffizienz zu.
11. Nennen Sie die Symptome eines Herzinfarkts.
12. ■ Betrachten Sie Bild 11.21 (→ S. 183) zum Schema des Kreislaufs. Beschreiben Sie den Verlauf der Pfortader und erklären Sie ihre Besonderheiten in Bezug auf Sauerstoff- und Nährstoffgehalt.
13. Erklären Sie sich in Partnerarbeit gegenseitig die Funktionen von Muskelpumpe, Venenklappen und Arterienpumpe. Nutzen Sie dazu die Bilder 11.25 und 11.26 (→ S. 185) und decken Sie den Text ab.
14. Begründen Sie, warum beim arteriellen Gefäßverschluss das betroffene Bein nicht hoch-, sondern tiefgelagert werden muss.
15. a) ■ Erklären Sie, warum die Schmerzen bei Varizen im Stehen stärker sind als beim Gehen.
    b) Nennen Sie Berufe, die für Menschen mit Varizen eher ungeeignet sind.
16. Welche der folgenden Aussagen zur Beurteilung des Pulses ist sinnvoll?
    a) Die Pulsfrequenz ist kräftig.
    b) Der Rhythmus ist gleichmäßig.
    c) Die Pulsfrequenz ist arrhythmisch.
    d) Die Pulsqualität ist anstrengend.
17. a) ■ Dr. Haffert macht als Ursache für Mareikes Sturz (→ S. 172) ihre starken Menstruationsblutungen und ihren niedrigen Blutdruck verantwortlich. Begründen Sie anhand Ihrer Kenntnisse aus Kapitel 11 seine Vermutung.
    b) ■ Welche Therapie wird Dr. Haffert möglicherweise vorschlagen?

Organspende

Ob die Entscheidung für oder gegen Organspenden richtig oder falsch ist, kann man nicht allgemein beantworten. Jeder muss diese Entscheidung für sich persönlich beantworten. Niemand hat eine solche Entscheidung zu kritisieren. Das Ende des Lebens auf der einen Seite – neu gewonnene Lebensjahre auf der anderen. Das Thema Organspende hat viele Facetten ...

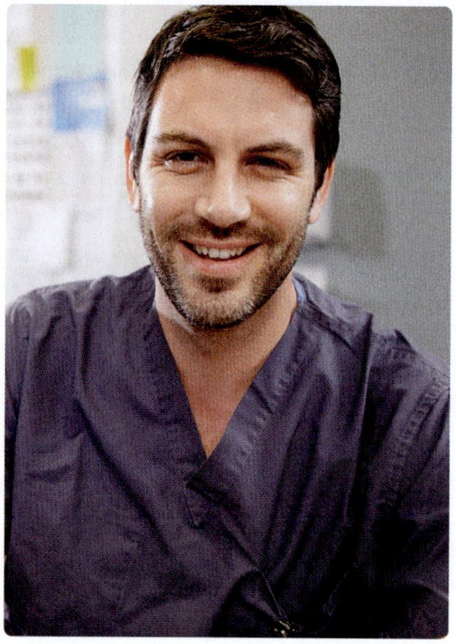

Bild 11.35 Lukas, 37, Pflegefachmann

„Seit einigen Jahren schon arbeite ich als Pflegefachmann im Operationssaal unseres Krankenhauses. Jeden Monat werden bei uns mindestens zwei Multiorganentnahmen durchgeführt. Die Organspender, meist junge Menschen, werden intubiert und beatmet in den Operationssaal gebracht, eigentlich wie jeder andere Patient auch. Denn ohne technische Hilfe funktionieren ihre Organe nicht. Für den Organspender gibt es aber keine Hilfe mehr.

Manchmal frage ich jemanden nach der Todesursache. Meistens habe ich dazu aber keine Zeit. Ich muss Tische und Instrumente bereitstellen. Erst später, wenn die Operation begonnen hat, habe ich Zeit, über den Patienten nachzudenken. Die Stimmung im OP ist ruhiger als bei anderen Operationen.

Der Patient lebt und ist tot. Schade, dass er gehen musste. Und das bei allem Fortschritt, den die Medizin in letzter Zeit gemacht hat. Jetzt nützt der Fortschritt jemand anderem.

Eine Lösung, die die Organe für kurze Zeit haltbar macht, hänge ich in Fünf-Liter-Beuteln an die Infusionsständer. Zuerst kommen die Herzchirurgen. Sie punktieren die Aorta nahe am Herzen mit einer Kanüle und durchspülen das Herz von dieser Stelle aus mit der Lösung. Dann beginnen sie, das Herz und manchmal auch die Lunge aus dem Brustkorb herauszutrennen. Dann kommen die Allgemeinchirurgen für die Leber und für die Bauchspeicheldrüse. Dann die Nieren. Dann kommt der Anästhesist für das Beatmungsgerät. Er schaltet es ab.

Einer der anwesenden Chirurgen verschließt Brustkorb und Bauch des Patienten. Ich helfe dabei. Dann ist die Operation beendet. Die anderen Chirurgen sind noch mit der Präparation der verschiedenen Organe beschäftigt. Die Herzchirurgen sind zuerst fertig und verpacken das Herz in sterilen Tüten in einer Styroporbox. Sie haben es besonders eilig. Sie müssen das Herz innerhalb weniger Stunden in einem anderen Körper zum Schlagen bringen.

Ich bin jetzt allein mit dem Organspender. Ich bedecke die Nähte mit Pflastern, entferne sterile Abdecktücher, Schläuche und Wunddrainagen. Ich binde das Kinn des Patienten hoch und falte seine Hände. Ich bedecke den Organspender mit einem Tuch und bringe ihn vor den OP. Hier übergebe ich ihn der Nachtwache. Sie übernimmt bei uns den letzten Weg."

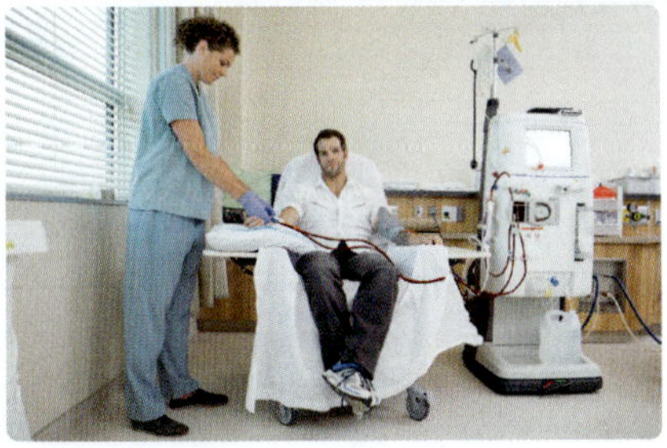

Bild 11.36 David 39, Dialysepatient

„Ach ja, vor drei oder vier Jahren, das war noch ein Leben. Alles in Ordnung, alles gesund. Bis ich diese Probleme kriegte: Probleme mit dem Blutdruck, Wasser in den Beinen und immer müde und schlapp. ‚Unheilbare Nierenschädigung' war die Diagnose der Ärzte. Die Nieren schafften es nicht mehr, die Abfallstoffe aus meinem Blut herauszufiltern. Darum muss ich jetzt schon seit drei Jahren dreimal pro Woche zur Dialyse. Das dauert jedes Mal ungefähr fünf Stunden. Die Dialyse bestimmt mein Leben – jede Woche, jeden Monat, solange ich noch lebe. Außerdem nehme ich täglich viele Medikamente. So lebe ich vor mich hin. Und trotzdem: Es kann jederzeit wieder schlechter werden. Neuerdings stehe ich auf einer Warteliste für eine Nierentransplantation. Die Untersuchungen, die vor einer Organvermittlung nötig sind, habe ich schon hinter mir. Ich weiß, was andere manchmal denken: „Der wünscht sich, dass jemand stirbt, damit es ihm wieder besser geht." So sehe ich das nicht. Ich wünsche niemandem den Tod. Aber ich wünsche mir ein Leben, so, wie es andere auch leben. Vielleicht ruft morgen schon das Transplantationszentrum an. Vielleicht auch später, vielleicht zu spät. Aber: Ich habe Hoffnung!"

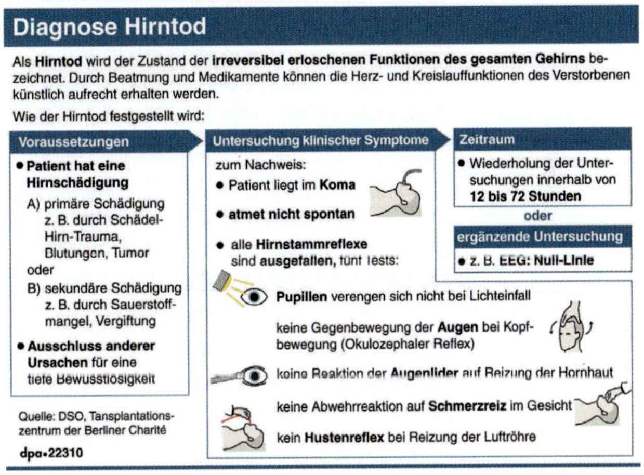

Aufgaben

1. „Der Patient lebt und ist tot." Was meint Pflegefachmann Lukas mit dieser Aussage?
2. Erklären Sie die Bedeutung folgender Fachbegriffe: Multiorganentnahme, Intubation, Infusion, Kanüle, Anästhesist, Präparation, Wunddrainage, Dialyse.
3. Was denken Sie: Wäre die Mitarbeit bei der Entnahme von Organen für Sie persönlich eine sinnvolle Tätigkeit oder eher eine Belastung? Diskutieren Sie mit Ihren Mitschülern.
4. Beschreiben Sie mit eigenen Worten die Gefühle des potenziellen Organempfängers David. Überlegen Sie: Wie verändert seine Situation möglicherweise sein Empfinden und Verhalten gegenüber Kindern, Partnerin, Freunden und Arbeitskollegen?
5. Informieren Sie sich unter www.dso.de und www.organspende-info.de über die aktuellen gesetzlichen Regelungen zur Organspende in Deutschland.
6. Kritiker des Gesetzes fordern eine Änderung der Regeln zur Einwilligung zur Organspende. Was bedeutet in diesem Zusammenhang der Begriff „Widerspruchslösung"?
7. „Wer einen Organspendeausweis bei sich trägt, ist mit der Organentnahme auf jeden Fall einverstanden. Ihm werden dann alle möglichen Organe entnommen." Nehmen Sie begründet Stellung zu dieser Aussage. Sehen Sie sich dazu einen Organspendeausweis genau an.

12 Die Körpertemperatur beobachten und beeinflussen

www.gesundheitsinformation.de/fieber-bei-kindern.html

Die 16-jährige Karoline betreut seit einigen Wochen den 3 Jahre alten Thorben. Da Karoline in ihrer Freizeit einen Babysitterkurs absolviert hat und auch an vielen Nachmittagen mit Thorben spielt, haben seine Eltern mittlerweile großes Vertrauen zu ihr. Zum zweiten Mal betreut sie Thorben an einem Abend, an dem die Eltern gehen möchten. Als Karoline kommt, schläft er bereits. Seine Mutter erwähnt ihr gegenüber, dass Thorben sich tagsüber „etwas warm angefühlt habe“, aber sie habe den Eindruck, es sei doch alles in Ordnung. Eine Stunde nachdem die Eltern das Haus verlassen haben, wirft Karoline einen Blick ins Kinderzimmer: Im Halbdunkel erkennt sie Thorben – er krampft am ganzen Körper. Sie schaltet das Licht an. Seine Augen sind halb geöffnet und blicken ins Leere. Karoline befühlt seine Stirn und bemerkt, wie heiß sie sich anfühlt. Sie nimmt seine Bettdecke beiseite, was wegen Thorbens Krämpfen gar nicht so einfach ist. Was tun? Gedanken schwirren durch ihren Kopf: Die Eltern, die sich 20 km entfernt aufhalten, auf dem Handy anrufen? Die eigenen Eltern anrufen, die wenige Straßen entfernt wohnen? Den Rettungsdienst verständigen? Thorben helfen – aber wie? „Thorben! Hörst du mich?!“
Er zuckt am ganzen Körper, seine Blicke bleiben starr. Karoline hat Angst.

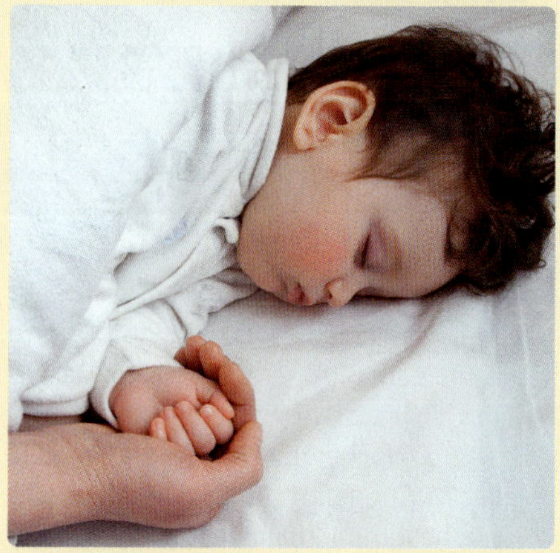

1. Versetzen Sie sich in Karoline. Wie würden Sie in dieser Situation reagieren?
2. Karoline fragt sich: Was soll ich tun? Welche ihrer Überlegungen halten Sie für geeignet? Begründen Sie Ihre Einschätzung.
3. Welche weiteren Maßnahmen könnte Karoline ergreifen?

Damit alle Funktionen in unserem Körper reibungslos ablaufen, ist eine gleichmäßig hohe Körpertemperatur wichtig. Normalerweise liegt sie bei ca. 37 °C. Abweichungen von 0,5 °C nach unten und oben (morgens und abends) sind normal. Auch körperliche Aktivität oder Nahrungsaufnahme können die Temperatur im Körper um diesen Wert heben oder senken.

Droht die Körpertemperatur stärker abzuweichen, greifen wir automatisch zu Gegenmaßnahmen: Wir kleiden uns wärmer oder luftiger, heizen oder lüften den Raum oder bewegen uns mehr oder weniger. Um unseren Körper nicht unnötig aufzuheizen, vermeiden wir z. B. bei großer Hitze im Sommer, wenn möglich, schwere körperliche Arbeit. Zu starke Temperaturschwankungen können lebensbedrohlich sein oder sind Anzeichen einer Erkrankung. Deswegen verfügt unser Körper über eigene Möglichkeiten, die Temperatur zu regulieren.

12.1 Die Wärmeregulierung im Körper

Im Körper verteilt befinden sich zahlreiche „Messfühler“, die die Temperatur des Körpers registrieren. Sie leiten ihre Werte an das Wärmeregulationszentrum im Gehirn. Von hier aus werden, wenn nötig, Ausgleichsmaßnahmen in Gang gesetzt:

Bei zu niedriger Temperatur:
- Wärme erzeugen – Befehl an Muskelzellen, durch Zitterbewegung Wärme zu erzeugen
- Wärmeabgabe senken – Befehl an Muskelschicht der Blutgefäße, sich zusammenzuziehen und dadurch die Hautdurchblutung zu vermindern

Bei zu hoher Temperatur:
- Wärme abgeben – Befehl an die Muskelschicht der Blutgefäße, die Gefäße zu erweitern, um Durchblutung und Wärmeabgabe zu steigern (gerötete Haut)
- Wärme abgeben – Befehl an die Schweißdrüsen, Schweiß abzusondern, um durch Verdunstungskälte den Körper zu kühlen (Bild 12.1)
- Wärme abgeben – Befehl an das Atemzentrum im Gehirn, die Atmung zu beschleunigen, um Wärme über die Ausatemluft abzugeben

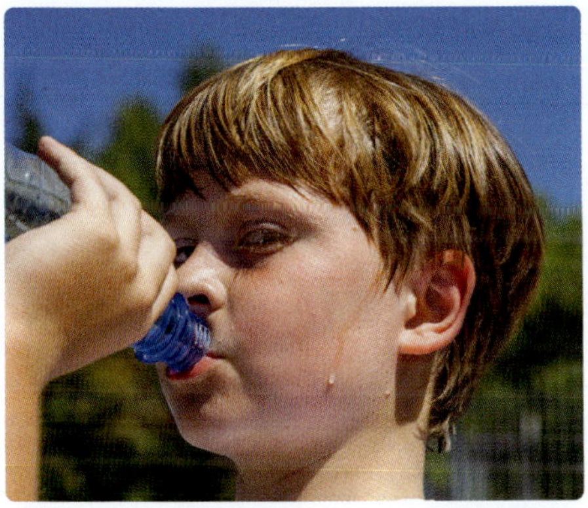

Bild 12.1 Schweißbildung kühlt den Körper. Der Flüssigkeitsverlust sollte durch ausreichendes Trinken ausgeglichen werden.

12.2 Die Schweißbildung beobachten

Der Schweiß wird in den **Schweißdrüsen** der Lederhaut gebildet (Bild 9.1 → S. 135). Besonders zahlreich sind die Schweißdrüsen im Bereich der Achselhöhle, den Handinnenflächen und Fußsohlen (→ S. 136). Was man kaum vermutet: Schweiß riecht nicht. Er besteht zu 98 % aus Wasser. Außerdem enthält er Salz. Der Geruch entsteht erst, wenn Bakterien auf der Haut den Schweiß zersetzen.

Ein gesunder Mensch produziert einen halben bis einen Liter Schweiß am Tag. Zusammen mit dem Talg der Talgdrüsen bildet der Schweiß den wichtigen **Säureschutzmantel** auf der Haut. Um diesen zu schützen und um sicher zu sein, dass die Wärmeregulation im Körper funktioniert, sollte man die Schweißbildung bei einem Patienten bei der Haut- und Körperpflege genau beobachten und die Person eventuell befragen.

Fehlende Schweißbildung

Sie kommt nur vor, wenn Schweißdrüsen fehlen, Nerven geschädigt sind oder als Medikamentennebenwirkung.

Verringerte Schweißbildung

Sie kommt vor:
- bei hohem Flüssigkeitsverlust und gleichzeitig geringer Trinkmenge
- bei einer Überwärmung von außen mit Wärmestau (z. B. im Hochsommer bzw. bei Arbeit oder Sport in geheizten Räumen mit zu warmer Kleidung), was zu einer Verhinderung der Wärmeabgabe durch Schweiß führen kann (Bild 12.2) → Folge: Hitzschlag
- als Medikamentennebenwirkung
- häufig bei alten Menschen
- bei zu wenigen oder kleinen Schweißdrüsen

Vermehrte Schweißbildung

Sie kommt vor:
- bei Fieber
- bei starker körperlicher Anstrengung
- bei Hitze
- bei Aufregung
- bei Frauen in den Wechseljahren
- bei Erkrankungen des Nerven- oder Hormonsystems (z. B. bei der Parkinson-Krankheit oder einer Überfunktion der Schilddrüse → S. 91)

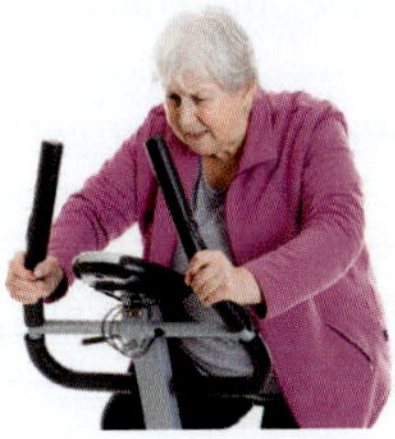

Bild 12.2 Unangepasste Bekleidung kann die Wärmeabgabe behindern

www.internisten-im-netz.de/krankheiten/fieber/was-ist-fieber

12.3 Die Körpertemperatur beobachten

12.3.1 Unterkühlung

Eine Unterkühlung liegt bei einer Körpertemperatur unter 36 °C vor. Oft wird nicht an die Möglichkeit einer Unterkühlung gedacht, wenn eine Person mehrere Stunden bei Zimmertemperatur leicht- oder unbekleidet hilflos in ihrem Zimmer gelegen hat (z. B. nach einem Schlaganfall oder Sturz, siehe auch Lernsituation S. 341).

Unterkühlungen treten auch auf, wenn verwirrte Menschen in der kalten Jahreszeit orientierungslos umherirren und ihr Zuhause nicht mehr finden können. Sie werden oft Stunden oder Tage später mit Untertemperatur aufgefunden.

Ein hoher Blut- oder Flüssigkeitsverlust sowie Störungen des Wärmeregulationszentrums im Gehirn können ebenso zur Unterkühlung führen.

Symptome (mit zunehmendem Schweregrad):
- Zittern
- beschleunigter Puls (Tachykardie → S. 182, 188)
- erhöhter Blutdruck (Hypertonie → S. 186)
- Verwirrtheit
- Muskelstarre
- Bewusstlosigkeit
- akute Atem-, Herz- und Kreislaufstörungen

Maßnahmen:
- flache Lagerung
- Patienten beruhigen und in eine warme Umgebung bringen
- gut zudecken, um die verbliebene Wärme zu erhalten
- bei Bewusstsein warme, süße Getränke geben (z. B. gesüßten Tee), um Energie bereitzustellen
- Alkoholverbot, weil Alkohol die Blutgefäße erweitert und dadurch mehr Wärme abgegeben wird
- Nikotinverbot, weil Nikotin die Durchblutung stört

12.3.2 Fieber

Bei einer Erhöhung der Körpertemperatur über 38 °C spricht man von Fieber (Tabelle 12.1). Fieber ist keine Erkrankung, sondern ein Krankheitszeichen. Meist sind es Krankheitserreger, die in den Körper eingedrungen sind und eine Abwehrreaktion hervorrufen. Dadurch erhöht sich die Körpertemperatur.

Bei einer Temperaturerhöhung von 1 °C gibt der Körper pro Tag einen halben Liter Schweiß mehr ab als üblich. Um dem Körper die ausgeschwitzte Flüssigkeit wieder zuzuführen, müssen fiebrige Patienten viel trinken.

Körpertemperatur	Bewertung
unter 36,0 °C	Unterkühlung
36 – 37,5 °C	Normaltemperatur
37,5 – 38,0 °C	erhöhte Temperatur
38,0 – 39,0 °C	Fieber
über 39,0 °C	hohes Fieber

Tabelle 12.1 Bewertung der Körpertemperatur

Fieberverlauf

Ein fiebriger Patient durchläuft verschiedene Stadien (Bild 12.3). Zunächst steigt die Temperatur an **(Fieberanstieg)**, dann bleibt sie für einen gewissen Zeitraum auf einem höheren Niveau **(Fieberhöhe)**, um anschließend wieder zum Normalwert zurückzukehren **(Fieberabfall)**.

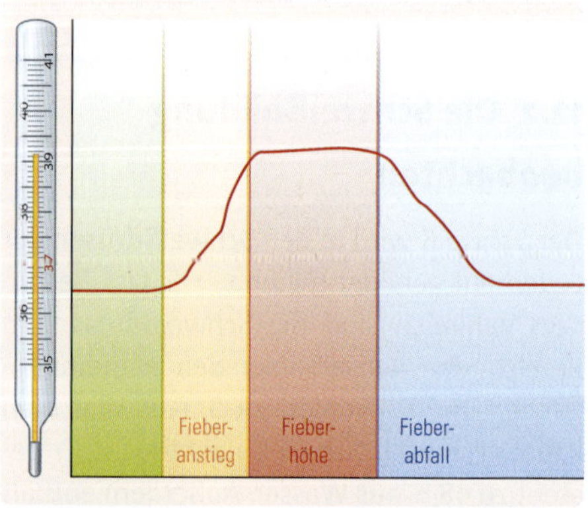

Bild 12.3 Fieberverlauf

Alle drei Stadien sind an typischen Symptomen zu erkennen. Nach ihnen richten sich die jeweiligen Pflegemaßnahmen (Tabelle 12.2 → S. 199).

Stadium	Symptome	Pflegemaßnahmen
Fieber-anstieg	• Muskelzittern (Schüttelfrost) • erhöhte Puls- und Atemfrequenz • Anstieg der Temperatur • allgemeine Unruhe	• Wärme erhalten und zuführen (warme Getränke, Decken, Wärmflasche) • Vitalzeichen und Temperatur kontrollieren • Patienten beruhigen, Betreuung sicherstellen
Fieber-höhe	• gerötete, trockene und heiße Haut • Augen reagieren lichtempfindlich • starkes Krankheits- und Schwächegefühl • Kopf- und Gliederschmerzen • erhöhte Atem- und Pulsfrequenz • Appetitlosigkeit • Durst • wenig Urinausscheidung • Müdigkeit, Angst • bei Kindern eventuell Fieberkrämpfe	• Patienten genau beobachten und ständig betreuen • Vitalzeichen und Temperatur kontrollieren • viel trinken (mind. 2 bis 3 Liter/Tag) • trockene Raumluft vermeiden, gut lüften, Zugluft vermeiden • bei Temperaturen über 39 °C und stabilem Kreislauf: Wadenwickel (→ S. 202), evtl. fiebersenkende Medikamente verabreichen • ärztliche Anordnungen beachten und durchführen
Fieber-abfall	• gerötete, warme Haut • schwitzen • Müdigkeit und Schwächegefühl • Wunsch nach Schlaf	• Vitalzeichen und Temperatur kontrollieren • kühle Waschungen und regelmäßiger (Bett-) Wäschewechsel • weiterhin viel trinken • Essen nach Wunsch, möglichst kohlenhydratreiche und fettarme Nahrung bevorzugen • für eine ruhige Umgebung sorgen

Tabelle 12.2 Fieberverlauf, Symptome und Pflegemaßnahmen

12.3.3 Fieberkrampf

Zu Beginn einer fiebrigen Erkrankung mit schnellem Temperaturanstieg auf über 39 °C kann es bei Säuglingen und Kleinkindern zum Fieberkrampf kommen. Das hohe Fieber und die damit verbundenen Flüssigkeitsverluste führen zu vorübergehenden Fehlfunktionen des zentralen Nervensystems. Muskelzuckungen, starre Augen und eine unregelmäßige, flache Atmung sind typische Zeichen. Die betroffenen Kinder können dabei bewusstlos werden.

Das Kind sollte während des Krampfanfalls nicht festgehalten werden. Umliegende Gegenstände sind zu entfernen oder abzupolstern, um Verletzungen zu vermeiden. Vor allem bei einem erstmaligen Anfall ist unverzüglich eine Kinderklinik aufzusuchen bzw. der Notarzt zu rufen. Nach dem Krampfanfall kann dem Kind warme Kleidung ausgezogen werden, damit die Körpertemperatur leichter sinken kann. Bewusstlose werden in stabiler Seitenlage gelagert (→ S. 343), Kleinkinder in Bauchlage.

Aufgrund der beeindruckenden Symptome haben die meisten Eltern Angst, dass ihr Kind während des Krampfanfalls stirbt. Pflegepersonen sollten den Eltern helfen, das Geschehen zu verarbeiten, indem sie nach der Behandlung in Ruhe mit ihnen reden.

www.apotheken.de/gesundheit-heute-news/article/fieberkraempfe

12.4 Die Körpertemperatur messen und dokumentieren

12.4.1 Messorte

Die Körpertemperatur kann an verschiedenen Körperstellen gemessen werden (Bild 12.5 → S. 201). Am häufigsten sind die folgenden Messorte:

- unter der Achsel – axillare Messung
- unter der Zunge – sublinguale Messung
- im Enddarm – rektale Messung
- im Gehörgang
- an der Schläfe

Je nach Messort ergeben sich unterschiedliche Werte. Um die wirkliche Temperatur im Inneren des Körpers zu erfahren, eignet sich die axillare Messung am wenigsten, da sie die Temperatur an der Hautoberfläche anzeigt. Die rektale Messung kommt der **Körperkerntemperatur** am nächsten.

Damit die ermittelten Werte miteinander verglichen werden können, sollten aufeinanderfolgende Messungen immer am gleichen Ort, mit dem gleichen Thermometer und zur gleichen Tageszeit erfolgen.

12.4.2 Fieberthermometer

Zur Ermittlung der Körpertemperatur gibt es unterschiedliche Thermometer (Bild 12.4). Um korrekte Messergebnisse zu erreichen, müssen immer die Herstellerangaben beachtet werden.

Das Glasthermometer

In einer gläsernen Hülle befinden sich eine Messskala und ein Steigrohr. Ein Depot am Ende des Steigrohres enthält eine Metalllegierung (früher wurde hierfür Quecksilber verwendet). Diese dehnt sich je nach Temperatur im Steigrohr aus. Vor jeder Messung muss die Legierung in das Depot zurückgeschüttelt werden. Die Messung dauert mehrere Minuten, da die Legierung nur langsam im Steigrohr hochsteigen kann.

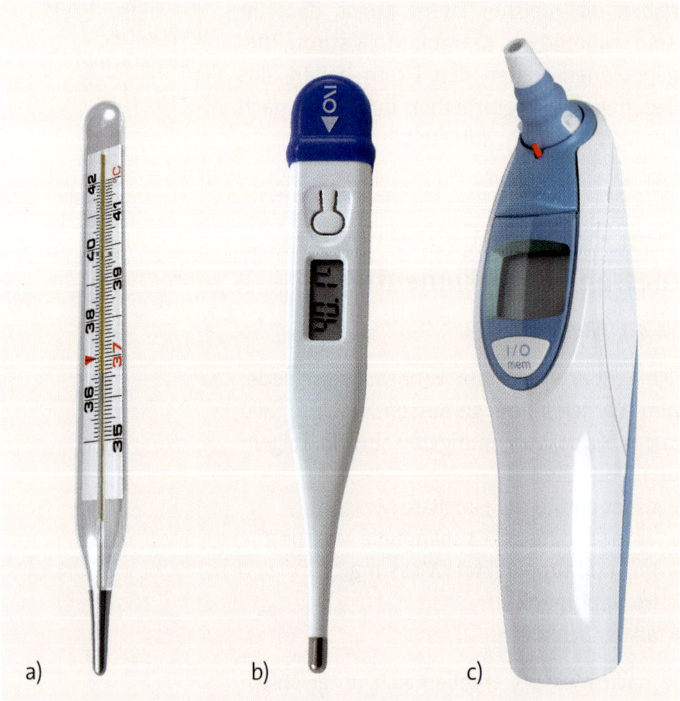

Bild 12.4 a) Glasthermometer, **b)** Digitalthermometer, **c)** Infrarotthermometer

Das Digitalthermometer

Es registriert über einen in der Spitze angebrachten Sensor die Temperatur. Sie wird innerhalb einer Minute ermittelt. Ein Signalton informiert über das Ende der Messung. Der Wert kann anschließend auf einem Display abgelesen werden.

Das Infrarotthermometer

Es ermittelt die Temperatur in Sekundenschnelle, indem die Infrarotwärmestrahlen des Trommelfells oder an der Schläfe registriert werden. Der Wert wird auf einem Display abgelesen. Infrarot- und Digitalthermometer sind batteriebetrieben.

12.4.3 Vorbereitung der Messung

Vor der Durchführung einer Messung sollte Folgendes beachtet werden:

- Die Messung sollte in einer ruhigen und entspannten Atmosphäre erfolgen. Unruhe oder Aufregung erhöhen die Körpertemperatur.
- Intimsphäre beachten: Bei der rektalen Messung muss der Patient vor den Blicken anderer geschützt werden.
- Wenn ein Glasthermometer genutzt wird, muss die Legierung vor der Messung mit einigen ruckartigen Bewegungen in das Depot heruntergeschüttelt werden.
- Kinder und verwirrte Menschen dürfen bei der Messung nicht allein gelassen werden, da z. B. bei oraler und rektaler Messung Verletzungsgefahr besteht.
- Bei Patienten, die ihren Mund nicht schließen können oder unter Atemnot leiden, sollte keine sublinguale Messung vorgenommen werden. Das Ergebnis würde sonst ungenau bzw. die Atemnot verstärkt.
- Aus hygienischen Gründen wird vor jeder Messung eine Schutzhülle auf den Messfühler gesetzt. Diese wird nach der Messung entsorgt.

12.4.4 Durchführung der Messung

Axillare Messung

Das Thermometer wird in die trockene Achselhöhle des Patienten gelegt. Er muss nun seinen Oberarm gegen den Körper drücken. Das Ergebnis einer axillaren Messung liegt ca. 0,5 °C unter der Körperkerntemperatur.

Sublinguale Messung

Das Thermometer wird von vorne oder seitlich unter die Zunge bzw. in die Mundhöhle gelegt. Der Patient wird daraufhin gebeten, den Mund zu schließen. Das Ergebnis einer sublingualen/oralen Messung liegt ca. 0,4 °C unter der Körperkerntemperatur.

Rektale Messung

Der Patient liegt auf der Seite mit angezogenen Beinen. Im Bedarfsfall ist auch die Rückenlage mit gespreizten Beinen möglich. Damit das Thermometer beim Einführen leichter gleitet, kann die Spitze mit Wasser befeuchtet werden. Das Thermometer wird sodann mit leicht drehender Bewegung 3 bis 4 cm tief in den Enddarm vorgeschoben.

Die rektale Messung liefert exakte Messergebnisse der Körperkerntemperatur. Für Patienten mit Erkrankungen im Bereich des Enddarms (z. B. Hämorrhoiden) sind andere Messarten anzuwenden.

Messung an Ohr oder Schläfe

Zunächst wird der Messfühler an den Eingang des Gehörgangs bzw. an der Schläfe aufgesetzt. Danach wird das Gerät eingeschaltet, das bereits nach wenigen Sekunden den Wert anzeigt. Messungen an Ohr oder Schläfe sind besonders bei Kindern gut geeignet, da sie lange Messvorgänge unnötig machen.

12.4.5 Dokumentation der Messung

- Die ermittelte Temperatur sowie die Art der Messung müssen in die Patientenakte, -dokumentation oder -datei eingetragen werden.

> 15.06.20.., 7:30 Uhr, Herr Schrage, Temp. 37,6 °C, rekt.

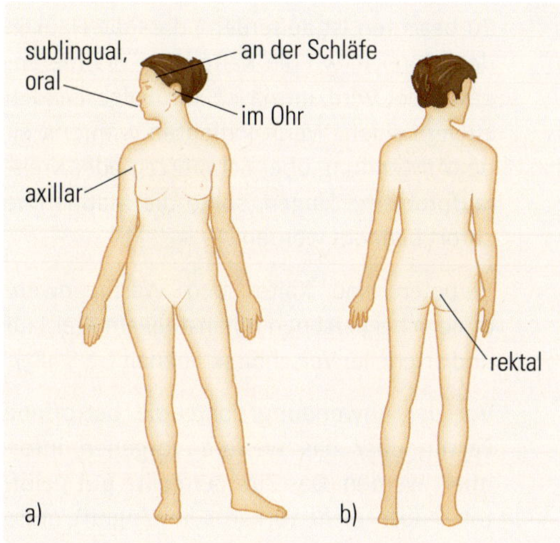

Bild 12.5 Messorte für die Körpertemperatur

- Patienten auf Wunsch über den gemessenen Wert informieren.
- Bei erhöhtem Wert das Fachpersonal oder einen Arzt informieren.

12.5 Die Körpertemperatur beeinflussen

12.5.1 Kälte und Wärme anwenden

Die Anwendung von Kälte oder Wärme auf der Haut soll Beschwerden lindern. Hierzu braucht es Zeit, Ruhe und eine entspannende Umgebung. Fördernd wirkt sich oft auch die Zuwendung aus, die dem Patienten durch die fürsorgliche Behandlung einer anderen Person zuteil wird, die die Anwendung vorbereitet und durchführt.

Lang anhaltende oder unklare Beschwerden und Schmerzen können mit den hier beschriebenen Anwendungen nicht ausreichend behandelt werden. In diesen Fällen muss ein Arzt aufgesucht werden.

Für alle Anwendungen von Kälte und Wärme gilt: Sie dürfen nicht bei Menschen mit Gefühlsstörungen, bei Verwirrten oder Bewusstlosen durchgeführt werden, um Schäden durch mögliche Überdosierungen zu vermeiden. Vor allem die zu heiße Wärmflasche (→ S. 203) hat gerade bei diesen Personengruppen schon zu zahlreichen großflächigen Verbrennungen geführt.

Zu beachten ist außerdem, dass die Haut in dem Bereich, wo die Kälte bzw. Wärme angewendet wird, intakt ist, um Folgeschäden zu vermeiden. Wenn Patienten während einer Anwendung über Schmerzen oder Kreislaufprobleme klagen, sollte die Maßnahme sofort beendet werden.

Verboten sind Kälte- und Wärmeanwendungen bei Personen mit instabilem Kreislauf und arterieller Verschlusskrankheit (→ S. 185).

Vor der Anwendung sollte die betroffene Person über das weitere Vorgehen informiert werden. Das Zimmer sollte gut gelüftet, jedoch nicht zu kalt sein. Zugluft muss vermieden werden. Um eine entspannte Atmosphäre sicherzustellen, sollte man dafür sorgen, dass die Anwendung nicht gestört wird (z. B. durch Besucher, Reinigungspersonal usw.). Alle Materialien müssen vollständig bereitliegen, damit die Maßnahme zügig und ohne Verlust von Kälte oder Wärme durchgeführt werden kann.

Für Kälte und Wärme gibt es im Bereich der Medizin und Pflege zahlreiche Anwendungsmöglichkeiten. Im Folgenden werden einige typische Anwendungsbeispiele dargestellt.

12.5.2 Die Wirkung von Kälte

Kälte verengt die Blutgefäße, wodurch das Gewebe weniger durchblutet wird. Kälte wirkt dadurch:
- kühlend (z. B. bei Fieber)
- abschwellend (z. B. bei Prellungen, Verstauchungen)
- schmerzstillend (z. B. bei Venenentzündungen, Prellungen, Verstauchungen)
- blutstillend (z. B. nach einer Entfernung der Rachenmandeln – zur Freude von Kindern, weil das Pflegepersonal jederzeit Eis serviert)

An Nieren und Blase sollte keine Kälteanwendung erfolgen, außer nach ärztlicher Anordnung.

Coolpack

Hierbei handelt es sich um ein Gel, das in einer reißfesten, meist durchsichtigen Folie verpackt ist. Es ist in unterschiedlichen Größen erhältlich.

Das Coolpack muss ständig im Kühlschrank gelagert werden. Um lokale Unterkühlungen zu vermeiden, wird es vor der Benutzung in ein Tuch geschlagen und erst dann auf die zu kühlende Körperstelle gelegt (Bild 12.6).

Wenn nötig, kann das Coolpack mit einem Verband fixiert werden.

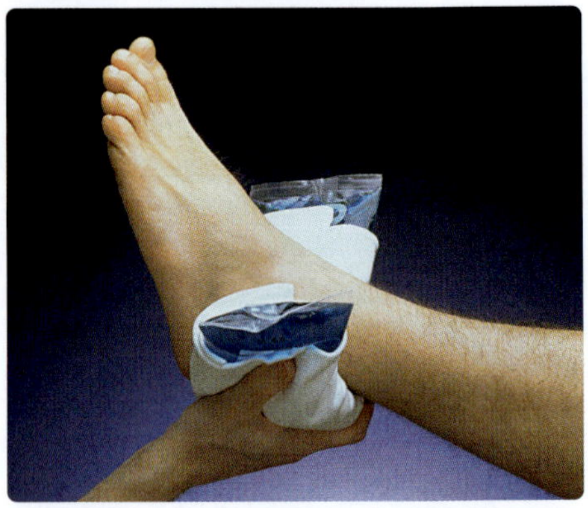

Bild 12.6 Coolpacks werden auch bei Sportverletzungen eingesetzt

Wadenwickel

Sie werden zur Senkung von Fieber über 39 °C angewendet. Da Fieber ein Zeichen für eine funktionierende körpereigene Abwehr ist, sollte Fieber nicht zu früh durch Medikamente unterdrückt werden. Die Bildung wichtiger Antikörper wird dadurch verzögert, die Erkrankungsdauer verlängert sich. Wadenwickel stellen eine wirksame Alternative dar, wenn der Kreislauf des Patienten stabil ist (Bild 12.7 → S. 203).

Materialien:
- Fieberthermometer
- Uhr mit Sekundenzeiger
- Blutdruckmessgerät
- Bettschutzauflage zum Schutz vor Nässe
- Schüssel mit Wasser (Zimmertemperatur)
- zwei Baumwoll- oder Leinentücher
- zwei etwas größere Frottiertücher
- evtl. Socken

Durchführung:
- Körpertemperatur, Puls- und Blutdruckwerte ermitteln und dokumentieren.
- Bettdecke bis zu den Knien hochschlagen.
- Bettschutzauflage im Unterschenkelbereich auslegen.

- Baumwolltücher in das kühle Wasser halten und feucht (nicht nass) um die Unterschenkel wickeln.
- Frottiertücher locker darüberschlagen.
- Evtl. Socken anziehen, Füße müssen warm sein.
- Wadenwickel nach jeweils ca. 10 Minuten drei- bis viermal erneuern.
- Patienten während der Anwendung beobachten (Hautfarbe, Puls).
- 30 Minuten nach Ende der Anwendung erneut Temperatur messen.
- Die Temperatur sollte bei einer Anwendung um maximal 1 °C gesenkt werden. Eine höhere Absenkung belastet den Kreislauf zu sehr.
- Bei stabiler Kreislauffunktion (Puls und Blutdruck kontrollieren) kann die Anwendung im Laufe des Tages wiederholt werden.

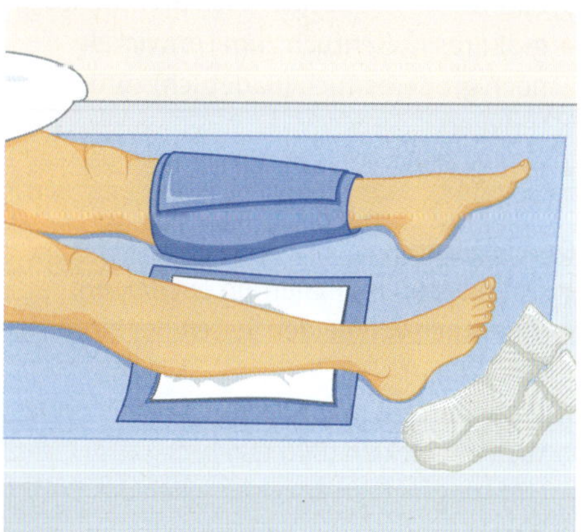

Bild 12.7 Wadenwickel

12.5.3 Die Wirkung von Wärme

Wärme erweitert die Blutgefäße, wodurch das Gewebe stärker durchblutet wird. Wärme wirkt dadurch:
- entspannend bei Muskelverspannungen (z. B. bei Rückenschmerzen)
- krampflösend und schmerzstillend (z. B. bei Magenkrämpfen, Koliken oder Menstruationsbeschwerden)
- unterstützend bei lokalen, chronischen Entzündungen

Bei einem Verdacht auf akute Entzündungen sollte keine Anwendung von Wärme erfolgen, da dies die Symptome verstärken würde.

Ob sich Frau Böck (Bild 12.8) bei der Anwendung eines heißen Bügeleisens auf dem Bauch ihres Mannes hierüber Gedanken machte, ist nicht bekannt. Fest steht, dass es heute angenehmere Arten der Wärmeanwendung gibt.

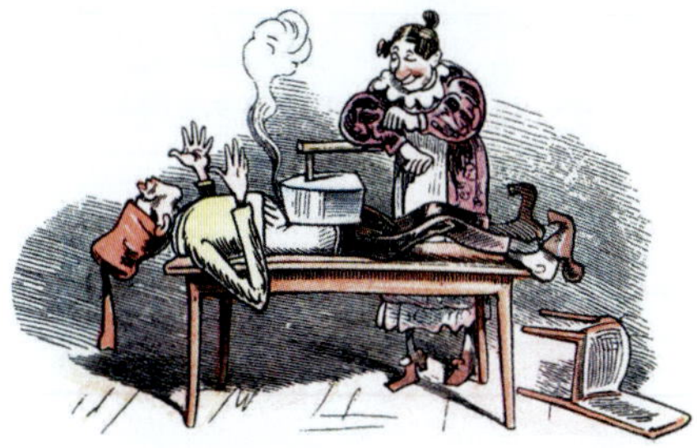

Bild 12.8 So wirkt Wärme nur im Märchen: „Denn ein heißes Bügeleisen, auf den kalten Leib gebracht, hat es wieder gut gemacht".

Warmpacks

Wie bei den Coolpacks handelt es sich um eine Gelpackung. Sie wird bei Bedarf in 80 °C heißem Wasser oder in der Mikrowelle bei max. 180 Watt erhitzt. Um Verbrennungen zu vermeiden, wird das Warmpack in ein Tuch geschlagen und auf die zu wärmende Körperstelle gelegt. Wenn nötig warten, bis es eine akzeptable Temperatur erreicht hat.

Wärmflasche

Sie ist eines der ältesten Hausmittel und wird vor allem zur Therapie von krampfartigen (Unter-)Bauchschmerzen eingesetzt. Auch zum Warmhalten eines feuchtheißen Wickels kann sie angewendet werden. Sie wird zunächst zur Hälfte mit ca. 60 °C heißem Wasser gefüllt (mit der Innenseite des Unterarms sollte die Temperatur zu ertragen sein). Anschließend wird die restliche Luft aus der Flasche herausgedrückt, damit sie sich der Körperform besser anpasst. Dann wird die Flasche fest verschlossen, in ein Tuch eingeschlagen oder mit dem dazugehörigen Bezug bezogen. Nun kann die Flasche auf die betreffende Körperpartie gelegt werden. Nach der Wärmebehandlung wird die Flasche geleert, abgewaschen (in Gemeinschaftseinrichtungen mit Desinfektionslösung) und mit der Öffnung nach unten zum Trocknen aufgehängt. Danach wird sie mit etwas Luft gefüllt aufbewahrt.

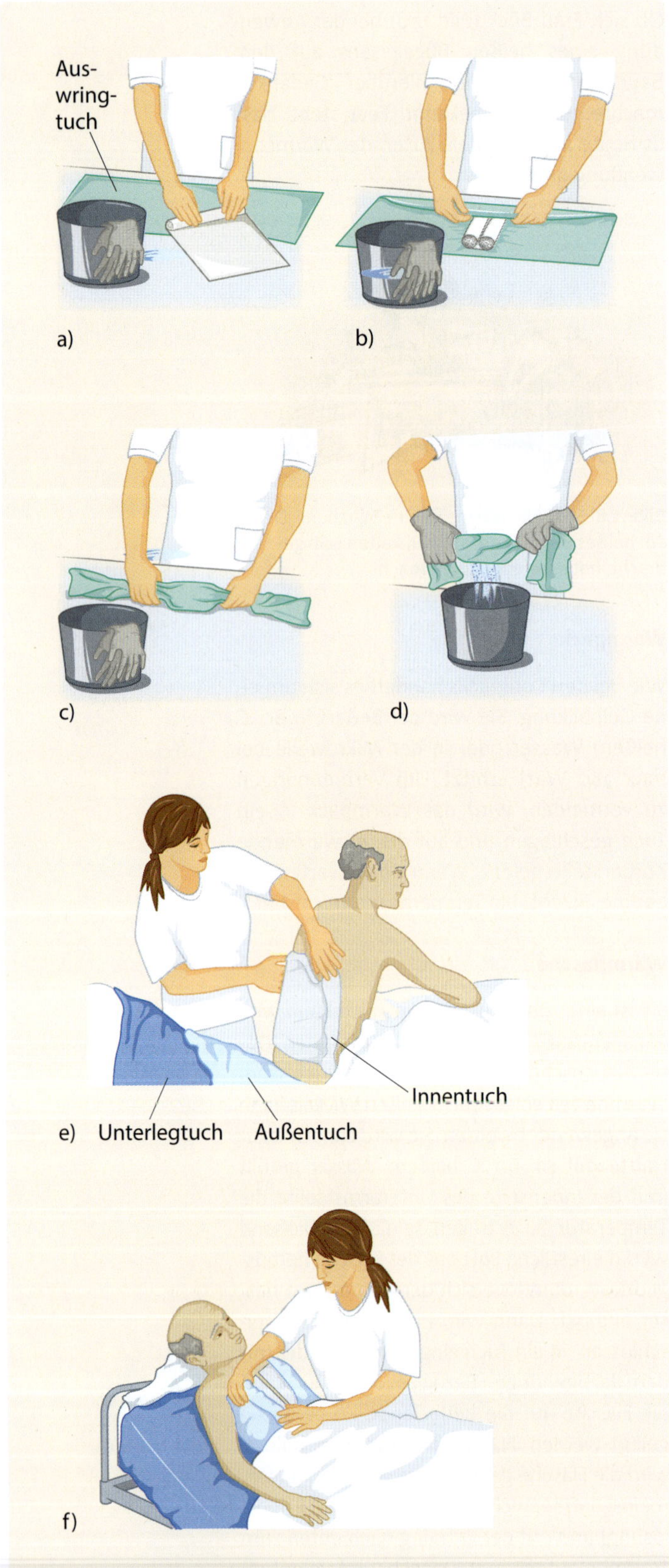

Bild 12.9 a–f) Anwendung feuchtheißer Brustwickel

Feuchtheiße (Brust-)Wickel

Wickel sind Tücher, die um den zu behandelnden Bereich gewickelt werden (z. B. um die Brust = Brustwickel). Mit ihnen wird eine stärkere Wirkung als mit Warmpacks oder Wärmflaschen erzielt. Zur Verbesserung der Wirkung können der Flüssigkeit, mit der die Tücher getränkt werden, je nach Anwendungsgebiet spezielle Zusätze beigegeben werden (z. B. Kamille oder Zitrone).

Im Folgenden wird die Anwendung eines feuchtheißen Brustwickels (zur Atemerleichterung und Sekretlösung) beschrieben. Die Technik kann ebenso für Wickel an anderen Körperstellen angewendet werden.

Materialien:

- Schüssel mit heißem Wasser
- Tuch zum Auswringen
- Baumwoll- oder Leinentuch als Innentuch
- größeres Außentuch zum Umwickeln
- noch größeres Tuch (Badetuch) zum Unterlegen
- evtl. gefüllte Wärmflasche

Durchführung:

- Oberkörper des Patienten entkleiden.
- Innentuch von beiden Seiten her einrollen (Bild 12.9 a).
- Vorbereitetes Innentuch in das Auswringtuch einwickeln (Bild 12.9 b, c).
- Unterlegtuch im Rückenbereich des Bettes auslegen.
- Tuchpaket in das heiße Wasser halten und kräftig auswringen (Bild 12.9 d).
- Innentuch auspacken.
- Innentuch schnell beidseits dicht um die Brust des Patienten wickeln (Bild 12.9 e).
- Außentuch darüberwickeln, sodass das Innentuch bedeckt ist (Bild 12.9 f).
- Zum Warmhalten evtl. Wärmflasche auflegen.
- Patienten zudecken und 30 Minuten ruhen lassen.
- Die Anwendung kann auf Wunsch wiederholt werden.
- Bei Ende der Anwendung Haut abtrocknen und eincremen, weil das heiße Wasser der Haut Fett entzieht.

Unterm Strich

- Eine gleichmäßige Körpertemperatur ist wichtig für alle Vorgänge im Körper.
- Messfühler an verschiedenen Stellen im Körper registrieren die Temperatur und leiten die Informationen an das Gehirn. Von hier aus werden wenn nötig Gegenmaßnahmen eingeleitet: Bei zu niedriger Körpertemperatur wird Wärme erzeugt (Zittern) und weniger Wärme abgegeben (geringere Hautdurchblutung). Bei zu hoher Temperatur wird Wärme abgegeben (vermehrte Hautdurchblutung) oder von außen gekühlt (Schweißbildung).
- Von einer Unterkühlung spricht man bei einer Körpertemperatur von < 36 °C. Fieber liegt bei > 38 °C vor.
- Je nach Stadium einer fiebrigen Erkrankung (Fieberanstieg, Fieberhöhe, Fieberabfall) unterscheiden sich die jeweiligen Symptome und Pflegemaßnahmen.
- Zur Messung der Körpertemperatur werden am häufigsten das Digitalthermometer und das Infrarotthermometer eingesetzt. Man kann die Temperatur axillar, sublingual, rektal oder an Ohr bzw. Schläfe messen.
- Mit der äußerlichen Anwendung von Wärme oder Kälte kann man die Körpertemperatur beeinflussen. Bei Fieber kann z. B. die Durchführung von kühlenden Wadenwickeln eine wirksame Gegenmaßnahme sein.

Für die Praxis

1. Üben Sie die Anwendung von Wadenwickeln im Pflegeübungsraum Ihrer Schule. Arbeiten Sie in Vierergruppen: Zwei Personen beobachten dabei die Durchführung der Maßnahmen und machen Notizen zu folgenden Fragen:
   a) Wurden alle Materialien vollständig bereitgestellt? Welche fehlten?
   b) Wurde der Patient über die Maßnahme ausreichend informiert? Welche Information fehlte?
   c) Wurden die einzelnen Schritte fachgerecht durchgeführt? Welche Fehler wurden gemacht? Was waren die Ursachen für die einzelnen Fehler?
   d) Besprechen Sie die Notizen mit den Akteuren.
   e) Danach wechseln Beobachter und Akteure.
2. Um die Funktionsweise der Temperatursensoren der Haut zu erleben, können Sie den Drei-Schalen-Versuch nach Weber durchführen. Informationen zur Durchführung des Experiments finden Sie z. B. unter www.biologie-wissen.info/experimente/weberscher-dreischalenversuch. Bearbeiten Sie im Anschluss folgende Aufgaben:
   a) Beschreiben Sie Ihre Empfindungen beim Eintauchen der Hände in das Mischwasser.
   b) Erklären Sie die Vorgänge an den Temperatursensoren, die zu den widersprüchlichen Empfindungen beider Hände führen.
   c) Wie lange dauern die unterschiedlichen Empfindungen an den beiden Händen an? Bestimmen Sie die Dauer der veränderten Temperaturempfindungen im Mischwasser für die linke und für die rechte Hand (in Sekunden). Erklären Sie anschließend das Ergebnis.
   d) Worüber geben die Kälte- und Wärmerezeptoren Auskunft?
   e) Warum hält das neue Temperaturempfinden der Hand, die aus dem warmen Wasser kommt, länger an als das der anderen Hand?
3. Eine Pflegeplanung (→ Kap. 8) enthält Informationen darüber, welche Pflegeziele mit der Pflege verfolgt und mit welchen pflegerischen Maßnahmen sie erreicht werden sollen. Notieren Sie mit Einverständnis Ihrer Praxisanleiterin aus den Pflegeplanungen fiebernder Patienten Pflegeziele und Maßnahmen zur Reduzierung des Fiebers. Stellen Sie Ihre Ergebnisse in der Lerngruppe vor.

Aufgaben

1. Beschreiben Sie die Mechanismen, mit denen der Körper die eigene Temperatur senken kann.
2. Begründen Sie, warum es während einer fiebrigen Erkrankung wichtig ist, besonders viel zu trinken.
3. Nennen Sie Faktoren, die zu einer vermehrten Schweißbildung führen können.
4. ■ Erklären Sie, warum hohe Blutverluste eine Senkung der Körpertemperatur zur Folge haben.
5. Welche Maßnahmen ergreifen Sie bei einem unterkühlten Patienten?
6. ■ Begründen Sie, warum bei Fieber eine kohlenhydratreiche und fettarme Kost bevorzugt werden sollte.
7. Beschreiben Sie die Vor- und Nachteile der axillaren und der rektalen Temperaturmessung.
8. Erklären Sie den Begriff „Körperkerntemperatur".
9. Welches Thermometer wählen Sie für die Temperaturmessung bei Kindern? Begründen Sie Ihre Entscheidung.
10. a) Informieren Sie sich während Ihres Praktikums bei Ihren Kolleginnen, wo und wie die Temperaturwerte von Patienten oder Bewohnern dokumentiert werden.
    b) Welcher ABEDL (→ S. 121) wird die Körpertemperatur in der Dokumentation zugeordnet?
11. Notieren Sie stichwortartig Hinweise, die Sie beachten müssen, bevor Sie Kälte oder Wärme anwenden.
12. ■ Begründen Sie, warum bei akuten Entzündungen keine Wärme angewendet werden soll.
13. a) Welche Gefahr ist mit der Anwendung einer Wärmflasche verbunden?
    b) Worauf müssen Sie bei der Vorbereitung der Wärmflasche achten, um diese Gefahr zu vermeiden?
14. Thorben (→ S. 196) leidet unter einem Fieberkrampf, der bei ca. 5 % aller Kinder bis zum zweiten Lebensjahr auftritt.
    a) ■ Informieren Sie sich anhand des Beispiels und weiterer Informationen im vorliegenden Buch über die Ursachen und Symptome des Fieberkrampfs bei Kindern.
    b) ■ Beurteilen Sie mithilfe dieser Informationen das Verhalten von Karoline im vorliegenden Fall. Wo hat sie richtig gehandelt, wo falsch?
15. Informieren Sie sich bei einer Hilfsorganisation in Ihrer Nähe über die Inhalte eines Kurses für „Erste Hilfe am Kind".

Fieber, Schnupfen, Heiserkeit ...

Krankheitserreger haben die Schutzbarrieren des Körpers durchbrochen und eine Erkältung verursacht – die Folge: Schnupfen, Heiserkeit, Halsschmerzen, Kopf- und Gliederschmerzen, Fieber. Der Betroffene fühlt sich krank.

Jeder will da so schnell wie möglich wieder gesund werden. Spätestens, wenn Fieber im Spiel ist, vertrauen die meisten dabei auf ihr Bett und Medikamente. Obwohl es heißt: „Eine Erkältung dauert sieben Tage, mit Medikamenten eine Woche."

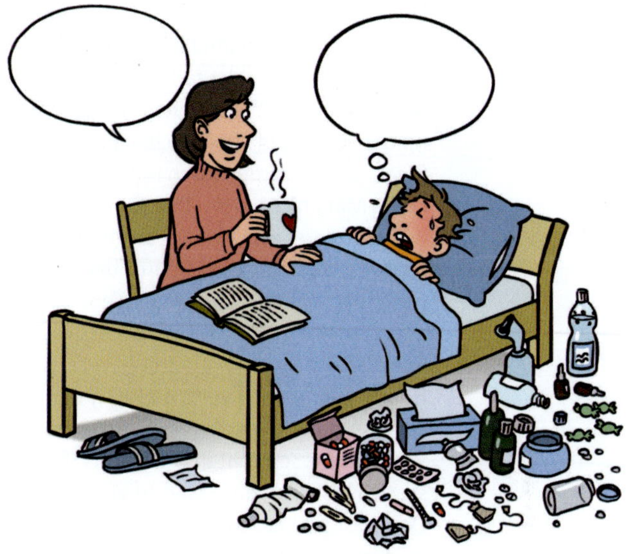

Aufgaben

1. a) Überlegen Sie sich Aussagen und Gedanken von Mutter und Kind zum abgebildeten Cartoon. Notieren Sie die Ideen aller Mitschüler auf einem Plakat in der Klasse.

b) Diskutieren Sie gemeinsam die verschiedenen Aussagen, die sich nun aus dem Cartoon ergeben.

2. Informieren Sie sich in einem Beratungsgespräch bei Ihrem Apotheker zu folgenden Fragen:

a) Ist die Behauptung „Eine Erkältung dauert sieben Tage, mit Medikamenten eine Woche" zutreffend?

b) Warum werden so viele Arzneimittel gegen Erkältungskrankheiten und Fieber angeboten?

c) Wie kann man einer Erkältung vorbeugen?

d) Welche Maßnahmen sind im Falle einer (evtl. fiebrigen) Erkältung geeignet?

e) In welchen Situationen kann es sinnvoll sein, bei Erkältungskrankheiten Medikamente anzuwenden?

3. Werten Sie die Ergebnisse Ihrer Befragung im nächsten Unterricht in Kleingruppen aus. Präsentieren Sie Ihre Ergebnisse der Klasse anschaulich und originell auf einem Plakat.

13 Menschen bei der Ernährung unterstützen

Mary ist dick. Sie weiß es – alle wissen es. Und sie ist beliebt. Denn sie ist hilfsbereit gegenüber ihren jugendlichen Mitschülerinnen und geduldig zu Hause, wo ihrer Mutter die Arbeit und Erziehung von drei Kindern über den Kopf wächst. Regelmäßiges, gemeinsames Essen mit der Familie kennt Mary nicht. Denn ihre Mutter verwöhnt, tröstet und belohnt sie mit Essen zu jeder Zeit. „Liebe geht durch den Magen", sagt ihre Mutter immer. Wenn sie abends in ihrem Zimmer vor dem Fernseher allein ist, egal ob gut drauf, wütend, traurig oder gelangweilt, isst Mary etwas. Der Weg zum Kühlschrank ist ihr vertraut. Wegen ihres schlechten Gewissens traut sie sich oft nicht, das Essen zu genießen. Dann isst sie im Licht der Kühlschrankbeleuchtung direkt aus der Verpackung. Diäten hat sie schon probiert. Manchmal mit Erfolg. Danach wurde sie schwerer als vorher. Monatelang hungern, nur um im Sommer zwei Wochen gut auszusehen? Dann lieber Übergewicht, denkt Mary.

Mary liest die Zeitschriften, die alle lesen. Auf der einen Seite sieht sie die sportlichen Models. Blättert sie um, sieht sie Werbung mit lila Kühen. Wie passt das zusammen? Bei anderen in ihrem Alter scheint das kein Problem zu sein: Die Figur und die Haare, die Kleidung und die Hobbys. Mary ist traurig und wütend, aber hilflos. Sie weiß, sie muss etwas für sich tun – eigentlich. Mary denkt über vieles nach. Ob sie lila Kühe jemals wieder schön finden wird?

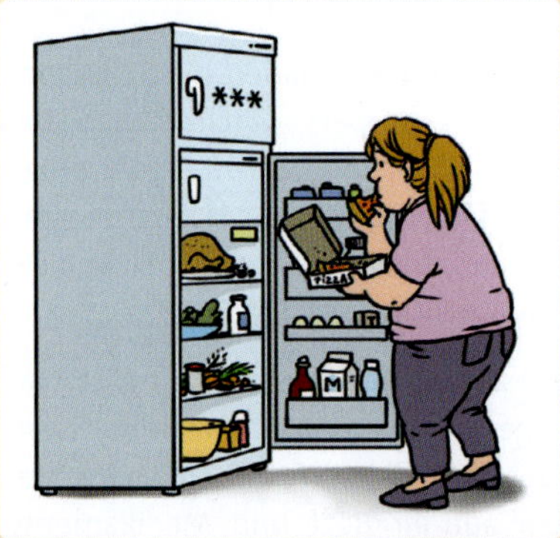

1. Beschreiben Sie die Situation von Mary. Notieren Sie dazu Textstellen, die die Gefühlslage von Mary beschreiben.
2. Marys Geschichte gibt Hinweise auf die Ursachen, die zu Übergewicht führen können. Notieren Sie diese.
3. Mit welchen körperlichen Folgen hätte Mary langfristig zu rechnen, wenn sie ihr Übergewicht beibehält? Informationen zu dieser und zur nächsten Frage finden Sie auch im folgenden Kapitel.
4. In welchen Bereichen ihres Lebens sollte Mary Ihrer Meinung nach Änderungen vornehmen?
5. Bei Übergewichtigen scheitern die guten Vorsätze oft an unrealistischen Zielen (z. B. „Ich werde nie wieder Schokolade essen!"). Erarbeiten Sie konkrete, realistische Vorschläge für Mary, die sich als erste Schritte für ihr Vorhaben eignen.

13.1 Die Bedeutung der Ernährung

Vergleicht man die Ernährungsgewohnheiten einzelner Menschen oder Bevölkerungsgruppen, stellt man große Unterschiede fest. Für alle gilt jedoch: Essen und Trinken sind Voraussetzungen für den Erhalt des Lebens. Die Ernährung wirkt sich aus auf:

- die Leistungsfähigkeit des Menschen
- seine persönliche Stimmung
- das Leben in der Gemeinschaft

Ernährung und Leistung

Durch die Ernährung sorgt der Mensch dafür, dass der Bedarf an Nährstoffen und Flüssigkeit gedeckt wird.

Hunger- und Durstgefühl sorgen für den Antrieb, Nahrung aufzunehmen. Diese enthält z. B. Wasser, Nährstoffe und Begleitstoffe, die für verschiedene Körperfunktionen notwendig sind. Eine einseitige oder falsche Ernährung kann z. B. zu Übergewicht oder Untergewicht mit vielen Folgeschäden führen. Der Körper wird dadurch in seiner Leistungsfähigkeit eingeschränkt.

Ernährung und Stimmung

Mahlzeiten strukturieren den Tagesablauf. Wer gern isst, freut sich auf die nächste Mahlzeit. Der Anblick des Lieblingsessens löst bei ihm Vorfreude aus. Anderen macht es hingegen gar nichts aus, auf einzelne Mahlzeiten zu verzichten. Einige Nahrungs- oder Genussmittel können für eine positive Stimmung sorgen, indem sie bestimmte Bereiche im Gehirn beeinflussen. Schokolade übernimmt z. B. oft die Funktion des „Seelentrösters". Auch das Fasten kann die Stimmung beeinflussen. Wenn nach den ersten Tagen das unangenehme Hungergefühl verschwunden ist, löst sich die Anspannung und positive Stimmungen und Gedanken treten in den Vordergrund.

Ernährung und Gemeinschaft

Mahlzeiten schaffen die Möglichkeit, Gemeinschaft zu erleben und soziale Kontakte zu pflegen. Ob Geburtstagsparty, Hochzeit, Beerdigung oder Staatsempfang – immer spielt die Mahlzeit eine wichtige Rolle bei besonderen Ereignissen. Auch im privaten Umfeld kann Essen und Trinken verschiedene Funktionen haben:

Eine Mahlzeit dient als gemütlicher Rahmen beim Geschäftsessen, zur Unterstützung von Stimmungen beim „Candle-Light-Dinner" zu zweit oder als Informationsaustausch beim Kantinenessen mit Kollegen.

Essen ist auch ein Zeichen der Zugehörigkeit zu einer kulturellen oder religiösen Gemeinschaft. Viele Menschen ausländischer Herkunft bewahren ein Stück ihrer Heimat, indem sie auch in der Fremde ihre traditionellen Gerichte zubereiten (Bild 13.1). Auch bei uns gehört es in vielen Familien zur Tradition, an Festtagen bestimmte Gerichte anzubieten, verbunden mit vielen Erinnerungen an vergangene Feste.

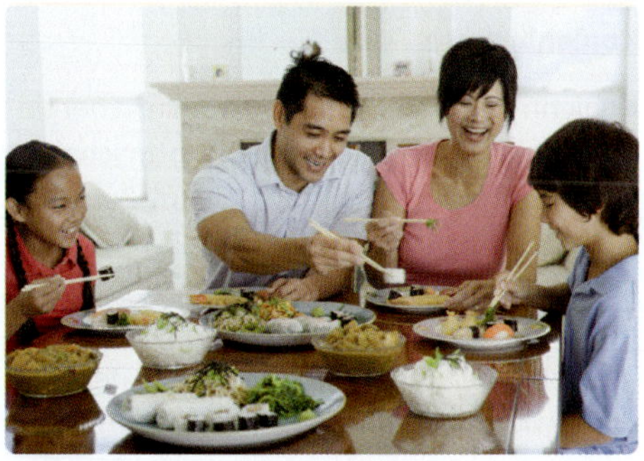

Bild 13.1 Essen und Trinken hat auch soziale Funktionen

Um sich selbst ausgewogen zu ernähren und um andere Menschen bei der Ernährung unterstützen zu können, sind Grundkenntnisse über Nährstoffe, Nahrungszusammensetzung sowie Geruch und Geschmack wichtig.

13.2 Bestandteile der Nahrung

Nährstoffe sind eine Quelle, aus der der Körper Energie gewinnen und Substanzen im Körper aufbauen kann (Tabelle 13.1).

www.ernaehrung.de

Kohlenhydrate und Fett werden in den Körperzellen zur Produktion von **Energie** verbrannt. Wenn mehr Kohlenhydrate oder Fette mit der Nahrung aufgenommen werden als benötigt, behält der Körper sie als **Energiereserve** in Form von Fett. Zum einen werden Organe und Körperteile zum Schutz mit Fett bedeckt und umpolstert. Zum anderen kann der Körper aus Fetten z. B. Hormone herstellen.

Das mit der Nahrung aufgenommene Eiweiß baut der Körper zu körpereigenem Eiweiß um. Es wird z. B. für den Aufbau von Zellen und Antikörpern benötigt.

Nährstoffe zur Energiegewinnung	Andere Nährstoffe	Begleitstoffe
• Kohlenhydrate • Fette • Eiweiße	• Vitamine • Mineralstoffe	• Ballaststoffe • Wasser • Geruchs- und Geschmacksstoffe

Tabelle 13.1 Bestandteile der Nahrung

Kohlenhydrate

Kohlenhydrate sind die wichtigste Energiequelle des Menschen. Man unterscheidet **Einfachzucker** (besteht aus einem Baustein, z. B. Traubenzucker = Glucose), **Zweifachzucker** (besteht aus zwei Bausteinen, z. B. normaler Haushaltszucker) und **Vielfachzucker** (besteht aus drei oder mehr Bausteinen, z. B. Stärke in Kartoffeln, Reis und Weizen). Vielfachzucker kann im Verdauungstrakt zu Einfachzucker gespalten werden, um dann vom Blut aufgenommen zu werden.

Fette

Fette bestehen aus **Glycerin** und **Fettsäuren**. Fettsäuren, die der Körper nicht selbst herstellen kann, müssen mit der Nahrung aufgenommen werden. Sie heißen „essenzielle Fettsäuren“ (essenziell = wesentlich, wichtig). Sie kommen vor allem in Pflanzen vor (z. B. Nüsse, Pflanzenöle).

Eiweiße

Eiweiße, auch Proteine genannt, bestehen aus **Aminosäuren**. Es gibt Aminosäuren, die mit der Nahrung aufgenommen werden müssen, da der Körper sie nicht selbst herstellen kann (essenzielle Aminosäuren). In tierischem Eiweiß (z. B. in Fleisch und Milchprodukten, Bild 13.2) sind die essenziellen Aminosäuren in einem höheren Anteil vorhanden als in pflanzlichem Eiweiß (z. B. in Kartoffeln und Soja).

Ein Erwachsener benötigt pro Tag etwa 0,8 g Eiweiß pro kg Körpergewicht. Der Durchschnittsdeutsche überschreitet diesen Wert mit seiner Ernährung deutlich.

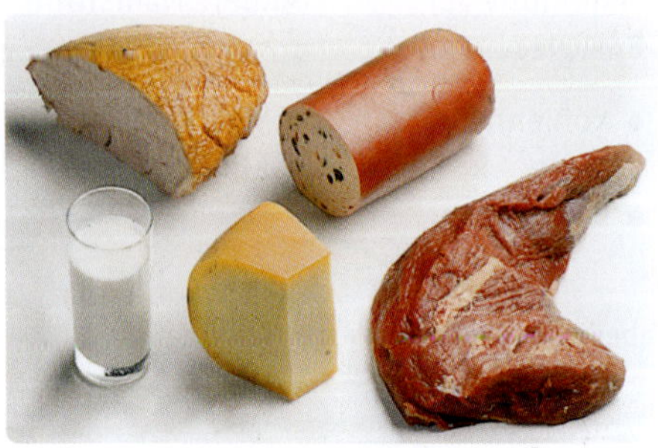

Bild 13.2 Fleisch und Milchprodukte sind wichtige Eiweißlieferanten

Vitamine

Vitamine unterstützen zahlreiche Funktionen und Stoffwechselvorgänge im Körper (Tabelle 13.3 → S. 211). Viele Vitamine kann der Mensch nicht oder nur unzureichend bilden. Daher müssen wir sie mit der Nahrung aufnehmen. Eine zu hohe oder zu geringe Vitaminaufnahme kann zu Erkrankungen führen.

Es gibt wasserlösliche und fettlösliche Vitamine. Letztere können im Darm nur zusammen mit Fett verarbeitet werden.

Das Vitamin A aus dem Möhrensalat kann z. B. vom Darm nur aufgenommen werden, wenn einige Tropfen Speiseöl hinzugefügt werden. Eselsbrücke für fettlösliche Vitamine: E-De-K-A.

Mineralstoffe

Mineralstoffe erfüllen sehr unterschiedliche Aufgaben im Körper des Menschen (Tabelle 13.2). Je nachdem, ob der Körper viel oder wenig von einem Mineralstoff benötigt, spricht man auch von Mengen- oder Spurenelementen. In welcher Menge Mineralstoffe und Vitamine mit der Nahrung aufgenommen werden, hängt nicht nur von der Zusammensetzung, sondern auch von der Zubereitung der Nahrung ab. Durch langes Garen und Wässern von Speisen gehen z. B. Mineralstoffe und Vitamine verloren.

Mineralstoff	Funktion
Fluorid	Bestandteil des Zahnschmelzes
Jod	Bestandteil von Schilddrüsenhormonen
Eisen	Bestandteil des roten Blutfarbstoffs Hämoglobin
Calcium	Aufbau von Knochen und Zähnen
Magnesium	Erregbarkeit von Muskeln und Nerven

Tabelle 13.2 Die wichtigsten Mineralstoffe

Vitamin	Zufuhr/Tag	Vorkommen	Beteiligung bei/an
Vitamin A	0,8 – 1,0 mg	Leber, Karotten, grünes Gemüse	Sehvorgang, Epithelien, Immunsystem
Vitamin D	5 – 10 µg	bei ausreichend Sonnenlicht Bildung im Körper	Knochenaufbau
Vitamin E	11 – 15 mg	Pflanzenöle, Vollkornprodukte, Nüsse	Schutz der Zellmembranen, Immunsystem
Vitamin K	60 – 80 µg	grünes Gemüse, Milch/-produkte, Fleisch, Eier, Getreide, Obst	Blutgerinnung, Knochen
Biotin	30 – 60 µg	Leber, Eigelb, Soja, Vollkornprodukte, Pilze, Linsen, Nüsse	Kohlenhydrat- und Fettstoffwechsel, Eiweißabbau
Folsäure	400 µg	grünes Blattgemüse, Tomaten, Gurken, Vollkornprodukte, Kartoffeln, Milch, Weichkäse	Zellteilung, dadurch wichtig vor allem für Blutzellen und Schleimhäute
Niacin	13 – 17 mg	Fleisch, Fisch, Milch/-produkte, Eier, Vollkornprodukte, Kartoffeln	fast alle Stoffwechselvorgänge
Pantothensäure	6 mg	Fleisch, Fisch, Milch/-produkte, Vollkornprodukte, Hülsenfrüchte	fast alle Stoffwechselvorgänge
Vitamin B1	1,0 – 1,3 mg	Fleisch, Fisch, Vollkornprodukte, Hülsenfrüchte, Kartoffeln	Kohlenhydratstoffwechsel, Nervensystem
Vitamin B12	3 µg	ausschließlich tierische Lebensmittel, mikrobiell vergorene Produkte	Zellwachstum (Blutzellbildung), Folsäurestoffwechsel
Vitamin B2	1,2 – 1,5 mg	Milch/-produkte, Fleisch, Fisch, Eier, Vollkornprodukte	Energiegewinnung in den Zellen
Vitamin B6	1,2 – 1,5 mg	Fleisch, Fisch, Hülsenfrüchte, Feldsalat, Kohl, Kartoffeln, Bananen, Vollkornprodukte	Eiweißstoffwechsel, Immunsystem, Nervensystem, Bildung des roten Blutfarbstoffs
Vitamin C (Ascorbinsäure)	100 mg	Obst, Fruchtsäfte, Gemüse, Kartoffeln	Antioxidans, Immunsystem, Bindegewebsabbau, Eisenaufnahme

Tabelle 13.3 Übersicht über die wichtigsten Vitamine

Ballaststoffe

Sie tragen ihren Namen, weil sie der unverdauliche „Ballast“ aus Obst, Gemüse, Hülsenfrüchten und Vollkornprodukten sind (Bild 13.3). Zwar können sie nicht in Energie verwandelt werden, doch sie binden Wasser an sich, quellen dadurch auf, regen so die Darmbewegungen an und vermeiden somit Verstopfung (Obstipation → S. 241).

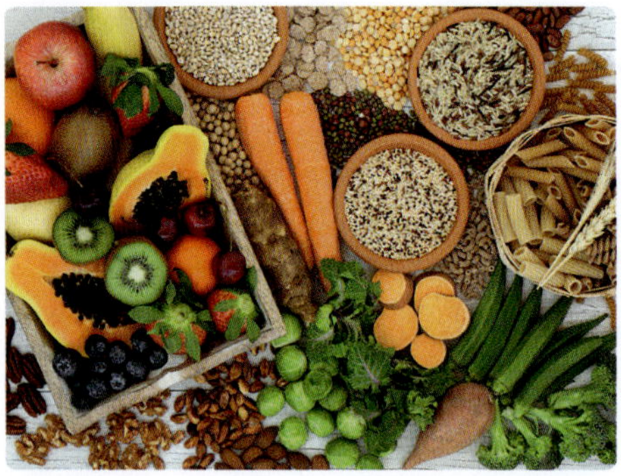

Bild 13.3 Ballaststoffreiche Nahrungsmittel

Wasser

Wasser befindet sich in den Zellen, zwischen den Zellen und in der Blut- und Lymphflüssigkeit. Wir nehmen es durch Getränke und durch Nahrungsmittel auf, die zu verschieden großen Teilen aus Wasser bestehen (z.B. Gemüse 85 %, frisches Brot 40 %). Alte Menschen verlieren häufig ihr Durstempfinden und nehmen deswegen zu wenig Flüssigkeit zu sich. Dies hat schwerwiegende Folgen für ihre körperliche und geistige Leistungsfähigkeit.

Geruchs- und Geschmacksstoffe

Sie sind das „Salz in der Suppe“ der Ernährung. Erst durch die Fähigkeit von Nase und Zunge, Geruch und Geschmack wahrzunehmen, werden viele Nahrungsmittel zu einem Genuss. Außerdem regen viele Gewürze die Produktion von Verdauungssäften an und wirken so verdauungsfördernd.

13.3 Geruch wahrnehmen

Das Riechvermögen des Menschen ist vergleichsweise schwach ausgeprägt. Anders als bei den Säugetieren, deren gesamte Nasenhöhle mit Riechsinneszellen bestückt ist, befinden sich diese beim Menschen nur im Bereich der oberen Nasenmuschel (Bild 13.4). Die Nervenfasern aller **Riechzellen** des Riechfeldes vereinigen sich zu einem Riechnerv, der die Geruchsinformation an das Gehirn weiterleitet.

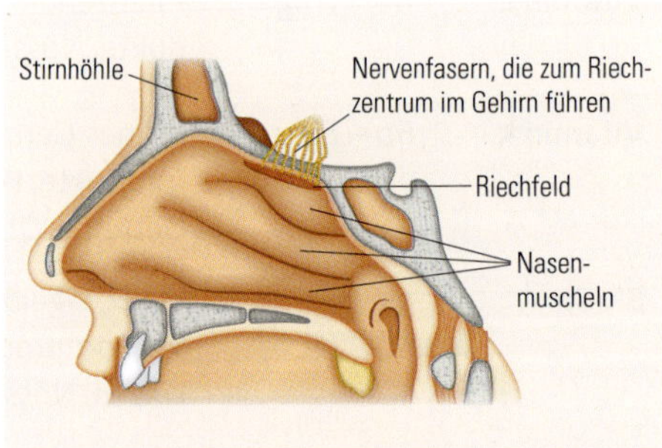

Bild 13.4 Riechfeld in der oberen Nasenmuschel

Die Ursachen für Störungen des Geruchssinns liegen entweder in der Schleimhaut der Nasenhöhle, in den Nervenfasern oder im Gehirn:

- Bei einer Entzündung der Nasenschleimhaut wird durch eine Schleimhautschwellung der Kontakt der Geruchsstoffe mit den Riechzellen gestört, sodass keine Geruchsinformation aufgenommen werden kann.
- Durch äußere Einwirkungen kann es zur Durchtrennung oder Zerstörung der Nervenfasern kommen, die die Geruchsinformation an das Gehirn weiterleiten.
- Erkrankungen des Großhirns können dazu führen, dass die Geruchsinformation nicht weiterverarbeitet und somit nicht bewusst wahrgenommen werden kann. Der Verlust der Riechfähigkeit kann ein Hinweis bei der Früherkennung der Demenz vom Typ Alzheimer sein. Daher werden spezielle Riechtests als ein Teil der Früherkennung eingesetzt.

13.4 Geschmack wahrnehmen

Die Wahrnehmung von Geschmackseindrücken geschieht über **Geschmacksknospen**, die sich vorwiegend auf der Zunge befinden (Bild 13.5 → S. 213). Die Geschmacksinformationen werden über den Geschmacksnerv an das Gehirn weitergeleitet.

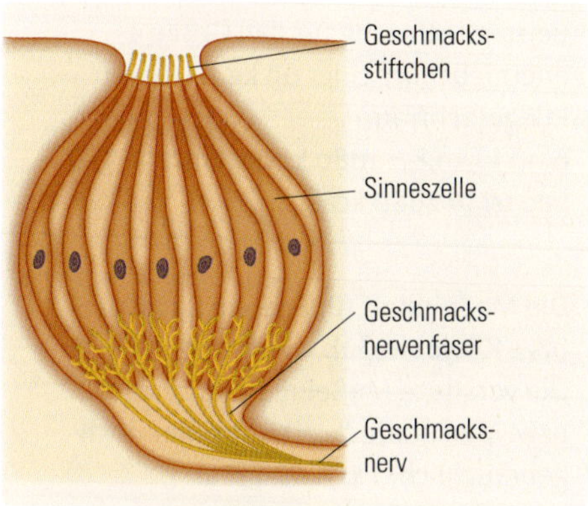

Bild 13.5 Geschmacksknospe

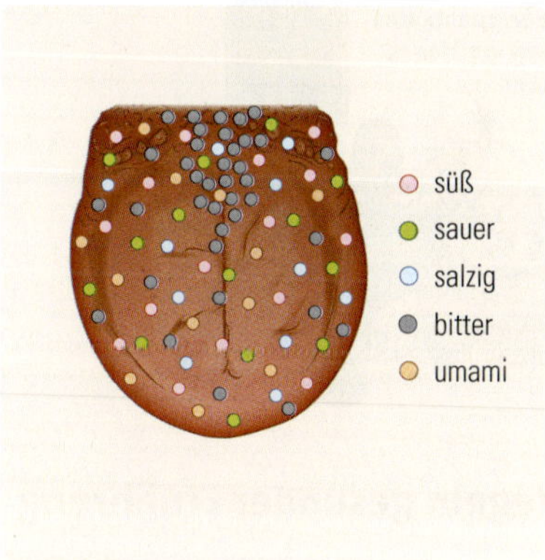

Bild 13.6 Wahrnehmung von Geschmacksrichtungen auf der Zunge

Dort werden die Informationen der Geschmacksnerven mit denen des Riechnervs kombiniert. Aus beiden Informationsquellen ergibt sich der empfundene Geschmack. Alle Geschmacksknospen können die fünf **Geschmacksrichtungen** (süß, salzig, sauer, bitter, umami) wahrnehmen. Nur der bittere Geschmack wird vorwiegend im hinteren Bereich der Zunge wahrgenommen (Bild 13.6).

Die Geschmacksrichtung *umami* kann am ehesten mit „herzhaft-lecker" (wie z. B. bei Fleisch) beschrieben werden. Wahrscheinlich gibt es noch eine sechste Geschmacksrichtung für *fett*.

13.5 Nahrung schlucken

Nachdem ein Bissen gekaut und mit Speichel vermischt worden ist, wird der Nahrungsbrei von der Zunge geformt und in den Rachen geschoben. Wenn der Brei den Gaumenbogen berührt, wird der Schluckreflex ausgelöst: Der weiche **Gaumen** hebt sich und verschließt den Übergang zur Nase, der **Kehldeckel** verschließt die Luftröhre. Anschließend zieht sich die Muskulatur am Mundboden zusammen und drückt den Speisebrei in die **Speiseröhre** (Bild 13.7).

www.dasgehirn.info (→ Themen → Wahrnehmen → Riechen und Schmecken)

Durch einen Schlaganfall, durch andere Erkrankungen des Nervensystems oder Veränderungen im Mund-, Rachen- oder Halsbereich kann es zu **Schluckstörungen** kommen. Häufigstes Anzeichen hierfür ist das Verschlucken, das Husten oder Würgen zur Folge hat. Wenn verschluckte Bissen die Luftröhre verlegen, besteht akute Lebensgefahr. Wer Menschen mit Schluckstörungen das Essen anreicht, muss daher zuvor von geschultem Personal angeleitet werden.

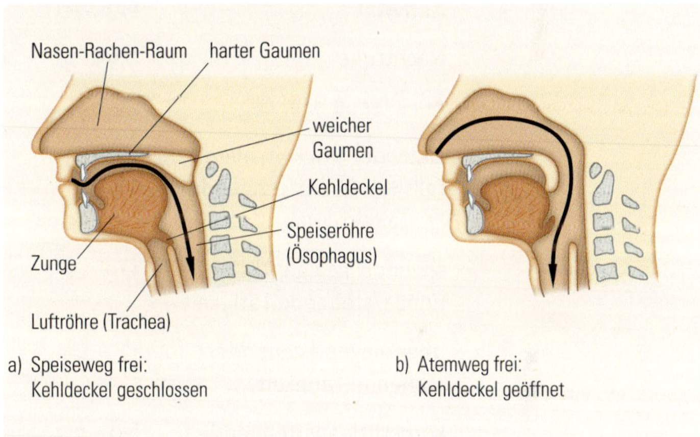

Bild 13.7 a) und **b)** Vorgänge beim Schlucken

13.6 Energiebedarf und Energiegehalt

Der Körper benötigt ständig Energie, um seine Aufgaben zu erfüllen. Wie viel Energie gerade benötigt (umgesetzt) wird, ist abhängig von Alter, Geschlecht, Größe, Gewicht und der ausgeübten Tätigkeit.

www.dge.de/index.php?id=349

Grundumsatz

Der Grundumsatz ist die Menge an Energie, die der Mensch in völliger Ruhe braucht, um alle nötigen Stoffwechselvorgänge sowie die Atmung und die Herz-Kreislauf-Funktionen aufrechtzuerhalten.

Man errechnet den Grundumsatz für 24 Stunden nach folgender Faustregel:
Körpergewicht (kg) x 100 = Grundumsatz (kJ)
(Frauen ca. 10 % weniger)

Beispielrechnung für den Grundumsatz einer 69 kg schweren Frau:
69 x 100 = 6900
6900 – 10 % = 6900 – 690 = 6210 kJ Grundumsatz

Leistungsumsatz

In Wirklichkeit benötigt der Mensch natürlich zusätzliche Energie, um aktiv zu sein und Leistung zu erbringen. Als Maß für die körperliche Aktivität dient der PAL-Wert (Tabelle 13.4). PAL bedeutet „physical activity level".

Aktivität	PAL-Wert
Nachtruhe	0,95
nur sitzend oder liegend	1,2
sitzende Tätigkeit, allenfalls wenig anstrengende Freizeitaktivität	1,4 – 1,5
sitzende, gelegentlich gehende/stehende Tätigkeit	1,6 – 1,7
überwiegend gehende/stehende Tätigkeit	1,8 – 1,9
körperlich anstrengende Tätigkeit	2,0 – 2,4

Tabelle 13.4 PAL-Werte bei unterschiedlicher Aktivitat

Genau genommen muss man den Leistungsumsatz für jede Stunde des Tages berechnen und daraus einen Durchschnittswert für den gesamten Tag. Vereinfacht rechnet man mit Durchschnittswerten. Die Deutsche Gesellschaft für Ernährung (DGE) geht bei einem Durchschnittsdeutschen von einem PAL-Wert von 1,4 aus. Gesünder wäre ein Wert von ca. 1,6.

Gesamtenergiebedarf

Den Gesamtenergiebedarf errechnet man, indem man den Grundumsatz mit dem persönlichen PAL-Wert multipliziert.

Beispielrechnung für den Gesamtenergiebedarf einer 69 kg schweren Pflegefachfrau:
6210 kJ x 1,8 = 11180 kJ Gesamtenergiebedarf (= 2680 kcal)

Die Maßeinheit für Energie ist **Joule** (J) bzw. **Kilojoule** (kJ).
Die veraltete Maßeinheit Kalorie (cal) bzw. Kilokalorie (kcal) ist immer noch gebräuchlich: 1 kJ = 0,24 kcal.

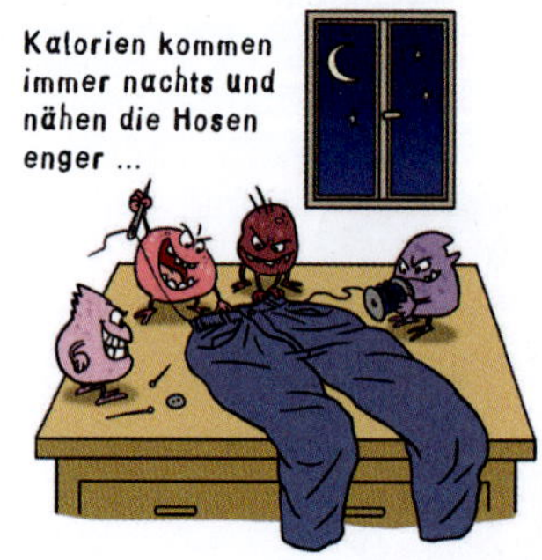

13.7 Regeln gesunder Ernährung

Eine zeitgemäße **vollwertige Ernährung** lehnt kein Lebensmittel völlig ab, sondern empfiehlt den angemessenen und verantwortungsvollen Umgang mit der Nahrung (Bild 13.8).

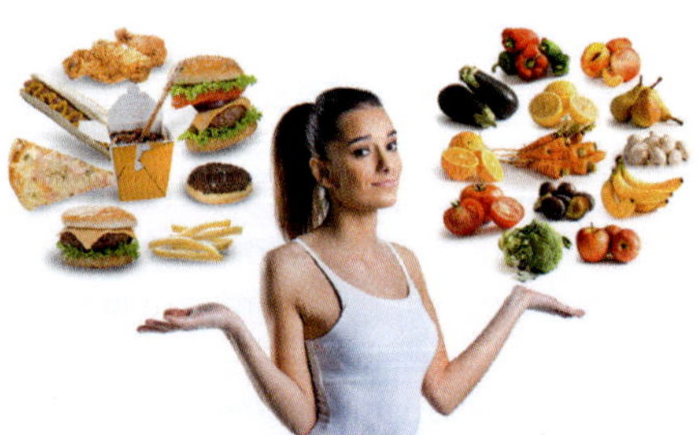

Bild 13.8 Die Mischung macht's

Die klassischen Ernährungsvorschriften vergangener Jahrzehnte haben jedoch wenig Erfolg gezeigt. Unsere Mahlzeiten enthalten oft noch immer zu viel Fett, tierisches Eiweiß, Zucker und Salz und zu wenig Obst und Gemüse, das Vitamine und Mineralstoffe liefert. Außerdem trinken die meisten Menschen in Deutschland zu wenig und oft noch das Falsche, nämlich zuckerreiche Limonaden oder zu viel Kaffee oder Schwarztee. Diese Ernährungsweise bewirkt zusammen mit mangelnder körperlicher Bewegung, dass heute etwa die Hälfte aller in Deutschland lebenden Erwachsenen übergewichtig ist.

Doch es ist weder sinnvoll noch nötig, mit einer Kalorientabelle in der Hand einzukaufen, zu kochen oder ins Restaurant zu gehen.

Die **Deutsche Gesellschaft für Ernährung (DGE)** empfiehlt eine ausgewogene Mischkost, die alle Nährstoffe im angemessenen Verhältnis aufweist und ernährungsmitbedingten Krankheiten vorbeugen soll. Dabei ist die Zusammensetzung der täglichen Nahrung (Bild 13.9) auch abhängig vom persönlichen Energiebedarf des Menschen:

- Vielseitig, d. h. von allem etwas essen. Das schützt vor Engpässen in der Versorgung mit Nährstoffen und vor langweiliger Einheitskost.
- Langsam und in Ruhe essen. Es dauert im Durchschnitt mindestens 20 Minuten, bis der Magen bei einer Mahlzeit das Signal „satt“ meldet.
- Nicht zu viel, aber auch nicht zu wenig Energie zuführen. Die beste Kontrolle über die richtige Energiezufuhr liefert der regelmäßige Blick auf die Waage: Wird dauerhaft mehr gegessen als der Körper verbraucht, nimmt das Körpergewicht deutlich zu.
- Mit Streich- und Zubereitungsfetten sparen und auf versteckte Fette in Lebensmitteln achten. 100 g Nussschokolade enthalten z. B. 40 g Fett, das man nicht auf den ersten Blick sieht.
- Mit Kräutern und Gewürzen würzen, aber mit Salz sparen.
- Zu viel Süßes begünstigt Übergewicht und Karies.
- Anstelle von Produkten aus weißem Mehl besser Vollkornprodukte bevorzugen.
- Bei Obst und vor allen bei Gemüse zugreifen. Diese Lebensmittel sollten zu jeder Mahlzeit gehören.
- Fleisch und Fisch als Beilage in kleinen Portionen verzehren. Bei Fisch dürfen es auch ab und zu fette Sorten sein – diese sind reich an wichtigen Omega-3-Fettsäuren.
- Täglich 1½ bis 2 Liter Wasser oder ungesüßte Kräutertees trinken. Alkohol oder Kaffee sind hingegen Genussmittel, keine Getränke.
- Zwischen den Hauptmahlzeiten bei Bedarf je eine leichte Zwischenmahlzeit am Morgen und am Nachmittag einplanen. Das sorgt für Energienachschub und verhindert Leistungstiefs.
- Jeden Tag Rohkost und Salat verzehren. Alle anderen Speisen schonend mit wenig Wasser und Fett zubereiten.

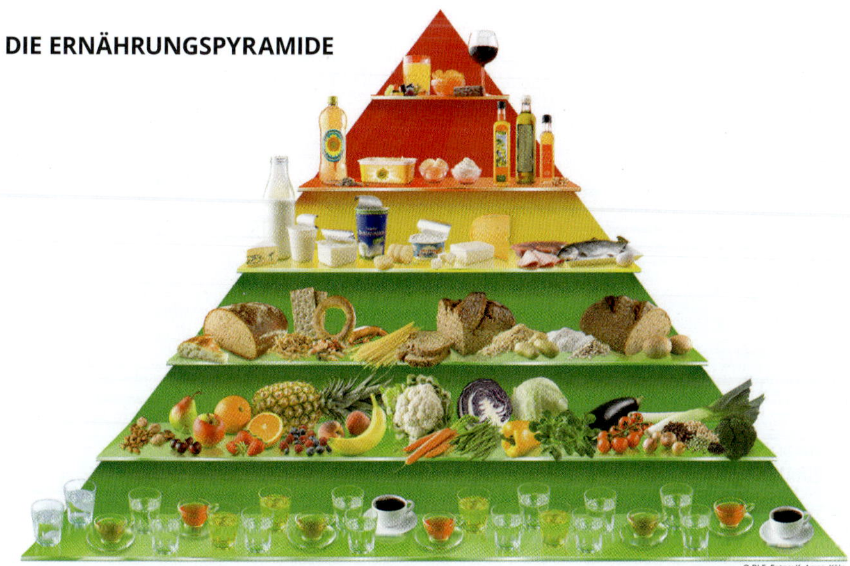

Bild 13.9 Lebensmittelpyramide des BZfE

13.8 Das richtige Gewicht

Das richtige Gewicht ist gleichbedeutend mit Leistungsfähigkeit, persönlichem Wohlbefinden und einem geringeren Krankheitsrisiko. Die gesellschaftliche Vorstellung vom idealen Gewicht unterliegt hingegen modischen Veränderungen. Im Mittelalter hätten heutige Models bestenfalls ein mitleidiges Lächeln geerntet, während eine üppige Körperfülle Wohlstand repräsentierte.

Der **Ernährungszustand** kann nach dem rechnerischen Verhältnis zwischen Körpergröße und Körpergewicht beurteilt werden. Bei einem normalen Ernährungszustand steht das Körpergewicht in einem angemessenen Verhältnis zur Körpergröße der Person. Von einem reduzierten oder gar schlechten Ernährungszustand wird bei deutlichem Untergewicht gesprochen (Bild 13.10).

13.8.1 Messen der Körpergröße

Das Messen der Körpergröße eines Menschen kann im Stehen oder bei bettlägerigen Personen im Liegen erfolgen.

Die Messung im Stehen erfolgt grundsätzlich ohne Schuhe mithilfe einer Messlatte. Die Person wird über die Durchführung informiert und aufgefordert, sich in aufrechter Haltung auf eine vorbereitete Fußunterlage zu stellen. Dabei berühren Fersen, Gesäß und Hinterkopf die Messlatte.

Zur Messung an einer liegenden Person wird das Kopfteil der Liege oder des Bettes flach gestellt. Mit einem Maßband wird von der Ferse bis zum Scheitel gemessen. Die Größe wird jeweils genau abgelesen und dokumentiert.

13.8.2 Wiegen

Zur Ermittlung des Körpergewichts stehen Standwaagen und Sitzwaagen zur Verfügung. Die Gewichtskontrolle erfolgt möglichst nüchtern am Morgen auf immer der gleichen Waage. Die zu wiegende Person sollte zuvor Darm und Blase entleeren und möglichst wenig bekleidet sein.

Durchführung:
- Die Steh- oder Sitzfläche wird mit einer Einwegunterlage abgedeckt.
- Waage tarieren (auf null stellen).
- Patient auf die Waage bitten bzw. helfen. Die Person muss vollständig und frei auf der Fläche der Waage stehen bzw. sitzen. Ein Abstützen auf der Waage würde zu einem zu geringen Messwert führen.

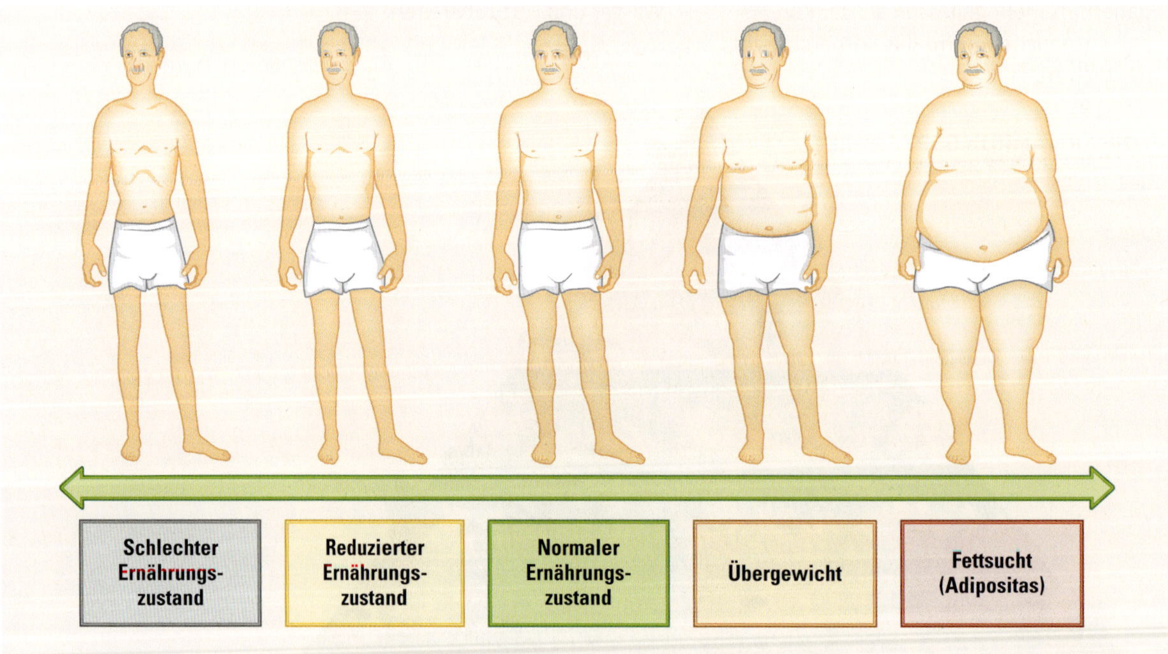

Bild 13.10 Veränderungen des Ernährungszustands

- Gewicht mit Angabe von Uhrzeit und Kleidung dokumentieren.
- Bei großen Gewichtsabweichungen (Gewichtszunahme/-verlust) ist der Arzt zu informieren.

Regelmäßige Gewichtskontrollen sind notwendig bei:
- Patienten mit Wassereinlagerungen (z. B. bei Störung der Herz- oder Nierenfunktion)
- Patienten mit Reduktions- bzw. Aufbaukost
- Säuglingen und Kleinkindern
- Patienten mit schweren auszehrenden Erkrankungen

13.8.3 Beurteilung des Ernährungszustands

Eine genaue Einschätzung erlaubt der **Body-Mass-Index (BMI)**. Er errechnet sich nach der Formel:

$$BMI = \frac{\text{Körpergewicht (kg)}}{\text{Körperlänge (m)}^2}$$

Ein erwachsener Mann wiegt 79 kg bei einer Größe von 1,80 m.
Sein BMI errechnet sich wie folgt:

$$BMI = \frac{79 \text{ kg}}{(1{,}80 \text{ m})^2} = \frac{79}{1{,}80 \times 1{,}80} = 24{,}4$$

Dabei ist zu berücksichtigen, dass das Gewicht im Alter etwas ansteigt und die Werte hier durchaus eher im oberen Normalbereich liegen dürfen.

Bewertung	Body-Mass-Index (BMI)	
	Frauen	Männer
Untergewicht	< 19	< 20
Normalgewicht	19 – 24	20 – 25
Übergewicht	24 – 30	25 – 30
Fettleibigkeit (Adipositas)	> 30	> 30

Tabelle 13.5 Bewertung des Body-Mass-Index (BMI)

13.9 Das Ernährungsverhalten beobachten

Die Beobachtung der Ernährung eines Patienten soll Auskunft geben über:
- die Auswahl und die Menge der verzehrten Nahrungsmittel
- die Verteilung der Mahlzeiten über den Tag
- die Umstände der Nahrungsaufnahme (wie z. B. Appetit und Hungergefühl)

Zur genauen Erfassung des Ernährungsverhaltens eines Patienten eignet sich das Führen eines **Ernährungsprotokolls**, in das der Patient über einige Tage seine Mahlzeiten, Art und Menge der verzehrten Speisen und Getränke sowie eventuelle Beschwerden und Umstände der Mahlzeiteneinnahme einträgt (Tabelle 13.6). Diese Protokolle können dann von einer Diätassistentin ausgewertet und mit dem Patienten besprochen werden.

Ernährungsprotokoll
Datum: Mittwoch, 20.11.20..

Zeit	Art und Menge der Nahrungsmittel	Situation	Bemerkungen
7:00 Uhr	1 Tasse Kaffee mit 1 TL Zucker	vor der Arbeit, stehend in der Küche	bin in Eile, wieder viel zu spät aufgestanden
10:00 Uhr	1 Brötchen mit ca. 1 TL Butter und 1 Scheibe Käse (vollfett) 1 Glas Apfelsaft	bei der Arbeit im Büro	keine Zeit für eine richtige Pause
12:30 Uhr	1 Port. Reis 1 paniertes Schweineschnitzel mit Pilzsoße 1 kleiner Salatteller 1 Glas Mineralwasser 1 kleines Eis mit Sahne (zum Dessert)	in der Kantine mit Kollegen, Besprechung wichtiger Termine für den Nachmittag	fühle mich angespannt wegen der Termine, Völlegefühl nach dem Essen
...	...	...	...

Tabelle 13.6 Auszug aus einem Ernährungsprotokoll

13.9.1 Appetitlosigkeit

Im Gegensatz zum Hunger bezeichnet der Appetit die Lust auf Nahrung. Er wird vor allem durch den Anblick und den Geruch sowie nach den ersten Bissen durch den Geschmack der Speise angeregt. Als Folge von Schwäche oder schwerer Krankheit kann das Verlangen nach Nahrung eingeschränkt sein. Besonders Krebspatienten klagen häufig über Appetitmangel infolge der Chemo- oder Bestrahlungstherapie. Auch ältere Menschen klagen häufiger über Appetitlosigkeit, weil bei ihnen das Geruchs- und Geschmacksempfinden nachlässt. Ebenso können seelische Faktoren wie Trauer, Einsamkeit oder Ortswechsel den Appetit beeinträchtigen.

Ein kurzzeitiger Mangel an Appetit ist nicht ungewöhnlich und kein Grund zur Besorgnis. Sind diese Phasen jedoch anhaltend, kann dies der erste Schritt zur Unter- und Mangelernährung sein. Um den **Appetit** zu **fördern**, bieten sich folgende Maßnahmen an:

- Persönliche Gewohnheiten des Patienten bezüglich der Ernährung sollten berücksichtigt werden.
- Kleine, nett angerichtete Portionen reichen.
- Raum- und Tischgestaltung sollten zum Essen einladen. Kleinere Dekorationen (z. B. eine hübsch gefaltete Serviette oder Blumenschmuck) bieten sich an (Bild 13.11).
- Wunschkost (Lieblingsspeise) erfragen und möglichst zeitnah anbieten.
- Von festen Essenszeiten abweichen – der Patient isst, wenn er Appetit hat.
- Einfache, frische Gerichte werden meist eher bevorzugt als schwere, fettreiche Kost.
- Säurehaltige und kräftig gewürzte Gerichte wirken anregend, können aber bei empfindlichen Patienten zu Verdauungsbeschwerden führen.
- Wenn möglich, sollte die Esslust durch Bewegung (kleine Spaziergänge an der frischen Luft) unterstützt werden.
- Menschen in Pflegeheimen sollte die Teilnahme an gemeinsamen Mahlzeiten im Speisesaal ermöglicht werden.
- Den Patienten zum Essen zu zwingen, bewirkt oft eher das Gegenteil. Stattdessen sollte er immer wieder ermuntert werden.

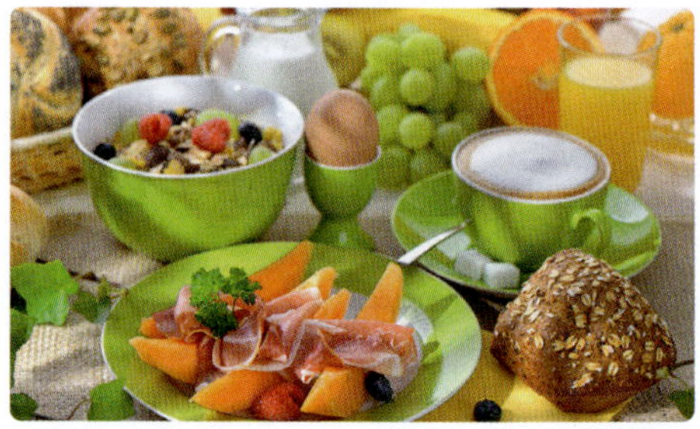

Bild 13.11 Das ansprechende Anrichten fördert den Appetit

Anders als ein allgemeiner Appetitverlust ist ein plötzlicher Widerwille oder Ekel gegen bestimmte Nahrungsmittel zu bewerten. Diese Reaktion ist als mögliches Krankheitszeichen sehr ernst zu nehmen und dem Arzt weiterzugeben.

13.9.2 Trinkverhalten

Der Bedarf an Flüssigkeit, die in Form von Getränken zusätzlich zu den Speisen aufgenommen werden muss, beträgt für einen Erwachsenen ca. 1½ bis 2 Liter am Tag.

Bei körperlicher Anstrengung und heißem Klima steigt der tägliche Flüssigkeitsbedarf. Auch Fieber, die Einnahme harntreibender Medikamente (Diuretika) und Durchfallerkrankungen sorgen für mehr Durst.

Ohne Wasser kann der Mensch kaum drei Tage überleben. Besondere Gefahr des **Flüssigkeitsmangels** besteht bei älteren Menschen, die häufig durch ihr mangelndes Durstempfinden wenig trinken und zugleich harntreibende Medikamente zur Entlastung ihrer Herzfunktion einnehmen müssen. Dabei ist das Empfinden von Durst bereits ein Warnsignal des Körpers für ein drohendes Flüssigkeitsdefizit. Getrunken werden sollte also, ehe ein Durstgefühl entsteht. Als weitere Signale eines Flüssigkeitsmangels treten eine Verminderung der Ausscheidung und Mundtrockenheit auf. Die Haut wird faltig, wobei eine zwischen Daumen und Zeigefinger hochgezogene Hautfalte „stehen" bleibt.

Besonders bei älteren Menschen führt ein unbemerkt mangelndes Trinken häufig zu Verwirrungszuständen, die als beginnende Demenz missgedeutet werden können. Auch das Blut wird dicker, wodurch die Gefahr einer Thrombose (→ S. 187) steigt.

Um den Patienten zum regelmäßigen **Trinken zu motivieren**, bieten sich folgende Möglichkeiten an:

- Wasser bzw. das Lieblingsgetränk des Patienten jederzeit für ihn erreichbar bereitstellen.
- Bei stärkerem Schwitzen ist Mineralwasser zu bevorzugen, um Mineralverluste auszugleichen.
- Ein gewohntes Trinkgefäß oder der Lieblingsbecher kann zum Trinken anregen.
- Das Bereitstellen des gesamten Tagesbedarfs wirkt eher abschreckend. Besser ist das regelmäßige Nachschenken kleiner Trinkmengen.
- Vor und nach jeder Pflegeverrichtung bietet sich die Gelegenheit, dem Patienten das Trinken anzubieten (Bild 13.12).
- In der Altenpflege und der häuslichen Pflege bietet sich das Einrichten gemeinsamer Trinkpausen an, wobei die Pflegeperson den Patienten durch das Mittrinken motiviert.

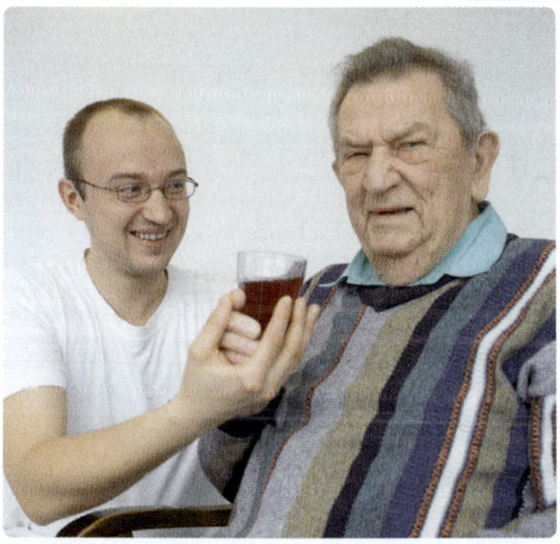

Bild 13.12 Alte Menschen sollten zum Trinken aufgefordert werden

13.9.3 Essstörungen

Personen mit Essstörungen kompensieren seelische Spannungen, indem sie rigoros fasten oder versuchen, unerfüllte Wünsche und Bedürfnisse mit Unmengen von Nahrung auszugleichen. Das überzogene Schönheits- und Fitnessideal der heutigen Gesellschaft fördert zusätzlich die Entwicklung der Essstörungen. In der Mehrzahl sind junge Frauen betroffen. Nur etwa 10 % der Patienten sind männlich, wobei die Dunkelziffer der unerkannten Fälle weit höher liegen dürfte. Man unterscheidet im Wesentlichen drei Grundformen und zahlreiche Übergangsformen:

Esssucht mit Übergewicht (Binge-Eating-Disorder)

Bei dieser Form der Essstörung kommt es zu wiederkehrenden Essanfällen, bei denen in kurzer Zeit sehr viel Nahrung zugeführt wird, ohne dass ein körperliches Hungergefühl vorhanden wäre. Nach dem Essen werden die Betroffenen meist von Schuld- und Ekelgefühlen heimgesucht. Oft wechseln Essphasen mit anschließendem Fasten. Der durch die Essattacke verursachten Gewichtszunahme wird zunächst mit erfolglosen Diäten entgegengewirkt. Später unterbleiben auch diese Versuche aufgrund wachsender Frustration.

Ess-Brech-Sucht (Bulimia nervosa)

Bei der Bulimie werden in Heißhungerattacken Unmengen an Nahrung verschlungen. Aus Angst vor einer Gewichtszunahme werden die Essanfälle im Anschluss durch herbeigeführtes Erbrechen oder den Missbrauch von Abführmitteln wieder „unschädlich" gemacht.

Bulimiepatienten geraten seltener als Magersüchtige in akut lebensbedrohliches Untergewicht. Oft orientieren sie sich an einer Gewichtsobergrenze, die sie nicht überschreiten wollen. Das wiederholte Erbrechen führt jedoch zum Zahnverfall und zur Verätzung der Speisewege. Durch Abführmittelmissbrauch kann es zu lebensbedrohlichen Salzverlusten kommen, die zum akuten Herzversagen führen können.

Magersucht (Anorexia nervosa)

www.anad.de

Durch strenges Fasten mit einer Nahrungsaufnahme, die weit unter dem Bedarf liegt, magern die Betroffenen innerhalb kurzer Zeit bis auf ein zum Teil lebensbedrohliches Untergewicht ab. Dabei wird der eigene Körper wie in einem Zerrspiegel gesehen: Selbst lebensbedrohlich untergewichtige Magersüchtige fühlen sich oft noch zu dick (Bild 13.13 → S. 220).

Die panische Angst vor einer Gewichtszunahme treibt die Patienten zu weiterem Hungern an. Durch exzessiven Sport und körperliche Aktivität wird der Energieverbrauch des Körpers zusätzlich gesteigert.

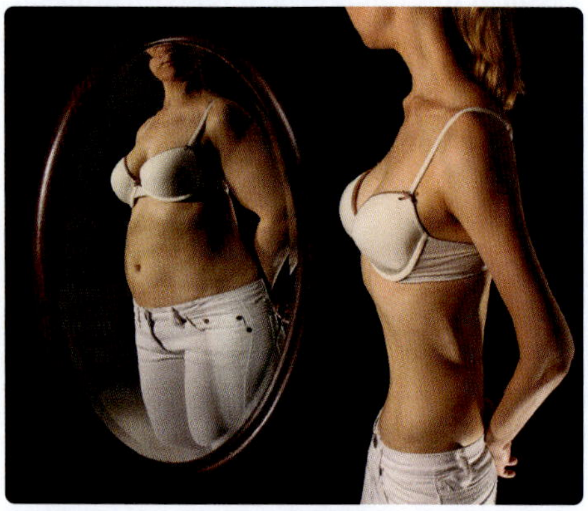

Bild 13.13 „Zerrspiegel" der Magersucht

Ursachen und Therapie von Essstörungen

Trotz der unterschiedlichen Erscheinungsformen sind sich die Essstörungen in ihren Ursachen und ihrem Wesen recht ähnlich.

Viele der Betroffenen sind Perfektionisten, die sehr hohe Ansprüche an sich und ihr Verhalten stellen, ohne sie jemals erfüllen zu können. Natürliche Bedürfnisse, z.B. das lustvolle Verlangen nach Nahrung oder auch die Sehnsucht nach Liebe und Geborgenheit, werden als persönliche Schwäche gedeutet und erbittert mit Essen oder Nichtessen bekämpft. Die Angst, die Kontrolle über den Körper und die Nahrungszufuhr ganz zu verlieren, bestimmt den Alltag der Betroffenen. Die Gedanken kreisen ständig um das Essen oder Nichtessen und das Gewicht. Aus Scham vermeiden die Betroffenen gemeinsame Mahlzeiten und essen stattdessen allein. Am Ende stehen Depression, Vereinsamung und nicht selten die Verzweiflung über die Unfähigkeit, mit der alltäglichen Nahrungsaufnahme normal umgehen zu können.

Neben einer Ernährungsberatung und der medizinischen Behandlung von körperlichen Folgen muss daher vor allem eine psychotherapeutische Intervention erfolgen, um das Essverhalten und den Umgang der Patienten mit ihren seelischen Spannungen zu verändern.

13.10 Die Ernährung des Kranken

Ziel der Pflege ist es, die Versorgung des Patienten mit Nährstoffen und Flüssigkeit entsprechend seinem Ernährungs- und Krankheitszustand sicherzustellen. Dabei beschreibt der Begriff „**Diät**" eine Ernährungsform, die an eine bestimmte Erkrankung angepasst ist. Je nach Diät kann die Kost bestimmte Nährstoffe in höherer oder geringerer Menge als der üblichen liefern oder aber unverträgliche Nahrungsanteile vermeiden.

13.10.1 Diät bei Magen- und Darmerkrankungen

Nahrungsmittelunverträglichkeiten treten recht häufig und nicht nur im Rahmen von Magen- und Darmerkrankungen auf. Dabei ist der empfindliche Verdauungstrakt mit bestimmten Nahrungsbestandteilen (z.B. Milchzucker oder grobe Pflanzenfasern) überfordert. Als Folge treten Bauchschmerzen, Durchfall, Blähungen, Übelkeit und Erbrechen auf.

Die **leichte Vollkost**, früher auch als Schonkost bezeichnet, soll die Verdauungsorgane und den Stoffwechsel des Patienten entlasten, dadurch Leiden lindern und die Heilung fördern. Sie unterscheidet sich von der Normalkost (Vollkost) durch die Auswahl leicht verträglicher Lebensmittel und die reizarme Zubereitung:

- Speisen nur mäßig würzen und salzen.
- Gebratene und geröstete Speisen meiden.
- Fett- und zuckerreiche Speisen meiden.
- Alkohol, kohlensäurehaltige Getränke und Kaffee können die Beschwerden verstärken.
- Stark blähende Speisen (Kohlgemüse, Hülsenfrüchte, Pflaumen, unreifes Obst, frische Hefebackwaren) werden häufig schlecht vertragen.
- Die Speisen und Getränke sollten weder zu kalt noch zu heiß gegessen oder getrunken werden.

Trotz aller Empfehlungen gilt auch bei der leichten Vollkost: Alles was vertragen wird, erweitert den Speiseplan des Patienten und sollte erlaubt werden.

13.10.2 Diät bei Untergewicht

Untergewicht ist ein häufig zu wenig beachtetes Problem. Besonders bei älteren Menschen ist der Anteil der untergewichtigen Patienten enorm hoch, weil der Appetit abnimmt, die Nahrungszubereitung zu aufwendig erscheint oder eine schlecht sitzende Zahnprothese die Aufnahme vollwertiger Nahrung erschwert.

Andere Ursachen von Untergewicht sind auszehrende Krankheiten (vor allem Krebsleiden und schwere Infektionskrankheiten), Erkrankungen des Magen-Darm-Traktes sowie psychische Störungen (z. B. Magersucht).

Ohne eine ausreichende und ausgewogene Zufuhr von Nährstoffen verringert sich zunächst das Leistungsvermögen des Patienten. Er fühlt sich matt, müde und lustlos. Zudem verschlechtert sich die Möglichkeit seines Körpers, einer Erkrankung standzuhalten bzw. zu genesen. Bei massiver Unter- und Mangelernährung ist mit Organschäden zu rechnen. Wenn es mit zunehmender Schwäche und Krankheit zu Appetitmangel kommt, schließt sich der Teufelskreis (Bild 13.14).

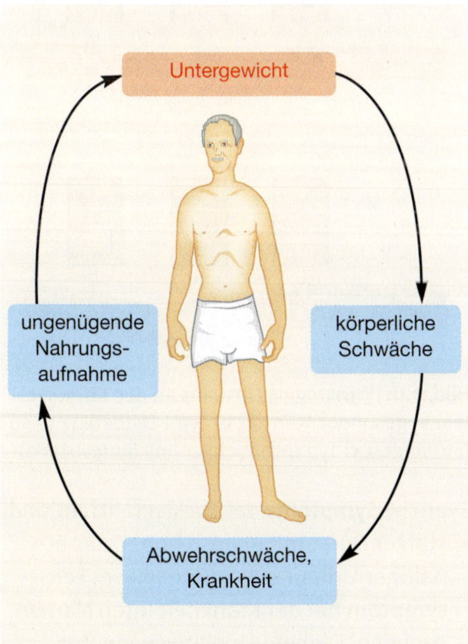

Bild 13.14 Teufelskreis der Mangelernährung

Mit einer **Aufbaukost** sollen das Körpergewicht gesteigert und vorhandene Nährstoffdefizite ausgeglichen werden, um das Wohlbefinden des Patienten wiederherzustellen und vor allem seine Abwehrlage zu verbessern.

Damit der Patient zunimmt, muss die Nahrung deutlich mehr Energie bieten als der Betroffene verbraucht. Zugleich sind die Betroffenen aber nicht in der Lage, große Mengen zu essen. Daher müssen die leicht verdaulichen Speisen durch Zugabe vor allem von Fetten in Form von Sahne und pflanzlichen Ölen angereichert und in vielen kleinen Portionen über den Tag verteilt werden.

Alkohol wirkt appetitanregend und ist in geringen Mengen nach Rücksprache mit dem Arzt erlaubt.

Hochkalorische (= besonders energiereiche) Trinknahrungen können zusätzlich den Kostaufbau unterstützen. Es gibt sie in praktischen Tetrapaks mit Trinkhalm und in zahlreichen Geschmacksrichtungen. Einmal geöffnet, sollten sie im Kühlschrank gelagert und innerhalb von 12 Stunden verbraucht werden.

13.10.3 Diät bei Übergewicht

Übergewicht belastet zunächst den Bewegungsapparat. Außerdem begünstigt es die Entstehung von Zuckerkrankheit und Kreislauferkrankungen. Starkes Übergewicht (BMI über 30) sollte deshalb behandelt werden. Das gilt auch für mäßiges Übergewicht, wenn bereits Krankheiten vorliegen.

Um das Körpergewicht zu senken, muss der Energiegehalt der Nahrung unter dem Bedarf des Patienten liegen. Dazu genügt es nicht, einfach weniger zu essen, denn die Kost muss alle lebenswichtigen Nährstoffe enthalten.

Eine schnelle Gewichtsabnahme durch „Wunderdiäten“ bewirkt, dass der Organismus seinen Energieumsatz drosselt. Nach der selbst verordneten „Hungersnot“ werden dann umso schneller weitere Reserven in Form von Fettpolstern für die nächste Notzeit angelegt. Der Anteil der Fettmasse im Körper steigt. Diese erneute Gewichtszunahme nach einer Diät („Jo-Jo-Effekt“) führt zu Frust, der dann häufig mit „Trostschokolade“ oder weiteren Diäten bekämpft wird.

Langfristig können nur eine Änderung des Essverhaltens und eine ausgewogene, gesunde Mischkost eine dauerhafte **Gewichtsreduktion** sichern (Bild 13.15):

- Energiezufuhr auf ca. 6000 kJ senken.
- Fett- und zuckerreiche Lebensmittel meiden.
- Gemüse, Obst und Vollkornprodukte machen lange satt, enthalten viele Vitamine und Mineralstoffe und liefern vergleichsweise wenig Energie.
- Reichlich Wasser trinken – das füllt den Magen und kurbelt den Stoffwechsel an.
- Alkoholische Getränke meiden. Sie liefern viele „leere" Kalorien, weil sie keine wertvollen Nährstoffe enthalten, und steigern zudem den Appetit.
- Keine strengen Verbote aufstellen, sondern Lieblingsgerichte und Leckereien bewusst genießen. Von einem Stückchen Schokolade ist noch niemand dick geworden, von einer im Heißhunger verschlungenen Tafel schon.

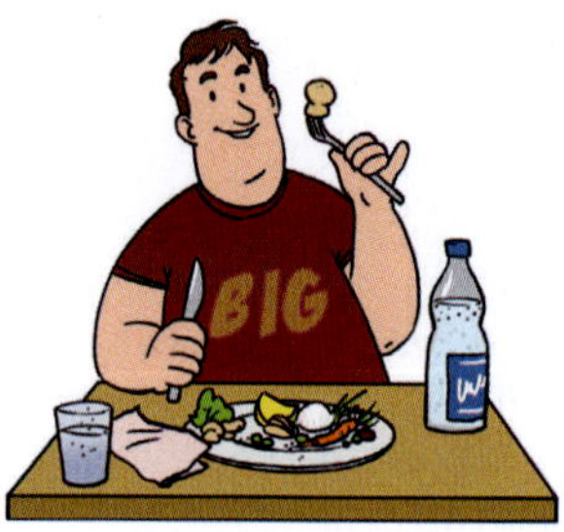

Bild 13.15 Gesund abnehmen

Körperliche Bewegung unterstützt die Gewichtsabnahme und trainiert zusätzlich den Körper. Dabei sollte auf gelenkschonende Bewegungsformen geachtet werden, um den Bewegungsapparat nicht zusätzlich zu belasten. Hat das Übergewicht vor allem seelische Ursachen, ist zusätzlich eine psychotherapeutische Behandlung notwendig.

13.11 Zuckerkrankheit (Diabetes mellitus)

13.11.1 Ursachen und Formen der Zuckerkrankheit

www.diabetesde.org/ueber_diabetes

Bei der Zuckerkrankheit (Diabetes mellitus) handelt es sich um eine chronische Erkrankung, bei der in erster Linie die Verwertung von Kohlenhydraten im Körper gestört ist. Als Folge davon sind auch der Eiweiß- und der Fettstoffwechsel der Patienten beeinträchtigt.

Nach einer Nahrungsaufnahme werden die Kohlenhydrate im Darm zu Traubenzucker abgebaut und ins Blut geleitet. Dieser **Blutzucker** steht beim gesunden Menschen den Körperzellen zur Energiegewinnung zur Verfügung. Dabei wirkt das **Insulin**, ein Hormon der Bauchspeicheldrüse, wie ein Schlüssel, der die Zellen für die Aufnahme von Zucker aufschließt (Bild 13.16).

Bei der Zuckerkrankheit kann durch einen Mangel an Insulin der Blutzucker nicht in die Körperzellen aufgenommen werden. Dadurch fehlt den Körperzellen die Energie, die sie für ihre Aufgaben benötigen. Außerdem reichert sich der Zucker im Blut an – der Blutzuckerspiegel steigt.

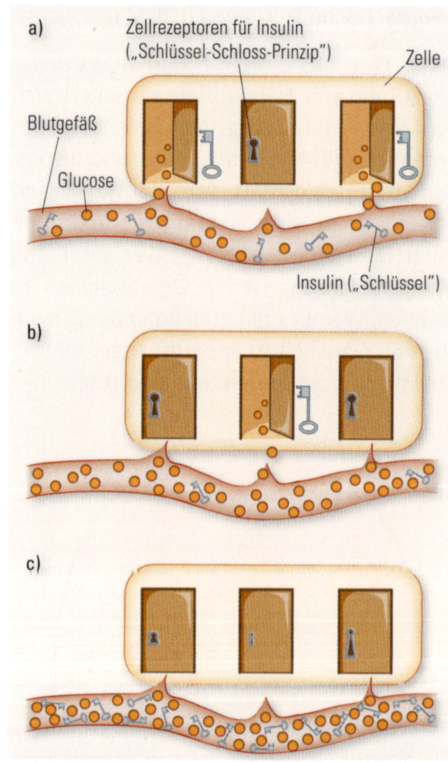

Bild 13.16 Wirkung des Insulins an den Körperzellen: **a)** gesunder Mensch, **b)** Typ-I-Diabetiker (Insulinmangel), **c)** Typ-II-Diabetiker (Insulinresistenz)

Typische **Symptome** der Zuckerkrankheit sind:

- starker Durst mit ebenso hoher zuckerhaltiger Urinausscheidung (dieses Leitsymptom hat der Krankheit ihren Namen gegeben: Diabetes mellitus bedeutet „honigsüßer Durchfluss")
- zunehmende Austrocknung des Körpers
- Gewichtsverlust und Schwäche, weil die Körperzellen den im Blut vorhandenen Zucker nicht nutzen können

Mit zunehmender Störung des Stoffwechsels kommt es zu Bewusstseinsstörungen bis hin zum Koma. Der Betroffene riecht nach Aceton (wie Nagellackentferner) und hat eine vertiefte Atmung.

Je nach Ursache des Insulinmangels unterscheidet man Diabetes mellitus Typ 1 und Diabetes mellitus Typ 2. Tabelle 13.7 stellt die wichtigsten Merkmale dieser beiden Formen der Zuckerkrankheit einander gegenüber.

Diabetes mellitus Typ 1

Bei dieser Form der Erkrankung werden innerhalb kurzer Zeit die insulinbildenden Zellen der Bauchspeicheldrüse des Betroffenen zerstört. Die Ursache für diese Zerstörung ist eine fehlgeleitete Abwehrreaktion des Körpers gegen seine eigenen Zellen, die vermutlich durch Virusinfekte (z. B. Mumps) angestoßen wird. Der Körper ist daraufhin nicht mehr in der Lage, Insulin zu bilden und den Blutzuckerspiegel zu regulieren. Die Beschwerden werden oft erst bemerkt, wenn bereits 80 bis 90 % der insulinbildenden Zellen zerstört sind.

Diabetes mellitus Typ 2

Das Risiko, an dieser Form des Diabetes zu erkranken, steigt mit zunehmendem Alter. Darüber hinaus spielt auch eine erbliche Veranlagung eine Rolle. In 80 bis 90 % der

<table>
<tr><th></th><th>Diabetes mellitus Typ 1</th><th>Diabetes mellitus Typ 2</th></tr>
<tr><td>Beginn der Krankheit</td><td>meist vor dem 30. Lebensjahr (Jugenddiabetes)</td><td>meist im höheren Lebensalter (Altersdiabetes) und/oder als Folge von Übergewicht</td></tr>
<tr><td>Häufigkeit</td><td>ca. 10 % der Fälle</td><td>ca. 90 % der Fälle</td></tr>
<tr><td>Ursache und Auslöser</td><td>Zerstörung der insulinbildenden Zellen der Bauchspeicheldrüse</td><td>verminderte Wirkung des Insulins an den Körperzellen, später nachlassende Bildung von Insulin</td></tr>
<tr><td rowspan="2">Symptome</td><td>rascher Beginn der Erkrankung, häufig verbunden mit starkem Durst, vermehrtem Wasserlassen, Übelkeit, Schwäche und Gewichtsverlust, oft auch diabetisches Koma</td><td>häufig schleichender Beginn mit Harnwegsinfekten, Hautjucken, Pilzerkrankungen, Sehstörungen und allgemeinem Schwächegefühl</td></tr>
<tr><td colspan="2">• Blutzucker beim nüchternen Patienten über 120 mg/dl Blut
• Blutzucker eine Stunde nach dem Essen über 180 mg/dl Blut
• Zucker im Urin nachweisbar</td></tr>
<tr><td>Langfristige Schäden</td><td colspan="2">als Folge eines dauerhaft hohen Blutzuckerspiegels entstehen Gefäßschäden; langfristig drohen dann:
• Nierenversagen
• Erblindung
• Durchblutungsstörungen
• Nervenstörungen
• erhöhtes Risiko für Herzinfarkte und Schlaganfälle
• Wundheilungsstörungen
• Diabetisches Gangrän (= fauliger Zerfall von Gewebe, oft am Fuß des Diabetikers)</td></tr>
<tr><td>Therapie</td><td>• Diabetikerschulung
• Insulin spritzen
• Ernährungsumstellung</td><td>• Diabetikerschulung
• Übergewicht reduzieren
• Bewegung
• Ernährungsumstellung
• Medikamente
• evtl. Insulin spritzen</td></tr>
</table>

Tabelle 13.7 Formen des Diabetes mellitus

Krankheitsfälle sind auch nahe Angehörige vom Diabetes betroffen. Aufgrund von Fehlernährung mit Übergewicht erkranken z.T. auch schon Jugendliche. Heute leiden etwa 7 % der Bevölkerung in Deutschland an dieser Krankheit – Tendenz steigend.

Die Ursache für die Entstehung von Diabetes mellitus Typ 2 liegt in der nachlassenden Wirkung des vorhandenen Insulins an den Körperzellen. Der Körper reagiert darauf, indem er die Bildung von Insulin durch die Bauchspeicheldrüse steigert. Auf diese Weise kann die mangelnde Insulinwirkung noch eine Weile ausgeglichen werden. Mit der Zeit ermüdet die Bauchspeicheldrüse schließlich durch die anhaltende Überproduktion. Die Bildung von Insulin lässt nach und es entsteht ein immer größer werdender Insulinmangel. Schleichend über Monate und Jahre kommt es zu ersten Krankheitszeichen wie Hautjucken, Leistungsabfall und wiederkehrenden Pilzinfektionen der Harnwege, die von den Betroffenen aber oft übersehen werden. Am Ende kann die Produktion der Bauchspeicheldrüse ganz zum Erliegen kommen.

Viele Betroffene erfahren zufällig bei einer Routineuntersuchung von ihrer Krankheit. In vielen Fällen sind zu diesem Zeitpunkt aber schon Spätschäden entstanden.

13.11.2 Diabetes-Diät

Das Ziel der Behandlung eines Diabetes ist die Einstellung eines möglichst normalen Blutzuckers, um die genannten Folgeschäden zu verhindern. Dabei entspricht die Diabetiker-Diät im Wesentlichen einer gesunden Vollwertkost, wie sie auch für gesunde Menschen empfohlen wird. Um den Blutzuckerspiegel zu regulieren, muss jedoch die aufgenommene Kohlenhydratmenge der zugeführten Insulinmenge bzw. der noch vorhandenen Insulinproduktion angepasst werden.

Das gebräuchliche Maß für die Kohlenhydratmenge ist die **Broteinheit (BE)**. Eine Broteinheit entspricht 12 g Kohlenhydraten. Neuerdings wird auch in Kohlenhydrateinheiten (KE bzw. KHE) gerechnet, die jeweils für 10 g verwertbare Kohlenhydrate stehen. Mithilfe entsprechender Tabellen (Tabelle 13.8) und einer Küchenwaage mit Grammeinteilung (Diätwaage) kann der BE-Gehalt einer gewählten Portion eines bestimmten Lebensmittels ermittelt werden.

Durch moderne Behandlungsformen sind insulinspritzende **Typ-1-Diabetiker** heutzutage nach entsprechender Schulung in ihrer Mahlzeitengestaltung recht unabhängig. Sie berechnen vor einer Mahlzeit die Kohlenhydratmenge der Speise, messen ihren aktuellen Blutzuckerspiegel und spritzen sich danach die benötigte Menge an Insulin (Bild 13.17).

Bei den **Typ-2-Diabetikern** steht die Diät neben der Gewichtsnormalisierung und der körperlichen Bewegung als Behandlungsmaßnahme im Vordergrund. Erst wenn durch diese Maßnahmen der Blutzucker nicht normalisiert werden kann, wird eine medikamentöse Therapie mit Tabletten begonnen. Versiegt nach mehreren Jahren die körpereigene Insulinproduktion ganz, müssen auch Typ-2-Diabetiker Insulin spritzen.

Nahrungsmittel	BE	Nahrungsmittel	BE
1 mittelgroßer Apfel	1,0	100 g Kartoffelchips	3,4
1 Banane	1,8	100 g Kartoffeln, gegart	1,2
100 g Kekse	3,7	100 g Teigwaren, gegart	2,2
100 g Früchtemüsli	5,0	100 g Reis, gegart	1,7
100 g Grießpudding	1,2	100 g Milchschokolade	4,5
100 g Karotten, gekocht	0,3	100 g Weintrauben	1,3
250 ml Milch	1,0	100 g Trockenobst	4,7

Tabelle 13.8 Kohlenhydratgehalte ausgewählter kohlenhydrathaltiger Nahrungsmittel

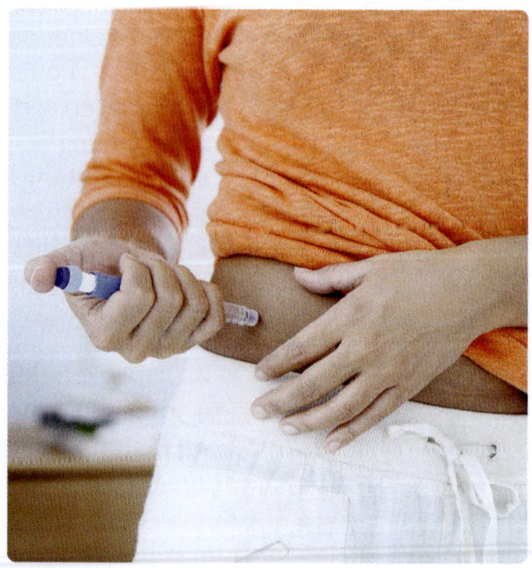

Bild 13.17 Insulintherapie

Für die Ernährung des Typ-2-Diabetikers gelten daher folgende Grundregeln:

- Kohlenhydratreiche Nahrungsmittel müssen im Rahmen des Diätplans, der sich nach der noch vorhandenen Stoffwechselleistung des Patienten richtet, berechnet werden (Tabelle 13.9).
- Die Aufnahme von Kohlenhydraten wird in 6 Mahlzeiten über den Tag verteilt. So werden Blutzuckerspitzenwerte vermieden.
- Traubenzucker und Haushaltszucker müssen gemieden werden, weil sie den Blutzuckerspiegel zu rasch ansteigen lassen. Geringe Zuckermengen von bis zu 3 Teelöffeln (10 g) am Tag sind erlaubt, wenn sie zusammen mit ballaststoffreichen Nahrungsmitteln verzehrt werden.
- Ballaststoffe sind günstig, weil sie die Aufnahme von Kohlenhydraten aus dem Darm ins Blut verzögern. Bei einigen Gemüsesorten (z. B. Gurke) sind Portionsgrößen bis zu 200 g ohne Anrechnung auf die tägliche Kohlenhydratmenge erlaubt.
- Diätschokolade oder Diätspeiseeis für Diabetiker sind unnötig und zudem teuer. Weil Fett die Kohlenhydrataufnahme ebenfalls verzögert, sind diese Süßigkeiten meist fettreicher als vergleichbare „normale“ Produkte.
- Zuckeraustauschstoffe (z. B. Fruchtzucker oder Sorbit) werden zwar langsamer als Zucker ins Blut aufgenommen, müssen aber ebenso angerechnet werden. Außerdem können sie bei empfindlichen Personen zu Blähungen und Durchfällen führen.
- Künstliche Süßstoffe enthalten im Unterschied zu den Zuckeraustauschstoffen weder Kohlenhydrate noch Kalorien. Sie müssen nicht angerechnet werden und sind für übergewichtige Typ-2-Diabetiker daher günstig.

Besonders für ältere Menschen macht der Genuss beim Essen jedoch einen wesentlichen Teil ihrer noch verbliebenen Lebensqualität aus. Außerdem wird es mit zunehmendem Alter schwieriger, den Patienten im Rahmen einer Diabetikerschulung von einem komplizierten Therapie- und Diätkonzept zu überzeugen. Unter Umständen kann deshalb bei sehr betagten Typ-2-Diabetikern die Verhinderung von Langzeitfolgen als vorrangiges Behandlungsziel zugunsten der Lebensqualität etwas in den Hintergrund treten. Es erscheint z. B. wenig sinnvoll, einem 80-jährigen Patienten seinen Kuchen zum Kaffee zu verbieten, weil möglicherweise in 10 Jahren Langzeitschäden eintreten können.

In solchen Fällen gilt es, durch die Behandlung lebensgefährliche Stoffwechselentgleisungen zu verhindern.

Kontrolle des Blutzuckers

Für die tägliche Messung des Blutzuckers stehen elektronische Messgeräte mit speziellen Teststreifen zur Verfügung (Bild 13.18 → S. 226). Die Handhabung ist relativ einfach

Diätplan (14 BE)
Für: Ruth Weber (*23.10.1940)

			BE
7:30 Uhr	Frühstück (3 1/2 BE)	60 g Grahambrot 1 TL Butter 20 g Diätkonfitüre 1 kleiner Apfel Kaffee	2 – 1/2 1 –
10:00 Uhr	2. Frühstück (1 BE)	150 ml Fruchtjoghurt	1
12:30 Uhr	Mittagessen (3 1/2 BE)	200 g Kartoffeln 100 g Putenbrust 10 g Sonnenblumenöl 200 g Gurke 130 g Birne Mineralwasser	2 – – 1 1/2 –
15:30 Uhr	Kaffee (1 BE)	250 ml Milch	1
18:00 Uhr	Abendessen (3 BE)	80 g Roggenbrot 10 g Butter 30 g Camembert 30 g Schinken 1 Tomate Kräutertee	3 – – – – –
21:00 Uhr	Spätmahlzeit (2 BE)	150 g Banane	2
Gesamt			14 BE

Tabelle 13.9 Beispiel für einen Diätplan bei Diabetes mellitus Typ 2

und wird häufig vom geschulten Diabetiker selbst durchgeführt. Dazu wird ein Teststreifen in das Gerät eingesteckt. Mit einer sterilen Lanzette sticht man seitlich in die Fingerbeere ein und bringt einen Bluttropfen auf das Testfeld des Teststreifens auf. Das Gerät ermittelt dann automatisch den Blutzuckerwert. Am Ende der Messzeit, das meist durch ein akustisches Signal angezeigt wird, muss dann der Wert abgelesen und dokumentiert werden. Die Einstichstelle wird mit einem Tupfer angedrückt, bis die Blutung gestillt ist.

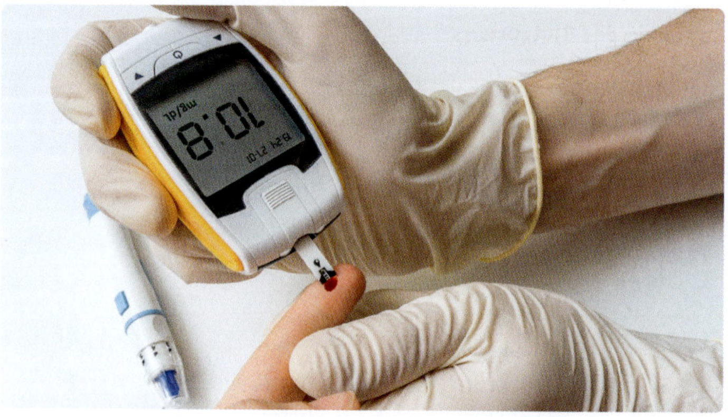

Bild 13.18 Blutzuckermessung

Bei Unter- oder Überzuckerung des Patienten (Tabelle 13.10) sind entsprechende Maßnahmen zu treffen und der Arzt ist zu informieren.

Überzuckerung (Hyperglykämie)

Eine Überzuckerung entwickelt sich schleichend über Stunden bis Tage und wird vom Patienten häufig kaum bemerkt. Mögliche Auslöser für eine Überzuckerung können z. B. ein übermäßiger Konsum von Kohlenhydraten oder das Spritzen einer unzureichenden Menge Insulin sein. Die Symptome einer Überzuckerung ähneln den typischen Symptomen des Diabetes (→ Tabelle 13.7, S. 223). Im Zweifelsfall sollte der Patient seinen Blutzucker messen und möglichst viel Wasser trinken. Durch den Verdünnungseffekt kommt es automatisch zu einer Senkung des Blutzuckerspiegels. Bei einer massiven Blutzuckererhöhung sollte umgehend ein Arzt aufgesucht werden.

Unterzuckerung (Hypoglykämie)

Eine Unterzuckerung entsteht, wenn der Patient:

- nach der Einnahme seiner Medikamente zu wenig oder zu spät gegessen hat
- das Arzneimittel versehentlich zu hoch dosiert hat
- sich körperlich stark angestrengt hat (z. B. beim Sport), ohne zuvor ausreichend gegessen zu haben

Anders als eine Überzuckerung, kann sich eine Unterzuckerung innerhalb von Minuten entwickeln und zu einem lebensbedrohlichen Zustand führen. Der Patient selbst ist in der Situation meist handlungsunfähig. Plötzlicher Heißhunger, Unruhe und Schwäche können erste Anzeichen eines beginnenden Absinkens des Blutzuckerspiegels sein. Später entwickelt sich ein Schock. Der Patient wirkt verwirrt oder benommen und verliert das Bewusstsein.

Solange der Patient noch bei Bewusstsein ist, sollte man ihm im Falle einer Unterzuckerung sofort Würfel- oder Traubenzucker oder zuckerhaltige Getränke wie Apfelsaft reichen und ihn danach zum Essen einer kohlenhydratreichen Brotmahlzeit auffordern. Die meisten Diabetiker haben Traubenzucker bei sich. Ist der Patient bewusstlos, muss sofort der Notruf erfolgen und die weiteren Sofortmaßnahmen müssen eingeleitet werden (→ S. 342). Der Arzt gibt dem Patienten in diesem Fall eine Traubenzuckerlösung über eine Infusion direkt in die Blutbahn.

Nach einer Unterzuckerung muss der Patient sorgfältig überwacht werden. Puls und Blutdruck werden halbstündlich kontrolliert und der Blutzuckerspiegel wird in den ersten 24 Stunden alle zwei Stunden gemessen.

Zeitpunkt	Unterzucker	Normalwert	Überzucker
vor dem Essen oder nüchtern	unter 60 mg/dl Blut	80 – 110 mg/dl Blut	über 120 mg/dl Blut
1 Stunde nach dem Essen		100 – 145 mg/dl Blut	über 180 mg/dl Blut

Tabelle 13.10 Beurteilung des Blutzuckers

13.12 Hilfestellung bei der Nahrungsaufnahme

13.12.1 Vorbereitungen zur Mahlzeit

Lagerung zum Essen

Wann immer es möglich ist, sollte der Patient zum Essen mobilisiert und an den Tisch gesetzt werden. Zum Essen im Bett rutscht der Patient zunächst kopfwärts, bevor der Oberkörper hochgelagert wird. Es ist darauf zu achten, dass der Oberkörper nicht zu sehr gebeugt wird. Dadurch würden die Verdauungsorgane eingeengt und ein vorzeitiges Völlegefühl gefördert. Bei kleinen Patienten verhindert eine Fußstütze ein Zurückrutschen. Der Kopf sollte zum Essen leicht nach vorn geneigt sein, da das Schlucken bei zurückgelegtem Kopf erschwert ist und die Gefahr eines Verschluckens größer ist, weil der Schluckreflex zu früh ausgelöst wird.

Essen richten

Das Essen für den bettlägerigen Patienten wird auf dem Klapptisch oder in der häuslichen Pflege auf einem Tablett mit Füßen angerichtet (Bild 13.19). Dabei werden niedriges Geschirr vorn und Gläser oder Becher hinten platziert, damit nichts umgeworfen wird. Bei Schlaganfallpatienten werden das Besteck und das Trinkgefäß (hier ausnahmsweise entgegen dem Bobath-Konzept → S. 265) auf die gesunde Seite gelegt, um ein Übergreifen über den Teller zu vermeiden. Auch Medikamente, die zum Essen eingenommen werden müssen, sollten mit dem Essen bereitgestellt werden.

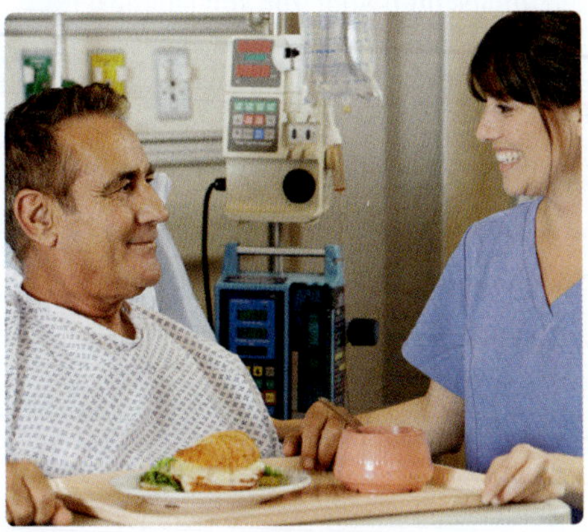

Bild 13.19 Anrichten einer Mahlzeit im Bett

Vor dem Essen sollte dem Patienten das Waschen der Hände ermöglicht werden. Eventuell muss die Zahnprothese eingesetzt werden. Eine aufgefaltete Serviette sorgt für den Schutz seiner Kleidung und ggf. der Bettwäsche. Der im Umgang mit erwachsenen Personen unpassende Begriff „Lätzchen“ ist hier zu vermeiden. Nach dem Servieren sollte dem Patienten gesagt und bei Bedarf auch gezeigt werden, was sich auf dem Teller befindet. Nur auf Wunsch und nach Anweisung des Patienten hilft die Pflegeperson beim Anrichten und ggf. beim Zerkleinern der Speisen. Besonders das Öffnen von Marmeladendöschen und Butterpäckchen sowie das Aufschneiden von Brötchen bereiten häufig Mühe.

Beim Einschenken von Getränken sollte das Trinkgefäß nicht zu voll gefüllt werden, um „Überschwemmungen“ zu vermeiden. Ein freundliches „Guten Appetit“ und wenn nötig gutes Zureden ermuntern den Patienten schließlich zum Essen.

Beendigung der Mahlzeit

Nach der Mahlzeit bekommt der Patient die Möglichkeit, sich die Hände zu waschen und die Zahn-/Mundpflege (→ S. 149) durchzuführen. Das Zimmer wird gelüftet und von Essensgerüchen befreit. Bei Verschmutzungen wird die Kleidung bzw. das Bett frisch gemacht. Besonders Krümel können sehr unangenehm sein und zu einem Wundliegen beitragen. Abschließend wird der Patient bequem gelagert. Danach sollte die Person eine Zeit lang ruhen dürfen, da besonders für schwache Patienten die Nahrungsaufnahme mit Anstrengung verbunden ist. Ess- und Trinkmenge sowie eventuelle Beobachtungen (Appetit, Schluckverhalten) werden in der Akte dokumentiert.

13.12.2 Hilfsmittel zur Nahrungsaufnahme

Einige Patienten sind aufgrund von Bewegungsstörungen oder körperlicher Schwäche nicht in der Lage, das Besteck oder das Trinkgefäß gezielt und sicher zu führen. In diesen Fällen können Ess- und Trinkhilfen die selbstständige Nahrungsaufnahme ermöglichen (Tabelle 13.11 → S. 228).

Bei der Auswahl sind die Bewegungsfähigkeit des Patienten und sein persönliches Bedürfnis nach Hilfe zu berücksichtigen. Manchmal werden die Hilfsmittel zunächst abgelehnt, weil sie das Krankheitsgefühl des Patienten verstärken.

13.12.3 Anreichen von Nahrung

Ist der Patient nicht in der Lage, selbstständig zu essen, werden ihm die Speisen angereicht. Bitte beachten Sie, dass der Begriff „Füttern“ für Tiere gebräuchlich ist, nicht aber für Menschen. Die Pflegeperson sitzt auf gleicher Höhe mit dem Patienten und reicht die Speise in der vom Pflegebedürftigen gewünschten Reihenfolge an. Dabei sollte die Pflegeperson mit Ruhe und Geduld vorgehen. Der Patient bestimmt die Geschwindigkeit der Mahlzeit. Erst wenn er geschluckt hat, wird ein weiterer Bissen aufgenommen und zum Mund geführt. Beim Anreichen von Getränken wird der Kopf leicht gestützt. Besonders ältere Menschen spülen oft aufgrund nachlassender Speichelbildung ihre Bissen mit Flüssigkeit hinunter. Dabei ist Sorge zu tragen, dass sie sich nicht verschlucken. Bei Personen mit Bewusstseinsstörungen muss vor dem Anreichen heißer Speisen und Getränke unbedingt die Temperatur kontrolliert werden (dabei aber nicht „pusten“!). Ein ungezwungenes Gespräch bei der Mahlzeit schafft eine angenehme, appetitfördernde Atmosphäre und bietet eine gute Gelegenheit, die Beziehung zum Patienten zu vertiefen.

Hilfsmittel	Funktion
Griffe an Trinkgefäßen	erleichtern das sichere Fassen
Trinkhalme	ermöglichen das Trinken, ohne den offenen Becher hochheben zu müssen
Becher mit Deckel und Trinkaufsatz 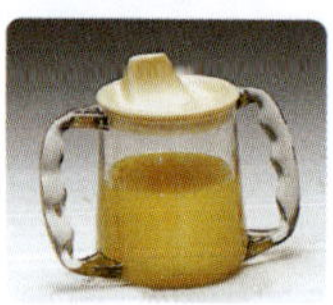	verhindern das Verschütten von Flüssigkeit und erleichtern das Trinken im Liegen; allerdings kühlen heiße Getränke in verschlossenen Bechern nur sehr langsam ab
verdickte, aufsteckbare Griffe für Besteck	ermöglichen das Essen und die Nahrungszubereitung bei Deformationen und Versteifungen der Fingergelenke
Schneidehilfen 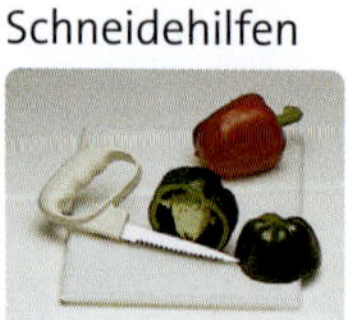	
Spezialteller mit erhöhtem Rand	verhindern, dass Nahrung beim Aufnehmen über den Tellerrand hinausgeschoben wird
Antirutschunterlagen	verhindern das Wegrutschen des Tellers

Tabelle 13.11 Ess- und Trinkhilfen

Vorgehen bei Patienten mit Schluckstörungen

Das Anreichen von Nahrung bei Patienten mit bekannter Schluckstörung sollte nach Möglichkeit ausgebildeten Pflegefachkräften vorbehalten sein. Aber auch Patienten, die sich zum Essen oder Trinken nicht aufsetzen oder aufrichten können, verschlucken sich leicht. Daher sind folgende **Hinweise** zu beachten:

- Eine ruhige Atmosphäre wahren.
- Der Patient benötigt seine ganze Aufmerksamkeit, um seinen erschwerten Schluckvorgang zu koordinieren.
- Nur sehr kleine Mengen anreichen (z. B. halb voller Löffel).
- Anfangs erleichtert pürierte Nahrung (Gemüse- oder Kartoffelpüree) das Schlucken.
- Gemische aus flüssiger und fester Nahrung (z. B. Suppe mit Stückchen) sind ungeeignet, weil sie unterschiedlich schnell geschluckt werden müssen.
- Saure Nahrung sollte gemieden werden. Sie regt den Speichelfluss zu sehr an und erfordert zusätzliches Schlucken.
- Sämige Getränke sind leichter zu trinken. Zum leichten Andicken von Flüssigkeit gibt es spezielle Pulver, die in das Getränk eingerührt werden können.
- Kohlensäurehaltige Getränke sind durch das Sprudeln schwer zu schlucken und sollten daher gemieden werden.

Verabreichung von Nahrung über eine Ernährungssonde

Ernährungssonden werden bei Patienten gelegt, die über längere Zeit hinweg keine Nahrung:

- schlucken können (z. B. bei Schluckstörungen)

- schlucken dürfen (z. B. bei bestimmten Magen-Darm-Erkrankungen)
- schlucken wollen (das Legen einer Sonde zur Zwangsernahrung bei Personen, die nicht essen wollen, ist jedoch ethisch bedenklich)

Für die vorübergehende Ernährung über eine Sonde wird ein dünner Schlauch durch die Nase über den Rachen und die Speiseröhre bis in den Magen vorgeschoben und fixiert. Da diese **Magensonde** jedoch langfristig den Rachen unangenehm reizt und zu Druckgeschwüren führen kann, wird zur Langzeitbehandlung in einem kleinen operativen Eingriff eine Ernährungssonde (**PEG**) direkt durch die Bauchdecke in den Magen geführt (Bild 13.20).

Über die Sonde wird eine spezielle Sondennahrung verabreicht. Dabei sollte der Patient möglichst mit leicht erhöhtem Oberkörper gelagert werden. Je nach ärztlicher Anordnung werden pro Mahlzeit etwa 200 bis 300 ml zimmerwarme Sondenkost gegeben.

Neben der Gabe mithilfe einer Spritze kann Sondennahrung auch über ein Infusionssystem oder kontinuierlich mithilfe einer Pumpe verabreicht werden. Nach Beendigung der Nahrungszufuhr wird die Sonde mit abgekochtem Wasser durchgespült und verschlossen. Bei Patienten mit Magensonde ist darüber hinaus besonders auf regelmäßige Nasenpflege zu achten.

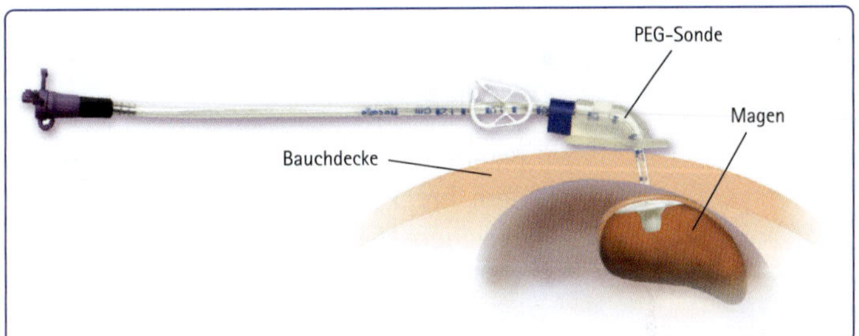

Bild 13.20 PEG-Sonde

Unterm Strich

- Die Ernährung wirkt sich auf die Leistungsfähigkeit und Stimmung des Menschen aus.
- Kohlenhydrate, Fette und Eiweiße liefern dem Körper die nötige Energie. Vitamine, Mineralstoffe und Ballaststoffe erfüllen darüber hinaus weitere wichtige Funktionen im Stoffwechsel des Menschen.
- Spezialisierte Riechzellen in der Nasenmuschel sowie Geschmacksknospen auf der Zunge sorgen für Sinneseindrücke im Gehirn. Gemeinsam ergeben sie das Geschmacksempfinden für die aufgenommene Nahrung.
- Grundumsatz plus Leistungsumsatz ergeben den Gesamtenergiebedarf eines Menschen. Die Maßeinheit für die aufgenommene Energie ist Joule (J).
- Eine gesunde Ernährung muss dem individuellen Bedarf an Energie und Nährstoffen angepasst sein und sollte alle Lebensmittelgruppen in einem ausgewogenen Verhältnis berücksichtigen.
- Das richtige Gewicht eines Menschen lässt sich mit dem Body-Mass-Index (BMI) als Verhältnis von Körpergewicht zur Körpergröße errechnen und beurteilen.
- Mit einem Ernährungsprotokoll lassen sich die Ernährungsgewohnheiten, die Lebensmittelauswahl und die Menge der verzehrten Speisen und Getränke über den Tag erfassen und auswerten.
- Um einem möglichen Flüssigkeitsmangel mit Verwirrungszuständen und erhöhtem Thromboserisiko vorzubeugen, sollte alten und pflegebedürftigen Personen auch ohne Durstgefühl bei jeder Pflegehandlung etwas zu trinken angeboten werden.
- Veränderungen des Appetits können seelische Ursachen haben (z. B. bei Essstörungen) oder die Folge von Erkrankungen, Übelkeit und körperlicher Schwäche sein.
- Diäten bezeichnen Kostformen mit besonderem Energiegehalt bei Über- oder Untergewicht, mit einer besonders bekömmlichen Lebensmittelauswahl (leichte Vollkost) oder zur Vermeidung bestimmter Inhaltsstoffe bei Stoffwechselerkrankungen (z. B. Zuckerkrankheit).

- Bei der Zuckerkrankheit kann der Organismus aufgrund eines Mangels an Insulin die mit der Nahrung aufgenommenen Kohlenhydrate nicht in die Körperzellen aufnehmen. Dies führt zu einem Anstieg des Blutzuckerspiegels.
- Die Behandlung der Zuckerkrankheit umfasst neben regelmäßiger Bewegung eine gesunde, zuckerarme Ernährung und bei Bedarf die Einnahme von blutzuckersenkenden Medikamenten oder Insulininjektionen.
- Wo immer es möglich ist, sollte das selbstständige Essen und Trinken des Patienten durch das appetitliche Anrichten der Nahrung und den Einsatz geeigneter Hilfsmittel unterstützt werden.
- Ein Anreichen von Nahrung erfolgt in ruhiger, entspannter Atmosphäre und in der Speisefolge, die die pflegebedürftige Person wünscht.

Für die Praxis

1. Bereiten Sie (ggf. zusammen mit Bewohnern Ihrer Praktikumseinrichtung) eine geeignete kleine Zwischenmahlzeit zu und servieren Sie die Speise anschließend ansprechend – das Auge isst mit!
2. Begleiten Sie eine Fachkraft für Ernährung (Ernährungsberaterin, Diätassistentin) bei ihrer Arbeit in der Diätküche und bei der Beratung von Patienten. Notieren Sie dabei zu einer Diätform Ihrer Wahl die wesentlichen Regeln zu Lebensmittelauswahl und Ernährungsverhalten.
3. Unterstützen Sie einen Patienten/Bewohner (ohne Schluckstörungen!), der bei der Nahrungsaufnahme Hilfestellungen benötigt, nach Anleitung bei einer Mahlzeit. Setzen Sie dabei wo es möglich ist Esshilfen ein, um den Pflegebedürftigen zu aktivieren und/oder reichen Sie wenn nötig die Speisen an. Dokumentieren Sie anschließend für Ihren Praktikumsbericht, wie Sie diese Situation erlebt haben.

Aufgaben

1. Beschreiben Sie Situationen und Umgebungen beim Essen, in denen
   a) eher die Nahrungsaufnahme im Vordergrund steht.
   b) eher das Zusammensein mit anderen im Vordergrund steht.
2. Füllen Sie im Laufe eines Tages ein Protokoll zu Ihren Essgewohnheiten aus (siehe unten). Werten Sie am Folgetag die Ergebnisse in Kleingruppen aus.
   Diskutieren Sie im Anschluss in der Klasse die Gründe, die dazu führen, dass Mahlzeiten positiv oder negativ bewertet werden.
3. Übertragen Sie die Diskussionsergebnisse aus Aufgabe 2 auch auf die Geschichte von Mary (→ S. 208) und überprüfen Sie, ob Sie Mary jetzt noch weitere Vorschläge (vgl. Aufgabe 5, S. 208) geben können.

Protokoll – Essgewohnheiten					
Mahlzeiten	Ich habe gegessen und getrunken ...			Die Mahlzeit gefiel mir ...	
	mit wem?	wie lange?	in welcher Umgebung?	eher gut, weil ...	eher schlecht, weil ...
Frühstück					
Snack/Zwischenmahlzeit					
Mittagessen					
...					

Aufgaben

4. ■ Manche Schüler essen vor einer Klassenarbeit ein Stück Traubenzucker. Begründen Sie, warum in solchen Situationen gerade diese Zuckerart gewählt wird.

5. ■ Beschreiben Sie mögliche Folgen eines:
   a) Fluoridmangels
   b) Jodmangels
   c) Eisenmangels

6. ■ Informieren Sie sich, auf welche Weise eine ausreichende Versorgung mit den drei oben genannten Mineralstoffen sichergestellt werden kann.

7. Begründen Sie, warum Menschen schlechter riechen können als viele Tiere.

8. Erklären Sie, warum man bei Erkältungen mit geschwollener Nasenschleimhaut (Schnupfen) den Geschmack vieler Speisen nicht richtig schmecken kann.

9. Definieren Sie die Begriffe:
   a) Grundumsatz
   b) Leistungsumsatz
   c) Gesamtenergieumsatz

10. Berechnen Sie Ihren persönlichen Grund-, Leistungs- und Gesamtenergieumsatz in kJ und kcal.

11. Untersuchen Sie Ihren Kühl- und Vorratsschrank zu Hause. Listen Sie jeweils Nahrungsmittel auf, die pro 100 g besonders reich an Energieträgern sind:
    a) Nahrungsmittel mit besonders viel Fett
    b) Nahrungsmittel mit besonders vielen Kohlenhydraten

12. ■ Ermitteln Sie den Energiegehalt einer Tafel Schokolade (100 g). Beschreiben Sie in etwa den Umfang einer Tätigkeit (Leistungsumsatz), mit der Sie die aufgenommene Energie wieder verbrauchen würden.

13. Notieren Sie mit wenigen Sätzen die Kernaussagen der Ernährungspyramide (Bild 13.9) auf S. 215.

14. Berechnen und beurteilen Sie Ihren persönlichen Body-Mass-Index.

15. Beschreiben Sie mit konkreten Beispielen Einflussfaktoren, die Ihren persönlichen Appetit fördern oder hemmen.

16. ■ Welche Faktoren beeinflussen das Durstgefühl? Beschreiben Sie, wann die Faktoren jeweils durststeigernd oder dursthemmend wirken.

17. Begründen Sie, warum das Essen nach Möglichkeit erst vor den Augen des Patienten zerkleinert oder passiert werden sollte.

18. Frau Dittmann leidet an Diabetes mellitus Typ 2. Am Nachmittag beobachten Sie die übergewichtige Patientin dabei, wie sie mit viel Genuss eine Tafel Diätschokolade verspeist.
    a) Welche Gefühle und Gedanken werden das Verhalten der Patientin bestimmen?
    b) ■ Wie können Sie als Pflegeperson in dieser Situation angemessen reagieren? Spielen Sie mit einer Mitschülerin diese Situation im Rollenspiel.

19. ■ Bereiten Sie zu den folgenden Themen Kurzreferate vor:
    a) vegetarische/vegane Ernährung
    b) Vollwerternährung
    c) Mittelmeerkost (mediterrane Ernährung)

    Kommen Sie am Schluss zu einer Bewertung bzw. Einschätzung dieser Ernährungsformen.

20. Üben Sie in Dreiergruppen das Anreichen von Nahrung (z. B. eines Joghurts). Eine Person übernimmt die Rolle des Beobachters. Tauschen Sie danach Ihre Erfahrungen aus. Wie hat sich der „Patient“ gefühlt?

21. Frau Clemens (78 Jahre alt) wiegt 45 kg bei einer Größe von 165 cm.
    a) Beurteilen Sie ihren Ernährungszustand, indem Sie den BMI berechnen.
    b) Welche Ursachen könnten zu diesem Ernährungszustand geführt haben?
    c) ■ Machen Sie Vorschläge für eine geeignete Kost für diese Patientin.

Forum

Übergewicht

Klar, Übergewicht ist gefährlich. Es hat negative Auswirkungen auf die inneren Organe und Gelenke. Aber wie fühlt sich eigentlich jemand, der zu dick ist in einer Gesellschaft, in der „dick" vielfach mit „dumm, faul und gefräßig" gleichgesetzt wird? Das Schönheitsideal in unserer Gesellschaft wird bestimmt von Werbung, Mode und anderen aktuellen Trends. Es scheint daher so, als seien Dicke „out". Viele denken aber auch, dass jeder Mensch so angenommen werden sollte, wie er ist, egal, wie er aussieht (Größe, Hautfarbe, Gewicht usw.). Zum Glück. Denn nur unter diesen Umständen können sich auch Übergewichtige wohlfühlen.

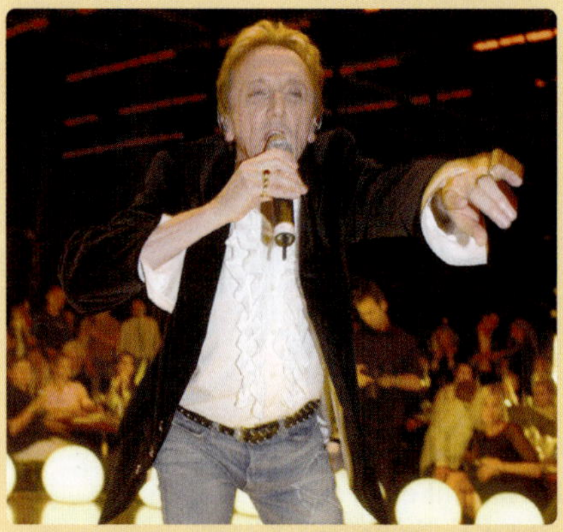

„Dicke"
Text: Marius Müller-Westernhagen

Ich bin froh, dass ich kein Dicker bin
Denn dick sein ist 'ne Quälerei
Ich bin froh, dass ich so'n dürrer Hering bin
Denn dünn bedeutet frei zu sein

Mit Dicken macht man gerne Späße
Dicke haben Atemnot
Für Dicke gibt's nichts anzuzieh'n
Dicke sind zu dick zum Flieh'n

Dicke haben schrecklich dicke Beine
Dicke hab'n 'n Doppelkinn
Dicke schwitzen wie die Schweine
Stopfen Fressen in sich rin

Und darum bin ich froh, ...

Dicke haben Blähungen
Dicke hab'n 'nen dicken Po
Und von den ganzen Abführmitteln
Rennen Dicke oft auf's Klo

Und darum bin ich froh, ...

Dicke müssen ständig fasten
Damit sie nicht noch dicker werd'n
Und hab'n sie endlich zehn Pfund abgenommen
Dann kann man es noch nicht mal seh'n

Dicke hab'n 's auch schrecklich schwer mit Fraun
Denn Dicke sind nicht angesagt
Drum müssen Dicke auch Karriere machen
Mit Kohle ist man auch als Dicker gefragt

Und darum bin ich froh, ...

Na du fette Sau!

Aufgaben

1. Welche der Probleme, die Marius Müller-Westernhagen im Lied beschreibt, halten Sie für zutreffend, welche für übertrieben, welche für unzutreffend?
2. Was meint Westernhagen mit der Aussage „Dünn bedeutet frei zu sein"? Stimmen Sie der Aussage zu? Begründen Sie.
3. Glauben Sie, dass sich auch Übergewichtige wirklich „frei", gesund und zufrieden fühlen können? Welche Faktoren sind Ihrer Meinung nach entscheidend dafür, ob sich ein Mensch gesund und zufrieden fühlt?
4. Der Sänger und Texter des Liedes „Dicke", Marius Müller-Westernhagen, ist dünn. Antworten Sie ihm auf sein Lied aus der Sicht eines „Dicken". Verfassen Sie dazu in Partnerarbeit einen Liedtext mit dem Titel „Dünne". Schreiben Sie die Texte auf DIN-A-3-Papier und hängen Sie sie im Klassenraum für Ihre Mitschüler zum Lesen aus.

14 Menschen bei der Ausscheidung unterstützen

Endlich geschafft! Lucia hat einen Ausbildungsplatz im Alten- und Pflegeheim „Abendfrieden". Die Arbeit auf der Station ist am Anfang ziemlich ungewohnt und anstrengend. Abends ist sie meist so geschafft, dass sie keine Lust mehr zum Kochen hat. Dann gibt es für sie und ihren Freund ein Fertiggericht aus der Tiefkühltruhe.

Nach dem Dienst macht sie noch schnell die Einkäufe für das Wochenende: Tiefkühlpizza und frisches Hackfleisch für selbst gemachte Hamburger. Nach ihren Besorgungen verstaut sie die Lebensmittel im Auto und gönnt sich noch ein Eis beim Italiener. Bei der sommerlichen Hitze ist das genau das Richtige. Zu dumm, dass die Erfrischung im aufgeheizten Auto schon fast vergessen ist. Nun aber schnell nach Hause und die Lebensmittel in die Gefriertruhe bringen. Die Pizza ist ja schon fast aufgetaut.

Als Lucia am Montagmorgen aufstehen und sich zum Dienst fertig machen will, spürt sie plötzlich heftige Übelkeit in sich hochsteigen. Wenig später krampft sich ihr Magen zusammen und sie muss sich übergeben. Kurz darauf rebelliert auch ihr Darm. Auch Lucias Freund hat an diesem Morgen ein flaues Gefühl im Bauch und sieht ziemlich blass aus.

Lucia ist verzweifelt: Schon nach dem ersten Wochenende wegen Krankheit im Dienst fehlen, das wirft sicher ein schlechtes Licht auf sie. Sie ist schließlich noch in der Probezeit. Andererseits möchte sie die Bewohner in der Einrichtung nicht gefährden.

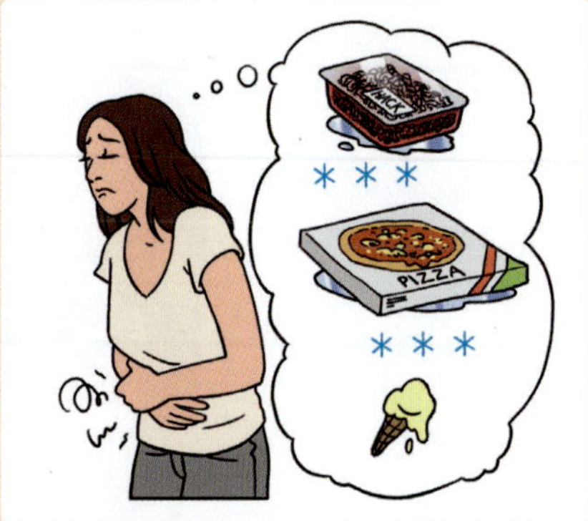

1. Welche Ursache könnten die plötzlichen Beschwerden haben?
2. Vielleicht hatten Sie auch schon einmal eine Magen-Darm-Erkrankung mit Durchfällen und Erbrechen. Wie haben Sie sich in dieser Situation gefühlt und was hat Ihnen gutgetan?
3. Diskutieren Sie die Frage, ob Lucia trotz beginnender Beschwerden zum Dienst gehen sollte.

14.1 Aufbau und Funktion der Verdauungsorgane

Der insgesamt etwa 6 m lange Verdauungskanal des Menschen hat die Aufgabe, die aufgenommene Nahrung:

- zu transportieren
- sie mechanisch zu zerkleinern
- sie durch Säuren und Enzyme aufzuspalten (Verdauung)
- die Nährstoffe aus der Nahrung aufzunehmen (Resorption)
- die unverdaulichen Bestandteile anschließend wieder auszuscheiden

Die dazu notwendigen Verdauungsorgane liegen in der Bauchhöhle (Bild 14.1 → S. 234).

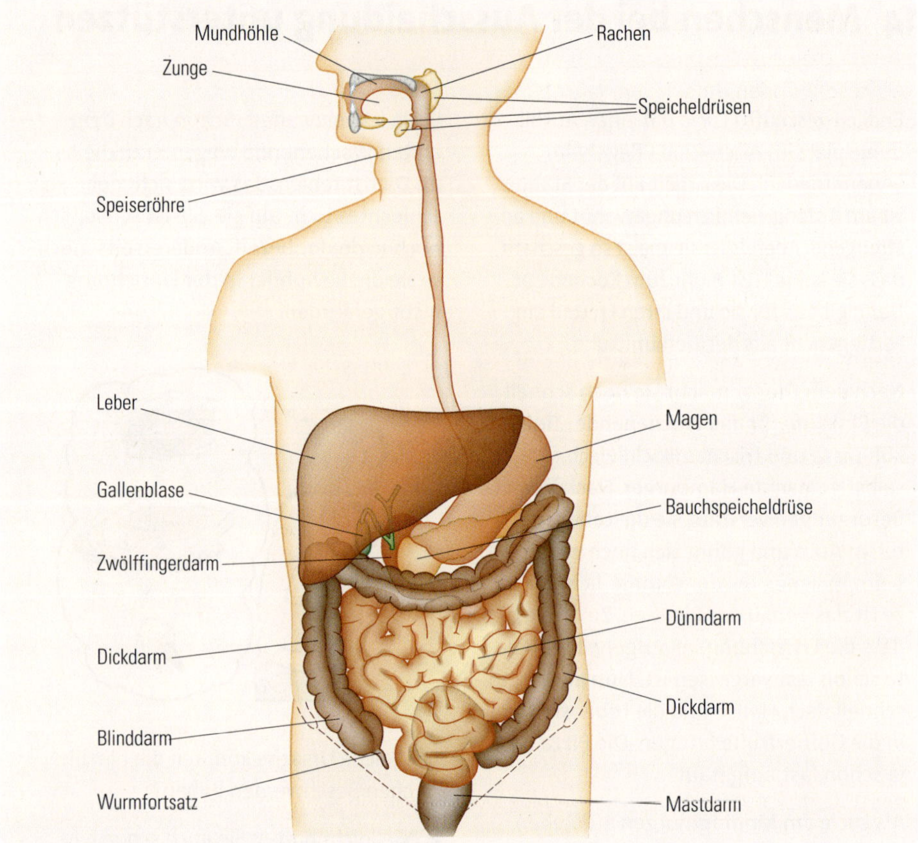

Bild 14.1 Blick in die Bauchhöhle des Menschen

Mundhöhle

Die Verdauung beginnt bereits in der Mundhöhle. Die aufgenommene Speise wird durch die Zähne zerkleinert und durch den Speichel verflüssigt und gleitfähig gemacht. Durch ein Enzym beginnt bereits im Mund die Verdauung von Kohlenhydraten: Stärke wird in Malzzucker gespalten. Aus diesem Grund entsteht z. B. nach längerem Kauen von Brot ein leicht süßlicher Geschmack.

Rachen und Speiseröhre

Nach dem Schlucken gelangt der Speisebrei über den Rachen, in dem sich Atem- und Speiseweg kreuzen, in die Speiseröhre. Dieser Muskelschlauch transportiert die Nahrung durch wellenförmige Bewegungen in den Magen.

Magen

Der Magen ist ein mit Schleimhaut ausgekleideter kräftiger Muskelsack, der zum anschließenden Dünndarm hin durch den Magenpförtner verschlossen ist. Die bei den Mahlzeiten in größeren Mengen aufgenommene Nahrung wird hier zunächst zwischengelagert und dann in kleinen Portionen an den Dünndarm weitergegeben. Durch kräftige Muskelbewegungen wird der Speisebrei durchmischt und dabei weiter verflüssigt.

Durch das von der Magenschleimhaut gebildete Enzym Pepsin und die Magensäure werden die Eiweiße in der Nahrung aufgebrochen. Außerdem tötet die Säure schädliche Keime in der Nahrung ab.

Dünndarm

Der Dünndarm ist ein insgesamt 4 m langer Muskelschlauch, der sich in drei Abschnitte gliedert:

- Zwölffingerdarm
- Leerdarm
- Krummdarm

Im **Zwölffingerdarm**, in den auch die Ausführungsgänge der Leber und der Bauchspeicheldrüse münden, findet der Hauptteil der **Verdauung** statt.

Damit die langkettigen Nährstoffe (Kohlenhydrate, Eiweiße und Fette) in den Körper aufgenommen werden können, müssen sie in kleinste Bausteine zerlegt, also „verdaut" werden. Die beteiligten Enzyme arbeiten dabei sehr spezifisch: Ein Enzym kann nur einen bestimmten Stoff auf eine sehr spezielle Weise aufspalten. Aus diesem Grund werden für die verschiedenen Aufgaben im Körper viele unterschiedliche Enzyme benötigt (Bild 14.2).

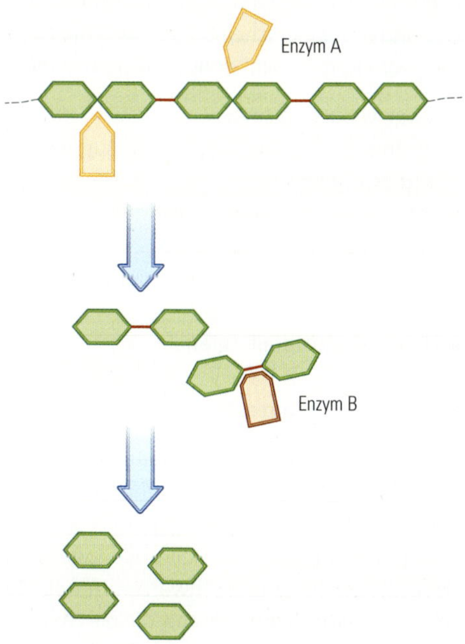

Bild 14.2 Wirkung von Verdauungsenzymen

Das **Sekret der Bauchspeicheldrüse** enthält Enzyme für die weitere Kohlenhydrat- und Eiweißaufspaltung sowie ein Enzym zur Fettverdauung.

Der Verdauungssaft der Leber ist die **Galle**, die in der Gallenblase gespeichert wird. Sie teilt das Fett im Speisebrei in kleinste Tröpfchen, damit das fettspaltende Enzym der Bauchspeicheldrüse besser angreifen kann. Auch dabei wird der Speisebrei ständig durchmischt und weitertransportiert.

Über die Schleimhaut des **Leerdarms** werden die Nährstoffe, Mineralien und Vitamine schließlich aufgenommen. Aus diesem Grund ist die Oberfläche der Dünndarmschleimhaut durch zahlreiche Falten und unzählige Darmzotten stark vergrößert (Bild 14.3).

Im **Krummdarm** werden neben dem Vitamin B12 vor allem die Gallensäuren aufgenommen, die danach der Leber wieder zur Bildung der Galle zur Verfügung stehen.

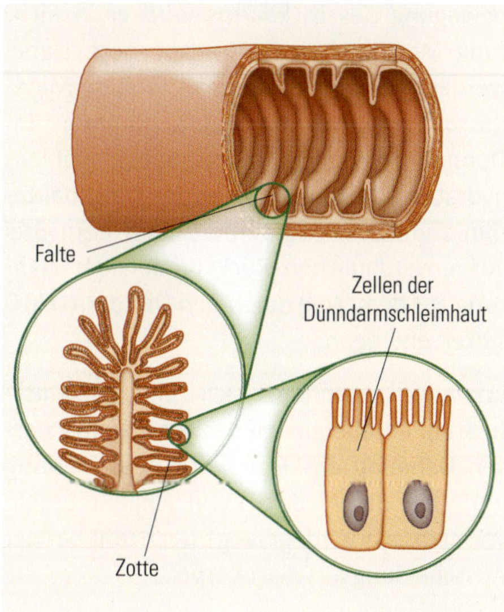

Bild 14.3 Blick in den Dünndarm

Leber

Die über die Darmzotten aufgenommenen Nährstoffe werden mit dem Blut direkt zur Leber transportiert. Sie erfüllt neben ihrer Funktion als Verdauungsdrüse vor allem Aufgaben im Stoffwechsel des Menschen. Die Nährstoffe werden hier so umgewandelt, dass sie vom Körper u. a. als Baustoffe genutzt werden können. Einige Nährstoffe (z. B. Kohlenhydrate, Eisen und Vitamine) werden direkt in der Leber gespeichert und später bei Bedarf ins Blut abgegeben.

Auch Medikamente, Gifte und Abbauprodukte des Organismus werden in der Leber chemisch umgebaut und auf diese Weise entgiftet. Zudem erfüllt die Leber wichtige Aufgaben für das Blut, indem sie Gerinnungsfaktoren bildet und überalterte Blutkörperchen abbaut.

Dickdarm

Der Dickdarm (Bild 14.4) gliedert sich in einen aufsteigenden, einen quer verlaufenden und einen absteigenden Teil und umrahmt auf diese Weise mit einer Länge von 1,5 m den Dünndarm. Im Bereich der Einmündung des Dünndarms in den Dickdarm befindet sich der Blinddarm mit dem Wurmfortsatz.

Wenn der Speisebrei den Dickdarm erreicht, befinden sich darin fast nur noch unverdauliche Bestandteile. Durch die Muskelbewegung des Dickdarms wird er in Richtung Mastdarm weitertransportiert. Dabei werden aus dem Darminhalt weitere Mineralstoffe und Vitamine aufgenommen. Im Dünndarm nicht aufgenommene Kohlenhydrate und Eiweiße dienen den **Darmbakterien** zum Leben. Außerdem wird dem Brei aus unverdaulichen Rückständen der Nahrung auf dem Weg durch den Dickdarm Flüssigkeit entzogen.

Schließlich sammelt sich der eingedickte Stuhl im oberen Teil des **Mastdarms**, dessen Dehnung das Signal zur Ausscheidung gibt. Über den After, der von Schließmuskeln verschlossen wird, gelangt der Stuhl bei der Ausscheidung aus dem Körper.

Abgesehen von seinen Aufgaben als Verdauungsorgan ist der Darm zugleich das größte Organ der Immunabwehr des Menschen. In der Darmschleimhaut sitzen etwa 70 % der Abwehrzellen des Körpers. Ist der Darm krank, wird auch das Immunsystem geschwächt.

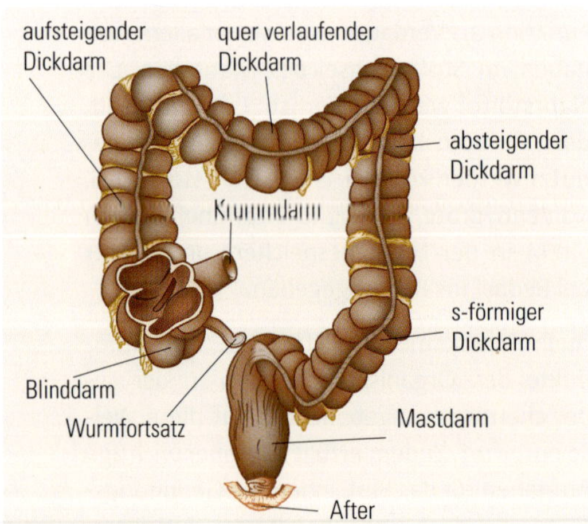

Bild 14.4 Die Abschnitte des Dickdarms

14.2 Erkrankungen der Verdauungsorgane

Erkrankungen der Verdauungsorgane können vielfältige Ursachen und Formen haben. An dieser Stelle werden deshalb nur wenige, häufig vorkommende Krankheitsbilder beschrieben.

Verdauungsstörungen

Störungen der Verdauung können sowohl die Aufspaltung der Nährstoffe als auch deren Aufnahme in den Körper betreffen. Es kommt zu voluminösen, oft übel riechenden Durchfällen mit Beimengungen unverdauter oder nicht aufgenommener Nahrungsbestandteile. Zudem leiden die Patienten an Gewichtsverlust und Mangelerscheinungen, weil die Nahrung vom Körper nicht genutzt werden kann.

Häufige Ursachen sind:

- chronische Entzündungen des Magens und des Darms
- Mangel an Verdauungsenzymen
- Mangel an Gallenflüssigkeit
- operativ entfernte Magen- oder Darmabschnitte
- Nahrungsmittelallergien

Magenschleimhautentzündung (Gastritis)

Eine akute Magenschleimhautentzündung entsteht als „Magenverstimmung" durch verdorbene oder unverträgliche Speisen und verursacht Unwohlsein, Übelkeit und Magendrücken. Mit Zwieback und schwarzem Tee sowie bei Bedarf einer Wärmflasche, die die Magenkrämpfe lindert, klingen die Beschwerden nach wenigen Tagen wieder ab.

Eine **chronische Gastritis**, die zunächst kaum Beschwerden bereitet, wird in den meisten Fällen durch eine Infektion mit einem Magenbakterium (Helicobacter pylori) verursacht. Durch die Entzündung entsteht ein Mangel an Magenschleim, der die Schleimhaut schützen soll. Folglich wird die Magenschleimhaut durch den aggressiven Mageninhalt angegriffen. Stress und der Genuss von Alkohol steigern die Produktion von Magensäure und fördern damit die weitere Zerstörung der Schleimhaut.

Magen- und Zwölffingerdarmgeschwür (Ulkus)

Infolge der dauerhaften Angriffe auf die ungeschützte Magenschleimhaut entstehen schwere Schleimhautdefekte (Bild 14.5). Im weiteren Krankheitsverlauf besteht die Gefahr von Blutungen und Entartungen der Schleimhautzellen (Magenkrebs). Die Betroffenen klagen über brennende Schmerzen im Oberbauch, die nach dem Essen zunehmen können. Die Diagnose erfolgt über eine Magenspiegelung.

Zur Behandlung sowohl der chronischen Magenschleimhautentzündung als auch des Geschwürs wird die Säurebildung des Magens durch Medikamente und eine reizarme Ernährung reduziert.

Wenn eine Infektion mit dem Magenbakterium vorliegt, werden zusätzlich Antibiotika gegeben.

Akute Darmentzündung (Enteritis)

Meist wird die Entzündung des Darms durch eine Infektion mit Viren ausgelöst. Aber auch der Verzehr verdorbener Lebensmittel und bakterielle Infektionen (z. B. mit Salmonellen) können eine akute Darmentzündung hervorrufen, die je nach Ursache mit Durchfall, krampfartigen Bauchschmerzen und Erbrechen einhergeht. Oft werden die Beschwerden von Fieber und starkem Krankheitsgefühl begleitet. Die Behandlung erfolgt zunächst durch Teefasten zur Entlastung des gereizten Darms. Danach ist ein stufenweiser Kostaufbau notwendig. Bei bakteriellen Ursachen ist eine Therapie mit Antibiotika möglich.

Wurmfortsatzentzündung (Appendizitis)

Eine akute Entzündung des Wurmfortsatzes am Blinddarm löst heftige Schmerzen im rechten Unterbauch aus. Schmerzen verursachen auch das Loslassen nach Eindrücken der meist angespannten Bauchdecke und das Anziehen des rechten Beins. Beim Messen der Körpertemperatur ist der rektal gemessene Wert infolge der Entzündung mehr als 0,6 °C höher als der axillar ermittelte Vergleichswert. Ein entzündeter Wurmfortsatz muss umgehend in einer Operation entfernt werden.

Dickdarmkrebs

Tumoren im Dickdarm gehören zu den am häufigsten vorkommenden Krebsformen in Deutschland. In etwa 70 % der Fälle treten die bösartigen Veränderungen im unteren Dickdarm oder im Enddarm auf. Betroffen sind vor allem ältere Menschen zwischen dem 60. und 70. Lebensjahr. Man vermutet, dass neben bestimmten Vorerkrankungen und einer genetischen Veranlagung auch eine fettreiche und zugleich ballaststoffarme Ernährung das Risiko für das Auftreten von Dickdarmkrebs erhöht.

www.kbv.de/html/14859.php

Im Rahmen der Krebsfrüherkennung lassen sich in vielen Fällen bereits in einem frühen Stadium des Tumors unsichtbare Blutbeimengungen im Stuhl nachweisen oder der Tumor lässt sich bei der rektalen Untersuchung des Enddarms ertasten. Späte Hinweise auf Darmkrebs können Blähungen und Gewichtsverlust, aber auch veränderte Stuhlgewohnheiten (z. B. wechselnde Phasen von Durchfällen und Stuhlverstopfung) geben.

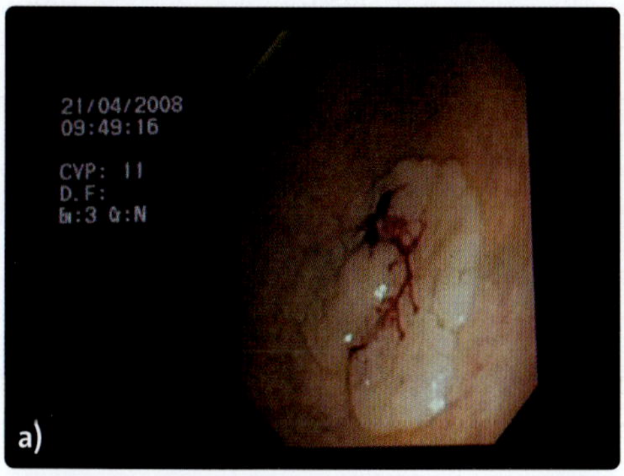

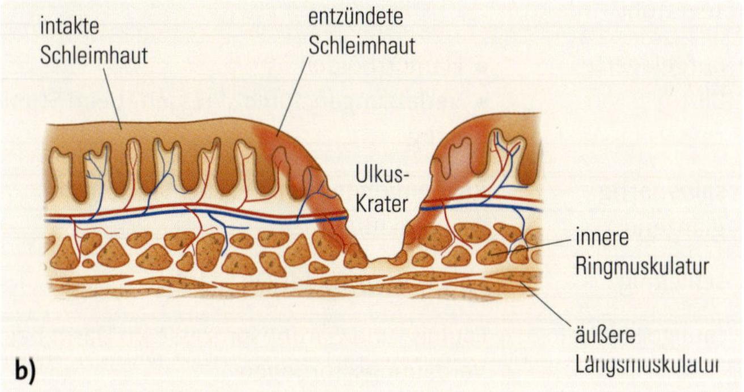

Bild 14.5 a) und b) Magengeschwür

Zur Behandlung muss der befallene Darmabschnitt großzügig entfernt und bei Bedarf ein **künstlicher Darmausgang** im Bereich der Bauchdecke gelegt werden. Der Stuhlabgang kann vom Patienten dann nicht mehr willentlich gesteuert werden. Deshalb wird der austretende Darminhalt in einem über dem künstlichen Darmausgang befestigten Beutel gesammelt (Bild 14.6).

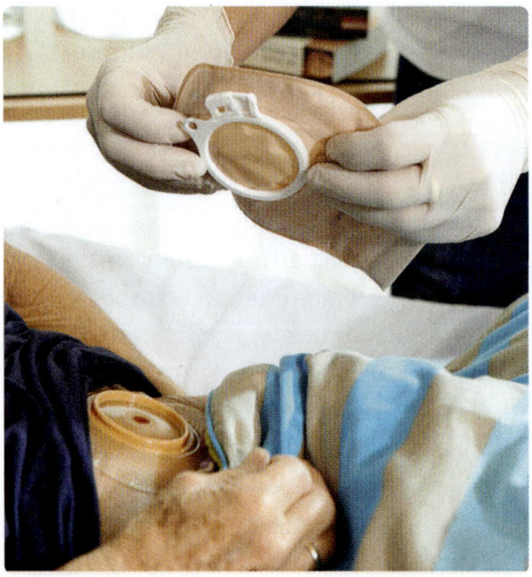

Bild 14.6 Künstlicher Darmausgang und seine Versorgung

Stuhlveränderung	Mögliche krankhafte Ursachen
dünnflüssig, breiig	Durchfallerkrankung (z. B. bei Darminfektionen)
hart, Kotsteine	Verstopfung, mangelndes Trinken
bleistiftdünn	Verengungen des Dickdarms, oft bei Darmkrebs
lehmfarben (grauweiß)	Lebererkrankung
schwarzer Teerstuhl	Blutungen in oberen Darmabschnitten
aufgelagertes Blut	• Hämorrhoiden • Verletzungen durch „Pressen" beim Stuhlgang
salbenartig glänzend	Beimengungen von Fett bei Störung der Fettverdauung
schleimig	Entzündungen des Dickdarms
fauliger Geruch	Fäulnis- und Gärungsprozesse im Darm bei Verdauungsstörungen

Tabelle 14.1 Krankhafte Veränderungen des Stuhlgangs

Bei fortgeschrittenen Tumoren kann eine Chemotherapie oder eine Strahlentherapie versucht werden, um ein Weiterwachsen der Geschwulst und damit eine Verschlechterung des Zustands des Patienten zu verhindern.

14.3 Den Stuhlgang des Menschen beobachten

Die Ausscheidungen und insbesondere der Stuhlgang gehören bei erwachsenen Patienten in der Regel zu ihrer Intimsphäre, sie sind mit starken Schamgefühlen (→ S. 144) verbunden. Solange keine Beschwerden bestehen, ist es für einen Erwachsenen ungewohnt und peinlich, über das „Geschäft" zu sprechen oder danach gefragt zu werden. Um mögliche Komplikationen (z. B. nach Operationen) frühzeitig erkennen zu können, sind jedoch Fragen nach der Häufigkeit, der Menge und der Beschaffenheit der Ausscheidung notwendig. Hier sollte sich die Pflegeperson um Diskretion und eine möglichst sachliche Wortwahl bemühen. Allgemein verständlich sind die Ausdrücke „Stuhlgang haben" oder „Verdauung haben".

Die normale **Stuhlausscheidung** beträgt je nach Art der Ernährung ca. 100 bis 500 g/Tag, wobei aber nicht jeden Tag Stuhl abgesetzt werden muss. In der Regel ist der Stuhl geformt bis dickbreiig und hat einen typischen Geruch. Die Beschaffenheit des Stuhls ist dabei abhängig von der Art der Nahrung und der Trinkmenge. Wer ballaststoffreich isst, wird größere Mengen ausscheiden, während eine ballaststoffarme Kost zu geringen Mengen von eher fester Konsistenz führt.

Wesentliche **Beobachtungskriterien** sind:
- Häufigkeit des Stuhlgangs
- Beschaffenheit des Stuhls
- Farbe des Stuhls
- Beimengungen (z. B. Blut, Schleim, unverdaute Nahrungsbestandteile)

Stuhltest auf verstecktes Blut

Durch moderne immunologische Stuhluntersuchungen (Bild 14.7) lassen sich heute schon geringste Mengen von unsichtbarem Blut im Stuhl nachweisen. Diese Tests funktionieren zuverlässig mit speziellen Antikörpern, die ausschließlich auf den menschlichen roten Blutfarbstoff (Hämoglobin, S. 172/173) ansprechen. Eine spezielle Vorbereitung des Patienten ist nicht notwendig. Frauen, die ihre Periode haben, sollten den Test erst einige Tage nach ihrer Blutung durchführen.

Durchführung:
Für den Stuhltest bekommt der Patient vom Arzt ein spezielles Entnahmeset.

- Das Auffangpapier oder ggf. Toilettenpapier wird im Toilettenbecken platziert, die Darmentleerung erfolgt über dem Auffangpapier.
- Den Deckel des Probenröhrchens aufschrauben und mit dem Entnahmespatel nach Anweisung an mehreren Stellen eine sehr kleine Stuhlprobe entnehmen.
- Anschließend den Spatel mit der Stuhlprobe in das Röhrchen stecken und den Schraubdeckel wieder fest verschließen.
- Danach die Probe mehrfach durch Umschwenken des Röhrchens mit der Flüssigkeit durchmischen.
- Das Probenröhrchen anschließend erst in die Plastiktüte und dann in den mit dem Namen des Patienten, dessen Geburtsdatum und dem Datum der Probe beschrifteten Umschlag verpacken.

Die Stuhlprobe sollte bis zum nächsten Tag beim Arzt abgegeben werden. Das Laborergebnis liegt dann innerhalb weniger Tage vor. Bei Auffälligkeiten ist eine weitere Abklärung durch eine Darmspiegelung notwendig.

14.4 Patienten bei Magen-Darm-Beschwerden unterstützen

Erkrankungen der Verdauungsorgane können vielfältige Ursachen und Ausprägungen haben. Sie zeigen sich typischerweise durch Bauchschmerzen, Übelkeit mit Erbrechen, Durchfälle (Diarrhoe), seltener auch Stuhlverstopfung (Obstipation) sowie Blähungen (Meteorismus).

14.4.1 Übelkeit und Erbrechen

Das Erbrechen ist ein Schutzreflex des Körpers, mit dem schädigende Stoffe aus dem Magen entfernt werden sollen, bevor sie auf ihrem weiteren Weg über die Darmschleimhaut in den Organismus aufgenommen werden können. Wird die Magen- oder Darmschleimhaut stark gereizt, wird das Brechzentrum im Gehirn über Nervenimpulse erregt. Daraufhin wird der Mageninhalt, seltener auch Darminhalt, durch kräftiges Anspannen der Bauchmuskulatur nach oben gedrückt und durch den Mund herausbefördert. Begleitet wird das Erbrechen von Übelkeit, Blässe, Schweißausbrüchen und vermehrtem Speichelfluss. Auch Bauchschmerzen oder Bauchkrämpfe können auftreten. Meist sind Infektionen im Magen-Darm-Trakt die Ursache. In diesen Fällen wird das Erbrechen oft von Durchfällen begleitet. Erbrechen wird von vielen Patienten als ekelerregend und zum Teil als entwürdigend erlebt und deshalb oft von Schamgefühlen begleitet. Aus diesem Grund ist es besonders wichtig, den Patienten fachgerecht zu betreuen.

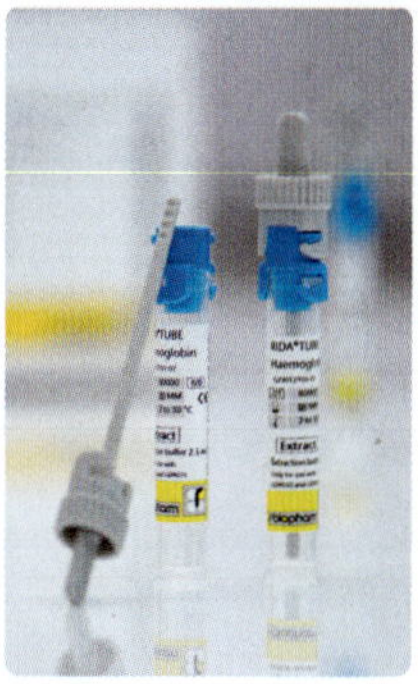

Bild 14.7 immunologischer Stuhltest

Pflege bei Übelkeit und Erbrechen

Bei bettlägerigen, stark pflegebedürftigen Personen besteht vor allem die Gefahr, dass Erbrochenes angeatmet (aspiriert) wird und zu Lungenentzündung oder zum Ersticken führt. Daher sind folgende Maßnahmen zu ergreifen:
- Patienten wenn möglich aufrichten (Kopfteil hochstellen) oder in leichter Kopftieflage auf die Seite lagern, damit der Mageninhalt nicht in den Rachen zurücklaufen und unter Umständen angeatmet werden kann.
- Kopf des Betroffenen stützen und Nierenschale(n) und Zellstofftücher bereithalten und ggf. anreichen.

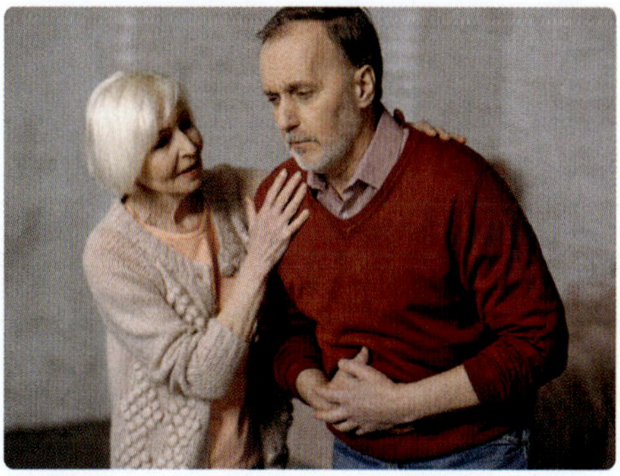

Bild 14.8 Unterstützung beim Erbrechen

Nach dem Erbrechen:
- Mundpflege durchführen (lassen).
- Auf Wunsch Gesicht- und Handwäsche anbieten.
- Ggf. Kleidung und Wäsche wechseln.

- Erbrochenes auf Beschaffenheit und Beimengungen kontrollieren, sofort entfernen.
- Zimmer gut lüften, dabei den Patienten zum tiefen Durchatmen auffordern (Geruch von Erbrochenem verstärkt die Übelkeit).
- Zeitpunkt und Beobachtungen beim Erbrechen dokumentieren.

Beobachtung von Erbrechen und Erbrochenem

Zeitpunkt und Häufigkeit des Erbrechens sowie Farbe, Aussehen und Geruch des Erbrochenen können wichtige Hinweise zum Entstehen des Erbrechens und zu möglichen Erkrankungen liefern. Mögliche Beobachtungen und deren Ursachen zeigt Tabelle 14.2. Bei Blutbeimengungen muss sofort der Arzt benachrichtigt werden. Bei häufigem Erbrechen ist auch der hohe Flüssigkeits- und Salzverlust zu bedenken. Die Betroffenen müssen daher Flüssigkeit (z. B. stilles Mineralwasser) zu sich nehmen. In schweren Fällen von Übelkeit können auch Medikamente den Brechreiz lindern.

14.4.2 Blähungen

Als Blähungen werden Luft oder Gasansammlungen im Darm bezeichnet. Häufig wird diese unangenehme, aber im Allgemeinen ungefährliche Erscheinung durch den Genuss ballaststoffreicher und deshalb „blähender" Nahrungsmittel wie Kohlgemüse, Nüsse und Hülsenfrüchte verursacht. Auch eine mangelnde Aufnahme von Nährstoffen bei Verdauungsstörungen im Dünndarm kann dazu führen, dass größere Mengen Kohlenhydrate in den Dickdarm gelangen und dort von Darmbakterien unter Bildung von Gasen umgesetzt werden. Doch auch Patienten, die aufgrund von Schluckstörungen zu viel Luft mit der Nahrung schlucken, klagen über Blähungen, die mit Völlegefühl und Bauchschmerzen einhergehen.

Pflege bei Blähungen

Mögliche Maßnahmen:
- Meiden grober Ballaststoffe in der Ernährung. Zur Deckung des Tagesbedarfs von 30 g Ballaststoffen bieten sich feines Vollkornbrot und verträgliche Obst- und Gemüsesorten an (z. B. Möhren, Birnen).
- Gutes Kauen der Nahrung verhindert, dass beim Essen zu viel Luft geschluckt wird.
- Körperliche Bewegung regt die Darmperistaltik (wellenförmige Darmbewegungen) an und sorgt für das leichtere Entweichen der Blähungen. Ähnliches bewirkt eine kreisende Massage des Bauches im Uhrzeigersinn.

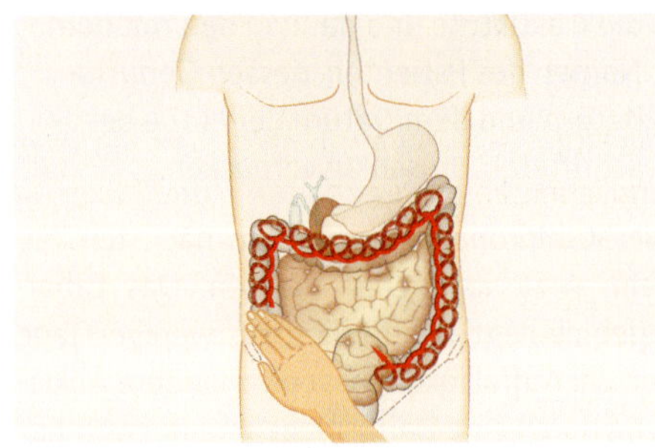

Bild 14.9 Kreisende Darmmassage bei Blähsucht

Beobachtung	Mögliche Ursachen
Erbrechen nach dem Essen	• Unverträglichkeit bestimmter Speisen • Magenschleimhautentzündung
plötzliches Erbrechen ohne Vorzeichen	• Folge einer Hirnschädigung • akute Vergiftung
morgendliches Erbrechen	Frühschwangerschaft (als Folge der hormonellen Veränderungen im Körper der Schwangeren)
rote, bräunliche oder schwarze Farbe	Beimengungen von frischem oder bereits verdautem Blut (z. B. blutende Magengeschwüre oder Tumoren)
gelbgrüne Farbe	Beimengung von Gallensaft aus dem Dünndarm
schleimiges Erbrochenes	keine Nahrung im Magen

Tabelle 14.2 Beobachtung von Erbrechen und Erbrochenem

- Fenchel, Anis oder Kümmel als Beigabe zum Essen oder als Teeaufguss.
- Gabe entschäumender Medikamente (z. B. Dimeticon, Lefax®, Sab simplex®).

14.4.3 Durchfall

Von Durchfall wird gesprochen, wenn ein Patient mehr als drei dünnflüssige Stühle pro Tag absetzt. Häufig werden die akuten Beschwerden von Magen-Darm-Infektionen oder durch den Genuss verdorbener oder unverträglicher Lebensmittel verursacht. Eine Funktionsstörung des Darms (z. B. ein Reizdarm), eine Verdauungs- oder Resorptionsschwäche oder auch Tumoren führen hingegen zu anhaltenden Durchfällen.

Darüber hinaus kann es vorkommen, dass jemand bedingt durch Stressbelastung und Angst sprichwörtlich „die Hose voll hat". Bei Patienten mit Zuckerkrankheit ist auch an den übermäßigen Genuss von Zuckeraustauschstoffen (z. B. Sorbit oder Fruktose) zu denken. Diese Süßungsmittel binden Flüssigkeit im Darm und verhindern so das Eindicken des Stuhls im Dickdarm.

Die Einnahme von Antibiotika geht bei empfindlichen Patienten oft mit Durchfällen als Nebenwirkung einher.

Pflege bei Durchfall

Mögliche Maßnahmen:

- Ungesüßter Schwarztee und Heidelbeeren wirken durch ihre Gerbstoffe „stopfend".
- Um den Darm zu entlasten, sollte zunächst auf feste Nahrung verzichtet, dafür aber reichlich getrunken werden.
- Flüssigkeits- und Salzverluste z. B. durch leichte Brühe oder Salzgebäck ausgleichen.
- Gegen Darmkrämpfe helfen Kamillentee und eine Wärmflasche.
- Sanfte Reinigung und eine sorgfältige Hautpflege der Analregion lindern Haut- und Schleimhautreizungen.
- Eine Einmalunterlage nimmt dem Patienten ein wenig von der Sorge, das Bett zu verschmutzen, wenn er die Toilette nicht rechtzeitig erreicht.
- Durchfallmedikamente (z. B. Loperamid, Imodium®) setzen die Darmbewegungen herab und verhindern so den allzu raschen Weitertransport des Darminhalts.
- Kohletabletten nehmen bei Magen-Darm-Infekten die reizenden Stoffwechselprodukte und Gifte der Erreger auf und wirken dadurch lindernd.

14.4.4 Stuhlverstopfung (Obstipation)

Erst wenn weniger als drei Stühle in der Woche abgesetzt werden, ist das ein Anzeichen für eine Trägheit des Darms. Der Stuhl verbleibt länger im Dickdarm, der ihm dabei vermehrt die Flüssigkeit, die ihn gleiten lässt, entzieht. Es kommt zur Stuhlverstopfung, bei der oft nur kleine Mengen harten Stuhls unter starkem Pressen ausgeschieden werden können.

Viele Menschen sorgen sich, wenn sie nicht wenigstens einmal am Tag Stuhlgang haben. Dabei ist die Häufigkeit der Stuhlausscheidung stark von der Ernährung und der Bewegung abhängig. Häufig sind Frauen und ältere Menschen betroffen. Die Ursache liegt in vielen Fällen in einer ballaststoffarmen Ernährung, kombiniert mit unzureichendem Trinken. Zudem wird die Darmbewegung bei vorwiegend sitzender Beschäftigung der Menschen zu wenig gefördert.

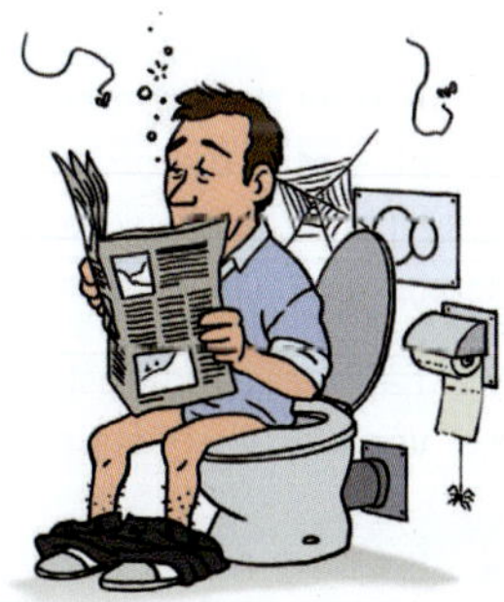

Außerdem können krankhafte Verengungen des Darms (z. B. durch Tumoren) und Störungen der Darmfunktion den Transport des Stuhls behindern. Kommt der Weitertransport des Stuhls aufgrund eines Hindernisses oder einer Lähmung der Darmmuskulatur ganz zum Stillstand, besteht ein **Darmverschluss** (Ileus). Er führt zu heftigsten Bauchschmerzen, Stuhlverhaltung und zum Erbrechen von Darminhalt. Für den Patienten besteht akute Lebensgefahr.

Pflege bei Stuhlverstopfung

Die Maßnahmen zur Vorbeugung einer Obstipation zielen zunächst auf die Umstellung der Ernährung ab, die ballaststoffreich und gleichzeitig mit ausreichender Flüssigkeitszufuhr gestaltet werden sollte. Bewährt ist die Gabe von eingeweichtem Trockenobst (Dörrpflaumen, Feigen) und Leinsaat. Außerdem sollten die Patienten zu regelmäßiger körperlicher Bewegung angeregt werden.

Bei bestehender Stuhlverstopfung kann die Darmentleerung vorübergehend künstlich mithilfe von Darmeinläufen oder der Gabe von Abführmitteln nach ärztlicher Verordnung herbeigeführt werden.

Heute werden meist **Klistiere** („kleine Darmeinläufe", Bild 14.10) verabreicht:

- Der Patient liegt entspannt auf der linken Seite, die Beine leicht angezogen.
- Das Bett wird im Bereich des Gesäßes mit einer Einmalunterlage geschützt.
- Die Schutzkappe des Ansatzes des zuvor leicht angewärmten Klistiers wird entfernt und einige Tropfen des Inhalts werden als Gleitmittel herausgedrückt.
- Das Darmrohr wird sehr vorsichtig etwa 7 cm in den Enddarm eingeführt.
- Danach wird die Lösung eingespritzt. Je langsamer dies geschieht, desto besser kann der Patient die Flüssigkeit halten.
- Der Patient wird aufgefordert, die Beine zu strecken und die Flüssigkeit etwa fünf Minuten lang zu halten.

Diese Maßnahmen und insbesondere die Einnahme von Abführmitteln sind jedoch keine Lösung des Problems. Der Darm gewöhnt sich an ihre Wirkung und schränkt daraufhin seine noch vorhandenen Bewegungen weiter ein. Die Obstipation wird verstärkt und die Betroffenen geraten in einen Teufelskreis, indem sie die Darmträgheit mit einer weiteren Einnahme des Abführmittels bekämpfen. Zudem führt der Missbrauch von Abführmitteln zu einer Störung des Salzhaushalts des Körpers und zu einer ständigen Reizung der Darmschleimhaut.

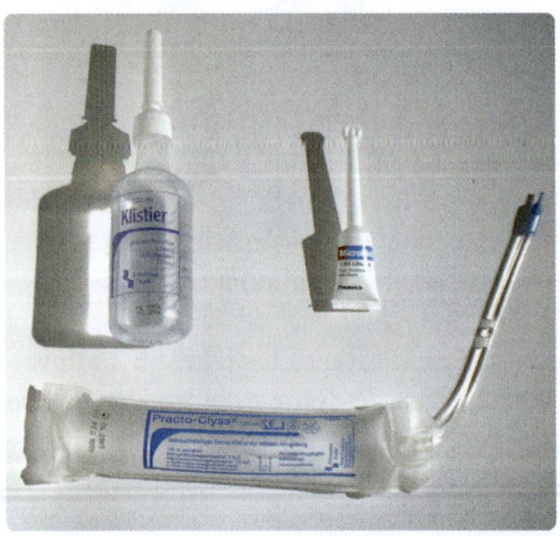

Bild 14.10 Klistiere

14.5 Umgang mit Ekel

Die Fähigkeit, Ekel und extreme Abneigung zu empfinden, ist als Schutzreaktion des Menschen angeboren (Bild 14.11). Ekelgefühle warnen vor dem Umgang oder gar der Aufnahme von ungesunden Substanzen, vor Krankheit und Infektionen. So empfinden wir z. B. verdorbene Lebensmittel als „eklig" und die Übelkeit nach dem Genuss einer verdorbenen Speise führt häufig dazu, dass die Person zukünftig einen tiefen Widerwillen dagegen aufbaut.

Ekelgefühle werden jedoch auch durch die Gesellschaft geformt: So haben Kinder zunächst noch kein Problem damit, wenn sie z. B. mit ihren Ausscheidungen spielen oder Nudelsoße mit den Händen im Gesicht verteilen. Erst später lernen sie durch die ablehnende Reaktion der Erwachsenen, dass dieses Verhalten „eklig" ist.

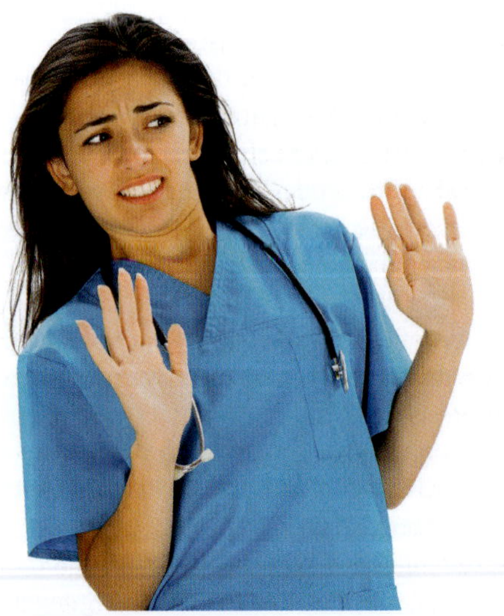

Bild 14.11 Durch Ekel hervorgerufene Abwehrreaktion

Hier besteht ein enger Zusammenhang mit dem (ebenfalls erlernten) **Schamgefühl** (→ S. 144). Wir schämen uns beim Verursachen von Situationen, die andere Menschen (und auch wir selbst bei anderen Menschen) als ekelerregend wahrnehmen.

Auslöser für Ekelgefühle sind insbesondere der Anblick, aber auch der Geruch oder der Geschmack einer Sache. Oft genügt schon der Gedanke an eine ekelbesetzte Situation oder eine Vorstellung, um Übelkeit oder gar Brechreiz zu verursachen. Dabei werden ähnliche Situationen von mehreren Personen aufgrund ihrer individuellen Prägung durchaus unterschiedlich wahrgenommen: So kann z. B. bei einer Pflegeperson der Umgang mit Ausscheidungen eine starke Abwehr hervorrufen, während eine andere damit gut umgehen kann. Ein Rest von Ekel bleibt aber in aller Regel dennoch als Schutz bestehen, z. B. beim Umgang mit Urin, Stuhl oder Erbrochenem.

Einmal erlernt sind Ekelgefühle kaum abzulegen. Auch eine Abhärtung durch Gewöhnung an ekelbesetzte Situationen ist nur sehr begrenzt möglich. Im schlimmsten Fall bricht sich das unterdrückte Gefühl in Form von versteckter Ablehnung gegen den „ekligen" Patienten Bahn und belastet die Pflegebeziehung. Besser ist es zu lernen, mit dem eigenen Ekel angemessen umzugehen.

In einigen Pflegesituationen ist der Umgang mit ekelerregenden Substanzen unausweichlich, aber häufig doch vorhersehbar. Nehmen Sie sich vor Antritt der Situation eine Minute Zeit, um sich gedanklich auf das Szenario vorzubereiten und sich zu sammeln. Oft hilft es dabei, sich in die Lage des (sich aufgrund der ekelerregenden Situation schämenden) Patienten hineinzuversetzen: Wie würde ich mich in der Situation fühlen und welches Verhalten würde ich mir dann von einer Pflegeperson wünschen? Manchmal können ekelerregende Situationen auch vermieden oder zumindest dadurch entschärft werden, dass man den Auslöser schnell beseitigt (z. B. nach dem Erbrechen sofort und gründlich lüften). Im Umgang mit Ausscheidungen bietet das Tragen von Einmalhandschuhen den notwendigen Schutz und mindert damit das Ekelgefühl.

Nach einer stark ekelbesetzten Pflegeverrichtung können eine kurze Auszeit, ein Durchatmen an der frischen Luft oder ein Gespräch mit Kollegen helfen, wieder zum Tagesgeschäft überzuleiten.

14.6 Aufbau und Funktion der Nieren und des Harntrakts

Der Harntrakt des Menschen besteht aus zwei Nieren, in denen der Harn gebildet wird und die jeweils durch einen Harnleiter mit der Harnblase verbunden sind. Hier wird der Urin gesammelt und über die Harnröhre ausgeschieden (Bild 14.12).

Mit der Harnproduktion und der Harnausscheidung erfüllt der Harntrakt folgende wichtige Aufgaben:

- Abbaustoffe, auch harnpflichtige Substanzen genannt, ausscheiden
- Medikamente und Umweltgifte, die über die Nahrung aufgenommen werden, ausscheiden
- den Wasser- und Salzhaushalt regulieren
- Stoffe zur Regulation des Blutdrucks und zur Anregung der Blutbildung bilden

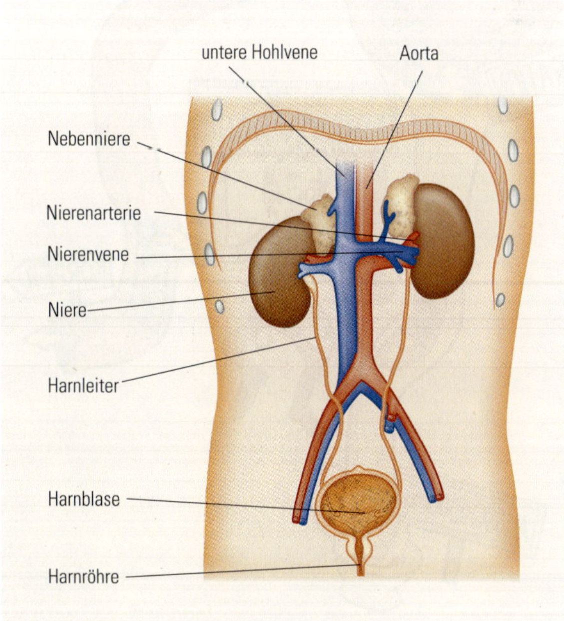

Bild 14.12 Der Harntrakt im Überblick

Nieren

Die bohnenförmigen, etwa 6 cm langen Nieren liegen im Rückenbereich außerhalb der Bauchhöhle rechts und links der Wirbelsäule. Sie werden schützend von einer derben Nierenkapsel aus Bindegewebe und einer kräftigen Fettschicht umgeben.

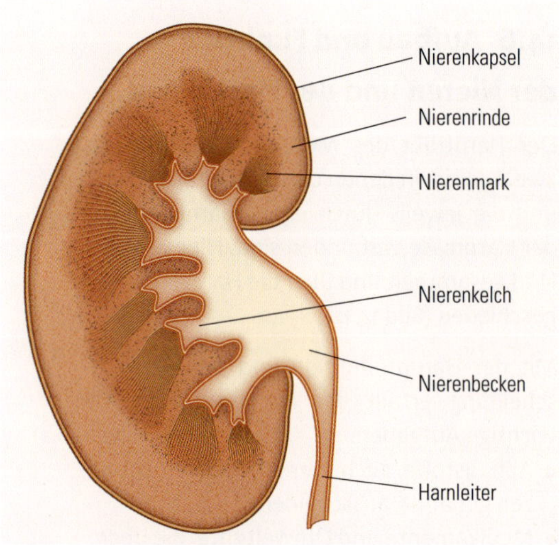

Bild 14.13 Niere im Längsschnitt

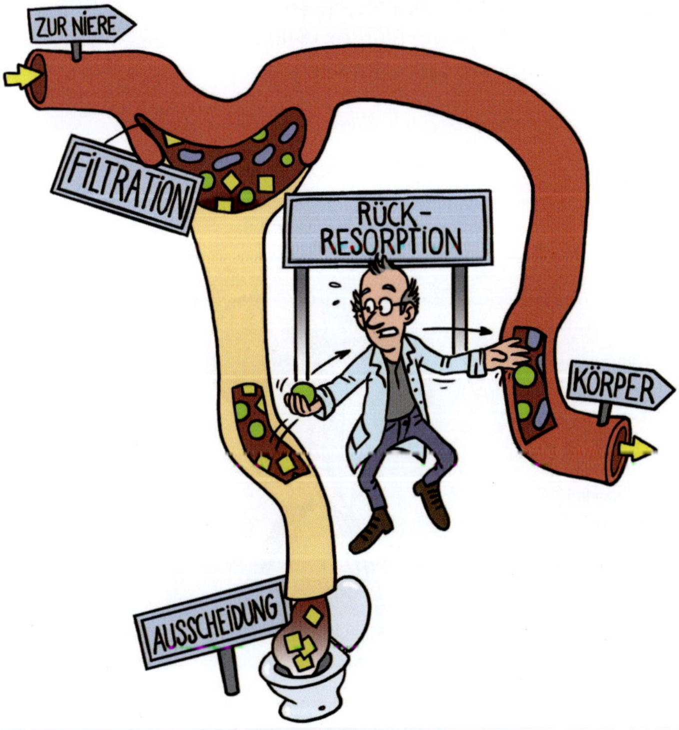

Bild 14.14 Prinzip der Harngewinnung in den Nieren

An einer aufgeschnittenen Niere erkennt man die äußere Nierenrinde, das innere Nierenmark und einen in der Mitte der Niere gelegenen Hohlraum, das Nierenbecken (Bild 14.13).

Harnbildung

Damit die im Blut transportierten Abbau- und Giftstoffe ausgeschieden werden können, müssen sie von den Nieren herausgefiltert werden. Aus diesem Grund sind die Nieren von einem komplizierten System feinster Blutgefäße durchzogen. Beim Filtern gelangen alle Stoffteilchen bis zu einer bestimmten Größe aus dem Blut in die Nierenkanälchen. Auf diese Weise entstehen pro Tag etwa 180 Liter sog. **Primärharn**.

Diese Flüssigkeit enthält aber auch Stoffe, die der Organismus noch benötigt und die daher nicht zur Ausscheidung bestimmt sind. Deshalb werden dem Primärharn beim Durchfließen der Nierenkanälchen im Nierenmark durch aktive Transportvorgänge ein Großteil des Wassers und diese wertvollen Stoffe wieder entzogen und ins Blut zurückgeführt.

Der Harn wird auf diese Weise um das 100-Fache auf etwa 1,5 Liter sog. **Endharn** konzentriert, der über Sammelrohre ins Nierenbecken geleitet und dann ausgeschieden wird (Bild 14.14).

Der Endharn besteht zu etwa 95 % aus Wasser. Darin gelöst sind die harnpflichtigen Stoffe (Abbau- und Giftstoffe), die aus dem Körper entfernt werden müssen. Glukose, Bakterien und Pilze sowie Blut und Zellbestandteile gehören nicht in den Urin und sind fast immer ein Zeichen für eine Erkrankung des Harnapparats.

Harnblase

Die Harnblase ist ein mit Schleimhaut ausgekleidetes Hohlorgan, das im Becken hinter dem Schambein liegt. In der Blasenwand befinden sich glatte Muskelfasern, die durch ihr Zusammenziehen die Blasenentleerung unterstützen. An der Hinterwand münden die Harnleiter in die Blase. Dabei wirkt die Einmündung wie ein Ventil, sodass selbst bei voller Blase kein Harn zur Niere zurücklaufen kann. Im unteren Teil schließt sich die Harnröhre an, an deren Eingang sich die Blasenschließmuskeln befinden.

14.7 Erkrankungen der Niere und der Harnwege

Blasenentzündung

Wenn Bakterien in die Harnwege eindringen, spricht man von einem aufsteigenden **Harnwegsinfekt**. Frauen leiden aufgrund ihrer kürzeren Harnröhre häufiger an diesem Infekt, der oft durch verschleppte Keime aus dem Analbereich ausgelöst wird. Über die Harnröhre gelangen die Keime in die Harnblase und lösen eine Blasenentzündung aus, die sich durch brennende Schmerzen beim Wasserlassen und häufigen Harndrang bemerkbar macht.

Bei einer Blasenentzündung sollte reichlich getrunken werden, um die Keime aus den Harnwegen zu spülen. Außerdem sollte der Beckenbereich durch wärmende Unterwäsche und eventuell eine Wärmflasche warm gehalten werden. Bei anhaltenden oder wiederholt auftretenden Harnwegsinfekten sind ein Arztbesuch und die Behandlung mit Antibiotika notwendig.

Nierenbeckenentzündung

Dringen die Keime aus der Blase über die Harnleiter weiter vor, kommt es zur Entzündung des Nierenbeckens, die mit heftigen Flankenschmerzen und hohem Fieber einhergeht. Eine Nierenbeckenentzündung bedarf immer einer intensiven Therapie mit Antibiotika.

Wird die Entzündung chronisch, droht die Zerstörung der betreffenden Niere. Der Funktionsverlust der Niere (**Niereninsuffizienz**) macht eine Dialysebehandlung erforderlich, bei der ein technisches Gerät die regelmäßige Filtration des Blutes übernimmt („Blutwäsche", → Forum S. 255).

Harnabflussbehinderungen

Sie entstehen durch Einengung, Verlegung oder Verschluss der Harnleiter oder Harnröhre und bewirken, dass sich der gebildete Urin in die Blase und die Nieren zurückstaut. Häufige Abflusshindernisse sind **Nierensteine**, die durch das Auskristallisieren von Salzen im Harn entstehen können. Auch Tumoren sowie Verwachsungen und angeborene Fehlbildungen können den Urinabfluss behindern. Bei Männern ab dem 50. Lebensjahr verursacht häufig eine altersbedingte Vergrößerung der Vorsteherdrüse die Störung der Blasenentleerung (Bild 14.15).

Durch die fehlende Spülung der Harnwege steigt das Risiko von Harnwegsinfekten. Ein Rückstau von Urin in die Niere führt zur chronischen Nierenbeckenentzündung und zur Niereninsuffizienz. Beim kompletten Verschluss der Harnwege kommt es zum akuten Harnverhalt mit krampfartigen Schmerzen (**Nierenkolik**).

Die Ursache der Abflussstörung wird in der Regel operativ behandelt. Nierensteine werden häufig unblutig durch eine Stoßwellentherapie zertrümmert, sodass sie danach auf natürlichem Weg ausgeschieden werden können. In einigen Fällen ist vorübergehend das Legen eines Blasenkatheters (→ S. 252) notwendig, um den Harnabfluss sicherzustellen.

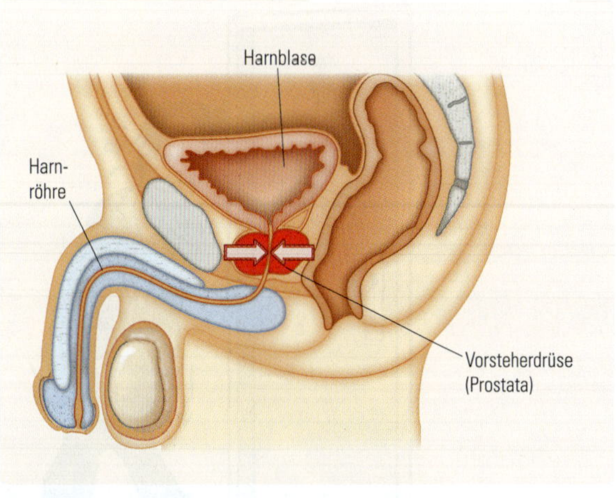

Bild 14.15 Abflussstörung durch Vergrößerung der Vorsteherdrüse

14.8 Die Urinausscheidung des Menschen beobachten

14.8.1 Beobachtung der Blasenentleerung

Durch die Blasenentleerung werden je nach Trinkmenge pro Tag ca. 1,5 bis 2 Liter Urin – verteilt auf vier bis sechs Entleerungen – ausgeschieden. Ursachen für eine erhöhte Urinmenge können sein:

- vermehrtes Trinken
- Einnahme von harntreibenden Medikamenten (Diuretika)
- Ausschwemmen von Wasseransammlungen im Gewebe (Ödeme)

Eine verminderte Bildung von Urin tritt auf bei:

- hohen Flüssigkeitsverlusten, z. B. bei Durchfällen oder Erbrechen
- Fieber
- vermehrtem Schwitzen
- Bildung von Ödemen
- Störungen der Nierenfunktion
- Schock (Schockniere)

Eine Veränderung der normalen Ausscheidungshäufigkeit kann auch aufgrund einer Abflussstörung des Urins auftreten. Dabei bleibt nach dem Wasserlassen Restharn in der Blase zurück. Auch Reizungen der Blase (z. B. bei Blasenentzündung) führen zu vermehrtem Harndrang, ohne dass dabei die Urinmenge vermehrt ist.

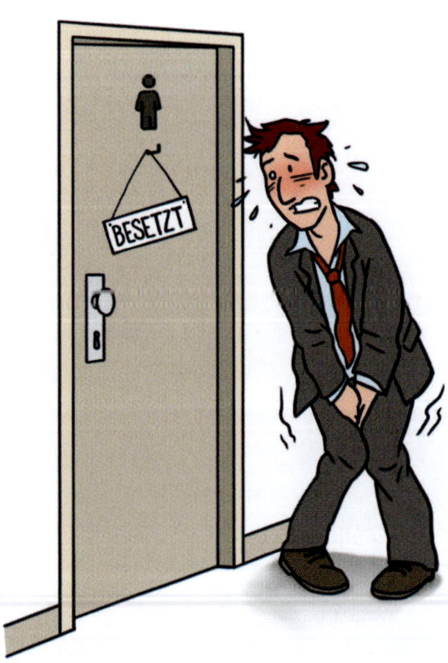

14.8.2 Beobachtung der Beschaffenheit des Urins

Geruch

Normaler, frischer Urin riecht aromatisch. Ein unangenehmer Uringeruch entsteht erst nach einiger Zeit durch seine Zersetzung durch Bakterien. Frischer und dennoch übel riechender Urin kommt bei bakteriellen Infekten der Harnwege vor, da hier die Zersetzungsprozesse bereits im Körper beginnen. Ein süßlich-säuerlicher Geruch weist auf eine Stoffwechselentgleisung bei Zuckerkrankheit hin. Ein fauliger Uringeruch kommt bei Tumoren der Harnblase vor.

Farbe und Beimengungen

Jeder hat es schon beobachtet: Wenn man viel trinkt, wird die Farbe des Urins hellgelb. Ist der Urin dagegen dunkelgelb, sind die im Urin gelösten Inhaltsstoffe sehr konzentriert. Veränderungen der Urinfarbe müssen also nicht immer auf eine Erkrankung hinweisen. Sie können auch durch Farbstoffe in Nahrungsmitteln (z. B. rot nach Verzehr von Roter Bete) oder Arzneimitteln (z. B. orange nach Einnahme von Vitaminpräparaten) hervorgerufen werden. Eine Rotfärbung bei Blutbeimengungen ist dagegen ein ernster Hinweis auf eine krankhafte Veränderung. Sie tritt aber auch bei Frauen während der Monatsblutung auf. Ausflockungen und Trübungen des Urins treten durch Eiweißbeimengung bei Nierenerkrankung oder bei eitrigen Entzündungen der Harn- und Geschlechtsorgane auf und sind immer ein Grund, den Arzt zu benachrichtigen.

Weitere, nicht mit dem bloßen Auge sichtbare Veränderungen (z. B. Zucker im Harn) werden im Labor oder direkt in der Praxis oder auf der Station mithilfe von **Schnelltests** ermittelt (→ Laborkunde, S. 39). Es gibt sie auch zur Selbstkontrolle zu Hause in Apotheken.

Durchführung:

- Der Patient erhält einen mit seinem Namen und seinem Geburtsdatum beschrifteten Urinbecher mit Deckel.
- Der Patient wird angewiesen, beim Wasserlassen den ersten Teil in die Toilette auszuscheiden und den zweiten Teil

seines Urins (**Mittelstrahlurin**) in einem Urinbecher aufzufangen.

- Die restliche Ausscheidung wird wieder in der Toilette entsorgt. Anschließend wird der Becher mit dem Deckel verschlossen.
- Zur Untersuchung wird ein Teststäbchen kurz in den frischen Urin eingetaucht und danach auf einer Zellstoffunterlage abgelegt.
- Nach wenigen Minuten wird die Farbveränderung der Testfelder abgelesen und mithilfe einer Skala ausgewertet (→ Bild 3.10, S. 39).
- Die ermittelten Werte werden dokumentiert. Krankhafte Werte werden dem Arzt mitgeteilt.

14.8.3 Beobachtung des Wasserhaushalts des Körpers

Der Mensch besteht zu etwa 60 % aus Wasser. Neben seiner Funktion als Baustoff der Zellen finden im Wasser auch sämtliche Stoffwechselvorgänge im Körper statt. Daher muss der Körper seinen Wasserhaushalt in sehr engen Grenzen konstant halten. Die tägliche Flüssigkeitszufuhr muss ungefähr der Ausfuhrmenge entsprechen.

Ein gesunder Mensch sollte mindestens 1500 ml Flüssigkeit am Tag trinken. Hinzu kommen ca. 600 ml Wasser, die in fester Nahrung (z. B. Gurken, Tomaten, saftiges Obst) enthalten sind. Beim Umbau der aufgenommenen Nährstoffe im Körper werden nochmals ca. 400 ml Flüssigkeit (sog. Oxidationswasser) freigesetzt. Über den Urin werden etwa 1 500 ml und mit dem Stuhl etwa

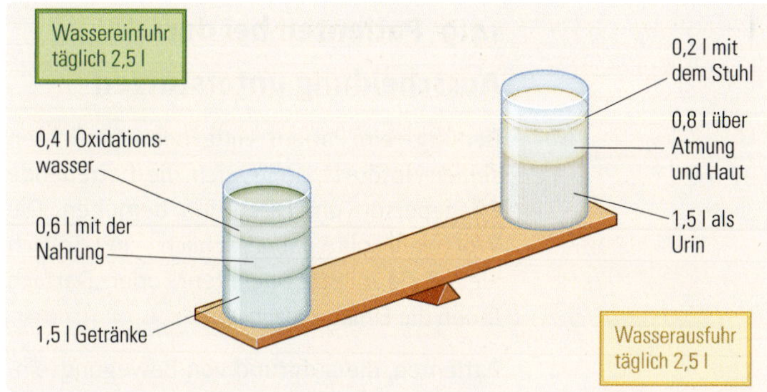
Wassereinfuhr
täglich 2,5 l
0,4 l Oxidations-
wasser
0,6 l mit der
Nahrung
1,5 l Getränke
0,2 l mit
dem Stuhl
0,8 l über
Atmung
und Haut
1,5 l als
Urin
Wasserausfuhr
täglich 2,5 l

Bild 14.16 Ausgeglichene Flüssigkeitsbilanz des Körpers

200 ml Flüssigkeit ausgeschieden. Der Rest von 800 ml entweicht über die Atmung und die Haut (Bild 14.16). Geringe Störungen des Wasserhaushalts versucht der Körper auszugleichen, indem er mehr oder weniger Flüssigkeit ausscheidet oder ein Durstgefühl entsteht und mehr getrunken wird.

Bei vielen Patienten muss der Flüssigkeitshaushalt zusätzlich überwacht werden, indem die gesamte Flüssigkeitszufuhr (Getränke, Infusionen, Suppen) und die Ausscheidungsmengen (Urin, Stuhl, Erbrochenes, Blut) genau gemessen, protokolliert und später gegenübergestellt (bilanziert) werden (Bild 14.17).

Wenn mehr Flüssigkeit aufgenommen als ausgeschieden wurde, sagt man, die Bilanz ist positiv. Der Körper hat also Flüssigkeit gespeichert, z. B. in Form von Wasseransammlungen im Gewebe (Ödemen). Eine negative Bilanz beschreibt im Gegensatz dazu eine überwiegende Ausscheidung. Dem Körper fehlt am Ende Wasser oder aber er hat, z. B. durch Einnahme harntreibender Medikamente, zuvor gespeicherte Flüssigkeit ausgeschieden.

Patient: Klaus Worau (*12.06.1941)
Datum: 23.03.20..

Einfuhr				Ausfuhr			
Zeit	**Menge**	**Art der Einfuhr**	**Hz.**	**Zeit**	**Menge**	**Art der Ausfuhr**	**Hz.**
8:00	150 ml	Kaffee	B	7:00	250 ml	Urin	B
10:20	200 ml	Saft	Hr	12:20	300 ml	Urin	B
12:30	200 ml	Suppe (Brühe)	Ra	15:40	200 ml	Erbrechen	Ra
15:00	150 ml	Früchtetee	B	18:00	300 ml	Urin	Ra
18:00	200 ml	Mineralwasser	B	21:00	200 ml	Urin	Hr
20.20	100 ml	Kräutertee	Ra				
	1000 ml				1250 ml		

Bild 14.17 Flüssigkeitsbilanzierung

14.9 Patienten bei der Ausscheidung unterstützen

Benötigt ein Patient Hilfe beim Verrichten seiner Notdurft, sollte sich die betreuende Pflegeperson um Diskretion bemühen. Die Wortwahl sollte dabei sachlich sein: „Soll ich Sie auf die Toilette begleiten?" oder „Darf ich Ihnen die Einlage wechseln?".

Patienten, die aufgrund von Bewegungseinschränkungen nicht (mehr) in der Lage sind, für ihre Ausscheidung die Toilette aufzusuchen, werden **Ausscheidungsgefäße** (Urinflasche und/oder Steckbecken, Bild 14.18) gereicht. Dabei deckt die Pflegeperson den Patienten nur so weit auf, wie es notwendig ist, und sorgt für ausreichenden Sichtschutz während der Ausscheidung. Dazu eignet sich ein einfaches Bettlaken, das bei Verschmutzung rasch auszutauschen ist.

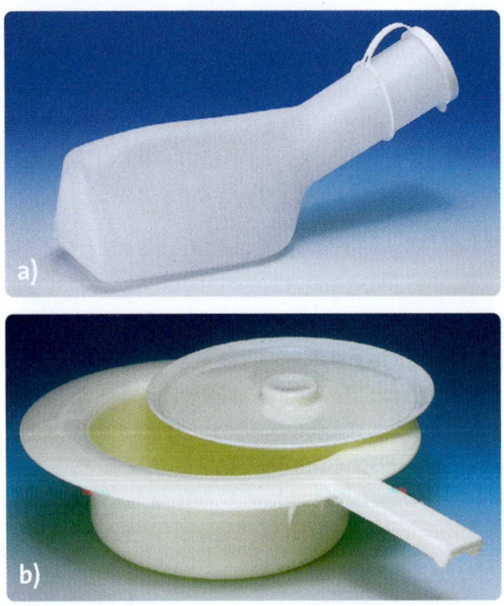

Bild 14.18 a) Urinflasche und **b)** Steckbecken

Beim Verrichten der Notdurft wird die Anwesenheit von Personen als sehr unangenehm empfunden. Außerdem kann dadurch – zusätzlich zur ohnehin ungewohnten Situation – die spontane Blasen- und Darmentleerung des Patienten noch weiter beeinträchtigt werden. Deshalb sollten möglichst alle Personen das Zimmer verlassen. Nach der Ausscheidung müssen Urinflasche und Steckbecken sofort entfernt werden, da sonst Infektionen und durch den harten Rand der Gefäße Druckstellen gefördert werden.

Urinflasche

Urinflaschen, wegen ihrer Form auch als „Ente" bezeichnet, werden bevorzugt von Männern im Liegen, im Sitzen oder stehend zum Wasserlassen benutzt. Es gibt sie aber auch für Frauen. Die Kunststoff- oder Glasflaschen besitzen eine **Skalierung**, damit die Urinmenge gemessen und dokumentiert werden kann. Sie werden in Griffnähe des Patienten in einer Halterung am Bett angebracht und mit einem Deckel verschlossen. Nach der Benutzung werden sie geleert und gereinigt, um Ablagerungen und Gerüchen vorzubeugen. Einmal täglich sollten die Flaschen zudem desinfiziert werden.

Steckbecken

Steckbecken (auch Bettpfanne, Schieber oder Bettschüssel) aus Metall oder Kunststoff dienen der Stuhlausscheidung und weiblichen Patienten auch zur Blasenentleerung. Da die Metallgefäße oft als unangenehm kalt auf der Haut empfunden werden, sollte das Steckbecken vor der Benutzung durch Ausspülen mit warmem Wasser angewärmt werden. Danach kann es **von der Seite** angereicht werden (Bild 14.19):

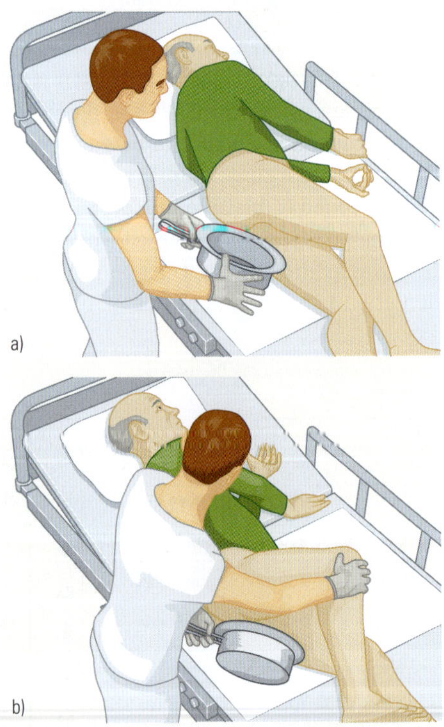

Bild 14.19 Anreichen des Steckbeckens von der Seite

- Der Patient wird weit auf die Seite gedreht und durch ein Bettgitter oder eine zweite Pflegeperson gesichert.
- Das Steckbecken wird unter das Gesäß geschoben und dort gehalten.
- Der Patient wird wieder in Rückenlage gedreht.

Bei Patienten, die verstärkt mithelfen können, wird das Steckbecken **von den Beinen her** untergeschoben (Bild 14.20):

- Der Patient zieht die Beine an, stellt die Füße seitlich an das Gesäß heran und greift zur Mithilfe den Bügel des Patientenaufrichters.
- Er wird aufgefordert, das Gesäß anzuheben („Brücke machen"), wobei die Pflegeperson bei Bedarf das Anheben des Beckens unterstützt.
- Das Steckbecken wird flach von den Beinen her untergeschoben.

Nach dem Unterschieben des Steckbeckens sollten Frauen die Beine strecken, damit kein Urin ins Bett läuft. Männern wird zusätzlich zum Steckbecken eine Urinflasche gereicht. Durch Hochstellen des Kopfteils kann der Patient in eine halb sitzende Position gebracht werden. Dadurch wird seine Position etwas bequemer und die Ausscheidung erleichtert. Abschließend wird nochmals die korrekte Position der Ausscheidungsgefäße kontrolliert und der Patient abgedeckt.

a)

b)

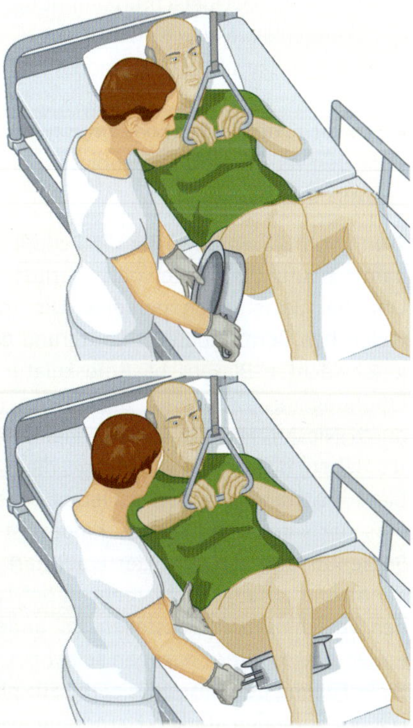

Bild 14.20 Anreichen des Steckbeckens von den Beinen her

Nach Beendigung der Ausscheidung wird das Steckbecken sofort entfernt:

- Die Pflegeperson trägt Einmalhandschuhe (Hygiene!).
- Der Patient dreht sich zur Seite oder hebt nach Möglichkeit sein Gesäß an („Brücke") dabei muss das Steckbecken in waagerechter Position gehalten werden.
- Das Steckbecken wird entfernt, mit dem zugehörigen Deckel abgedeckt und auf einem dafür vorgesehenen Pflegewagen abgestellt. Ein Steckbecken auf dem Boden oder auf dem Nachttisch des Patienten abzustellen, verbietet sich aus hygienischen Gründen.
- Die Anal- und Intimpflege wird durchgeführt. Dabei auf die Wischrichtung achten: Immer von vorn nach hinten reinigen. Zur Reinigung des verschmutzten Analbereichs wird häufig Reinigungsschaum verwendet.
- Die Ausscheidung wird auf Beimengungen und Veränderungen untersucht und anschließend in der Toilette entsorgt.
- Das Steckbecken wird danach gereinigt und desinfiziert. Im stationären Bereich sind dafür spezielle Spülanlagen vorgesehen.
- Beobachtungen werden dokumentiert und ggf. dem Arzt mitgeteilt.

Toilettenstuhl

Die Verwendung eines fahrbaren Toilettenstuhls (Bild 14.21 → S. 250) ist für Patienten geeignet, die das Bett zwar verlassen, aber nicht gehen können oder dürfen. Er besitzt eine Sitzfläche mit einer Öffnung in der Mitte, unter die ein Ausscheidungsgefäß (meist ein Steckbecken oder ein Stuhleimer) geschoben wird. Durch die seitlichen Armlehnen und die Sitzhöhe sind das Absetzen und Aufstehen im Vergleich zum niedrigen WC deutlich erleichtert. In der häuslichen Pflege wird der fahrbare Toilettenstuhl auch als platzsparendes Transportmittel vom Krankenbett ins Badezimmer genutzt. Dazu kann die Öffnung durch eine Sitzplatte verschlossen werden.

Manche Toilettenstühle sind auch so gebaut, dass sie über ein niedriges WC gestellt werden können, wenn zuvor die Toilettenbrille aufgeklappt wird.

Bei der Benutzung sind einige **Hinweise** zu beachten:

- Vor einem Transfer des Patienten in den Toilettenstuhl sind die Bremsen festzustellen und die Fußstützen hochzustellen.
- Das Ausscheidungsgefäß wird nach jeder Benutzung geleert und anschließend wieder frisch gereinigt für die nächste Benutzung untergeschoben.
- Der Toilettenstuhl ist als Mittel für die selbstständige Fortbewegung des Patienten ungeeignet, weil er leicht kippt.
- Aus ästhetischen Gründen sollte der Toilettenstuhl im Bad und nicht im Krankenzimmer aufbewahrt werden.
- Auf Wunsch kann der Toilettenstuhl in Reichweite des Patienten neben dem Bett mit festgestellten Bremsen platziert werden. So kann er unter Umständen vom Patienten selbstständig aufgesucht werden. Besonders nachts kann die Nutzung als „**Nachtstuhl**" auch bei Personen sinnvoll sein, die tagsüber das WC aufsuchen können.

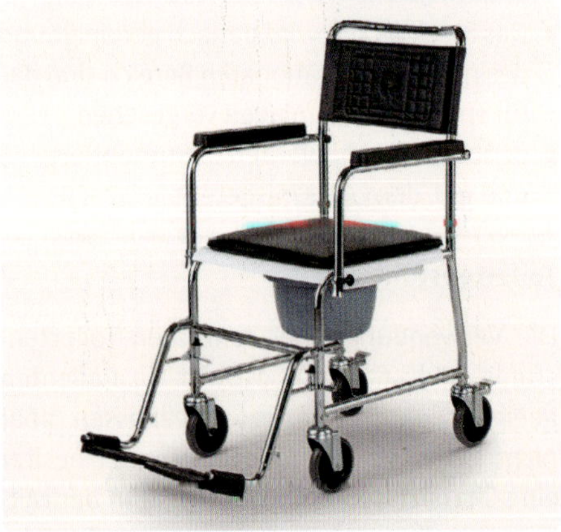

Bild 14.21 Toilettenstuhl

14.10 Patienten mit Inkontinenz unterstützen

Die Harnblase hat ein maximales Fassungsvermögen von etwa 800 ml. Normalerweise entsteht jedoch bereits bei einer Füllung von 350 ml der Drang zur Blasenentleerung. Der Dehnungsgrad der Blasenwand wird über Nervenfasern an das Gehirn gemeldet und dort wahrgenommen. Daraufhin erfolgt – wiederum durch Nervenimpulse – die Blasenentleerung: Die Muskulatur der Blasenwand kontrahiert und die Blasenschließmuskulatur erschlafft, sodass der Harn abfließen kann. Bereits ab dem dritten Lebensjahr lernen Kinder, diesen Reflex zu unterdrücken.

14.10.1 Arten und Ursachen der Inkontinenz

Von Inkontinenz spricht man, wenn jemand die Ausscheidung von Harn und/oder Stuhl nicht mehr willentlich steuern kann. Die Harninkontinenz kommt weit häufiger vor als der Verlust über die Kontrolle der Stuhlausscheidung. Die **Auslöser** sind vielfältig:

- Nachlassende Leistungsfähigkeit der Hirnfunktion (z. B. bei Demenz oder Schlaganfall). Dadurch wird das Signal der Blasen-/Darmfüllung nicht mehr wahrgenommen und die Betroffenen verlieren ungesteuert Urin.
- Störung der Nervenfunktion, die zur Weiterleitung der Steuerungssignale erforderlich ist (z. B. bei Querschnittslähmung).
- Störungen der Muskelfunktion des Schließmuskels (z. B. bei Tumoren).
- Psychische Einflüsse.
- Schwäche der Beckenbodenmuskulatur, die den Verschluss der Harnblase und des Afters unterstützt.

Wenn von **Blasenschwäche** die Rede ist, ist damit häufig der ungewollte Verlust von Urin bei Belastungen gemeint. Die meist weiblichen Betroffenen sind aufgrund einer geschwächten Blasenschließmuskulatur bei Erhöhung des Drucks im Bauchraum (z. B. durch Niesen, Husten, Lachen oder schweres Heben) nicht mehr in der Lage, die Harnblase vollständig zu verschließen. Besonders nach der Geburt eines Kindes ist die Beckenbodenmuskulatur der Frau stark gedehnt und anfangs nicht mehr in der Lage, den Verschluss sicherzustellen. Bei anderen Patienten kommt es dagegen selbst bei mäßiger Füllung der Blase zu einem sehr plötzlich auftretenden starken Harndrang, wobei es die Betroffenen manchmal nicht mehr bis zur nächsten Toilette schaffen.

14.10.2 Pflege bei Inkontinenz

In der Regel empfinden die Patienten ihre Inkontinenz als hohe seelische Belastung und eine Minderung der Lebensqualität. Viele Betroffene ziehen sich aus Angst vor einem „Unfall" in der Öffentlichkeit oder aus Sorge, dass ihre Störung erkannt wird, vom gesellschaftlichen Leben zurück. Das medizinische Personal sollte in erster Linie Gesprächsbereitschaft signalisieren und in einfühlsamer Weise auf die Not des Patienten eingehen. Inkontinenz ist ein sehr persönliches Problem. Für dessen Lösung sollten individuelle Strategien erarbeitet werden, die den Möglichkeiten und den Bedürfnissen des Patienten gerecht werden. Inkontinenz muss nicht als unabänderliches Schicksal hingenommen werden.

Nach der ärztlichen Abklärung wird zunächst versucht, die Ursache abzustellen. So erfordert beispielsweise eine unkontrollierbare Ausscheidung durch Verwirrungszustände (z.B. Demenz) Unterstützung, während andere Formen der Inkontinenz durch eine medikamentöse Therapie zu behandeln sind. In vielen Fällen gelingt es auch, mithilfe eines Kontinenztrainings die Fähigkeit der Ausscheidungskontrolle wieder herzustellen oder zu verbessern.

Kontinenztraining

Beim **Beckenbodentraining** wird die Blasen- und Darmschließmuskulatur durch krankengymnastische Übungen gekräftigt und in ihrer Funktion unterstützt. Dazu werden die Gesäß- und Beckenbodenmuskeln mehrmals hintereinander angespannt (als wolle man Harn oder Stuhl zurückhalten) und danach unter Ausatmen wieder entspannt.

Mit einem **Toilettentraining** kann der Patient das längere Halten und die bewusste Wahrnehmung des Harn- oder Stuhldrangs trainieren. Dazu sollte der Patient nach Möglichkeit zunächst mobilisiert werden, da mit einer aufrechten Haltung (Sitzen, Stehen und Gehen) auch die Harn- und Darmentleerung besser kontrolliert werden kann. Außerdem sollte darauf geachtet werden, dass der Patient beim Training lockere Kleidung mit leicht zu öffnenden Verschlüssen trägt. Der Patient wird zunächst stündlich auf die Toilette gebeten bzw. bei der Ausscheidung unterstützt. Zeigt dieser Rhythmus den gewünschten Erfolg, kann versucht werden, die Zeiten schrittweise zu verlängern. Zwischen den Toilettengängen sollte der Patient ausreichend trinken, damit sich die Blase wieder füllen kann.

Inkontinenzprodukte

Bei dauerhafter Inkontinenz ist eine Versorgung mit Inkontinenzprodukten notwendig, die die Ausscheidungen auffangen, sammeln und möglichst von der Körperoberfläche wegleiten sollen. Die Auswahl des Hilfsmittels richtet sich nach der Stärke der Inkontinenz. Das Saugvolumen des gewählten Inkontinenzprodukts sollte einen etwa vierstündigen Versorgungsrhythmus ermöglichen, ohne dass der Patient zwischendurch nass liegt. Außerdem sollte das Hilfsmittel:

- gut hautverträglich sein
- sicher sitzen, ohne die Bewegungsfreiheit des Patienten einzuschränken
- vor unangenehmen Gerüchen schützen
- unauffällig zu tragen sein (ohne Rascheln oder Knistern beim Bewegen)

Vorlagen können wie Damenbinden in die Unterhose eingelegt und mithilfe eines Klebestreifens fixiert werden.

Der **Tropfenfänger** ist für Männer mit schwacher Inkontinenz eine Alternative zur Vorlage, die wegen der gedanklichen Verbindung zur Monatshygiene der Frau nur selten akzeptiert wird. Er wird wie eine flache Tasche über den Penis gestreift.

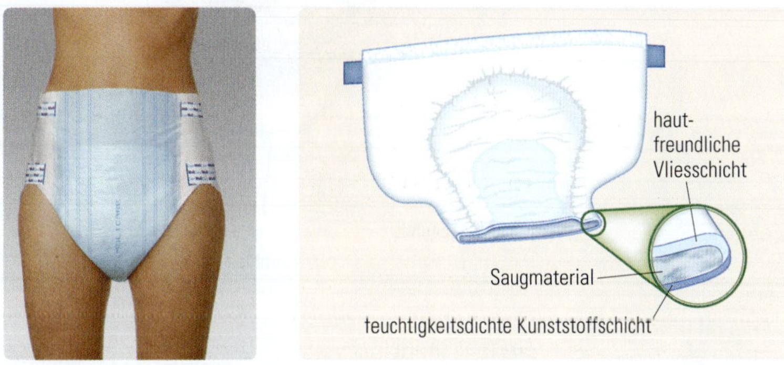

Bild 14.22 Inkontinenzslip (Windelhose)

Großformatige, saugfähigere **Einlagen** werden mit Krankenhosen aus gummiertem Stoff oder Netzhosen am Körper fixiert. **Inkontinenzslips** (Bild 14.22 → S. 251) sind Windelhosen mit Klebestreifen zum seitlichen Verschließen. Allerdings sollte der Begriff „Windel" bzw. „Pampers" aus Respekt vor der erwachsenen Person vermieden werden. Der Begriff Schutzhose ist diskreter und erleichtert dem Betroffenen die Akzeptanz des Hilfsmittels. **Krankenunterlagen** können die Inkontinenzversorgung ergänzen.

Urinale

Bei Männern mit stärkerer Harninkontinenz sind Urinale (Bild 14.23) eine Alternative zu Vorlagen oder Windelhosen. Dabei wird der Penis von einem kondomähnlichen Rolltrichter umschlossen, an dessen Ende sich ein Urinauffangsystem mit Beutel anschließt. Da der Urin vom Körper weggeleitet wird, können so Hautreizungen vermieden werden.

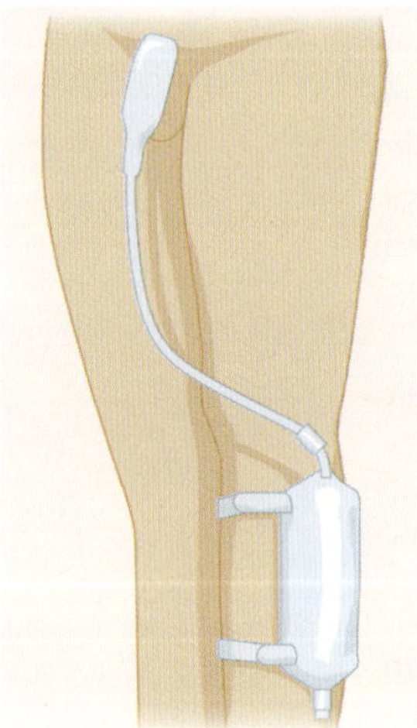

Bild 14.23 Kondom-Urinal

14.10.3 Patienten mit Dauerkatheter

Ein Katheter ist ein dünner Schlauch, der über die Harnröhre in die Blase eingeführt wird. Der Urin wird dann über einen Ableitungsschlauch in einem Beutel gesammelt (Bild 14.24). Die künstliche Ableitung des Harns wird vor allem bei Patienten mit einer Störung der natürlichen Blasenentleerung angewendet. Auch bei schwer kranken Personen und in der Intensivpflege kann zur Überwachung der Ausscheidung ein Blasenkatheter notwendig sein.

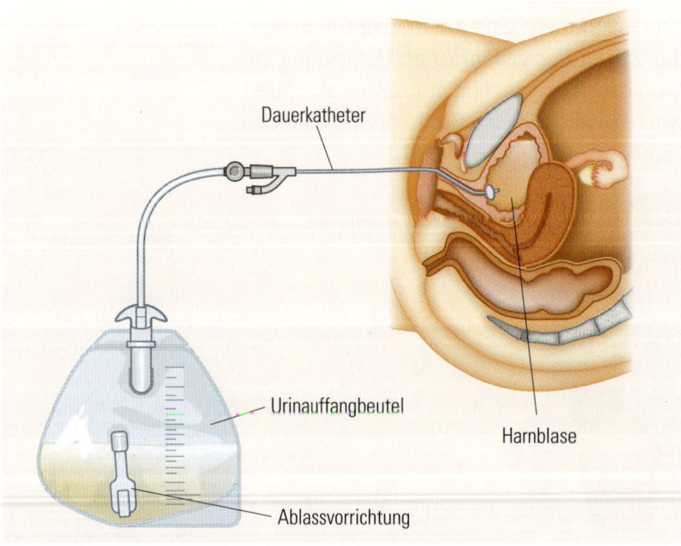

Bild 14.24 Dauerkatheter mit Ableitungssystem

Ein Dauerkatheter kann bei Bedarf bis zu drei Wochen in der Harnblase verbleiben. Das Legen eines Katheters erfolgt unter streng sterilen Bedingungen, damit keine Mikroorganismen von außen in die Harnwege und die Harnblase eingebracht werden.

Doch selbst bei sorgfältigster Hygiene entwickeln Patienten mit Dauerkatheter oft **Harnwegsinfektionen**. Denn normalerweise werden eindringende Mikroorganismen regelmäßig durch den Urin aus der Harnröhre gespült. Wird der Urin dagegen künstlich abgeleitet, können sich Krankheitserreger zwischen dem Katheter und der Innenwand der Harnröhre ansiedeln und sich weiter in Richtung Harnblase und Nieren vorarbeiten.

Pflege des Katheters

Vor jedem Umgang mit dem Katheter oder dem Ableitungssystem ist eine sorgfältige Händedesinfektion erforderlich. Im Rahmen der täglichen Intimpflege wird der äußere Katheteranteil vorsichtig mit Wasser und Waschlotion oder Seife gereinigt. Außerdem ist bei der Körperpflege auf gründliche Reinigung der Dammregion immer in Richtung Darmausgang zu achten, um keine Krankheitserreger einzuschleppen. Anzeichen eines aufsteigenden Infekts müssen dokumentiert und dem Arzt mitgeteilt werden.

Die Befestigung des Beutels erfolgt immer unterhalb der Höhe der Blase des Patienten, damit der Urin durch das System nach unten ablaufen kann und nicht zurückfließt. Außerdem sollten Patienten mit Dauerkatheter viel trinken, damit durch den Spüleffekt Ablagerungen und eine mögliche Erregerbesiedelung auf der Innenwand des Katheterschlauchs verhindert werden. Ist der Urinbeutel voll, kann er über eine Ablassvorrichtung entleert werden. Alle weiteren Maßnahmen am Katheter (Legen, Spülen oder Entfernen) sind grundsätzlich Aufgabe einer ausgebildeten Pflegefachkraft oder des Arztes.

Unterm Strich

- Die Verdauungsorgane dienen der Aufspaltung der Nahrung durch Enzyme in kleinste Bausteine (Verdauung), der Aufnahme der Nährstoffe (Resorption) ins Blut und der Ausscheidung unverdaulicher Nahrungsbestandteile.
- Zu den Verdauungsorganen gehören neben Mundhöhle, Speiseröhre, Magen sowie Dünn- und Dickdarm auch Bauchspeicheldrüse und Leber, die wichtige Verdauungssäfte beisteuern.
- Störungen und Erkrankungen der Verdauungsorgane wie Unverträglichkeiten, Entzündungen und Krebserkrankungen zeigen sich oft durch Stuhlveränderungen (z. B. Durchfall oder Verstopfung), Blähungen oder durch Übelkeit und Erbrechen.
- Das Empfinden von Ekel ist eine natürliche Schutzreaktion des Menschen, die durch gesellschaftliche Konventionen beeinflusst wird. Ekelgefühle lassen sich durch geeignete Vorbereitung auf die unangenehme Situation und das rasche Entfernen des Auslösers (z. B. Lüften) abmildern.
- Die Nieren sind die Filterzentralen des Körpers und bilden den Harn, mit dem die Abbau- und Giftstoffe über die Harnwege (Harnleiter, Harnblase und Harnröhre) ausgeschieden werden.
- Häufige Erkrankungen der Harnwege sind Harnabflussbehinderungen und Entzündungen, die sich durch Veränderungen der Ausscheidungsrate und der Beschaffenheit des Urins (Geruch, Farbe und Beimengungen) zeigen.
- Die Unterstützung von bettlägerigen Patienten bei der Ausscheidung erfolgt mithilfe von Urinflasche, Steckbecken oder Toilettenstuhl unter Berücksichtigung der Intimsphäre und bei ausreichendem Sichtschutz.
- Zur unauffälligen Versorgung von Personen bei Inkontinenz (Unfähigkeit den Stuhl oder Harn zu halten) werden Vorlagen, Windelhosen, Urinale und Dauerkatheter eingesetzt.

Für die Praxis

1. Assistieren Sie einer Pflegeperson in Ihrer Praktikumseinrichtung bei der Unterstützung eines Patienten/Bewohners im Umgang mit dem Steckbecken.
2. Beobachten Sie im Labor die verschiedenen Untersuchungen von Ausscheidungen (z. B. Urinschnelltest, Urinsediment, Test auf okkultes Blut im Stuhl) und dokumentieren Sie für Ihren Praktikumsbericht jeweils die genaue Vorgehensweise.
3. Lassen Sie sich in Ihrer Praktikumseinrichtung verschiedene Hilfsmittel zur Inkontinenzversorgung zeigen. Untersuchen Sie deren Eigenschaften und erstellen Sie eine Übersicht.
4. Dokumentieren Sie bei einem Patienten/Bewohner unter Anleitung die Flüssigkeitseinfuhr und die -ausfuhr. Führen Sie anschließend eine Flüssigkeitsbilanzierung durch, indem Sie Ein- und Ausfuhr gegenüberstellen und erfragen Sie bei möglichen Abweichungen die Ursache.

Aufgaben

1. Beschreiben Sie den Weg der Speise durch den Verdauungskanal, beginnend von der Aufnahme in den Mund bis zur Ausscheidung.
2. Nennen Sie die Aufgaben des Verdauungssystems.
3. Wie heißen die zwei Verdauungsdrüsen, die Verdauungssäfte in den Dünndarm abgeben?
4. ■ Bei der Betrachtung der Stuhlausscheidung eines Patienten bemerken Sie eine tiefschwarze Farbe. Worauf weist diese Veränderung hin und wie verhalten Sie sich richtig?
5. Nennen Sie typische Symptome bei Erkrankungen der Verdauungsorgane.
6. Ein Patient klagt seit dem Mittagessen über heftige Übelkeit und meint, sich gleich übergeben zu müssen.
   a) Welche Ursache vermuten Sie?
   b) Welche Materialien legen Sie bereit und welche Maßnahmen ergreifen Sie, um den Patienten zu unterstützen?
7. Frau Meurer kann schon seit Jahren nicht „recht zur Toilette", wie sie es ausdrückt. Seit längerer Zeit nimmt sie regelmäßig Abführmittel, aber sie hat nicht den Eindruck, dass es damit besser geworden wäre. Trotzdem will sie auf die Mittel nicht verzichten. Sie hat Angst, dass sie dann gar keinen Stuhlgang mehr haben könnte.
   a) Welche Ursachen könnte die Stuhlverstopfung bei der Patientin haben?
   b) ■ Stellen Sie für Frau Meurer ein möglichst ballaststoffreiches Frühstück zusammen (→ s. auch S. 212).
   c) ■ Erläutern Sie, warum Abführmittel keine Hilfe für Frau Meurer sein können.
8. Frau Merkert, eine ältere Diabetikerin, leidet unter Durchfall.
   a) Welche unterschiedlichen Ursachen könnten die Beschwerden haben?
   b) Welche Folgen könnte ein anhaltender Durchfall für die Seniorin haben?
   c) Mit welchen Maßnahmen können Sie die Patientin fachgerecht unterstützen?
9. Eine Entzündung des Wurmfortsatzes (Appendizitis) kann sich zu einem bedrohlichen Notfall entwickeln. Welche Symptome deuten auf diese Erkrankung hin?
10. Nennen Sie die Aufgaben der Niere.
11. Bei einem aufsteigenden Harnwegsinfekt arbeiten sich die Krankheitserreger vom Ausgang der Harnröhre her weiter vor. Beschreiben Sie den Weg, den sie bis zur Niere nehmen.
12. ■ Eine 25-jährige Patientin sucht die Praxis eines Allgemeinarztes auf. Sie berichtet gegenüber der Medizinischen Fachangestellten an der Anmeldung über häufigen Harndrang und ein sehr unangenehmes Brennen beim Wasserlassen.
    a) Um welche Erkrankung könnte es sich handeln?
    b) Welche Maßnahmen sollte die junge Frau treffen?
13. Welche Gründe kann eine verminderte Ausscheidung von Urin haben?
14. Nennen Sie mindestens drei Veränderungen der Urinfarbe und mögliche Ursachen.
15. Besorgen Sie sich in der Apotheke, einer medizinischen Einrichtung oder einem medizinischen Labor Teststreifen für einen Urintest und führen Sie diesen Schnelltest mit einer Urinprobe durch.
16. ■ Besuchen Sie ein Sanitätshaus und informieren Sie sich über das große Angebot an Ausscheidungsgefäßen und Inkontinenzhilfen und deren Anwendung.
17. Besorgen Sie in einem Sanitätshaus oder einer Apotheke Probepackungen verschiedener Inkontinenzprodukte (Vorlagen, Unterlagen, Windelhosen). Geben Sie auf alle Produkte etwa 500 ml Wasser und überprüfen Sie, wie feucht sie sich anfühlen.
18. ■ Frau Theobalt leidet bereits seit einigen Monaten unter Inkontinenz. Besonders wenn sie sich aufregt, verliert sie ungewollt Urin. Sie schämt sich deswegen sehr und sucht das vertrauliche Gespräch mit Ihnen. Führen Sie mit einer Mitschülerin ein Rollenspiel durch und versuchen Sie dabei, die „Patientin" umfassend zu informieren über:
    a) Ursachen der Harninkontinenz
    b) Möglichkeiten, die Kontrolle über die Urinausscheidung wiederzuerlangen
    c) verschiedene Inkontinenzprodukte
19. Üben Sie an einer freiwilligen Person das Anlegen einer Windelhose (natürlich über der Kleidung!). Tauschen Sie sich danach darüber aus, wie Sie die Situation empfunden haben.

Abhängig von der Maschine ...

„Schon im Alter von sechs Jahren wurde bei mir eine chronische Nierenerkrankung festgestellt. Drei Jahre danach waren meine Nieren so weit geschädigt, dass ihre Leistung nicht mehr ausreichte, um mein Blut zu filtern. Seither muss ich dreimal in der Woche zur Dialyse in das Behandlungszentrum. Bei dieser ‚Blutwäsche' fließt mein Blut durch eine Maschine, die ihm Giftstoffe und überschüssiges Wasser entzieht.

Dieser Rhythmus bestimmt mein Leben und meinen Terminplan. Aber man gewöhnt sich irgendwie daran, weil man eben keine andere Wahl hat. Am schlimmsten ist jedes Mal das ewige Warten an der Maschine. Dabei bin ich mit vier Stunden noch gut dran. Einige meiner Mitpatienten müssen bis zu sechs Stunden an die Leitung. Ich bin dann ziemlich gereizt und mir geht alles auf die Nerven. Manchmal versuche ich, einige Hausaufgaben zu erledigen, aber oft bin ich durch die Blutwäsche einfach zu müde dazu. Dann höre ich Musik oder schlafe ein wenig, während die anderen Jungs draußen Fußball kicken.

Nach der Behandlung bin ich meistens total fertig. Das kommt durch die enormen Schwankungen im Wasserhaushalt meines Körpers. In den Tagen zwischen den Blutwäschen speichert mein Körper das Wasser und dann werde ich diese 1,5 bis 2 Liter auf einen Schlag wieder los. Oft brauche ich Stunden, bis ich mich wieder erholt habe, und manchmal geht auch der nächste Tag noch für die Erholung drauf.

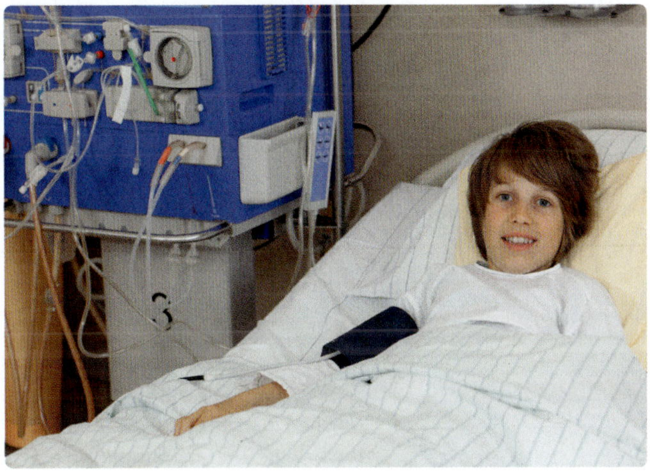

Bild 14.25 Tim, 11, Dialysepatient

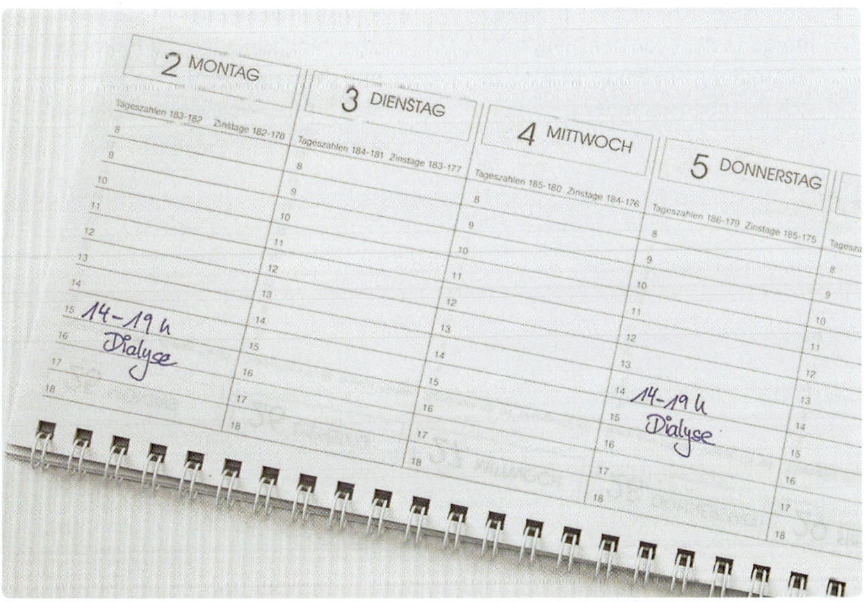

Forum

Damit sich nicht zu viel Wasser ansammelt, muss ich beim Essen und Trinken eine strenge Diät halten. Wenig Salz und vor allem so wenig wie möglich trinken. Ein halber Liter am Tag ist maximal erlaubt, da werden vor allem heiße Sommertage zur Qual. Und wenn ich doch mal übertreibe, bekomme ich die Quittung dafür sofort bei der nächsten Dialyse.

Am Anfang fand ich die Dialyse für die Schule noch ganz praktisch – ich hatte immer einen guten Grund, bei „besonderen Anlässen“ das eine oder andere Mal zu fehlen. Allerdings fehlte ich auch so recht häufig. Meine Noten wurden schlechter und ich musste eine Klasse wiederholen. Wenn ich dafür wenigstens irgendwann eine Ausbildung machen kann ...

Auch das Verreisen in den Ferien ist nicht ganz einfach. Mal so ein Wochenendtrip mit Freunden oder verrückte Dinge tun – das wäre schon klasse. Aber ich kann nicht einfach überallhin fahren, schon gar nicht spontan. Auch am Urlaubsort muss ich an die Blutwäsche. Das bedeutet, dass es dort eine Dialysemöglichkeit geben muss. Ich muss angemeldet sein und die Krankenkasse muss vorher die Kostenübernahme bewilligt haben.

Trotz der Erkrankung versuche ich, ein halbwegs normales Leben zu führen und mich mit Freunden zu treffen. Aber manchmal macht es schon Angst, wenn ich daran denke, dass mein Überleben von einer Maschine abhängt. Ohne die Dialyse würde ich in kurzer Zeit sterben. Der einzige Ausweg wäre eine Organtransplantation ..., aber wer weiß schon, wie lange ich darauf warten muss?“

Aufgaben

1. Welche Einschränkungen muss Tim durch seine Nierenerkrankung hinnehmen, um überleben zu können?
2. Stellen Sie sich vor, Sie wären ab morgen selbst von der Dialysebehandlung abhängig. Wie würde sich Ihr Leben verändern?
3. Erklären Sie, weshalb Tim nur wenig Salz und Getränke zu sich nehmen darf.
4. Informieren Sie sich im Internet über Möglichkeiten der Heimdialyse und der Bauchfelldialyse. Wo sehen Sie Vorteile, wo eventuelle Risiken dieser Behandlungsformen?

15 Die Bewegungsfähigkeit beobachten und unterstützen

Kerstin ist als Altenpflegerin in einem Seniorenheim tätig. Die meisten der hier lebenden Bewohner sind in ihrer Beweglichkeit eingeschränkt, einige von ihnen sind bettlägerig. Für bestimmte Aufgaben in der Pflege stehen Kerstin Hilfsmittel wie z. B. ein fahrbarer Patientenlifter zur Verfügung, der im Badezimmer am Ende des Flures untergebracht ist. Die Zahl der pflegebedürftigen Personen ist in letzter Zeit stark angestiegen. Seither hat Kerstin die Bewohner regelmäßig unter großer Kraftanstrengung und in ungünstiger Körperhaltung angehoben, gestützt, gehalten und abgesetzt. Seit ein paar Wochen hat Kerstin immer häufiger Beschwerden im Bereich des Rückens, die sie in ihrer Tätigkeit stark beeinträchtigen. Wegen der Schmerzen war sie beim Arzt und muss nun für einige Tage der Arbeit fernbleiben.

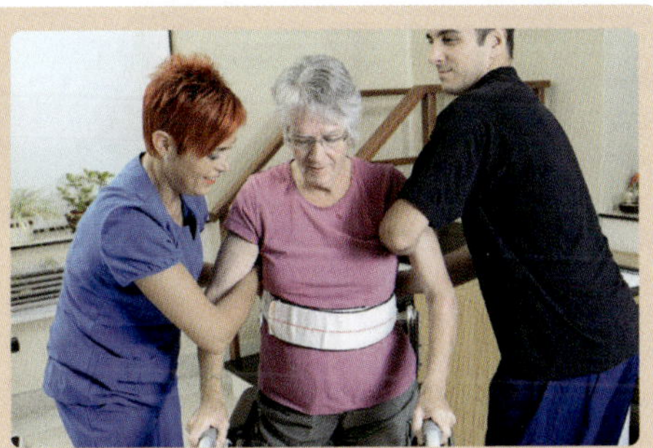

1. Wodurch wurden die Rückenschmerzen vermutlich ausgelöst?
2. Was glauben Sie: Weshalb nutzt Kerstin die vorhandenen Hilfsmittel nicht?
3. Beschreiben Sie Tätigkeiten aus Ihrem Alltag, die ungünstige Körperhaltungen begünstigen.
4. Wie hätten die Rückenprobleme auch ohne Einsatz von Hilfsmitteln vermieden werden können?

15.1 Aufbau und Funktion des Bewegungsapparats

Der Bewegungsapparat des Menschen lässt sich in den aktiven und den passiven Bewegungsapparat unterteilen. Der passive Bewegungsapparat bildet mit den Knochen, den Gelenken und den Bändern das Gerüst des Körpers. Doch erst der aktive Bewegungsapparat mit seinen Muskeln und Sehnen ermöglicht die Bewegung des Skeletts.

15.1.1 Der passive Bewegungsapparat

Knochen

Die Knochensubstanz besteht zu zwei Dritteln aus Mineralien (v. a. Calciumsalze), die dem Knochen seine Festigkeit verleihen, und zu einem Drittel aus organischen Fasern, die dem Knochen eine gewisse Elastizität geben. Dabei befindet sich das Knochengewebe ununterbrochen im Auf- und Umbau. So kann sich der Knochen den wechselnden Belastungen im Laufe des Lebens anpassen und im Falle eines Bruchs wieder heilen.

Im Längsschnitt durch einen Knochen (Bild 15.1 → S. 258) erkennt man regelmäßig angeordnete **Knochenbälkchen**, die von einer kompakten Schicht, der **Knochenrinde** umgeben sind. Durch diese Struktur erhält der Knochen eine erstaunliche Stabilität bei einem vergleichsweise geringen Gewicht.

Die dünne **Knochenhaut**, die den Knochen umgibt, enthält zahlreiche Blutgefäße und Nerven, die Schmerzreize weiterleiten. Die Blutgefäße durchziehen den Knochen in kleinen Kanälchen und versorgen ihn mit Nährstoffen.

In den Hohlräumen zwischen den Knochenbälkchen und der Markhöhle der Röhrenknochen befindet sich **Knochenmark**. Im roten Knochenmark der platten Knochen (z. B. Brustbein und Beckenknochen) befinden sich Stammzellen, die für die Bildung von Blutkörperchen verantwortlich sind.

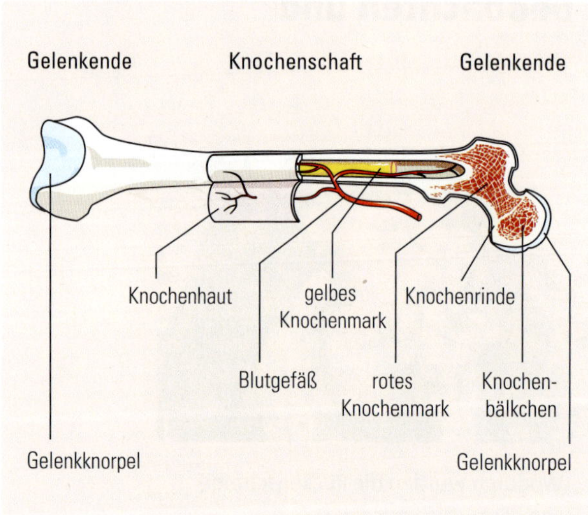

Bild 15.1 Knochen im Längsschnitt

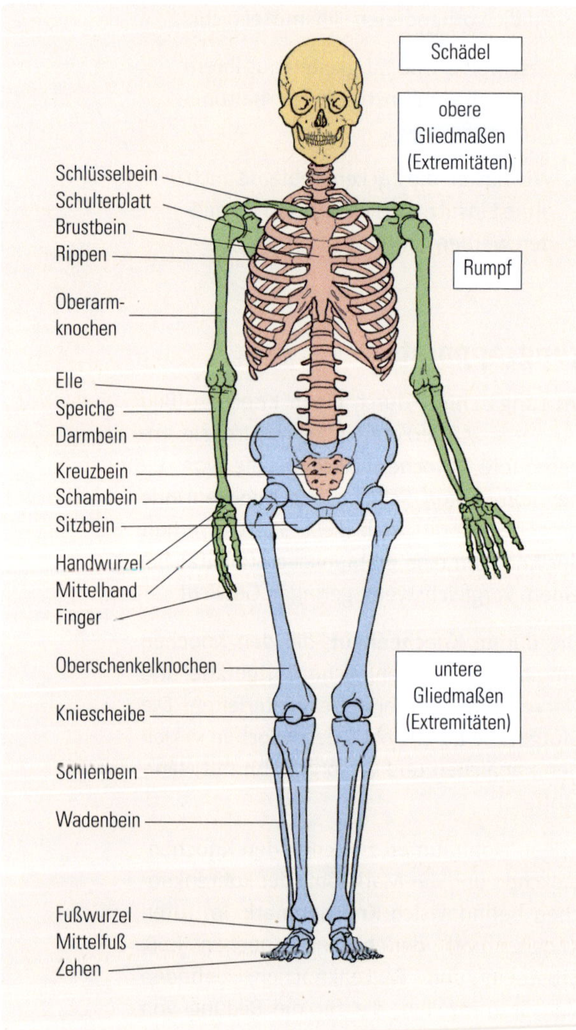

Bild 15.3 Skelett

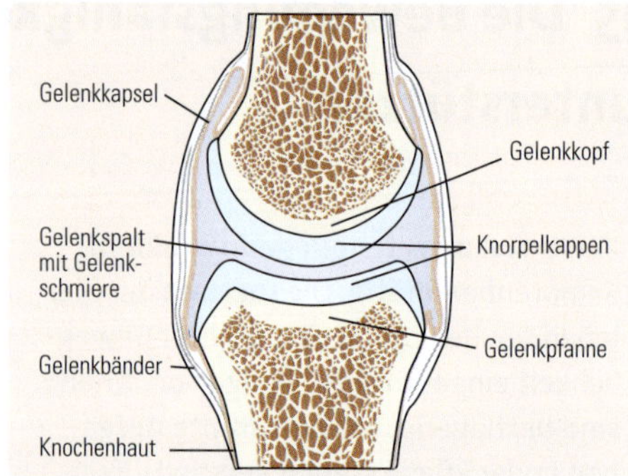

Bild 15.2 Gelenkaufbau

Gelenke

Gelenke verbinden Knochen und ermöglichen die Beweglichkeit des Skeletts. Jedes Gelenk besteht aus einer knöchernen Gelenkpfanne, in der der Gelenkkopf eines anderen Knochens gleitet (Bild 15.2). Die Gelenkflächen sind mit Knorpel überzogen und durch einen Gelenkspalt voneinander getrennt. Dieser ist mit Gelenkflüssigkeit gefüllt. Dadurch wird ein reibungsloses Gleiten der Knochenenden im Gelenk ermöglicht.

Eine straffe Haut, die Gelenkkapsel, umgibt das Gelenk. Die Innenseite dieser Haut produziert die Gelenkflüssigkeit. In ihrer Aufgabe, das Gelenk zusammenzuhalten und ihm bei seinen Bewegungen Stabilität zu verleihen, wird die Gelenkkapsel von den Gelenkbändern unterstützt.

Skelett

Die Knochen des Skeletts stützen den Körper und verleihen ihm seine Form. Außerdem schützt das Skelett lebenswichtige Organe vor Stoß und Verletzung von außen. Es gliedert sich in den knöchernen Schädel, das Rumpfskelett mit der Wirbelsäule und dem Brustkorb sowie in die oberen und unteren Extremitäten (Bild 15.3).

Der knöcherne **Schädel** wird in Gesichts- und Hirnschädel unterteilt. Der Hirnschädel umschließt schützend das empfindliche Gehirn, während die Knochen des Gesichtsschädels jedem Menschen sein individuelles Aussehen verleihen.

Der **Rumpf** besteht aus dem Brustkorb und der Wirbelsäule. Die **Wirbelsäule** (Bild 15.4) ermöglicht dem Menschen sowohl die aufrechte Haltung als auch die Bewegung des Rumpfes. Sie gliedert sich in die bewegliche Hals-, Brust- und Lendenwirbelsäule sowie das Kreuz- und Steißbein, deren Wirbel zusammengewachsen sind und keine Bewegung zulassen. Durch ihre S-förmigen Krümmungen kann die Wirbelsäule besonders stark belastet werden. Zwischen ihren einzelnen Wirbelkörpern liegen die elastischen **Bandscheiben**, die Stöße abfedern und ein Reiben der knöchernen Wirbel aufeinander verhindern. Im Rückenmarkskanal verläuft das empfindliche Rückenmark, das mit seinen Nervenfasern Reize weiterleitet (→ Ausschnitt, Bild 15.4).

Der knöcherne **Brustkorb** wird durch die Brustwirbelsäule, die Rippen und das Brustbein gebildet. Er schützt das Herz und die beiden Lungenflügel.

Die sehr beweglichen Gliedmaßen (Extremitäten) ermöglichen u.a. den aufrechten Gang des Menschen. Die **obere Extremität** wird vom Schultergürtel (Schlüsselbein und Schulterblatt) sowie den frei beweglichen Knochen der Arme und der Hand gebildet. Die **untere Extremität** wird vom Beckenring (Darmbein, Schambein, Sitzbein und Kreuzbein), von den Knochen der Beine und denen der Füße aufgebaut (Bild 15.3 → S. 258).

15.1.2 Der aktive Bewegungsapparat

Muskeln und Sehnen

Ein Skelettmuskel zieht von einem oder mehreren Ursprüngen über einen Muskelbauch auf Ansatzsehnen, über die der Muskel mit dem Knochen verbunden ist. Die Muskelhaut umgibt die zahlreichen Muskelfasern des Muskels. Bei Erregung des Muskels durch Nervenimpulse ziehen sich die Muskelfasern zusammen und der Muskel verkürzt sich (Kontraktion). Über die Sehnen überträgt sich die Bewegung vom Muskel auf das Skelett.

Einige Sehnen sind von einer Bindegewebshülle, der Sehnenscheide, umgeben. Sie verhindern das Reiben der Sehnen an Knochen, z.B. im Bereich des Handgelenks.

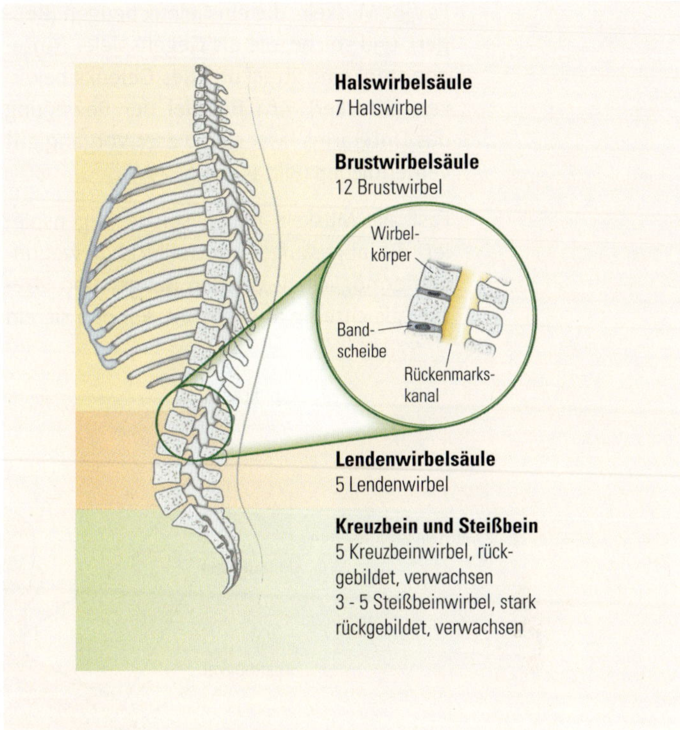

Bild 15.4 Aufbau der Wirbelsäule

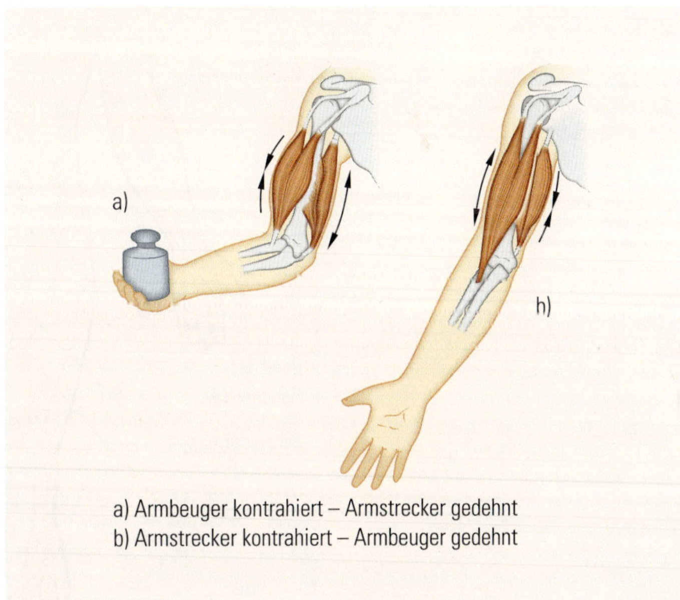

Bild 15.5 Funktion von Beuger und Strecker (Oberarm)

Jede Bewegung des Körpers entsteht aus dem fein abgestimmten Spiel verschiedener Muskelgruppen.

Es gibt Muskeln, die ein Gelenk beugen (**Beuger**), und solche, die als Gegenspieler (Antagonisten) eine Streckung des Gelenks bewirken (**Strecker**). Am Beispiel der Bewegung des Unterarms lässt sich dieser Vorgang gut verdeutlichen (Bild 15.5 → S. 259).

Fast alle Muskeln haben solche Gegenspieler, die abgestufte, kontrollierte Bewegungen ermöglichen. Werden Beuger und Strecker gleichzeitig angespannt, können sie ein Gelenk auch in einer bestimmten Position halten.

Bei vielen Bewegungen sind mehrere Muskeln beteiligt, die eine Bewegung in die gleiche Richtung bewirken. Sie werden als **Synergisten** (syn = zusammen) bezeichnet.

Wichtige Muskelgruppen befinden sich als Brust-, Bauch- und Rückenmuskulatur am Rumpf und an den Extremitäten (Bild 15.6).

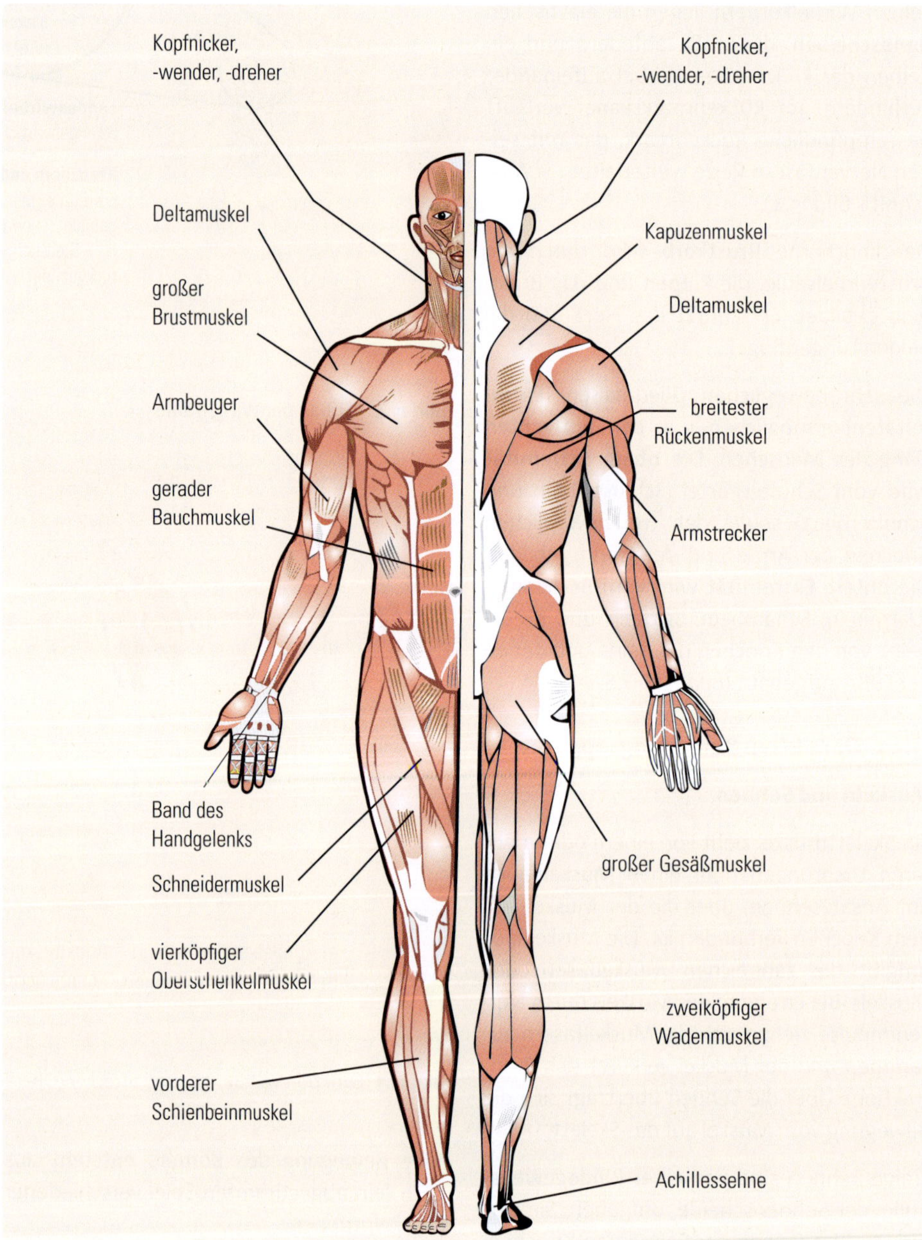

Bild 15.6 Muskeln des Menschen in geteilter Ansicht von vorn und von hinten

15.2 Erkrankungen des Bewegungsapparats

15.2.1 Verletzungen

Verletzungen des Bewegungsapparats entstehen durch mechanische Einflüsse auf Gelenke, Knochen oder Weichteile. Es kommt zu schmerzhaften Schwellungen, die nicht selten von einem Bluterguss begleitet werden. Die Bewegung ist eingeschränkt und der Patient nimmt eine Schonhaltung ein. Da die Symptome oft recht ähnlich sind, sollten Verletzungen des Bewegungsapparats möglichst vom Arzt abgeklärt werden. Oft kann erst eine Röntgenuntersuchung sicheren Aufschluss über Art und Ausmaß einer Verletzung (z. B. bei Knochenverletzungen) geben.

Prellungen

Prellungen entstehen durch die direkte Einwirkung von stumpfer Gewalt auf Weichteile (z. B. Muskeln) oder Gelenke, ohne dass eine offene Wunde entsteht. Sie sind recht schmerzhaft und sollten gut gekühlt werden (→ S. 202).

Zerrungen und Verstauchungen

Diese Verletzungen sind Folge indirekter Gewalteinwirkung auf ein Gelenk, z. B. beim Umknicken des Fußes. Dabei entstehen Einrisse in Muskelfasern oder Bändern, die das Gelenk halten und stabilisieren. Der Betroffene hat sprichwörtlich PECH gehabt und wird entsprechend versorgt:

P: **Pausieren** ist oberstes Gebot, da jede weitere Belastung des Gelenks den Schaden verschlimmern könnte.
E: **Eispackungen**, zum Schutz der Haut in ein Tuch eingeschlagen, lindern die Schmerzen und die Schwellung (→ S. 202).
C: **Compression**: Das Bandagieren des Gelenks mithilfe einer elastischen Binde lindert einen Bluterguss und unterstützt die Ruhigstellung ebenso wie das ...
H: **Hochlagern** des verletzten Gelenks.

Verrenkung

Bei einer Verrenkung (Luxation) rutscht der Gelenkkopf durch heftige Bewegungen aus der Gelenkpfanne. Häufig werden dabei auch die Bänder, die das Gelenk halten, gedehnt oder sie reißen sogar.

Knochenbruch

Ein Knochenbruch (Fraktur) entsteht meist durch direkten Schlag oder Stoß auf den Knochen. Ursachen können aber auch Überbeanspruchung (Ermüdungsbruch), Entmineralisierung des Knochens (Osteoporose) oder Knochentumoren sein. Neben Schwellungen und Schmerzen können eine Fehlstellung und eine abnorme Beweglichkeit im Bereich der Knochen auf eine Fraktur hindeuten. Manchmal sind auch Reibegeräusche der aufeinanderreibenden Knochenteile zu hören. Von einem **offenen Bruch** spricht man, wenn die Haut in der Nähe der Bruchstelle verletzt ist. Eventuell können auch Knochenteile hervortreten.

Bei einer Verrenkung oder einem Knochenbruch ist jede Bewegung sehr schmerzhaft und sollte vermieden werden. Deshalb muss das verletzte Körperteil zunächst ruhig gestellt werden, indem es z. B. durch eine zusammengerollte Decke gepolstert wird. Eine bereits vom Patienten eingenommene Schonhaltung sollte dabei unterstützt werden. Keinesfalls darf versucht werden, eine abnorme Lage von Knochen oder Gelenken selbst zu richten. Gleichgültig ob offen oder geschlossen, kann jeder Bruch erhebliche Blutverluste verursachen, die zum Kreislaufschock (→ S. 348) führen können. Bei offenen Frakturen kommt die Infektionsgefahr erschwerend hinzu. Sie erfordern daher eine keimfreie Abdeckung der Wunde.

15.2.2 Bandscheibenvorfall

Bei einem Bandscheibenvorfall (Bild 15.7 → S. 262) tritt die Bandscheibe oder deren Knorpelkern hervor und drückt auf die Nerven des Rückenmarks. Es kommt zu heftigen Schmerzen mit Bewegungsstörungen, in schweren Fällen sogar mit Lähmungen und Taubheitsgefühl in den Beinen. Verursacht wird diese Erkrankung meist durch eine anhaltende Fehlbelastung der Wirbelsäule. Häufig gehen einem Bandscheibenvorfall andere schmerzhafte Rückenbeschwerden (z. B. Muskelverspannungen) voraus.

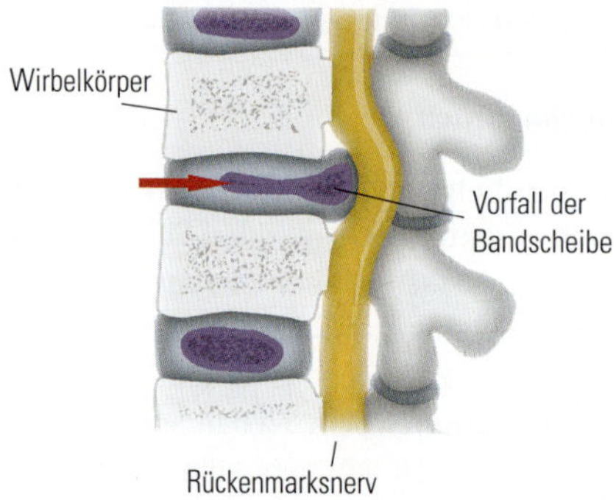

Bild 15.7 Bandscheibenvorfall

Haltungsschäden

Abweichungen der Wirbelsäule von ihrer natürlichen Form können als Hohlkreuz, Rundrücken oder einer seitlichen Verkrümmung (**Skoliose**) angeboren sein oder auch durch Muskelschwäche entstehen. Dabei wird die Rückenmuskulatur beim ständigen Versuch, die Abweichung auszugleichen, einseitig belastet. Es kommt zu schmerzhaften Verspannungen. Auch Fehlbelastungen der Wirbelsäule, z.B. durch falsches Heben von Lasten können zu Haltungsschäden führen.

Muskelverspannungen

Als Folge einer dauerhaft falschen Belastung der Wirbelsäule, unbewusster Fehlhaltungen oder seelischer Belastung (Stress) können Muskelverspannungen im Hals- oder Lendenbereich auftreten. Auch Kältereize (Luftzug) oder abrupte Bewegungen (z.B. beim „Hexenschuss") können eine schmerzhafte Verkrampfung der Rückenmuskulatur bewirken.

15.2.3 Osteoporose

Der Knochen wird ständig auf-, um- und abgebaut. Er reagiert damit auf die mechanische Belastung, die ihm z.B. durch Bewegung abverlangt wird, und passt sich ihr an. Ab etwa dem 40. Lebensjahr beginnt in den Knochen der Abbau der Knochenmasse zu überwiegen. Bei der Osteoporose („Knochenschwund") ist dieser Abbau beschleunigt. Durch den Verlust von Mineralstoffen, z.B. durch ernährungsbedingten Calciummangel, werden die Knochen porös und brüchig (Bild 15.8). Auch die dauerhafte Einnahme von Cortison, Bewegungsmangel und die Abnahme der körpereigenen Produktion von Geschlechtshormonen bei Frauen ab dem 50. Lebensjahr begünstigen den vorzeitigen schleichenden Knochenabbau.

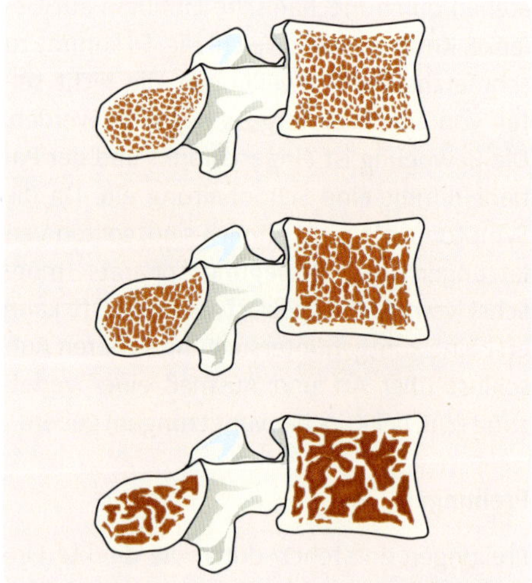

Bild 15.8 Zunehmende Entkalkung des Knochens bei Osteoporose

Unbemerkte Einbrüche von Wirbelkörpern machen sich durch einen Rundrücken mit Rückenschmerzen bemerkbar. Der unnatürlich nach vorn verlagerte Körperschwerpunkt der Betroffenen erhöht das Sturzrisiko (→ S. 267) und damit das Auftreten von weiteren Knochenbrüchen. Besonders gefürchtet ist dabei ein Schenkelhalsbruch infolge eines Sturzes auf die Hüfte.

15.2.4 Arthrose und Arthritis

Beide Erkrankungen werden umgangssprachlich als „Gelenkrheuma" bezeichnet. Sie gehören zu einer großen Gruppe von nicht verletzungsbedingten Erkrankungen des Bewegungs- und Stützapparats, die zu chronischen Schmerzen führen.

Als erstes Zeichen des beginnenden Gelenkrheumas werden meist **Anlaufschmerzen** bemerkt. Häufig kommen die Patienten am Morgen oder nach längeren Pausen nicht recht in Gang: Sie sind steif und jede Bewegung tut weh. Nasskaltes Wetter verschlimmert die Beschwerden häufig. Anfangs bessern sich die Schmerzen noch, wenn die betroffene Person erst einmal in Bewegung gekommen ist. Im weiteren Verlauf treten die Schmerzen auch in Ruhestellung auf. Mit der Zeit kommt es zur völligen Zerstörung mit Fehlstellungen und Versteifungen des Gelenks (Bild 15.9). Schmerzen und ausgeprägte Deformationen des Bewegungsapparats führen dann zu Schon- und Zwangshaltungen. So werden schmerzende Gelenke typischerweise gebeugt gehalten. Eine natürliche Bewegung ist nicht mehr möglich oder sie wird vermieden. Viele Aktivitäten des täglichen Lebens können dann kaum noch selbst verrichtet werden.

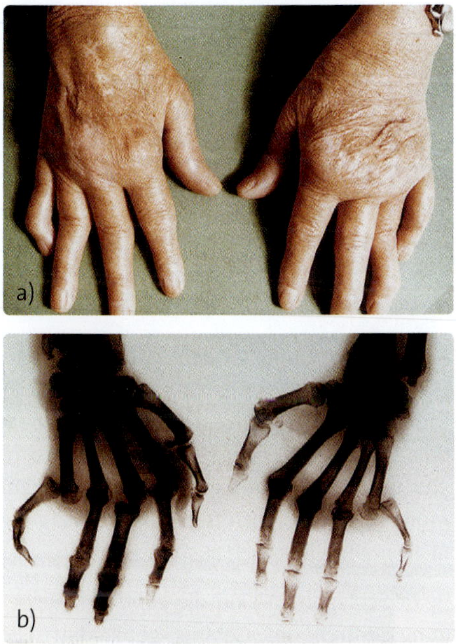

Bild 15.9 a) Handdeformationen nach Arthritis und **b)** Röntgenbilder der Hände

Trotz der auf den ersten Blick ähnlichen Symptome der beiden Formen des Gelenkrheumas sind deren Ursachen völlig unterschiedlich:

Arthrose

Die Arthrose (= degeneratives Rheuma) bezeichnet einen Gelenkverschleiß durch übermäßige Beanspruchung, z. B. bei Schwerstarbeit, sportlicher Belastung, Übergewicht und durch natürliche Alterungsprozesse. Der Gelenkknorpel wird vorzeitig abgenutzt, sodass ein Gleiten bei Bewegungen im Gelenk erschwert wird. Ist die schützende Knorpelschicht völlig abgenutzt, reiben die rauen Knochenenden aufeinander. Das Gelenk entzündet sich und starke bewegungsabhängige Schmerzen sind die Folge.

Arthritis

Als Arthritis (= entzündliches Rheuma) wird eine Entzündung eines oder mehrerer Gelenke bezeichnet.

www.rheuma-liga.de

Akute Gelenksentzündungen werden meist durch eitrige Infektionen mit Bakterien oder auch durch andere Krankheiten hervorgerufen. Es kommt zu typischen Entzündungszeichen wie Schmerzen, Schwellung und Bewegungseinschränkung. Die Haut im Bereich des Gelenks erscheint gerötet und erhitzt.

Bei der **chronischen Polyarthritis** sind viele Gelenke und manchmal auch andere Organe betroffen. Die Erkrankung tritt in Schüben auf. Diese Entzündungsphasen sind von schwerem Krankheitsgefühl und manchmal auch Fieber begleitet. Dabei wendet sich die fehlgesteuerte körpereigene Abwehr des Betroffenen gegen die Schleimhaut, die das Gelenkinnere auskleidet, und zerstört sie. Von dieser Autoimmunreaktion sind häufig Finger-, Hand und Kniegelenke an beiden Körperseiten gleichzeitig betroffen.

Die Behandlung der Arthrose und der Arthritis soll in erster Linie die Beweglichkeit der Gelenke sicherstellen. Dazu werden meist Physiotherapie und Ergotherapie verordnet.

Die Einnahme entzündungshemmender Medikamente drängt die Entzündung in den Gelenken zurück und verzögert damit das Fortschreiten der Erkrankung.

In vielen Fällen können chronische Schmerzen zunächst durch die Anwendung von Wärme und akute Entzündungsschübe mit Kälte gelindert werden (→ S. 202), ehe Schmerzmittel verabreicht werden müssen. Ist das Gelenk gänzlich zerstört, kann nur ein künstlicher Gelenkersatz helfen.

Spezielle Hilfsmittel (z. B. Greifzangen) tragen zur Selbstständigkeit der Patienten im Alltag bei, indem sie feinmotorische Tätigkeiten ermöglichen, die sonst aufgrund von Gelenkversteifung oder -deformation nicht mehr möglich wären.

15.3 Störungen der Bewegungssteuerung

Die Bewegungsfunktion des menschlichen Körpers wird vom zentralen Nervensystem gesteuert. Jede willkürliche (= bewusst gesteuerte) Bewegung entsteht durch Nervenimpulse, die vom Gehirn über bewegungssteuernde (motorische) Nervenbahnen bis zum Muskel geleitet werden. Erreicht ein Impuls den Muskel, zieht er sich zusammen.

www.myhandicap.de/Schlaganfall

Neben den motorischen Nerven gibt es Nervenbahnen, die nur die Muskelspannung und -koordination steuern. Sie unterliegen nur bedingt dem Willen und sorgen für angemessene, zielgerichtete Bewegungsabläufe. Sie ermöglichen es zum Beispiel, die vielen Muskeln, die beim Gehen beteiligt sind, aufeinander abzustimmen. So entsteht schließlich ein flüssiges Gangbild.

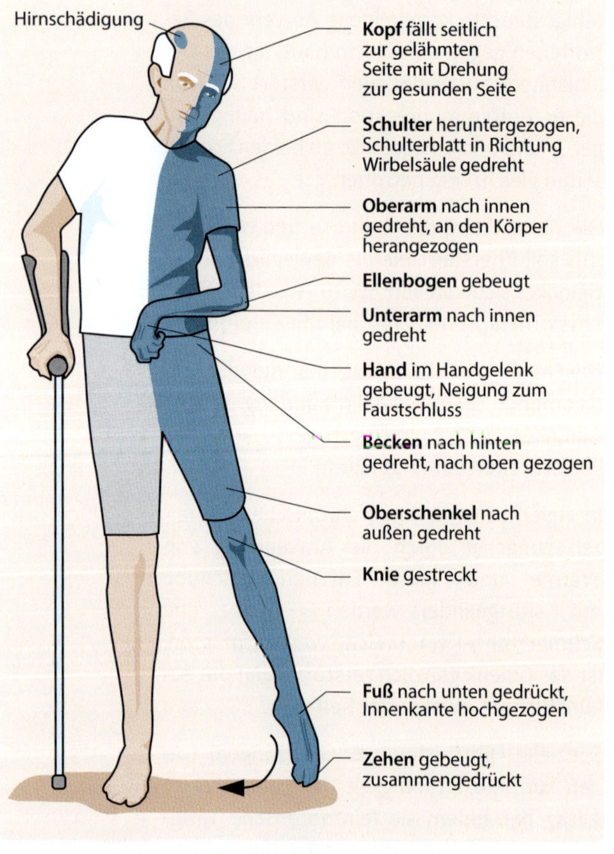

Bild 15.10 Typische Haltung bei Schlaganfall

Erkrankungen und Störungen des Nervensystems haben deshalb oft auch Veränderungen der Bewegungsmöglichkeiten zur Folge:
- Bewegungsverlangsamung
- Lähmungen
- Störungen der Bewegungskoordination mit unkontrollierten Bewegungen
- erhöhter Bewegungsdrang mit überschießenden Bewegungen

15.3.1 Schlaganfall (Apoplexie)

Ein Schlaganfall entsteht, wenn eine Schlagader (Arterie) im Gehirn durch ein Blutgerinnsel verstopft wird. Das Gewebe wird dann nicht mehr mit Sauerstoff versorgt und stirbt ab. Seltener ist eine geplatzte Hirnarterie die Ursache für einen Schlaganfall. Durch die Blutung ins Innere des geschlossenen Hirnschädels wird das Gehirn zusammengedrückt und geschädigt. Erste Anzeichen können Kopfschmerzen, Schwindel, Übelkeit und Sehstörungen sein.

Infolge der zunehmenden Schädigung von Hirngewebe kommt es zu halbseitigen Lähmungen mit Gefühlsstörungen (Kribbeln oder Taubheitsgefühl), die oft von Sprachstörungen begleitet werden. Durch die Lähmung kann der Betroffene eine Bewegung nicht mehr willentlich ausführen.

Beim Schlaganfall sind die zentralen Bewegungszentren des Gehirns geschädigt. Die meisten Fasern der bewegungssteuernden Nerven ziehen vom Gehirn aus auf die gegenüberliegende Körperhälfte. Durch die meist einseitige Hirnschädigung nach einem Schlaganfall treten die Störungen überwiegend auf der gegenüberliegenden Körperseite auf. Zunächst zeigt sich eine schlaffe Lähmung. Weil entsprechende Nervenimpulse fehlen oder am Muskel nicht mehr ankommen, fällt die Muskelfunktion aus. Im weiteren Verlauf ziehen solche zentralen Störungen des Gehirns spastische Lähmungen nach sich. Dabei ist die Muskelspannung krampfähnlich erhöht, sodass die Bewegung nicht mehr oder nur sehr eingeschränkt möglich ist. Typische Veränderungen der betroffenen Seite zeigt das Bild 15.10.

Neben den genannten körperlichen Einschränkungen können in einigen Fällen weitere psychische Störungen eintreten:

- Abläufe von Handlungen können manchmal nicht mehr geplant werden.

  Beim Anziehen wird zuerst die Hose und danach erst die Unterhose angezogen.

- Gegenstände können nicht mehr ihrer Funktion zugeordnet werden.

  Der Patient versucht beim Essen mit dem Löffel zu schneiden.

- Einseitige Wahrnehmung.

  Der Patient nimmt nur die Gegenstände auf der seiner gesunden Körperhälfte zugewandten Seite wahr und bemerkt nicht, dass auf der Seite seiner beeinträchtigten Körperseite noch weitere Gegenstände vorhanden sind.

Ein Schlaganfall ist immer ein Notfall, leider noch zu oft mit tödlichem Ausgang oder dauerhaft zurückbleibenden Schäden. „Zeit ist Hirn" – wenn der Betroffene schnellstmöglich medizinisch versorgt wird, können sich in einigen Fällen körperliche Ausfälle wieder zurückbilden. In einigen Krankenhäusern sind dazu Spezialabteilungen für die Behandlung von Schlaganfällen („Stroke Units") eingerichtet.

15.3.2 Behandlungskonzept nach Bobath

Das Gehirn des Menschen ist nach einer Schädigung zum Teil in der Lage, sich neu zu organisieren. Dabei können unter Umständen nicht geschädigte Hirnbereiche verloren gegangene Funktionen übernehmen. Das Gehirn kann also „umlernen".

Das Behandlungskonzept nach Bobath soll diese Neuorganisation durch gezielte Bewegungsübungen und Lagerungen unterstützen und fördern. Es wurde aufgrund der Arbeit mit halbseitig gelähmten Schlaganfallpatienten entwickelt und ist seither eine häufig angewandte Methode zur Förderung von Patienten mit neurologischen Schäden.

Im Folgenden werden beispielhaft ausgewählte Maßnahmen des Bobath-Konzepts dargestellt:

Förderung der Wahrnehmung

Viele Schlaganfall-Patienten ignorieren ihre gelähmte Körperhälfte und auch die räumliche Umgebung der betroffenen Seite. Da bei normalen Bewegungsabläufen jedoch stets beide Körperseiten zusammenwirken, ist durch die veränderte Wahrnehmung auch die Bewegung der Patienten beeinträchtigt. Um der einseitigen Wahrnehmung entgegenzuwirken, sollten alle Pflegemaßnahmen von der gelähmten Seite des Patienten her ausgeführt werden. Auch der Nachttisch sollte möglichst auf der stärker beeinträchtigten Seite stehen. Eine Ausnahme besteht für Urinflasche und Notglocke: Sie sollten an der weniger betroffenen Seite platziert werden, weil der Patient sie sonst unter Umständen nicht wahrnehmen und erreichen würde.

Lagerung nach Bobath

Die bei Schlaganfallpatienten häufig erhöhte Muskelspannung wird durch eine entsprechende Lagerung vermindert. Muss der Patient im Bett gelagert werden, sollte das Kopfteil möglichst flachgestellt werden, damit der Patient nicht nach unten rutscht. Der Druck auf die am Fußende anstoßende Fußsohle würde die Muskelanspannung im Bereich der Waden verstärken.

Die Lagerung erfolgt bevorzugt auf der Seite, wobei die gelähmte Seite stets durch Kissen unterstützt wird (Bild 15.11). Die Lagerung auf der gesunden Seite wird vom Patienten zwar meist als unbequem empfunden, ist aber zur Förderung am günstigsten. Auf diese Weise ist der Patient gezwungen, seine kranke Seite wahrzunehmen und sie einzusetzen.

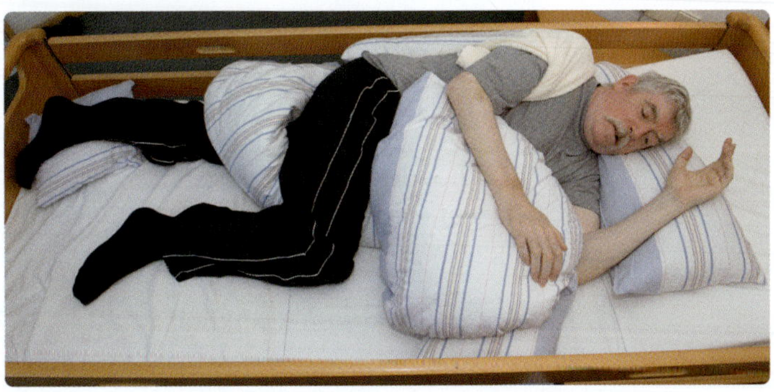

Bild 15.11 Lagerung des Schlaganfallpatienten auf der gesunden Seite

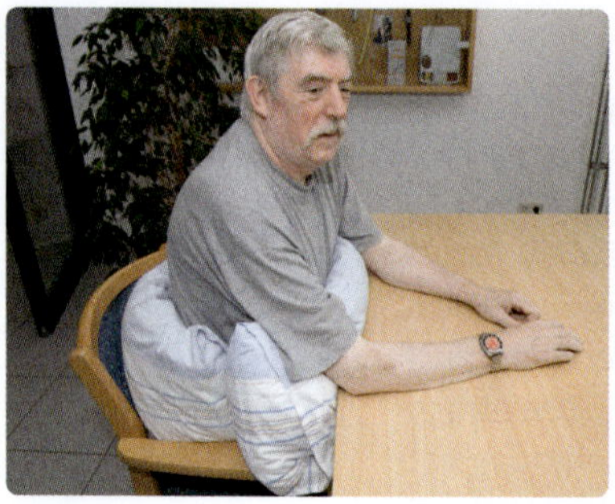

Bild 15.12 Sichere Lagerung des gelähmten Arms im Sitzen

Patienten mit einer Halbseitenlähmung sollten so oft es geht sitzen, um eine freie Beweglichkeit des Kopfes und damit eine bessere räumliche Wahrnehmung zu erhalten. Dazu wird ein Stuhl mit Armlehnen zur Sicherheit des Patienten vor einem Tisch platziert, wobei beide Arme des Patienten auf dem Tisch aufliegen. Die mehr betroffene Seite kann durch Kissen im Beckenbereich abgestützt werden (Bild 15.12).

Mobilisation nach Bobath

Zunächst sollen die Funktionen der gelähmten Seite mit Unterstützung der nicht gelähmten Körperhälfte verbessert werden. Dabei wartet die Pflegeperson immer erst die Aktivität des Betroffenen ab, ehe sie unterstützend eingreift. Selbst wenn die stärker betroffene Seite zunächst nur passiv mit fremder Hilfe mobilisiert werden kann, weist die Pflegeperson den Betroffenen auf seine (zukünftigen) Fähigkeiten hin (z. B. „Ich helfe Ihnen jetzt dabei, Ihr Bein aufzustellen.")

Bei jedem Transfer des Pflegebedürftigen muss der betroffene Arm sicher geführt bzw. anschließend gelagert werden. Unwillkürliche Bewegungen oder gar das Herabfallen des gelähmten Arms können schmerzhafte Verletzungen der Schulter verursachen. Außerdem dürfen die Finger der betroffenen Hand niemals gewaltsam aufgebogen werden, um einen Gegenstand hineinzulegen. Dadurch wird die Muskelspannung der betroffenen Seite erhöht und die Bewegungsmöglichkeit eingeschränkt.

Die betroffene Körperseite kann zusätzlich mit Hilfsmitteln wie z. B. einem Vier-Punkt-Gehstock unterstützt werden. Kann sich der Patient im Rollstuhl fortbewegen, werden, nach Möglichkeit, die Fußstützen entfernt, damit er das betroffene Bein mit Gehbewegungen einbezieht.

15.3.3 Parkinson-Krankheit

Bei dieser degenerativen (= alterungsbedingten) Erkrankung des Nervensystems sterben Zellen ab, die Botenstoffe für die Reizübertragung zwischen den Nervenzellen im Gehirn bilden (→ S. 82). Durch die fehlenden Botenstoffe werden Bewegungsimpulse des Gehirns verlangsamt und unkontrolliert an die Nervenbahnen weitergegeben. Als Folge ist die Bewegungskoordination der Betroffenen gestört. Es kommt zu überschießenden wie auch zu verlangsamten Bewegungen. Das auffälligste Symptom ist das **Zittern**, das sich bei Aufregung so verstärken kann, dass zielgerichtete Bewegungen wie das Trinken aus einer Tasse kaum mehr möglich sind. Die Steifigkeit der Betroffenen ist durch eine erhöhte Muskelanspannung bedingt. Die Patienten halten ihre Arme und Beine in Beugestellung und stehen auch in aufrechter Stellung vornübergebeugt (Bild 15.13).

Die Bewegungen der Betroffenen sind verlangsamt und auf ein Minimum reduziert. Das natürliche Mitschwingen der Arme beim Gehen fehlt, der Gang ist trippelnd. Gerade beim Gehen haben die Patienten oft Mühe, den Bewegungsablauf zu beginnen und – einmal in Gang gekommen – wieder zu beenden. Auch die Mimik ist vermindert und die Patienten haben einen ausdruckslosen, maskenhaften Gesichtsausdruck. Als Folge kann es zu Problemen vor allem beim Sprechen kommen.

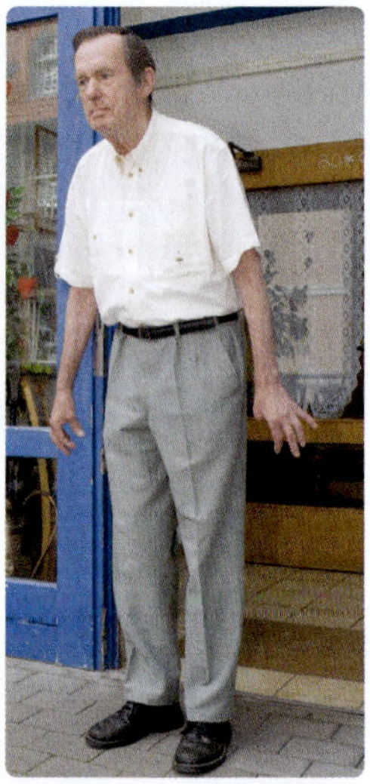

Bild 15.13 Parkinson-Patient in typischer Haltung

Begleitend lassen sich bei vielen Parkinson-Patienten psychische Veränderungen wie Ängstlichkeit und fehlender Tatendrang beobachten, welche die Bewegungsarmut zusätzlich unterstützen. Durch Medikamente werden nur die Symptome der Erkrankung behandelt, die eigentliche Ursache lässt sich noch nicht befriedigend therapieren.

Stürzen vorbeugen

Durch die gebeugte Haltung, die verlangsamte Bewegung und den trippelnden Gang sind Parkinson-Patienten besonders sturzgefährdet. Zudem sind sie kaum in der Lage, sich bei einem Sturz abzufangen und so den Aufprall zu mildern. Darüber hinaus können das natürliche Nachlassen der Reaktionsfähigkeit im Alter, Sehstörungen, Verwirrtheitszustände und Benommenheit durch Arzneimittel (z. B. bei Einnahme von Schlaf- und Beruhigungsmitteln) die Sturzgefahr eines Patienten erhöhen. Die Folgen sind oft schmerzhafte Blutergüsse und Prellungen, aber auch Knochenbrüche. Jeder Sturz löst bei den Betroffenen zudem Verunsicherung und häufig auch das Gefühl von Hilflosigkeit aus.

Möglichkeiten der Prävention von Stürzen sind:
- Mögliche Stolperfallen und Hindernisse beseitigen.
- Den Betroffenen über mögliche Sturzgefahren aufklären.
- Durch Bewegungsübungen und Mobilisation die Beweglichkeit und das Gleichgewicht des Betroffenen fördern.
- Hüftprotektoren (Unterwäsche mit gepolsterten Kunststoffschalen seitlich der Hüfte) anlegen, um Brüche des Oberschenkelhalses bei einem Sturz zu verhindern (Abb. 15.14).
- Mit dem Patienten sichere Verhaltensmaßnahmen bei plötzlich auftretendem Schwindel einüben.
- Den Patienten beobachten und ihm bei Anzeichen von Unsicherheit Hilfe anbieten.
- Mit dem Patienten vereinbaren, dass er in Begleitung einer Pflegeperson geht.
- Betthöhe so einstellen, dass ein bequemes Ein- und Aussteigen möglich ist.
- Auf Zeichen von Erschöpfung und Benommenheit achten.
- Die einwandfreie Funktionsfähigkeit von Schuhen, Brille, Gehhilfen oder Rollstuhl regelmäßig überprüfen.

Nicht nur aus rechtlichen Gründen ist jeder Sturz zu melden und mit Angabe von Zeit, Umständen und Ablauf genau zu dokumentieren. Auf diese Weise kann ein mögliches Zusammenwirken von Einzelursachen erkannt und weiteren Stürzen vorgebeugt werden.

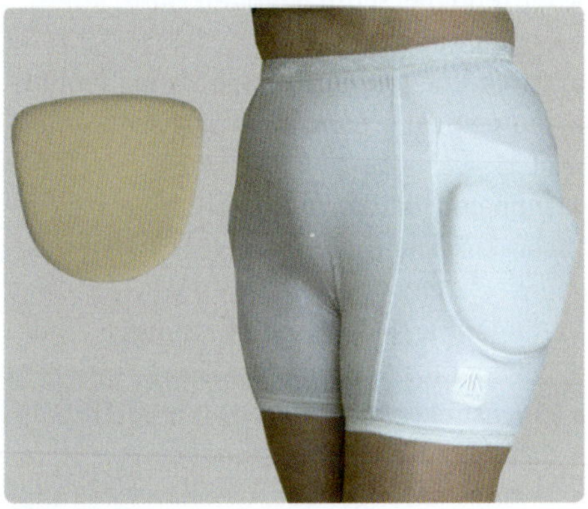

Bild 15.14 Hüftprotektor

15.4 Veränderungen der Beweglichkeit beobachten

Jeder Mensch hat seine ganz individuelle Art, sich zu bewegen und nicht jede beobachtete Abweichung ist als krankhaft einzustufen. Außerdem sollte nicht vergessen werden, dass die Beweglichkeit des Menschen immer auch sein seelisches Befinden und seine innere Haltung widerspiegelt.

Störungen der Beweglichkeit können sehr unterschiedliche Ausprägungen und Ursachen haben. Sie können nur einzelne Körperteile betreffen oder den ganzen Körper beeinträchtigen und schwere Behinderungen nach sich ziehen. Manche Störungen sind angeboren, andere werden durch Verletzungen oder Krankheit erworben.

Bewegungsveränderungen:
- verlangsamt (bei Parkinson-Krankheit, Depression oder Muskelschwäche)
- impulsiv (bei Hyperaktivität oder Alzheimer-Demenz)
- unkontrolliert (bei Erkrankungen des Zentralnervensystems, z. B. Multipler Sklerose)
- zitternd (bei Aufregung, bei Parkinson-Krankheit)
- steif (bei altersbedingten Veränderungen des Bewegungsapparats)
- stereotyp (= eintönig wiederholte Bewegungen) „Schaukelbewegungen" bei psychischen Störungen

Veränderungen des Gangbilds:
- schleppend (bei Lähmungen)
- „watschelnd" (bei Fehlstellungen der Hüfte)
- hinkend (bei schmerzenden Hüft-, Knie- oder Sprunggelenken)
- schlurfend (oft bei Schlaganfallpatienten)
- taumelnd (bei Schwindel und Benommenheit)
- trippelnd (bei alten Menschen, bei Parkinson-Krankheit)

Veränderungen der Körperhaltung:
- gebeugt (bei Osteoporose)
- eingesunken (bei Angst, Depression)
- Schonhaltungen (bei Schmerzen)
- Zwangshaltungen (bei Gelenkversteifung oder erhöhter Muskelanspannung)
- Fehlhaltungen (bei angeborenen oder erworbenen Abweichungen des Bewegungsapparats)

15.5 Die Bewegungsfähigkeit unterstützen

Bewegung schafft Unabhängigkeit, bietet Schutz bei Gefahren und erleichtert die Aufnahme sozialer Kontakte. Außerdem kann der Mensch durch Bewegungen – Mimik, Gestik und seine Körperhaltung – Gefühle ausdrücken. Zudem ist sie zentraler Bestandteil zahlreicher **Aktivitäten des Alltags**, wie z. B. essen und trinken, selbstständig das WC aufsuchen und sich waschen und ankleiden.

Für bettlägerige Patienten und Menschen mit körperlicher Behinderung ist der Aktionsradius beschränkt. Folglich betrifft eine Einschränkung in der Beweglichkeit nicht nur den Bewegungsapparat des Patienten, sondern stets den ganzen Menschen in all seinen Lebensaktivitäten.

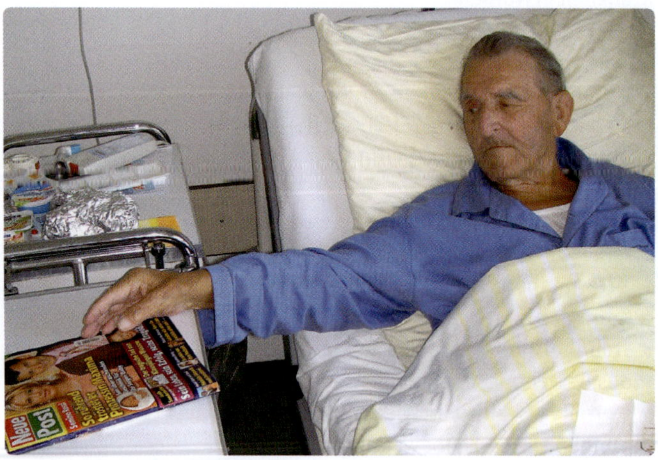

Bild 15.15 Bewegung braucht Anreize

15.5.1 Förderung der Bewegung

Die Förderung der Bewegung ist zunächst Aufgabe der Physiotherapie und der Ergotherapie. Die Pflege unterstützt in Absprache mit den Fachkräften deren Maßnahmen. Gelähmte oder bewusstlose Patienten sowie Personen mit Versteifungen der Gelenke werden passiv bewegt, das heißt durch die Pflegeperson. Bei aktiven **Bewegungsübungen** arbeitet der Patient und führt die Bewegungen – anfangs mit Hilfe und später selbstständig – aus eigener Kraft aus.

Zum weiteren Muskelaufbau können später Übungen eingesetzt werden, bei denen der Patient bei seinen Bewegungen einen Gegendruck überwinden muss. Auch alltagsnahe Aufträge, wie z. B. das Abtrocknen von Besteck zur Verbesserung feinmotorischer Fähigkeiten oder die Aufmunterung zu täglichen Spaziergängen, gehören zur Bewegungsförderung. Ziel ist es dabei, gemeinsam mit dem Patienten die Bewegungsform zu finden, die ihm eine größtmögliche Freiheit im Alltag ermöglicht.

Eigenaktivität anregen

Durch geschickte **Gestaltung des Umfelds** kann der Patient fast nebenbei zur Bewegung angeregt werden. So muss der Patient beispielsweise den Arm strecken, um an die Zeitschrift auf seinem Nachttisch zu gelangen (Bild 15.15) oder zur Unterhaltung mit einer Person den Kopf drehen, wenn sie an der Seite seines Bettes (und nicht etwa am Fußende) steht.

Auch bei der **täglichen Körperpflege** ergeben sich zahlreiche Möglichkeiten, die Beweglichkeit des Patienten zu fördern. Allerdings ist dabei die konsequente Umsetzung wichtig: Dem Patienten wird es kaum einsichtig sein, wenn er sich heute anstrengen soll, ihm morgen aber die gleiche Tätigkeit abgenommen wird, damit es „schneller geht".

Beschäftigung fördern

Je nach Grad der Bewegungsbeeinträchtigung können auch die Möglichkeiten der betroffenen Person reduziert sein, sich selbstständig zu beschäftigen oder einem Hobby nachzugehen. Oft fehlen pflegebedürftigen Menschen Anreize, die sie fordern. Außerdem hängt auch das Schlafbedürfnis eines Menschen von seiner körperlichen und geistigen Aktivität ab. Deshalb sollten pflegebedürftige Menschen stets zur Beschäftigung motiviert werden, damit sie nicht den ganzen Tag „verschlafen" und nachts kaum noch Schlaf finden.

Ortswechsel ermöglichen

Ist die Mobilität des Menschen eingeschränkt, ist sein Blickwinkel vom Standort abhängig und kann nicht frei gewählt und verändert werden. Patienten, die ans Bett gebunden sind, erleben diese Einschränkungen in besonderem Maße. Für sie wird das Krankenbett gleichzeitig zum Wohnzimmer, Badezimmer und Esszimmer. Es sollte daher als „Wohnung" des Patienten betrachtet und respektiert werden. Wann immer es möglich ist, sollten die Patienten das Bett und, wenn nötig mithilfe eines Rollstuhls, das Krankenzimmer verlassen können. Auch ein Pflegebett kann zeitweise z. B. in einen Aufenthaltsraum geschoben werden, um den Horizont des Patienten zu erweitern.

15.5.2 Hilfsmittel zur selbstständigen Bewegung

Hilfsmittel zur Bewegung sollen dem Patienten Sicherheit vermitteln, die Sturzgefahr mindern und damit die Selbstständigkeit des Patienten fördern. Jedes Hilfsmittel kann aber nur dann wirksam zur Mobilisation eingesetzt werden, wenn es den Bedürfnissen und den Fähigkeiten (Ressourcen) des Betroffenen entspricht.

Ein noch so guter Gehstock wird in der Ecke stehen bleiben, wenn der Patient im Alltag damit nicht zurechtkommt. Eine Gehhilfe muss so angepasst werden, dass der Patient aufrecht damit gehen kann. Außerdem muss er in die richtige Technik ihres Gebrauchs eingewiesen werden.

Gehstöcke und Gehstützen

Gehstöcke haben einen Handgriff und einen Gummistopper am unteren Ende, der ein sicheres Aufstützen gewährleistet. Diese Stöcke werden häufig von älteren Menschen mit leichter Gangunsicherheit verwendet. **Unterarm-Gehstützen** und Achsel-Gehstützen („Krücken") werden eingesetzt, wenn Patienten nach Knochenbrüchen oder aufgrund schmerzhafter Gelenkerkrankungen ihre Hüfte oder Beine nicht voll belasten sollen. Ein **Vier-Punkt-Gehstock** verringert durch mehrere Aufstützpunkte die Gefahr, dass der Stock zur Seite wegkippt. Er bietet damit Patienten mit Gleichgewichtsstörungen mehr Sicherheit als ein Ein-Punkt-Gehstock, ist jedoch im Gebrauch etwas unhandlicher.

Gehböcke und Gehwagen

Gehböcke sind Gestelle mit vier Aufstützpunkten, die vom Patienten mit beiden Händen gegriffen und bei jedem Schritt vorangestellt werden. Die Benutzung setzt ausreichend Armkraft voraus, um den Gehbock anzuheben und sich auf ihn zu stützen. Ein **Rollator** (Bild 15.16) ist ein Gehwagen mit drei oder vier Rädern und Handbremse, der vom Patienten mit beiden Händen geschoben wird. Er setzt voraus, dass der Betroffene aus eigener Kraft stehen, gehen und sich abstützen kann und über einen ausreichenden Gleichgewichtssinn verfügt.

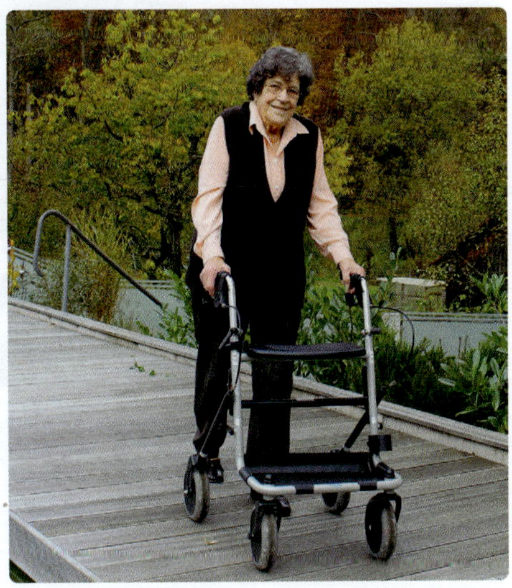

Bild 15.16 Gehen mit dem Rollator

Rollstuhl

Ein Rollstuhl (Bild 15.17) verschafft einem Menschen mit einer Gehbehinderung ein hohes Maß an Fortbewegungsmöglichkeiten.

Das Angewiesensein auf einen „Rolli" bedeutet für den Betroffenen jedoch häufig einen tiefen Einschnitt in sein Gesundheitserleben: Ein Rollstuhl symbolisiert nach außen die völlige Gehunfähigkeit und damit das Gefühl von Behinderung.

Für denjenigen der im Rollstuhl sitzt, ergibt sich außerdem ein völlig anderer Blickwinkel: Das Leben der anderen (stehenden) Menschen spielt sich über seinem Kopf ab, sie sehen „auf ihn herab".

Je nach Bedürfnis des Betroffenen gibt es Sportrollstühle, Faltrollstühle, Kinderrollstühle sowie Rollstühle mit Elektroantrieb.

Vor allem in der Altenpflege werden auch **Sitzwagen** eingesetzt. Sie ähneln eher einem Sessel und ermöglichen ein bequemes Sitzen an beliebigen Orten. Zur aktiven Bewegungsförderung sind sie hingegen ungeeignet.

15.6 Mobilisation des Patienten

15.6.1 Hilfestellung bei der Mobilisation

Die Mobilisation des Patienten dient dem Training von Kreislauf und Muskulatur sowie der Förderung der Selbstständigkeit des Patienten. Außerdem werden durch die Mobilisation Folgeerkrankungen wie Thrombosen, Druckgeschwüre und Gelenkversteifungen am wirkungsvollsten vermieden. Je nach Leistungsvermögen des Patienten und Anordnung des Arztes kann sich der Patient mit Unterstützung auf die Bettkante oder auch in einen Sessel setzen, sich vor das Bett stellen oder sogar Gehübungen machen. Sinnvoll ist die Kombination der Mobilisation mit anderen Pflegemaßnahmen, z. B. die Einnahme der Mahlzeit am Tisch.

Allgemeine Vorbereitungen einer Mobilisation sind:

- Den Patienten genau über die Vorgehensweise informieren. Nur wenn der Kranke geeignete Anweisungen bekommt, kann er nach seinen Möglichkeiten mithelfen.
- Blutdruck und Puls kontrollieren.

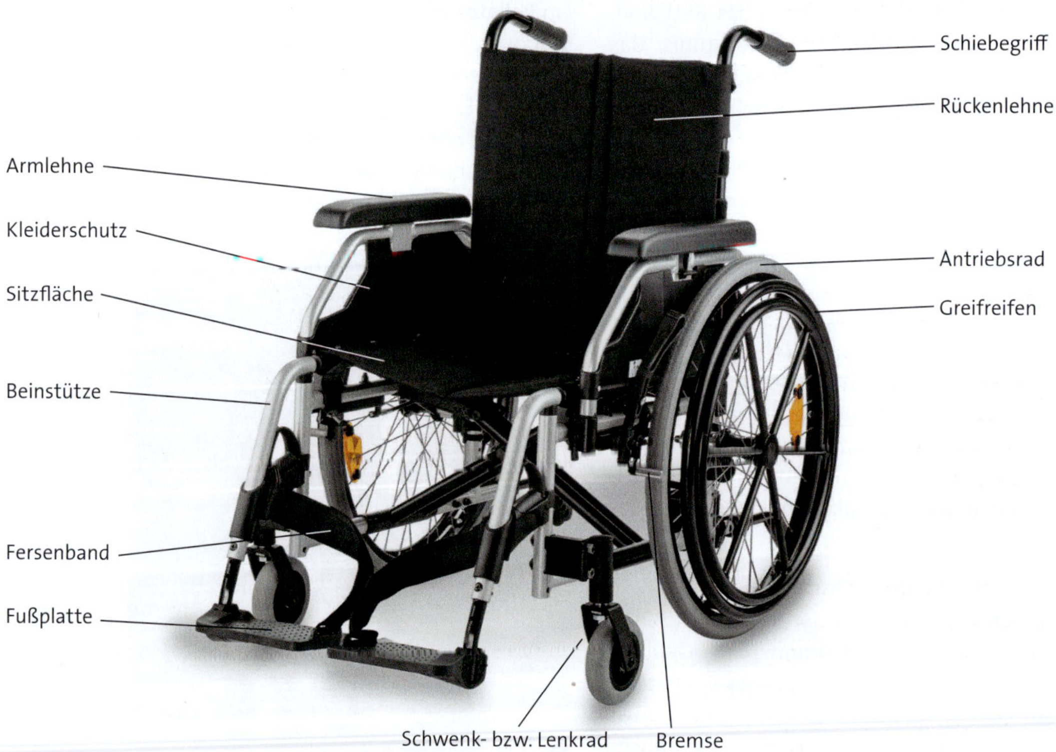

Bild 15.17 Rollstuhl

- Wenn nötig, eine zweite Pflegeperson zur Hilfe holen.
- Das Bett in geeignete Position bringen.
- Die Rollen des Betts blockieren, um für die nötige Sicherheit zu sorgen.
- Den Patienten feste Schuhe und einen Morgenmantel anziehen lassen.
- Bei Bedarf Rollstuhl, Patientensessel oder individuelle Hilfsmittel bereitstellen.
- Wenn nötig, rechtzeitig vor der Mobilisation des Patienten Schmerzmittel nach Anordnung geben.
- Bei Thrombosegefahr werden dem Patienten noch im Liegen medizinische Thromboseprophylaxestrümpfe (MTS) angezogen oder die Beine gewickelt (→ S. 283).

Hilfe beim Aufsetzen auf die Bettkante

Um einem bettlägerigen Patienten beim Aufsetzen auf die Bettkante zu helfen, wird wie folgt vorgegangen:

- Der Patient wird nahe an die Bettkante gezogen und auf die Seite gedreht. Die Pflegeperson verhindert dabei ein Herausfallen und gibt dem Patienten die notwendige Sicherheit (Bild 15.18 a).
- Das Kopfteil des Betts kann hochgestellt werden, sodass der Patient bereits in eine halb sitzende Position kommt.
- Die Beine des Patienten werden leicht angewinkelt und über den Bettrand gebracht.
- Die Pflegeperson greift mit einer Hand unter den Oberkörper des Patienten und mit der anderen hinter die angewinkelten Knie (Bild 15.18 b).
- In einer sanften Kippbewegung wird der Patient schließlich in den Sitz auf der Bettkante aufgerichtet (Bild 15.18 c). Dabei kann der Patient die Bewegung unterstützen, indem er sich mit einem Arm vom Bett abdrückt.
- Der Patient kann seine Sitzhaltung unterstützen, indem er sich mit beiden Händen am Bettrand festhält (Bild 15.18 d).

Aktivere Patienten können sich mithilfe einer am Fußende des Betts befestigten **Strickleiter** Sprosse für Sprosse mit den Händen in den Sitz ziehen. Die Pflegeperson kann dem Patienten durch leichte Unterstützung des oberen Rückens dabei helfen.

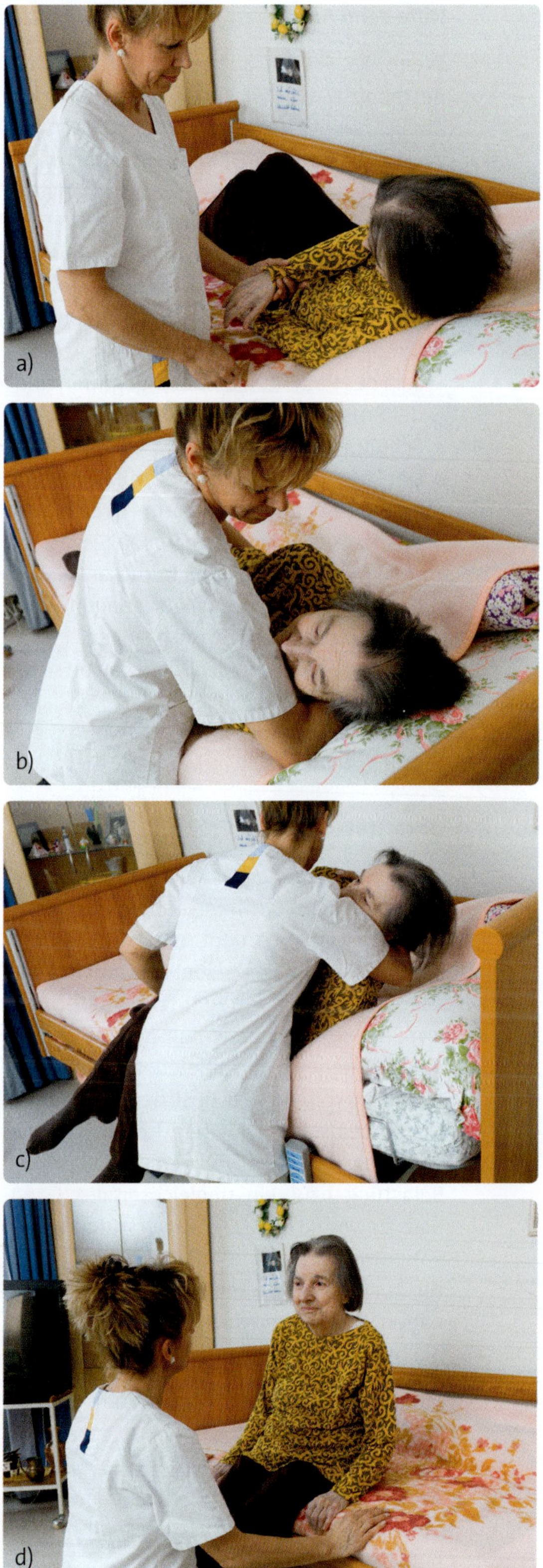

Bild 15.18 a–d) Hilfe beim Aufsetzen

Hilfe beim Aufstehen

Wenn der Patient aufstehen soll, muss die Betthöhe möglichst so eingestellt werden, dass er bereits im Sitzen mit den Füßen den Boden gut erreicht. Der Patient sitzt auf der Bettkante und hat festes Schuhwerk angezogen. Für das Aufstehen gilt:

- Die Pflegeperson steht vor dem Patienten in Schrittstellung, wobei ein Bein zwischen die Knie des Patienten gestellt wird.
- Mit beiden Armen wird unter den Achseln des Patienten hindurchgegriffen und der Brustkorb des Patienten unterhalb der Schulterblätter umfasst.
- Der Patient kann zusätzlich mit seinen Armen die Schultern/Oberarme – nicht aber den Nacken – der Pflegeperson umfassen.
- Auf Kommando, aber nicht ruckartig, wird der Patient durch Gewichtsverlagerung nach hinten in den Stand gezogen.
- Danach wird er von der Pflegeperson sicher im Stand gehalten, bis sich sein Kreislauf an die neue Körperposition gewöhnt hat und er keinen Schwindel verspürt.

Unterstützung beim Gehen

Zur Unterstützung des Patienten beim Gehen wird der Betroffene möglichst seitlich unterstützt. Der Patient legt seine Hand in die Hand der Pflegeperson. Die andere Hand der Pflegeperson unterstützt seinen Unterarm. Bei sicheren Patienten genügt es häufig auch, den Arm anzubieten, sodass sie sich einhaken können. Bei unsicheren Patienten ist ein beidseitiges Führen durch zwei Pflegefachpersonen sinnvoll, um eine einseitige Belastung bzw. ein ungleichseitiges Gangbild zu vermeiden. Die Unterstützung des Patienten von hinten oder von vorn ist nur für kurze Wegstrecken (z. B. vom Bett zum nahen Sessel) und für Patienten geeignet, die bereits recht sicher gehen.

Stets stellt sich die Pflegeperson auf das Tempo des Patienten ein, nie umgekehrt. Es sollte darauf geachtet werden, dass die pflegebedürftige Person mit dem ganzen Fuß auftritt und nicht schlurft oder auf den Zehenspitzen trippelt.

Sollte es während des Gehens zu Schmerzen, Schwindel oder Benommenheit kommen, ist der Patient sofort hinzusetzen oder notfalls hinzulegen.

Transfer vom Bett in den (Roll-)Stuhl

Bei jedem Transfer gilt:

- Das Gewicht des Patienten soll so lange wie möglich vom Bett getragen werden.
- Die Pflegeperson leitet das Gewicht des Patienten möglichst direkt über ihre Knochen, zum Beispiel über das aufgestellte Bein, und nicht über die bewegliche Wirbelsäule an den Boden weiter.
- Krankenheber und Hilfsmittel werden konsequent eingesetzt.

Bei Einsatz des **Patientenlifters** wird der Patient mithilfe eines Gurtsystems aus Rücken- und Beingurt angehoben, umgelagert und bei Bedarf auch transportiert, ohne dass die Pflegeperson Kraft einsetzen muss (Bild 15.19). Die Anwendung muss jedoch unbedingt vor dem Einsatz und ohne Patient eingeübt werden. Die Praxis zeigt leider, dass diese Systeme noch immer viel zu selten eingesetzt werden.

Auch der Einsatz eines **Roll- oder Rutschbretts**, auf dem das Gewicht des Patienten beim Transfer ruht, schont den Rücken der Pflegeperson.

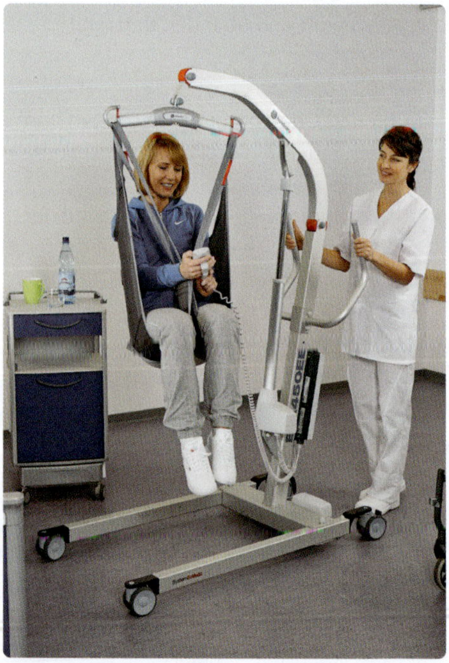

Bild 15.19 Patientenlifter im Einsatz

Durchführung eines Transfers vom Bett in den (Roll-)Stuhl ohne Hilfsmittel:

- Der Patient sitzt auf der Bettkante und hat mit den Füßen Kontakt zum Boden.
- Der Rollstuhl steht nah beim Patienten parallel zum Bett, die Bremsen sind blockiert und die Fußrasten hochgeklappt (Bild 15.20 a).
- Die Pflegeperson steht in Schrittstellung vor dem Patienten, wobei das dem Stuhl entferntere Bein zwischen die Knie des Patienten gestellt wird.
- An der Seite, die zum Stuhl zeigt, greift die Pflegeperson unter den Achseln des Patienten hindurch und umfasst unterhalb der Schulterblätter seinen Brustkorb.
- Auf der dem Stuhl abgewandten Seite greift die Hand der Pflegeperson etwa in Höhe des Beckens (Bild 15.20 b).
- Der Patient kann mit seinen Armen die Schultern/Oberarme der Pflegeperson umfassen.
- Durch Gewichtsverlagerung im Schritt nach hinten leitet die Pflegeperson die Aufstehbewegung ein (Bild 15.20 c).
- Wenn die Schultern des Patienten etwa in einer Linie mit den Knien sind, wird gemeinsam mit kleinen Schritten die Drehbewegung zum Rollstuhl eingeleitet (Bild 15.20 d). Dabei unterstützt die Pflegeperson durch leichten Druck mit der Hand am Becken die Drehung des Patienten.
- Erst wenn der Patient mit dem Rücken zum Rollstuhl steht, wird er sanft abgesetzt, indem der Körperschwerpunkt der Pflegeperson wieder leicht nach vorn verlagert wird.

Der Transfer vom (Roll-)Stuhl ins Bett erfolgt in der umgekehrten Reihenfolge.

Diese Vorgehensweise eignet sich grundsätzlich auch für ähnliche Situationen, z. B. wenn Medizinische Fachangestellte in Arztpraxen den Patienten beim Transfer vom Rollstuhl auf eine Untersuchungsliege unterstützen.

15.6.2 Kinästhetik® in der Pflege

Das Umlagern und Übersetzen von pflegebedürftigen Patienten wird häufig durch Kraftlosigkeit und Bewegungsbeeinträchtigungen der Betroffenen erschwert. Meist werden

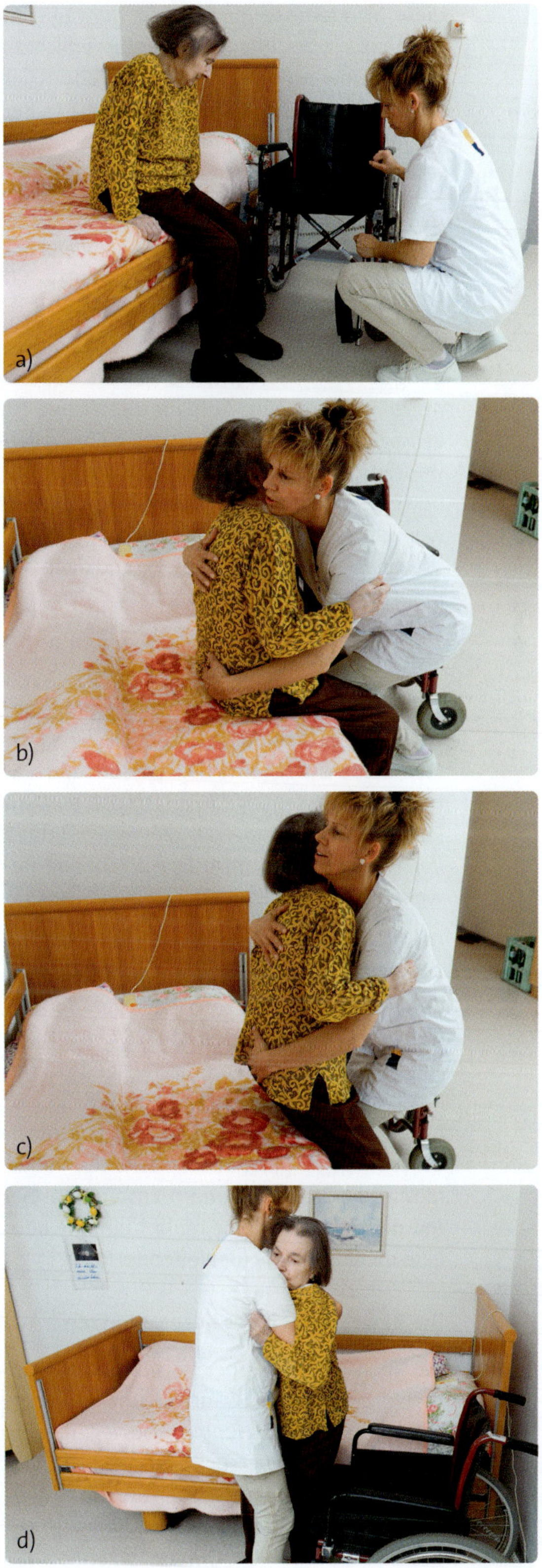

Bild 15.20 a–d) Transfer vom Bett in den Rollstuhl

diese Hindernisse durch den vermehrten Krafteinsatz der Pflegeperson ausgeglichen, was zu einer erhöhten Belastung führt. Hier können Erkenntnisse der Kinästhetik® (= Bewegungsempfindung) helfen.

Die Kinästhetik® beruht auf der Annahme, dass Bewegung ein Grundbedürfnis eines jeden Menschen ist. Dabei versucht der Mensch, mit wenig Anstrengung ein möglichst hohes Maß an Wirkung zu erreichen, indem er sich Haltungen oder die Bewegungsmuster aussucht, die seinen Bedürfnissen entsprechen. Aufgabe der Pflege ist es folglich nicht, den Menschen zu bewegen (passiv), sondern sich mit dem Kranken zu bewegen und auf diese Weise seine Eigenbeweglichkeit zu unterstützen. Im Folgenden soll ein kleiner Einblick in die Grundlagen der Kinästhetik® gegeben werden.

Sich gemeinsam bewegen

Zusätzlich zur eigentlichen Bewegungseinschränkung behindern vielfach Missverständnisse zwischen Pflegeperson und Patient den Bewegungsfluss. Oft ist es dem Patienten nicht möglich, die Anweisungen der Pflegefachperson in entsprechende Bewegungen umzusetzen.

Um dem entgegenzuwirken, kann die Pflegeperson die Informationen zur Bewegung durch Körperkontakt zum Patienten und behutsames Führen vermitteln. Umgekehrt spürt sie dabei die körperlich ausgedrückten Botschaften des Patienten, etwa wenn er eine Pause zum Ausruhen benötigt. Je nach Bewegungsfähigkeit des Patienten übernimmt die Pflegeperson im Zusammenspiel mit dem Patienten eine mehr führende oder eine mehr folgende (begleitende) Rolle.

Die Beweglichkeit des Körpers nutzen

Der menschliche Körper ist kein starres Gerüst, das sich nur als Ganzes – und dann entsprechend kraftaufwendig – bewegen ließe. Die Kinästhetik® versucht deshalb, die Verformbarkeit, die dem Körper durch die großen Gelenke und beweglichen Bereiche gegeben ist, zu nutzen. Durch sie können die weniger beweglichen „Massen" des Körpers (Beine, Arme, Becken, Brust und Kopf) jede für sich einzeln bewegt und umgelagert werden (Bild 15.21). Es gilt der Lehrsatz „Massen fassen und frei bewegliche Zwischenräume spielen lassen". So ist z. B. ein Transfer von einem Bett auf ein anderes viel kraftschonender durchzuführen, wenn dabei zunächst die Beine, dann erst der Beckenbereich und der Oberkörper und zuletzt der Kopf des Patienten bewegt werden, statt seinen ganzen Körper auf einmal herüberzuheben.

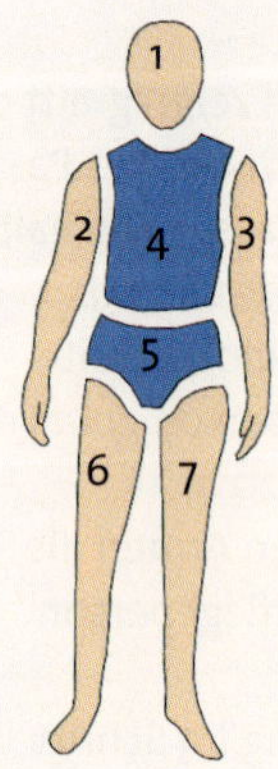

Bild 15.21 Massen und Zwischenräume des Körpers

Bewegungsabläufe vereinfachen

Komplexe Bewegungen, wie z. B. das Aufstehen aus der Rückenlage, werden in kleine Teilbewegungen zerlegt. Die Kinästhetik® lernt dabei von der natürlichen motorischen Entwicklung des Kindes. Beginnend mit dem Drehen vom Rücken auf den Bauch, dann über den Kniestand, gelingt es dem Kind schließlich, in den Stand zu kommen. Diese im Verlauf der Entwicklung gelernten Teilbewegungen und Grundpositionen kommen nun beim Kranken wieder zum Einsatz, wenn er z. B. aus der Rückenlage im Bett aufstehen möchte (Bild 15.22 → S. 275).

Bewegungsmuster variieren

Der Mensch bewegt sich sowohl parallel in einer Bewegungsachse (z. B. Beugen des Oberkörpers nach vorn) als auch spiralig in zwei Bewegungsrichtungen. Spiralige Bewegungen sind weniger kraftaufwendig und damit schonender. Ihre Ausführung benötigt aber im Vergleich zur Parallelbewegung etwas mehr Platz.

Den Unterschied können Sie beim Aufstehen von einem Stuhl leicht nachvollziehen:

- **Parallelbewegung**: Sie sitzen mit geschlossenen Beinen auf einem Stuhl und erheben sich durch Vorbeugen des Oberkörpers.
- **Spiralbewegung**: Sie sitzen mit leicht geöffneten Beinen auf dem Stuhl. Ein Fuß ist leicht nach außen gedreht und zeigt zum Stuhlbein. Beim Aufstehen stützen Sie sich mit der Hand auf diese Seite hin ab. Es entsteht eine leichte Drehbewegung.

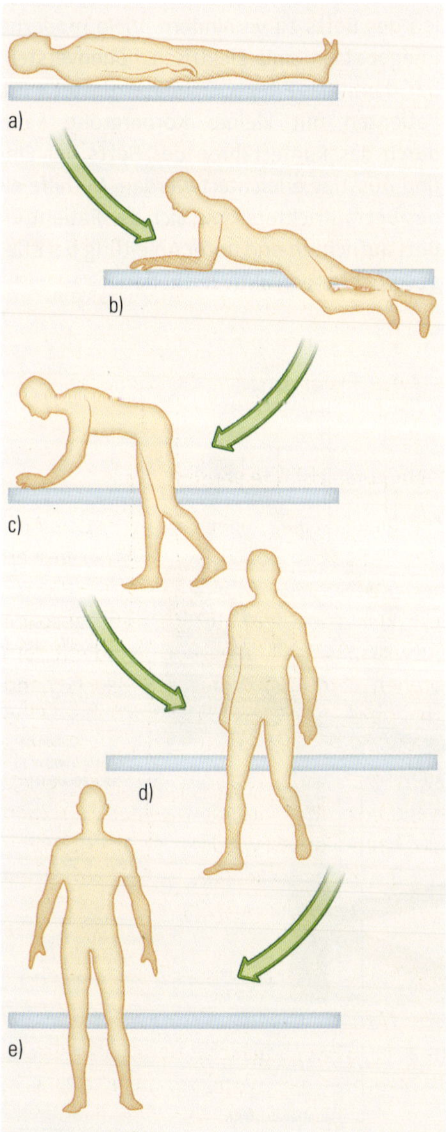

Bild 15.22 a–e) Kinästhethisches Aufstehen aus der Rückenlage

15.7 Rückenschonend arbeiten

Die Wirbelsäule sollte bei Pflegeverrichtungen möglichst entlastet werden. Dazu gehört auch sicheres Schuhwerk mit flacher Sohle. Schon eine richtige Ausgangsstellung und ein sicherer Stand der Pflegeperson unterstützen die Wirbelsäule. Als Fußstellung beim Heben einer Person eignet sich am besten eine leichte Grätschstellung, zum Bewegen ist eine Schrittstellung angebracht. Die Knie sollten leicht gewinkelt sein und können am Bettrand abgestützt werden. Bei allen Arbeiten sollte der Rücken gerade gehalten werden. Dadurch werden die Bandscheiben gleichmäßig belastet (Bild 15.23).

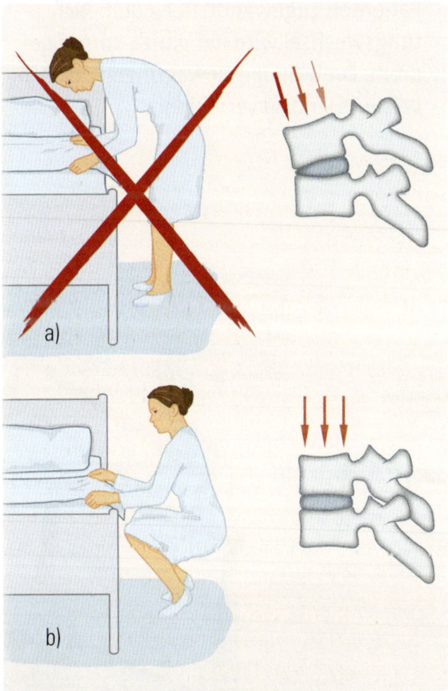

Bild 15.23 Belastung der Bandscheiben bei **a)** ungünstiger und **b)** richtiger Arbeitshaltung

Beim **Tragen und Heben** sollten grundsätzlich folgende Hinweise beachtet werden:

- Wann immer möglich, Hilfsmittel wie z. B. Patientenlifter (→ S. 272) nutzen.
- Der Patient sollte stets in Pflegemaßnahmen aktiv einbezogen werden und nach seinen Möglichkeiten mithelfen.
- Wenn schwere Personen bewegt oder gehoben werden müssen, sollte eine zweite Pflegefachperson helfen.

- Vor dem Transfer ist für ausreichende Bewegungsfreiheit zu sorgen. Räumliche Enge verleitet zu ungünstigen Zwangshaltungen.
- Das Krankenbett sollte auf Arbeitshöhe (= Hüfthöhe) gebracht werden. Ist dies nicht möglich, sollte die Pflegeperson verstärkt in die Knie gehen.
- Ein sicherer Griff verhindert unnötige Ausgleichsbewegungen, z. B. wenn der Patient wegrutscht. Wenn nötig, kann ein Haltegurt das sichere Zufassen ermöglichen.
- Der Patient sollte so nahe wie möglich an den Oberkörper der Pflegeperson gebracht werden.
- Die Front der Pflegeperson ist immer dem Patienten zugewandt. Bei jedem Richtungswechsel wird der ganze Körper gedreht. Dreh-Beuge-Bewegungen der Wirbelsäule sind zu vermeiden.

15.8 Der bettlägerige Patient

15.8.1 Das Pflegebett

Das Pflegebett ist der Ort, an dem sich der pflegebedürftige Patient die meiste Zeit aufhält. Es sollte ihm Sicherheit und Wohlbefinden vermitteln und den Bedürfnissen der Pflege entsprechen (Bild 15.24). Für die Pflege im Wohnbereich gibt es optisch ansprechende Betten, z. B. aus Holz. Durch Rollen kann das Bett transportiert werden. Steht ein Bett an seinem Platz, werden die Rollen durch die Bremsen sicher festgestellt, um ein Wegrollen des Betts zu verhindern. Viele moderne Pflegebetten sind elektrisch höhenverstellbar, damit das Pflegepersonal entlastet wird. Patienten mit kleiner Körpergröße kann durch das Runterfahren des Betts der Ein- und Ausstieg erleichtert werden. Mithilfe eines Bettaufrichters kann sich der Patient im Bett aufrichten und unter Anleitung bei Pflegeverrichtungen aktiv mithelfen.

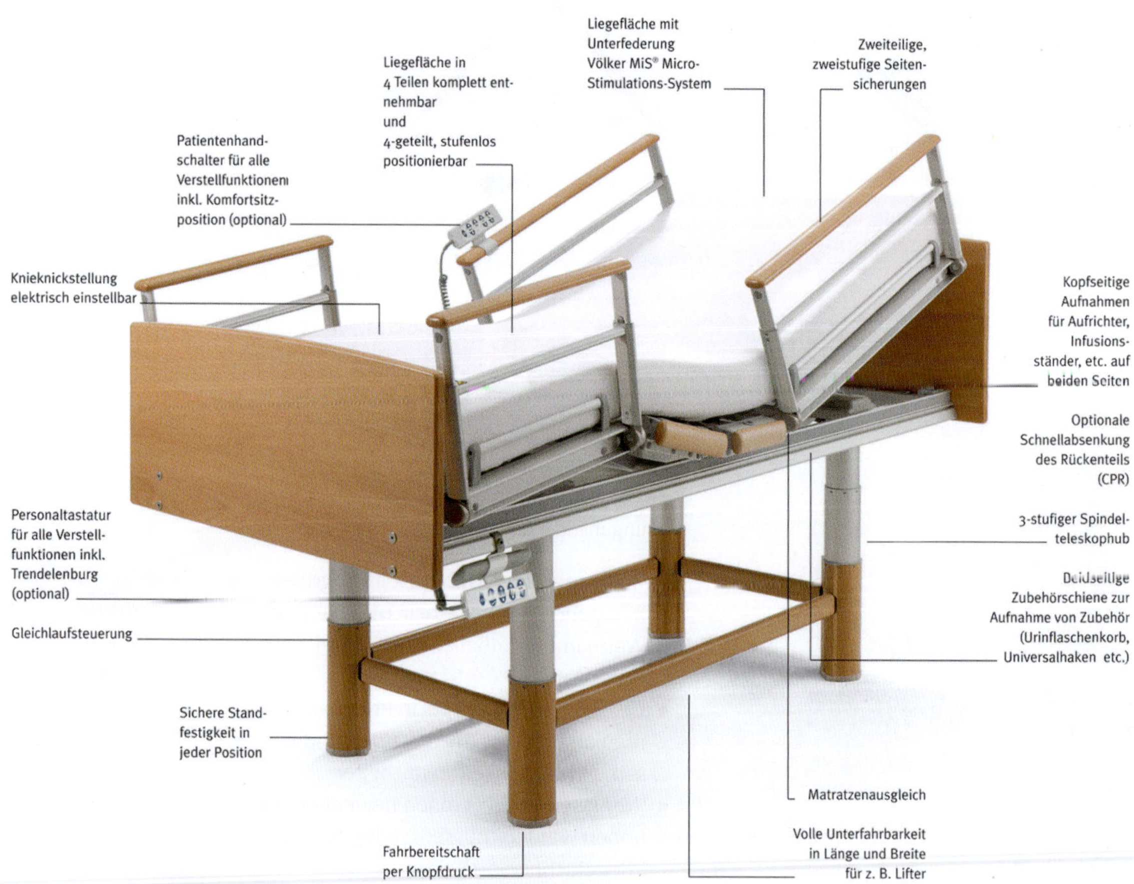

Bild 15.24 Modernes Pflegebett in Lagerungsstellung

Das Bettbrett am Kopfende ist abnehmbar, um besseren Zugang zum Kopf des Patienten, z. B. bei einer Haarwäsche im Bett, zu haben. Auf Wunsch bzw. mit Einverständnis des Patienten können seitliche Bettgitter vor Stürzen aus dem Bett schützen und das Gefühl von Sicherheit geben. Ferner können Halterungen zur Aufbewahrung einer Urinflasche/eines Urinbeutels oder zum Aufhängen von Infusionen die Ausstattung ergänzen. Die dreiteilige Liegefläche ermöglicht unterschiedliche Lagerungen des Patienten (Tabelle 15.1).

15.8.2 Betten und Wäschewechsel

Zur Ausstattung des Pflegebetts gehören:

- ein wasserabweisender Matratzenschoner als hygienischer Schutz der Matratze gegen Feuchtigkeit
- ein Bettlaken
- ein Querlaken (Stecklaken)
- evtl. eine Einmal-Schutzeinlage im Gesäßbereich
- ein großes und ein kleines Kopfkissen zur Unterstützung der Lagerung des Patienten
- eine Bettdecke

Lagerungsart	Anwendungsgebiete
Grundstellung 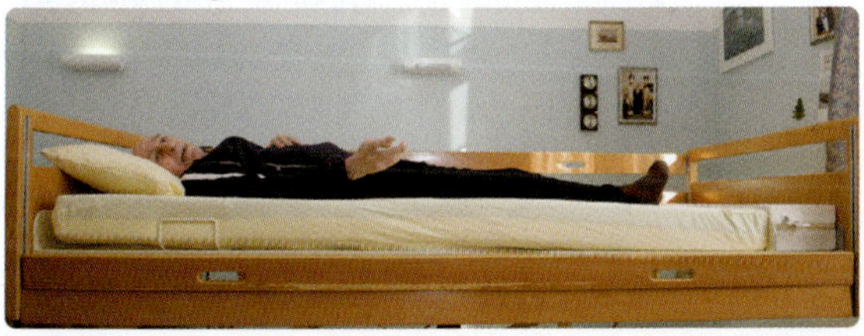	Diese Einstellung eignet sich für die meisten Patienten. Das Oberteil wird nach Wunsch etwas angehoben und ermöglicht dem Patienten den Blick in den Raum.
Bein-Hochlagerung (auch Schocklagerung) 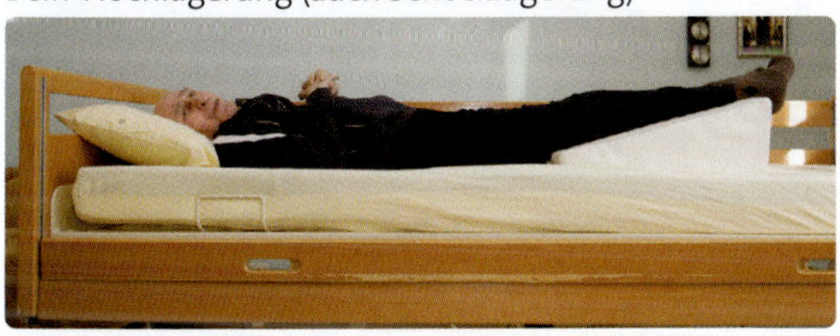	Durch das Hochlegen der Beine wird das Blut schneller zum Herzen zurückgeleitet. Diese Lagerung wird nach Operationen, bei Venenleiden, beim Kreislaufschock und nach einer Ohnmacht angewendet.
Fuß-Tiefstellung 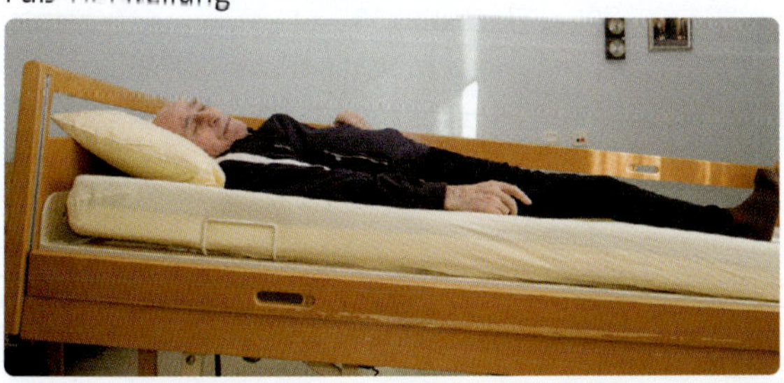	Bei Patienten mit Durchblutungsstörungen der Beine sowie bei erhöhtem Hirndruck nach Schädelverletzungen wird durch Tiefstellung der Beine der Blutstrom in die unteren Körperregionen begünstigt.
Stufenbett-Lagerung (auch Herz-Lagerung) 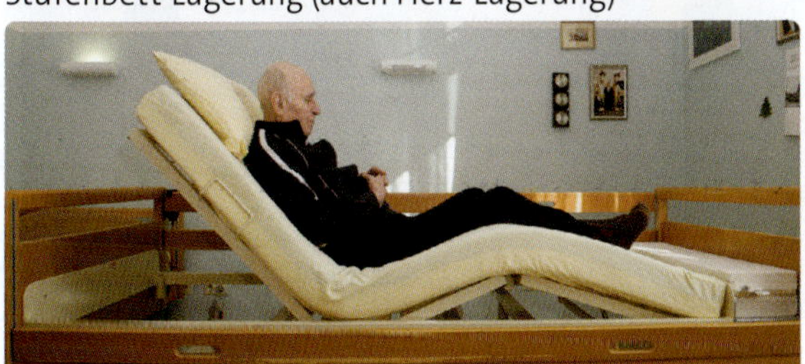	Bei dieser Lagerung sind sowohl der Oberkörper als auch die Beine des Patienten erhöht. Der Patient kann leichter atmen und das Herz wird in seiner Pumpleistung entlastet.

Tabelle 15.1 Lagerungsstellungen des Krankenbetts

Ein sauberes, glattes Bett trägt zum Wohlbefinden des Patienten bei und verhindert Schäden wie das Wundliegen (Dekubitus → S. 281) des Patienten. Daher wird das Krankenbett eines bettlägerigen Patienten in der Regel dreimal täglich hergerichtet, d.h. am Morgen, am Nachmittag und am Abend vor der Nachtruhe. Bei bettlägerigen Patienten erfolgt der Wechsel der Bettwäsche einmal täglich und bei Bedarf. Zum Betten wird saubere Wäsche bereitgelegt und ein Wäschesack für Schmutzwäsche bereitgestellt. Benutzte Bettwäsche sollte generell nicht auf dem Fußboden abgelegt werden, da dadurch Keime verschleppt werden können.

Vor einem **Wechsel der Bettwäsche** ist es zweckmäßig, dem Patienten bei Bedarf nochmals die Urinflasche bzw. das Steckbecken zum Verrichten der Notdurft anzubieten. Nach den allgemeinen Vorbereitungen, der Händedesinfektion und dem Anlegen einer Einmalschürze geht man wie folgt vor:

- Kissen, Bettdecke und Lagerungshilfsmittel werden aus dem Bett genommen und bei Bedarf neu bezogen.
- Der Patient wird vorsichtig auf die Seite gedreht und durch die zweite Pflegeperson gesichert.
- Dabei ist auf genügend Spielraum von zu- und abfahrenden Schläuchen (z.B. Infusionen) zu achten.
- Die alten Laken (Bett- und Stecklaken) werden zur Mitte hin aufgerollt.
- Ein frisches Bettlaken wird eingelegt und danach am Kopf-, dann am Fußende und an den Seiten eingesteckt.
- Ein frisches Stecklaken wird ebenfalls eingesteckt (Bild 15.25 a).
- Bettlaken und Stecklaken werden zum Patienten hin aufgerollt.
- Der Patient wird über die Laken auf die frisch bezogene Seite gedreht und nun durch die erste Pflegeperson gesichert (Bild 15.25 b).
- Die zweite Pflegeperson entfernt die alten Laken aus dem Bett, zieht die frischen Laken straff und steckt sie faltenfrei ein (Bild 15.25 c).
- Die Kopfkissen werden aufgeschüttelt und untergelegt. Dabei dürfen aus hygienischen Gründen Kopf- und Lagerungskissen nicht vertauscht werden.
- Der Patient wird wieder korrekt gelagert.
- Das Deckbett wird aufgeschüttelt und der Patient zugedeckt.
- Abschließend werden der Nachtschrank und die Patientenklingel in erreichbare Nähe gebracht.

15.8.3 Lagern und Umlagern eines Patienten

Lagerung

Ein gesunder Mensch ist immer ein wenig in Bewegung, sogar im Schlaf. Wenn ein Patient nicht mehr in der Lage ist, seine Liegeposition selbstständig zu verändern, muss dies durch regelmäßige Umlagerung von Pflegefachkräften übernommen werden. Die Umlagerung dient der Vorbeugung von Erkrankungen wie z.B. dem Wundliegen oder einer Gelenkversteifung.

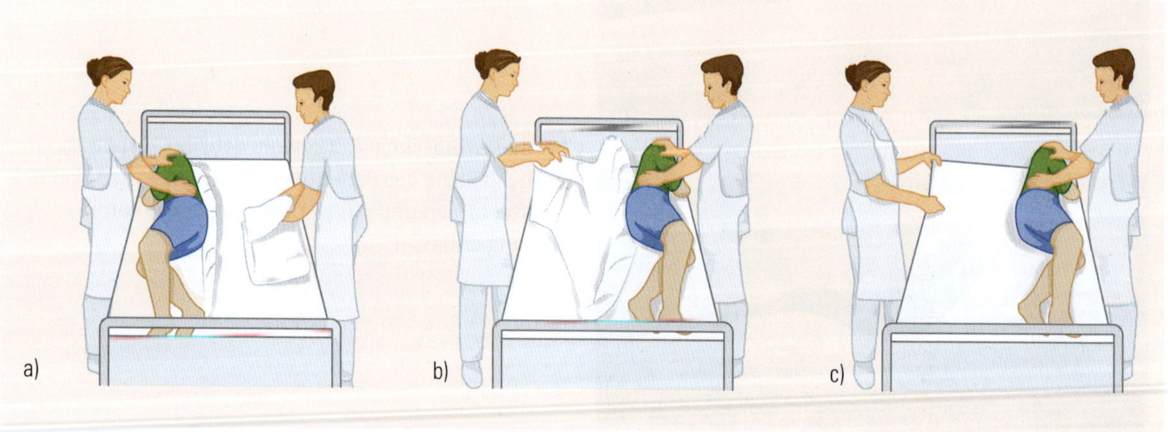

Bild 15.25 a – c) Arbeitsschritte beim Betten des Patienten

Da Lageveränderungen zudem die Kreislauffunktion stärken, können sie zusammen mit Kräftigungsübungen die weitere Mobilisation des bettlägerigen Patienten vorbereiten. Manchmal erfordert auch die Behandlung einer Krankheit eine bestimmte Lagerung, z. B. beim Ruhigstellen eines Knochenbruchs. In jedem Fall muss der Patient über das Ziel einer Lagerung informiert werden.

Jede Maßnahme zur Lagerung erfolgt geplant und zu festgelegten Zeiten. Dabei sind Tageszeiten und Aktivitäten des Patienten zu berücksichtigen. So sollte das Rückenteil zu den Mahlzeiten hochgestellt werden, zum Schlafen und Ruhen wird der Patient entsprechend flach gelagert.

Die Position sollte für den Patienten angenehm sein. Manchmal müssen dazu einige Positionen ausprobiert werden, um die geeignete Stellung für den Kranken zu finden. In jedem Fall ist es wichtig, die Gelenke nie durchgestreckt, sondern in leicht gewinkelter Haltung zu lagern. Sonst kommt es zu schmerzhaften Muskelverspannungen und Fehlstellungen. Grundsätzlich wird der Patient in eine neue Lagerungsposition gehoben oder gerollt, niemals aber gezogen. Außerdem muss er in der gewählten Position sicher und rutschfest liegen. Jedes Ziehen oder Verrutschen des Patienten bewirkt Reibung, die die Haut schädigt und das Auftreten eines Dekubitus (→ S. 281) fördert.

Lagerungshilfsmittel

Lagerungshilfsmittel haben die Aufgabe, die korrekte Position des Patienten zu unterstützen, ohne ihn dabei in seiner noch vorhandenen und erwünschten Eigenbeweglichkeit zu sehr einzuschränken. Außerdem sollten sie hautfreundlich sein und nicht zu übermäßiger Schweißbildung im Kontakt zur Haut des Patienten führen. Aus hygienischen Gründen werden Lagerungshilfsmittel immer mit einem waschbaren Bezug aus Baumwolle versehen.

- **Fußstützen** verhindern, dass der Patient im Bett herunterrutscht. Außerdem wirken sie einer Versteifung des Fußes in überstreckter Haltung (Spitzfuß) entgegen.
- **Kissen** sind vielseitig verwendbar. Bei einer Lagerung auf der Seite verhindern sie z. B. das Zurückrollen des Patienten, wenn sie hinter den Rücken positioniert werden. Unter dem Körper dienen sie der Druckentlastung hart aufliegender Körperregionen.
- **Schaumstoffwürfel und -keile** dienen der Hochlagerung von Gliedmaßen. Mit ihrer Hilfe kann z. B. eine Stufenlagerung zur Entlastung der Wirbelsäule erfolgen.
- **Schienen** bewirken die Ruhigstellung eines Körperteils. Vor dem Gebrauch müssen sie gut gepolstert werden, damit bei der Lagerung keine Druckstellen entstehen.

Den Patienten im Bett zum Kopfende bewegen

Oft wird das Hochbewegen des Patienten im Bett fast „im Vorbeigehen" durchgeführt. Doch selbst bei so einfachen Bewegungen des Patienten sollte auf die richtige Vorbereitung geachtet werden, die das Arbeiten wesentlich erleichtert:

- Der Patient liegt auf dem Rücken, das Bett ist in Arbeitshöhe der Pflegepersonen eingestellt.
- Das Kopfende des Betts wird tiefgestellt.
- Das Kopfkissen wird entfernt und auf einem Stuhl abgelegt.
- Wird zu zweit gearbeitet, stehen sich die Pflegepersonen an beiden Seiten des Betts gegenüber. Die Füße stehen dabei in Schrittstellung in Richtung Kopfende, auch der Oberkörper ist dem Kopfende zugewandt.

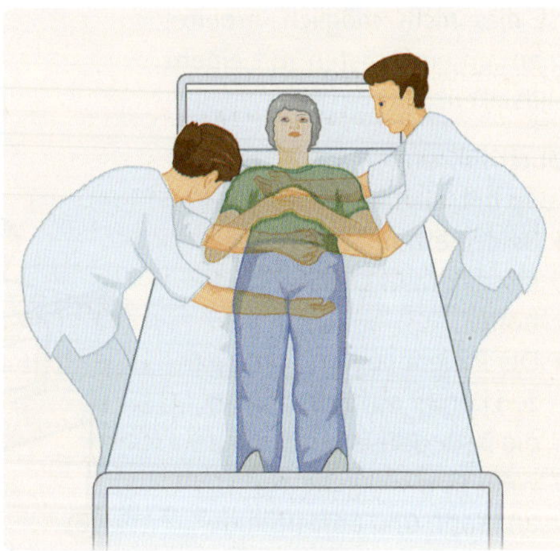

Bild 15.26 Bewegen des Patienten zum Kopfende

- Die einander zugewandten Hände der Pflegepersonen greifen im Beckenbereich unter dem Patienten durch und verhaken sich ineinander. Die freie Hand des einen Helfers fasst unter den Schulterbereich, die des anderen unter die Oberschenkel (Bild 15.26 → S. 279).
- Auf Kommando wird der Patient leicht angehoben und dabei gleichzeitig in Richtung des Kopfendes bewegt. Knie und Hüften der Pflegepersonen sind dabei leicht gebeugt, der Rücken bleibt gerade.

Wenn möglich, kann der Patient mit Unterstützung der Pflegeperson die Hochbewegung auch weitgehend selbst ausführen:
- Die Beine werden angezogen und die Füße nahe am Gesäß seitlich auf die Unterlage gestellt.
- Der Oberkörper wird unter Benutzung des Patientenaufrichters leicht aufgerichtet. Das Gesäß wird dabei leicht angehoben („Brücke machen"), um den Steißbereich zu entlasten.
- Durch kräftiges Abstoßen der Füße rutscht der Patient zum Kopfende. Um ein Wegrutschen der Füße zu verhindern, drückt die Pflegeperson leicht auf die Fußrücken des Patienten.

Umlagern von Bett zu Bett

Dem Ziehen oder Tragen des Patienten von einem Bett in ein anderes Bett oder auf eine Liege ist immer der Einsatz eines Patientenlifters (→ S. 272) vorzuziehen, weil er ein kräftesparendes und rückenschonendes Arbeiten ermöglicht. Ist dies nicht möglich, arbeitet man am einfachsten mit einem Hilfslaken.

Durchführung einer Umlagerung mit Hilfslaken:
- Beide Betten stehen nebeneinander auf gleicher Liegehöhe.
- Der Patient liegt mit dem ganzen Körper auf einem Laken, die Bettdecke ist entfernt. Jeweils eine Pflegeperson steht am Kopf- und am Fußende des alten Betts, eine dritte Pflegeperson steht an der Seite des freien Betts.
- Der Patient wird seitwärts in das neue Bett gezogen.
- Anschließend wird das Hilfslaken wieder entfernt (vgl. Wechsel des Bettlakens, Bild 15.25 → S. 278).

15.9 Prophylaxen – Folgekrankheiten verhindern

Bei geschwächten und bewegungseingeschränkten Patienten, besonders wenn sie bettlägerig sind, kann es zu typischen Folgeerkrankungen kommen, die zusätzlich zur eigentlichen Erkrankung auftreten:
- Wundliegen (Dekubitus → S. 281)
- Lungenentzündung (Pneumonie → S. 162, 166)
- Bildung von Blutgerinnseln (Thrombosen → S. 187, 283)
- Versteifungen der Gelenke (Kontrakturen → S. 283)

Solche Folgeerkrankungen führen nicht selten zu weiteren Schmerzen und Einschränkungen. Im schlimmsten Fall droht sogar der Tod des geschwächten Patienten. Durch geeignete Maßnahmen zur Vorbeugung (Prophylaxen) können diese Erkrankungen verhindert werden. Unnötig lange Aufenthalte im Krankenhaus werden so vermieden und Kosten gespart.

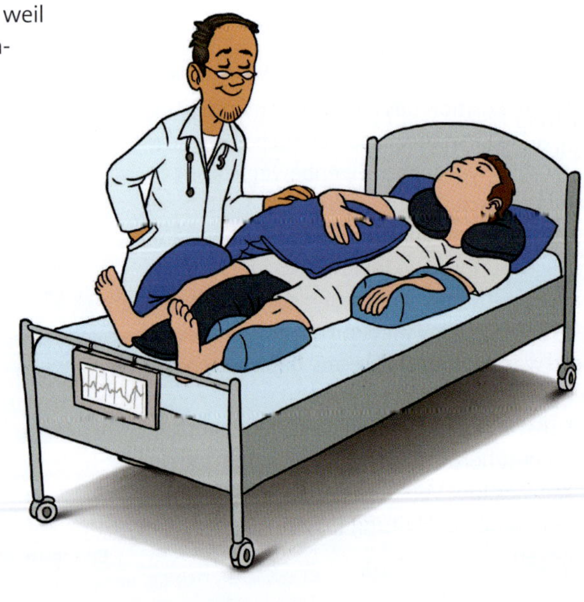

15.9.1 Dekubitus

Als Dekubitus oder Druckgeschwür bezeichnet man eine schlecht heilende Wunde, die durch eine Unterversorgung der Haut mit sauerstoffreichem Blut bei fehlender Druckentlastung auftritt. Besonders gefährdet für einen Dekubitus sind Patienten, die nicht mehr in der Lage sind, ihre Körperstellung aus eigener Kraft zu verändern, um druckbelastete Körperstellen zu entlasten.

Bei der Entstehung des Dekubitus wirken drei Faktoren zusammen:

- **Auflagedruck** des Körpers:
  Durch Druck auf die Körperoberfläche werden die feinen Gefäße der Haut zusammengedrückt. Besonders gefährdet sind Hautregionen, die über Knochenvorsprüngen liegen und nur wenig durch Unterhautfettgewebe abgepolstert sind (Bild 15.27).
- **Zeit:**
  Wird das Gewebe an der Druckstelle länger als zwei Stunden nicht mehr mit sauerstoffreichem Blut versorgt, entzündet es sich und stirbt letztlich ab.
- **Risikofaktoren:**
  Lähmungen, Bewegungsarmut und Empfindungsstörungen erhöhen das Risiko für einen Dekubitus. Weitere Risikofaktoren sind Hautschäden, Fettsucht, Durchblutungsstörungen, Untergewicht und Inkontinenz

Entwicklung des Dekubitus

Das erste Anzeichen für eine verminderte Durchblutung aufgrund einer Druckbelastung ist ein weißer Aufliegefleck, der bei Druckentlastung in eine scharf begrenzte Rötung übergeht (Bild 15.28 a → S. 282). In diesem Stadium klagen manche Patienten über leicht brennende Schmerzen, die durch die dann vermehrte Durchblutung entstehen.

Später kommt es im Bereich der Hautrötung zur Bildung von Blasen. Platzen diese Blasen auf, entsteht eine schmerzhafte und nässende Wunde, durch die nun ungehindert Keime eindringen können (Bild 15.28 b). In der Gesäßregion ist diese Gefahr durch die Nähe zum After besonders groß.

Ohne Entlastung stirbt das Hautgewebe aufgrund des Sauerstoffmangels ab und verfärbt sich dabei tiefschwarz (Nekrose, Bild 15.28 c). Nicht selten reicht der Gewebeschaden bis zum Muskelgewebe. Auch die benachbarten Hautbezirke sind entzündet.

Im Endstadium eines Dekubitus bildet sich ein tiefes, eitriges Druckgeschwür, das bis auf den Knochen reicht (Bild 15.28 d).

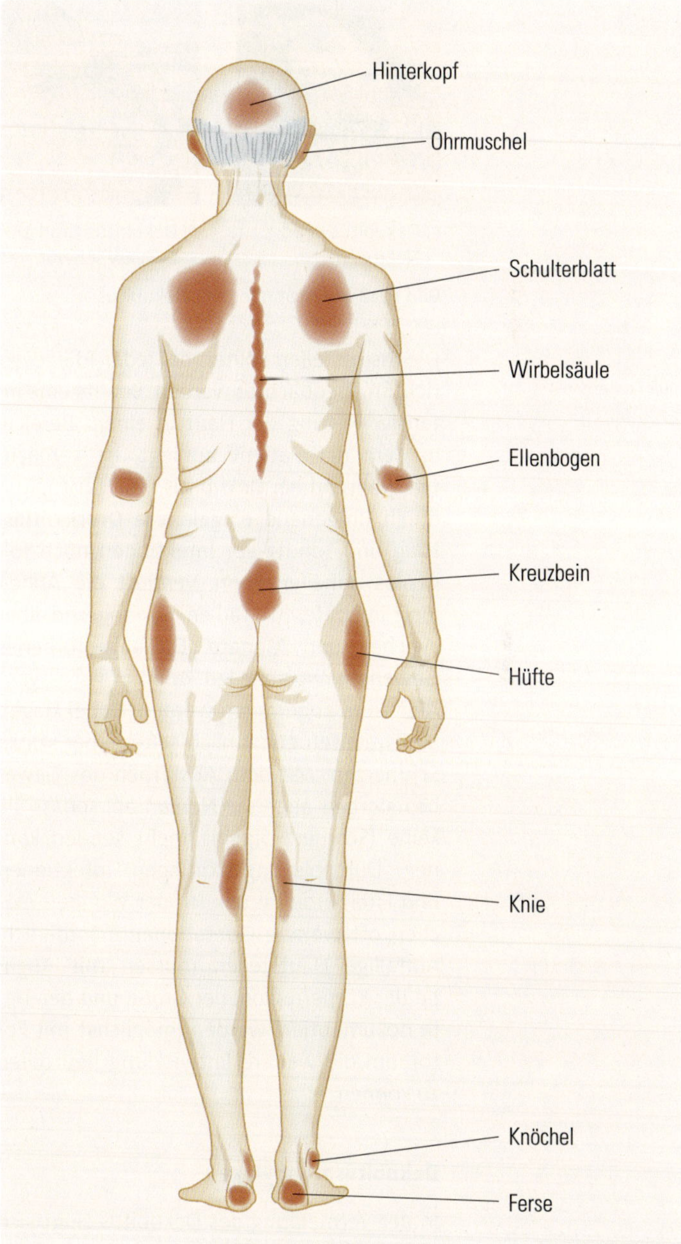

Bild 15.27 Dekubitusgefährdete Körperregionen

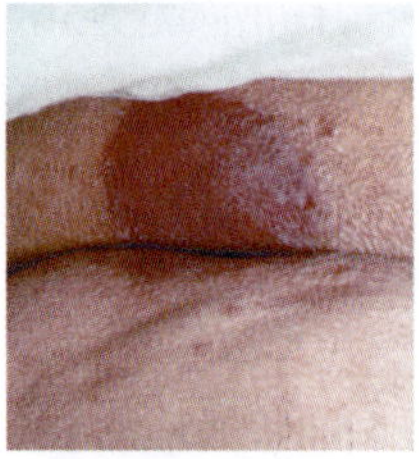

a) Dekubitus Grad 1: Rötung

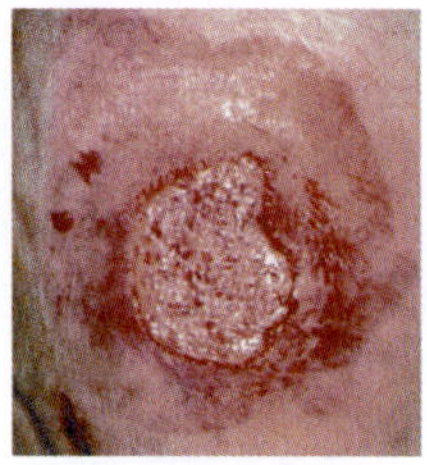

b) Dekubitus Grad 2: Blasenbildung

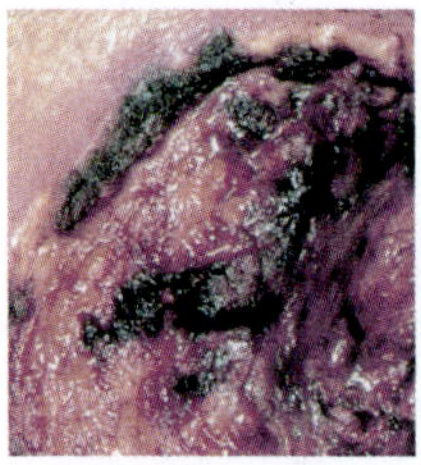

c) Dekubitus Grad 3: Nekrosen

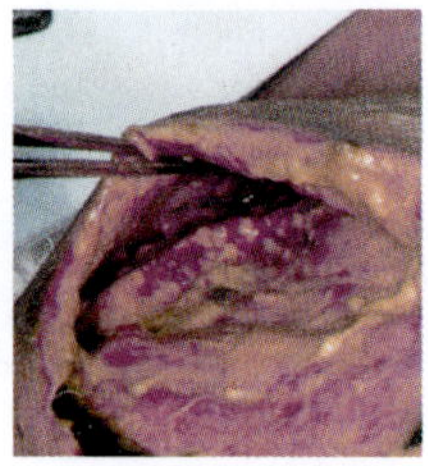

d) Dekubitus Grad 4: Druckgeschwür

Bild 15.28 a – d) Stadien des Dekubitus

Die Risikostellen sollten bei jeder Pflegeverrichtung beobachtet werden. Bereits eine intensive Rötung der Haut in einem Bereich, in dem der Patient aufliegt, ist verdächtig. Während ein Dekubitus im Frühstadium durch umgehend eingeleitete **Druckentlastung** und Schutz vor Infektionen noch folgenlos abheilen kann, verläuft die Abheilung in späteren Stadien nur zögernd über Wochen und Monate. Da abgestorbenes Gewebe nicht abheilen kann, muss es vom Arzt steril abgetragen werden. Dabei klagen die Patienten erstaunlich selten über starke Schmerzen: Mit dem Absterben des Gewebes sterben auch die Nerven ab, sodass sie keine (Schmerz-)Signale mehr senden können. Durchblutungsstörungen, Infektionen und Eiterherde im Bereich der Wunden machen oft weitere Operationen erforderlich. Auffällige Hautstellen müssen mit Angabe der Körperregion, der Größe und der Tiefe dokumentiert werden (möglichst mit Foto), um die weitere Entwicklung beurteilen zu können.

Dekubitusprophylaxe

In der Vermeidung des Dekubitus zeigt sich die Qualität der Pflege. Dazu müssen die fünf Säulen der Dekubitusvorbeugung beachtet werden:

- Hautbeobachtung und Ermitteln möglicher Risiken für die Entstehung eines Dekubitus
- Mobilisation
- Druckentlastung durch Lagerung und Lagewechsel
- Hautpflege und Durchblutungsförderung
- Ernährung

Je beweglicher der Patient ist, desto geringer ist sein Risiko, sich wund zu liegen. Ist eine Mobilisation (→ S. 270) nicht oder nur beschränkt möglich, werden gefährdete Patienten regelmäßig nach einem individuellen Lagerungsplan umgelagert, um eine gleichmäßige Druckverteilung sicherzustellen.

Zur Entlastung üblich ist die **30°-Seitenlagerung**, wobei der Patient abwechselnd auf der linken und auf der rechten Seite gelagert wird. Zusätzlich kann eine **Weichlagerung** mit geeigneten Hilfsmitteln (z.B. Gelkissen) oder superweichen Spezialmatratzen den Auflagedruck vermindern. Fersen und Ellenbogen müssen zusätzlich vor Druck geschützt werden.

Doch weder eine Superweich-Lagerung noch der Einsatz von Hilfsmitteln kann das regelmäßige Umlagern ersetzen. Für Patienten, die nicht umgelagert werden können (z.B. Verbrennungsopfer) stehen als weitere Hilfsmittel zur Druckentlastung Wechseldruckmatratzen und Spezialbetten zur Verfügung.

Eine gesunde, gut durchblutete Haut ist weniger anfällig für Schäden. Daher muss jede Reizung der häufig ohnehin schon stark beanspruchten Haut verhindert werden. Bei der täglichen Körperpflege (→ S. 139) ist darüber hinaus auf eine ausreichende Rückfettung der Haut zu achten. Gummi- und Plastikunterlagen sollten bei dekubitusgefährdeten Personen vermieden werden. Sie sind nicht atmungsaktiv und verhindern so die Feuchtigkeitsregulation der Haut. Mangel- und Unterernährung begünstigen zusätzlich die Entstehung eines Dekubitus. Die Kost sollte daher eiweiß- und vitaminreich sein. Auch an eine ausreichende Flüssigkeitszufuhr ist zu denken. Bei der Gefahr von Untergewicht sollte eine energiereiche Aufbaukost angeboten werden. Bei stark übergewichtigen Personen ist eine Reduktionskost angezeigt (→ S. 221).

15.9.2 Kontrakturen

Ein alter Spruch sagt: „Wer rastet, der rostet." Und tatsächlich werden die Gelenke steif, wenn sie längere Zeit nicht mehr bewegt werden. Die Muskeln und Sehnen verkürzen sich und es kommt zu schmerzhaften **Fehlstellungen**. Eine Bewegung ist dann kaum noch möglich.

Besonders gefährdet für Gelenkversteifungen sind Bettlägerige und Gelähmte sowie Personen, deren Gelenke durch Gipsverbände oder Schienen ruhig gestellt sind. Auch bei Personen mit großen Narben im Bereich der Gelenke (z. B. nach Verbrennungen) versteift das betroffene Gelenk häufig, weil das wenig dehnbare Narbengewebe kaum noch Bewegungsspielraum ermöglicht.

Im Bereich der Füße kann es durch den Druck der Bettdecke zu einer Spitzfußstellung kommen (Bild 15.29).

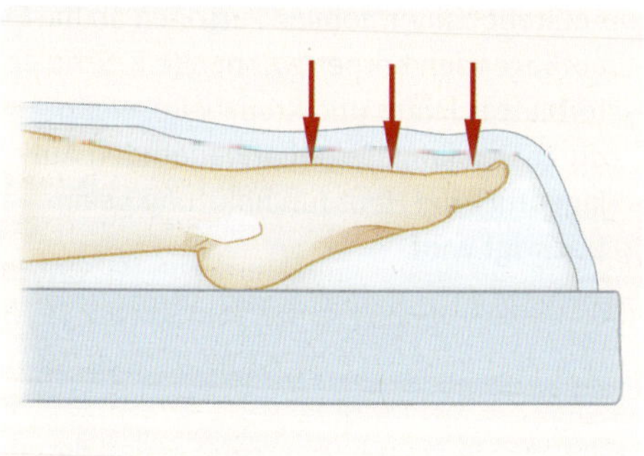

Bild 15.29 Spitzfuß

Kontrakturenprophylaxe

Maßnahmen zur Vorbeugung von Gelenkversteifungen sind:

- Beobachtung der Beweglichkeit des Patienten, um Bewegungseinschränkungen frühzeitig zu erkennen
- frühzeitige Mobilisation, um die Beweglichkeit der Gelenke zu erhalten und zu fördern
- Lagerung der Gelenke in ihrer physiologischen Mittelstellung, also weder überstreckt noch zu stark gebeugt
- regelmäßig Lagerung der Gelenke wechseln
- Bewegungsübungen

15.9.3 Thrombose

Das Blut aus den unteren Körperregionen wird durch die Arbeit der Muskeln im Zusammenspiel mit den Venenklappen zum Herzen zurückgeleitet. Bei Menschen, die sich nur wenig bewegen, funktioniert diese „Muskelpumpe" nicht ausreichend. Zur Vorbeugung von Thrombosen (→ S. 187) muss daher der Blutstrom vor allem in den Venen verbessert werden.

Thromboseprophylaxe

Maßnahmen zur Vorbeugung von Blutgerinnseln sind:

- Bewegungs- und Spannungsübungen zur Anregung der Muskelpumpe (z. B. regelmäßiges Kreisen und Strecken der Füße).
- Hochlagerung der Beine zur Verbesserung des Rückstroms des Blutes aus den unteren Körperregionen. Die Knie sollten dazu leicht gebeugt und nicht abgeknickt sein. Außerdem sollte der Patient die Beine nicht überkreuzen.
- Zusätzlich kann der Rückfluss des Blutes bei der Körperpflege durch Ausstreichen der Arme und Beine in Herzrichtung unterstützt werden.
- Anlegen von medizinischen Thromboseprophylaxestrümpfen oder Anlegen eines Kompressionsverbandes („Wickeln der Beine") auf ärztliche Anordnung.

Durch die Kompression der **medizinischen Thromboseprohylaxestrümpfe** (MTS) oder des **Kompressionsverbandes** werden die weichen Wände der Venen etwas aneinandergedrückt. Das Blut kann dann leichter durch die begradigten Gefäße fließen und die Venenklappen können sich besser schließen (Bild 11.28 → S. 186).

Vor dem Anlegen der MTS oder dem Wickeln der Beine müssen die Beine 10 bis 15 Minuten hochgelagert werden. Auf Anordnung des Arztes werden Medikamente, die die Blutgerinnung vermindern (z. B. Heparin), in die Haut gespritzt. Sie verhindern die Bildung von unerwünschten Blutgerinnseln, verlangsamen aber auch die erwünschte Blutgerinnung des Patienten (z. B. nach Verletzungen). Der Patient muss darüber informiert werden.

Unterm Strich

- Die Bewegungsfähigkeit des Körpers wird ermöglicht durch das reibungslose Zusammenspiel von aktiven Muskeln, einem stützenden Knochengerüst, beweglichen Gelenkverbindungen und impulsgebenden Nerven.
- Unbeeinträchtigte Bewegungen sind geschmeidig fließend, zielgerichtet koordiniert und schmerzfrei.
- Erkrankungen des Bewegungsapparats entstehen als Verletzungen durch mechanische Gewalteinwirkung (z. B. Knochenbruch), als entzündlich-rheumatische Veränderungen, durch Über- und Fehlbeanspruchung (z. B. Bandscheibenvorfall) sowie durch Verschleiß (z. B. Arthrose).
- Beim Schlaganfall und bei der Parkinson-Erkrankung ist die Steuerung der Bewegung durch das Absterben von Nervenzellen im Gehirn beeinträchtigt.
- Bewegungseinschränkungen und -unsicherheit erhöhen die Sturzgefährdung und schränken die Wahl des Aufenthaltsorts ein. Außerdem begünstigen sie Vereinsamung und geistigen Abbau durch fehlende soziale Kontakte und enden nicht selten in der völligen Immobilität (Bettlägerigkeit).
- Die Bewegungsfähigkeit von Patienten/Bewohnern wird durch aktivierende Bewegungs- und Beschäftigungsangebote, eine bewegungsfördernde Gestaltung der Umgebung und durch den Einsatz von Hilfsmitteln zur selbstständigen Bewegung gefördert.
- Die Kinästhetik® dient der kraftschonenden Aktivierung der Pflegebedürftigen und der körperlichen Entlastung der Pflegenden durch die Vereinfachung von Bewegungsabläufen und -mustern.
- Eine ggf. durch Lagerungshilfsmittel (Kissen, Schaumstoffkeile und -würfel) unterstützte (Um-)Lagerung hilft, durch Bewegungseinschränkungen verursachte Folgeerkrankungen wie Gelenksversteifungen (Kontrakturen) und Druckgeschwüre (Dekubitus) zu vermeiden.
- Ein Druckgeschwür der Haut (Dekubitus) entsteht bei immobilen Personen an hart aufliegenden Körperregionen (z. B. Schulterblätter, Hüfte und Kreuzbein), wenn durch den längere Zeit andauernden Auflagedruck die Hautdurchblutung beeinträchtigt wird.

Für die Praxis

1. Begleiten Sie einen Physiotherapeuten/eine Physiotherapeutin bei der Arbeit. Beobachten und notieren Sie, durch welche Übungen und Maßnahmen die Mobilisation von Patienten/Bewohnern gefördert wird.
2. Assistieren Sie einer Pflegeperson bei der Umlagerung oder dem Transfer eines Patienten/Bewohners und berücksichtigen Sie dabei besonders das rückenschonende Arbeiten (ggf. nach dem Konzept der Kinästhetik®).
3. Beobachten und erfragen Sie in Ihrer Praktikumseinrichtung, welche Maßnahmen zur Vorbeugung von Stürzen der Patienten/Bewohner getroffen werden. Dokumentieren Sie die entsprechenden Maßnahmen in Ihrem Praktikumsbericht.
4. Planen Sie mit einem Patienten/Bewohner eine etwa zehnminütige Aktivierung zur Bewegungsförderung und führen Sie diese durch.

Aufgaben

1. Erläutern Sie den Aufbau eines Knochens.
2. Probieren Sie aus, welche Bewegungsmöglichkeiten Ihnen die einzelnen Gelenke Ihres Körpers ermöglichen und halten Sie Ihre Beobachtungen fest.
3. Welche Aufgaben erfüllt das Skelett des Menschen?
4. ■ Erläutern Sie die Funktion von Beuger und Strecker bei der Bewegung.
5. Welche Maßnahmen sind bei einem offenen Knochenbruch zu treffen?
6. Welche Ursachen kann ein Schlaganfall haben und welche Symptome deuten auf diese Erkrankung hin?
7. ■ Stellen Sie in knapper Form die Grundsätze des Bobath-Konzepts zusammen.
8. Erstellen Sie ein Plakat zum Thema „Sich bewegen". Stellen Sie kreativ dar, welche Bedeutung für Sie Bewegung im Alltag hat.
9. Frau Wolter wohnt im örtlichen Alten- und Pflegeheim. Nachts und am Morgen klagt sie häufig über Schmerzen in der Wirbelsäule. Trotz ihres gekrümmten Rückens unternimmt die rüstige ältere Dame mithilfe ihres Gehstocks gerne Spaziergänge in den nahen Park. Vor ein paar Tagen hat Frau Wolter das Gleichgewicht verloren und sich bei einem Sturz das Handgelenk gebrochen. Seither ist ihr rechter Unterarm eingegipst.
   a) Welche organische Ursache könnten der Sturz und der Knochenbruch haben?
   b) ■ Welche Probleme sind bei der Bewohnerin nach ihrem Sturz zu erwarten?
   c) ■ Überlegen Sie, welche Pflegemaßnahmen geeignet sind, diesen Problemen entgegenzuwirken.
10. Versuchen Sie, sich mit den folgenden Übungen in die Lage eines Patienten mit Bewegungseinschränkungen zu versetzen. Notieren Sie danach Ihre Erfahrungen.
   a) Patient mit Halbseitenlähmung: Fixieren Sie Ihre linke Hand auf dem Rücken und binden Sie sich die Schuhe mit nur einer Hand zu.
   b) Patient mit Kniegelenksarthrose: Versteifen Sie eines Ihrer Beine mit einer Schiene oder einem Stock und laufen Sie Treppenstufen. (Vorsicht: Zur Sicherheit Begleitung mitnehmen!)
   c) Patient mit Handdeformation (z. B. bei Polyarthritis → S. 263): Ziehen Sie dicke Fingerhandschuhe (oder Arbeitshandschuhe) an und bereiten Sie sich ein Frühstücksbrötchen zu. Verwenden Sie dabei (krankenhausübliche) Kleinpackungen von Butter, Marmelade etc.
11. ■ Erläutern Sie die wesentlichen Grundlagen der Kinästhetik®. Welche Vorteile bietet das kinästhetische Arbeiten aus Sicht der Pflegeperson bzw. des Patienten?
12. Informieren Sie sich bei Krankenkassen über Angebote zur Rückenschulung. Welche Inhalte werden in den Kursen vermittelt?
13. ■ Erstellen Sie ein Merkblatt zum Thema „Rückenschonend arbeiten in Gesundheitsberufen".
14. Erläutern und begründen Sie Unterschiede in der Ausstattung Ihres Betts zu Hause und eines Pflegebetts.
15. Erläutern Sie die vier Liegepositionen des Krankenbetts und geben Sie an, wann diese Positionen anzuwenden sind.
16. a) Welche Einschränkungen erfährt ein bettlägeriger Patient? Orientieren Sie sich bei Ihrer Lösung an den Aktivitäten und existenziellen Erfahrungen des Lebens (ABEDL → S. 121).
   b) ■ Wie können Sie diesen Problemen entgegenwirken?
17. Beschreiben Sie das Richten des Betts mit Wäschewechsel bei einem bettlägerigen Patienten.
18. ■ Erläutern Sie, worauf bei der Lagerung eines Patienten geachtet werden muss.
19. Erklären Sie, wie ein Dekubitus entsteht.
20. Nennen Sie Maßnahmen der Thromboseprophylaxe.
21. Besuchen Sie ein Sanitätsfachgeschäft und informieren Sie sich über das Angebot an Lagerungs- und Gehhilfen.
22. Üben Sie mit einem Partner den Transfer vom Bett auf einen Stuhl.

Let's move!!

Nach der Arbeit noch zum Joggen? Keine Zeit! Da muss noch dringend der Einkauf erledigt, mit der Freundin Kaffee getrunken werden und ... danach ist es dunkel. Oder das Wetter ist einfach zu warm oder zu kalt, zu sonnig oder zu regnerisch. Dabei weiß eigentlich jeder, dass Sport gesund ist. Es muss ja nicht gleich der Marathonlauf über 42 km sein – schon ein wenig Bewegung jeden Tag tut gut.

Spaß ist die Hauptsache

Der eine braucht „Action und Fun", der andere mag die gleichförmige, meditative Bewegung beim Joggen. Jeder muss seine Bewegungsform für sich finden. Denn sich immer wieder zum Training quälen zu müssen bringt auf Dauer gar nichts. Auch die Vernunft „Ich weiß, dass ich etwas für meine Gesundheit tun muss!" reicht kaum aus, um sich zu motivieren. Außerdem ist Sport nicht nur für den Körper gut: Ein strammer Spaziergang durch Wald und Wiese kann ein tolles Naturerlebnis sein. Und ein Fußballspiel schafft ein ungeahntes Gemeinschaftsgefühl, selbst wenn man dabei verliert.

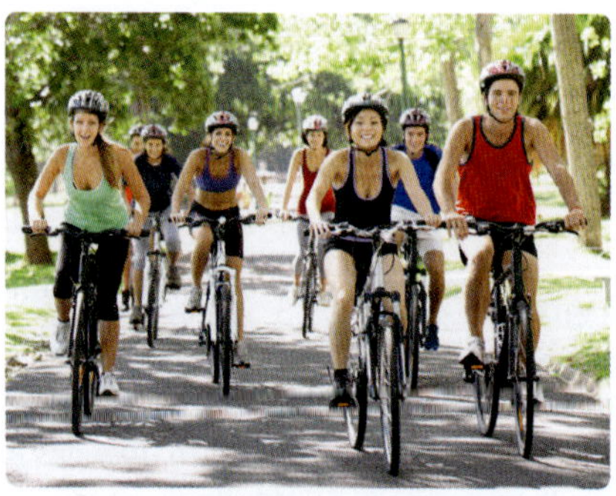

Ich war aber noch nie sportlich

Faule Ausrede! Um sich etwas Gutes zu tun, reicht ein leichtes Bewegungsprogramm – nur regelmäßig sollte es sein. Zügiges Gehen (Walking), Schwimmen oder Radfahren sind auch für Untrainierte prima geeignet. Schon zwei- bis dreimal 40 Minuten Bewegung pro Woche reichen aus. Außerdem zeigen sich bei Einsteigern die Fortschritte besonders schnell.

Allein oder im Verein

Jeder muss selbst herausfinden, was ihm guttut. Ein Einzelgänger wird sich selten in einer Gruppe sportbegeisterter Läufer wohlfühlen. Oder vielleicht doch? Gruppensportler tun sich oft leichter, weil die Trainingszeiten fest vereinbart sind. Und wenn man einmal da ist, macht man auch mit.

Bewegung fördert Gesundheit

Sport hat das Ziel, den Körper gesund zu erhalten und ihn in seiner Leistungsfähigkeit zu fördern. Außerdem beugt regelmäßige maßvolle Bewegung vielen Krankheiten vor. Das Herz-Kreislauf-System wird gefördert und die körpereigene Abwehr gestärkt.

Fitness oder Qual

Nur wer sich quält, wird fit!? Das Gegenteil ist richtig: Falsches und übermäßiges Training frustriert und bringt kaum Erfolg. Wenn Sportler die Grenzen ihres Körpers nicht beachten, drohen Leistungsabfall und sogar Verletzungen. Schon ein kräftiger Muskelkater nach dem Training zeigt, dass der Körper überlastet wurde. Nur wer so trainiert, dass er auch am nächsten Tag noch Lust auf Bewegung hat, macht es richtig.

Schlank durch Sport

Regelmäßige körperliche Bewegung macht Schlankheitsdiaten in der Regel überflüssig. Voraussetzung für den Schlankheitseffekt ist aber eine mäßige und ausdauernde Belastung, bei der man nicht ins Schnaufen kommt. Bei zu hoher Intensität verbrennt der Körper nämlich seine Kohlenhydratvorräte und denkt gar nicht daran, seine „wertvollen" Fettreserven anzugreifen. Außerdem wird durch regelmäßige Bewegung der Grundumsatz des Körpers angeregt. Straffe Muskeln verbrauchen auch in Ruhe mehr Energie als schlaffes Gewebe.

Die Mischung macht's

Krafttraining im Sportstudio mag einen Waschbrettbauch formen. Der hat aber mit echter Fitness nichts zu tun. Dazu gehören neben Muskelkraft auch Ausdauer, Koordination und Gelenkigkeit. Erst die Kombination von Ausdauertraining, ausgewählten Kraftübungen und Übungen zur Schulung der Geschicklichkeit ist effektiv. Einen Überblick über Trainingseffekte bei einigen Sportarten gibt die folgende Tabelle:

	Ausdauer	Kraft	Geschicklichkeit
Krafttraining	☺	☺☺☺	☺☺
Walking	☺☺☺	☺	☺
Laufen	☺☺☺	☺	☺
Schwimmen	☺☺☺	☺☺	☺☺☺
Inlineskaten	☺☺☺	☺	☺☺
Fußball	☺☺	☺	☺☺☺
Badminton	☺☺	☺	☺☺☺
Radfahren	☺☺☺	☺☺	☺

Trainingseffekte ausgewählter Sportarten

Aufgaben

1. Welche positiven Ziele verbinden Sie mit Bewegung und Sport?
2. Wo liegen Gefahren im Sport und welche Sportarten sind besonders gefährlich, eventuell sogar gesundheitsschädlich?
3. Informieren Sie sich beim örtlichen Sportverein über das Angebot an Sportarten.
4. Organisieren Sie für Ihre Klasse eine „Schnupperstunde“ in einer Sportart. Vielleicht bietet sich dazu auch der Sportunterricht oder ein Besuch in einem Fitnessstudio an.
5. Der Hauptteil der Bevölkerung leidet heute an Bewegungsmangel. Nennen Sie Gründe dafür und überlegen Sie, wie und in welcher Form man Menschen „Bewegung“ näherbringen könnte.
6. a) Erstellen Sie eine Liste mit konkreten Vorschlägen, wie Sie in Ihrem Alltag ganz nebenbei ein paar zusätzliche Bewegungseinheiten einbauen können.
   b) Beobachten Sie daraufhin Ihr Bewegungsverhalten eine Woche lang. Tauschen Sie danach Ihre Erfahrungen aus.

16 Säuglinge und Kinder pflegen

Johanna arbeitet seit ein paar Tagen als Praktikantin im Krankenhaus. Als sie erfuhr, dass sie auf der Säuglingsstation eingesetzt werden würde, war sie begeistert. Der Umgang mit kleinen Babys war schon immer ihr Wunsch gewesen. Schließlich möchte sie später Pflegefachfrau für Gesundheits- und Kinderkrankenpflege werden und auch selbst einmal Kinder haben.

Doch an ihrem ersten Tag auf der neuen Station ist sie sich ihrer Sache gar nicht mehr so sicher. Die Kleinen scheinen so zerbrechlich – so kleine Händchen und Füßchen. Johanna weiß gar nicht, wie sie die Säuglinge anfassen soll, ohne dabei etwas kaputtzumachen. Als das kleine Würmchen beim Wickeln auch noch anfängt, aus Leibeskräften zu schreien, ist es mit ihrer Selbstsicherheit aus. Schwester Marion beobachtet sie eine Weile und meint dann: „Eigentlich ist so ein Baby recht robust. Allerdings muss man bei der Säuglingspflege einige Dinge beachten ...“

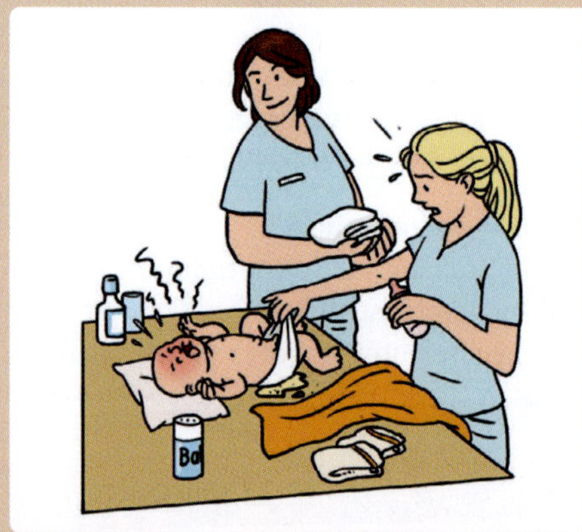

1. Welche Vorstellungen verbindet Johanna mit diesem Beruf? Überprüfen Sie ihre Vorstellungen kritisch.
2. Welchen Grund könnte das Baby für sein Verhalten haben?
3. Beschreiben Sie die Entwicklung eines Kindes nach der Geburt.
4. Worauf muss man beim Umgang mit Säuglingen besonders achten?

16.1 Die Entwicklung des gesunden Kindes

Auf die Frage, wie groß, wie schwer und wie „entwickelt“ ein Kind sein sollte, kann es keine allgemeingültige Antwort geben. Jedes Kind entwickelt sich in seinem ganz individuellen Tempo. Die meisten Babys entwickeln sich gesund – das eine schneller und das andere eben etwas langsamer. So können Angaben zur Entwicklung des Kindes auch nur eine grobe Orientierung bieten.

16.1.1 Körperliche Entwicklung

Bei der Geburt ist ein Baby durchschnittlich 46 bis 54 cm groß und zwischen 2.500 und 4.200 g schwer. Die weitere Entwicklung von Körpergröße und -gewicht des heranwachsenden Kindes lässt sich aus Bild 16.1 (→ S. 289) ablesen. Die sog. Perzentilkurven geben statistisch an, wo ein Kind bezüglich seiner Größe und seines Gewichts in der Gruppe gleichaltriger Kinder steht. Liegt das Gewicht eines Kindes z. B. auf der 85. Perzentile, bedeutet das, dass 15 % der Kinder seines Alters schwerer sind und 85 % leichter. Demnach hat z. B. ein Kind mit 3 Monaten eine durchschnittliche Größe von ca. 60 cm und kann etwa 5 bis 7 kg wiegen.

Bei der Geburt ist das Neugeborene noch nicht in der Lage, die zu seinem Überleben notwendigen Fertigkeiten (z. B. das Trinken) bewusst zu steuern. Deshalb sichern zunächst **angeborene Reflexe** sein Überleben:

- Legt man einen Finger zwischen seine Lippen, fängt es an zu saugen (Saugreflex).
- Streicht man über den Mundwinkel, dreht es den Kopf zu dieser Seite und „sucht“ mit dem Mund (Suchreflex).
- Einen in seine Hand gelegten Finger umgreift es kräftig (Handgreifreflex).

Diese einfachsten Reflexe verlieren sich bei einer normalen Entwicklung in den ersten 3 bis 5 Lebensmonaten.

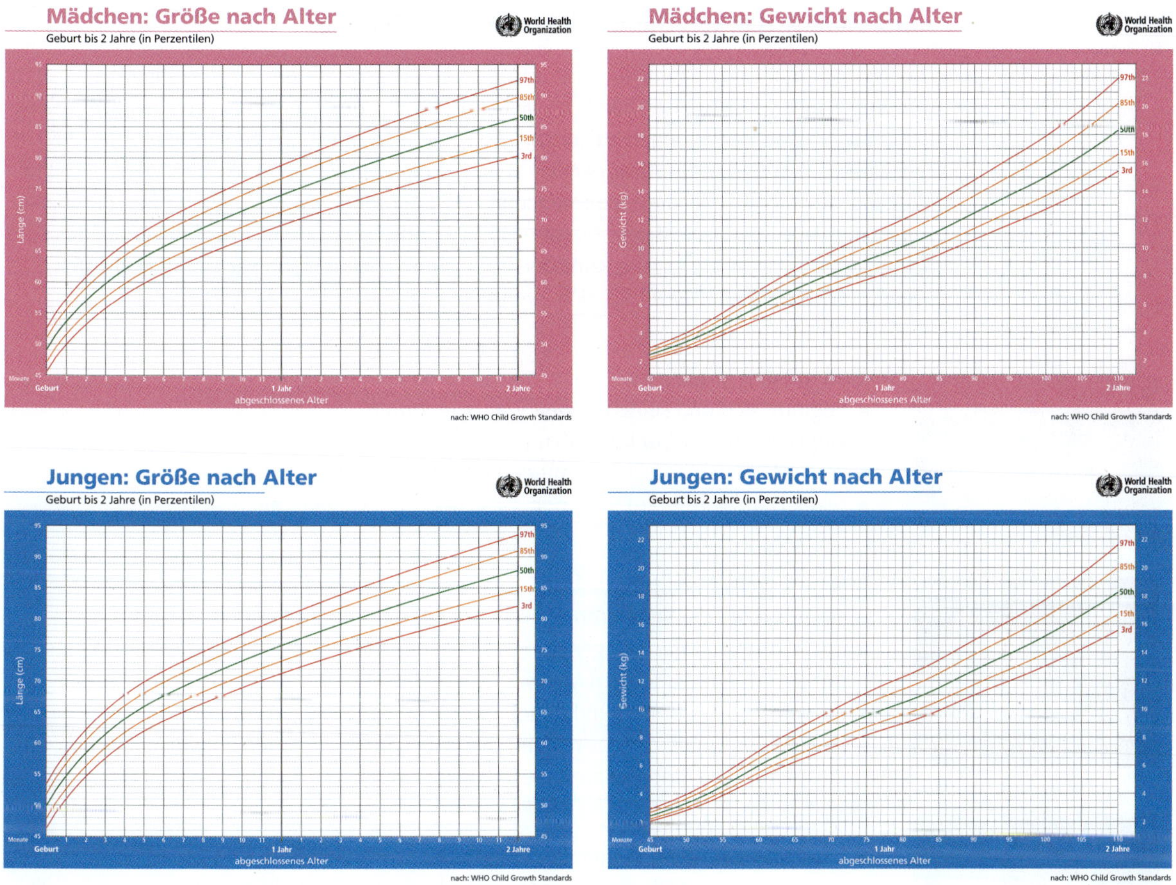

Bild 16.1 Entwicklung von Körpergröße und -gewicht des Kindes (in Perzentilen)

Etwa ab dem 6. Lebensmonat brechen die ersten **Milchzähne** durch (Bild 16.2). Dabei kommen in der Regel zuerst die Zähne im Unterkiefer und dann die im Oberkiefer. Mit ungefähr 2 Jahren sind alle 20 Milchzähne durchgebrochen.

Der Zahnwechsel mit dem Durchbruch der insgesamt 32 bleibenden Zähne beginnt im Alter von etwa 6 Jahren und endet mit dem Durchbruch der Weisheitszähne ab dem 16. Lebensjahr (Bild 16.3).

Zahnungsbeschwerden

Das Zahnen wird bei den meisten Säuglingen von Wundsein, Weinen, Rötung der Wangen und manchmal leichtem Fieber begleitet. Das Kind speichelt stark und nimmt Gegenstände und die Hände in den Mund, um darauf zu kauen.

Einfache Maßnahmen erleichtern das Zahnen:

- Das Baby sollte stets etwas zum Beißen haben (z. B. trockenes Brot, gekühlte Beißringe).
- Homöopathische Medikamente (z. B. Osanit®) und schmerzstillende Gels zum Auftragen auf die Mundschleimhaut lindern die Beschwerden.

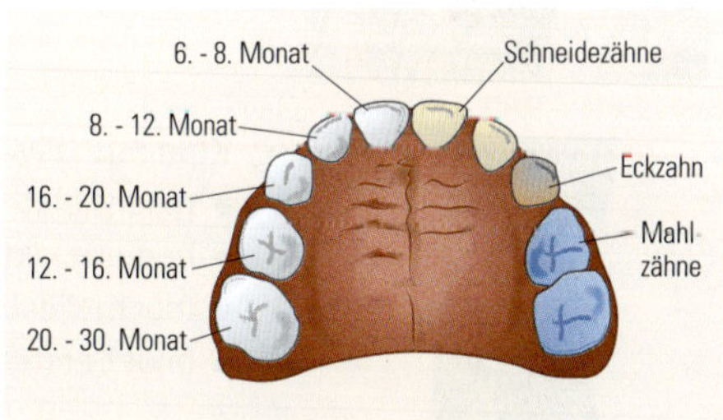

Bild 16.2 Das Milchgebiss mit Durchbruchszeiten

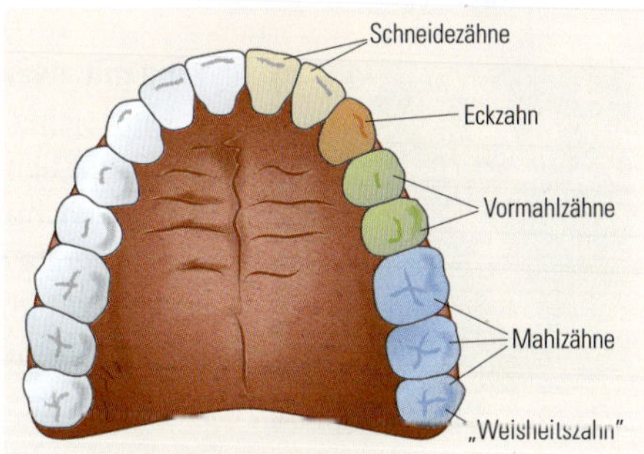

Bild 16.3 Das bleibende Gebiss

16.1.2 Motorische, sprachliche und soziale Entwicklung

Das Neugeborene bewegt zwar seine Arme und Beine schon kräftig, ist aber noch nicht in der Lage, seine Bewegungen zu kontrollieren. Doch schon in diesem Alter reagiert der Säugling auf Geräusche und Stimmen und zeigt Interesse an Gesichtern. Durch sein Schreien nimmt er erste soziale Kontakte zu seiner Umwelt auf und beruhigt sich, wenn er aufgenommen wird. Während das erste Lächeln des Säuglings unwillkürlich ist, beginnt er nach einigen Wochen die Zuwendung von Personen aktiv mit einem Lächeln zu erwidern. Damit beginnt eine atemberaubende Entwicklung, in deren Verlauf das Kind immer selbstständiger wird (Tabelle 16.1).

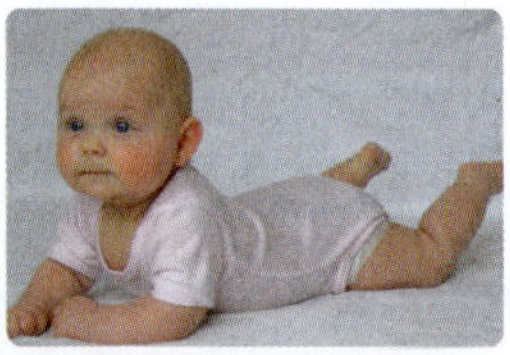	**Kind mit drei Monaten:** • beginnt, sich und seine Umwelt wahrzunehmen. • kann seinen Kopf für kurze Zeit anheben. • versucht, sich in Bauchlage mit den Unterarmen aufzustützen. • reagiert aufgeregt auf Stimmen, Gesichter oder Gegenstände.
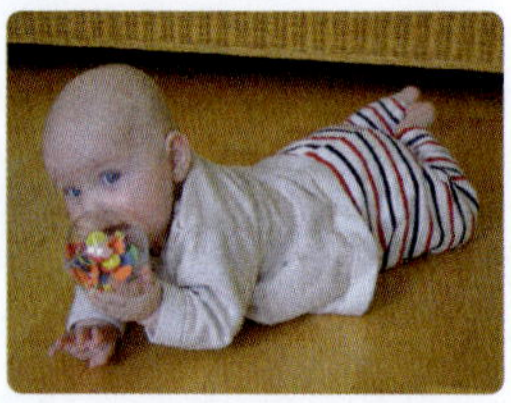	**Kind mit sechs Monaten:** • kann sich auf die Seite drehen und mit Unterstützung sitzen. • beginnt, gezielt nach Gegenständen in seiner Nähe zu greifen und erforscht diese mit den Händen und dem Mund. • entdeckt seine Stimme und bildet erste Silbenketten (Dadadada). • fremdelt erstmals, d. h., es reagiert auf unbekannte Personen ängstlich (Zeichen für die emotionale Bindung an seine Bezugspersonen).
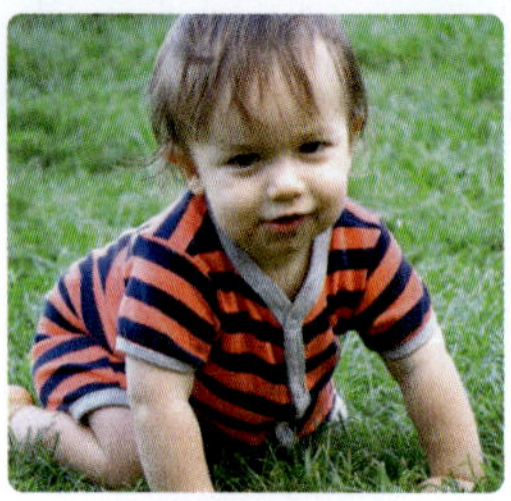	**Kind mit neun Monaten:** • kann frei sitzen und beginnt zu robben oder zu krabbeln. • nimmt Gegenstände zwischen Daumen und Zeigefinger (Pinzettengriff) und wirft sie absichtlich zu Boden. • versteht erste Worte wie Mama und Papa. • fremdelt ausgeprägt.
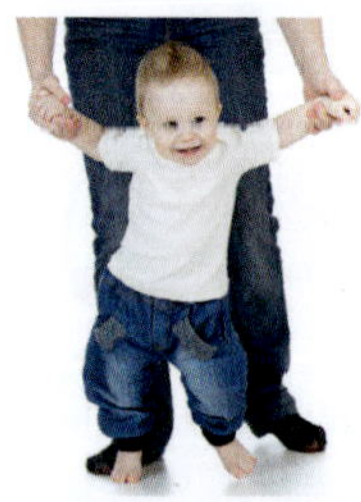	**Kind mit 12 Monaten:** • macht erste freie Gehversuche an der Hand. • beginnt, aktiv soziale Beziehungen aufzubauen. • macht Gesten der Erwachsenen nach (z. B. Winken). • bildet erste Einwortsätze (Mama, Auto usw.).
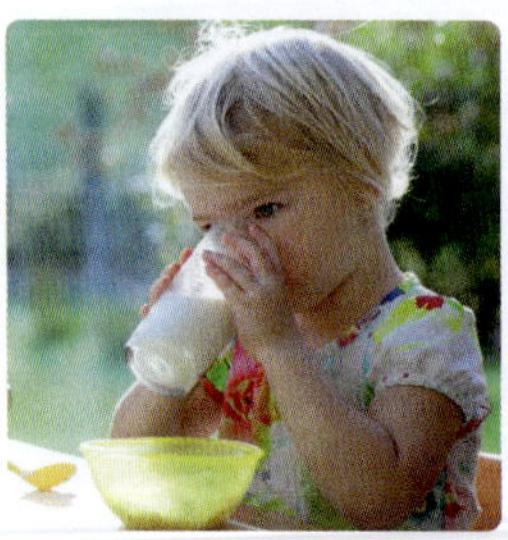	**Kind mit zwei Jahren:** • kann sicher und frei laufen. • isst mit dem Löffel und trinkt aus dem Becher. • kann wichtige Alltagsgegenstände benennen. • führt erste einfache Anweisungen (z. B. „Heb' bitte den Ball auf") aus. • entdeckt und erprobt seinen eigenen Willen, was zu heftigen Trotzreaktionen führen kann.

Tabelle 16.1 Meilensteine der kindlichen Entwicklung

16.2 Ernährung des Säuglings und Kleinkindes

16.2.1 Die Nahrung für das Kind

Muttermilch und industriell hergestellte Säuglingsnahrung

In den ersten 6 Monaten ist die **Muttermilch** naturgemäß als alleinige Nahrung optimal für den Säugling. Sie ist mit ihrer Zusammensetzung von Nährstoffen ideal auf den Bedarf des Säuglings abgestimmt. Außerdem ist sie leicht verdaulich und ohne Vorbereitungen praktisch überall verfügbar. Mit ihren Verdauungsenzymen fördert sie den Aufbau einer gesunden Darmflora des Babys. Darüber hinaus enthält sie wichtige Antikörper als Erstschutz des Säuglings gegen Bakterien und Viren. Auch Allergien treten bei gestillten Babys seltener auf.

Das Stillen schafft eine Situation besonderer Vertrautheit zwischen Mutter und Kind. Wenn Mütter nicht stillen können oder wollen, wird das Baby mit industriell hergestellten **Säuglingsnahrungen** ernährt. Als Anfangsnahrung wird Pre-Milch, die der Muttermilch sehr ähnlich ist, eingesetzt. Ältere Säuglinge bekommen 1er-Säuglingsnahrung, die als Dauernahrung für das gesamte 1. Lebensjahr geeignet ist. Sie enthält zusätzlich Stärke und ist daher etwas sämiger als Pre-Milch. 2er-Säuglingsnahrung (Folgemilch) kann frühestens ab dem 6. Monat gegeben werden, ist aber keinesfalls ein Muss. Da mit Folgemilch die Gefahr besteht, das Kind zu überfüttern, rät die Ernährungskommission der Deutschen Gesellschaft für Kinderheilkunde eher von einer Ernährung des Babys mit 2er- und später 3er-Milch ab. Für Säuglinge mit hohem Allergierisiko wird hypoallergene (wenig allergieerzeugende) HA-Nahrung angeboten. Bei bestehender Allergie gegen Kuhmilcheiweiß muss auf milchfreie Spezialnahrung zurückgegriffen werden.

Beikost

In den ersten 4 bis 6 Monaten bekommt der Säugling ausschließlich Muttermilch oder Säuglingsnahrung. Frühestens mit Beginn des 5. Monats und spätestens ab dem 7. Monat sollte, anfangs beginnend mit nur wenigen Löffeln, zusätzlich Beikost eingeführt werden.

Ab dem 5. bis 6. Monat wird eine Milchmahlzeit am Tag (mittags oder abends) durch einen Gemüse-Kartoffel-Fleisch-Brei ersetzt. Mit dem 6. bis 7. Monat kann zusätzlich ein Vollmilch-Getreidebrei eingesetzt werden. Ein milchfreier Getreide-Obst-Brei ab dem 8. bis 9. Monat liefert zusätzliche Ballaststoffe und Vitamine (Bild 16.4).

Ab dem 10. Monat bekommt das Kind erste Brotmahlzeiten. Neben dem Getreide-Obst-Brei kann als Zwischenmahlzeit (vormittags und nachmittags) jetzt auch schon Brot mit Obst in handgerechten Stücken zum Anbeißen angeboten werden. Der Flüssigkeitsbedarf wird mit Wasser oder ungesüßtem Tee gedeckt.

Am Ende des ersten Lebensjahres erfolgt schrittweise die Teilnahme an der alltäglichen Kost der Erwachsenen, vorausgesetzt, sie ist nur sparsam gesalzen, nicht scharf gewürzt und leicht verdaulich. Mit der Umstellung auf Beikost treten bei vielen Kindern **Stuhlunregelmäßigkeiten** und Blähungen auf. Der empfindliche Verdauungstrakt ist mit bestimmten Nahrungsbestandteilen einfach noch überfordert.

Um Allergien und Unverträglichkeiten zu vermeiden, sollten neue Nahrungsmittel nur schrittweise eingeführt werden, damit sich der kindliche Organismus an sie gewöhnen kann. Halten Verdauungsbeschwerden jedoch längere Zeit an, können sie Hinweis auf Erkrankungen des Kindes sein.

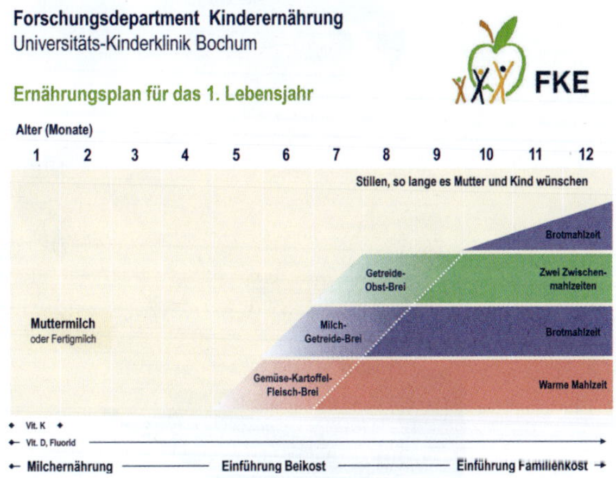

Bild 16.4 Ernährungsplan für das erste Lebensjahr

16.2.2 Das Anreichen von Nahrung für das Kind

Die Mahlzeit ist für das Baby viel mehr als nur Nahrungsaufnahme. Sie dient der Kontaktaufnahme zur Pflegeperson und schafft ein Gefühl der Geborgenheit. Sie sollte daher in einer ruhigen Umgebung ohne Ablenkungen stattfinden. Ungeduld und Eile übertragen sich auf das Kind und stören. Wie viel und wann ein Säugling am Tag trinkt, ist sehr unterschiedlich. Meist werden vier bis sechs Milchmahlzeiten am Tag genommen. Entscheidend ist das Gedeihen und die Zufriedenheit des Babys. Das Kind meldet sich, wenn es wieder Hunger hat. Milch und später die Beikost sollte entsprechend nach Bedarf angeboten werden, damit das Baby ein Gefühl von Sättigung und Hunger entwickeln kann.

Fläschchen geben

Die Säuglingsnahrung muss genau nach Packungsvorschrift mit abgekochtem Wasser zu jeder Mahlzeit frisch zubereitet werden. Für die Mahlzeit sollte sie warm, aber niemals heiß sein. Man prüft die Trinktemperatur, indem man einige Tropfen auf die Innenseite des Handgelenks gibt. Wie beim Stillen gibt es auch keine „Sollgeschwindigkeit" beim Fläschchen. Jedes Kind findet seinen eigenen **Trinkrhythmus**. Dabei ist auf die geeignete Größe des Saugers zu achten.

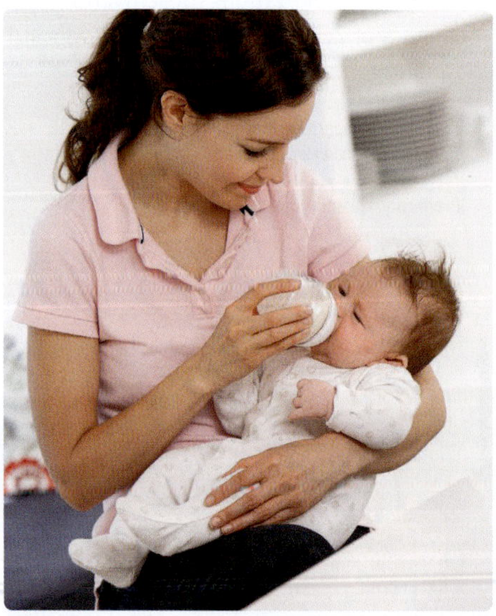

Bild 16.5 Halten des Fläschchens bei der Mahlzeit

Bei zu großem Saugerloch besteht die Gefahr, dass das Baby zu hastig trinkt und dabei viel Luft schluckt. Bei einem zu kleinen Saugerloch muss sich das Kind unter Umständen zu sehr anstrengen und ist erschöpft, ohne genug Nahrung bekommen zu haben.

Das Fläschchen wird immer so gehalten, dass der Sauger gut mit Milch gefüllt ist und der Säugling nicht zu viel Luft ansaugt (Bild 16.5). In Trinkpausen und nach der Mahlzeit wird das Kind zum „Bäuerchen" an die Schulter genommen, damit geschluckte Luft entweichen kann und nicht zu Blähungen führt. Ein sanftes Klopfen mit der flachen Hand auf den Rücken des Babys hilft dabei.

Nach der Mahlzeit werden Sauger und Fläschchen mit heißem Wasser und Geschirrspülmittel gereinigt und danach mit klarem Wasser gründlich gespült. In den ersten Lebensmonaten sollten die Gegenstände zusätzlich 5 bis 10 Minuten in kochendem Wasser oder einem Vaporisator sterilisiert werden. Mit Einführung der Beikost kann darauf in der Regel verzichtet werden.

Breimahlzeit

Der fertige Babybrei sollte vor dem Essen auf Geschmack und Temperatur geprüft werden. Um zu verhindern, dass Kariesbakterien vom Erwachsenen auf das Kind übertragen werden (→ S. 296), sollte dazu stets ein gesonderter Löffel verwendet werden.

Bei einer Breimahlzeit sitzt der Säugling sicher in einem Kinderhochstuhl (Bild 16.6) oder auf dem Schoß der Pflegeperson, wobei das Kind mit einer Hand gehalten und mit der freien Hand gefüttert wird.

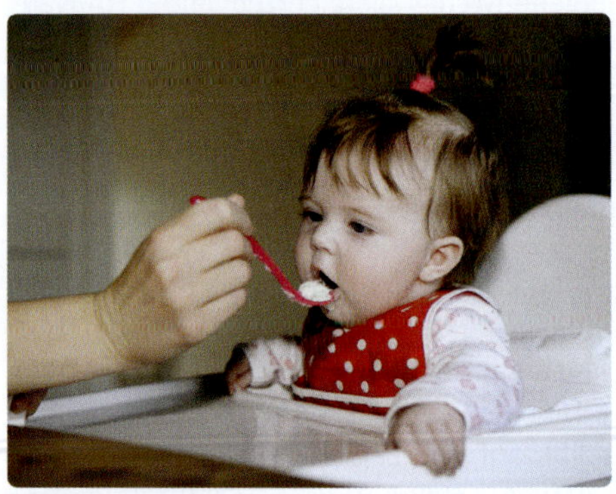

Bild 16.6 Anreichen von Brei im Kinderhochstuhl

Zum Essen dient ein Babylöffel mit abgerundeten Kanten, der nur halb gefüllt wird. Erst wenn das Kind heruntergeschluckt hat, wird die nächste Portion gereicht. Am Anfang schieben die Babys den Brei meist wieder mit der Zunge hervor, was kein Zeichen dafür ist, dass es nicht schmeckt. Das Vorschieben der Zunge entspricht der Bewegung beim Saugen, dagegen muss der Umgang mit dem Löffel erst noch gelernt werden.

16.3 Pflege des Säuglings

Zum Gedeihen benötigt ein Baby weit mehr als nur saubere Windeln und genug Nahrung. Ohne die **liebevolle Zuwendung**, die ihm Sicherheit und Geborgenheit vermittelt, ist eine gesunde Entwicklung des Kindes undenkbar. Bei der Pflege sollte die Pflegeperson dem Bedürfnis des Kindes nach intensivem Haut- und Blickkontakt nachkommen. Zärtliche Streicheleinheiten, intensiver Körperkontakt und die liebevolle Ansprache müssen den täglichen Umgang mit dem Kind begleiten. Nur so wächst eine emotionale, vertrauensvolle Bindung des Kindes zu seinen Mitmenschen als Sicherheitsbasis für sein ganzes Leben.

In den ersten Lebensmonaten sind Säuglinge in vieler Hinsicht noch sehr empfindlich. Ihre körpereigene Abwehr muss sich erst noch entwickeln und bietet wenig Schutz gegen Keime der Umwelt. Daher muss in der Säuglingspflege besonders auf **Hygiene** zum Schutz vor Infektionen geachtet werden. Zur Vorbereitung der Pflegeperson genügt im häuslichen Umfeld das gründliche Waschen der Hände. In stationären Einrichtungen ist zusätzlich die hygienische Händedesinfektion (→ S. 108) vorgeschrieben.

Da Säuglinge ihre Körpertemperatur noch nicht gut regulieren können, kühlen sie schnell aus und frieren. Zum **Schutz vor Auskühlung** sollte bei der Pflege immer für eine ausreichend warme Umgebung gesorgt werden.

Die Muskulatur des Babys ist am Anfang noch schwach und die Bewegungen unkontrolliert. Beim **Heben und Tragen des Kindes** muss der Säugling sicher gehalten werden, wobei der empfindliche Kopf und die Wirbelsäule besonderen Halt benötigen.

16.3.1 Das Handling des Säuglings

Das „Handling" bezeichnet das korrekte Aufnehmen, Tragen und Drehen des Säuglings durch die Pflegeperson.

Beim **Hochnehmen** schiebt die Pflegeperson eine Hand unter den Rücken und den Hinterkopf des Säuglings und stützt mit der anderen Hand den Unterkörper ab. Ältere Kinder, die bereits den Kopf sicher heben können, dürfen mit dem Achselgriff aufgenommen werden. Dabei greift die Pflegeperson links und rechts unter die Achseln des Kindes und zieht es behutsam zu sich heran.

Üblicherweise wird das Kind in der „**Wiegehaltung**" getragen. Es liegt in Rückenlage auf dem Unterarm, wobei der Kopf sicher in der Armbeuge ruht. Die Hand umgreift das abgewandte Bein und unterstützt den Po. Zur Sicherheit sollte die zweite Hand der Pflegeperson zusätzlich den Körper abstützen. Diese Haltung verschafft dem Kind durch den engen Körperkontakt ein intensives Gefühl von Geborgenheit und ermöglicht zudem guten Blickkontakt (Bild 16.7).

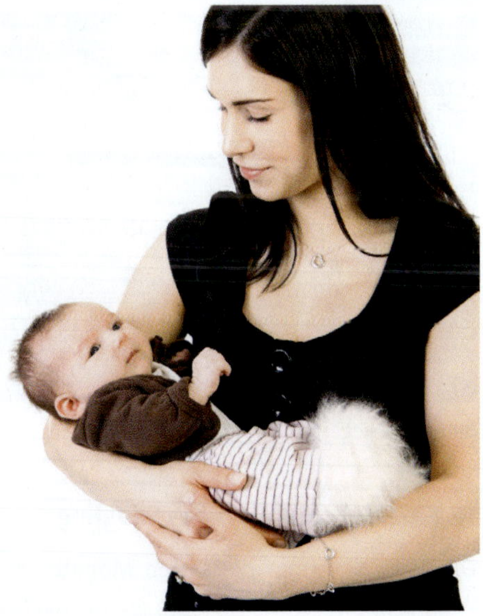

Bild 16.7 Wiegehaltung

In der **Sitzhaltung** wird das Kind vor dem Bauch mit Blick nach vorn gehalten. Das Kind „sitzt" auf dem Unterarm, wobei die Hand den abgewandten Oberschenkel umfasst. Die andere Hand stützt den Oberkörper des Kindes von vorn. Diese Haltung ermöglicht den freien Blick des Kindes und ist besonders geeignet, um ihm seine Umgebung zu zeigen.

Bei der **Schulterhaltung** ruht der Kopf des Säuglings an der Schulter. Eine Hand unterstützt den Po und die andere den Rücken des Kindes. Diese Haltung schafft – wie auch die Wiegehaltung – eine Atmosphäre schützender Geborgenheit und eignet sich besonders zur Beruhigung des Babys. Auch für das „Bäuerchen" wird diese Haltung eingenommen.

Die **Fliegerposition** ist ideal bei Bauchschmerzen und Blähungen. Das Kind ruht in Bauchlage auf den Unterarmen der Pflegeperson. Die eine Hand unterstützt dabei den Oberkörper des Kindes, wobei die Hand von oben unter dem Oberkörper hindurchgreift und ihn sicher hält. Der Kopf ruht dabei sicher auf dem Unterarm. Die andere Hand greift von unten durch die Beine hindurch und unterstützt den Po (Bild 16.8).

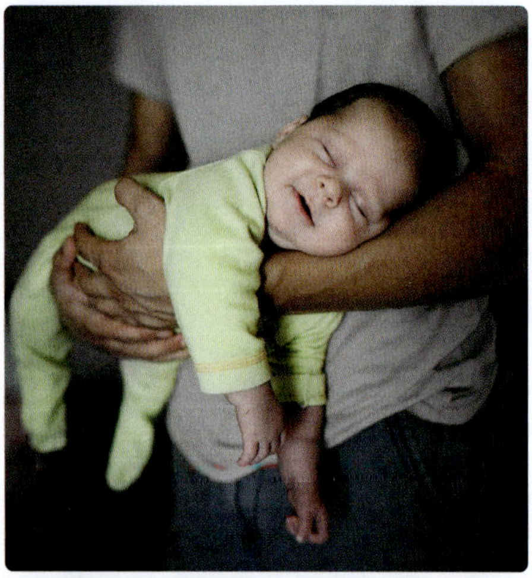

Bild 16.8 Fliegerposition

16.3.2 Der Schlafplatz des Säuglings

Das Baby verbringt die ersten Monate vorwiegend im Liegen und kann sich zunächst noch nicht selbstständig drehen. Um Verformungen des noch weichen Skeletts und Druckstellen zu vermeiden, sollten Neugeborene daher möglichst abwechselnd hingelegt werden. Wenn das Kind wach ist, bietet sich die Bauch- oder Rückenlage an, damit das Kind spielen und seine Umgebung beobachten kann. Nach den Mahlzeiten ist die Seitenlage günstig, damit sich das Kind beim Spucken nicht verschluckt. Ein kleines Kissen im Rücken verhindert hierbei, dass der Säugling auf den Rücken zurückrollt. Zum Schlafen wird der Säugling auf den Rücken oder auf die Seite gelegt. Die Einrichtung des Säuglingszimmers ist auf S. 43 näher beschrieben.

Plötzlicher Kindstod

Der plötzliche Kindstod (SIDS = Sudden Infant Death Syndrome) bezeichnet einen unerwarteten Herz-Kreislauf-Stillstand beim Säugling. Mit ca. ein bis drei Fällen auf tausend Lebendgeburten ist er heute die häufigste Todesursache des Säuglings nach der ersten Lebenswoche. Das höchste Risiko besteht in der Zeit des 1. bis 5. Lebensmonats. Danach nimmt die Häufigkeit stetig ab. In ca. 60 % der Fälle sterben die Kinder während des Nachtschlafs, meist in den frühen Morgenstunden. Jungen, Kinder mit geringem Geburtsgewicht (unter 2 500 g) sowie Säuglinge mit Entwicklungsstörungen des Gehirns oder Hirnschäden sind besonders häufig betroffen. Die genaue Ursache konnte bis heute noch nicht geklärt werden. Man weiß jedoch, dass bestimmte Umstände das **Risiko** des plötzlichen Kindstodes erhöhen:

- Geschwister, die bereits an SIDS verstorben sind
- Frühgeborene
- Schlafen des Kindes in Bauchlage (80 % der Fälle in Bauchlage)
- Überwärmung des Kindes durch übertriebenes Zudecken beim Schlafen
- Drogenkonsum der Mutter in der Schwangerschaft
- Einwirkung von Tabakrauch (passives Rauchen des Kindes vor und nach der Geburt)

Als Maßnahmen zur **Vorbeugung** werden empfohlen:

- Schlafen in Rückenlage
- Raumtemperatur beim Schlafen ca. 16–18 °C
- passender Schlafsack, kein Kopfkissen, Nestchen oder Federbett sowie keine Kuscheltiere im Bett
- feste, luftdurchlässige Matratze
- Schaffen einer rauchfreien und schadstoffarmen Umgebung

- Stillen, intensiver Körperkontakt und eine stressarme Umgebung
- Wenn das Kind an einen Schnuller gewöhnt ist, sollte es diesen zu jedem Schlafen bekommen.

Im Fall des plötzlichen Kindstodes sind sofort der Rettungsdienst zu verständigen und Wiederbelebungsmaßnahmen einzuleiten (→ S. 355).

16.3.3 Die Körperpflege des Säuglings

Waschen und Baden

Früher war es üblich, Säuglinge täglich zu baden. Heute gilt die Empfehlung, dass zwei bis drei Bäder in der Woche ausreichen. An den restlichen Tagen wird das Kind gründlich auf dem Wickeltisch gewaschen. Bei der **Vorbereitung** ist zu beachten, dass der Raum gut geheizt und alle Fenster und Türen geschlossen sind.

Als benötigte **Materialien** werden gerichtet:
- Waschschale oder Babywanne
- Badethermometer
- 2 Waschlappen
- Badetuch
- Windeln
- Hautpflegeartikel (Babyöl, Gesichtscreme)
- frische Kleidung
- ggf. Haarbürste

Zuletzt wird das Wasser ohne Badezusatz mit einer Temperatur von ca. 37 °C („handwarm") vorbereitet. Danach beginnt man mit dem Waschen:
- Das Baby wird zunächst unten entkleidet und sein Gesäß wird vorgereinigt.
- Die Hände der Pflegeperson werden hygienisch gereinigt.
- Der Oberkörper wird entkleidet und das Gesicht mit klarem Wasser gewaschen.
- Dabei werden die Augen vorsichtig von außen zur Nase hin ausgewischt.
- Nach der Gesichtswäsche kann dem Wasser sparsam Badezusatz beigegeben werden.
- Nacheinander werden die anderen Körperregionen gewaschen.
- Bei Mädchen wird der Intimbereich – wie bei Frauen auch – stets von vorn nach hinten gewaschen, um Infektionen der Scheide und der Harnwege vorzubeugen.
- Bei Jungen darf – anders als bei Männern – die Vorhaut des Gliedes nicht gegen den Widerstand zurückgezogen werden. Sie kann noch bis zum zweiten oder dritten Lebensjahr eng oder verklebt sein. Erst wenn sich die Vorhaut nach dem dritten Lebensjahr nicht zurückstreifen lässt, kann eine Vorhautverengung vorliegen, die der Kinderarzt abklären sollte.
- Abschließend wird der gebadete Säugling in ein vorgewärmtes Badetuch gewickelt und gründlich abgetrocknet. Beim einfachen Waschen werden gewaschene Körperregionen bereits zwischenzeitlich abgetrocknet.
- Bei trockener Haut kann das Kind sparsam mit einer Pflegelotion eingerieben werden – viele Babys genießen dabei leicht massierende, ausstreichende Bewegungen.
- Danach wird der Säugling gewickelt und frisch angekleidet.

Beim **Säuglingsbad** ist darauf zu achten, dass der Kopf des Säuglings auf dem Unterarm der Pflegeperson ruht. Ihre Hand umgreift durch die Achselhöhle den abgewandten Oberarm und hält das Kind sicher (Bild 16.9).

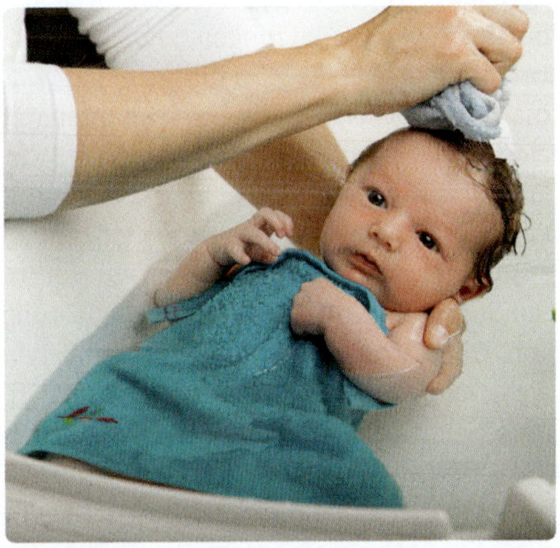

Bild 16.9 Halten des Säuglings beim Baden in Rückenlage

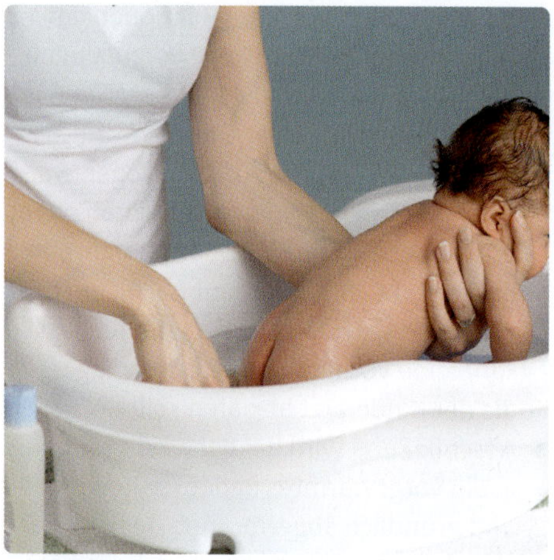

Bild 16.10 Halten des Säuglings beim Baden in Bauchlage

Zum Waschen des Rückens wird der Säugling zur Pflegeperson hin in die Bauchlage gedreht (niemals umgekehrt!). Dabei muss darauf geachtet werden, dass das Gesicht nicht ins Wasser eintaucht (Bild 16.10).

Pflege von Nase, Ohren und Fingernägeln

Nase und Ohren sind sehr empfindlich und dürfen nur mit Vorsicht gereinigt werden. Keinesfalls darf mit einem Wattestäbchen in die Tiefe der Nasenhöhle oder des Gehörgangs vorgedrungen werden, weil dadurch schwere Verletzungen entstehen können. Generell gilt: Es wird nur gereinigt, was man sieht. Die Nase kann bei Schnupfen mit einem Tuch sanft abgewischt werden. Verkrustungen am Naseneingang können mit einem feuchten Wattestäbchen oder dem zusammengedrehten Ende eines feuchten Stofftuchs entfernt werden. Die Bildung von Ohrenschmalz gehört zur natürlichen Selbstreinigung des Gehörgangs. Wird Ohrenschmalz am äußeren Gehörgang sichtbar, kann es vorsichtig mit einem Feuchttuch entfernt werden. Die Nägel des Säuglings wachsen noch sehr langsam. Bei Bedarf werden sie mit einer abgerundeten Babyschere gerade gekürzt. Das gelingt am besten, wenn das Kind schläft und deshalb stillhält.

Zahnpflege

Um die die Entstehung von Zahnfäule (**Karies**) zu verhindern, sollten Löffel, Beruhigungssauger oder Fläschchen, die dem Baby gegeben werden, nicht mit dem Speichel der Erwachsenen in Kontakt kommen. Andernfalls besteht die Gefahr, dass Kariesbakterien auf das Kind übertragen werden.

Sind die ersten Milchzähne durchgebrochen, gehört zur Körperpflege des Babys auch die tägliche Zahnpflege. Die Milchzähne sind nämlich nicht nur zum Beißen da, sondern dienen auch als Platzhalter für die zweiten Zähne. Die ersten Zähnchen werden abends am besten mit einem Wattestäbchen, einem sauberen Mulltuch oder speziellen Fingerlingen sanft gesäubert. Dazu wird das Kind wie zum Stillen auf den Arm genommen oder auf den Wickeltisch gelegt. Ab dem zweiten Lebensjahr werden die Zähne abends nach der letzten Mahlzeit sowie immer nach dem Genuss von Süßigkeiten mit einer Kinderzahnbürste und spezieller Kinderzahnpasta geputzt. Das Kind sollte bereits jetzt mit ersten selbstständigen Putzversuchen beginnen, auch wenn die eigentliche Zahnreinigung von der Pflegeperson übernommen werden muss. Von jetzt an sollte das Kind zweimal im Jahr dem Zahnarzt vorgestellt werden. Ab dem dritten Lebensjahr sollte das Kind beginnen, richtiges Putzen zu lernen. Dabei sollten die Kauflächen und die Seitenzähne nicht vergessen werden. Bis zum Schulalter sollte jedoch immer von einer Pflegeperson nachgeputzt werden. Nach und nach wird diese Putztechnik verbessert, bis das Kind im Schulalter in der Regel keine „Nachhilfe" mehr beim Putzen benötigt. Zeitgleich mit der Zahnpflege sollte schon früh das Bewusstsein des Kindes für eine zahngesunde Ernährung geschult werden. Zucker, süße Getränke und klebrige Süßigkeiten schaden den Zähnen!

16.3.4 Wickeln und Pflege im Windelbereich

Bis ins Kleinkindalter können Babys ihre Blasen- und Stuhlentleerung noch nicht steuern. Daher ist das regelmäßige Wickeln ein wichtiger Teil der Säuglingspflege. Pro Tag wird der gesunde Säugling mehrere nasse Windeln haben. Die Anzahl der Stühle ist hingegen von Kind zu Kind unterschiedlich und reicht von mehreren vollen Windeln pro Tag bis hin zu ein bis zwei in der Woche. Dabei sind die ersten Stühle des gestillten

Säuglings gelblich und riechen leicht säuerlich. Zum Wickeln stehen **Einmalwindeln** in unterschiedlichen Größen und **Stoffwindeln** zur Verfügung. Stoffwindeln aus Baumwolle sind in der Anwendung sehr aufwendig und eignen sich besonders für empfindliche Kinder. Eine hautfreundliche Einmaleinlage in der Stoffwindel erleichtert die Handhabung und kann hygienisch entsorgt werden. In der Regel wird der Säugling nach jeder Mahlzeit und dazwischen nach Bedarf gewickelt. Die Windel sollte nach dem Wickeln gut anliegen, ohne das Kind einzuengen. Zu enge Windeln behindern die Bewegungsfreiheit und im schlimmsten Fall auch die Atmung. Ebenso wichtig ist die Sicherheit: Das Kind darf nie unbeaufsichtigt auf dem Wickeltisch liegen – eine Hand der Pflegeperson bleibt immer am Kind.

Zum Wickeln sollten bereitgehalten werden:
- saubere Kleidung
- Windeln (bei Verwendung von Stoffwindeln vorgefaltet)
- Waschlappen
- Waschschüssel mit warmem Wasser
- Abwurf-/Windeleimer

Durchführung:
- Das Kind liegt auf dem Wickeltisch in Rückenlage. Es wird nur unten herum entkleidet, damit es nicht auskühlt (Bild 16.11 a). Die Oberbekleidung wird zum Schutz vor Verschmutzung über den Nabel hochgezogen.
- Zum Anheben des Gesäßes wird die linke Hand unter dem rechten Bein hindurchgeführt und das linke Bein gefasst.
- Mit dem Vorderteil der gelösten alten Windel wird der Po abgewischt und grob vorgereinigt (Bild 16.11 b).
- Verschmutzungen werden mit einem nassen Waschlappen sauber entfernt (Bild 16.11 c).
- Nach dem Trocknen des Windelbereichs sollte dem Säugling einige Zeit zum windelfreien Strampeln gelassen werden. Er fühlt sich dabei sehr wohl. Außerdem wird damit einem Wundsein vorgebeugt.
- Das Eincremen des Windelbereichs ist in der Regel nicht notwendig. Nur bei Wundsein kann unter Umständen eine Wundsalbe dünn aufgetragen werden.
- Der hintere Teil der neuen Windel (Teil mit den Klebestreifen) wird unter den Po geschoben. Dabei sollten die Hände sauber und fettfrei sein, da sonst die Klebestreifen nicht halten.

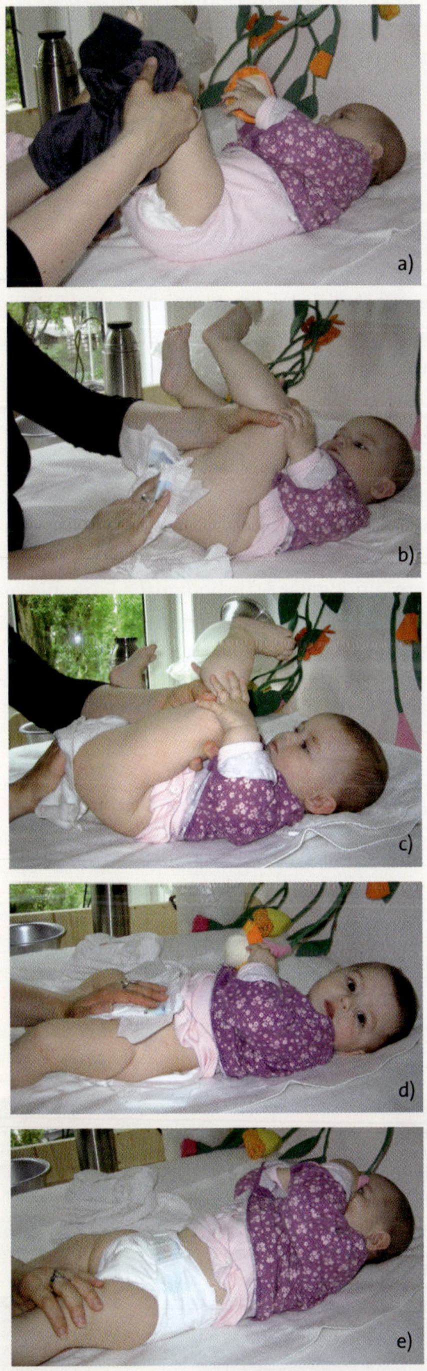

Bild 16.11 a–e) Pflege im Windelbereich

- Der vordere Teil der Windel (oft mit Bild auf der Außenseite) wird zwischen den Beinen des Babys auf den Bauch gezogen. Der obere Rand sollte dabei ggf. umgeschlagen werden, damit kein Plastik auf der Haut liegt (Bild 16.11 d → S. 297).
- Schutzfolie der Klebestreifen entfernen und hinteren Teil der Windel auf dem vorderen festkleben (Bild 16.11 e → S. 297).

Wundsein

Selbst bei bester Pflege werden Säuglinge im Windelbereich gelegentlich wund. Die Zeichen der auch als **Windeldermatitis** bezeichneten Entzündung reichen von Rötung der Haut bis hin zu heftigen nässenden Entzündungen (Bild 16.12). Häufige Ursachen für das Wundsein sind Reizungen durch Nahrungsmittelbestandteile und Windeln. Auch Feuchttücher für die Pflege im Windelbereich können bei empfindlichen Babys zu Hautreizungen führen. Das feuchtwarme Klima in der gut abgeschlossenen Windel ist zudem ein idealer Nährboden für Pilze, die an weißlich-nässenden Belägen und Schuppungen auf der geröteten Haut erkennbar sind.

Pflegemaßnahmen:
- Das Kind wird in kurzen Abständen gewickelt.
- Den Po trocken tupfen.
- Das Baby sollte häufiger ohne Windeln nur auf einer saugfähigen Schutzunterlage liegen dürfen, damit Luft an die Wundstelle kommt.
- Evtl. dünn Wundcreme auftragen.
- Säurehaltiges Obst sollte gemieden werden.
- Bei erkennbarem Pilzbefall ist das Kind dem Kinderarzt vorzustellen.

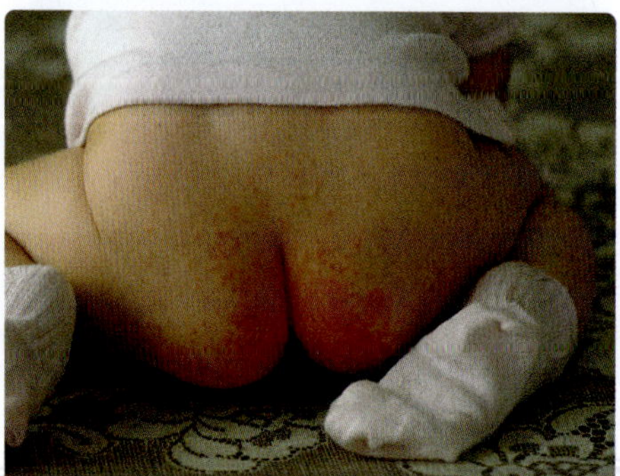

Bild 16.12 Wunde Windelzone

16.3.5 Die Kleidung des Säuglings

Säuglinge werden in der Regel mehrmals am Tag an- und ausgezogen. Die Kleidung sollte dabei nicht zu eng gewählt werden und das Kind in seiner Bewegungsfreiheit nicht einschränken. Bei der Auswahl sollte auf einen weiten Halsausschnitt und dehnbare Ärmelöffnungen geachtet werden. Beim Überstreifen der Ärmel wird nie an den Fingern, sondern immer am Unterarm des Säuglings angefasst. Auch dürfen die empfindlichen Finger dabei nicht abgeknickt werden.

Die Bekleidung sollte der Umgebungstemperatur angemessen sein. Säuglinge frieren still. Deshalb ist bei Kälte die gute Beobachtungsgabe der Pflegeperson besonders wichtig. Bei Unterkühlung verfärbt sich die Haut blass bis bläulich und erscheint marmoriert, das Kind zittert. Kühle Händchen und Füßchen sind bei Säuglingen hingegen häufiger zu beobachten und daher kein Anlass zur Sorge.

Oft werden die Kinder jedoch allgemein aus Vorsicht zu warm angezogen. Warme, schweißnasse und gerötete Haut am Nacken und im Gesicht sind typische Zeichen für Schwitzen bei zu warmer Umgebung oder zu warmer Kleidung. Zusätzlich können zahlreiche kleine rote Hitzebläschen am Oberkörper des meist quengelnden Kindes auftreten.

Beim Aufenthalt im Freien sollte je nach Jahreszeit immer eine Kopfbedeckung (Mütze, Sonnenhut) aufgesetzt werden, um die empfindlichen Ohren vor Zugluft zu schützen und den Wärmeverlust über den Kopf zu verhindern bzw. um vor der Sonne zu schützen.

Die Kleidung des Kindes sollte aus atmungsaktivem Material bestehen. Geeignet sind Baumwollstoffe und Schurwolle. Synthetische Fasern sind, außer bei spezieller Funktionswäsche, dagegen nicht zu empfehlen, weil sie undurchlässig für die Hautfeuchtigkeit sind (z.B. beim Schwitzen). Außerdem sollte auf schadstoffarme Textilien geachtet werden. Neue Kleidung sollte vor dem ersten Gebrauch gewaschen werden, um eventuelle Produktionsrückstände zu entfernen.

16.4 Gesundheitsvorsorge nach Plan

Jedes gesetzlich versicherte Kind hat ein Anrecht auf kostenlose **Früherkennungsuntersuchungen**. Bei den insgesamt zehn Untersuchungen, die bis zum 6. Lebensjahr, in verschiedenen Entwicklungsstadien des Kindes stattfinden (U1 – U6, U7 und 7a sowie U8 – U9), sollen eventuelle Krankheiten und Abweichungen von der normalen Entwicklung (→ S. 290) möglichst frühzeitig erkannt werden. Denn je früher eine Störung erkannt und behandelt wird, desto besser sind die Chancen, sie zu heilen oder wenigstens zu lindern. Außerdem wird das Kind bei jeder Früherkennungsuntersuchung untersucht, gemessen und gewogen. Auch die Lungen und das Herz werden abgehört (Bild 16.13) und die Bauchorgane abgetastet. Von besonderer Bedeutung ist die regelmäßige Messung des Kopfumfangs als ein Maß für die Hirnreifung. Zusätzlich werden die Eltern des Kindes bei den Terminen über die Ernährung, die Förderung und über mögliche Impfungen des Säuglings beraten.

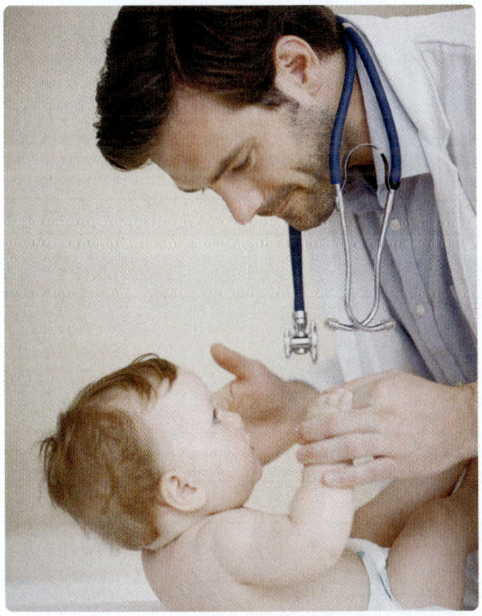

Bild 16.13 Arzt bei der Untersuchung eines Säuglings

Die zusätzliche **Jugendgesundheitsuntersuchung** im Alter von 12 bis 14 Jahren (J1) schließt das Früherkennungsprogramm ab. Dabei wird besonders auf Haltungsfehler, Übergewicht sowie auf Seh- und Hörstörungen geachtet. Außerdem soll der Jugendliche über wichtige Themen wie Alkohol, Nikotin und Drogen informiert werden und Tipps zur Verhütung ungewollter Schwangerschaft erhalten.

16.5 Das kranke Kind

16.5.1 Schmerzen und Fieber

www.kindergesundheit-info.de

Unruhe, Quengeln oder gar Wimmern können erste Anzeichen einer Erkrankung des Säuglings sein. Darüber hinaus reagieren viele Kinder bei Krankheit wie Erwachsene auch mit Appetitlosigkeit und Verweigerung von Nahrung. Fieber ist bei Kindern hingegen kein verlässliches Krankheitszeichen. Es kann sowohl bei leichten als auch bei schweren Erkrankungen auftreten. Bei einigen Kindern können wiederum selbst schwere Krankheiten fast ohne Temperaturerhöhung verlaufen. Gefährlich wird Fieber, wenn das Kind nicht ausreichend trinken mag, da dann die Gefahr der Austrocknung durch Schwitzen besteht. Andere Kinder neigen im Fieberanstieg zu Fieberkrämpfen (→ S. 352).

Ein kräftiges, durchdringendes und schrilles Schreien ist meist Zeichen für Schmerzen. Dabei kann die Körperhaltung des Kindes erste Hinweise auf den Ort der Beschwerden geben. Oft ziehen die Kinder bei Bauchschmerzen oder Blähungen die Beine an oder streichen sich bei Ohrenschmerzen über das betroffene Ohr. Trotz Krankheit oder Fieber sind viele Kinder noch erstaunlich aktiv. Reagiert der Säugling hingegen beim Aufnehmen völlig teilnahmslos, ist das ein deutliches Warnzeichen – hier sollte auf jeden Fall der Arzt informiert werden.

16.5.2 Kinderkrankheiten

Kinderkrankheiten sind Infektionskrankheiten, die durch Viren oder Bakterien verursacht werden. In den ersten Lebensmonaten ist ein Säugling noch durch eine angeborene Erstausstattung von Abwehrkörpern gegen Erreger geschützt. Nach einigen Monaten nimmt dieser Schutz zunehmend ab und der kindliche Körper muss sich selbst mit den Erregern in seiner Umwelt auseinandersetzen. Dabei ist es ganz normal, dass das Kind https://dgk.de/impfen-und-infektionen.html

Krankheiten durchmacht. Da die Erreger der Kinderkrankheiten leicht durch Tröpfchen übertragen werden, stecken sich die Kinder meist beim gemeinsamen Spielen in Kindergärten und Spielgruppen gegenseitig an. Die Bezeichnung „Kinderkrankheit" bedeutet aber nicht, dass nicht auch Erwachsene daran erkranken können. Bei ihnen nehmen die Erkrankungen meist sogar einen noch schwereren Verlauf. Im Kampf gegen die krankmachenden Erreger der Kinderkrankheit bildet das Immunsystem aktiv Abwehrkörper, deren Bauplan sich der Körper auch nach der Genesung „merkt". Deshalb kann man eine Kinderkrankheit in der Regel kein zweites Mal bekommen – man sagt, der Körper ist **immun**.

Kinderkrankheiten sind keineswegs so harmlos, wie der Name vermuten lässt. Wie aus Tabelle 16.2 (→ S. 301) zu sehen ist, können einige von ihnen gefährliche Erkrankungen nach sich ziehen und in seltenen Fällen sogar tödlich verlaufen. Aus diesem Grund wird empfohlen, Kinder gegen diese Krankheiten aktiv zu impfen (→ S. 178 und Bild 16.14).

Um einen guten Schutz zu erreichen, erfolgen bei der **Grundimmunisierung** des Kindes mehrere Impfungen. Wenige Wochen nach der ersten erfolgt eine zweite und später eine dritte Impfung, die die Grundimmunisierung abschließt. Um die Kinder nicht unnötig häufig „pieksen" zu müssen, werden dabei meist **Mehrfachimpfstoffe** verwendet, die mit einer Injektion gegen mehrere Krankheiten schützen.

Nach der erfolgreichen Grundimmunisierung bleibt der Impfschutz oft lebenslang erhalten. Gegen einige Krankheiten wie Wundstarrkrampf (Tetanus), Diphtherie und Kinderlähmung (Polio) muss der Schutz jedoch durch **Auffrischimpfungen** in regelmäßigen Abständen erneuert werden. Alle vorgenommenen Impfungen werden mit Datum und Art des Impfstoffs vom Arzt in den Impfpass eingetragen.

IMPFKALENDER

Nach den Empfehlungen der Ständigen Impfkommission (STIKO) 2020/2021

Empfohlener Impfzeitpunkt / Impfung gegen	Alter in Monaten: 2	3	4	11*	15	Alter in Jahren: 2-4	5-6	7-8	9-17	ab 18	ab 60
Rotaviren[a)]	G1 ab 6 Wochen	G2	(G3)								
Wundstarrkrampf (Tetanus)[b)]	G1		G2	G3[c)]			A1		A2	A[d)]	
Diphtherie[b)]	G1		G2	G3[c)]			A1		A2	A[d)]	
Keuchhusten (Pertussis)[b)]	G1		G2	G3[c)]			A1		A2	A[d)]	
Kinderlähmung (Poliomyelitis)[b)]	G1		G2	G3[c)]					A1		
Hepatitis B[b)]	G1		G2	G3[c)]							
Hib[b)] (*Haemophilus influenzae* Typ b)	G1		G2	G3[c)]							
Pneumokokken[b)]	G1		G2	G3[c)]							S[e)]
Meningokokken C				G1 ab 12 Monaten							
Masern, Mumps, Röteln (MMR)				G1	G2					S[f)]	
Windpocken (Varizellen)				G1	G2						
HPV (Humane Papillomviren)									S[g)]		
Influenza											S jährlich
Gürtelrose (Zoster)											S[h)]

* Impfungen können auf mehrere Termine verteilt werden

G Grundimmunisierung; S Standardimpfung; A Auffrischimpfung; Nachholimpfungen (sind jederzeit möglich, auch zu nicht explizit angegebenen Zeiten)

a) ab 6 Lebenswochen; 1. Dosis spätestens mit 12 Lebenswochen
b) Frühgeborene: zusätzliche Impfdosis im Alter von 3 Monaten
c) Mindestabstand zur vorangegangenen Dosis: 6 Monate
d) Tetanus/Diphtherie (Td)-Auffrischimpfung alle 10 Jahre; nächstfällige Td-Impfung 1-malig mit zuätzlicher Pertussis-Komponente
e) Impfung mit dem 23-valenten Polysaccharid-Impfstoff; ggf. Wiederimpfung nach 6 Jahren
f) 1-malige Masern-Impfung (MMR) für alle nach 1970 Geborenen ohne ausreichenden Impfschutz
g) Für Mädchen und Jungen von 9 bis 14 Jahre (2 Impfungen im Mindestabstand von 5 Monaten), Nachholimpfungen bis 17 Jahre (3 Impfungen)
h) 2 Impfungen (Totimpfstoff) im Abstand von 2 bis max. 6 Monaten

Ziel muss sein, möglichst frühzeitig einen vollständigen Impfschutz zu erreichen. Abweichungen sind möglich und ggf. notwendig.

Bild 16.14 Impfplan der Ständigen Impfkommission am Robert-Koch-Institut (StIKo)

	Inkubationszeit	Krankheitsbild	Komplikationen
Diphtherie (Bakterien)	ca. 5 Tage	Halsschmerzen, Fieber, weiße Beläge auf den Mandeln	Entzündung des Herzmuskels, Erstickungsgefahr
Keuchhusten (Bakterien)	1 – 2 Wochen	heftiger Reizhusten, Hustenanfälle mit Atemnot (oft bis zur Erschöpfung)	Lungenentzündung, Erstickungsgefahr
Scharlach (Bakterien)	ca. 1 Woche	Halsschmerzen und Schluckbeschwerden, rote Zunge, Fieber, samtartiger blasser Ausschlag → keine Impfung möglich	Entzündung des Herzmuskels, der Nieren und der Gelenke
Masern (Viren)	1 – 3 Wochen	anfangs ähnlich einer Erkältung; später hohes Fieber; große rote Flecke, die ineinanderfließen; Schwäche	Mittelohrentzündung, Lungenentzündung, Entzündung des Gehirns (Enzephalitis)
Windpocken (Viren)	2 – 3 Wochen	zahlreiche Hautbläschen, die später verschorfen; starker Juckreiz	Narbenbildung, Mittelohrentzündung
Mumps (Viren)	2 – 3 Wochen	schmerzhaft geschwollene Ohrspeicheldrüsen mit abstehenden Ohren	Entzündung des Gehirns, Hodenentzündung
Röteln (Viren)	ca. 2 Wochen	Schnupfen, Kopfschmerz, zartroter feinfleckiger Ausschlag, Lymphknotenschwellung	Schädigung des Ungeborenen bei Schwangerschaft
Kinderlähmung (Viren)	5 – 10 Tage	oft keine Symptome, manchmal grippeähnliche Beschwerden	Lähmung der Muskeln an Armen und Beinen, selten Lähmung der Atemmuskulatur

Tabelle 16.2 Kinderkrankheiten

16.6 Mithilfe bei Untersuchungen und Behandlungen des kranken Kindes

Krankheiten, besonders wenn sie mit Schmerzen einhergehen, machen Kinder in besonderem Maß unsicher. Vor jeder Untersuchung oder Behandlung sollte die Umgebung deshalb so kindgerecht wie möglich gestaltet werden. Der Raum sollte gut geheizt und die Instrumente sollten evtl. vorgewärmt sein. Spielzeug, Kuscheltiere oder ein Beruhigungssauger zum Ablenken des Kindes sollten bereitliegen oder vom Kind mitgebracht werden. Vor der Maßnahme sollten auch Kinder altersentsprechend informiert werden. Älteren Kindern kann man die Notwendigkeit der Maßnahme oft schon erklären. Dabei sollte unbedingt auf gut gemeinte Lügen („Die Spritze tut bestimmt nicht weh!") verzichtet werden. Ein Kind kann die Wahrheit oft besser verkraften, als es ihm die Erwachsenen zutrauen. Unwahrheiten hingegen erzeugen bei den Kindern Misstrauen und Angst. Bei kleineren Kindern kann der Vorgang zum Beispiel spielerisch an einem Stofftier gezeigt werden.

Halten des Kindes

Zum Schutz vor Verletzungen infolge unberechenbarer Abwehrreaktionen (z.B. bei Schmerz) müssen Kinder bei allen Untersuchungen und Behandlungen durch eine Bezugsperson gut und sicher gehalten werden. Zur Untersuchung des Mundes, des Rachens

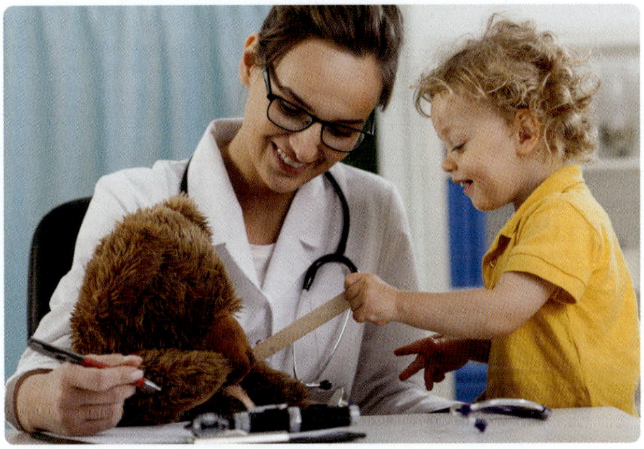

Bild 16.15 In der Kuscheltiersprechstunde

und der Ohren muss das Gesicht des Kindes einer Lichtquelle oder dem Fenster zugewandt sein (Bild 16.15).

Wenn sich das Kind wehrt, nimmt es die Pflegeperson besser auf den Schoß. Beim Abhören von Herz und Lunge sowie beim Abtasten des Bauches darf das Kind nicht schreien. Es muss daher besonders gut abgelenkt und beruhigt werden (Bild 16.16).

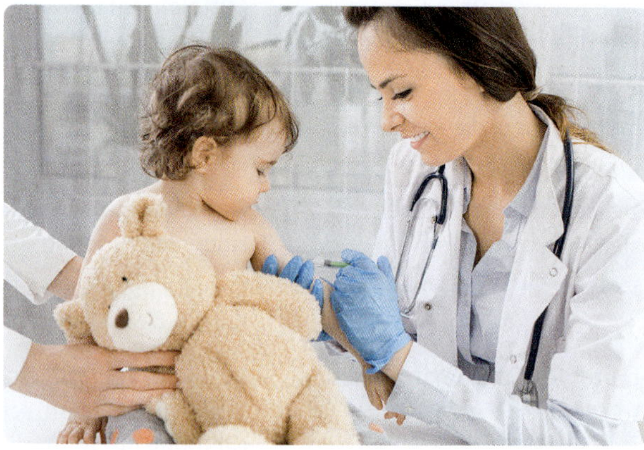

Bild 16.16 Ein kleiner Pieks ist gar nicht so schlimm

Fiebermessung bei Kindern

Bei Säuglingen und Kindern wird die Körpertemperatur meist im Mastdarm (**rektal**) gemessen, um in recht kurzer Messzeit ein genaues Ergebnis zu ermitteln. Hierbei sollte das Thermometer mit etwas Wasser oder wenig Salbe gleitfähiger gemacht werden, um den empfindlichen Mastdarm des Kindes nicht zu verletzen. Grundsätzlich gilt, dass während der gesamten Messung eine Hand der Pflegefachperson immer am Thermometer, die andere am Kind ist (Bild 16.17).

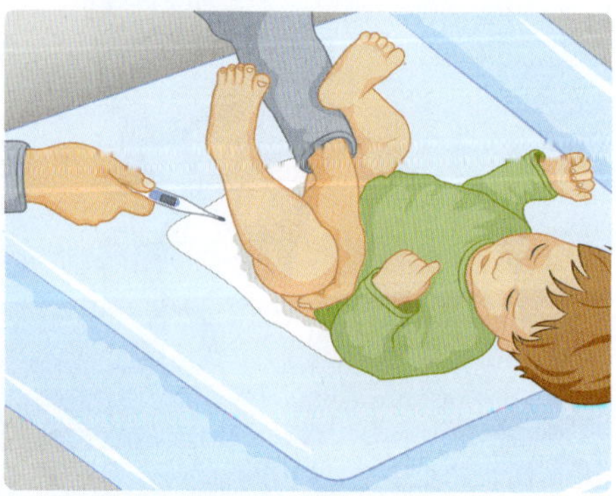

Bild 16.17 Halten des Säuglings beim Fiebermessen

Neben der gebräuchlichen rektalen Messung mithilfe eines Digitalthermometers (Messzeit ca. 60–90 Sekunden) stehen für die Messung bei Säuglingen und Kleinkindern auch batteriebetriebene **Fieber-Mess-Sauger** (Mess-Schnuller) zur Verfügung, die nach ca. drei Minuten das Ergebnis anzeigen. Allerdings sind sie ebenso wie die bei Kindern gerne verwendeten **Ohrthermometer** oder **Stirnthermometer** (Messzeit jeweils nur wenige Sekunden) im Vergleich zur rektalen Messung im Ergebnis etwas ungenauer.

Medikamentengabe

Bei der Medikamentenverabreichung ist bei Kindern häufig viel Geduld erforderlich. In der Regel wird versucht, statt Tropfen oder Tabletten eher „kinderfreundliche" Formen eines Medikaments wie Säfte und Zäpfchen anzubieten. Säfte werden wegen ihres süßen Geschmacks meistens ohne Probleme von Kindern eingenommen. Der geschmackliche Vorteil kann jedoch umgekehrt zur Gefahr werden, wenn das Kind selbst zur Medikamentenflasche greift.

Flüssige Arzneiformen sollten niemals direkt in die Trinkflasche gegeben, sondern immer separat mit einem Löffel oder einer Spritze eingegeben werden. Denn das Getränk könnte das Medikament verändern. Außerdem weiß man nicht, wie viel das Kind von dem Medikament tatsächlich bekommen hat, wenn es einen Rest in der Flasche lässt.

Zum **Verabreichen von Zäpfchen** wird das Kind auf die linke Seite gedreht. Zum Einführen sollte das Zäpfchen Zimmertemperatur haben. Das Zäpfchen wird möglichst nach dem Stuhlgang tief in den Enddarm eingeführt. Nach dem Einführen wird das Kind noch ein bis zwei Minuten in Seitenlage belassen. Problematisch ist es, wenn das Kind kurze Zeit nach Gabe des Zäpfchens Stuhlgang hat. Dann ist ungewiss, wie viel des Wirkstoffs schon aufgenommen wurde. Wegen der Gefahr einer Überdosierung sollte in diesem Fall keinesfalls ein weiteres Zäpfchen gegeben werden, sondern die Anwendung beim nächsten Mal wie gewohnt fortgesetzt werden.

Unterm Strich

- Jedes Kind entwickelt sich körperlich, motorisch, sprachlich und sozial in seinem eigenen Tempo. Unterschiede in der Entwicklung sind kein Grund zur Beunruhigung.
- Das Verlieren der angeborenen Säuglingsreflexe (Saug-, Such- und Handgreifreflex) sowie der Durchbruch der ersten Milchzähne ab dem 6. Monat sind neben dem Längenwachstum und der Gewichtszunahme Meilensteine der körperlichen Säuglingsentwicklung.
- Die Ernährung des Kindes wird schrittweise beginnend bei der Muttermilch/Säuglingsmilchnahrung über die Einführung von Breimahlzeiten bis hin zu einer bekömmlichen Alltagsnahrung aufgebaut.
- Die Pflege des Säuglings berücksichtigt neben liebevoller Zuwendung und guter Beobachtung vor allem hygienische Aspekte, den Schutz vor Auskühlung und das Abwenden möglicher Unfallgefahren durch sicheres Handling.
- Neben dem Waschen und Baden muss die Säuglingspflege auch der Reinigung der ersten Milchzähne sowie dem Trockenhalten und der Pflege des empfindlichen Windelbereichs zur Vermeidung des Wundseins besondere Beachtung schenken.
- Besuche beim Kinderarzt sind zu den Früherkennungsuntersuchungen (U1 bis U9), den Impfterminen für die Grundimmunisierung sowie zur Abklärung von Beschwerden wie Fieber und Schmerzen und beim Auftreten von keineswegs immer harmlosen Kinderkrankheiten notwendig.

Für die Praxis

1. Führen Sie ein Interview mit Eltern von Säuglingen oder Kleinkindern und fragen Sie nach deren Erfahrungen in den ersten Lebensmonaten ihres Kindes. Was hat sich im Alltag durch das Kind verändert und wie sind sie mit der neuen Situation umgegangen? Notieren Sie die Veränderungen und die Bewältigungsstrategien in Ihrer Praktikumsmappe.
2. Planen Sie unterschiedliche altersentsprechende Beschäftigungsangebote für (erkrankte) Kinder. Reflektieren Sie nach der praktischen Durchführung in Ihrem Praktikumsbericht Ihre Erfahrungen.
3. Bereiten Sie für einen Säugling eine Milch- oder Breimahlzeit nach Vorschrift zu und reichen Sie die Speise entsprechend an.
4. Assistieren Sie einer Pflegeperson bei der Vorbereitung und Durchführung eines Säuglingsbades sowie bei der anschließenden Hautpflege.
5. Begleiten Sie einen Säugling/ein Kleinkind bei einer Untersuchung durch den (Kinder-)Arzt. Unterstützen Sie die Untersuchung, indem Sie das Kind sachgerecht halten und betreuen.
6. Befragen Sie einen Kinderarzt, Angehörige der Gesundheitsberufe und verschiedene Eltern zu deren Einschätzung zur Impfung von Kindern gegen Kinderkrankheiten. Stellen Sie die genannten Pro- und Kontra-Argumente gegenüber und entwickeln Sie ein ausgewogenes Informationsposter oder eine Broschüre zum Thema.

Aufgaben

1. Nennen Sie zu jeder Entwicklungsphase des gesunden Kindes im ersten Lebensjahr die wichtigsten Merkmale.
2. Woran erkennen Sie, dass ein Kind zahnt? Wie können Sie die Zahnungsbeschwerden lindern?
3. ■ Nennen Sie für die einzelnen Entwicklungsphasen des Säuglings geeignetes Spielzeug, das die motorische, geistige und soziale Entwicklung des Kindes fördern hilft.
4. Erläutern Sie die Vorzüge der Ernährung des Säuglings mit Muttermilch.
5. Besorgen Sie sich aus der Apotheke oder der Drogerie Proben von Säuglingsnahrungen. Bereiten Sie die Nahrung nach Packungsvorschrift zu und probieren Sie den Geschmack. Welche Schlussfolgerungen können Sie daraus ziehen?
6. Üben Sie das richtige „Handling" des Säuglings mit einer Babypuppe.
7. Laden Sie eine Hebamme zu sich in den Unterricht ein und befragen Sie sie zum Thema „Pflege von Neugeborenen".
8. ■ Erläutern Sie Möglichkeiten, das Risiko des plötzlichen Kindstodes zu senken.
9. Besuchen Sie ein Säuglingsfachgeschäft und informieren Sie sich über das Angebot für die Säuglingspflege. Erstellen Sie im Unterricht ein Informationsplakat zur Erstausstattung für ein Baby nach der Geburt.
10. ■ Wie Johanna aus dem Eingangsfall (→ S. 288) sind auch viele junge Mütter bei der Pflege ihres ersten Kindes noch recht unsicher. Erstellen Sie eine Checkliste für junge Mütter mit den wichtigsten Grundsätzen und Regeln zur Säuglingspflege.
11. Führen Sie an einer Babypuppe die komplette Körperpflege des Säuglings mit Bad, anschließendem Wickeln und Ankleiden durch.
12. ■ Eine Mutter will wissen, ob die Früherkennungsuntersuchungen und das Impfen im Säuglingsalter überhaupt notwendig sind. Finden Sie Argumente, mit denen Sie die Mutter überzeugen können.
13. Begründen Sie, weshalb besonders Kinder im Kindergarten- und Vorschulalter häufig an Atemwegsinfektionen (Schnupfen, Husten) und Kinderkrankheiten erkranken.
14. Erarbeiten Sie zu den verschiedenen Kinderkrankheiten Informationsplakate. Nutzen Sie dazu neben den in der Tabelle 16.2 (→ S. 301) aufgeführten Informationen weitere Quellen (Internet, Gesundheitslexika ...).
15. Erläutern Sie, weshalb die Grundimmunisierung für Säuglinge durchgeführt werden sollte.
16. Bringen Sie Ihren Impfausweis mit und vergleichen Sie die dort eingetragenen Impfungen mit dem empfohlenen Impfplan der Ständigen Impfkommission (Bild 16.14 → S. 300).
17. ■ Stellen Sie Regeln für den Umgang mit kranken Kindern zusammen.
18. Der 5-jährige Jan soll eine Spritze in den Arm bekommen. Die Mutter, die ihn begleitet, ist sehr aufgeregt, weil der Kleine beim letzten Mal schon so viel „Theater" gemacht hat. Jan weint und hat Angst. Notieren Sie Maßnahmen, die Sie zur Unterstützung des Eingriffs treffen könnten.
19. Üben Sie das korrekte Halten des Kindes bei den verschiedenen Untersuchungen und Behandlungen an einer Babypuppe.
20. Bei Kindern werden Medikamente gerne als Saft oder in Form von Zäpfchen gegeben. Nennen Sie Gründe, die für diese Einnahmeformen sprechen und stellen Sie die Nachteile dar.

Ein schwerer Start ins Leben

23. Januar

Heute ist Milan auf die Welt gekommen. 12 Wochen zu früh und kaum 1 000 g schwer. Nur eine Handvoll Kind. Sein kleiner Körper ist noch nicht auf die Welt hier draußen eingestellt. Noch vor 30 Jahren hätte er keine Überlebenschance gehabt, doch die Ärztin sagt uns, dass man heute mit den Mitteln der modernen Medizin sogar Frühchen mit einem Gewicht von nur 500 g durchbringen kann.

24. Januar

Ich besuche Milan auf der Intensivstation für Frühgeborene. Er liegt in einem gläsernen Brutkasten, der ihn vor Auskühlung schützen soll. Er ist an viele Kabel und Schläuche zur Überwachung und Versorgung angeschlossen, weil sein unreifes Gehirn seine Körperfunktionen noch nicht selbst steuern kann. Immer wieder setzt seine Atmung für eine Weile aus, sodass Milan künstlich beatmet werden muss. Ständig gibt irgendein Überwachungsgerät einen Alarm. Es ist unruhig hier.

26. Januar

Heute Morgen sieht Milans Haut seltsam gelb aus. Die Schwester erklärt mir, dass er eine Neugeborenengelbsucht bekommen hat. Nichts Außergewöhnliches versichert sie – viele Neugeborene leiden daran, weil die noch unreife Leber den Stoffwechsel noch nicht ganz bewältigen kann. Trotzdem bin ich beunruhigt.

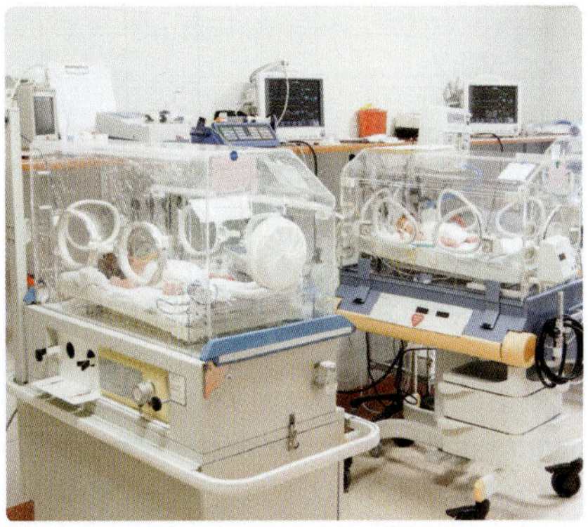

17. Februar

Milan hat Durchfall – die Folge einer Entzündung des Darms. Der erste Versuch, Milan über eine Magensonde mit Nahrung zu versorgen, ist gescheitert. Die Ärztin erklärt mir, dass seine Verdauungswege noch nicht auf Nahrung eingestellt sind. Milan muss weiter über die Vene ernährt werden, bevor später schrittweise eine Sondenernährung mit Milch aufgebaut werden kann. Ich fühle mich hilflos. Als Mutter möchte ich ihm doch meine Wärme und meine Milch geben.

23. Februar

Milan kämpft weiter und mir bleibt nur, ihm dabei zuzusehen. Ich habe gelesen, dass das Risiko einer Frühgeburt nicht nur durch Infektionen oder Fehlbildungen der Gebärmutter, sondern auch durch körperliche und seelische Überforderung der Mutter steigt. Bin am Ende ich verantwortlich für sein Leiden? Hätte ich in den letzten Wochen meiner Schwangerschaft besser für mich, besser für uns sorgen müssen? Ich fühle mich mies und so schuldig .

Forum

05. März

Endlich ist Milan so stabil, dass er für einige Zeit den Brutkasten verlassen darf. Die Schwester legt ihn auf meine nackte Brust und ich spüre, wie er sich dabei trotz der Unruhe und der noch immer vielen Kabel und Schläuche entspannt. Sie nennen das „Kängu-Ruhen" und sagen, dass Milan mit dem Gefühl der Geborgenheit auch körperlich widerstandsfähiger wird. Ich darf ihn jetzt jeden Tag so bei mir haben und empfinde endlich so etwas wie Mutterglück.

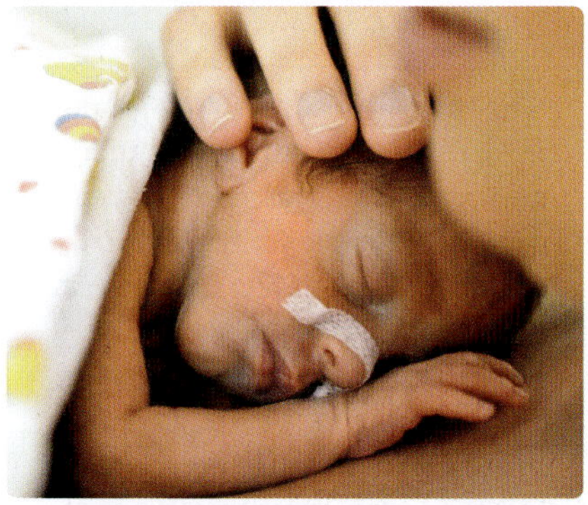

27. März

In der Nacht hat Milan hohes Fieber bekommen. Wieder muss er ums Überleben kämpfen. Die Ärzte geben ihm Medikamente und hoffen, dass sie den Infekt damit in den Griff bekommen. Ich habe gelesen, dass viele Frühchen an solchen Infekten sterben. Die Ärztin fragt mich, was sie im Falle einer Verschlechterung tun sollen. Ich weiß es nicht und bete, dass ich nie eine solche Entscheidung treffen muss!

30. April

Milan wird auf die Säuglingsstation verlegt. Er hat gekämpft, und er hat gewonnen. Doch welchen Preis er für sein Überleben zahlen muss, ist noch ungewiss. Durch den Sauerstoffmangel kann das empfindliche Gehirn unter Umständen dauerhaft geschädigt worden sein. Mögliche Folgen reichen von Entwicklungsverzögerungen über Krampfanfälle bis hin zu schweren geistigen Beeinträchtigungen. Durch die künstliche Beatmung kann die Netzhaut der Augen Schaden genommen haben und zu Sehstörungen bis hin zur Erblindung führen. Und wie wird seine kleine Seele diesen schweren Start ins Leben verkraften?

Aufgaben

1. Informieren Sie sich über die Entwicklung des ungeborenen Kindes im Mutterleib. Welche Entwicklungsschritte fehlen einem Frühchen, wenn es bereits in der 28. Schwangerschaftswoche auf die Welt kommt?
2. Nennen Sie die Probleme, die ein Frühchen wie Milan in den ersten Lebensmonaten hat.
3. Versuchen Sie, sich in die Lage von Milans Eltern zu versetzen und beschreiben Sie deren Situation.
4. Beschreiben Sie mögliche Folgeschäden infolge einer Frühgeburt und diskutieren Sie, ob es sinnvoll und verantwortlich ist, extrem frühgeborene Babys mit intensivmedizinischen Mitteln zu helfen. Beachten Sie dabei auch das Recht eines jeden Menschen auf Leben sowie die Gefühle und die Lebenssituation der Eltern des Kindes.

17 Menschen mit Behinderungen unterstützen

Nach dem Schulabschluss für einige Zeit Menschen helfen – warum nicht? In einem Wohnheim für Menschen mit Behinderungen mache ich seit ein paar Wochen den Bundesfreiwilligendienst. Mein Problem: Es ist noch schwer für mich, die Hilfsbedürftigkeit und den Charakter der Bewohner richtig einzuschätzen. Wenn jemand im Rollstuhl sitzt, da weiß man meist was Sache ist – klar im Kopf, aber kann nicht laufen. Aber bei den anderen Formen von Behinderungen ist das schwieriger, finde ich. Jan zum Beispiel, den kannte ich bislang kaum. Neulich rief ich ihm im Speiseraum zu: „Mach' die Tür zu, wenn du rausgehst!". Das kam unfreundlicher rüber, als ich es wollte. Er sah mir daraufhin lange tief in die Augen. Dann drehte er sich wieder um und verschwand. Die Tür ließ er offen. Henrik, ein Bewohner mit Down-Syndrom und einem besonderen Gespür für Stimmungen und Emotionen, sagte daraufhin zu mir langsam und lächelnd: „Ich weiß, was du denkst: ‚Versteht der mich nicht oder tut der nur so?' Mach dir nichts draus, Julia. Du wirst ihn schon noch verstehen. Wenn du möchtest, helfe ich dir dabei." Und Henrik hilft mir wirklich. Gerne und oft. Dabei hatte ich mir das eigentlich andersherum vorgestellt ...

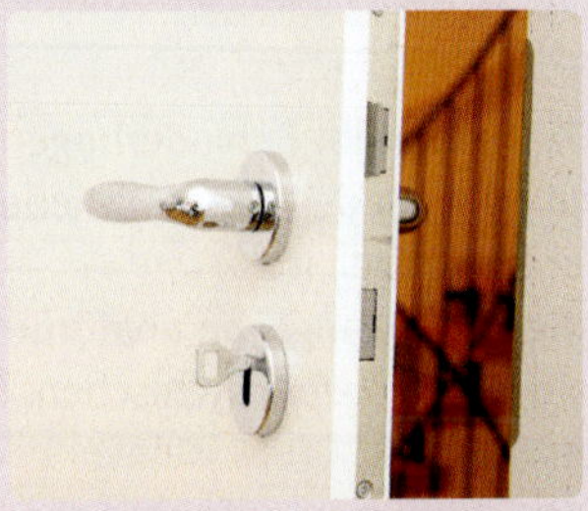

1. Kennen Sie auch Menschen mit Behinderungen? Berichten Sie von ihnen und ihrem Leben mit der Beeinträchtigung.
2. Julia erwähnt, dass es neben körperlichen Behinderungen noch weitere Behinderungsformen gibt. Welche kennen Sie?
3. Versetzen Sie sich in die Lage von Julia. Wie hätten Sie in der Situation im Speiseraum reagiert?
4. Henrik hat ein besonderes Gespür für Stimmungen und Emotionen. Beschreiben Sie besondere Stärken, die Menschen mit Behinderungen in anderen Lebensbereichen unter Beweis stellen.

17.1 Was ist eine Behinderung?

Jeder weiß, dass Menschen sehr verschieden sind. Ab wann aber spricht man dann von einer Behinderung? Die Grenzen zwischen nicht behindert und behindert sind fließend. So verschieden wie die Behinderungsarten sind, so verschieden sind auch ihre Ursachen.

Behinderungen kann man aus unterschiedlichen Blickwinkeln betrachten und erklären:

Aus gesetzlicher Sicht

Im deutschen **Sozialgesetzbuch** steht, dass Menschen als behindert gelten, wenn ihre körperlichen, geistigen oder seelischen Veränderungen mit hoher Wahrscheinlichkeit länger als sechs Monate vom lebensalterstypischen Zustand abweichen und ihre Teilhabe am Leben in der Gesellschaft deshalb beeinträchtigt ist. Und das **Grundgesetz** schreibt vor: „Niemand darf wegen seiner Behinderung benachteiligt werden".

Der **Grad der Behinderung (GdB)** ist ein Maß für die körperlichen, geistigen, seelischen und sozialen Auswirkungen einer Funktionsbeeinträchtigung aufgrund eines Gesundheitsschadens. Der GdB wird durch ein ärztliches Gutachten festgestellt.
Er kann, in 10-er Schritten gestaffelt, zwischen 20 und 100 variieren. Man sagt z. B.: „Ich habe einen Grad der Behinderung von 40". Eine Schwerbehinderung ↘

liegt bei einem GdB von mind. 50 vor. Dann kann ein Schwerbehindertenausweis beantragt werden. Diesen haben in Deutschland ca. 7,5 Mio. Menschen.

www.who.int (→ Health Topics → Disability)

Aus Sicht der Weltgesundheitsorganisation (WHO)

Die WHO (→ S. 2) beschreibt Behinderungen in einem dreistufigen Modell, bei dem jede Stufe Folge einer vorherigen ist:

- Stufe 1: **Schädigung** – Mangel an anatomischen, physiologischen oder psychischen Strukturen des Körpers.
- Stufe 2: **Beeinträchtigung** – aufgrund der Schädigung werden Betroffene in typischen Alltagssituationen behindert oder ausgeschlossen.
- Stufe 3: **Behinderung** – Nachteile einer Person, die sich aus der Schädigung oder Beeinträchtigung ergeben.

Aus medizinischer Sicht

In der Medizin sieht man die Behinderung als Folge einer Schädigung des Menschen, dessen Zustand sich stets zwischen Gesundheit und Krankheit befindet. Dabei kann die Behinderung zu Folgeerkrankungen führen. Die Medizin hat zum Ziel, diese so gut wie möglich zu vermeiden und zu behandeln.

Herr P. erleidet einen Schlaganfall und ist halbseitengelähmt (Schädigung). Er kann sich im Bett kaum bewegen. Dadurch entwickelt sich ein Druckgeschwür am Kreuzbein (Folgeerkrankung).
Mit geeigneten Wundauflagen und Lagerungsmaßnahmen wird das Druckgeschwür medizinisch-pflegerisch behandelt und das Auftreten weiterer Druckgeschwüre vermieden (Ziel der Medizin).

Aus sozialpädagogischer Sicht

„Behindert ist man nicht, behindert wird man". Aus sozialpädagogischer Sicht kann man Behinderungen unter anderem danach beurteilen, inwieweit die Umwelt einen Menschen in seinem Alltag beeinträchtigt.

17.2 Formen von Behinderungen

Es gibt Menschen mit:

- Körperbehinderung
- Sinnesbehinderung
- Sprachbehinderung
- Lernbehinderung
- psychischen Erkrankungen
- geistiger Behinderung
- Mehrfachbehinderung als einer Kombination aus verschiedenen Behinderungsformen

Körperbehinderung

Sie ist die häufigste Form der Behinderung und wird meistens durch Krankheiten oder Unfälle im Erwachsenenalter verursacht. Sie kann aber auch schon seit der Geburt bestehen. Ist der **Stütz- und Bewegungsapparat** betroffen, sind die Betroffenen in ihrer Bewegungsfähigkeit eingeschränkt (z. B. Fehlstellungen der Wirbelsäule, Amputationen, Kleinwüchsigkeit).

Körperbehinderungen können auch durch **chronische Erkrankungen** oder Fehlfunktionen von Organen ausgelöst werden (z. B. Nierenleiden, Herzfehler, Krebserkrankungen). Schäden am Nervensystem können u. a. durch Querschnittslähmung, Multiple Sklerose (→ S. 85) oder Schlaganfall (→ S. 264) entstehen.

Sinnesbehinderung

Hiermit sind meist Störungen oder Ausfälle beim Sehen (Bild 17.1 → S. 309) oder Hören gemeint (→ S. 68). Aber auch der Tast-, Geschmacks- oder Geruchssinn kann betroffen sein (→ S. 212). Die Personen sind in der Wahrnehmung ihrer Umwelt beeinträchtigt.

In Deutschland leben etwa 15 Mio. hörgeschädigte Menschen. Die WHO stuft Menschen ab einer Hörminderung von 25 Dezibel (db) als hörgeschädigt ein. Häufigste Ursachen sind Alterungsprozesse im Innenohr (Altersschwerhörigkeit) sowie Lärmschwerhörigkeit. 80.000 Deutsche sind gehörlos.

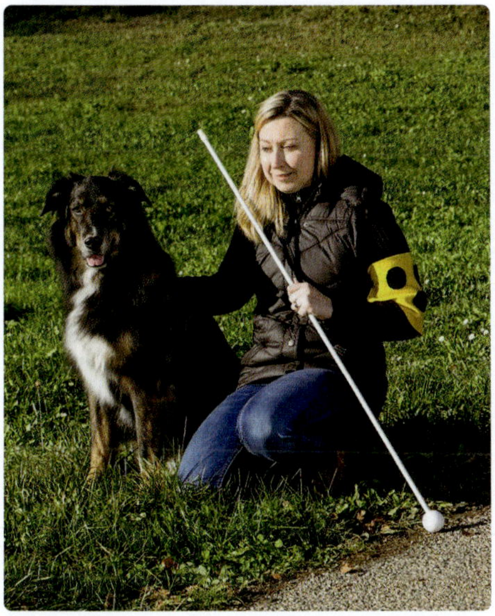

Bild 17.1 Blinde Frau mit Langstock und Führhund

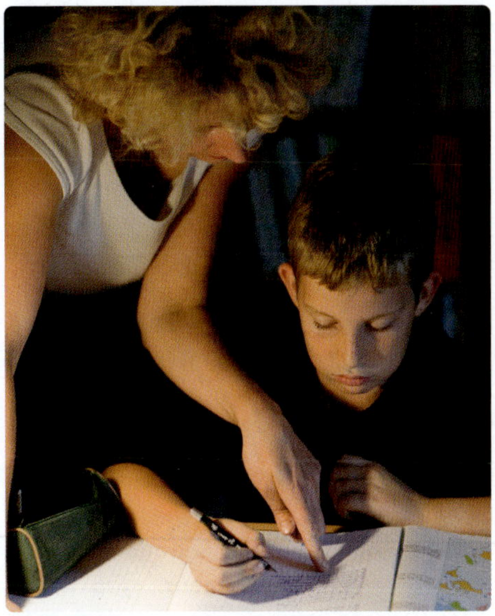

Bild 17.2 Menschen mit einer Lernbehinderung brauchen individuelle Förderung

Sprachbehinderung

Menschen mit einer Sprachbehinderung sind beeinträchtigt, wenn sie ihre Muttersprache sprechen oder schreiben wollen. Wenn Kinder betroffen sind, werden sie dadurch vielfach in der Entwicklung ihrer Persönlichkeit und ihres Sozialverhaltens gehemmt. Wenn keine frühzeitige Diagnostik und Förderung einsetzt, haben Sprachstörungen auch eine verminderte Lern- und Leistungsfähigkeit zur Folge. Beispiele für Sprachstörungen sind: Aphasie (→ S. 72), Stottern, Stummheit.

Lernbehinderung

Menschen mit einer Lernbehinderung haben große Probleme, sich mithilfe ihres Denkvermögens neue Kenntnisse anzueignen. Häufige Auswirkungen sind: Leseschwäche, Rechtschreibschwäche, Rechenschwäche oder Kombinationen der drei genannten Schwächen. Es handelt sich hierbei um **Entwicklungsstörungen**. Deren Ausmaß kann in speziell entwickelten Testverfahren bestimmt werden. Betroffene Personen profitieren sehr von individuellen (z. B. schulischen) **Fördermaßnahmen** (Bild 17.2).

Psychische Erkrankungen

Psychisch Kranke leiden unter einem gestörten Verhalten und Erleben. Erkrankungen betreffen das Denken, Fühlen und Handeln der Betroffenen. Im Kindes- und Jugendalter zählen z. B. die Hyperaktivitätsstörung und Depressionen zu den häufigen psychischen Erkrankungen. In Deutschland leben mehrere Millionen Menschen mit behandlungsbedürftigen psychischen Störungen. Viele von ihnen können heute gut behandelt werden. Abgesehen von **Spontanheilungen** (die Erkrankungen klingen nach einiger Zeit von selbst ab) spielen **Psychotherapie** und **Psychopharmaka** hierbei eine wichtige Rolle.

www.lebenshilfe.de

Geistige Behinderung

Ursachen sind oft erbliche Grundlagen oder Chromosomenbesonderheiten. Verliert ein Mensch durch Krankheit oder Alter bestimmte Fähigkeiten, über die er zuvor verfügte, so nennt man diese Form geistiger Behinderung **Demenz** (→ S. 70 und Kapitel 17.3).

Zur Feststellung einer geistigen Behinderung werden häufig **Intelligenztests** durchgeführt. Eine wichtige Rolle zur Einschätzung einer geistigen Behinderung spielt jedoch auch die Fähigkeit des Menschen zur **Kommunikation** mit seiner Umwelt. Betroffene benötigen je nach Art ihrer individuellen Einschränkung Hilfen in verschiedenen Lebensbereichen. Bekannte geistige Behinderungen sind der **Autismus** sowie das **Down-Syndrom** (→ S. 19 und Kapitel 17.4).

www.
wegweiser-demenz.de

17.3 Demenz

In Deutschland sind derzeit etwa 1,5 Millionen Menschen von einer Demenz betroffen. Die meisten Erkrankten sind über 80 Jahre alt. Etwa drei Viertel von ihnen sind Frauen. Ihre im Vergleich zu Männern höhere Lebenserwartung bringt ein erhöhtes Demenzrisiko mit sich. Man rechnet damit, dass im Jahr 2030 bereits etwa 2,2 Millionen Deutsche dement sein werden.

17.3.1 Demenzformen

Demenz (lat. „ohne Geist/Verstand") ist ein Oberbegriff für verschiedene Krankheitsformen. Zwei Drittel der Betroffenen leiden unter der **Alzheimer-Demenz**. 1906 wurde diese Variante erstmals von dem deutschen Neurologen Alois Alzheimer beschrieben. Bei dieser Demenzform sterben Gehirnzellen aus bislang ungeklärter Ursache ab. Dabei schrumpft das Volumen des Gehirns um bis zu 20 %. Betroffen sind vor allem Hirnregionen, die u. a. für das Lernen und das Gedächtnis wichtig sind. Forscher vermuten als Ursache der Erkrankung, dass sich Eiweißpartikel in oder zwischen den Nervenzellen des Gehirns ablagern und so das Absterben von Nervenzellen verursachen. Außerdem konnte nachgewiesen werden, dass ein wichtiger Botenstoff im Gehirn von Alzheimer-Kranken in zu geringer Menge vorkommt. In Bild 17.3 sieht man links ein normales Gehirn mit hoher Aktivität der Nervenzellen (rot). In der Mitte ist die Zellaktivität leicht, rechts stark vermindert. Die beiden Hirnkammern (schwarz) werden sichtbar größer, da die Gehirnmasse abnimmt.

Eine andere Form der Demenz ist die **vaskuläre Demenz**. Durch verdickte Wände der kleinen Blutgefäße im Gehirn kommt es zu Durchblutungsstörungen. Dies schädigt Nervenfasern oder führt zum Absterben von Nervenzellen im Gehirn. Die vaskuläre Demenz beginnt ebenfalls schleichend, jedoch mit anderen Symptomen. Im Vordergrund stehen nicht Gedächtnisstörungen, sondern allgemeine Verlangsamung, Denkschwierigkeiten und Stimmungsschwankungen.

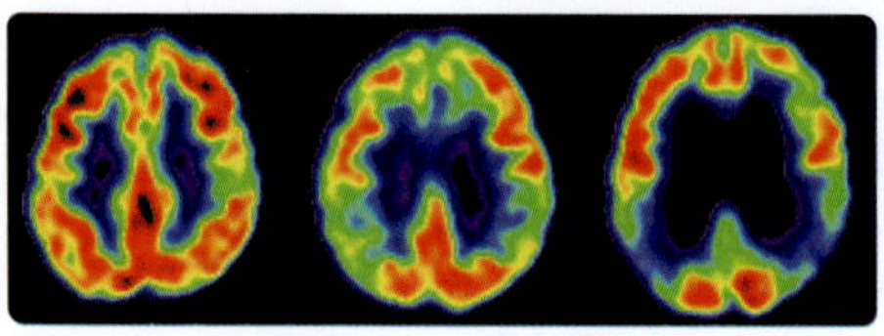

Bild 17.3 Stoffwechselaktivität im Gehirn: Normalbefund, leicht vermindert, stark vermindert (von links nach rechts)

Eine Form der vaskulären Demenz ist die **Multi-Infarkt-Demenz**, bei der es zu vielen kleinen Schlaganfällen im Gehirn kommt. Die Symptome ähneln denen der Alzheimer-Krankheit, beginnen jedoch meist plötzlich und schreiten stufenweise voran.

17.3.2 Krankheitszeichen einer Demenz

Als erste „Warnsignale" einer beginnenden Demenz gelten folgende Symptome:

- nachlassendes Interesse an Arbeit, Hobbys und Kontakten
- bisher ungekannte Stimmungsschwankungen
- nachlassendes Kurzzeitgedächtnis
- Sprachstörungen
- Probleme, sich in fremder Umgebung zurechtzufinden
- Verlust des Überblicks über persönliche (z. B. finanzielle) Angelegenheiten
- falsche Einschätzung von Gefahren
- Abstreiten von Fehlern oder Verwechslungen

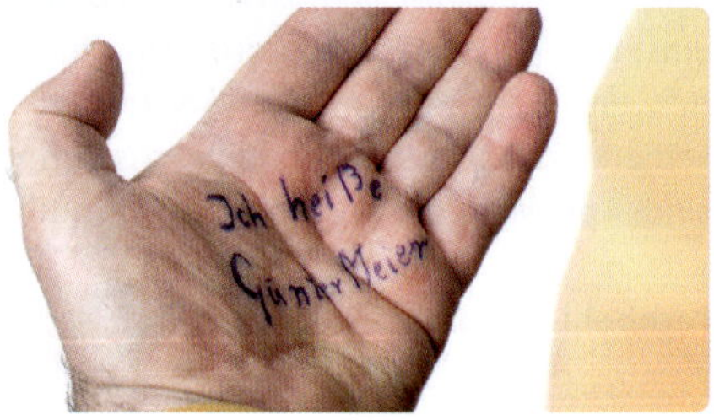

Bild 17.4 Frühsymptome werden anfangs verheimlicht

Die Symptome und der Verlauf können jedoch sehr verschieden sein. Oft gleicht das Gehirn den Verlust geistiger Fähigkeiten zunächst aus, bevor die Demenz irgendwann offenkundig wird (Bild 17.4). Im Spätstadium kann das Gehirn die Signale des Körpers nicht mehr richtig verarbeiten. Die Demenzkranken verspüren z. B. keinen Appetit oder Durst, äußern kein Schmerzempfinden, vergessen das Schlucken oder werden inkontinent. Für Berührungen und individuell positive Sinneserfahrungen (z. B. Musik) bleiben die Patienten jedoch oft lange empfänglich.

17.3.3 Prophylaxe, Diagnose und Therapie

Die Demenz ist unheilbar. Auch die Entstehung einer Demenz lässt sich nach derzeitigem Stand der Wissenschaft nicht verhindern. Für die vaskuläre Demenz gilt jedoch der Ratschlag: „Was für das Herz gut ist, ist auch gut für das Gehirn." Das heißt: Wer Übergewicht vermeidet, nicht raucht, für einen niedrigen Blutdruck sorgt und körperlich aktiv ist, senkt das Risiko von Gefäßschäden, die zu Verschlüssen von Arterien in Herz und Hirn führen können.

Um die Alzheimer-Demenz zu bekämpfen gibt es bislang kein nachgewiesen wirksames Mittel zur Vorbeugung oder Behandlung. Eine **gesunde Ernährung**, körperliche und **geistige Aktivität** sowie **soziale Kontakte** verringern aber wahrscheinlich das Demenzrisiko.

Vergesslichkeit im Alter kann verschiedene Ursachen haben. Nicht immer liegt deshalb gleich eine Demenz vor. Nebenwirkungen von Medikamenten, Depressionen oder Stoffwechselstörungen sind ebenso denkbar. Mit **speziellen Testverfahren** (Bild 17.5) und **medizinischen Untersuchungen** können Neurologen feststellen, ob eine Demenz vorliegt.

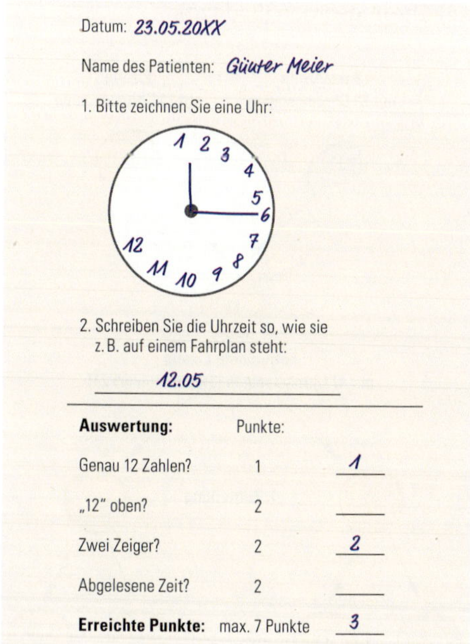

Datum: 23.05.20XX

Name des Patienten: Günter Meier

1. Bitte zeichnen Sie eine Uhr:

2. Schreiben Sie die Uhrzeit so, wie sie z. B. auf einem Fahrplan steht:

12.05

Auswertung:	Punkte:	
Genau 12 Zahlen?	1	1
„12" oben?	2	
Zwei Zeiger?	2	2
Abgelesene Zeit?	2	
Erreichte Punkte:	max. 7 Punkte	3

Bild 17.5 Uhrentest zur Diagnose der Demenz mit krankhaftem Befund

Die Pharmaindustrie bietet **Medikamente** an, die die Eiweißablagerungen im Gehirn auflösen können. Die geistigen Leistungen der Erkrankten haben sich dadurch jedoch bislang nicht verbessert. Medikamente, die die Übertragung von Informationen zwischen den Nervenzellen verbessern, können die Demenz-Symptome einige Zeit hinauszögern, auf Dauer aber nicht vermeiden. Mit **Psychopharmaka** können einige Begleitsymptome der Demenz wie Unruhe, Aggressivität, Sinnestäuschungen u. a. gemildert werden.

17.3.4 Menschen mit Demenz betreuen

Für Angehörige und Pflegende ist es schwer, die Betroffenen zu erleben und zu verstehen. Ziel der Pflege an Demenz erkrankter Menschen ist es, deren Lebenszufriedenheit zu erhalten und ihnen **positive Erlebnisse** zu ermöglichen. Wichtig ist, Überforderung, z. B. durch ständiges Korrigieren, zu vermeiden. Andererseits sollte man die Patienten nicht unterfordern, indem man ihnen alles abnimmt, nur weil sie langsam sind oder Fehler machen. Es hilft außerdem, vorhandene Fähigkeiten zu nutzen und in den Alltag einzubauen. Wenn eine an Demenz erkrankte Frau z. B. glaubt, ein Baby zu versorgen, so wie sie es früher getan hat, sollte sie ernst genommen werden und nicht korrigiert werden, auch wenn es sich heute nur um eine Puppe handelt (Bild 17.6).

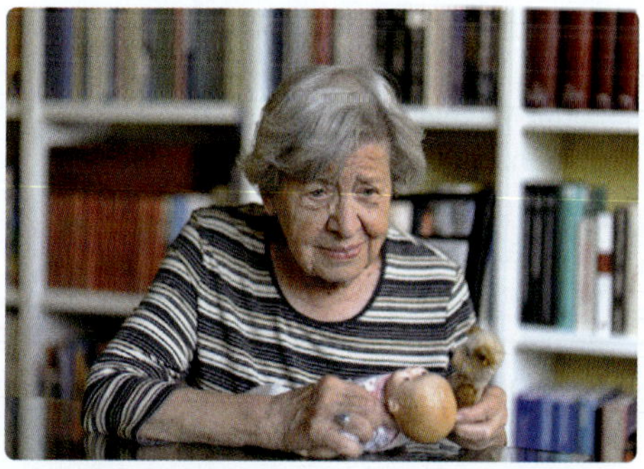

Bild 17.6 Erinnerungen können die Lebenszufriedenheit erhalten

Für mehr Zufriedenheit können außerdem **Erinnerungen an früher** sorgen: Alte Fotos oder Geschichten bzw. Aktivitäten, die mit früher ausgeprägten Fähigkeiten oder Hobbys der Betroffenen zu tun haben (z. B. Essen, Natur, Musik, Sport, Kunst usw.).

www.
down-syndrom.org
www.ds-infocenter.de

17.3.5 Die Rolle der Angehörigen

Die Demenz wird auch als „Angehörigenkrankheit" bezeichnet, weil diese Erkrankung die Betreuungspersonen besonders herausfordert. Folgende **Hinweise** können für pflegende Angehörige hilfreich sein:

- Offenheit schützt vor Isolation. Die Krankheit nicht leugnen, indem man nach Außen den Anschein von Normalität wahrt. Das Umfeld nimmt die Veränderungen mit Sicherheit wahr und reagiert mit Rückzug, wenn die Krankheit dennoch verheimlicht wird.
- Hilfe annehmen und Überforderung nicht ignorieren: Gedächtnissprechstunden, Pflegestützpunkte, Wohnberater, Tagespflegeeinrichtungen, Alzheimer-Telefone, Internet-Foren, Angehörigenkurse, nützliche Beratungsbroschüren des Bundesgesundheitsministeriums, Selbsthilfegruppen usw. Je frühzeitiger Angehörige solche Hilfen nutzen, umso besser gelingt die Umsetzung von Maßnahmen oder Veränderungen beim Erkrankten.
- Der Situation entsprechend kommunizieren. Für die Kommunikation mit Dementen sollten Angehörige und Pflegende verschiedene Hinweise beachten. Sie sind im Kapitel 5.5.3 (→ S. 70) ausführlich erläutert.
- Technische Hilfen nutzen: Überlaufschutz am Waschbecken, Herd mit Abschaltautomatik, Sicherheitsschlösser, Zeitschaltuhren, Haltegriffe und andere Hilfsmittel können je nach Bedarf gezielt Gefahren ausschalten.
- Rechtzeitig Pflegeeinrichtungen/-dienste begutachten. Kein Angehöriger kann einen anderen Menschen unbegrenzt lange betreuen, versorgen und pflegen, ohne sich dabei selbst zu überfordern. Pro Woche sollte mindestens ein ganzer Tag und eine ganze Nacht frei sein. Wenn die Pflege daheim nicht bis zum Ende möglich ist, Kontakt zu Pflegeeinrichtungen/-diensten aufnehmen: Wie viel Zeit nehmen sich die Pflegenden? Welche (Gruppen-)Angebote gibt es? Welche Aktivitäten werden durchgeführt? Wie ist der „Geist" der Einrichtung?

17.4 Down-Syndrom

In Deutschland werden jährlich ca. 1000 Kinder mit dem Down-Syndrom geboren. Es tritt in allen Gebieten der Erde etwa gleich häufig auf. Der englische Arzt Langdon Down (1828 – 1896) beschrieb als Erster typische Merkmale der Erkrankung, die später nach ihm benannt wurde. Erst 1959 entdeckte ein Pariser Arzt die Ursache der von Down beschriebenen Symptome: Das Chromosom Nummer 21 kommt in den Körperzellen betroffener Menschen dreimal (lat. drei = tri) statt zweimal vor. Deshalb wird das Down-Syndrom auch als **Trisomie 21** bezeichnet.

Zellteilung bei Trisomie 21

Durch die **Chromosomen** geben die Eltern ihre Erbinformationen an die Kinder weiter (→ S. 79). Normalerweise vereinigen sich bei der Befruchtung die 23 Chromosomen der **Samenzelle** mit den 23 Chromosomen der **Eizelle**. Die erste Zelle des Kindes verfügt somit über 46 Chromosomen, bevor sie sich zu teilen beginnt. Im Falle der Trisomie 21 verfügt die Keimzelle eines Elternteils (fast immer ist es die Eizelle der Mutter) über 24 Chromosomen, weil das 21. Chromosom bei ihr zwei mal vorhanden ist. Die befruchtete Eizelle enthält also vor ihrer Teilung 47 (statt 46) Chromosomen (Bild 17.7).

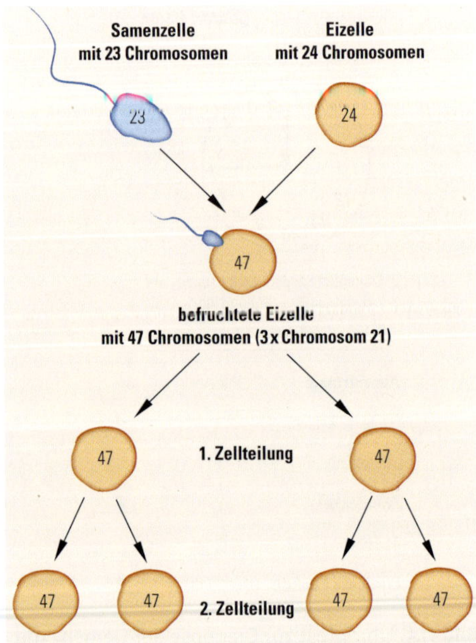

Bild 17.7 Zellteilung bei Trisomie 21

Diese Chromosomenveränderung entsteht durch einen Fehler während der Bildung der Ei- (oder Samen-)zellen. Weshalb dieser Fehler vorkommt, ist nicht geklärt. Tatsache ist jedoch, dass die Wahrscheinlichkeit ein Kind mit Trisomie 21 zu bekommen, steigt, je älter die Mutter ist.

Auswirkungen des Down-Syndroms

Man spricht immer dann von einem **Syndrom**, wenn mehrere Merkmale auf eine bestimmte Ursache zurückgeführt werden können. Beim Down-Syndrom liegt die Ursache der Symptome beim dritten Chromosom 21. Die Betroffenen weisen bestimmte Merkmale auf, die sie von anderen Menschen unterscheiden. Viele der Merkmale können einzeln auch bei anderen Kindern ohne Behinderung auftreten. In ihrer Kombination bei einer Person aber sind sie typisch für das Down-Syndrom.

Menschen mit Down-Syndrom können enorme Unterschiede in ihren geistigen Fähigkeiten aufweisen. Sie reichen von schwerer geistiger Behinderung bis hin zu durchschnittlicher Intelligenz. Es gibt bei Menschen mit Down-Syndrom außerdem viele mögliche körperliche Besonderheiten, die rein äußerlich sind und die Funktion nicht beeinträchtigen, wie z.B. ein flaches Gesicht, veränderte Augenlider, ein kleiner Mund und kleine Ohren, breite Hände mit kurzen Fingern, kleine Füße mit kurzen Zehen u.a.

Bei den Betroffenen kommt es im Laufe des Lebens vielfach zu medizinischen Problemen, wie Erkrankungen der Schilddrüse, des Herzens, des Magen-Darm-Trakts, des Bindegewebes sowie des Muskel-Skelett-Systems, die individuell unterschiedlich starke Auswirkungen auf die **Hilfsbedürftigkeit** im Alltag haben.

Menschen mit Down-Syndrom werden besonders häufig als freundlich, einfühlsam und sensibel beschrieben. Man sagt ihnen eine hohe **„soziale Kompetenz“** nach. Dass sie trotzdem oft nur wenige Kontakte zu Gesunden haben, liegt wohl eher daran, dass diese wegen Unkenntnis der Behinderung mit ihnen „nicht so viel anfangen können“.

Wie die Entwicklung eines Kindes mit Down-Syndrom verläuft, hängt, wie bei allen Kindern, von vielen Faktoren ab. Die Bereitschaft der Familie, die Herausforderungen anzunehmen, die mit der Erziehung, Begleitung und Förderung eines Kindes mit Down-Syndrom verbunden sind, ist ein solcher Faktor, der das Kind in seiner Entwicklung voranbringen kann (Bild 17.8).

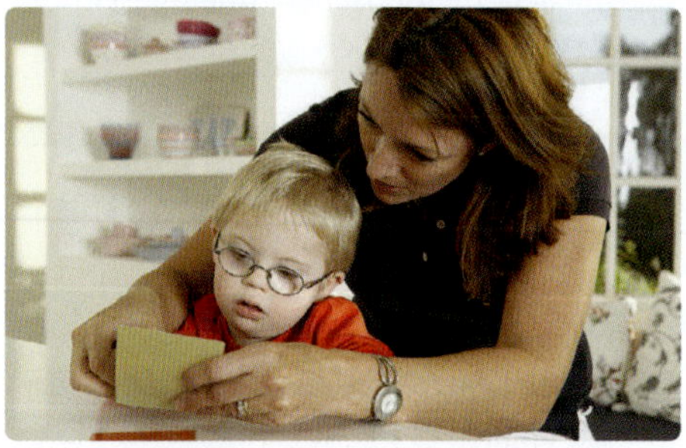

Bild 17.8 Kind mit Down-Syndrom

Die **Lebenserwartung** von Menschen mit Down-Syndrom liegt mittlerweile bei über 60 Jahren. Die frühzeitige Erkennung der Behinderung sowie die gezielte Therapie organischer Folgen (z.B. Herzerkrankungen) haben dazu beigetragen. Auch die gezielte Förderung von Menschen mit Down-Syndrom durch Frühförderung, Krankengymnastik, Logo- und Ergotherapie sowie die Integration der Betroffenen in alle Bereiche des gesellschaftlichen Lebens sind dazu wichtig.

17.5 Menschen mit Behinderungen im Alltag unterstützen und begleiten

Gleichstellung durch Barrierefreiheit

Eine fehlende Rampe vor der Arztpraxis, mikroskopisch klein gedruckte Angaben zu Inhaltsstoffen auf einer Lebensmittelverpackung, kompliziert und verschachtelt gesprochene Sätze eines Gesprächspartners, nicht barrierefreie Internetseiten – Menschen mit verschiedenen Behinderungen erfahren ganz unterschiedliche Barrieren in ihrem Alltag.

Die gesetzlich verankerte Gleichstellung von Menschen mit und ohne Behinderung im **Bundesgleichstellungsgesetz** soll helfen, Barrieren abzubauen, damit Menschen mit

Behinderung die Teilnahme am Erwerbsleben und in der Gesellschaft ermöglicht wird. Damit ist also nicht nur die Beseitigung von Hindernissen für Rollstuhlfahrer gemeint, sondern z. B. auch der Abbau von Kommunikationsbarrieren für gehörlose, blinde oder lernbehinderte Menschen. **Barrierefreiheit** bedeutet, dass Gegenstände, Einrichtungen und Medien so gestaltet sein müssen, dass sie von jedem Menschen uneingeschränkt benutzt werden können.

Die Gebärdensprache ist im Bundesgleichstellungsgesetz als eigenständige Sprache anerkannt. Hör- und sprachbehinderte Menschen haben den Anspruch, mit Dienststellen und Behörden entsprechend ihrer individuellen Bedürfnisse zu kommunizieren. Die Kosten für Kommunikationshilfen müssen von den Behörden übernommen werden.

17.5.1 Inklusion

www.aktion-mensch.de

Inklusion bedeutet **Zugehörigkeit**. Das ist das Gegenteil von Ausgrenzung. Wenn also jeder Mensch, egal ob ohne oder mit Behinderung, egal mit welcher Bildung, egal welcher Herkunft – wenn also jeder Mensch überall dabei sein kann, in der Freizeit, in der Schule, am Arbeitsplatz usw., dann ist Inklusion gelungen. In einer Gesellschaft, in der Inklusion normal ist, ist es normal, dass alle verschieden sind. Die Umwelt soll für alle frei zugänglich sein, ohne Barrieren. Und die gibt es nicht nur in der Umgebung von Rollstuhlfahrern, sondern auch in den Köpfen mancher Menschen.

Bild 17.9 Logo der Aktion Mensch zum Thema Inklusion

Die Vereinten Nationen (United Nations = UN) haben beschlossen, die Rechte von Menschen mit Behinderung festzuschreiben. Deutschland hat dieser Vereinbarung, der **UN-Behindertenrechtskonvention**, im Jahr 2009 zugestimmt. Bereits seit 1994 steht im Deutschen Grundgesetz (Artikel 3, GG): „Niemand darf wegen seiner Behinderung benachteiligt werden." Obwohl es in Deutschland viele Gesetze gibt, die dafür sorgen sollen, dass Menschen mit Behinderung gleichberechtigt sind: Inklusion ist kein Thema nur für Fachleute. Ganz im Gegenteil. Inklusion gelingt nur dann, wenn möglichst viele mithelfen.

Menschen, die im Rollstuhl sitzen, sich mit einem Blindenstock orientieren oder sich in Gebärdensprache unterhalten, werden mittlerweile häufig als selbstverständlich wahrgenommen. Menschen mit geistigen Behinderungen oder schweren Depressionen bleiben jedoch häufig im Verborgenen. Sie gehen in unserer Gesellschaft unter oder werden ausgegrenzt. Dies liegt oftmals an den Berührungsängsten der Mitmenschen.

Vieles hängt davon ab, wie sehr wir alle bereit sind, auf die **Bedürfnisse von Menschen mit Behinderung** einzugehen und sie auch ohne gesetzlichen Zwang zu unterstützen. Damit Inklusion in der Realität gelingt, braucht die Gesellschaft eine positive Haltung gegenüber der Vielfalt von Menschen und die Bereitschaft, die dafür erforderlichen Strukturen bereitzustellen. Hierfür sind Aktivitäten und Veränderungen in mehreren Bereichen erforderlich:

- Schule und Bildung
- Arbeitswelt
- Freizeit und Kultur
- Wohnraum
- Wohnumfeld und öffentlicher Raum
- Transport und Verkehr

Menschen mit Behinderung begegnen

Wer Menschen mit einer Behinderung begegnet, stellt je nach Behinderung manchmal fest: Die **Kommunikation** mit ihnen verläuft anders als gewohnt. Denn nicht selten haben Menschen gleich mehrere Behinderungen oder Erkrankungen zugleich. Mit ihnen ihren

Fähigkeiten und Bedürfnissen entsprechend umzugehen ist deshalb eine anspruchsvolle Aufgabe. Wer keine oder wenig Erfahrung damit hat, sollte dem betreffenden Menschen selbst, oder, wenn das nicht möglich ist, seinen Angehörigen oder seiner Pflegeperson, konkrete Fragen stellen. Nur so erfährt man dann z. B., welche Aktivitäten mit der betreffenden Person möglich sind und wobei es evtl. Schwierigkeiten geben könnte.

Für den Umgang mit Menschen mit Behinderungen gelten, je nach Art ihrer Beeinträchtigung, ganz ähnliche „Regeln" wie im Umgang mit allen anderen Menschen auch, z. B.:

- Seien Sie höflich zu Ihrem Gesprächspartner: Sprechen Sie ihn mit Namen an und benutzen Sie das „Sie" bei Erwachsenen, mit denen Sie nicht befreundet sind.
- Sprechen Sie den betreffenden Menschen stets von vorne an und wenden Sie ihm beim Sprechen Ihr Gesicht zu.
- Sprechen Sie andere Menschen erst an, bevor Sie sie berühren.
- Verstärken Sie das Gesagte mit ruhiger Gestik und Mimik – Vormachen und Zeigen erleichtern das Verstehen. Vor allem dann, wenn Ihr Gegenüber Sie nicht im ersten Anlauf verstanden hat.
- Sprechen Sie langsam, deutlich und nicht lauter als gewöhnlich.
- Fragen Sie nach, wenn Sie Ihren Gesprächspartner nicht verstehen.
- Seien Sie geduldig. Menschen mit Behinderungen sind in Worten und Taten manchmal langsamer als andere Menschen.
- Wenn Sie jemanden beim Gehen führen: Lassen Sie die Person sich einhaken und gehen Sie als Führender einen Schritt voraus. Kündigen Sie Stufen und Hindernisse an.
- Bei der Körperpflege: Fragen oder informieren Sie die betreffende Person, bevor Sie mit der Körperpflege beginnen oder ihre Kleidung ausziehen.
- Nehmen Sie den Menschen mit seiner Behinderung, seiner Lebensweise und seiner Selbstverantwortung ernst.

Denken Sie immer daran: Eine Behinderung ist keine Krankheit und kann deshalb nicht geheilt werden. Die meisten Menschen können mit ihrer Behinderung erstaunlich gut leben und leiden weniger als andere denken (Bild 17.10). Wenn Menschen mit Behinderungen leiden, dann meist deshalb, weil die Umwelt sie ausgrenzt, nicht ernst nimmt oder Möglichkeiten zur Unterstützung verwehrt.

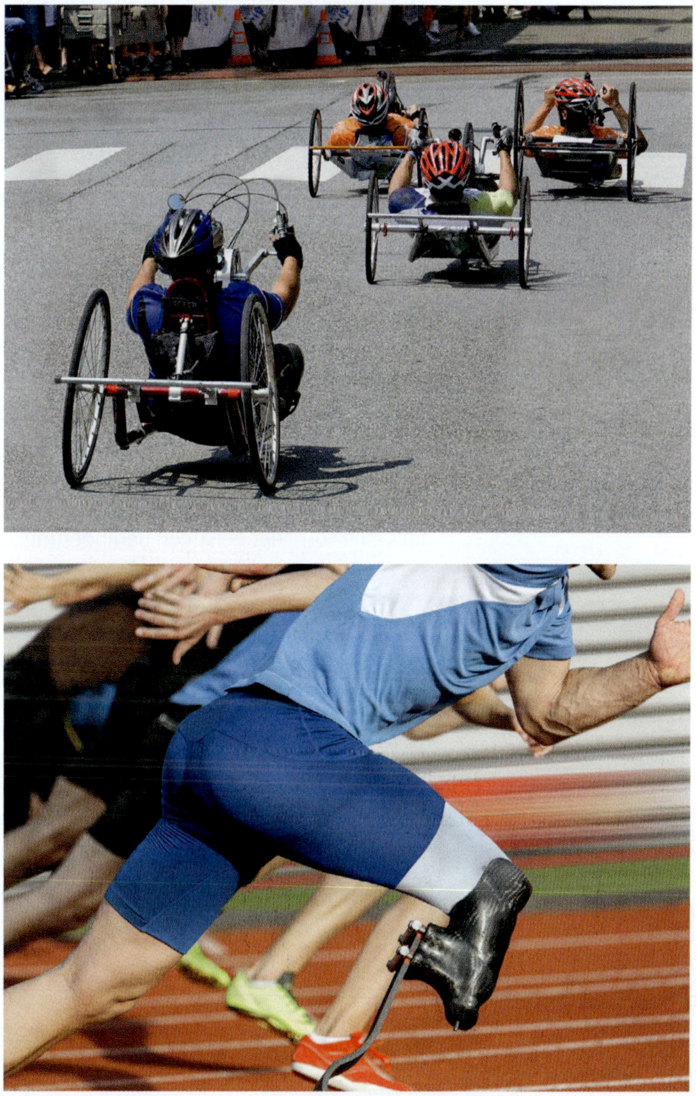

Bild 17.10 Sportliche Aktivitäten mit anderen fördern die Teilhabe von Menschen mit Behinderung am gesellschaftlichen Leben

Unterm Strich

- Den Begriff „Behinderung" kann man unterschiedlich definieren. Je nachdem, ob man Behinderung gesetzlich, medizinisch, sozialpädagogisch oder aus Sicht der WHO betrachtet, ergeben sich unterschiedliche Beschreibungen.
- Es gibt sehr verschiedene Formen von Behinderung. Menschen mit einer Körperbehinderung benötigen z. B. eine andere Unterstützung als Menschen mit einer Lernbehinderung.
- Die Demenz ist eine Form der geistigen Behinderung. Man unterscheidet die Alzheimer-Demenz von der vaskulären Demenz.
- Wenn erste „Warnsignale" einer beginnenden Demenz auftreten, sollten Angehörige nach Möglichkeit neurologische Untersuchungen veranlassen.
- Angehörige von Menschen mit einer Demenzerkrankung sollten sich bei der Betreuung und Pflege nicht überfordern und Unterstützungsmöglichkeiten nutzen.
- Das Down-Syndrom (Trisomie 21) ist ebenfalls eine Form der geistigen Behinderung. Die geistige Entwicklung ist meist verlangsamt, verläuft jedoch individuell sehr unterschiedlich.
- Menschen mit Down-Syndrom weisen äußere körperliche Merkmale auf, die sie von anderen Menschen unterscheiden. Gleichzeitig verfügen viele von ihnen über ausgeprägte soziale Fähigkeiten.
- Inklusion bedeutet, dass Menschen unabhängig von ihrer Bildung, Herkunft oder Behinderung an allen Bereichen des Lebens in unserer Gesellschaft ungehindert teilhaben können.
- Um Inklusion in der Realität umsetzen zu können, ist die Erkenntnis notwendig, dass es normal und gut ist, dass alle Menschen sehr verschieden sind.
- Eine Behinderung ist keine Krankheit. Sie kann also nicht geheilt werden. Menschen mit Behinderung leiden oftmals weniger unter ihrer Behinderung selbst, als an der Ausgrenzung, die sie durch ihre Umwelt erfahren.

Für die Praxis

1. Finden Sie heraus, ob es in Ihrer Stadt einen Behindertenbeauftragten gibt. Wenn ja, vereinbaren Sie einen Termin mit ihm und lassen Sie sich über seine Aufgaben und Tätigkeiten informieren.

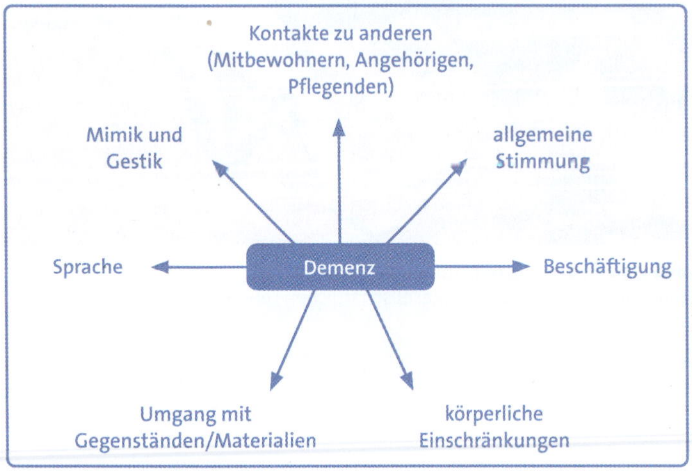

Bild 17.11 Beobachtungskriterien zur Demenz

2. a) Beobachten Sie während Ihres Praktikums an einem Tag einen Menschen mit Demenz besonders intensiv. Notieren Sie Ihre Beobachtungen zu verschiedenen Aspekten der Demenz.
   b) Tauschen Sie sich in Kleingruppen über Ihre Erfahrungen aus und machen Sie auf einem Plakat Ihre gemeinsamen Erfahrungen mit an Demenz erkrankten Menschen sichtbar (Bild 17.11).
3. Ein Aspekt der Inklusion ist die Barrierefreiheit. Orte bzw. Häuser und Einrichtungen, die für Rollstuhlfahrer barrierefrei zu erreichen sind, sind auf der Internetseite www.wheelmap.org eingezeichnet. Wo sind barrierefreie Orte im Umfeld Ihrer Schule? Recherchieren Sie vor Ort und tragen Sie Ihre Ergebnisse auf der Internetseite ein.

Aufgaben

1. a) Es gibt verschiedene Definitionen des Begriffs Behinderung. Welche davon ist Ihrer Meinung nach die geeignetste?
   b) Würde nach Ihrer Einschätzung ein Mensch mit einer Behinderung eine andere Definition bevorzugen als Sie? Begründen Sie Ihre Ansicht.
2. a) In welchen Bereichen des täglichen Lebens werden Menschen mit Behinderung behindert? Sammeln Sie konkrete Beispiele.
   b) Ordnen Sie Ihre Beispiele den sechs Bereichen zu, die auf S. 314 genannt werden.
3. Notieren Sie zu jeder Form von Behinderung drei Beispiele, z. B.:
   - Körperbehinderung: Amputation, Kleinwuchs, usw.
   - Sinnesbehinderung: ...
   - ...
4. Besuchen Sie eine Einrichtung, in der Menschen mit Behinderungen leben oder arbeiten. Erstellen Sie anschließend eine Übersicht zum Thema „Menschen mit Behinderungen". Bearbeiten Sie dabei arbeitsteilig in Kleingruppen folgende Aspekte:
   - Was ist Behinderung, welche Arten von Behinderungen gibt es?
   - Probleme im Umgang mit Menschen mit Behinderungen
   - Erwartungen von Menschen mit Behinderungen an Menschen ohne Behinderungen
   - Beschreibung von Berufen mit intensivem Kontakt zu Menschen mit Behinderungen
5. Versuchen Sie, die Empfindungen von Menschen mit Behinderungen wahrzunehmen. Verbringen Sie z. B. eine Pause auf dem Schulhof mit Gehörschutz oder mit verbundenen Augen. Lassen Sie sich dabei von einem Mitschüler/einer Mitschülerin begleiten. Berichten Sie anschließend in der Klasse von Ihren Erfahrungen.
6. Informieren Sie sich genauer über das Erscheinungsbild des Down-Syndroms und sammeln Sie detaillierte Informationen über die verschiedenen organischen Störungen, die auftreten können.
7. ■ Auf S. 312 haben Sie gelesen, wie die Zellteilung im Falle von Trisomie 21 „fehlerhaft" abläuft. Neben dieser Variante, die am Häufigsten vorkommt, gibt es noch zwei weitere, seltenere Formen des Down-Syndroms. Sammeln Sie hierzu Informationen im Internet und geben Sie die Rechercheergebnisse an Ihre Mitschüler/-innen weiter.
8. Informieren Sie sich über Bedienungsweisen des PCs bzw. des Internets, die für Menschen mit Beeinträchtigungen eine Barriere oder eine Hilfe darstellen können.
9. a) ■ Manche Menschen haben ein Handicap beim Verstehen von (komplizierten) Texten. Leichte Sprache soll ihnen helfen, Texte besser zu verstehen. Was man unter „leichter Sprache" versteht, erfahren Sie unter www.leichtesprache.org. Wie unterscheidet sich die „leichte Sprache" von der Sprache, die Sie z. B. aus Ihrem Schulbuch oder der Tageszeitung kennen?
   b) ■ Übersetzen Sie einen komplizierten Text (z. B. aus einem Schulbuch) nach den Regeln der leichten Sprache.
10. ■ Erläutern Sie die praktische Bedeutung des folgenden Satzes aus Kap. 17.5, → S. 315: „Nehmen Sie den Menschen mit seiner Behinderung, seiner Lebensweise und seiner Selbstverantwortung ernst."

Kinderwunsch oder Kind nach Wunsch – wann ist Leben lebenswert?

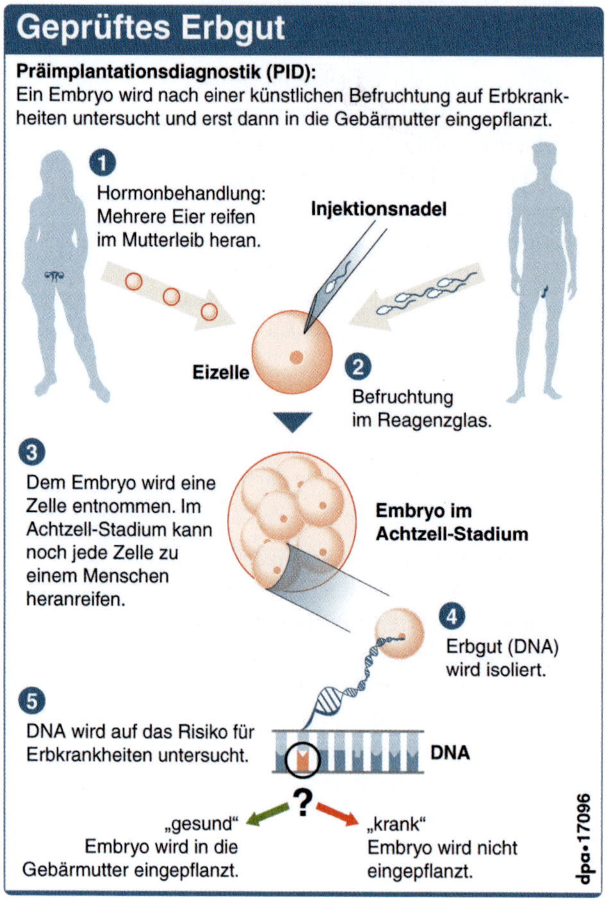

Der Begriff: **Prä**-**i**mplantations**d**iagnostik

Die Abkürzung: PID

Die Übersetzung: Vor (= Prä) dem Einsetzen (= Implantation) einer befruchteten Eizelle in die Gebärmutter Krankheiten erkennen (= Diagnostik)

Befürworter der PID sagen, schwere Krankheiten ließen sich dadurch frühzeitig entdecken, unnötiges Leid bei Betroffenen und ihren Angehörigen würde vermieden. Die Zahl von Tot- und Fehlgeburten würde sinken.

Kritiker der PID wenden ein, dass bei dem Verfahren aussortierte Embryonen absterben. Das widerspreche dem Verbot der Tötung menschlichen Lebens. PID sei außerdem der Beginn des „Designerbabys“.

Aufgaben

1. Informieren Sie sich über die aktuelle Gesetzeslage in Deutschland. Ist die PID bei uns erlaubt oder nicht?
2. Sammeln Sie weitere Argumente, die für und gegen die Durchführung der PID sprechen. Stellen Sie diese auf Pro- und Kontra-Plakaten einander gegenüber.
3. Sie können auch eine Podiumsdiskussion zum Thema PID führen. Überlegen Sie: Welche Personen oder Vertreter gesellschaftlicher Gruppen möchten an einer solchen Diskussion teilnehmen? Verteilen Sie die entsprechenden Rollen und diskutieren Sie mithilfe Ihrer zuvor gesammelten Pro- und Kontra-Argumente aus Aufgabe 2.
4. Stellen Sie im Unterschied zur PID die verschiedenen Möglichkeiten der Pränataldiagnostik (PND) dar. Suchen Sie in Fachliteratur oder Internet nach den nötigen Informationen.

18 Leidende und sterbende Menschen begleiten

Tine kann es nicht fassen: Bei Frau Brauer, ihrer netten Nachbarin, wurde bei einer Routineuntersuchung beim Frauenarzt eine auffällige Stelle an der rechten Brust entdeckt. Eine unscheinbare Verdickung – der Arzt wollte trotzdem eine Probe entnehmen. Kurz darauf lagen die histologischen Ergebnisse vor: „Ich habe leider keine guten Nachrichten. Sie haben Brustkrebs, schon recht weit fortgeschritten." Nach weiteren Untersuchungen stand fest, dass der Tumor schon in den ganzen Körper gestreut hatte. Es besteht kaum Hoffnung auf Heilung ...

Tines Gefühle fahren Achterbahn. Vor ihren Augen tauchen Bilder von kahlköpfigen Krebspatienten auf, die mit leerem Blick und Schmerzen in ihren Betten liegen und warten. Frau Brauer tut ihr so leid, sie ist doch noch so jung. Wie soll sie ihr nur begegnen, was soll sie ihr sagen? Insgeheim hofft Tine, dass sie die Nachbarin erst einmal nicht treffen muss ...

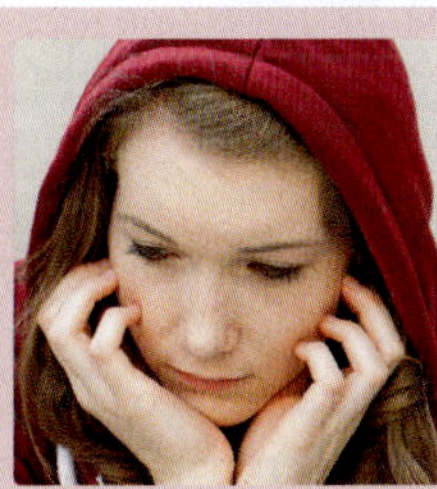

1. Sammeln Sie in einem gemeinsamen Brainstorming Gedanken, die Ihnen angesichts dieser Situation durch den Kopf schießen.
2. Informieren Sie sich in Kapitel 2.2.3 (→ S. 20) über die Entstehung und mögliche Behandlungen von Krebserkrankungen.
3. Versuchen Sie zu erklären, warum Tine die Begegnung mit Frau Brauer schwer fällt.
4. Vielleicht sind Sie in Ihrem Bekanntenkreis auch schon Menschen mit schweren Krankheiten begegnet? Schildern Sie Ihre Erfahrungen im Umgang mit dem Erkrankten und der Krankheit.

18.1 Situation des Leidens und Sterbens

Der Umgang mit Leiden und vielleicht sogar Sterben stellt eine große Belastung dar, auch für professionelle Pflegende. Im modernen Alltag werden schweres Leiden und der Tod in aller Regel verdrängt. Aufgrund der großen Fortschritte der modernen Medizin wird von den Ärzten erwartet, dass sie jede Krankheit in irgendeiner Weise doch heilen und zum Guten wenden können. Mit der Nachricht einer unheilbaren, zum Tode führenden Erkrankung wird der Betroffene, aber auch seine Umwelt, mit der Grenze des medizinisch Machbaren und auch mit der Endlichkeit des eigenen Lebens konfrontiert. Der Erkrankte, Angehörige und Pflegepersonen sind gezwungen, eine Situation auszuhalten, die sich der sonst üblichen menschlichen Kontrolle entzieht. Angesichts des plötzlich bedrohten Lebens scheint nichts mehr selbstverständlich. Fast immer stellt sich die **Frage nach dem Sinn** des bisherigen Lebens, aber auch nach bislang unerfüllten Wünschen und persönlichen Lebenszielen.

Das „Mitgehen" mit dem Menschen auf seiner letzten Wegstrecke bis zu seinem Tod wird auch als **Sterbebegleitung** bezeichnet. Oft sind Angehörige gerade zu Anfang mit dieser Aufgabe überfordert. Sie benötigen Ermutigung und Unterstützung, um ihre eigene Ohnmacht angesichts der Situation zu überwinden. Einige grundsätzliche Verhaltensweisen können dabei helfen, die Situation gemeinsam mit dem Betroffenen zu gestalten:

Da sein und Zuhören

Die Vorstellung im Leiden und Sterben einsam zu sein, ist für die meisten Betroffenen beängstigend und sehr belastend – insbesondere, wenn die Krankheit mit starken Schmerzen einhergeht. Umso wertvoller sind regelmäßige und verlässliche Besuche und soziale Kontakte. Nicht immer muss dabei eine Unterhaltung stattfinden. Manchmal genügen bereits die Anwesenheit eines Menschen und kleine Gesten, um dem Sterbenden das Gefühl zu geben, dass er nicht allein ist und, wenn er es wünscht, ein Gespräch möglich ist (Bild 18.1). Dabei signalisiert der Sterbende selbst, ob und wann er bereit ist, über seine Gedanken oder auch über letzte Anliegen zu reden. In diesen Fällen unterstützt die Sterbebegleitung durch **aktives Zuhören** und bei der Suche nach Lösungen.

Vom Sterbenden geäußerte Wünsche und Verfügungen in Bezug auf die letzte Phase seines Sterbens und für die Zeit nach seinem Tod (z.B. religiöse Begleitung, medizinische Behandlung oder auch Wiederbelebung im Falle eines Herzstillstands) sollten von den Pflegenden dokumentiert werden. Bei Bedarf und auf Wunsch des Sterbenden werden weitere Berufsgruppen (z.B. Seelsorger oder Sozialarbeiter) hinzugezogen.

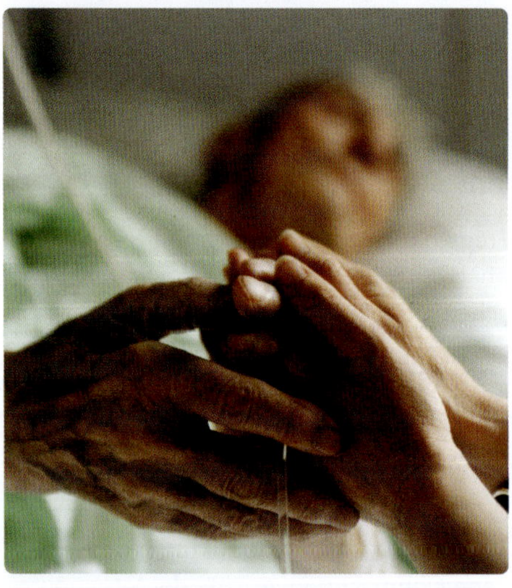

Bild 18.1 Sterbende brauchen Begleitung und besondere Zuwendung

Authentisch bleiben

Betroffene und begleitende Menschen erfahren, wie wenig Worte angesichts der aufkommenden Gefühle ausdrücken können. Dabei wechseln oft Schmerz und Trauer, Ohnmacht und Einsamkeit aber auch zeitweise Hoffnung und Zuversicht einander unvermittelt ab. Aus Sorge, hier etwas Falsches oder Unpassendes zu sagen, tritt manchmal ein Gefühl der Befangenheit ein, das für beide Seiten nur schwer zu ertragen ist. Auf der anderen Seite sollte das Geschehen auch nicht verharmlost werden. Aussagen wie „Das wird schon wieder" sind unpassend und zeugen eher von Hilflosigkeit. Die eigenen Gefühle demonstrativ mit Zuversicht und Stärke gegenüber dem Betroffenen zu überspielen, wo vielleicht doch beide Seiten um die Ausweglosigkeit der Situation wissen, belastet die Beziehung unnötig und kostet viel Kraft, die eigentlich für wichtigere Dinge benötigt wird.

Sterbebegleitung basiert auf einer echten, **zwischenmenschlichen Beziehung**, in der Weinen ebenso wie das gemeinsame Lachen und berechtigte Meinungsverschiedenheiten ihren Raum haben sollten. Nur so fühlt sich der Betroffene auch in der Endphase seines Lebens als Gegenüber ernst genommen und nicht in einen „Schonraum" gedrängt.

Das Leben nicht ausschließen

Die vorausschauende Planung der Zukunft ist für den Menschen ein wichtiger, sinngebender Bereich des Lebens. Für den Sterbenden ist diese Lebensperspektive auf wenige Wochen oder Monate beschränkt. Umso wertvoller und wichtiger wird die Gestaltung der noch verbleibenden Zeit. Uhren und Kalender bekommen für die Person plötzlich eine existenzielle Bedeutung.

Solange es dem Betroffenen möglich ist, sollte er aktiv am Leben um ihn herum teilhaben dürfen. Wenn die sterbende Person schwächer wird, übersteigen Ausflüge und Unternehmungen oft die Kräfte. Manchmal sind Angehörige verunsichert, ob es für den Sterbenden dann nicht belastend sein könnte, vom Alltag und auch von freudigen Lebensereignissen der Welt „draußen" zu hören. Dennoch ist es wichtig, eine **Teilhabe** am alltäglichen Geschehen durch Berichte zu ermöglichen und damit auch ein bewusstes Abschiednehmen zu ermöglichen.

18.2 Phasen des Sterbens

Mit der Nachricht einer unheilbaren, zum Tod führenden Erkrankung beginnt für den Betroffenen die Auseinandersetzung mit dem eigenen Schicksal. Die Sterbeforscherin Dr. Elisabeth Kübler-Ross (1926–2004) hat in zahlreichen Interviews mit sterbenden Menschen erfahren, dass dieser Prozess im Wesentlichen in fünf Phasen abläuft:

- **Verleugnung und Verdrängung**

> Frau Brauer kann es nicht fassen: „Brustkrebs? Ich doch nicht, das ist doch gar nicht möglich! Die Ärzte müssen sich täuschen!" Die junge Frau zieht sich zurück, scheint völlig in sich gekehrt. Versuchen, sie auf ihre Krankheit anzusprechen, weicht sie aus. Stattdessen drängt sie die Ärzte zu neuen Untersuchungen.

- **Zorn und Wut**

> Auch die weiteren Untersuchungen bringen immer wieder das gleiche, niederschmetternde Ergebnis. Auch Frau Brauer muss nun einsehen, dass dies kein böser Traum, sondern bittere Realität ist. Oft stellt sie sich die Frage: „Warum gerade ich?" Sie fühlt sich vom Leben betrogen. Oft lässt sie ihre Wut darüber am Pflegepersonal und auch an der Familie aus.

- **Verhandeln**

> In einigen stillen Momenten versucht sie, mit einer höheren Macht zu verhandeln: „Wenn ich schon sterben muss, dann lass mich wenigstens noch meinen 30. Geburtstag erleben. Eine Party feiern, richtig groß. Danach kann kommen, was will ..."

- **Depression**

> Kurze Zeit darauf verschlechtert sich Frau Brauers Zustand deutlich. Sie muss erkennen, wie sehr sie die Krankheit schwächt. Verzweifelt und ohnmächtig möchte sie niemanden sehen. Oft sitzt sie nur da und starrt aus dem Fenster. Sie hat Angst vor dem, was auf sie zukommt.

- **Annahme**

> Es dauert lange, bis die junge Frau ihr Schicksal akzeptiert. Endlich findet sie Worte für das, was sie bewegt. Der Kampf geht allmählich zu Ende, und sie weiß, dass sie ihn verlieren wird. Sie hat eine innere Ruhe gefunden und nimmt nun Abschied von Menschen und Dingen, die ihr wichtig sind.

Trotz dieser typischen Phasen ist der Sterbeprozess sehr individuell und stark abhängig von der Form der Begleitung, der Lebenserfahrung des Sterbenden und auch von seiner weltanschaulichen oder religiösen Einstellung (z.B. der Hoffnung auf ein Leben nach dem Tod). Dabei kann es immer wieder vorkommen, dass der Betroffene Phasen überspringt oder auch eine bereits abgeschlossen geglaubte Phase wiederholt durchläuft (Bild 18.2).

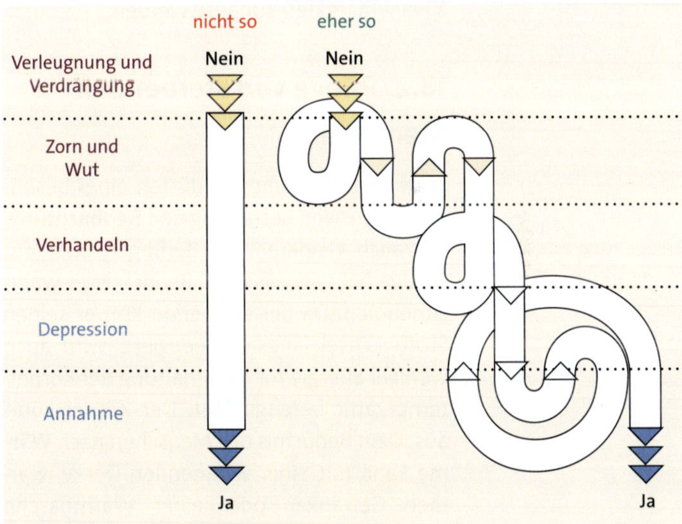

Bild 18.2 Phasen der Auseinandersetzung mit dem Sterben (in Anlehnung an Kübler-Ross)

18.3 Palliative Care

Palliative Care umfasst alle Bereiche einer ganzheitlichen Versorgung, die sich mit Patienten und auch deren Angehörigen im Falle einer schweren, unheilbaren Krankheit bis zum Sterben befasst. Dabei arbeiten Ärzte, Pflegepersonen, Sozialdienste, Seelsorger sowie Physio- und Ernährungstherapeuten im

www.dhpv.de/themen_hospiz-palliativ_palliative-pflege.html

Team eng zusammen, sodass diePatienten sowohl körperlich als auch seelisch umfassend betreut werden können. Im Vordergrund steht dabei nicht mehr die Heilung, sondern das Erreichen einer bestmöglichen Lebensqualität für die Patienten, z. B. durch eine gute Schmerztherapie oder die Linderung anderer Symptome wie z. B. Atemnot. Oft werden dabei übliche Wege der medizinischen Betreuung verlassen und alternative Verfahren (z. B. Aromatherapie, Wickel und Bäder) ergänzend einbezogen.

Auf den **Palliativstationen** der Krankenhäuser werden Patienten mit unheilbaren Erkrankungen oder chronischen Schmerzen meist vorübergehend aufgenommen. Der Aufenthalt soll, wo immer es möglich ist, eine Rückkehr in die gewohnte Umgebung ermöglichen. Ambulante **Palliativ-Pflegedienste** ermöglichen es den Betroffenen, bis zuletzt in ihrem häuslichen Umfeld zu bleiben. Wo das nicht möglich ist, kann das stationäre **Hospiz** zu einem letzten Zuhause werden.

18.4 Pflege von sterbenden Menschen

Sterbende Menschen bedürfen einer besonders intensiven Betreuung und **Beobachtung**, um auch kleinere Veränderungen oder nur non-verbal signalisierte Bedürfnisse wahrzunehmen. Da der sterbende Körper seinen Stoffwechsel langsam reduziert, wird auch weniger Energie für die Erhaltung der Körpertemperatur bereitgestellt. Der Körper kühlt aus. Dem Bedürfnis des Menschen nach **Wärme** kann mit einer wärmenden Decke, warmen Getränken oder einer Wärmflasche nachgekommen werden.

Bei den pflegerischen Verrichtungen (z. B. Körperpflege, Prophylaxen) ist auf die schwindende **Belastbarkeit** des Patienten zu achten. Pflegemaßnahmen sollten mit dem Betroffenen abgestimmt werden, wobei in der Endphase des Sterbens immer das Wohlbefinden des Patienten und nicht der Pflegeplan im Vordergrund steht. Bei **Schmerzäußerungen** (auch durch z. B. gequälten Gesichtsausdruck, Pulsbeschleunigung, Anspannung) ist umgehend der Arzt zu informieren.

Oft haben Sterbende ein geringes oder gar kein Bedürfnis nach Nahrung oder Flüssigkeit, was zu respektieren ist. Nach Absprache mit dem Patienten kann **Wunschkost** in kleinen Portionen angeboten werden. Durch die Mundatmung des sterbenden Menschen trocknet der Mundraum unangenehm aus. Deshalb ist in jedem Fall eine sorgfältige **Mundpflege** zum Befeuchten des Mundraums wichtig für das Wohlbefinden.

Der sterbende Mensch sollte in erster Linie bequem und nach seinen Wünschen gelagert werden. Dabei unterstützt eine entsprechende **Lagerung** die Entspannung und bei Besuch das Gespräch mit den Besuchern. Bei erschwerter Atmung ist auf eine atemerleichternde Lagerung mit erhöhtem Oberkörper zu achten.

18.5 Eintritt des Todes

Auch wenn es dem Menschen nicht bewusst ist: Der **Prozess des Sterbens** beginnt schon mit der Geburt. Ohne den Tod von täglich Milliarden von Zellen in unserem Körper und ohne deren stete Neubildung wäre ein gesundes Leben gar nicht möglich. Im Alterungsprozess und zuletzt in der Endphase des Lebens überwiegt das Absterben von Zellen. Die lebenserhaltenden Stoffwechselvorgänge werden reduziert und die Kraft der Organe zur Aufrechterhaltung der Körperfunktionen schwindet, bis das Leben schließlich mit Eintritt des Todes zum Erliegen kommt.

Sehr häufig erahnen Menschen im Alter oder nach langem Leiden das Eintreten der Endphase ihres Sterbens. Manchmal äußern sie dieses Gefühl oder zeigen mit ihrem Verhalten, dass es an der Zeit ist. Spätestens in der Endphase des Sterbens sollte dem Betroffenen und seinen Angehörigen ein Einzelzimmer zur Verfügung stehen. Dabei ist es günstiger, die Person in ihrer bisherigen vertrauten Umgebung zu belassen und andere Mitpatienten zu verlegen, als dem Sterbenden das Gefühl zu geben, nun in ein „Sterbezimmer" überführt zu werden.

Anwesende **Angehörige** sollten wenn möglich ermutigt werden, bei dem Sterbenden zu bleiben und ihm zu zeigen, dass er nicht allein ist. Dabei ist es wichtig, dass am Sterbebett mit dem Sterbenden und nicht über ihn und seinen Zustand gesprochen wird. Auch wenn es der Person nicht mehr möglich ist, sich sprachlich zu äußern, so nimmt sie dennoch ihre Umgebung wahr. Wenn absehbar ist, dass der Sterbeprozess dem Ende naht, sollte entsprechend der religiösen Prägung des Sterbenden und ggf. in Absprache mit den Angehörigen ein Geistlicher benachrichtigt werden, damit dieser die vorgesehenen letzten Rituale am Sterbebett zelebrieren kann.

Angesichts des nahen Todes wirken die Gesichtszüge deutlich eingefallen, die Haut erscheint blass-bläulich, die Nasenspitze weiß. Das Bewusstsein und die Wahrnehmung von Sinneseindrücken schwinden. Bei einigen Menschen stellt sich kurz vor Eintritt des Todes eine vermehrte Unruhe ein. Die Atmung setzt immer häufiger und länger aus (Schnappatmung → Bild 10.10, S. 164). Der Puls wird schwächer und unregelmäßiger, bis er schließlich ganz ausbleibt. Der Herz-Kreislauf-Stillstand gilt als **klinischer Tod**. Eine Wiederbelebung innerhalb weniger Minuten wäre möglich, wobei insbesondere bei alten Menschen und nach unheilbarem Leiden der Wille des Patienten (Patientenverfügung) als verbindlich beachtet werden muss. Wenige Minuten nach dem Herzstillstand kommt es zum unwiderruflichen Versagen der Hirnfunktion mit ausbleibenden Reflexen (**biologischer Tod**).

Der Zeitpunkt des Todes (Exitus) bzw. dessen Entdeckung ist zu dokumentieren und umgehend ein Arzt zur Feststellung des Todes und zur Ausstellung der Todesbescheinigung zu rufen. Zu den **sicheren Todeszeichen** gehört das Auftreten von Totenflecken, die durch das Versacken des Blutes in den tiefer gelegenen Körperregionen nach etwa 30 bis 60 Minuten auf der Auflageseite des Verstorbenen erkennbar werden. Nach zwei bis drei Stunden setzt außerdem die Totenstarre ein, die sich nach wenigen Tagen infolge der beginnenden Zersetzung der Körpereiweiße (Fäulnis) wieder löst.

18.6 Umgang mit dem Verstorbenen

Die letzten Pflegeverrichtungen am Verstorbenen werden meist durch die Pflegeperson, manchmal auch unter Mitwirken naher Angehöriger durchgeführt. Für gläubige Muslime ist es wichtig, dass der Verstorbene ausschließlich von gläubigen Muslimen berührt wird. Oft wird die **Totenpflege** daher von den Angehörigen oder Freunden des Verstorbenen durchgeführt. Ähnliches gilt für Verstorbene jüdischen Glaubens.

Nach dem Eintreten des Todes gebietet es der Respekt vor dem Verstorbenen, dass er wie ein Mensch ohne Bewusstsein (z. B. im Koma) behandelt wird. Vor dem Eintreten in das Zimmer wird angeklopft, bei der Versorgung und Waschung des Toten sollten die Pflegehandlungen angekündigt werden.

Der Verstorbene wird flach gelagert, Zugänge (z. B. Dauerkatheter und Infusionen) werden entfernt. Danach wird die Person noch einmal gepflegt. Letzte Ausscheidungen werden entfernt und ein frisches Laken eingezogen. Nachdem eventuell das Gesicht nochmals gewaschen wurde wird ein frisches Oberteil bzw. Nachthemd angezogen. Die Augen werden mit feuchten Mulltupfern auf den Augenlidern und der Mund durch das Stützen des Unterkiefers geschlossen. Die Arme lagert man seitlich oder aber legt die Hände vor der Brust zusammen. Abschließend wird der Verstorbene ganz oder bis zum Oberkörper mit einem frischen Leinentuch abgedeckt (Bild 18.3).

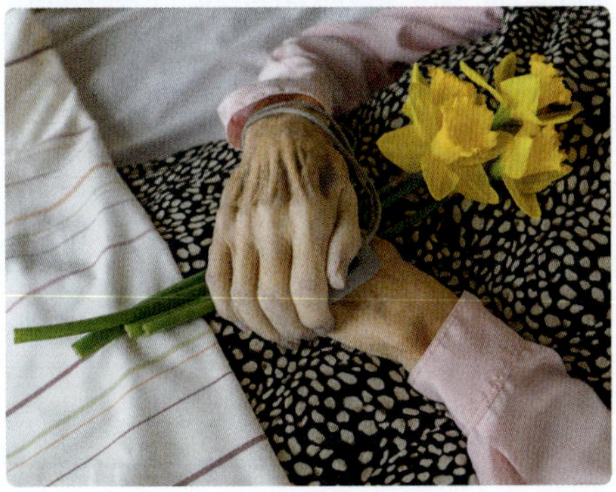

Bild 18.3 Würdiges Herrichten einer Verstorbenen

In einigen Einrichtungen ist es danach üblich, den Verstorbenen in einem Abschiedsraum oder der Kapelle aufzubahren, damit Angehörige nochmals Abschied nehmen und trauern können. Andernfalls sollte das Sterbezimmer entsprechend gestaltet werden: Gedämpftes Licht und eine Kerze, ein schlichter Blumenschmuck und eventuell ein Kreuz sind geeignete Mittel, um einen würdigen Rahmen für einen letzten Besuch zu schaffen.

Das Überführen des Verstorbenen und die weitere Leichenpflege bis hin zur Organisation der Beerdigung übernimmt später das Bestattungsinstitut, das von den Hinterbliebenen beauftragt wird.

18.7 Situation der Hinterbliebenen

www.planet-wissen.de/gesellschaft/tod_und_trauer/index.html

Der Tod eines Menschen ist ein schwerer Einschnitt in das Leben der Hinterbliebenen, insbesondere dann, wenn es sich um ein (Groß-) Elternteil oder gar ein Kind handelt. Die Reaktionen auf den Tod sind sehr persönlich und individuell unterschiedlich.

Selbst ein lange Zeit erwarteter Tod eines Schwerkranken kann die Angehörigen wie ein Schlag treffen und heftige Gefühlsausbrüche, aber auch Selbstvorwürfe in Bezug auf Versäumnisse oder ungeklärte Konflikte hervorrufen. Auch Religion und Kultur haben Einfluss auf die Art und Weise, wie Menschen mit dem Verlust umgehen. Während im Christentum eher mit Zurückhaltung und in Stille getrauert wird, ist es bei der muslimischen Bevölkerung durchaus üblich, den Tod eines Menschen laut zu beklagen und den Emotionen auch in der Öffentlichkeit freien Lauf zu lassen.

Trauerarbeit braucht Zeit und keinesfalls sollte der Schmerz über den Verlust verdrängt werden. Die Hinterbliebenen sollten dazu ermutigt werden, den Verstorbenen nochmals zu sehen, um dessen Tod zu realisieren (Bild 18.4).

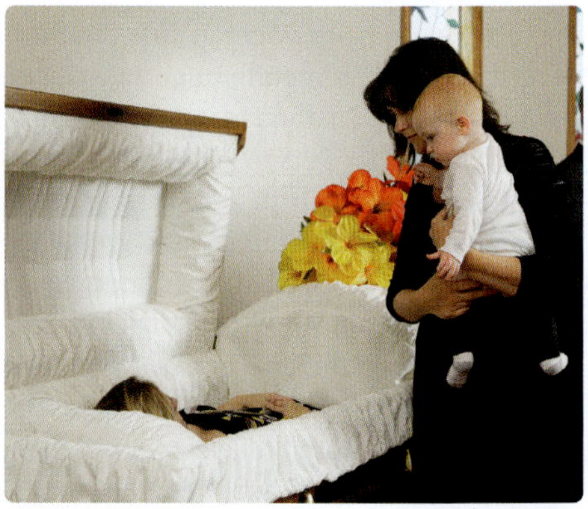

Bild 18.4 Trauer und Abschied brauchen Zeit und Raum

Die persönliche und aktive Auseinandersetzung mit der veränderten Situation bietet durch ihre Bewältigung die Chance für eine notwendige Neuorientierung. Wenn dem Tod eines Menschen ein längerer Leidensweg vorausgeht, beginnen der Trauerprozess der Angehörigen und die Auseinandersetzung mit dem nahen Verlust bereits während des Sterbeprozesses.

Ganz ähnlich wie die Sterbephasen (→ Kapitel 18.2) verlaufen auch die **Phasen der Trauer**:
- Schock und Nicht-Wahrhaben-Wollen des Verlustes, oft verbunden mit innerem Rückzug
- aufbrechende, oft wechselnde Emotionen von Weinen, tiefer Verzweiflung, Wut über den Verlust bis hin zur Depression
- erinnern von wichtigen, wertvollen Erlebnissen mit dem Verstorbenen
- sich trennen und Trost finden
- sich in einer Welt ohne den Verstorbenen neu orientieren

Es ist wichtig, den Hinterbliebenen einen geschützten Rahmen für ihren Abschied zu bieten und auf individuelle Wünsche einzugehen. Die Pflegepersonen sollten den Trauernden dabei die Bereitschaft zum Gespräch signalisieren und sie bei Bedarf bei der Abwicklung von Formalitäten unterstützen. Die weitere Trauerbegleitung erfolgt in der Regel durch das beauftragte Bestattungsunternehmen, durch Seelsorger und wenn nötig durch psychologisch geschulte Trauerbegleiter.

Unterm Strich

- Der Prozess des Sterbens beschreibt das Erlöschen der lebenserhaltenden Körperfunktionen und endet mit dem Eintreten des Todes (Exitus).
- Beim Sterben infolge länger andauernder Krankheit werden Sterbephasen unterschieden, in denen sich der Betroffene mit seinem Schicksal und seinem nahen Tod auseinandersetzt, bis er ihn schließlich für sich annehmen kann.
- Sterbebegleitung ist die mitmenschliche Unterstützung des Sterbenden mit dem Ziel, mit ihm zusammen seine letzten Lebenswochen für ihn angenehm und lebenswert zu gestalten, letzte Dinge zu regeln und ihm als Gesprächspartner zur Verfügung zu stehen.
- Die palliative Versorgung von unheilbar erkrankten Menschen beschränkt sich auf die Linderung von Symptomen (z. B. Schmerzbekämpfung) und auf Maßnahmen zur Verbesserung der Lebensqualität, wobei die individuellen Bedürfnisse und Wünsche der Betroffenen berücksichtigt werden.
- Während früher der Herz-Kreislauf-Stillstand (klinischer Tod) als Todeszeitpunkt galt, wird heute der Hirntod (biologischer Tod) als sicherer und unwiderruflicher Tod des Menschen angenommen. Weitere Todeszeichen sind Totenflecken, Totenstarre und beginnende Fäulnis.
- Nach Eintritt des Todes wird der Verstorbene so hergerichtet und gelagert, als würde er friedlich schlafen. Das erleichtert den Hinterbliebenen den Abschied und unterstützt den folgenden Trauerprozess.

Für die Praxis

1. a) Sprechen Sie mit verschiedenen Berufsgruppen in Ihrer Praktikumseinrichtung (Pflegepersonen, Ärzte, Seelsorger) über deren Erfahrungen im Umgang mit Sterbenden und dem Tod.
   b) Tauschen Sie sich über die Ergebnisse Ihrer Befragung mit Ihren Mitschülern aus.

Aufgaben

1. Beschreiben Sie fünf mögliche Phasen im Sterbeprozess.
2. ■ Wie können Sie als Pflegende bzw. begleitende Person den Betroffenen in den jeweiligen Sterbephasen unterstützen?
3. Nennen Sie sichere und unsichere Zeichen des Todes.
4. Erläutern Sie, welche Pflegeaufgaben vor bzw. nach Eintritt des Todes zu verrichten sind.
5. ■ Informieren Sie sich über Todesvorstellungen und Sterberituale in den verschiedenen Weltreligionen (Christentum, Islam, Judentum, Buddhismus und Hinduismus).
6. Begründen Sie die Bedeutung bewusster Trauerarbeit der Hinterbliebenen.
7. Diskutieren Sie anhand von Bild 18.4, ob Kinder beim Tod naher Bezugspersonen in den Trauerprozess einbezogen werden sollten. Machen Sie Vorschläge für eine kindgerechte Trauerarbeit.
8. Besuchen Sie ein Bestattungsinstitut in Ihrer Nähe und informieren Sie sich über Formen der Trauerbegleitung und mögliche Bestattungsrituale.
9. ■ Gestalten Sie eine Collage mit Bildern, kurzen Texten, eigenen Zeichnungen usw. mit der Sie sich persönlich mit dem Thema „Leben und Sterben“ auseinandersetzen.

Hier denkt keiner an Sterbehilfe ...

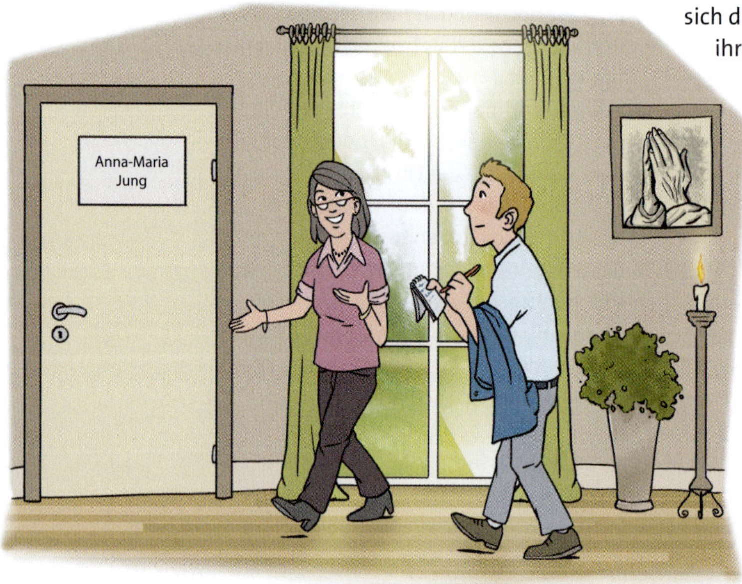

Auf meiner Fahrt zum Hospiz in der Nähe von Frankfurt beschleicht mich ein etwas mulmiges Gefühl, das stärker wird, je näher ich meinem Ziel komme. Ich bin mit der Leiterin Frau Dornberger für ein Interview verabredet. An einem Ort zum Sterben ...

Noch einmal tief durchatmen, dann trete ich in den Eingangsbereich des Hospizes ein. Die helle, freundliche Atmosphäre überrascht mich. Große Fensterfronten lassen die Sonne herein, eine Tür führt in einen kleinen Garten mit Terrasse, auf der sich in einer Sitzecke Menschen unterhalten. Hat da nicht eben jemand gelacht? Nichts deutet darauf hin, dass hier Menschen auf ihren sicheren Tod warten.

Frau Dornberger kommt mit strahlendem Begrüßungslächeln auf mich zu und führt mich vorbei an verschiedenen Zimmertüren mit Namensschildern zu ihrem Büro: „Hier wohnen unsere zurzeit acht Gäste. Hospiz bedeutet nämlich lateinisch ‚Gästehaus' – nicht ‚Sterbehaus'."

Vor einer Tür steht eine brennende Kerze. Die Leiterin erklärt: „Das Sterben gehört für uns zum Leben. Natürlich wünschen sich die meisten Menschen, friedlich in ihrem häuslichen Umfeld zu sterben. Doch die Realität sieht leider oft anders aus: Tatsächlich sterben etwa 70–80 % der Menschen in Krankenhäusern oder Pflegeheimen, oft weil zu Hause die Versorgungsmöglichkeiten fehlen."

Auf meine Frage, wie ihr Team damit umgeht, wenn ein Gast sterben möchte, antwortet Frau Dornberger: „Natürlich ist auch der Wunsch dem Leiden selbstbestimmt ein Ende zu setzen ein Thema, besonders am Anfang, wenn unsere Gäste hier ankommen. Aktive Sterbehilfe, bei der durch ein Medikament der Tod eines Menschen absichtlich herbeigeführt wird, lehnen wir aber grundsätzlich ab. Außerdem ist sie in Deutschland strafbar. Wenn der Betroffene dann mithilfe entsprechender Medikamente weitgehend schmerzfrei eingestellt ist und auch eine entsprechende Betreuung bekommt, wird sehr oft auch sein Lebenswille wieder wach."

Frau Dornberger ergänzt: „Auf Wunsch des Erkrankten unterlassen wir aber weitere Behandlungen und lebensverlängernde Maßnahmen wie künstliche Ernährung, Infusionen, Beatmung oder gar eine Reanimation. Diese passive Sterbehilfe entspricht dem Gedanken eines natürlichen Sterbens und kann in einer Patientenverfügung festgelegt werden, was für uns rechtlich bindend ist. Oft wird als einzige Maßnahme eine ausreichende Schmerzbehandlung gewünscht, selbst wenn eine hochdosierte Gabe der starken Medikamente den vorzeitigen Tod herbeiführen könnte. Diese ‚indirekte' Sterbehilfe ist den Ärzten erlaubt, weil Schmerzfreiheit ein vorrangiges Recht des Menschen darstellt und hier nicht die Tötung im Vordergrund steht.

Dank moderner Schmerztherapie ist das aber heute eher die Ausnahme."

Die Leiterin fasst zusammen: „Wir schauen in erster Linie, dass ein menschenwürdiges Leben auch mit einer schweren Krankheit möglich ist. Das betrifft den Gast genauso wie seine Angehörigen. Mit unserem interdisziplinären Team von speziell dafür geschulten Mitarbeitern und ehrenamtlichen Helfern wollen wir hier eine Atmosphäre der Geborgenheit schaffen. Verlässlich und rund um die Uhr. Das sind die Merkmale jeder Hospizarbeit."

Beeindruckt und voller Gedanken verlasse ich nach diesem Gespräch das Hospiz. Ein Ort zum Leben – bis zuletzt!

Aufgaben

1. a) Erläutern Sie die drei im Text genannten Formen der Sterbehilfe und deren rechtliche Bewertung
   b) Finden Sie weitere Beispiele für jede dieser drei Formen der Sterbehilfe.
2. Neben den drei Formen der Sterbehilfe wird in Deutschland auch die Beihilfe zur Selbsttötung (Suizid) diskutiert. Dabei beschafft eine Person ein tödliches Mittel, das der Betroffene dann selbständig und ohne weitere Unterstützung einnehmen muss. Diese Beihilfe zum Suizid ist in Deutschland nicht strafbar. Bereiten Sie Argumente für eine Podiumsdiskussion mit folgenden Teilnehmern vor:
   - ein Arzt / eine Ärztin
   - eine Pflegerin, an die die Bitte zur Beschaffung eines tödlichen Mittels herangetragen wurde,
   - ein Betroffener
   - ein Seelsorger / Pfarrer
   - Angehörige des Betroffenen.
3. In Patientenverfügungen können Menschen bestimmen, wie im Falle einer zum Tode führenden Erkrankung gehandelt werden soll, wenn sie selbst nicht mehr in der Lage sind, ihren Willen zu äußern.
   a) Beschaffen Sie sich im Internet oder bei kirchlichen und caritativen Organisationen verschiedene Vordrucke solcher Verfügungen und vergleichen Sie Aufbau und Inhalte.
   b) Diskutieren Sie, inwieweit in einer solchen Verfügung – in gesunden Zeiten verfasst – alle eventuell eintretenden Fälle hinreichend berücksichtigt und bestimmt werden können.
4. Warum ist im Hospiz Sterbehilfe oft kein Thema mehr für die Gäste?
5. Was wäre Ihnen persönlich in der Endphase Ihres Lebens wichtig? Was würden Sie unbedingt noch erleben wollen?
6. In Belgien ist seit Kurzem die aktive Sterbehilfe rechtlich zulässig, seit 2014 sogar bei Kindern. Diskutieren Sie in Gruppen die Vor- und Nachteile dieser Regelung.
7. Sicher gibt es auch in Ihrer Nähe ein Hospiz oder einen ambulanten Hospizdienst. Laden Sie einen Mitarbeiter in Ihre Klasse ein und bereiten Sie entsprechende Fragen vor.
8. Stellen Sie die Vorteile und die möglichen Nachteile der Versorgung von Sterbenden in der häuslichen Wohnung, auf der Palliativ-Station eines Krankenhauses oder in einem Hospiz gegenüber.

19 Mit Arzneimitteln umgehen

Herr Hemaster ist ein vielbeschäftigter Mann. Für eine Versicherung führt er täglich viele Gespräche mit Kunden. Seit Wochen schon ist er erkältet, klagt über starken Husten, Schnupfen und ein allgemeines Krankheitsgefühl. Die Kundengespräche fallen ihm zunehmend schwerer. Da fällt ihm ein, dass seine Frau vor längerer Zeit über ähnliche Beschwerden klagte und ihr vom Arzt ein Medikament verschrieben wurde. Zu Hause sucht Herr Hemaster das Medikament im Küchenschrank über dem Herd. Er wird fündig. „Heilefix akut, 10 mg, Antibiotikum, 20 Tabletten, zum Einnehmen" liest er auf der Verpackung. Wenige Sekunden später hat er schon zwei Tabletten eingenommen. Wegen der Vitamine hat er sie mit einem Glas Orangensaft hinuntergespült. Die dritte und letzte Tablette, die noch in der Schachtel ist, nimmt er am nächsten Morgen. Doch seine Beschwerden bessern sich in den kommenden Tagen nicht. Herr Hemaster fühlt sich immer schlechter.

Aber dann hat ein Kollege für ihn einen Tipp: „Ich kenn´ da was, das hilft dir bestimmt." Herr Hemaster notiert sich den Namen des Medikaments und fährt sogleich zur nächsten Apotheke ...

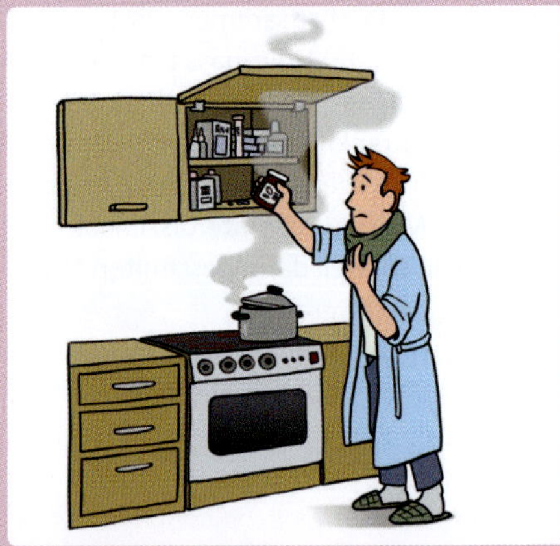

1. Beschreiben Sie die Symptome von Herrn Hemaster.
2. Wie beurteilen Sie das Verhalten von Herrn Hemaster im Einzelnen? Gehen Sie den Text dazu Schritt für Schritt durch.
3. Versuchen Sie zu erklären, warum Herr Hemaster sich so verhält.

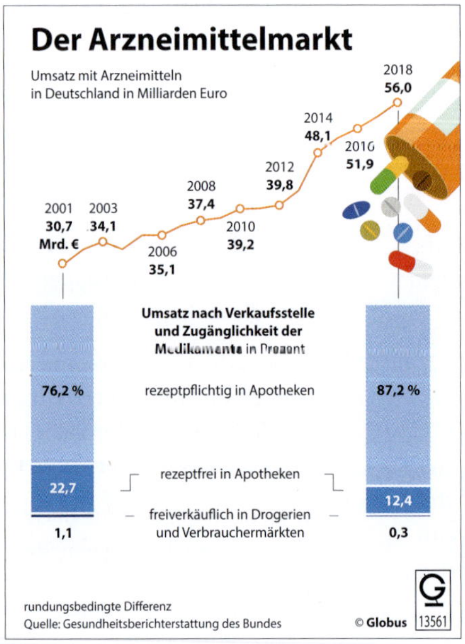

Bild 19.1 Der Umsatz mit Arzneimitteln in Deutschland

Arzneimittel dienen zum Heilen, Lindern, Verhüten oder Erkennen von Krankheiten. Anders als noch vor einigen Jahrzehnten, als Apotheker die Arzneimittel meistens selbst herstellten, bietet die Arzneimittelindustrie heute viele Fertigprodukte an.

Aufgabe des Arztes ist es, die für die jeweilige Erkrankung geeignete Arznei zu finden und zu verordnen. Aufgaben der Apotheken sind die Herstellung, Prüfung und Abgabe der Arzneimittel sowie die Beratung der Patienten zu Einnahme, Neben- und Wechselwirkungen der Arzneimittel. Durch die eigenmächtige Einnahme können ernsthafte Erkrankungen verschleppt werden oder sogar erst entstehen. Aus diesem Grund dürfen die meisten Arzneimittel nur in Apotheken abgegeben werden.

19.1 Vom Wirkstoff zur Anwendung

Derzeit sind in Deutschland mehr als 65.000 verschiedene Arzneimittel vom Bundesinstitut für Arzneimittel und Medizinprodukte (BfArM) zum Verkauf zugelassen (Bild 19.1 → S. 328). Sie haben ihre Wirksamkeit in genau festgelegten Testverfahren bewiesen. Damit wird sichergestellt, dass der Nutzen eines Arzneimittels größer ist als die Risiken, die durch Nebenwirkungen entstehen könnten.

Von der Entwicklung eines neuen Wirkstoffs bis zur Zulassung und Vermarktung des Arzneimittels vergehen in der Regel 10 bis 13 Jahre (Bild 19.2 a–c). In dieser Zeit hat das Pharmaunternehmen den Wirkstoff entwickelt und in verschiedenen Testphasen an einigen Hundert oder Tausend Personen Dosis, Wirkung und Verträglichkeit geprüft. Wirkungen und Risiken eines Arzneimittels, das neu auf den Markt kommt, können jedoch noch nicht in allen Einzelheiten bekannt sein. Erst wenn es zugelassen ist und von einer großen Zahl von Patienten über einen langen Zeitraum angewendet wird, zeigen sich seltene Risiken, die vorher nicht aufgefallen sind. Ein Beleg dafür sind Marktrücknahmen von Arzneimitteln nach ihrer Einführung (z. B. Contergan®, Vioxx®, Lipobay®).

Für neu entwickelte Wirkstoffe erhält das Unternehmen ein Patent über 20 Jahre; das heißt, kein anderes Unternehmen darf in diesem Zeitraum ein Produkt mit dem gleichen Wirkstoff anbieten. Hierdurch soll sichergestellt werden, dass sich die teure Forschung und Entwicklung für die Unternehmen auch finanziell lohnt. Andernfalls bliebe die Forschung „auf der Strecke". Da das Patent jedoch schon zu Beginn der Entwicklung beantragt werden muss, verbleiben dem Unternehmen für den gewinnträchtigen Verkauf nur ca. 7 bis 10 Jahre. Danach dürfen auch andere Hersteller mit Nachahmerpräparaten (Generika) auf den Markt kommen. Sie sind in der Regel erheblich günstiger, weil Entwicklungs- und Testphasen weitgehend entfallen.

Für rezeptpflichtige Arzneimittel darf der Hersteller nur in Fachkreisen (bei Apothekern und Ärzten) werben. Nicht rezeptpflichtige Arzneimittel dürfen auch in Zeitschriften, Radio, Fernsehen und Internet beworben werden. Der Preis des Arzneimittels wird u. a. von folgenden Faktoren beeinflusst:

- Kosten für Forschung und Entwicklung
- Preisverhandlungen zwischen Herstellern und Krankenkassen
- gesetzlich geregelte Preisspanne für Großhändler und Apotheken
- Mehrwertsteuer
- Werbekosten

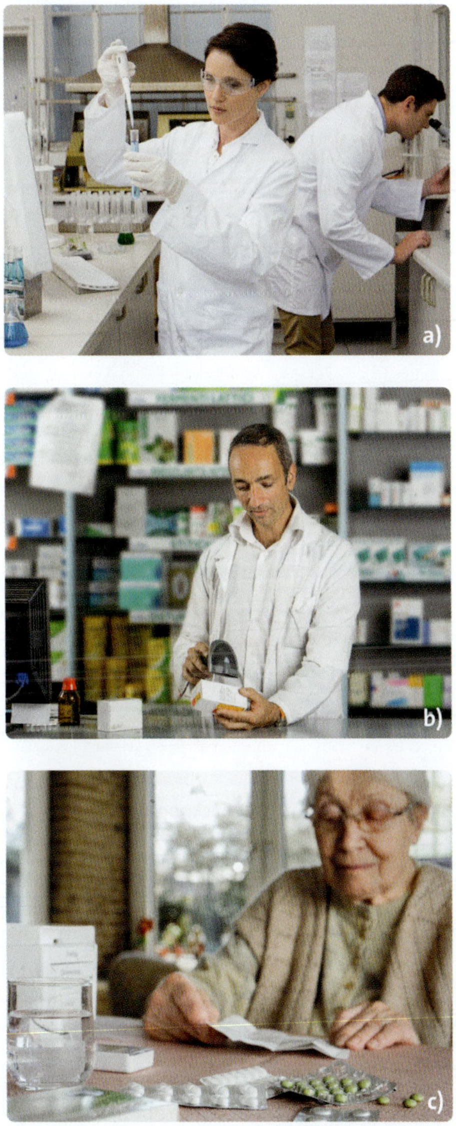

Bild 19.2 a – c) Vom Wirkstoff zur Anwendung

Die Kennzeichnung von Arzneimitteln

Auf jeder Verpackung einer Fertigarznei müssen für den Verbraucher bestimmte Informationen aufgedruckt sein, so z. B. der Name und die Anschrift des Herstellers, die Bezeichnung des Arzneimittels, Darreichungsform und Menge (z. B. „24 Dragees"), Anwendungsweise (z. B. „zum Einnehmen"), Verfallsdatum mit dem Hinweis „verwendbar bis Monat/Jahr ", Chargennummer (Ch.-B.) zur eventuellen Rückverfolgung eines Arzneimittels, Hinweis „verschreibungspflichtig" oder „apothekenpflichtig", Hinweis, dass das Arzneimittel für Kinder unzugänglich aufbewahrt werden muss sowie sonstige Warn- und Aufbewahrungshinweise (Bild 19.3).

Jedem Fertigarzneimittel muss außerdem eine **Gebrauchsinformation** (die sog. „Packungsbeilage") für den Patienten beiliegen, die festgelegte Angaben (u. a. zu Anwendungsgebieten, Gegenanzeigen und Nebenwirkungen) enthalten muss (→ S. 337).

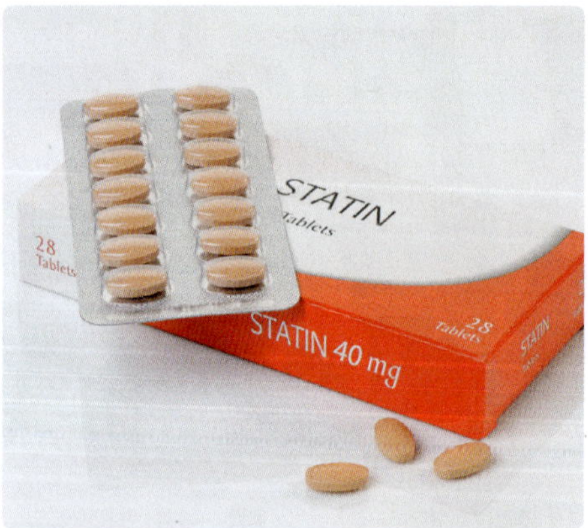

Bild 19.3 Arzneimittelverpackung

19.2 Arzneimittelabgabe

In Gesetzen und Verordnungen ist geregelt, welche Medikamente auf welche Weise in den Verkehr gelangen. Man unterscheidet:

Frei verkäufliche Arzneimittel

Können sowohl in Apotheken als auch in Drogerien oder Supermärkten verkauft werden. Sie dürfen nur bestimmte, unbedenkliche Stoffe enthalten (z. B. Vitaminpräparate, pflanzliche Tees).

Apothekenpflichtige Arzneimittel

Dürfen ausschließlich in Apotheken verkauft werden. Für ihren Kauf benötigt der Patient kein Rezept, aber die Beratung eines Apothekers. Es handelt sich um Medikamente zur Selbstmedikation (scheinbar) leichter Erkrankungen. Zu den apothekenpflichtigen Arzneimitteln zählen beispielsweise viele Schmerzmittel und fiebersenkende Medikamente. Obwohl sie für jedermann käuflich sind, können sie bei längerer Anwendung Gesundheitsschäden hervorrufen.

Verschreibungspflichtige Arzneimittel

Dürfen nur gegen Vorlage einer ärztlichen Verordnung (Rezept) an den Patienten abgegeben werden. Zu den verschreibungspflichtigen Medikamenten zählen beispielsweise Antibiotika, Antidiabetika und Krebstherapeutika. Viele Medikamente sind aufgrund besonderer Wirksamkeit oder Nebenwirkungen verschreibungspflichtig. Solche Medikamente sollte man nicht anwenden, wenn sie z. B. einem anderen Familienmitglied verschrieben wurden. Auch wenn die Erkrankung ähnlich erscheint, kann deren medikamentöse Behandlung eine andere sein.

Betäubungsmittel

Auch diese Arzneimittel sind rezeptpflichtig. Aufgrund ihrer Suchtgefahr regeln besondere Gesetze und Verordnungen, welche Betäubungsmittel (BTM) verschrieben werden dürfen sowie die Art und Weise ihrer Verschreibung. Der verschreibende Arzt muss ein gesondertes Rezeptformular verwenden und unterliegt hierbei einer besonderen Sorgfaltspflicht.

19.3 Arzneimittelformen

Damit ein Wirkstoff überhaupt angewendet und vom Körper aufgenommen werden kann, wird er meistens mit Hilfsstoffen gemischt und in eine feste oder halbfeste Arzneiform gebracht oder in Flüssigkeiten gelöst. Für die verschiedenen Anwendungen stehen unterschiedliche Arzneimittelformen zur Verfügung (Tabelle 19.1 → S. 331).

Arzneimittelform	Beschreibung
Aerosol	Kleinste feste oder flüssige Wirkstoffteilchen schweben in Luft (z. B. Dosieraerosole, sog. „Asthmasprays").
Creme	Enthält einen hohen Flüssigkeitsanteil (weiche Salbe) und lässt sich daher leichter verstreichen.
Dragee	Die Tablette ist zur Verbesserung von Geschmack oder Gleitfähigkeit von einem (meist farbigen) Überzug aus Zucker und anderen Hilfsstoffen umgeben. Achtung: Bei Kindern Gefahr der Verwechslung mit Süßigkeiten („Smarties").
Emulsion	Zwei nicht ineinander lösliche Flüssigkeiten sind so fein wie möglich gemischt (z. B. Öl-in-Wasser-Emulsion). Häufig wird eine solche Mischung durch einen Lösungsvermittler (Emulgator) stabilisiert.
Gas	Zu den medizinischen Gasen zählen u. a. Sauerstoff und Narkosegase.
Gel	Der Wirkstoff ist in einer fettfreien Masse mit Geliermitteln und Quellstoffen verteilt. Gel zieht schnell ein und wird durch seinen hohen Wasseranteil als angenehm kühlend empfunden.
Kapsel (Hart- oder Weichkapsel)	Die Arznei befindet sich in einer löslichen Hülle aus Gelatine.
Lösung	Der Wirkstoff ist in einem Lösungsmittel (z. B. Alkohol, Wasser) vollständig gelöst.
Pulver	Feste Wirkstoffe werden fein zerkleinert.
Retardtablette (retard = verzögern)	Gibt ihren Wirkstoff über einen längeren Zeitraum verteilt ab. Dadurch kann der Wirkstoff über mehrere Stunden gleichmäßig wirken.
Salbe	Der Wirkstoff ist in einer streichfähigen, fettreichen Masse verteilt.
Streukügelchen (Globuli)	Der Wirkstoff ist mit dem Hilfsstoff Milchzucker vermischt und zu einer kleinen Kugel gepresst (Durchmesser 1 bis 2 mm). Anwendung in der Homöopathie.
Suspension	Der Wirkstoff ist in einer Flüssigkeit aufgemischt. Daher vor jeder Anwendung schütteln.
Tablette	Wirk- und Hilfsstoffe sind zusammengepresst. Wirkstoffe aus Tabletten werden meistens über die Magen- oder Darmschleimhaut aufgenommen.
Zäpfchen (Suppositorium)	Die Arznei ist in eine Fettschicht eingearbeitet, die bei Körpertemperatur im After schmilzt und dann den Wirkstoff freigibt. Besonders geeignet bei Säuglingen und Personen mit empfindlichem Magen oder bei Erbrechen.

Tabelle 19.1 Arzneimittelformen

19.4 Die Hausapotheke

Um in medizinischen Notfällen angemessen Hilfe leisten zu können, ist eine gut ausgestattete Hausapotheke erforderlich. Mit ihrem Inhalt lassen sich kleinere Verletzungen durch Unfälle in Haus und Garten behandeln und die Beschwerden sog. „**Bagatellerkrankungen**" (Beschwerden von kurzer Dauer, für die zunächst kein Arztbesuch nötig ist) lindern. Außerdem können in der Hausapotheke vom Arzt verschriebene Medikamente lagern.

Als Hausapotheke eignen sich Wandschränkchen oder Schubladen. Sie sollten abschließbar und außerhalb der Reichweite von Kindern sein. Sie könnten sonst bunte Tabletten und süße Säfte mit Süßigkeiten verwechseln. Arzneimittel sollten kühl und trocken gelagert werden. Die Küche und das Badezimmer eignen sich nicht als Raum für die Hausapotheke, weil es hier meist warm und feucht ist. Kapseln würden zusammenkleben, Salben

www.apotheken-umschau.de/Hausapotheke

vertrocknen, Zäpfchen schmelzen, Cremes würden flüssig. Wenig geheizte Räume wie Flure oder Schlafzimmer sind besser geeignet.

Der **Inhalt einer Hausapotheke** richtet sich u.a. nach den persönlichen Bedürfnissen. Menschen benötigen wegen ihrer verschiedenen Anfälligkeiten eine individuelle Hausapotheke. Dennoch empfiehlt sich eine Grundausstattung mit folgendem Inhalt:

Verbandmittel:
- Mull- und elastische Binden
- sterile Kompressen
- Verbandpäckchen
- Heftpflaster (auch wasserdicht) und Fixierpflaster
- evtl. Sprühpflaster
- evtl. Verbandklammern
- Verbandschere

Krankenpflegeartikel:
- Einmalhandschuhe
- Fieberthermometer
- Wärmflasche
- Kühlkompressen (im Kühlschrank aufbewahren!)
- Wunddesinfektionsmittel
- Zeckenzange
- Splitterpinzette

Persönliche Arzneimittel:
- Medikamente, die vom Arzt zur Behandlung einer Krankheit verschrieben wurden
- Medikamente, die zur Linderung individueller Beschwerden nötig sind (z.B. Mittel gegen Allergien, Sodbrennen, Durchfall, Fieber, Mückenstiche, Prellungen etc.)

Sonstiges:
- Erste-Hilfe-Anleitung
- Arzt- und Apothekennotdienstkalender
- Notfall-Telefonnummern (Krankentransport, Rettungsdienst, Ärztlicher Bereitschaftsdienst, Krankenhaus, Vergiftungszentren, Polizei, Feuerwehr)

Eigenmedikation

Vor dem Kauf von Arzneimitteln zur Linderung individueller Beschwerden sollte man sich von seinem Hausarzt oder Apotheker individuell beraten lassen. Denn dem Nutzen eines Arzneimittels steht möglicherweise auch ein Risiko gegenüber.

Für die **Selbstbehandlung** mit Arzneimitteln aus der Hausapotheke müssen folgende Regeln beachtet werden:
- Vor der Einnahme von Medikamenten versuchen, die Ursache der Erkrankung herauszufinden. Oft kann durch einfachere Maßnahmen (z.B. Inhalationen bei Atemwegsbeschwerden) die Einnahme von Medikamenten vermieden werden.
- **Dosierungsanweisung** stets beachten.
- Wenn ein Wirkstoff zum ersten Mal angewendet wird, eher im unteren Dosisbereich bleiben.
- Eigenmedikation stets nur für wenige Tage anwenden. Bei chronischen oder ernsten Erkrankungen unbedingt den Arzt aufsuchen.
- Auch pflanzliche Medikamente können Nebenwirkungen haben.
- Empfehlungen von Freunden oder Bekannten für bestimmte Medikamente „mit Vorsicht genießen".

19.5 Arzneimittel kontrollieren

Alle Medikamente müssen regelmäßig auf das **Anbruchs- und Verfallsdatum** sowie auf eventuelle Veränderungen hin überprüft werden. Typische Veränderungen sind z.B.: Geruchsveränderungen bei Salben, Trübungen oder Ausflockungen in sonst klaren Lösungen, geplatzte Oberflächen von Dragees, verklebte Kapseln, verformte Zäpfchen, Farbveränderungen/Flecke auf Tabletten (Bild 19.4). Im Zweifelsfall sollte das Medikament nicht angewendet und von der Apotheke kontrolliert werden. Verfallene Arzneimittel müssen entsorgt werden. Obwohl geringe Mengen in den Haushaltsmüll geworfen werden dürfen, sollten sie aus Gründen der Sicherheit und des Umwelt- und Gewässerschutzes stets an eine Apotheke zurückgegeben werden.

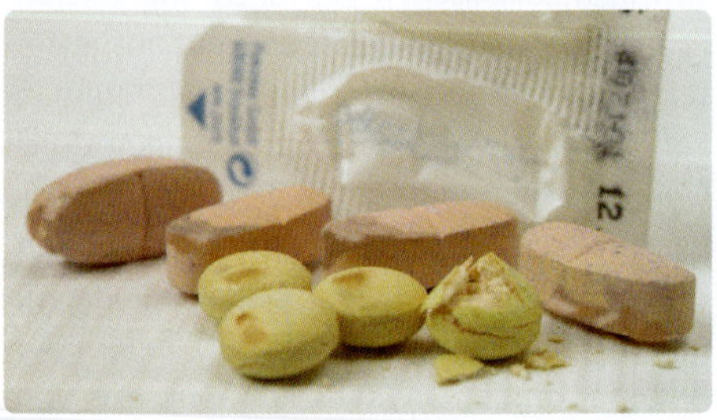

Bild 19.4 Verdorbene Arzneimittel

Arzneimittel dürfen niemals in andere Gefäße umgefüllt werden. Das Medikament sollte immer zusammen mit der Gebrauchsinformation in der Verpackung (mit Chargenbezeichnung und Verfallsdatum) aufbewahrt werden. Denn Anwendungsgebiete und Dosierungsanleitung stehen nur auf der Verpackung bzw. der Gebrauchsinformation, aber nicht auf der direkten Sichtverpackung (Blister).

Wichtig bei der Verwendung von Augentropfen und -salben: Sie sind nach Öffnung meist nur wenige Tage bis Wochen haltbar (Gebrauchsinformation beachten). Das Anbruchsdatum sollte daher bei Anbruch auf dem Fläschchen oder der Tube notiert werden, um später Reizungen oder Infektionen der Augen zu vermeiden.

19.6 Arzneimittel verabreichen

Je nachdem, ob ein Arzneimittel örtlich begrenzt (**lokal**) oder im gesamten Körper (**systemisch**) wirken soll, werden unterschiedliche Arten der Verabreichung gewählt (Bild 19.5).

www.gesundheitsinformation.de/medikamentenanwendung.html

Bei der Gabe von Arzneimitteln, die im ganzen Körper wirken sollen, unterscheidet man zwei Möglichkeiten: Entweder wird der Verdauungstrakt zur Aufnahme des Wirkstoffs genutzt (**enterale Gabe**) oder er wird umgangen (**parenterale Gabe**).

Lokale Gabe

Diese liegt vor, wenn z. B. eine Wund- und Heilsalbe auf die Haut aufgetragen wird oder Augentropfen auf die Augenschleimhaut getropft werden, um an dieser Stelle (lokal) zu wirken (→ Bild 19.6, S. 334).

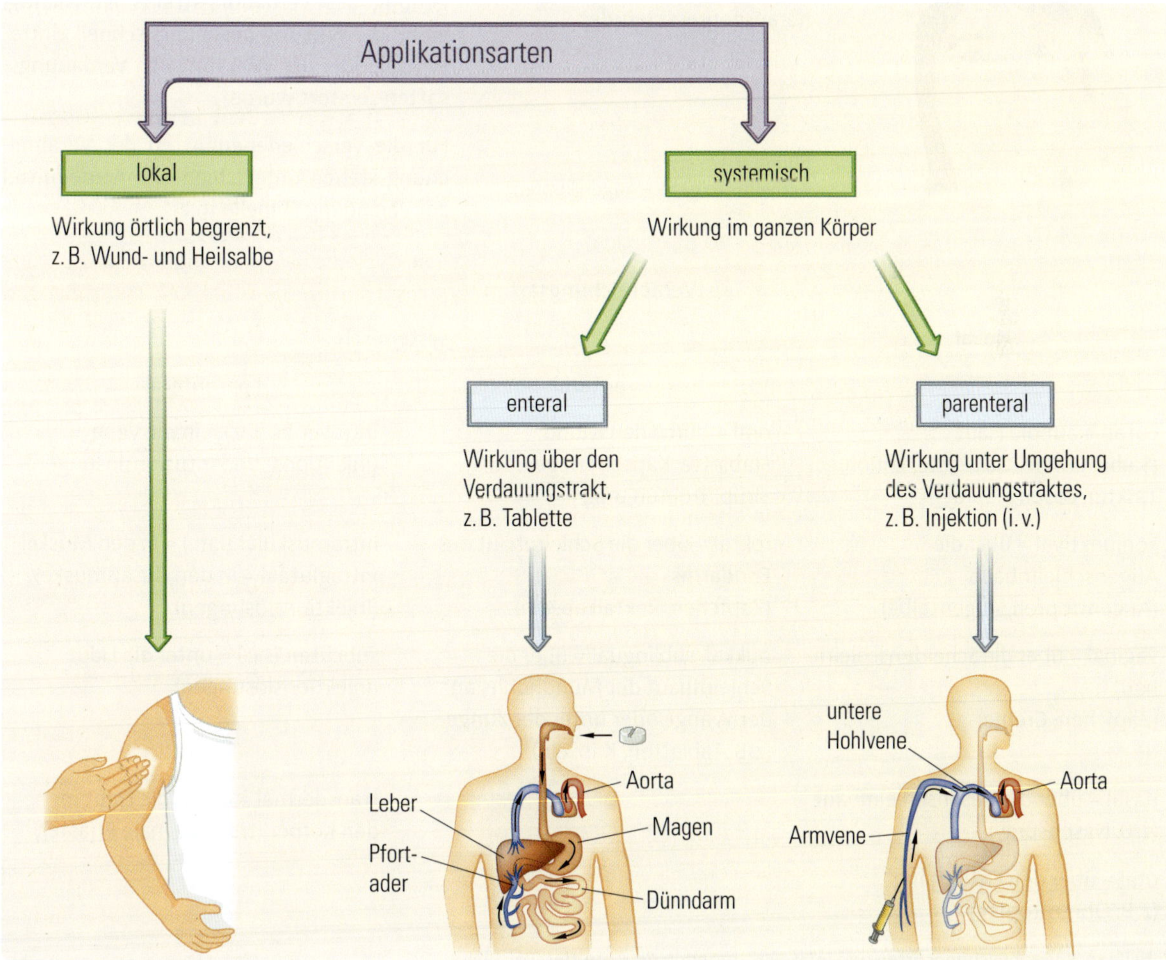

Bild 19.5 Verabreichungsarten

Enterale Gabe

Hierzu zählt beispielsweise die Einnahme einer Tablette. Deren Wirkstoff wird über die Magen- oder Dünndarmschleimhaut aufgenommen und gelangt auf dem Blutweg zur Leber. Sie baut manche Wirkstoffe fast vollständig ab, bevor eine kleine Restmenge an den Wirkort gelangt. Andere Wirkstoffe hingegen werden durch den Umbau in der Leber erst aktiviert. Der Wirkstoff verteilt sich danach über die Blutbahn im ganzen Körper.

Der Vorteil der enteralen Arzneimittelgabe liegt meistens in der einfachen Anwendung durch die Einnahme von Tabletten, Dragees, Säften usw. Jedoch wirken diese Arzneimittel nur dann wunschgemäß, wenn der Verdauungstrakt normal funktioniert. Bei Durchfall, Erbrechen oder anderen Erkrankungen des Verdauungstrakts wird das Arzneimittel nur unzureichend aufgenommen. Außerdem können einige Arzneimittel die Magenschleimhaut reizen.

Bespiel einer lokalen Gabe: Zum Verabreichen von Augentropfen sitzt der Patient, neigt den Kopf nach hinten und wird gebeten, nach oben zu schauen. Mit einer Kompresse und dem Daumen einer Hand zieht die Pflegeperson das Unterlid nach unten. Die andere Hand stützt sich an der Stirn des Patienten ab und tropft zielgenau je nach Anordnung 1 bis 2 Tropfen in den Bindehautsack (Bild 19.6). Die Pipette darf aus hygienischen Gründen das Auge nicht berühren. Damit sich der Wirkstoff verteilt, soll der Patient danach das Auge schließen, aber nicht zusammenkneifen, da sonst die Tropfen wieder herausgepresst würden.

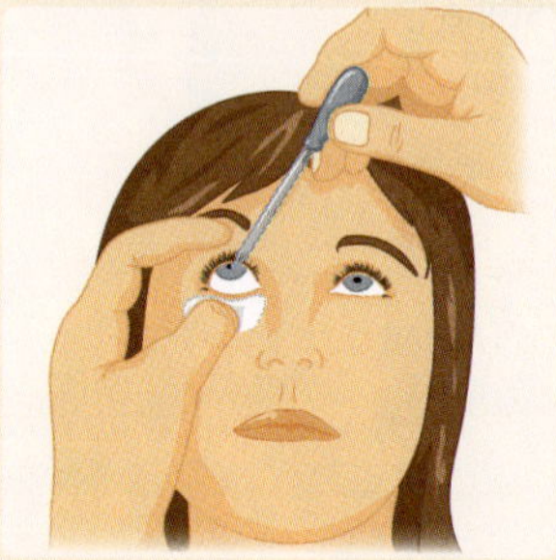

Bild 19.6 Lokale Arzneimittelgabe – Augentropfen

Parenterale Gabe

Hierzu wird beispielsweise die Injektion in Vene, Muskel oder Haut genutzt. Die Umgehung des Verdauungstrakts ist wichtig, wenn die Wirkung besonders schnell eintreten soll oder der Wirkstoff von Verdauungssäften zerstört würde.

Für die verschiedenen Arten der Verabreichung stehen unterschiedliche Arzneimittel zur Verfügung (Tabelle 19.2).

Verabreichungsarten		
lokal	systemisch	
	enteral	parenteral
cutan = auf die Haut (Salbe, Creme, Gel, Paste, Lotion, Tinktur, Lösung, Spray)	oral = durch den Mund (Tablette, Kapsel, Dragee, Saft, Sirup, Tropfen u. a.)	intravenös (i. v.) = in die Vene (Injektions- und Infusionslösungen)
konjunktival = über die Augenschleimhaut (Augentropfen, Augensalbe)	rektal = über die Schleimhaut des Enddarms (Zäpfchen, Rektalkapseln)	intramuskulär (i.m.) = in den Muskel intraglutäal = in den Gesäßmuskel (Injektionslösungen)
vaginal = über die Scheidenschleimhaut (Zäpfchen, Creme)	bukkal, sublingual = über die Schleimhaut der Mundhöhle, an der Wange oder unter der Zunge (z. B. Tabletten, Kapseln)	subcutan (s.c.) = unter die Haut (Injektionslösungen)
nasal = über die Nasenschleimhaut (z. B. Nasenspray)		transdermal = durch die Haut in den Körper (transdermale Pflaster)
otal = über den Gehörgang (z. B. Ohrentropfen)		

Tabelle 19.2 Verabreichungsarten und infrage kommende Arzneimittel (Beispiele)

19.7 Arzneimittel einnehmen

Damit Arzneimittel richtig wirken können, muss die in der **Gebrauchsinformation** empfohlene Dosierung eingehalten werden. **Retard-Präparate** (lat. retard = verzögern), die den Wirkstoff über einen längeren Zeitraum freigeben, verringern die täglichen Einnahmetermine und können gerade älteren Menschen mit Dauermedikation zur regelmäßigen Einnahme verhelfen.

Wenn ein Arzneimittel auf leeren Magen eingenommen wird, können die meisten Wirkstoffe schneller aufgenommen werden. Nachteilig ist jedoch die Gefahr von Magenbeschwerden bei empfindlichen Patienten. Durch die Einnahme während einer Mahlzeit kann es zu Wechselwirkungen mit anderen Nahrungsbestandteilen kommen (→ S. 337). Manche Wirkstoffe gelangen in Verbindung mit einer Mahlzeit aber leichter ins Blut.

Flüssige Arzneimittel

Flüssige Arzneimittel sind leicht einzunehmen und ihre Wirkung tritt schnell ein. Für Kinder, alte und sehr kranke Menschen haben sie den Vorteil, dass sie leichter zu schlucken sind als Tabletten. Säfte für Kinder sind gesüßt und meistens alkoholfrei. Die Einnahme flüssiger Arzneimittel geschieht mithilfe beiliegender Messlöffel. Andernfalls sind folgende Richtgrößen hilfreich:

- 1 Teelöffel = 5 ml
- 1 Esslöffel = 15 ml
- 1 Glas = 200 ml

Um den Geschmack von Tropfen zu verbessern, können sie mit Wasser verdünnt oder auf einem Teelöffel mit Zucker eingenommen werden. Auf keinen Fall sollten sie in heiße Getränke gemischt werden. Die Hitze könnte den Wirkstoff zersetzen.

Feste Arzneimittel

Zu ihnen gehören beispielsweise Tabletten, Dragees oder Kapseln. Sie sollten mit Wasser eingenommen werden. Obstsäfte, Milch und alkoholische Getränke dürfen dabei nicht getrunken werden. Ihre Inhaltsstoffe können die Wirkung verändern. Bei der Einnahme mancher Antibiotika darf während und mindestens zwei Stunden nach der Einnahme keine Milch getrunken werden, um die Wirkung des Antibiotikums nicht zu verhindern. Alle festen Arzneimittel sollten möglichst im Sitzen oder Stehen eingenommen werden, damit sie besser durch die Speiseröhre gleiten (Bild 19.7).

Das „Zurückwerfen" des Kopfes beim Einnehmen von Tabletten sollte unterbleiben. Es behindert das Schlucken.

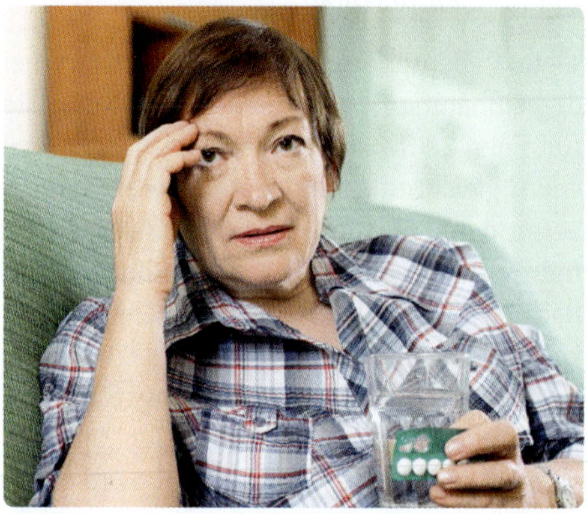

Bild 19.7 Arzneimitteleinnahme

Geteilte Tabletten

Veränderungen der Dosis im Laufe der Therapie oder die Senkung von Therapiekosten (100 Tabletten mit 5 mg Wirkstoff sind eventuell preiswerter als 200 mit 2,5 mg) machen in manchen Fällen das Teilen von Tabletten erforderlich. Voraussetzung für die Teilbarkeit sind Bruchkerben. Eine Kerbe oder Rille auf der Tablette bedeutet aber nicht automatisch, dass sie wirklich geteilt werden darf (Gebrauchsinformation beachten). Selbst bei ordnungsgemäßer Teilung kommt es oft zu Abweichungen in der Größe und somit der Wirkstoffmenge zweier Tablettenhälften. Man sollte darauf achten, dass die motorischen Fähigkeiten eines Patienten das Teilen der Tabletten zuverlässig ermöglichen. Tablettenteiler bieten eine gewisse Hilfe, jedoch benötigen die Patienten auch zum Bedienen dieser Geräte feinmotorisches Geschick. Zerkleinerte Tabletten müssen vor Licht und Sauerstoff geschützt gelagert werden. Um Fehl- oder Überdosierungen zu vermeiden, dürfen Dragees, Kapseln und die meisten Retard-Tabletten nicht geteilt werden.

Compliance

Hierunter versteht man die Bereitschaft von Patienten, sich bei der Erkennung und Behandlung von Krankheiten kooperativ und korrekt zu verhalten. Es hat sich gezeigt, dass beispielsweise die Compliance bei der Einnahme von Medikamenten steigt, wenn die Patienten über die Art und Ursache ihrer Krankheit sowie die Regeln zur Einnahme ihrer Medikamente verständlich aufgeklärt wurden.

Der Medikationsplan

Viele Patienten haben Schwierigkeiten bei der Einnahme von Arzneimitteln. Wenn sie für einen Zeitraum von mindestens vier Wochen gleichzeitig mindestens drei ärztlich verordnete, systemisch wirkende Medikamente anwenden (→ Bild 19.5), haben sie deshalb Anspruch auf einen persönlichen Medikationsplan. Er enthält Angaben zu Wirkstoff, Handelsname, Stärke, Darreichungsform und Dosierung der Medikamente. Den Plan erstellt in der Regel der Hausarzt. Er wird in Papierform ausgegeben oder auf der elektronischen Gesundheitskarte gespeichert. Der Plan ist vor allem für ältere Menschen sinnvoll. Viele von ihnen sind aufgrund unterschiedlicher Ursachen in ihrer Selbstständigkeit eingeschränkt. Gerade diese Menschen nehmen aber mit Abstand die meisten Medikamente ein (Bild 19.8). Deshalb informiert der Medikationsplan die Patienten und soll sie vor Einnahmefehlern schützen. Außerdem erhalten behandelnde Ärzte schnell einen Überblick über die Medikation eines Patienten.

Arzneimittel-Check

Angehörige und Pflegepersonal sollten ihr Vertrauensverhältnis zu den Patienten nutzen und vor allem ältere Menschen über die wichtigsten Regeln zur Einnahme von Medikamenten informieren. Wer für andere die Einnahme von Medikamenten vorbereitet, sollte dies in einer ruhigen Atmosphäre tun, damit keine Fehler bei der Auswahl und Dosierung des Medikaments passieren.

Dabei sind folgende **Kontrollfragen** hilfreich:

- Habe ich das richtige Medikament für den richtigen Patienten/Bewohner gewählt?

Verwechslungsgefahren:
Patient 1 Herr Maier,
Patient 2 Herr Meier;
Medikament 1 Solidagoren®,
Medikament 2 Solidagosan®

- Habe ich das Medikament richtig dosiert?
- Habe ich die richtige Art der Verabreichung gewählt?

Manche Medikamente mit gleichem Namen sind als Tabletten oder wahlweise auch als Zäpfchen erhältlich.

- Habe ich den richtigen Zeitpunkt zur Abgabe des Medikaments gewählt? (Ärztliche Anordnung und Gebrauchsinformation beachten!)
- Habe ich die Medikamente nach Gebrauch wieder an ihren sicheren Aufbewahrungsort zurückgestellt (Bild 19.9)?

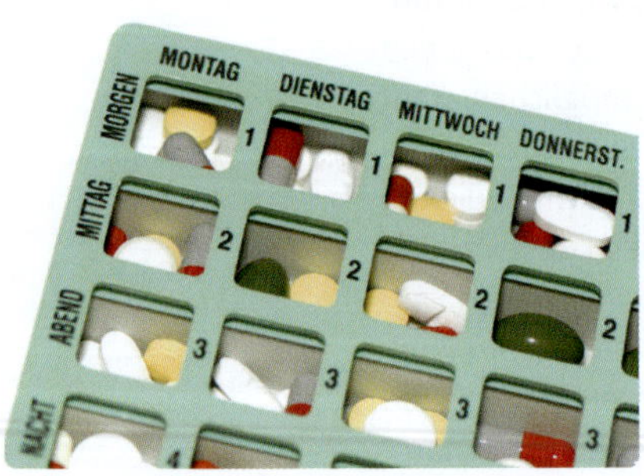

Bild 19.8 Gefüllter Tablettendosierer

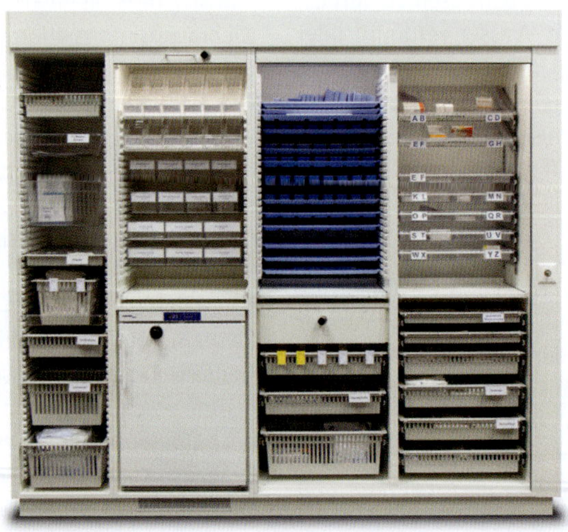
Bild 19.9 Arzneimittelschrank eines Seniorenheims mit Einzelfächern für Bewohner

19.8 Die Wirkungen von Arzneimitteln

Hauptwirkungen

Dies sind Wirkungen, die das Arzneimittel bei sachgerechter Anwendung erzielen soll.

Nebenwirkungen

Neben den gewünschten Hauptwirkungen eines Medikaments muss auch mit unerwünschten Wirkungen, den sog. Nebenwirkungen, gerechnet werden. Sie können dazu führen, dass eine Therapie geändert oder abgesetzt werden muss. Gebrauchsinformationen von Fertigarzneimitteln enthalten Angaben zur Häufigkeit von Nebenwirkungen (Tabelle 19.3). Die meisten Nebenwirkungen sind abhängig von der Höhe der Dosierung. Lediglich allergische Reaktionen treten unabhängig von der Dosierung auf.

Häufige Nebenwirkungen:
Herz-Kreislauf-Störungen, allergische Reaktionen (z. B. Hautausschlag, Atemnot), Magen-Darm-Störungen (z. B. Übelkeit, Erbrechen, Durchfall, Verstopfung)

Wechselwirkungen

Treten Nebenwirkungen bei gleichzeitiger Einnahme eines weiteren Medikaments auf, so ist dies unter Umständen die Folge einer Wechselwirkung unter den Medikamenten (Tabelle 19.4).

Indikation

Wenn eine bestimmte therapeutische Maßnahme (z. B. die Verordnung eines Medikaments) zur Behandlung oder Verhütung einer Erkrankung geeignet ist, so spricht man von einer Indikation (für dieses Medikament). Zur Prophylaxe und Therapie des Asthma bronchiale sind z. B. Antiasthmatika indiziert.

Angaben zu Nebenwirkungen in der Gebrauchsinformation	Betroffene Anwender
sehr häufig	mehr als 1 Behandelter von 10
häufig	1 bis 10 Behandelte von 100
gelegentlich	1 bis 10 Behandelte von 1.000
selten	1 bis 10 Behandelte von 10.000
sehr selten, in Einzelfällen	weniger als 1 Behandelter von 10.000

Tabelle 19.3 Häufigkeit von Nebenwirkungen

Wirkungen des Arzneimittelwirkstoffs Paracetamol (Beispiele)	
Hauptwirkungen	schmerzstillend, fiebersenkend
Nebenwirkungen	Hautrötungen, allergische Reaktionen
Wechselwirkungen	Bei gleichzeitiger Einnahme von bestimmten Schlafmitteln können Leberschäden entstehen.

Tabelle 19.4 Arzneimittelwirkungen von Paracetamol

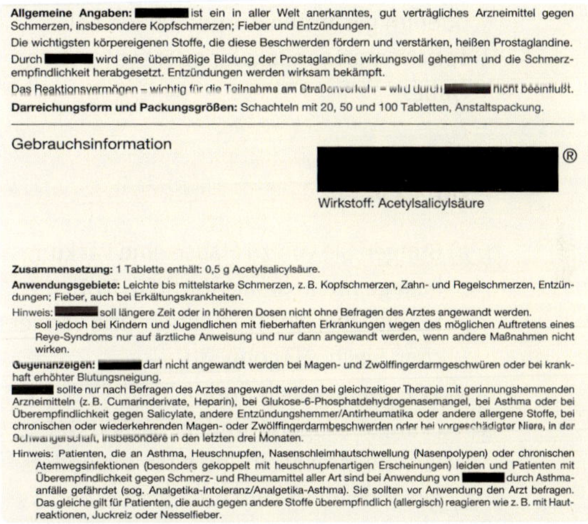

Allgemeine Angaben: [redacted] ist ein in aller Welt anerkanntes, gut verträgliches Arzneimittel gegen Schmerzen, insbesondere Kopfschmerzen; Fieber und Entzündungen.

Die wichtigsten körpereigenen Stoffe, die diese Beschwerden fördern und verstärken, heißen Prostaglandine.

Durch [redacted] wird eine übermäßige Bildung der Prostaglandine wirkungsvoll gehemmt und die Schmerzempfindlichkeit herabgesetzt. Entzündungen werden wirksam bekämpft.

Das Reaktionsvermögen – wichtig für die Teilnahme am Straßenverkehr – wird durch [redacted] nicht beeinflußt.

Darreichungsform und Packungsgrößen: Schachteln mit 20, 50 und 100 Tabletten, Anstaltspackung.

Gebrauchsinformation

[redacted]®

Wirkstoff: Acetylsalicylsäure

Zusammensetzung: 1 Tablette enthält: 0,5 g Acetylsalicylsäure.

Anwendungsgebiete: Leichte bis mittelstarke Schmerzen, z. B. Kopfschmerzen, Zahn- und Regelschmerzen, Entzündungen; Fieber, auch bei Erkältungskrankheiten.

Hinweis: [redacted] soll längere Zeit oder in höheren Dosen nicht ohne Befragen des Arztes angewandt werden. soll jedoch bei Kindern und Jugendlichen mit fieberhaften Erkrankungen wegen des möglichen Auftretens eines Reye-Syndroms nur auf ärztliche Anweisung und nur dann angewandt werden, wenn andere Maßnahmen nicht wirken.

Gegenanzeigen: [redacted] darf nicht angewandt werden bei Magen- und Zwölffingerdarmgeschwüren oder bei krankhaft erhöhter Blutungsneigung.

[redacted] sollte nur nach Befragen des Arztes angewandt werden bei gleichzeitiger Therapie mit gerinnungshemmenden Arzneimitteln (z. B. Cumarinderivate, Heparin), bei Glukose-6-Phosphatdehydrogenasemangel, bei Asthma oder bei Überempfindlichkeit gegen Salicylate, andere Entzündungshemmer/Antirheumatika oder andere allergene Stoffe, bei chronischen oder wiederkehrenden Magen- oder Zwölffingerdarmbeschwerden oder bei vorgeschädigter Niere, in der Schwangerschaft, insbesondere in den letzten drei Monaten.

Hinweis: Patienten, die an Asthma, Heuschnupfen, Nasenschleimhautschwellung (Nasenpolypen) oder chronischen Atemwegsinfektionen (besonders gekoppelt mit heuschnupfenartigen Erscheinungen) leiden und Patienten mit Überempfindlichkeit gegen Schmerz- und Rheumamittel aller Art sind bei Anwendung von [redacted] durch Asthmaanfälle gefährdet (sog. Analgetika-Intoleranz/Analgetika-Asthma). Sie sollten vor Anwendung den Arzt befragen. Das gleiche gilt für Patienten, die auch gegen andere Stoffe überempfindlich (allergisch) reagieren wie z. B. mit Hautreaktionen, Juckreiz oder Nesselfieber.

Bild 19.10 Gebrauchsinformation für Acetylsalicylsäure

Kontraindikation

Manche Erkrankungen oder besondere Lebensumstände erhöhen das Risiko, dass starke Nebenwirkungen auftreten. Dies ist besonders der Fall bei Patienten mit Leberschäden, Allergikern, Schwangeren oder während einer bereits laufenden Therapie mit bestimmten anderen Arzneimitteln. In solchen Situationen ist der Einsatz eines Medikaments unter Umständen kontraindiziert. Eine Behandlung mit ihm muss unterbleiben (z. B. keine Acetylsalicylsäure [Aspirin ®, ASS®] bei Asthma bronchiale oder Magengeschwür, Bild 19.10).

Unterm Strich

- Mit Arzneimitteln kann man Krankheiten verhüten, heilen oder ihre Folgen lindern. Außerdem können sie der Diagnostik dienen oder fehlende Stoffe im Körper ersetzen.
- Die Verpackung von Fertigarzneimitteln muss bestimmte Informationen (z. B. zu Haltbarkeit, Darreichungsform und Menge) enthalten.
- Man unterscheidet frei verkäufliche, apothekenpflichtige und verschreibungspflichtige Arzneimittel. Für Betäubungsmittel gelten besondere Regeln.
- Arzneimittel gibt es je nach Anwendung in ganz unterschiedlichen Formen (z. B. Creme, Dragee, Lösung, Pulver, Tablette u. a.). Sie sollten regelmäßig auf das Verfallsdatum und mögliche Veränderungen überprüft werden.
- Je nachdem, ob ein Arzneimittel an einer ganz bestimmten Stelle (z. B. auf der Haut) oder im gesamten Körper wirken soll, spricht man von lokaler oder systemischer Gabe.
- Das medizinische Fachpersonal sowie Angehörige sollten ihr Vertrauensverhältnis zum Patienten nutzen und vor allem ältere Menschen bei der regelmäßigen und korrekten Einnahme von Arzneimitteln unterstützen. Wenn Patienten mehrere Medikamente über einen längeren Zeitraum einnehmen, sollten sie ihren Hausarzt bitten, einen Medikationsplan zu erstellen. So können fehlerhafte Einnahmen vermieden werden.
- Neben der gewünschten Hauptwirkung eines Arzneimittels (z. B. Fieber senken) können auch (unerwünschte) Nebenwirkungen (z. B. Hautreaktionen) und Wechselwirkungen mit anderen Medikamenten auftreten.
- Indikation bedeutet, dass eine Maßnahme (z. B. die Einnahme eines bestimmten Arzneimittels) zur Behandlung geeignet oder notwendig ist. Eine Kontraindikation liegt vor, wenn ein Arzneimittel in einem bestimmten Fall nicht verwendet werden darf.

Für die Praxis

1. a) Bringen Sie von zu Hause eine Packungsbeilage mit in den Unterricht. Notieren Sie die Überschriften daraus und vergleichen Sie Ihre Ergebnisse.
   b) Wie verständlich finden Sie die Packungsbeilagen? Finden Sie Textstellen, die Ihrer Meinung nach besonders gut formuliert sind oder die besonders schwer zu verstehen sind.
2. Überprüfen Sie zu Hause und in Ihrem Praktikumsbetrieb die Lagerung der Arzneimittel. Machen Sie sich Notizen zu den folgenden Fragen und berichten Sie Ihren Mitschülern:
   a) Welche Regeln zur Aufbewahrung und Kontrolle von Arzneimitteln werden eingehalten, welche nicht oder nur unzureichend?
   b) Nach welchem Ordnungsprinzip sind die Arzneimittel sortiert?
   c) Welche Arzneimittel werden an einem anderen Ort oder auf andere Weise aufbewahrt als die übrigen und warum?
3. Informieren Sie sich in Ihrem Praktikums betrieb darüber, was mit dem „Stellen" von Arzneimitteln gemeint ist. Beobachten Sie eine Fachkraft mit deren Einverständnis bei dieser Tätigkeit. Lassen Sie sich anschließend berichten, worauf hierbei besonders zu achten ist.

Aufgaben

1. a) Welche Aufgaben haben Arzneimittel?
   b) ■ Nennen sie für jede Aufgabe ein entsprechendes Beispiel.
2. Diskutieren Sie über die Vor- und Nachteile der Werbung für nicht rezeptpflichtige Medikamente in den Medien.
3. Ordnen Sie die verschiedenen Arzneimittelformen in einer Tabelle und gliedern Sie diese nach festen, halbfesten, flüssigen und gasförmigen Arzneimitteln.
4. ■ Begründen Sie, warum Zäpfchen für Säuglinge, Menschen mit empfindlichem Magen oder bei Erbrechen besser geeignet sind als oral verabreichte Medikamente.
5. Welche Grundregeln gelten für die Einrichtung einer Hausapotheke?
6. Worauf müssen Sie beim Anbruch von Augentropfen oder -salben achten?
7. ■ Erklären Sie die Begriffe lokal, enteral und parenteral im Zusammenhang mit der Gabe von Arzneimitteln.
8. ■ Begründen Sie, warum ein Notarzt am Einsatzort Medikamente meist intravenös und nicht oral verabreicht.
9. Notieren Sie stichwortartig die Regeln zur Einnahme fester Arzneimittel.
10. a) Erklären Sie den Begriff „Compliance" am Beispiel der Einnahme von Arzneimitteln.
    b) Beschreiben Sie andere Situationen aus der Medizin oder Pflege, in denen die Compliance von Bedeutung ist.
11. ■ Informieren Sie sich mithilfe von Informationen aus Ihrer Apotheke oder des Internets über alternative Arzneimittel (z. B. homöopathische Arzneimittel, pflanzliche Arzneimittel). Gliedern Sie Ihre Informationen mithilfe folgender Punkte: Ursprung, Herstellung, Wirkungsweise.
12. Arbeitsauftrag zu einer Gruppenarbeit „Gebrauchsinformation": Jede Gruppe informiert die Klasse mithilfe einer Plakatpräsentation über den korrekten Gebrauch eines bestimmten Arzneimittels. Bringen Sie dazu von zu Hause die Gebrauchsinformation eines Medikaments mit. Jede Gruppe entscheidet sich für eine Gebrauchsinformation. Jedes Gruppenmitglied erhält davon eine Kopie. Die Gebrauchsinformation sollte in jeder Gruppe von einer anderen Arzneimittelform stammen (z. B. Gruppe 1: Tablette, Gruppe 2: Zäpfchen, Gruppe 3: Creme, Gruppe 4: Tropfen usw.).
    a) Lesen Sie aufmerksam die Gebrauchsinformation Ihrer Gruppe.
    b) Stellen Sie die wichtigsten Hinweise zu Anwendungsgebieten, richtiger Verabreichung und Dosierung übersichtlich und anschaulich auf einem Plakat dar. Notieren Sie auch mögliche Fehlerquellen im Umgang mit dieser Arzneimittelform.
    c) Ordnen Sie anschließend die Häufigkeit von Nebenwirkungen dem jeweiligen Prozentbereich zu. Veranschaulichen Sie die Information, indem Sie hierzu ein Diagramm erstellen.
    d) Informieren Sie anschließend die Klasse über den Gebrauch „Ihres" Arzneimittels, indem Sie das Plakat vorstellen.
13. a) Notieren Sie die einzelnen Fehler, die Herrn Hemaster (→ S. 328) bei der medikamentösen Therapie seiner Erkrankung unterlaufen sind. Stellen Sie tabellarisch jedem Fehler die entsprechende Regel für den Umgang mit Medikamenten gegenüber.
    b) Warum haben die Medikamente aus dem Küchenschrank bei Herrn Hemaster vermutlich nicht die gewünschte Wirkung gezeigt?

Dann werf' ich schnell was ein ...

Larissa ist 16 Jahre alt und geht aufs Gymnasium. Zusammen mit ihrer Mutter wohnt sie in einer schönen Wohnung am Stadtrand.

Larissa ist es wichtig, ihr eigenes Leben zu führen. „Ich bin ehrgeizig. Ich möchte später Erfolg haben. Ballett tanzen. Das wird meine Zukunft! Ich bin in der 10. Klasse. Nach dem Abitur möchte ich mein Hobby zum Beruf machen." Larissas Mutter hat ihrer Tochter jedoch klar gemacht, dass sie die Ballett-Schule für sie nur bezahlt, wenn sie einen Abi-Schnitt von mindestens 2,0 schafft. „Das wird schwierig, aber nicht unmöglich", sagt Larissa. „Schule ist eben Druck und Zwang. Da muss ich durch. Aber Ballett, das heißt für mich: Spaß haben, Gefühle zeigen und Energie spüren! Wenn ich in der Schule nicht gut drauf bin, oder vor Klassenarbeiten, dann werf' ich halt was ein. Die kleinen Tabletten, ein „anregendes Mittel", wie meine Mutter immer sagt. Sie nimmt die auch. Wenn die anfangen zu wirken, kann ich lernen ohne Ende. Einziger Nachteil: Danach bin ich aufgedreht und kann nachts nicht schlafen. Früher, als ich in der Grundschule war, hat meine Mama mir oft einen Sirup gegeben, der sollte gut für die Konzentration sein. Ob's geholfen hat – keine Ahnung. Aber die Pillen von heute, die sind echt der Hammer..."

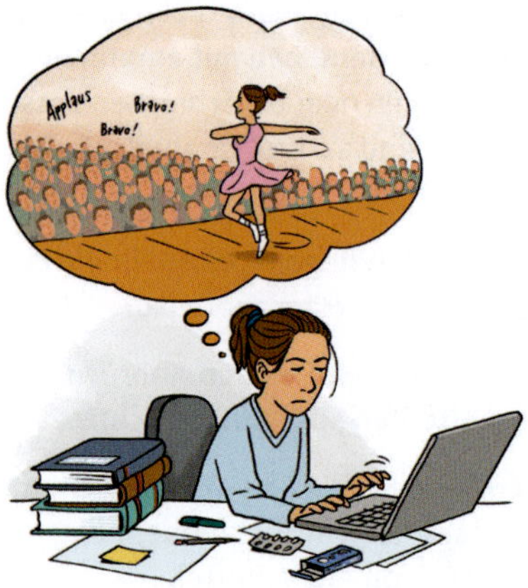

Aufgaben

1. Notieren Sie Informationen aus der geschilderten Situation zu den folgenden Aspekten:
   - Larissa (z. B.: ist ehrgeizig, ...)
   - Schule (z. B.: bedeutet für Larissa Leistungsdruck, ...)
   - Mutter
   - Aufputschmittel
2. Welche Argumente sprechen Ihrer Meinung nach dagegen, die eigene Leistung mit Arzneimitteln zu steigern?
3. Informieren Sie sich über die Wirkungen und Nebenwirkungen von leistungssteigernden Arzneimitteln wie z. B. Coffeinum®.
4. Nachdem Larissa einige Tage in der Schule gefehlt hat, erfährt sie am späten Nachmittag, dass am nächsten Morgen in der 1. Stunde eine wichtige Klassenarbeit geschrieben wird.
   - Welche Gedanken gehen Larissa nun durch den Kopf?
   - Wie bereitet sie sich auf die Klassenarbeit vor?
   - Spricht sie mit ihrer Mutter? Wenn ja, worüber?
   - Wie endet der Tag für Larissa?

   a) Machen Sie sich in Kleingruppen Gedanken und Notizen zu den Fragen. Diskutieren Sie ergebnisoffen.
   b) Erstellen Sie anschließend mithilfe Ihrer Notizen ein Script für eine szenische Darstellung des Gesprächs zwischen Larissas und ihrer Mutter. Spielen Sie das Gespräch anschließend der Klasse vor. Reflektieren Sie danach gemeinsam die dargestellten Szenen.

20 In Notfällen Hilfe leisten

Wie jeden Abend macht sich Frau Kwinkert auch heute auf den Weg zu ihrer 84-jährigen Mutter, um „nach dem Rechten zu sehen", wie sie sagt. Seit dem Tod des Mannes wohnt ihre Mutter allein in einem Haus am Ortsrand.

Nachdem Frau Kwinkert die Haustür aufgeschlossen hat, trifft sie ihre Mutter nicht wie üblich vor dem Fernseher an. „Mutter, sag schon, wo du bist!" Doch ihre Mutter antwortet nicht. Frau Kwinkert sucht sie im ganzen Haus und findet sie schließlich regungslos am Fuße der Kellertreppe liegend. „Mutter, was ist passiert? Wie lange liegst du schon hier?" Ihre Mutter öffnet ein wenig die Augen, stöhnt vor Schmerzen und zeigt mühsam auf ihr linkes Bein. Kopf und Haare sind blutig verschmiert. Durch einen Treppensturz hat sie sich offenbar am Bein verletzt und eine Kopfplatzwunde zugezogen.

Frau Kwinkert überlegt, was zu tun ist. Sie versucht, ihre Mutter aufzuheben, um sie nach oben in den Flur zu bringen, aber die Schmerzen im Bein lassen dies nicht zu. Sie holt daraufhin eine Wolldecke und deckt ihre Mutter zu. Dann entschließt sie sich, ihren Ehemann anzurufen. Denn sie weiß nicht mehr weiter ...

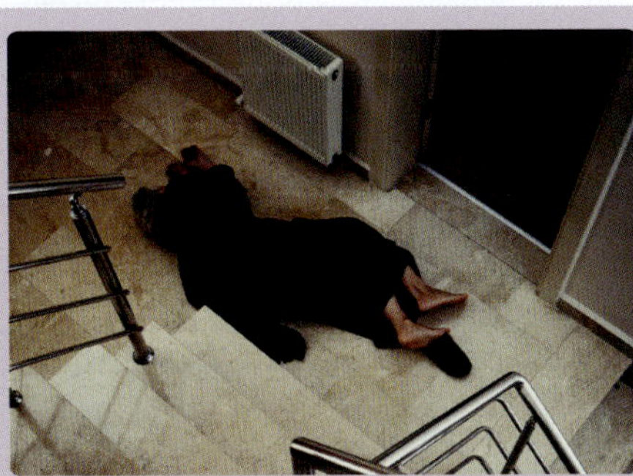

1. Beschreiben Sie die Situation, in der Frau Kwinkert ihre Mutter vorfindet.
2. Welche Ursachen könnten nach Ihrer Einschätzung zu der Situation geführt haben?
3. Welche Gefahren drohen der 84-jährigen Frau?
4. Beschreiben Sie die Gefühle, die Mutter und Tochter in dieser Situation beeinflussen.
5. Wie beurteilen Sie das Verhalten von Frau Kwinkert im Einzelnen? Wo hätte sie anders handeln sollen? Machen Sie Vorschläge.
6. Haben Sie selbst schon andere Menschen in einer Notsituation aufgefunden? Erzählen Sie von Ihren Erfahrungen.

So etwas kann immer geschehen: Ein Verkehrsunfall auf dem Weg zur Arbeit, der Asthma-Anfall eines Freundes oder Nasenbluten bei einer Mitschülerin. Oft sind nur wenige Menschen bereit, in so einer Situation zu helfen. Woran liegt das? An der Angst, als Helfer plötzlich selbst im Mittelpunkt zu stehen? Angst, etwas falsch zu machen? Verletzten oder Hilfsbedürftigen nicht zu helfen, ist jedoch strafbar.

§ 323c Strafgesetzbuch: „Wer bei Unglücksfällen oder gemeiner Gefahr oder Not nicht Hilfe leistet, obwohl dies erforderlich und ihm den Umständen nach zuzumuten, insbesondere ohne erhebliche eigene Gefahr und ohne Verletzung anderer wichtiger Pflichten möglich ist, wird mit Freiheitsstrafe bis zu einem Jahr oder mit Geldstrafe bestraft."

Jeder ist also verpflichtet zu helfen. Nur in Ausnahmesituationen entfällt diese Pflicht. Ein wichtiger Termin ist wohl kein ausreichender Grund. Ein Nichtschwimmer muss aber keine Ertrinkenden retten. Und wer eine hochschwangere Frau kurz vor ihrer Entbindung in die Klinik fährt, braucht bei einem Verkehrsunfall nicht helfen. Trotzdem ist es in jedem Fall möglich, Hilfe zu holen und Polizei oder Rettungsdienst zu informieren.

Wenn Sie in Notfällen helfen, bitten Sie andere Personen um ihre Mithilfe. Gemeinsam fällt das Helfen leichter.

20.1 Notfallpatienten überprüfen

www.drk.de
(→ Hilfe in Deutschland → Erste Hilfe)

Schon die allgemeine Situation am Notfallort lässt manchmal Rückschlüsse auf den Unfallhergang oder mögliche Gefährdungen für den Helfer zu (z.B. bei einem Stromunfall). Auch wenn die allgemeine Situation bei jedem Notfall unterschiedlich ist, sollte stets das folgende Verfahren zur Überprüfung von Notfallpatienten durchgeführt werden. Bis zur Einleitung von Maßnahmen sollte möglichst wenig Zeit vergehen. Aus diesem Grund sollte man den Patienten rasch ansehen, ansprechen und anfassen.

Patienten ansehen

Wie sind Körperhaltung und Aussehen, bewegt sich der Patient spontan, krampft er, sind Verletzungen (Abschürfung, Quetschung, Fraktur usw.) oder Veränderungen der Haut (Blässe, Rötungen, Schweiß usw.) erkennbar?

Patienten ansprechen

Reagiert der Patient? Äußert er sich zu Schmerzen, Beschwerden, Krankheitsgeschichte bzw. Unfallgeschehen?

„Hallo, hören Sie mich? Wie heißen Sie? Ich heiße ... und bleibe jetzt bei Ihnen, bis der Rettungsdienst kommt. Was ist passiert? Wo haben Sie Schmerzen?"

Patienten anfassen

Reagiert der Patient auf Berührung oder Schmerzreize? Hierzu kann der Patient an den Schultern gefasst und etwas gerüttelt werden.

Atemwege freimachen

Eine Hand auf der Stirn drückt den Kopf leicht nach hinten. Die andere Hand hebt das Kinn des Patienten an (Bild 20.1). Durch diese Maßnahme kann die Luft beim Einatmen ungehindert in die Luftröhre strömen. Bewusstlosen Personen beispielsweise, deren Zunge in den Rachenraum zurückrutscht und dadurch die Atemwege verschließt, kann so das Leben gerettet werden.

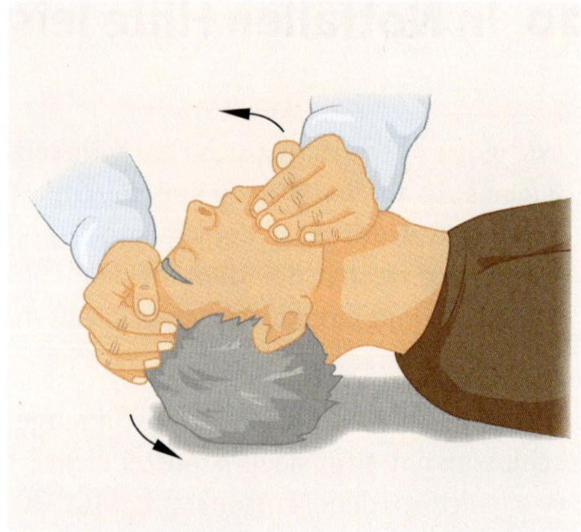

Bild 20.1 Freimachen der Atemwege durch Überstrecken des Kopfes

Atmung kontrollieren

- **Hören** – mit dem Ohr über Mund und Nase
- **Fühlen** – des Luftstroms an der eigenen Wange
- **Sehen** – ob sich der Brustkorb hebt und senkt (Bild 20.2)

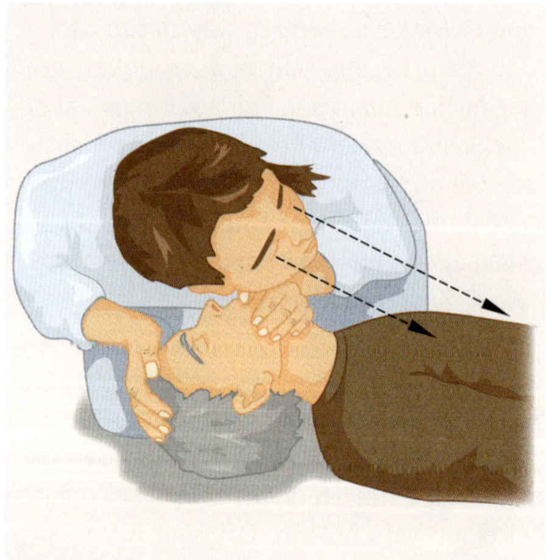

Bild 20.2 Kontrolle der Atmung

Die Kontrolle der Atmung sollte nicht länger als 10 Sekunden dauern. Bei einem Patienten mit Herz-Kreislauf-Stillstand setzt kurz nach dem Ereignis die Atmung aus. Es kann auch sein, dass er kaum atmet oder nur wenige geräuschvolle oder schnappende Atemzüge macht. Solche Atemzüge sind nicht normal und ein Grund, mit der Herz-Lungen-Wiederbelebung (HLW → S. 354) zu beginnen.

20.2 Die stabile Seitenlage

Wenn der Patient zwar bewusstlos ist, jedoch normal atmet, muss er in eine stabile Seitenlage gebracht werden. Sie sorgt dafür, dass die **Atemwege** frei bleiben. Erbrochenes oder Blut werden nicht so leicht eingeatmet und die Zunge rutscht nicht in den Rachenraum zurück.

Durchführung der stabilen Seitenlage:

- Evtl. Brille des Patienten abnehmen.
- Den nahe gelegenen Arm rechtwinklig zum Körper legen, Ellenbogen anwinkeln, Handfläche nach oben.
- Den entfernt liegenden Arm über den Brustkorb legen und den Handrücken gegen die Wange des Patienten halten (Bild 20.3 a).
- Mit der anderen Hand das entfernt liegende Bein am Knie hochziehen, der Fuß bleibt dabei am Boden (Bild 20.3 b).
- Weiterhin die Hand des Patienten an seiner Wange halten. Am entfernt liegenden Bein ziehen, um den Patienten zu sich herüberzurollen.
- Das obere Bein so ausrichten, dass Hüfte und Knie im rechten Winkel liegen.
- Kopf leicht überstrecken, um die Atemwege freizuhalten.
- Die Hand unter der Wange so ausrichten, dass der Kopf überstreckt bleibt (Bild 20.3 c). Der Handrücken zeigt dabei nach oben.
- Die Atmung des Patienten weiterhin überwachen.

Patienten, die auf dem Bauch liegen, können direkt aus dieser Position in die stabile Seitenlage gebracht werden.

Beachten Sie stets die folgende Übersicht zur Überprüfung von Notfallpatienten (Bild 20.4):

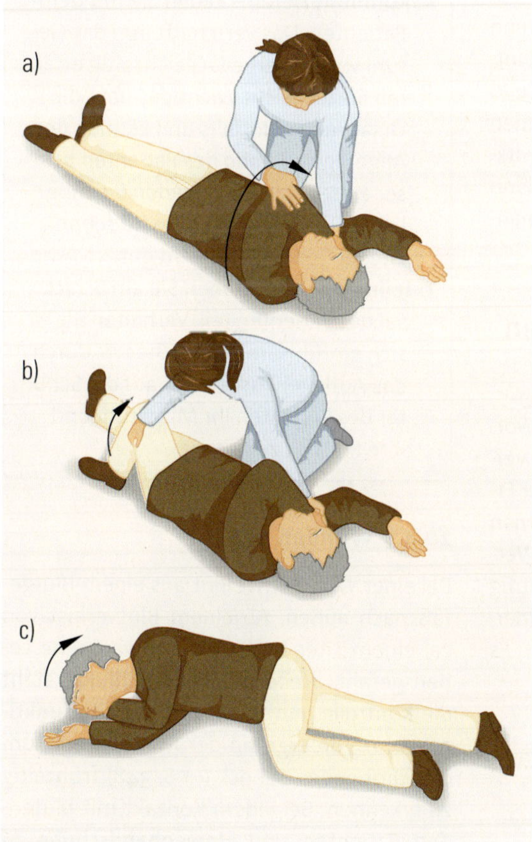

Bild 20.3 a – c) Durchführung der stabilen Seitenlage

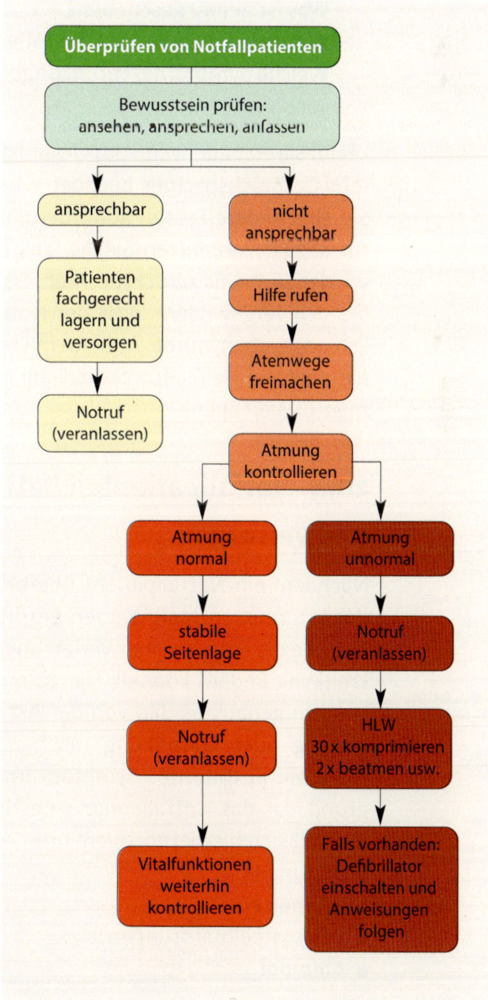

Bild 20.4 Überprüfen von Notfallpatienten

20.3 Der Notruf 112

Mit der Feuerwehr- und Notrufnummer 112 erreicht man die zuständige Notrufzentrale bzw. Rettungsleitstelle. Das Personal sorgt dafür, dass zu jedem Notfall das geeignete Rettungsmittel und Rettungspersonal entsandt wird. Hierzu werden bestimmte Informationen vom Anrufer benötigt.

- **Wo** befinden Sie sich?
  Geben Sie Ihren Standort möglichst genau an (Straße, Hausnummer, Stockwerk, Zufahrtswege etc.)
- **Warten** Sie auf Rückfragen.
  Alle weiteren Informationen werden vom Personal der Rettungsleitstelle gezielt abgefragt. Meistens werden folgende Fragen gestellt:
  – **Was** ist genau geschehen?
  – **Wie viele** Personen sind betroffen?
  – **Welche** Symptome/Verletzungen liegen vor?

Legen Sie erst auf, wenn das Gespräch von Ihrem Gesprächspartner beendet wird. Wenn Sie eine andere Person auffordern, den Notruf abzusetzen, bitten Sie sie, anschließend wieder zu Ihnen zurückzukehren. So können Sie sich vergewissern, dass der Notruf wirklich abgegeben wurde. Außerdem steht dann ein weiterer Helfer für zusätzliche Maßnahmen zur Verfügung.

20.4 Notfallpatienten betreuen und versorgen

Nachdem ein Notfallpatient überprüft worden ist, müssen Maßnahmen ergriffen werden, die die Folgen seiner Verletzung oder Erkrankung lindern können. Hierzu muss man sich ein genaueres Bild von der **Art der Verletzung oder Erkrankung** machen. Häufig steht ein bestimmtes Symptom im Vordergrund, das das Notfallereignis bestimmt. Es handelt sich hierbei vor allem um:

- Blutungen
- Schmerzen
- Bewusstseinsstörungen
- Atemnot

Säuglinge und Kleinkinder können über ihre Krankheitszeichen kaum Auskunft geben. Ihre Mimik und Gestik im Notfall zutreffend zu interpretieren, ist selbst für Eltern schwer. Für einen Helfer ist es noch schwieriger. Den Notfällen im Säuglings- und Kleinkindalter ist aufgrund der unsicheren Hauptsymptome ein besonderes Kapitel gewidmet (→ S. 352).

Bei der Versorgung von Notfallpatienten sollte immer auch an ihre **seelische Betreuung** gedacht werden. Wer sich in Notfällen um andere Menschen kümmert, sollte daher mit ihnen einen **PAKT** schließen:

P: Präsenz – Sie sind da. Nur für den Patienten. Bleiben Sie in seinem Blickfeld und lassen Sie ihn nicht allein, bis weitere Hilfe kommt.

A: Abschirmen – Schützen Sie den Patienten vor den neugierigen Blicken Schaulustiger. Bitten Sie umstehende Personen, den Ort zu verlassen.

K: Kommunizieren – Reden Sie mit dem Patienten. Das verschafft ihm das Gefühl von Sicherheit. Gleichzeitig erfahren Sie vielleicht Wichtiges über die Ursache des Notfalls und können den Allgemeinzustand des Patienten besser einschätzen. Vermeiden Sie möglichst Floskeln wie „Das wird schon wieder." oder „Alles wird gut."

T: Teilnehmen – Nehmen Sie am Schicksal des Patienten teil. Verhalten Sie sich einfühlsam, indem Sie z. B. durch das Auflegen Ihrer Hand auf die Schulter des Patienten Ihr Mitgefühl und Ihre Präsenz zeigen.

20.4.1 Wunden

Bei einer Wunde tritt Blut aus einem Blutgefäß nach außen. Ab einem Blutverlust von ca. einem Liter besteht für Erwachsene Lebensgefahr. Neben der **Blutstillung** steht die Kontrolle und Sicherung der **Vitalfunktionen** im Vordergrund der Maßnahmen, um den drohenden Schock (→ S. 348) frühzeitig zu erkennen. Bei jedem Kontakt mit blutenden Patienten sind **Einweghandschuhe** zu tragen. Nur so kann sich der Helfer selbst vor Infektionen schützen.

Äußere Verletzung

Symptome	• blutende Wunde • Schmerzen
Ursachen	Einwirkung äußerer Gewalt (Schnitt, Stoß usw.)
Gefahren	• hoher Blutverlust mit Volumenmangelschock (→ S. 348) • Infektionen
Sofortmaßnahmen	• bei blutenden Wunden an Arm oder Bein: Extremität hochlagern, Wunde mit keimfreier Wundauflage abdecken, Verband straff anlegen und mit Pflasterstreifen fixieren • bei stark blutenden Wunden: zusätzlich Schocklage (Tabelle 20.2 → S. 353) und Druckverband anlegen (→ S. 347)
Hinweise	Beim Anlegen des Verbandes darauf achten, dass die Beweglichkeit der Gelenke möglichst erhalten bleibt. Wunden nicht auswaschen (wegen Infektionsgefahr) und eventuelle Fremdkörper in der Wunde lassen (um neue Blutungen zu vermeiden).

Nasenbluten

Symptome	plötzlich beginnende Blutung aus der Nase
Ursachen	Blutung aus den Gefäßen der vorderen Nasenscheidewand, meist verursacht durch „In-der-Nase-Bohren" oder Bluthochdruck
Gefahren	• hoher Blutverlust mit Volumenmangelschock (→ S. 348) • Erbrechen durch verschlucktes Blut
Sofortmaßnahmen	• Aufrecht sitzen • Nasenflügel zusammendrücken • Blut ausspucken • Eiskrawatte: Kalte Umschläge (Coolpacks) an Hals und/oder Nacken • Blutdruck kontrollieren
Hinweise	Bewahren Sie Ruhe. Meistens wird das Ausmaß des Blutverlusts überschätzt.

Verbrennungen

Symptome	• mit steigendem Schweregrad: Hautrötungen oder -schwellungen, Brandblasen, Hautzerstörungen, evtl. Verkohlungen • Schmerzen • Symptome eines Volumenmangelschocks (→ S. 348): evtl. schnelle und flache Atmung
Ursachen	Einwirken von Hitze, Strahlung oder elektrischem Strom auf die Haut
Gefahren	• Bewusstlosigkeit durch Schmerz oder Schock • Verbrennungskrankheit: Bei großflächigen Verbrennungen können Giftstoffe in den Körper eindringen. Sie entstehen, wenn Gewebeeiweiß verbrennt und führen zu lebensgefährlichen Erkrankungen von Lunge, Darm und Nieren. • Infektionen • Unterkühlung • Flüssigkeitsverlust
Sofortmaßnahmen	• kleinflächige Verbrennungen maximal 15 min mit Wasser kühlen, evtl. Schocklage (Tabelle 20.2 → S. 353) • nicht verklebte Kleidung entfernen • betroffene Bereiche mit keimfreier Wundauflage abdecken • Wärme erhalten: Patienten mit Rettungsdecke zudecken (Silberseite nach innen)
Hinweise	• Es besteht Lebensgefahr bei Kindern bei Verbrennungen von mehr als 10 % der Körperoberfläche, bei Erwachsenen bei Verbrennungen von mehr als 25 % der Körperoberfläche.

20.4.2 Verbände anlegen

Verbände kommen nicht nur in der Ersten Hilfe vor. Sie spielen auch in anderen Gebieten der Pflege eine wichtige Rolle (Tabelle 20.1). Wenn Verbände im Rahmen der Ersten Hilfe angelegt werden, erfüllen sie verschiedene Aufgaben:

- Sie schützen die Wunde vor dem Eindringen von Krankheitserregern.
- Sie stillen die Blutung durch Druck von außen.
- Sie fixieren Wundauflagen.
- Sie stützen Gelenke oder Knochen bei Verletzungen.

Beim Anlegen eines Verbandes sollte der Patient liegen oder sitzen. Der Helfer steht oder kniet vor dem Verletzten, damit er ihn gut beobachten kann.

Der Bindeverband

Bei der Auswahl einer Binde oder eines Verbandpäckchens sollte darauf geachtet werden, dass die Breite der Binde etwa dem Durchmesser des Körperteils entspricht, an dem der Verband angelegt werden soll. Rechtshänder fassen den Bindenkopf mit der rechten Hand, das Bindenende mit der linken (Bild 20.5). Man wickelt immer in Richtung Körpermitte. Bei einem Verband am Unterarm bedeutet dies z.B., dass der Verband vom Handgelenk in Richtung Ellenbogen gewickelt wird. Der Verband muss so fest gewickelt werden, dass er nicht verrutscht. Dabei ist jedoch darauf zu achten, dass er nicht abschnürt. Immer faltenfrei wickeln, weil Falten im Verband unangenehme Druckstellen verursachen.

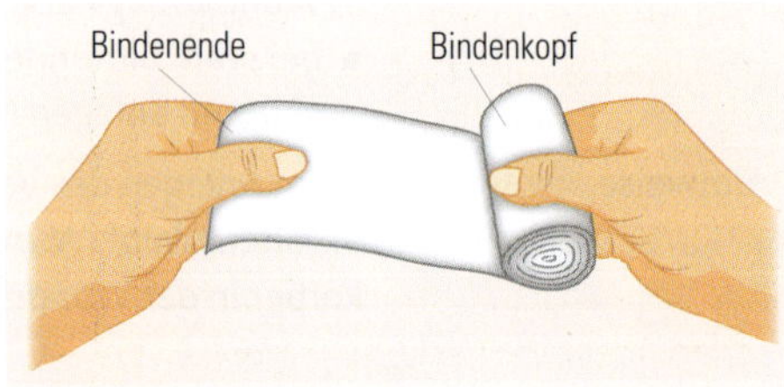

Bild 20.5 Halten einer Binde

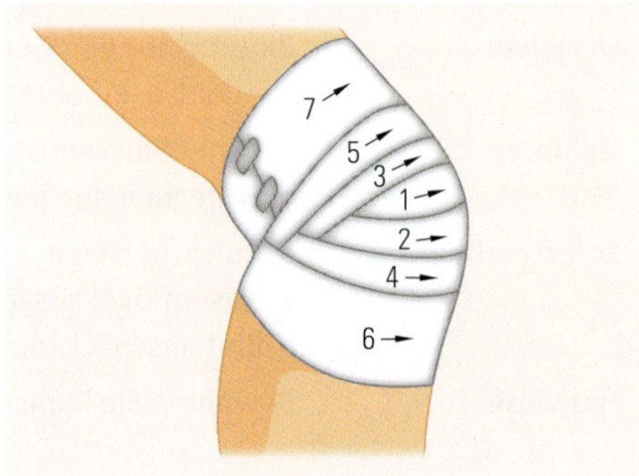

Bild 20.6 Anlegen eines Knieverbandes

Bezeichnung	Wickeltechnik	Anwendung
Kreisgang 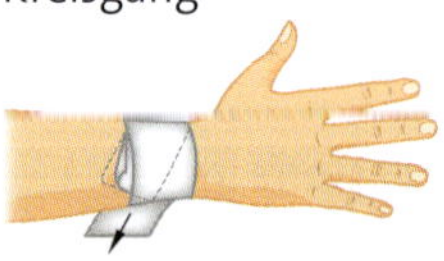	Jeder neue Bindengang wird auf den vorherigen gelegt.	zum Fixieren eines Verbandes am Anfang und Ende, Druckverband (Bild 20.7 → S. 347)
Schraubengang 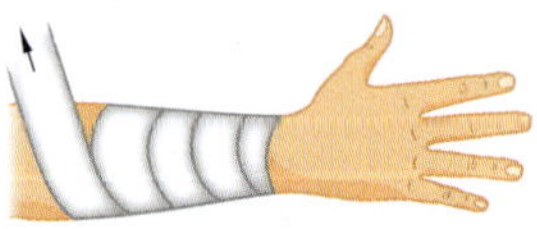	Einzelne Bindengänge liegen zur Hälfte oder zu zwei Dritteln übereinander.	an Körperstellen, die ihre Dicke verändern (z.B. am Unterarm und Unterschenkel)
Achtergang (Kornährenverband, Schildkrötenverband) 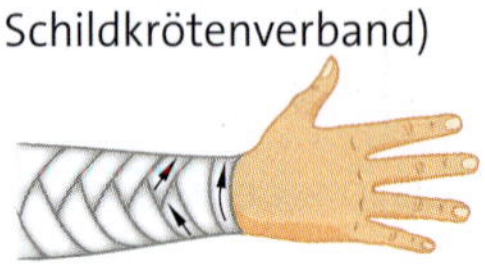	Mit der Führung der Binde wird eine 8 nachgeahmt.	bei Gelenkverbänden (z.B. Ellenbogen- oder Knieverband, Bild 20.6)

Tabelle 20.1 Verschiedene Bindenverbände

Der Druckverband

Der Druckverband wird bei starken Blutungen angelegt. Durch den Druck, der mit der Binde auf die Wunde ausgeübt wird, soll die Blutung zum Stillstand gebracht werden. Nahezu alle Blutungen können mit einem korrekt angebrachten Druckverband gestillt werden. Hierbei geht man wie folgt vor:

- Wunde mit einer oder mehreren sterilen **Wundauflagen** bedecken.
- Wundauflage mit zwei bis drei Kreisgängen fixieren.
- **Druckpolster** auflegen (als Druckpolster eignet sich z. B. ein weiteres Verbandpäckchen oder eine Packung Papiertaschentücher).
- Binde unter Zug, jedoch ohne abzuschnüren, mit Kreisgängen um das Druckpolster wickeln. Die Bindengänge sollen sich dabei decken. Nur so kann der nötige Druck ausgeübt werden.
- Verband mit **Heftpflaster** abschließen.

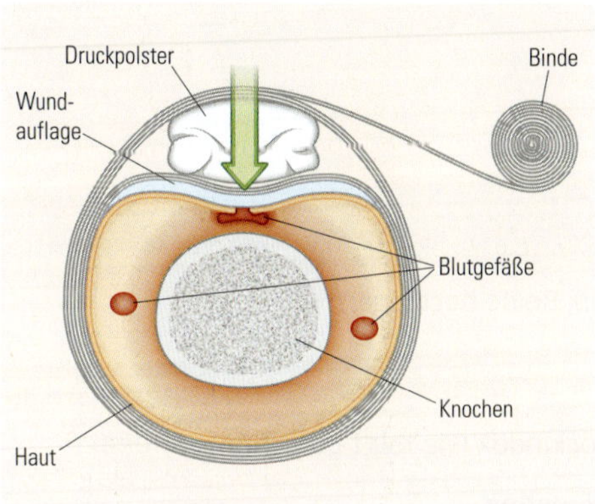

Bild 20.7 Anlegen eines Druckverbandes

Falls der Verband durchblutet, wird er nicht entfernt, sondern ein neues Druckpolster obenauf gelegt und mit einer weiteren Binde fixiert.

Der Wundschnellverband (Pflaster)

Wundschnellverbände werden für die Versorgung kleinerer Wunden benutzt. Der Umgang mit ihnen ist allgemein bekannt. Bild 20.8 zeigt einige nützliche Varianten des Wundschnellverbandes.

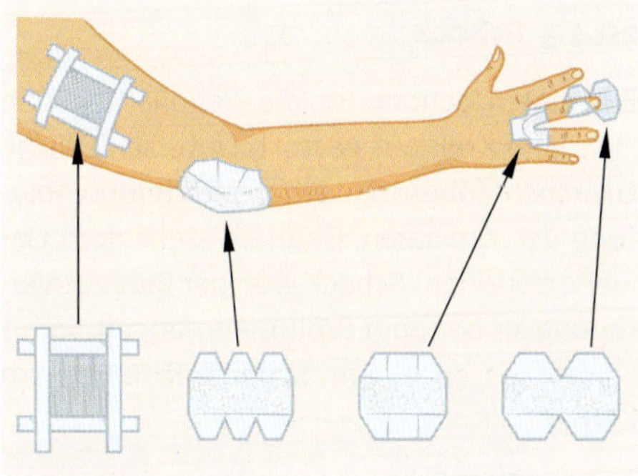

Bild 20.8 Rahmenverband, Wundschnellverbände

Rahmenverband: Pflasterstreifen werden halb über die Wundauflage, halb auf die Haut geklebt.

Wundschnellverband: Durch entsprechende Einschnitte kann ein Wundschnellverband verschiedenen Körperformen angepasst werden.

Der Schlauchverband

Bei Schlauchverbänden handelt es sich um ein sehr dehnbares Schlauchmaterial. Schlauchverbände rutschen nicht und liegen auch an ungleichmäßig geformten Körperstellen (z. B. über Gelenken) glatt an, ohne einzuschnüren. Es gibt sie in unterschiedlichen Größen, um sie in verschiedenen Bereichen (z. B. Arm, Bein, Finger) einzusetzen. Mit einem **Fingerschlauchverband** kann beispielsweise eine Wundauflage am Finger befestigt werden. Nachdem man den Schlauch über den Finger gestülpt hat, schneidet man das Schlauchende ein und verknotet die so entstehenden Bänder (Bild 20.9).

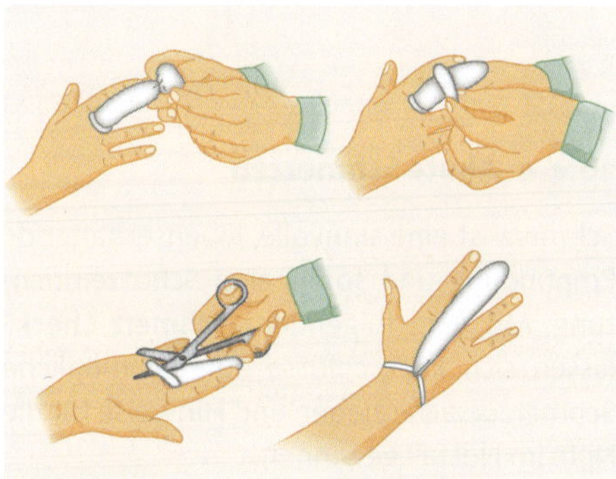

Bild 20.9 Anlegen eines Fingerschlauchverbandes

20.4.3 Schock

Bei einem Schock ist die Regulierung von Herz und Kreislauf gestört. Unterschiedliche Ursachen führen zu einer Minderdurchblutung der Kapillaren. Dadurch steht dem Gewebe bei einem Schock weniger Blut zur Verfügung als benötigt (Volumenmangel). Somit kommt es zu einem Sauerstoffmangel im Körper.

Auch bei Gewalteinwirkung auf den Bauch und bei Knochenbrüchen muss wegen der Gefahr der Verletzung von inneren Organen oder Blutgefäßen mit der Entwicklung eines Schocks gerechnet werden. Die Anzeichen des Schocks sollten unbedingt ernst genommen werden. Je stärker sie sich ausprägen, umso schwieriger wird deren Behandlung im Rahmen der Ersten Hilfe.

Symptome	• blasse oder bläulich verfärbte Haut • kalte, klebrig-schweißige Haut • Unruhe, Zittern • schnelle und flache Atmung • schneller, schwacher Puls
Ursachen	• hoher Flüssigkeitsverlust durch: – innere oder äußere Blutung – Durchfall oder Erbrechen – Verlust von Flüssigkeit bei Verletzungen oder großflächigen Verbrennungen – starkes Schwitzen (Hitzeerschöpfung) • verminderte Pumpleistung des Herzens • Kreislaufstörung • starke Schmerzen • psychische Belastungen • allergische Reaktionen • Vergiftungen
Gefahren	Kreislaufstillstand
Sofortmaßnahmen	• Schocklagerung (Tabelle 20.2 → S. 353): hinlegen, Beine hochlagern • Vitalzeichen kontrollieren (→ S. 342) • Wärme erhalten, Patienten zudecken
Hinweise	Die Schwere eines Schocks kann anhand des Schockindex wie folgt berechnet werden: $\frac{\text{Pulsfrequenz/min}}{\text{syst. Blutdruck (mmHg)}} = \text{Schockindex}$ Ergebnis: Schockindex ca. 0,5 = normal Schockindex ca. 1 = drohender Schock Schockindex ca. 1,5 = schwerer Schock

20.4.4 Akute Schmerzen

Schmerz ist eine sinnvolle, lebenserhaltende Empfindung und somit eine Schutzeinrichtung. Mit dem folgenden **„Schmerz-Check“** lassen sich Rückschlüsse auf die mögliche Schmerzursache ziehen und Hinweise für die Hilfe im Notfall gewinnen:

- „Wo spüren Sie den Schmerz?“
- „Wie empfinden Sie den Schmerz (z. B. dumpf, krampfartig, brennend, stechend)?“
- „Wie lange haben Sie schon Schmerzen?“

Bei Menschen, die im Notfall unter akuten Schmerzen leiden, ist die Wahrnehmung der Umwelt oft beeinträchtigt. Sie müssen deshalb besonders aufmerksam betreut werden.

Patienten mit Schmerzen nehmen oft eine Schonhaltung ein, die die Schmerzen ein wenig verringert bzw. zusätzliche Schmerzen verhindert.

Schmerzen in der Brust (Angina Pectoris, Herzinfarkt)

Symptome	• starker, anfallartiger Brustschmerz, Gefühl der „Brustenge", evtl. Schmerzausstrahlung in Hals, Schulter, linken Arm oder Bauch • Atemnot • bläuliche Verfärbung der Haut • kalter Schweiß auf der Haut • Unruhe • Angst • evtl. Bewusstlosigkeit • evtl. niedriger Blutdruck
Ursachen	Durch verengte Herzkranzgefäße kommt es zu einer Sauerstoffunterversorgung des Herzmuskels. Bei einem Herzinfarkt ist die Sauerstoffversorgung ganz unterbrochen und Herzmuskelzellen sterben ab.
Gefahren	Verschluss eines Herzkranzgefäßes = Herzinfarkt
Sofortmaßnahmen	• Lagerung mit leicht erhöhtem Oberkörper (Tabelle 20.2 → S. 353) • enge Kleidungsstücke öffnen • Beruhigung • falls der Patient ein Nitratpräparat (Dosieraerosol oder Kapseln) zur Linderung der Beschwerden besitzt: Hilfe bei der Medikamenteneinnahme
Hinweise	Wenn die Schmerzen weniger als ca. 15 Minuten lang andauern, handelt es sich wahrscheinlich um einen **Angina-Pectoris-Anfall** (vorübergehende Brustenge), bei dem in der Regel keine Muskelzellen absterben. Bessern sich die Symptome nach der Gabe eines Nitratpräparats nicht, liegt wahrscheinlich ein **Herzinfarkt** vor. Außerhalb der Klinik können Angina-Pectoris-Beschwerden nicht sicher von einem Herzinfarkt unterschieden werden. Daher ist jeder Angina-Pectoris-Patient wie ein Infarktpatient zu behandeln.

Akuter Bauchschmerz

Symptome	• akuter, evtl. kolikartiger Schmerz im Bauch- oder Beckenbereich, evtl. ausstrahlend in Rücken oder Schulter • Abwehrspannung der Bauchdecke • evtl. oberflächliche, schmerzhafte Atembewegungen mit Blaufärbung der Haut • evtl. Übelkeit mit Erbrechen • evtl. Schock
Ursachen	• durchgebrochenes Magen- oder Zwölffingerdarmgeschwür • Darmverschluss • akute Entzündung des Wurmfortsatzes (= Appendizitis, fälschlicherweise auch „Blinddarmentzündung" genannt) • Gallen- oder Nierenkolik • Verletzungen innerer Organe • gynäkologische Erkrankungen u. a.
Gefahren	Je nach Ursache verschieden, z. B.: • Blutverlust • Schock
Sofortmaßnahmen	• Flach- oder Seitenlagerung mit angewinkelten Beinen (Tabelle 20.2 → S. 353) • eventuell Schockbekämpfung • Aufbewahren von Erbrochenem oder Stuhl für weitere Untersuchungen • Beruhigung
Hinweise	Der Patient soll weder Getränke noch Nahrung zu sich nehmen. Dies kann evtl. zu Krämpfen der Gallen- und Bauchspeicheldrüsengänge führen.

20.4.5 Bewusstseinsstörungen

Im Verlauf einer Bewusstseinsstörung ist es möglich, dass sich Phasen der Bewusstseinstrübung mit Phasen der Bewusstlosigkeit abwechseln. Häufig jedoch nimmt die Tiefe der Bewusstlosigkeit zu, je länger das Notfallgeschehen dauert.

Eine grobe Orientierung über die Tiefe der Bewusstlosigkeit erhält man mit folgendem „**Bewusstseins-Check**":

- **Fragen**: „Hallo, hören Sie mich? Wie heißen Sie? Wo haben Sie Schmerzen? Was ist passiert?"
- **Sehen**: Sind die Augen des Patienten geöffnet? Reagiert der Patient auf Berührung und Schmerz? Reagieren die Pupillen auf einen Lichtreiz (Taschenlampe)? Krampft der Patient? Sind Schädel- oder Hirnverletzungen zu erkennen?
- **Hören**: Kann die Person angemessen antworten? Spricht sie klar und verständlich?

„Ohnmacht"

Symptome	• **vor der Ohnmacht:** Gähnen, Blässe, Schwitzen, Schwindel, Übelkeit, Schwarzwerden vor den Augen • **dann**: Bewusstlosigkeit, Sturz
Ursachen	• langes Stehen und Sauerstoffmangel, z. B. in warmen oder überfüllten Räumen • plötzlicher Lagewechsel (z. B. vom Liegen zum Stehen – Blut „versackt" in den unteren Körperregionen, das Gehirn wird kurzzeitig unterversorgt) • Schmerzen, Angst und Schreck • Herzrhythmusstörungen
Gefahren	Folgeverletzungen durch den Sturz (Kopfplatzwunde, Gehirnerschütterung)
Sofortmaßnahmen	Schocklagerung (Tabelle 20.2 → S. 353)
Hinweise	• Ein kühles feuchtes Tuch auf der Stirn wird angenehm empfunden. • Erst nach einer Ruhezeit von mehreren Minuten den Patienten langsam aufstehen lassen.

Großer epileptischer Anfall

Symptome	• **während des Krampfanfalls:** – plötzliche Bewusstlosigkeit mit anschließendem Sturz – für wenige Sekunden Anspannung aller Muskeln, dadurch kurzzeitiger Atemstillstand mit bläulich verfärbter Haut, Muskelzuckungen am ganzen Körper, Speichelfluss, evtl. Abgang von Urin oder Stuhl, evtl. Zungenbiss • **nach dem Krampfanfall:** – Desorientierung, Bewusstseinsstörung – Müdigkeit, evtl. mit Nachschlafphase – keine Erinnerung an den Anfall
Ursachen	plötzliche Steigerung der Aktivität des zentralen Nervensystems (→ S. 84)
Gefahren	• Entwicklung eines Status epilepticus (Serie von epileptischen Anfällen ohne Erholungsphasen für den Patienten) • Verletzungen durch den Krampfanfall an Kopf und Extremitäten, Zungenbiss
Sofortmaßnahmen	• **während des Krampfanfalls:** umgebende Gegenstände und Möbel entfernen oder abpolstern, um den Patienten vor Verletzungen zu schützen • **nach dem Krampfanfall:** – bei Bewusstlosigkeit: stabile Seitenlage (Tabelle 20.2 → S. 353) – Freilegen und Freihalten der Atemwege – Erstversorgung von evtl. aufgetretenen Verletzungen
Hinweise	Das Einführen eines Zungenkeils oder anderer Gegenstände in den Mund zur Vermeidung des Zungenbisses sollte unterbleiben, da hierbei die Verletzungsgefahr für den Helfer groß ist.

20.4.6 Atemnot

Eine Atemnot kann unterschiedliche Ursachen haben. Häufig führen Herz-Kreislauf-Störungen zu Atemnot. Manchmal werden diese jedoch auch erst durch eine schwere Atemnot ausgelöst. Einen Überblick über Ursache und Schwere der Atemnot verschafft man sich mit dem folgenden **„Atmungscheck“**:

- **Sehen**: Wie sind Hautfarbe, Atembewegungen und Atemrhythmus?
- **Fühlen**: Ist der Luftstrom an der eigenen Wange spürbar?
- **Hören**: Sind pfeifende Atemgeräusche hörbar?

Falls sich ein Fremdkörper in den Atemwegen durch Husten und gezielte Schläge zwischen die Schulterblätter nicht löst, kann als letzte Maßnahme der **Heimlich-Handgriff** angewendet werden. Dazu steht der Helfer hinter dem Patienten und umfasst dessen Oberbauch. Der Helfer bildet mit einer Hand eine Faust und setzt sie im Oberbauch des Patienten (zwischen Bauchnabel und Rippenbogen) an. Die andere Hand umfasst die Faust. Mit einer kräftigen Bewegung nach innen und oben wird der Bauch zusammengedrückt. Dadurch soll der Fremdkörper aus der Luftröhre gepresst werden. Der Vorgang kann bei Bedarf bis zu 5 mal wiederholt werden. Falls nötig, folgen danach 5 weitere Schläge zwischen die Schulterblätter usw. Falls der Patient bewusstlos wird, muss mit der HLW begonnen werden.

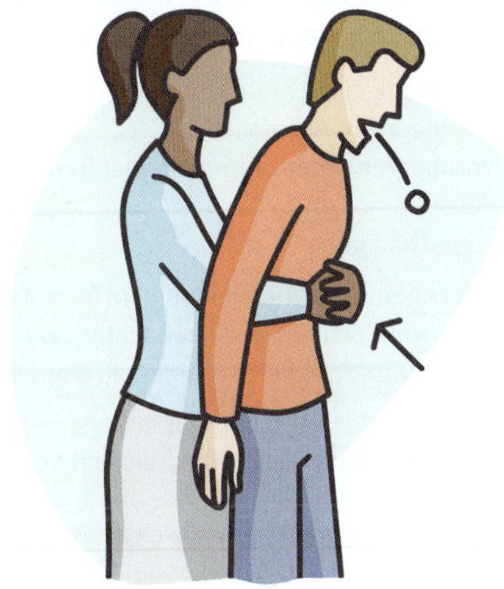

Bild 20.10 Anwendung des Heimlich-Handgriffs

Atemnot

Symptome	• Patient ringt nach Luft, kann nur wenige Worte zusammenhängend sprechen • extremes Aufrichten des Oberkörpers, dabei angespannte Hals- und Brustmuskulatur • Unruhe, Angst • bläuliche Verfärbung von Haut, Fingerspitzen oder Lippen • oft atemabhängige Schmerzen • evtl. starker Husten oder Atemgeräusche (Pfeifen, Brummen)
Ursachen	• Angina Pectoris, Herzinfarkt • Verlegung der Atemwege durch Blut, Erbrochenes, Schleim oder Fremdkörper • Schwellungen im Kehlkopfbereich • Verengung der Bronchien bei Asthma-bronchiale-Infekten • körperliche Anstrengung, Stress u. a.
Gefahren	Atemstillstand
Sofortmaßnahmen	• Beruhigung • Lagerung mit erhöhtem Oberkörper unterstützen (Tabelle 20.2 → S. 353) • Aufstützen der Arme ermöglichen • falls der Patient ein Dosieraerosol zur Linderung der Beschwerden bei Asthma bronchiale besitzt: Hilfe bei der Dosierung des Aerosols (→ S. 168) • bei Fremdkörpern in den Atemwegen: – mit 5 angepassten Schlägen der flachen Hand zwischen die Schulterblätter den Patienten zum Husten bringen – falls nötig Heimlich-Handgriff anwenden (Bild 20.10)
Hinweise	bei Bewusstlosigkeit: Beginn mit der Herz-Lungen-Wiederbelebung

20.4.7 Notfälle im Säuglings- und Kleinkindalter

Fieberkrampf

Symptome	• Krämpfe am ganzen Körper, Dauer meist 1 bis 2 Minuten, selten länger als 15 Minuten • Fieber > 38 °C (Fieberbeginn meist wenige Stunden vor Krampfbeginn) • Bewusstseinsstörung, evtl. Bewusstlosigkeit oder anschließende Schlafphase • hohe Pulsfrequenz • evtl. flache Atmung und bläulich verfärbte Lippen • evtl. starrer Blick
Ursachen	• Infekt mit schnellem Temperaturanstieg
Gefahren	Entwicklung eines Krampfanfalls > 15 Minuten mit: • verringertem Atemantrieb • vorübergehender Lähmung einer Extremität • Folgekrämpfen • Hirnschädigung
Sofortmaßnahmen	• Decken und warme Kleidung entfernen • Beim Kind bleiben und beobachten, wie lange der Anfall dauert • bei Bewusstlosigkeit nach dem Krampf: stabile Seitenlage (Tabelle 20.2 → S. 353)
Hinweise	Fieberkrämpfe treten bei 3 bis 5 % aller Kinder zwischen dem 6. Lebensmonat und dem 5. Lebensjahr auf. Das Kind erholt sich normalerweise sehr schnell. Mehr als die Hälfte der Eltern hatte jedoch Angst, dass ihr Kind während des Krampfanfalls sterben würde. Eltern verarbeiten das Geschehen leichter, wenn sie nach der Behandlung in Ruhe mit jemandem über das Erlebte sprechen können.

Fremdkörper in den Atemwegen

Symptome	• akut einsetzende Atemnot, Sprechen unmöglich • evtl. pfeifende Atemgeräusche • bläulich verfärbte Haut • starker Hustenreiz • Angst • Bewusstseinsstörung bis hin zur Bewusstlosigkeit • hoher Puls
Ursachen	Kleinteile wie Münzen, Spielsachen, Erdnüsse, Bonbons usw. gelangen in die Luftröhre, evtl. bis in die Bronchien, und verschließen so die Atemwege.
Gefahren	Atemstillstand
Sofortmaßnahmen	(gültig für Kinder über 1 Jahr und Erwachsene) • Wenn das Kind atmet, hustet oder spricht: zum weiteren Husten auffordern. • Wenn das Kind nicht mehr sprechen kann, keuchend atmet oder stille Hustenversuche unternimmt: maximal 5 kräftige Schläge zwischen die Schulterblätter bei vorgebeugtem Rücken. Nach jedem Schlag prüfen, ob die Verlegung beseitigt ist. • Bei unnormaler Atmung und Bewusstlosigkeit: Beginn mit der Herz-Lungen-Wiederbelebung (→ S. 354)
Hinweise	Die Fremdkörperaspiration bei Kindern geschieht meist, wenn das Kind mit Nahrung im Mund erschrickt oder läuft und dabei fällt. In solchen Situationen gelangt die Nahrung beim Schlucken „versehentlich" in die Luft- statt in die Speiseröhre. Deshalb kleinen Kindern während des Spielens nichts zu essen geben.

Vergiftung

Symptome	• Übelkeit und Erbrechen • Magenbeschwerden („Bauchschmerzen“) • evtl. Krämpfe • weitere Anzeichen: – Giftreste im/am Mund oder in der Nähe des Körpers – umherliegende Verpackungen von Chemikalien, Reinigungsmitteln, Arzneimitteln etc.
Ursachen	Aufnahme von giftigen Substanzen (z. B. Spülmittel, Tabletten, giftige Pflanzen usw.)
Gefahren	• Bewusstseinsstörungen bis hin zur Bewusstlosigkeit • Atemnot bis hin zum Atemstillstand
Sofortmaßnahmen	• weitere Giftaufnahme verhindern • Fragen nach: Was? Wieviel? Wann? • kein Erbrechen auslösen • keine Getränke geben • beruhigen • Giftreste aufbewahren • Giftnotrufzentrale anrufen • Lagerung und weitere Maßnahmen je nach Bewusstseinszustand
Hinweise	Die Telefonnummer der zuständigen Giftnotrufzentrale steht in jedem Telefonbuch auf den ersten Seiten. Folgende Informationen sind für den Anruf bereitzuhalten: Alter der Person, eingenommenes Gift (z. B. Name des Medikaments oder des Spülmittels), eingenommene Menge, Zeitpunkt der Einnahme, Symptome. Die Giftnotrufzentrale kann mit diesen Angaben die Gefährlichkeit der Situation einschätzen und gibt konkrete Hinweise zum weiteren Vorgehen.

Lagerungsart	**Bild**	**Anwendungsbeispiele**
Schocklage	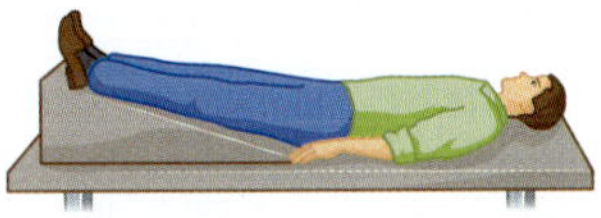	• Schock • Ohnmacht
Oberkörperhochlagerung	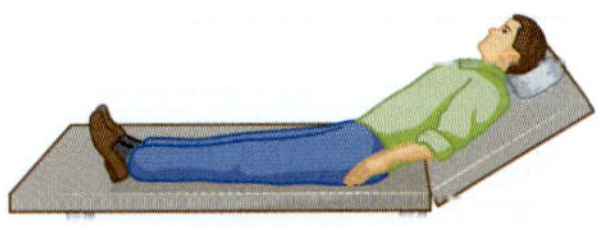	• Herzinfarkt • Angina Pectoris
Lagerung mit angewinkelten Beinen	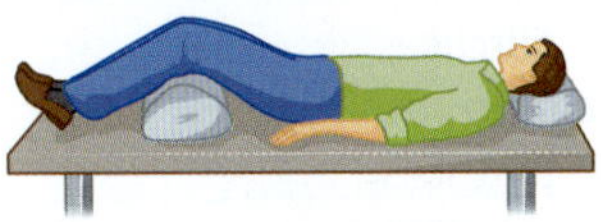	akuter Bauchschmerz
Oberkörperhochlagerung mit aufgestützten Armen	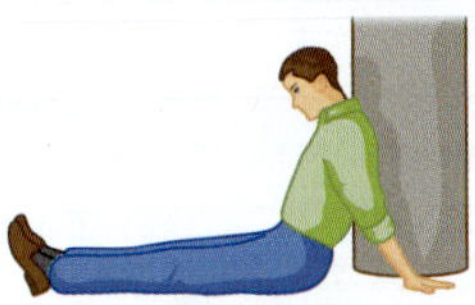	Atemnot (z. B. bei Asthma bronchiale)
Stabile Seitenlage	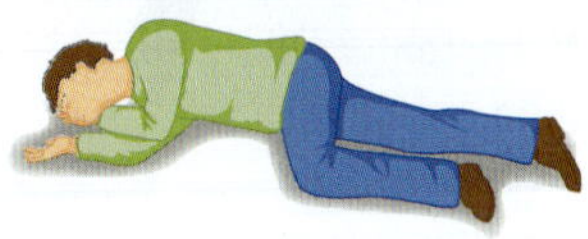	Bewusstlosigkeit mit vorhandener Atmung

Tabelle 20.2 Wichtige Lagerungsarten

20.5 Herz-Kreislauf-Stillstand

Von einem Herz-Kreislauf-Stillstand spricht man, wenn durch ungenügende oder fehlende Herzaktionen das Blut nicht mehr im Körper zirkuliert. Dann kommt es innerhalb kürzester Zeit zu **Bewusstlosigkeit** und **Atemstillstand**. Durch den Sauerstoffmangel treten in wenigen Minuten Hirnschäden auf, die nicht wieder rückgängig zu machen sind. Ursache hierfür können u.a. Notfallsituationen sein, die in Kapitel 20.4 beschrieben sind.

Mit der Herz-Lungen-Wiederbelebung (HLW) sollte daher sofort begonnen werden, wenn eine Person keine Lebenszeichen zeigt – also nicht ansprechbar ist, sich nicht bewegt und nicht normal atmet. Helfer die allein sind und ein Mobiltelefon mit sich führen, sollten in dieser Situation zuerst den Notruf 112 wählen, den Lautsprecher aktivieren und unverzüglich mit der HLW beginnen (evtl. unter Anleitung des Disponenten der Rettungsleitstelle). Helfer die allein sind und kein Mobiltelefon haben, verlassen zunächst den Patienten um den Notruf zu veranlassen und kehren danach zum Patienten zurück und beginnen mit der HLW.

20.5.1 Herz-Lungen-Wiederbelebung (HLW)

Ziel jeder HLW ist es, Schäden durch Sauerstoffmangel im Gehirn des Patienten weitestgehend zu vermeiden. Es muss schnell gehandelt werden, denn die Chance auf eine Wiederbelebung besteht nur in den ersten Minuten nach Eintritt des Herz-Kreislauf-Stillstands.

Bei einer fachgerecht durchgeführten HLW kann ein gerade noch ausreichender Blutfluss zum Herzen und zum Gehirn gesichert werden. Wenn frühzeitig ein **Defibrillator** eingesetzt wird, erhöht dies eventuell die Überlebenschance des Patienten (→ S. 357).

Das Prinzip der HLW besteht darin, durch **Drücken des Brustkorbs** das Herz zu komprimieren (zusammenzudrücken), damit eine geringe, aber ausreichende Blutmenge im Körper fließt. Die **Beatmung** soll sicherstellen, dass genügend Sauerstoff über die Lunge ins Blut gelangt.

20.5.2 Ablauf der Herz-Lungen-Wiederbelebung

Im Anschluss an den Notruf (→ S. 344) muss zunächst dafür gesorgt werden, dass der Patient auf einer harten Unterlage liegt (am besten auf dem Fußboden). Der Patient sollte möglichst von allen Seiten frei zugänglich sein.

Nachdem der Oberkörper des Patienten freigemacht wurde, beginnt der eigentliche Ablauf der Wiederbelebung:

- 30-mal drücken
- 2-mal beatmen
- 30-mal drücken
- 2-mal beatmen usw. (Bild 20.11)

Kompression

Der richtige Druckpunkt für die Kompression befindet sich in der **Mitte des Brustkorbs** auf dem Brustbein. Der Ballen der einen Hand liegt auf dem Ballen der anderen Hand. Mit gestreckten Armen wird das Brustbein **5–6 cm tief** in Richtung Wirbelsäule gedrückt. Nach jeder Kompression wird der Brustkorb vollständig entlastet, ohne den Kontakt mit dem Druckpunkt aufzugeben. Druck- und Entlastungsphase sollten gleich lang sein. Die Kompressionen werden **100–120-mal pro Minute** wiederholt. Für die zwei Beatmungen wird die Kompression kurz unterbrochen.

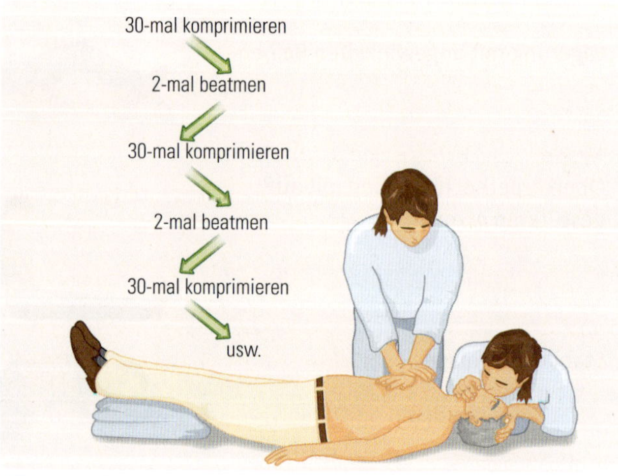

Bild 20.11 Arbeitsrhythmus bei der Wiederbelebung von Erwachsenen

Mund-zu-Nase-Beatmung

Dabei verschließt der Daumen des Helfers den Mund des Patienten, indem er **bei überstrecktem Kopf** (Bild 20.12 a) die Unterlippe gegen die Oberlippe drückt. Erst dann wird die Luft in die Nase des Patienten geblasen. Danach wird unter Beobachtung des Brustkorbs die Ausatmung abgewartet und erneut beatmet (Bild 20.13 b). Jede Beatmung sollte etwa 1 Sekunde dauern. Wenn sich bei der ersten Beatmung der Brustkorb nicht wie üblich hebt, muss der Mund geöffnet werden. Mund- und Rachenraum werden zügig überprüft und mögliche Behinderungen (z. B. Essensreste) mit den Fingern entfernt.

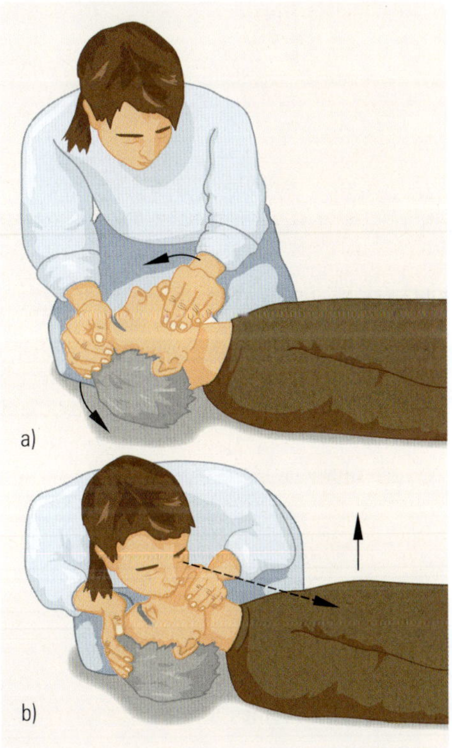

Bild 20.12 a und b) Mund-zu-Nase-Beatmung

Mund-zu-Mund-Beatmung

Der Helfer überstreckt den Kopf wie beschrieben (→ S. 342). Daumen und Zeigefinger der an der Stirn liegenden Hand verschließen die Nase. Zur Beatmung umschließen die eigenen Lippen den Mund des Patienten. Jede Beatmung sollte etwa 1 Sekunde dauern.

Falls ein Helfer nicht beatmen will oder kann, sollte er bis zum Eintreffen des Rettungsdienstes **zumindest die Kompressionen des Brustkorbs pausenlos durchführen**. Die Kompressionen sind besonders wichtig. Sie helfen dem Patienten mehr, als wenn auf Wiederbelebungsmaßnahmen völlig verzichtet würde.

Die Wiederbelebung eines Patienten ist eine körperlich und seelisch belastende Maßnahme. Erfahrungsgemäß wachsen Helfer in dieser Situation jedoch über sich hinaus und sind imstande, die Maßnahmen so lange wie nötig durchzuführen. Eine begonnene HLW sollte fortgeführt werden, bis:

- Atmung bzw. Kreislauf wieder einsetzen
- die Helfer durch andere (z. B. Ersthelfer oder Rettungsdienstpersonal) abgelöst werden
- ein Arzt den Abbruch der Maßnahmen anordnet

Unabhängig vom Ausgang der Wiederbelebung ist es wichtig, über das Erlebte zu sprechen. Suchen Sie dazu das Gespräch mit guten Freunden oder den Eltern, um das Geschehen zu verarbeiten. In vielen Städten und Gemeinden betreuen auch **Notfallseelsorger** Angehörige und Helfer während und nach besonders belastenden Notfallsituationen (z. B. bei Wiederbelebungen, Selbstmordversuchen und Großschadensereignissen).

20.5.3 Herz-Lungen-Wiederbelebung bei Kindern

Viele Kinder werden nicht wiederbelebt, weil die Helfer fürchten, das Kind durch die Maßnahmen zu schädigen. Diese Angst ist unbegründet. Es ist besser, die Wiederbelebungsmaßnahmen durchzuführen, als nichts zu tun. Die Wiederbelebung verläuft im Wesentlichen wie bei den Erwachsenen.

Die Ursache für einen Kreislaufstillstand liegt bei Erwachsenen meistens beim Herzen. Bei Kindern hingegen steht meist ein Atmungsproblem im Vordergrund, das letztlich zum Herzstillstand führt.

Handlungsablauf der HLW bei Kindern

Wenn das Kind nicht ansprechbar ist und nicht normal atmet:

- Hilfe rufen
- **Zunächst 5 Beatmungen**
  - bei Kindern bis zu 1 Jahr: Mund-zu-Mund-und-Nase-Beatmung, da Mund und Nase sehr dicht zusammenliegen (Bild 20.13)
  - bei Kindern >1 Jahr: Mund-zu-Mund-Beatmung
- Lebenszeichen erneut überprüfen. Falls weiterhin keine Lebenszeichen:
- **15 Kompressionen im Wechsel mit 2 Beatmungen**
  - Frequenz: mindestens 100 Kompressionen pro Minute, maximal 120 pro Minute
  - bei Kindern bis zu 1 Jahr: Kompression mit zwei Fingern oder zwei Daumen (Bild 20.14 und 20.15)
  - bei Kindern >1 Jahr: Kompression mit einer Hand möglich (Bild 20.16)
  - Drucktiefe: mindestens ein Drittel des Brustkorbs
  - Brustbein nach jeder Kompression vollständig entlasten
- Notruf:
  - Bei zwei Ersthelfern sobald wie möglich.
  - Bei einem Ersthelfer mit Mobiltelefon: Notruf nach den ersten 5 Atemspenden. Lautsprecherfunktion aktivieren und dann mit den Kompressionen beginnen.
  - Ohne Telefon: Reanimation mind. 1 Minute lang durchführen, bevor man das Kind verlässt. Nach dem Notruf die HLW wie beschrieben fortsetzen.

Die wichtigsten Unterschiede zwischen der Kinder- und der Erwachsenen-Reanimation bestehen zum einem im Rhythmus (15:2 statt 30:2) und zum anderen darin, zunächst 5 Beatmungen und 1 Minute Wiederbelebung durchzuführen, bevor der Notruf abgesetzt wird. So soll ohne Zeitverlust zunächst dem (höchstwahrscheinlich bestehenden) Atmungsproblem des Kindes begegnet werden.

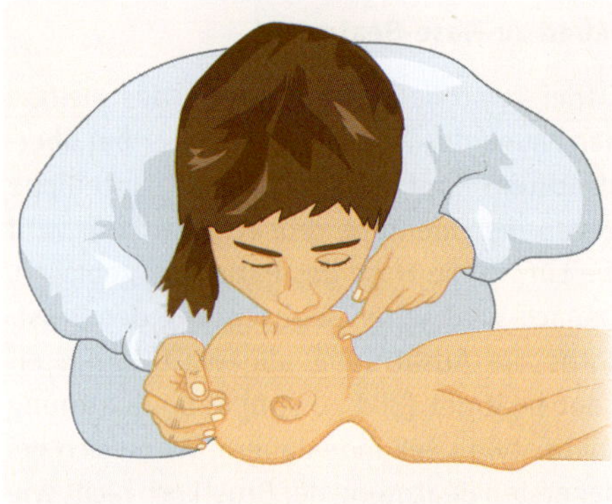

Bild 20.13 Mund-zu-Mund-und-Nase-Beatmung

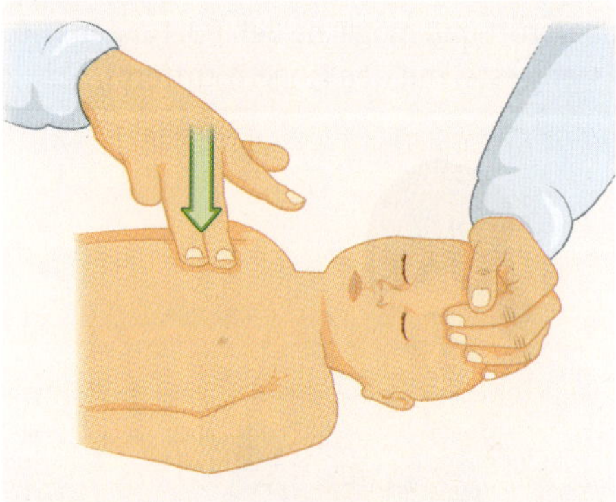

Bild 20.14 Zwei-Finger-Technik

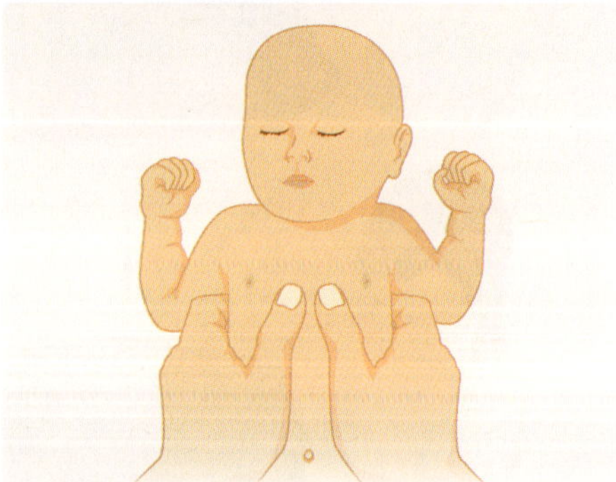

Bild 20.15 Zwei-Daumen-Technik

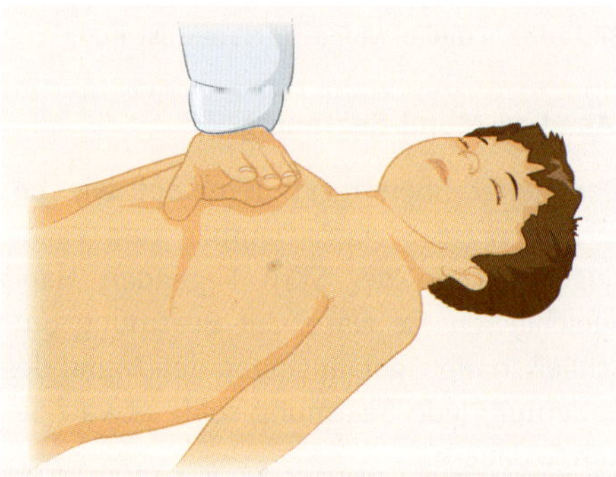

Bild 20.16 Ein-Hand-Technik

20.6 Frühdefibrillation

Die häufigste Todesursache in Deutschland ist der **plötzliche Herztod**. Durch einen Fehler im Reizleitungssystem des Herzens (→ S. 181) kommt es zum **Kammerflimmern**. Die Muskulatur der Herzkammern zieht sich dabei mehr als 300 mal pro Minute zusammen. Durch dieses Flimmern befördern sie kein Blut mehr in den Kreislauf. Der Betroffene verliert sofort das Bewusstsein und stirbt unbehandelt in wenigen Minuten.

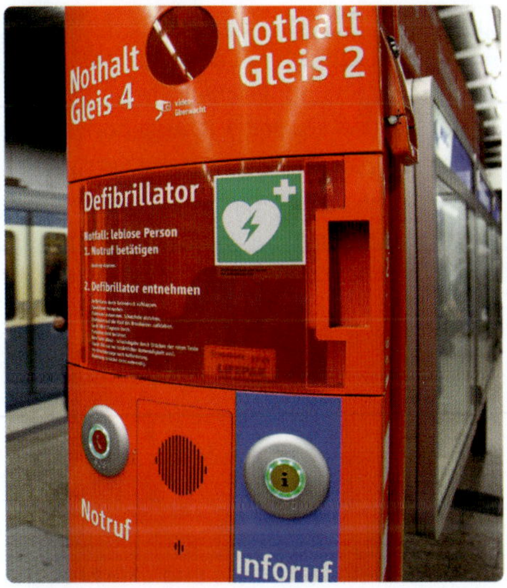

Bild 20.17 Defibrillator

Defibrillatoren können helfen, das Leben zu retten (Bild 20.17). Mit einem elektrischen Impuls wird das Flimmern des Herzens beendet und es kann wieder im normalen Rhythmus weiterpumpen. Zusammen mit der Herz-Lungen-Wiederbelebung (→ S. 354) steigt die Überlebenswahrscheinlichkeit stark an.

Anzeichen für den plötzlichen Herztod sind:

- keine Reaktion auf Ansprache
- keine normale Atmung

Defibrillatoren befinden sich mittlerweile in vielen öffentlichen Gebäuden wie z. B. Bahnhöfen, Kaufhäusern oder Autobahnraststätten. Ihre Anwendung ist einfach, eine fehlerhafte Bedienung praktisch ausgeschlossen. Zuerst wird das Gerät eingeschaltet. Danach müssen zwei Klebeelektroden (evtl. Kinder-Klebeelektroden) am Brustkorb fixiert werden. Anschließend folgt man den Sprachanweisungen des Gerätes. Als Anwender kann man keine Fehler machen. Denn nur wenn der Defibrillator ein Kammerflimmern erkennt, führt er eine Defibrillation durch. Der Helfer kann nur einen Fehler machen: Nichts tun. Für interessierte Laien bieten Hilfsorganisationen Kurse zur Frühdefibrillation an.

20.7 Der Rettungsdienst

Der Rettungsdienst hat die Aufgabe, in medizinischen Notfällen schnell und fachgerecht Hilfe zu leisten oder Leben zu retten. Je nach Einsatzgebiet unterscheidet man dabei unterschiedliche Dienste:

- Rettungsdienst am Boden: für Krankentransport und Notfallrettung
- Luftrettung
- Wasserrettung
- Bergrettung

Die zuständige **Rettungsleitstelle** nimmt die Notrufe an, alarmiert die nötigen Einsatzkräfte und koordiniert die Rettungseinsätze. Der Leitstellenmitarbeiter kann außerdem durch gezielte Abfragen während des Notrufs z. B. einen Kreislaufstillstand erkennen und die Helfer bei der HLW anleiten („Telefonreanimation").

Im bodengebundenen Rettungsdienst kommen folgende Fahrzeuge zum Einsatz:

- Krankentransportwagen (KTW)
- Rettungstransportwagen (RTW, Bild 20.18)
- Notarztwagen (NAW)
- Notarzteinsatzfahrzeug (NEF)

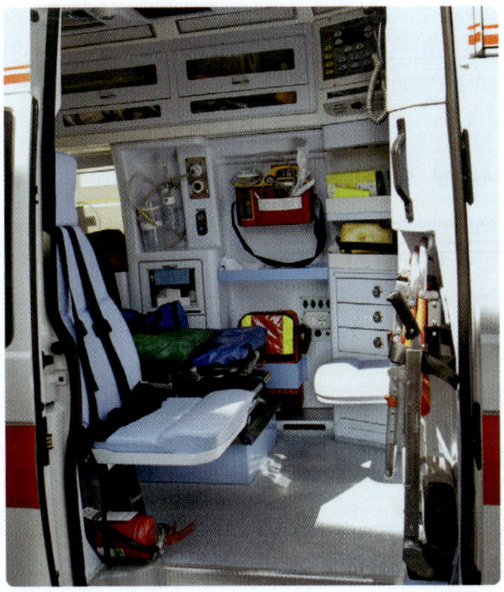

Bild 20.18 Innenansicht eines Rettungswagens

Mitarbeiter des Rettungsdienstes erleben vielfach belastende Situationen, wie z. B. erfolglose Wiederbelebungen, Kindesmisshandlungen oder Großschadensereignisse. Aufgabe von **Kriseninterventionsdiensten** (intervenieren = eingreifen) und **Notfallseelsorgern** ist es, Einsatzkräfte, Betroffene und Angehörige während und nach solch extremen Situationen psychisch zu betreuen.

20.8 Ärztliche Bereitschaftspraxen

www.116117.de

Ärztliche Hilfe ist in Deutschland rund um die Uhr sichergestellt. Auch nachts, an Feiertagen und am Wochenende. Wer außerhalb der Sprechzeiten ärztliche Hilfe benötigt, kann ärztliche Bereitschaftspraxen aufsuchen. Wer nicht weiß, wo sich die nächste Bereitschaftsdienstpraxis befindet, kann die **Telefonnummer 116 117** (immer kostenfrei und ohne Vorwahl) anrufen. Auf diese Weise wird man automatisch an die örtlich zuständige Praxis weitergeleitet.

Ärztliche Bereitschaftspraxen helfen Kassen- und Privatpatienten. Die Versicherungen übernehmen die Kosten der Behandlung. Wenn nötig, kann der diensthabende Arzt auch zum Patienten nach Hause kommen. Bei zahnmedizinischen Problemen wendet man sich an den zahnärztlichen Bereitschaftsdienst. Bei lebensbedrohlichen Erkrankungen wie Schlaganfall oder Herzinfarkt sowie schweren Unfällen muss der Rettungsdienst unter der Nummer 112 alarmiert werden (→ S. 344).

20.9 Hausnotrufsystem

Mit einem Hausnotrufgerät (Bild 20.19) können ältere Menschen oder Menschen mit Behinderungen bei Bedarf Hilfe anfordern und bleiben im Notfall nicht unentdeckt. Es wird mit dem Telefon in der Wohnung des Teilnehmers verbunden. Zweimal täglich muss sich dieser durch Drücken der Tagestaste bei der Zentrale seiner Hilfsorganisation melden. Wenn der Teilnehmer verreist, meldet er sich über eine An- und Abmeldetaste vom System ab. Über eine weitere Taste kann der Notruf gesendet werden. Zusätzlich verfügt der Teilnehmer über ein tragbares Signalgerät, den sog. Funkfinger. Er wird wie eine Kette um den Hals oder wie eine Uhr am Handgelenk getragen. Benötigt der Teilnehmer Hilfe, drückt er den Funkfinger und ein Notruf erreicht die Zentrale. Bleiben die täglichen Routinemeldungen aus, läuft in der Zentrale der Hilfsorganisation ein Alarm auf. Die persönlichen Daten des Teilnehmers erscheinen auf dem Bildschirm. Der Mitarbeiter der Hilfsorganisation kann über das Hausnotrufgerät eine Sprechverbindung in die Wohnung des Teilnehmers herstellen und so im Gespräch mit dem Teilnehmer herausfinden, ob und welche Hilfe nötig ist. Je nach Situation können z. B. Angehörige oder der Rettungsdienst bzw. Notarzt verständigt werden. Die Hilfsorganisation verfügt außerdem über einen Schlüssel zur Wohnung des Teilnehmers, damit im Notfall keine unnötige Zeit für den Schlüsseldienst verloren geht. Speziell ausgestattete Geräte ermöglichen auch stummen und gehörlosen Menschen, an Hausnotrufsystemen teilzunehmen.

Die Installation eines Hausnotrufgeräts ist ohne großen Aufwand möglich. Erforderlich sind ein Telefonanschluss und eine Steckdose. Die Kosten variieren je nachdem, welche Leistungen der Teilnehmer vertraglich mit der Hilfsorganisation vereinbart. Sie liegen im Durchschnitt bei etwa 30 € pro Monat. Abhängig von der Pflegestufe übernimmt die Pflegeversicherung einen Teil der Kosten.

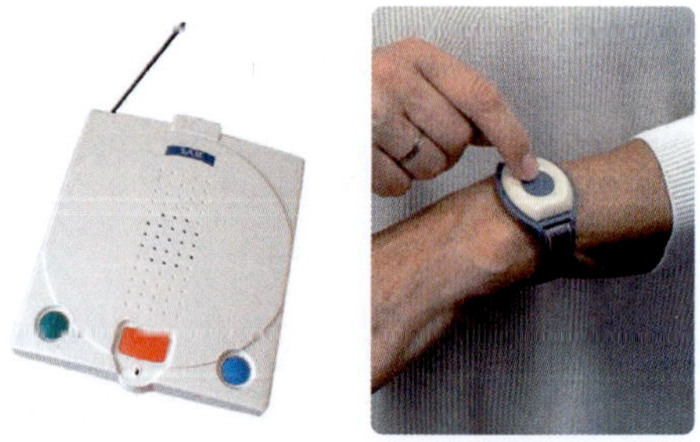

Bild 20.19 Hausnotrufgerät

Unterm Strich

- Um einem Menschen im Notfall zu helfen, muss man sich zunächst schnell einen ersten Eindruck verschaffen. Dazu sollte man den Patienten ansehen, ansprechen und anfassen. Bei Bedarf folgt die Atemkontrolle.
- Wenn ein Patient bewusstlos ist und normal atmet, muss er in die stabile Seitenlage gebracht werden.
- Wenn ein Patient bewusstlos ist und nicht normal bzw. ungenügend atmet, muss die Herz-Lungen-Wiederbelebung (HLW) durchgeführt werden.
- Bei der Herz-Lungen-Wiederbelebung eines Erwachsenen wird der Brustkorb 30-mal schnell hintereinander mindestens 5 cm tief in Richtung Wirbelsäule zusammengedrückt. Es folgen 2 Beatmungen, danach wieder 30 Kompressionen usw.
- Bei Säuglingen erfolgt die Kompression des Brustkorbs mit zwei Fingern, bei Kindern mit nur einem Handballen.
- Mithilfe der Defibrillation wird das flimmernde Herz (> 300 Kontraktionen/min) mit einem elektrischen Impuls dazu angeregt, wieder zu einer normalen Frequenz zurückzukehren.
- Ein Schock kann durch verschiedene Ursachen ausgelöst werden. Die Regulierung des Kreislaufs ist dann gestört. Es kommt zum Sauerstoffmangel im Körper. Die Schocklagerung besteht darin, die Beine des liegenden Patienten hochzulagern.
- Je nach Einsatzzweck kommen im Rettungsdienst unterschiedliche Fahrzeuge zum Einsatz (z. B. KTW, RTW, NAW, NEF). Sie unterscheiden sich in ihrer Ausstattung und Besatzung.

Für die Praxis

1. Führen Sie in Gruppen zu drei Personen die ersten fünf Schritte zur Überprüfung von Notfallpatienten sowie die stabile Seitenlage durch. Bemühen Sie sich, die Maßnahmen schnell, aber sicher durchzuführen. Eine Person beobachtet die Durchführung und gibt anschließend ein Feedback.

2. Führen Sie in Gruppen zu drei Personen die verschiedenen Lagerungsarten für Notfallsituationen durch (siehe dazu Tabelle 20.2, S. 353). Eine Person ist Patient/-in, die zweite Helfer/-in. Die dritte Person beobachtet die Durchführung der Lagerung und gibt den Akteuren anschließend ein Feedback. Wie in der Realität sollten Sie improvisieren, wenn Ihnen eventuell nötige Hilfsmittel zur Lagerung fehlen.

3. Informieren Sie sich in Ihrem Praktikumsbetrieb oder bei einer anderen medizinischen oder pflegerischen Einrichtung über das dortige Vorgehen in Notfallsituationen. Berücksichtigen Sie dabei z. B. folgende Aspekte:
   - Zuständigkeiten
   - Standards für Notfallsituationen
   - Benachrichtigungskette
   - Nutzung technischer Hilfsmittel (Funkmelder, Notfallhandy etc.)
   - Nutzung medizinischer Hilfsmittel (Notfallkoffer, Defibrillator etc.)
   - u. a.

Aufgaben

1. Formulieren Sie gemeinsam mit Ihrer Mitschülerin ein Notrufgespräch zwischen Leitstellenmitarbeiter und Frau Kwinkert, die ihre Mutter wie im Text beschrieben (→ S. 341) vorfindet. Fehlende Informationen (z. B. „Wo?") können ergänzt werden.
2. ■ Erklären Sie, auf welche Weise kalte Umschläge an Nacken und Stirn helfen, Nasenbluten zu stillen.
3. Beschreiben Sie fünf Grundregeln zum Anlegen eines Bindenverbandes.
4. Listen Sie die Materialien auf, die Sie zum Anlegen eines Druckverbandes benötigen.
5. ■ Erklären Sie die Vorgänge am Herzmuskel, die beim Angina-Pectoris-Anfall und beim Herzinfarkt starke Schmerzen verursachen.
6. Begründen Sie, warum das Anwinkeln der Beine bei akuten Bauchschmerzen hilfreich ist.
7. Ein 15 Monate altes Kind hat in einem unbeobachteten Moment eine Flasche Fensterreiniger aus dem Küchenschrank geholt. Als seine Mutter zurückkommt, sieht sie, wie ihr Kind aus der Flasche trinkt.
   a) ■ Beschreiben und begründen Sie die Maßnahmen zur Ersten Hilfe in dieser Situation Schritt für Schritt.
   b) ■ Durch welche Maßnahmen kann solchen Notfällen vorgebeugt werden?
8. Nennen Sie die Voraussetzungen, unter denen mit einer Herz-Lungen-Wiederbelebung begonnen werden muss.
9. Beschreiben Sie stichwortartig die Regeln für die Kompression des Brustkorbs bei der HLW.
10. Erklären Sie, warum eine Decke unter den Beinen des Patienten (→ Bild 20.11, S. 354) eine sinnvolle Ergänzung der Maßnahmen zur HLW darstellt.
11. Erklären Sie, warum bei der Wiederbelebung von Kindern durch zwei Helfer eine andere Handhaltung bevorzugt wird als bei einem Helfer.
12. Im Rettungsdienst arbeiten u. a. Rettungshelfer, Rettungssanitäter, Notfallsanitäter und Notärzte. Informieren Sie sich über die Unterschiede dieser Berufe besonders im Hinblick auf deren fachliche Befugnisse und Tätigkeitsfelder.
13. Informieren Sie sich bei einer der Hilfsorganisationen oder im Internet über Ausstattung und Einsatzzweck der verschiedenen Fahrzeuge im Rettungsdienst.
14. ■ Welche Vor- und Nachteile ergeben sich durch den Einsatz eines NAWs bzw. eines NEFs?
15. a) Besichtigen Sie die für Ihren Schulort zuständige Rettungsleitstelle und eine Rettungswache. Überlegen Sie zuvor mit der Klasse konkrete Fragen, die Sie den Mitarbeitern zu ihrer jeweiligen Arbeit stellen möchten.
    b) Informieren Sie sich bei der Gelegenheit auch über Standorte von öffentlich zugänglichen Defibrillatoren in Ihrer Umgebung.
16. ■ Zeigen Sie Möglichkeiten auf, wie Situationen wie die von Frau Kwinkert und ihrer Mutter (→ S. 341) vermieden bzw. deren Auswirkungen gering gehalten werden können.

Zivilcourage

Geschrieben von marc am 27.06.20.. um 22:39 Uhr:

Ja, tolles Thema, Zivilcourage! Falls jemand nicht weiß, was das überhaupt heißt, hier der passende Link dazu. Also, ich glaube, es geht um Situationen, in denen jemand benachteiligt wird oder wo jemand arm dran ist, verletzt oder so. Und dann soll man das Richtige tun oder überhaupt etwas tun, wie ein strahlender Held in der Not eingreifen. Aber: „Geht mich doch nichts an, warum soll ich mir Schwierigkeiten einhandeln, ich weiß doch selbst nicht genau, was los ist, jemand anders wird schon was unternehmen ..." So geht das immer. Heute war ich auf dem Weg zur Schule. Weiß nicht genau, was da war, wahrscheinlich ein Unfall, jedenfalls Geschrei, Geheule und so. 20 Leute standen daneben und haben zugeguckt. Sich den Hals verrenkt, um was zu erkennen. Hat jemand eingegriffen? Nö. Mit dem Handy die Polizei oder den Rettungsdienst gerufen? Nö. Aber die Freundin angerufen: „Hey, Wahnsinn, was hier passiert ist ..." Ich will von euch wissen: Wie steht ihr dazu? Habt ihr Erfahrungen zu dem Thema? Wie würdet ihr euch in so einer Situation verhalten? Zum Beispiel Streit auf der Straße, Schlägerei, toter Mann auf dem Bürgersteig oder Unfall?! Wie kommt es, dass in unserer heutigen Gesellschaft vielleicht nur einer von zehn überhaupt mal was tut und so viele alles ignorieren und zugucken?

Geschrieben von moni am 28.06.20.. um 0:22 Uhr:

Zivilcourage hat viel mit Mut zu tun. Sich einmischen, auch wenn man vielleicht eins auf die Fresse bekommt. („Ich will lieber stehend sterben als kniend leben." Zitat Böhse Onkelz. Geil!!) Ist bei deinem Fall jemandem was passiert? Also marc: Wenn ja, ich hätte dagestanden wie gelähmt vor Angst, beim Helfen was Falsches zu tun. Ich kann die 20 Leute gut verstehen. Aber per Gesetz ist unterlassene Hilfeleistung strafbar. Der Versuch, zu helfen und es nicht geschafft zu haben, aber nicht. Trotzdem: Wenn da jemand rumliegt wie tot und blutet im Gesicht und ich müsste den beatmen, da kann mich keiner zu zwingen!

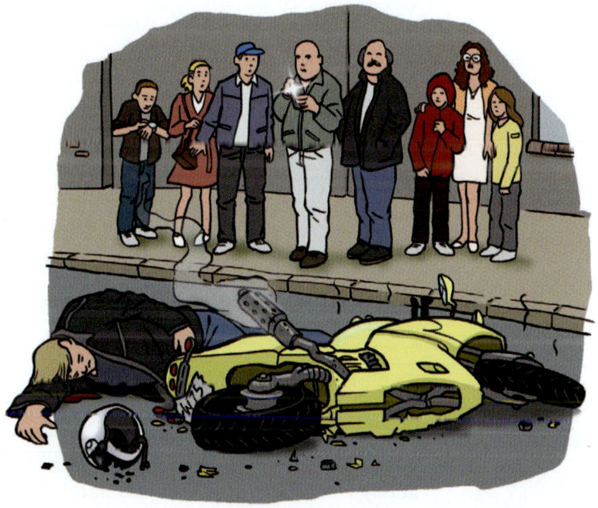

Aufgaben

1. Beschreiben Sie die Grundeinstellungen von marc und moni zum Thema „Hilfe leisten".
2. Erzählen Sie von Situationen aus Ihrem Leben, in denen Sie sich überwinden mussten, anderen zu helfen. Beschreiben Sie Ihre jeweiligen Gefühle, die Sie dabei empfunden haben.
3. Formulieren Sie den Text zum Link, der den Begriff „Zivilcourage" erklärt. Vergleichen Sie Ihre Definition mit denen von marc und moni.
4. „Ich will lieber stehend sterben als kniend leben." Erklären Sie das Zitat der „Böhsen Onkelz".
5. „Wenn da jemand rumliegt wie tot und blutet im Gesicht und ich müsste den beatmen, da kann mich keiner zu zwingen!" Antworten Sie moni auf ihre Aussage, indem Sie ihr das korrekte Vorgehen in einer solchen Situation erklären. Nutzen Sie Ihre Kenntnisse aus dem vorliegenden Kapitel.

Literaturverzeichnis

Baumgartner, L. (Hrsg.); Kirstein, R. (Hrsg.); Möllmann, R. (Hrsg.): **Häusliche Pflege heute**, Urban & Fischer, München 2003

BZgA (Hrsg.): **Arzneimittel**, Köln

BZgA (Hrsg.): **Lärm und Gesundheit** (für Klassen 5. – 10.), Köln

Frie, G.: **Deutsch, Kommunikation und Präsentation für MFA und ZFA** – Grundlagen und Übungen, 2. Auflage, Verlag Handwerk und Technik, Hamburg 2018

Frie, G.: **Pflege praktisch, Arbeitsheft**, Verlag Handwerk und Technik, Hamburg 2020

Frie, G.: **Pflege Basis pocket**, 2. Auflage, Verlag Handwerk und Technik, Hamburg 2018

Frey, I.; Lübke-Schmid, L.; Wenzel, W.: **Krankenpflegehilfe**, Thieme, Stuttgart 2015

Hafner, M.; Meier, A.: **Geriatrische Krankheitslehre Teil 2**, Verlag Hans Huber, Bern 2009

Kirschnick, O.: **Pflegetechniken von A – Z**, Thieme, Stuttgart 2016

Menche, Dr. N. (Hrsg.): **Pflege heute**, Urban & Fischer, München 2019

Pschyrembel, W.: **Pschyrembel Handbuch Therapie**, de Gruyter, Berlin 2009

Pschyrembel, W.: **Pschyrembel Klinisches Wörterbuch**, de Gruyter, Berlin 2020

Reuter, P.: **Springer Klinisches Wörterbuch 2007/2008**, Springer, Berlin 2006

Robert Koch-Institut (RKI) (2021): **Empfehlungen der Kommission für Krankenhaushygiene und Infektionsprävention**. Unter: https://www.rki.de/DE/Content/Infekt/Krankenhaushygiene/Kommission/kommission_node.html;jsessionid=485A0ABEC42A8FA397A96C92E1C4CC9E.internet101 [29.01.2021]

Schewior-Popp, S.; Sitzmann, F.; Ullrich L.: **Thiemes Pflege**, Thieme, Stuttgart 2020

Stollmaier, W.; Feuchte, C.; Frie, G. et al.: **Medizinische Fachangestellte: Behandlungsassistenz und Patientenbetreuung nach Lernfeldern**, Verlag Handwerk und Technik, Hamburg 2019

Zenneck, H.-U. (Hrsg.): **Altenpflege in Lernfeldern – Aufgaben und Konzepte**, Verlag Handwerk und Technik, Hamburg 2011

Wiederhold, D.: **FachWISSEN Ernährung im Alter**, Verlag Handwerk und Technik, Hamburg 2016

Bildquellenverzeichnis

123RF GmbH, Nidderau: S. 24 (Olesia Bilkei); 33/3 (ARTHIT BUARAPA); 35/4 (Gennadiy Poznyakov); 38/1 (Suthep Kukhunthod); 39 (Alexander Raths); 68 (Vladimir Mucibabic); 101/1 (kakisnow); 140 (Jean-Marie Guyon); 148/1 (Kzenon)

3M Deutschland GmbH, Neuss: S. 202

akg-images GmbH, Berlin: S. 14/1; 203/1 (bilwissedition)

Aktion Mensch e.V., Bonn: S. 314

as-illustration, Rimpar: S. 5

Berkefeld, Thorsten, Neustadt-Laachen: S. 105; 107/1; 268

Berufsgenossenschaft für Gesundheitsdienst und Wohlfahrtspflege (BGW), Hamburg: S. 272

bpk-Bildagentur, Berlin: S. 15/1 (Germin); 40/1 (adoc-photos)

Buchner & Partner GmbH, Kiel: S. 127/2

Bundeszentrum für Ernährung (BZfE) in der Bundesanstalt für Landwirtschaft und Ernährung © BLE, Fotos: S. K. Arras, Köln: S. 215

Bundeszentrale für gesundheitliche Aufklärung Referat 1-13, Prävention des Substanzmissbrauchs, Suchtprävention, Köln: S. 171

BVMed – Bundesverband Medizintechnologie e.V., Berlin: S. 238

Colourbox EU GmbH, Berlin: S. 2/1 (Erwin Wodicka); 16 (George Dolgikh); 25

Deutsches Grünes Kreuz e.V., DGK, Marburg: S. 300

DIN Deutsches Institut für Normung e.V., Berlin DIN Deutsches Institut für Normung e.V., Berlin: S. 58/6,7 (DIN EN ISO 7010:2012-10)

Doc-Stock GmbH, Frankfurt am Main: S. 35/1 (Maskot); 36/2 (Fancy); 65 (BSIP); 237/1 (Medicimage)

dpa-Picture-Alliance GmbH, Frankfurt am Main: S. 2/2 (KEYSTONE); 3 (picture-alliance/dpa); 4/2 (Infografik); 7/2 (Infografik); 14/3 (picture-alliance/KPA/HIP/Corpo); 104 (picture-alliance/OKAPIA KG); 130 (Markus Scholz); 137/2 (Neufried/OKAPIA); 144 (picture alliance/ZB); 195/2 (Infografik); 232 (picture-alliance/SCHROEWIG/Eva); 318 (Infografik); 320 (picture alliance/JOKER); 328/2 (Infografik); 357/1 (Lajos-Eric Balogh)

DRK-Bildarchiv, GS, Berlin: S. 14/2; 118/1 (JF-Müller)

DRK-Kreisverband Stuttgart e.V.: S. 358

Elisabeth Alten- und Pflegeheim der Freimaurer von 1795 e.V.: S. 47

F1online digitale Bildagentur GmbH, Frankfurt am Main: S. 296

Fotolia Deutschland, Berlin, © www.fotolia.de: S. 35/3 (W. Heiber Fotostudio); 36/1 (Robert Kneschke); 37 (hkfoto); 38/2 (Christoph Hähnel); 42/2 (Claudia Nagel); 51/1 (gpointstudio); 58/3 (damato),4 (damato),5 (damato); 64/1 (alephnull); 71/1 (dimakp),2 (by-studio); 97/1 (A_Bruno),2,3,4 (fotoknips); 113/2 (arsdigital); 138 (Ocskay Bence); 139 (injenerker); 156/2 (Dan Race); 157 (mayakova); 158/1; 163 (loreanto); 165/1 (Stefan Balk),2 (bubutu); 195/1 (Tyler Olson); 209 (Monkey Business); 214/2 (Tijana); 220 (RioPatuca Images); 226 (vchalup); 227 (Monkey Business); 257 (pololia); 269 (shootingankauf); 292/2 (gemenacom); 294 (Konstantin Sutyagin); 295 (Jandrie Lombard); 305 (bzyxx); 306 (Tobilander); 307 (granata68); 309/2 (Colibri); 311 (GordonGrand); 315/1 (eyetronic),2 (mezzotint_fotolia); 319 (mezzotint_fotolia); 329/1 (WavebreakMediaMicro),2 (william87),3 (Ingo Bartussek); 330 (roger ashford); 335 (JackF); 336/1; 357/2 (vatm2003)

GermanFashion, Modeverband Deutschland e.V., Köln: S. 112

Gerner, Diane, Esslingen: S. 290/1,2; 297

Grafische Produktion Neumann, Rimpar: S. 6; 7/1; 17; 18/1; 21/3; 29/1; 45; 59; 60; 78; 79; 80; 81; 82; 83; 84; 85; 87; 89; 90/2; 93; 99; 100; 102; 106; 107/2; 108; 109; 110; 135; 136; 142; 143/1; 145; 148/2; 149/1; 158/2; 159; 160; 161; 162/2; 166; 167; 173; 174; 175; 176/2; 178; 179; 180; 181/2; 182; 183; 184; 185/1,3; 186; 187; 190; 191/1; 198; 201; 203/2; 204; 212/1; 213; 216; 221; 222/1; 234; 235; 236; 237/2; 240; 243; 244/1; 245; 247; 248/3,4; 249; 251/2; 252;; 259; 260; 262; 264; 274; 275; 278; 279; 281; 283; 289/5,6; 302/2; 312; 333; 334; 342; 343; 346; 347; 353; 354; 355; 356

Hinz Fabrik GmbH, Berlin: S. 64/2

Hoffmann LaRoche, Grenzach: S.263

Illustrationsbüro Müller-Wegner, Hamburg: S. 20; 23; 26; 34; 52; 53; 56; 58/1; 64/3; 66; 72; 76/2; 94; 103; 124; 128; 156/1; 170; 172; 207; 208; 214/1; 222/2; 233; 241; 244/2; 246; 280; 288; 326; 328/1; 340; 361

iStockphoto, Berlin: S. 1 (4774344sean); 15/2 (4774344sean); 27 (Ericsphotography); 29/2 (Danny Warren); 33/2 (mladensky),4 (LSOphoto); 44/1 (si_arts); 150/1; 200/1 (scanrail),2 (Getty Images),3 (Getty Images); 239/2 (Getty Images/iStockphoto); 255/1 (Amriphoto); 286 (Mark Bowden); 290/3 (Holly_Powers),4 (oksun70),5 (CroMary); 293 (snapphoto); 299 (Getty Images/iStockphoto); 323 (Kliim); 324 (Rich Legg); 341 (delihayat)

Klinik für Kinder- und Jugendmedizin > Universitätsklinikum der Ruhr-Universität Bochum Forschungsdepartment > Kinderernährung (FKE) Research Department of Child Nutrition, Bochum: S. 291

Krausen, Scott, Mönchengladbach: S. 21/1,2; 185/2; 258

Krüper, Werner, Fotografie, Steinhagen: S. 30; 49/3; 63; 96; 117; 126; 129; 134; 141; 188; 219; 265; 266; 277

Landau, Susan, Berkeley, USA: S. 310/2

mauritius images GmbH, Mittenwald: S. 97/5 (Alamy); 118/2 (mauritius images/ Paul Fearn/Alamy); 119/2 (By Ian Miles-Flashpoint Pictures/Alamy); 127/3 (mauritius images/BSIP/AMELIE-BENOIST); 176/1 (Science Source/Dee Breger)

MEYRA GmbH, Kalletal-Kalldorf: S. 143/2; 250; 270

Neese, Anika, Fotodesign, Berlin: S. 42/1; 151 (sdbower); 152; 242/1; 267

Nutricia GmbH, Fuerth: S. 229

OKAPIA KG Michael Grzimek & Co., Frankfurt am Main: S. 91 (NAS/Biophoto Associates); 150/2 (NAS/Biophoto Associates)

Optiplan Gesellschaft für optische Planungsgeräte mbH, Düsseldorf: S. 127/1

Paul Hartmann AG, Heidenheim: S. 251/1; 282

Phonak GmbH, Fellbach: S. 69

Raupach, Thomas, Hamburg: S. 9

R-Biopharm AG, Darmstadt: S. 239/1

Russka, Isernhagen: S. 248/1,2

Schmidt, Hartmut W., Fotografie, Freiburg: S. 11/1

Schülke & Mayr GmbH, Norderstedt: S. 111

Shutterstock Images LLC, New York, USA: S. 11/2 (Poznyakov); 19 (Denis Kuvaev); 22 (Photographee.eu); 33/1 (Tveritinova Yulia); 40/2 (Gorodenkoff); 44/2 (Fam-Veld); 49/1 (Belushi),2 (ChameleonsEye); 50 (Andrey_Popov); 58/2 (Vasilyev Alexandr); 75 (Syda Productions); 76/1 (Elenapro); 77 (Halfpoint); 92 (Wavebreakmedia); 122 (George Rudy); 133 (Chris Ryan/ Ojo Images/F1online); 137/1 (Ocskay Mark); 146 (Miriam Doerr Martin Frommherz); 147 (Miriam Doerr Martin Frommherz); 149/2 (botazsolti); 162/1 (Suzanne Tucker); 181/1 (Ocskay Bence); 190 (Dan Rentea); 191/2 (Dan Rentea); 194 (Monkey Business Images); 196 (silroby80); 197/1 (travelview),2 (Firma V); 212/2 (marilyn barbone); 218 (Karl Allgaeuer); 224 (Image Point Fr); 242/2 (Lighthunter); 292/1 (Monkey Business Images); 301 (Photographee.eu); 302/1 (REDPIXEL.PL); 309/1 (Tibanna79); 310/1 (Edler von Rabenstein); 313 (Monkey Business Images); 351 (elenabsl)

Thinkstock, München: S. 10/1(kzenon); 18/2 (Piotr WziAtek); 33/5 (g-stockstudio); 35/2 (Geribody); 43 (ondhajek)

Thomas Hilfen für Körperbehinderte GmbH & Co. Medico KG, Bremervörde: S. 153; 228

UN Economic Commission for Europe, Genf, Schweiz (www.unece.org): S. 98

Verlag Handwerk und Technik GmbH, Hamburg: S. 32; 48; 51/2; 61; 73; 189; 210; 255/2; 332

VERMOP Salmon GmbH, Gilching: S. 113/1

Völker AG, Witten: S. 41; 276

Walle, Andreas, Hamburg: S. 271; 273

WHO Child Growth Standards: methods and development, Length/height-for-age, weight-for-age, weight-for-length, weight-for-height and body mass index-for-age, 2006: S. 289/1-4

Wiegand AG, Bülach: S. 336/2

yourphototoday, Ducke & Willmann GbR, Ottobrunn: S. 10/2 (BSIP); 177 (phanie); 298

Sachwortverzeichnis

P

Q

R

S